高级卫生专业技术资格考试用书

# 病理学习题集
## （含解析）（第2版）

## （副主任医师/主任医师）

主　编　王莉芬　唐　颖
副主编　尹丽英　邢呈娟　陶　娟　秦华民　彭　芳
　　　　王　洁　孔纪霞
编　者（按姓氏笔画排序）
　　　　王　洁　王莉芬　尹丽英　孔纪霞　冯诗雅
　　　　邢呈娟　孙　倩　李胜杰　谷娜锦　汪文博
　　　　张云坤　张旖旎　秦华民　郭　坤　唐　颖
　　　　陶　娟　彭　芳　路　杰　潘子昂



中国协和医科大学出版社
北　京

**图书在版编目（CIP）数据**

病理学习题集：含解析 / 王莉芬，唐颖主编. —2 版. —北京：中国协和医科大学出版社，2023. 7

（高级卫生专业技术资格考试用书）

ISBN 978-7-5679-2158-0

Ⅰ. ①病…　Ⅱ. ①王… ②唐…　Ⅲ. ①病理学-资格考试-习题集　Ⅳ. ①R36-44

中国国家版本馆 CIP 数据核字（2023）第 026038 号

高级卫生专业技术资格考试用书

**病理学习题集（含解析）（第 2 版）**

---

**主　　编**：王莉芬　唐　颖
**责任编辑**：刘　婷　郑成巍
**封面设计**：邱晓俐
**责任校对**：张　麓
**责任印制**：张　岱

---

**出版发行**：**中国协和医科大学出版社**
（北京市东城区东单三条 9 号　邮编 100730　电话 010-65260431）
**网　　址**：www. pumcp. com
**经　　销**：新华书店总店北京发行所
**印　　刷**：三河市龙大印装有限公司

---

**开　　本**：787mm×1092mm　1/16
**印　　张**：58. 25
**字　　数**：1260 千字
**版　　次**：2023 年 7 月第 2 版
**印　　次**：2023 年 7 月第 1 次印刷
**定　　价**：248. 00 元

---

ISBN 978-7-5679-2158-0

---

# 前言

为进一步深化卫生专业技术职称改革工作，不断完善卫生专业技术职务聘任制，根据中共中央组织部、人事部、卫生部《关于深化卫生事业单位人事制度改革的实施意见》（人发〔2000〕31 号）文件精神和国家有关职称改革的规定，人事部下发《加强卫生专业技术职务评聘工作的通知》（人发〔2000〕114 号），高级卫生专业技术资格采取考试和评审结合的办法取得。为了更好地帮助广大考生复习备考，编者根据多年的临床实践，结合考试的实际情况，编写了这本《病理学习题集（含解析）》（第 2 版）。

本书涵盖高级卫生专业技术资格考试的所有相关内容及考试题型。全书共三篇二十三章，内容包括病理学的基本理论、损伤的修复、免疫病理学、炎症、肿瘤、淋巴造血系统疾病、呼吸系统疾病、消化系统疾病、常用特殊染色技术等。题型包括 A1 型题、A2 型题、A3/A4 型题、B 型题、X 型题、案例分析题。

本书第 1 版出版后，受到广大读者的一致好评，也帮助众多考生顺利通过高级卫生专业技术资格考试。为了更好地服务读者，提升图书品质，出版了第 2 版图书。本书在第 1 版的基础上，补充了详尽的解析，以帮助考生理解及记忆。同时对上一版中存在的不足与疏漏之处进行了修订与补充。

本书实用性强，可用于考前复习和自测，以便考生顺利通过考试。

尽管力臻完善，但书中难免存在疏漏和不足之处，敬请广大读者批评指正，以便进一步修正。

编　者

2023 年 5 月

# 目　录

## 第一篇　病理学基础知识



## 第二篇　各系统常见病的病理诊断

## 第三篇　诊断病理学的相关技术

# 第一篇

# 病理学基础知识

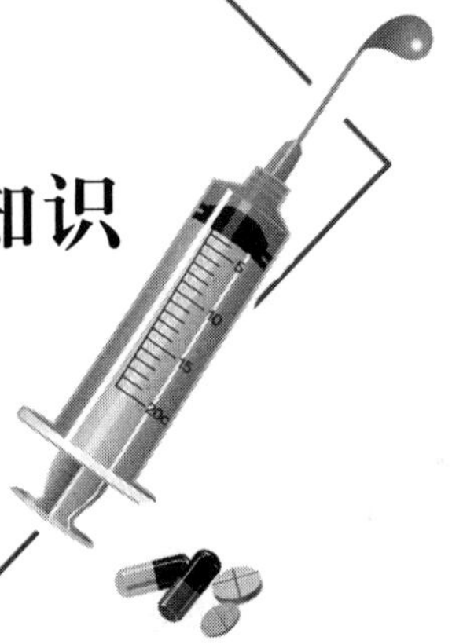

# 第一章　病理学的基本理论

## 一　A1 型题

1. 下列不属于病理学研究范畴的是
   A. 病因学　B. 发病学
   C. 疾病的治疗　D. 病理变化
   E. 患病机体的功能、代谢变化
2. 下列关于尸体解剖的叙述，错误的是
   A. 尸体解剖是病理学的基本研究方法之一
   B. 常常可以帮助查明病因，提高临床工作质量
   C. 可以有利于解决医疗纠纷或与医疗相关的法律纠纷
   D. 指的是对机体的组织器官进行检验的一种方法
   E. 尸体解剖能够积累科研素材，促进医学科学的发展
3. 在病理学研究过程中，最常使用的技术手段是
   A. 组织化学染色　B. 图像分析
   C. 分子生物学技术　D. 苏木精-伊红（HE）染色组织切片
   E. 免疫组织化学染色
4. 在临床上，最广泛应用的病理学研究方法是
   A. 活体组织检查（活检）　B. 尸体解剖
   C. 动物实验　D. 组织、细胞培养
   E. 核酸杂交技术
5. 患病机体发生功能代谢及形态结构的变化是
   A. 损伤性变化表现　B. 抗损伤性变化表现
   C. 损伤和抗损伤性变化表现　D. 所有疾病的临床表现
   E. 疾病早期的临床表现
6. 病因引起疾病的细胞机制不包括
   A. 直接无选择地损伤细胞　B. 直接有选择地损伤细胞
   C. 引起细胞器功能障碍　D. 引起细胞膜功能障碍
   E. 使细胞 DNA 遗传物质改变

7. 脱落细胞学可以用来检查

A. 痰液
B. 尿液
C. 胸腔积液、腹水
D. 细针穿刺针吸细胞
E. 以上均可

8. 诱因指的是

A. 能够决定疾病特异性的特定因素
B. 与疾病有因果关系的因素
C. 引起疾病必不可少的因素
D. 加强病因作用并促进疾病发生的因素
E. 与疾病有因果关系的因素

9. 下列关于动物实验的叙述，错误的是

A. 通常可以分阶段连续取材，以了解疾病的病理发展过程
B. 动物实验的结果可以直接应用于人体
C. 在适宜的动物身上可以复制某些疾病的动物模型
D. 通常可利用动物研究疾病的病因、发病机制
E. 通常可以在一定程度上了解药物或其他因素对某种疾病的疗效和影响

10. 细胞外基质的主要成分中，能够调控细胞生长的是

A. 胶原蛋白
B. 转化生长因子
C. 表皮生长因子
D. 生长抑素
E. 肿瘤坏死因子

11. 活检获取病变组织的方法是

A. 局部切除
B. 内镜钳取
C. 深部脏器穿刺
D. 搔刮
E. 以上均可

12. 下列标志着病理形态学开端的是

A. 从古希腊的希波克拉底（Hippocrates）开始
B. 器官病理学的创立
C. 医学科学的兴起
D. 自然科学的兴起
E. 病理理论的形成

13. 病理切片的常规染色方法是

A. 瑞氏染色
B. 巴氏染色
C. 苏木精染色
D. 伊红染色
E. HE 染色

14. 病理标本最常用的固定液是

A. 10%甲醛溶液
B. 25%甲醛溶液

C. 75%乙醇溶液　　D. 20%甲醛溶液
E. 40%甲醛溶液

15. 临床病理科采用最多的病理组织研究方法是
A. 活体组织检查　　B. 动物实验
C. 细胞学检查　　D. 尸体解剖
E. 免疫组织化学检查

16. 下列不属于临床死亡期特点的是
A. 呼吸停止　　B. 心搏停止
C. 代谢停止　　D. 反射消失
E. 是死亡可逆阶段

17. 对于肿瘤的普查和早期发现具有重要价值，且简单和便于推广的检查方法是
A. 活体组织检查　　B. 细胞学检查
C. 电镜检查　　D. 尸体解剖检查
E. 免疫组织化学检查

18. 某些药物能损害正在发育的胎儿，导致胎儿畸形，其致病因素属于
A. 化学性因素　　B. 遗传性因素
C. 先天性因素　　D. 免疫性因素
E. 营养性因素

19. 下列关于病理知识的说法，错误的是
A. 病理学是基础医学与临床医学的桥梁
B. 子宫颈脱落细胞学检查无意义
C. 病理总论研究和阐述各种不同疾病发生发展的共同规律
D. 外科病理诊断迄今仍然被认为是疾病诊断最可靠的方法
E. 明确死因最好的方法是进行尸检

20. 肠镜所取标本的病理检查属于
A. 尸检　　B. 细胞学检查
C. 活检　　D. 细胞培养
E. 组织培养

21. 下列关于活检的叙述，错误的是
A. 活检是指导治疗和判断预后的依据
B. 定期活检可以了解病变的发展
C. 临床怀疑恶性肿瘤时最好采用病理检查方式
D. 可以采用局部切取、钳取、细针穿刺和搔刮等方法收集标本
E. 如果细胞学检查是阳性，无须再行活检

## 二 B 型题

（1、2 题共用备选答案）

A. 病理过程　　B. 病理反射
C. 病理反应　　D. 病理状态
E. 疾病

1. 血栓形成是
2. 瘢痕形成是

（3~6 题共用备选答案）

A. 佝偻病　　B. 坏血病
C. 溃疡病　　D. 夜盲症
E. 脚气病

3. 维生素 A 缺乏可致
4. 维生素 B 缺乏可致
5. 维生素 C 缺乏可致
6. 维生素 D 缺乏可致

（7、8 题共用备选答案）

A. 组织培养　　B. 活体组织检查
C. 细胞学检查　　D. 动物实验
E. 细胞培养

7. 怀疑为肿瘤的，为明确诊断应行
8. 子宫颈疾病普查应行

（9~11 题共用备选答案）

A. 全脑功能永久性丧失　　B. 心搏、呼吸停止
C. 组织、细胞新陈代谢停止　　D. 大脑皮质功能丧失、脑干功能尚存
E. 呼吸不规则，对各种刺激无反应

9. 植物状态的特点是
10. 临床死亡状态的特点是
11. 生物学死亡状态的特点是

## 三 X 型题

1. 在疾病过程中，因果转化规律的特点包括
   A. 因果转化是疾病过程中普遍存在的基本规律
   B. 可以相互交替
   C. 可以使疾病向好的方向发展
   D. 可以使疾病向恶化的方向发展
   E. 最终结果是导致机体死亡
2. 免疫组织化学可以应用在
   A. 提高病理诊断准确性
   B. 免疫性疾病的辅助诊断
   C. 指导肿瘤的治疗
   D. 了解肿瘤细胞增生程度
   E. 确定肿瘤的良恶性
3. 遗传易感性致病的特点主要包括
   A. 有遗传物质的改变
   B. 有时并不直接导致疾病的发生
   C. 致病作用与机体的免疫状态有关
   D. 在某些因素作用下可以导致疾病的发生
   E. 病愈后都会获得一定的免疫能力
4. 病理学在医学中的地位是
   A. 很多疾病诊断的最终依据
   B. 肿瘤诊断的金标准
   C. 一门医学基础学科
   D. 医学研究的唯一手段
   E. 基础医学和临床医学的桥梁
5. 下列关于疾病的叙述，正确的是
   A. 是一个病变过程
   B. 患病机体的形态结构变化
   C. 机体的生理功能
   D. 患病机体的代谢和功能变化
   E. 以上均不是
6. 下列关于尸体剖检的叙述，正确的是
   A. 尸体剖检是病理学的基本研究方法之一
   B. 可以用于医疗纠纷或司法鉴定
   C. 尸体剖检是对机体组织器官进行病理检查的方法
   D. 通常可以帮助查明死因，明确诊断，提高医疗水平
   E. 可积累教学、科研素材，促进医学科学的发展
7. 电镜常应用在
   A. 检测病变组织中的病毒颗粒
   B. 确定免疫复合物在组织中的定位
   C. 用于一些肿瘤的诊断和鉴别诊断
   D. 可以探讨肿瘤的组织发生
   E. 确定肿瘤的良恶性

8. 病理解剖台设计要求主要有
A. 高低大小要合适
B. 台面要光滑，有台边
C. 两头高中间低，有排水沟管
D. 旁边有水池、水管
E. 要有专门放置解剖器械的平台

9. 病理学的研究方法通常包括
A. 尸体解剖
B. 活检
C. 动物实验
D. 组织培养
E. 细胞培养

10. 下列选项中，属于细胞学检查范围的有
A. 痰涂片
B. 子宫颈刮取物涂片
C. 手术切取病变组织
D. 内镜钳取病变组织
E. 胸腔积液和腹水

11. 下列哪些疾病可以通过脱落细胞学进行初步诊断
A. 肺炎
B. 肺癌
C. 子宫颈癌
D. 肾炎
E. 肠结核

12. 病理性死亡的原因包括
A. 重要生命器官的不可逆性损伤
B. 慢性疾病引起的全身极度衰竭
C. 意外原因引起的急性死亡
D. 急性炎症引起局部组织的坏死
E. 肿瘤增生的体积超过一定的大小

13. 组织、细胞培养可以了解
A. 肿瘤细胞的生长特性
B. 细胞的癌变
C. 病毒的复制
D. 染色体的变异
E. 药物对病变组织的影响

14. 临床死亡期的特点包括
A. 呼吸、心搏停止和各种反射消失
B. 经紧急抢救有复活的可能
C. 机体各器官的代谢均已停止
D. 表现为反应迟钝、意识模糊
E. 可出现尸冷、尸斑、尸僵

15. 下列病变，在电镜下可以观察到的是
A. DNA 碱基对改变（基因突变）
B. 线粒体的改变
C. 内质网的改变
D. 细胞核的变化
E. 高尔基体的变化

16. 下列情况中，对抢救有实际意义的有
A. 濒死期
B. 临床死亡期

C. 生物学死亡期
D. 触电、失血、中毒、溺水等
E. 脑死亡

17. 关于尸检，下列说法正确的有
A. 及早进行
B. 应在患者死亡后 72 小时内进行
C. 若冷冻可延长至 7 日
D. 死亡后 3~6 小时最适宜于剖检
E. 尸体腐败一般不做解剖

18. 按照世界卫生组织的建议，健康应该包含
A. 亚健康
B. 身体健康
C. 社会适应
D. 心理健康
E. 无临床症状

## 参考答案与解析

**一、A1 型题**

1. C【解析】病因学、发病学、病理变化或病变、疾病的转归和结局都属于病理学研究范畴。

2. D【解析】尸体解剖：①是一种病理学的基本研究方法。②指的是对死者遗体进行病理剖验。③目的是确定诊断、查明死亡原因，提高临床医疗水平；及时发现传染病和新的疾病；为科研和教学积累资料和标本。

3. D【解析】本题考查病理切片的染色方法。最常用的染色方法为苏木精-伊红（HE）染色。

4. A【解析】活检是被广泛采用的病理学检查诊断方法，这种方法的优点在于组织新鲜，能基本保持病变的真像，有利于进行组织学、组织化学、细胞化学及超微结构和组织培养等研究。

5. C【解析】在疾病的代谢、功能、形态学变化中有两类变化，一类为损害性变化，另一类为抗损害性变化（机体的各种防御适应反应和代偿措施）。两者之间相互斗争和转化是推动疾病发展的基本动力，常常决定疾病的发展和转归。

6. E【解析】细胞机制是指某些病因作用于机体后，直接或间接损伤细胞，造成某些细胞功能代谢障碍。常见的细胞受损方式有四种。①直接无选择性地损伤细胞：如外力、高温、强酸、强碱或毒物等。②直接有选择性地损伤细胞：如疟原虫侵犯红细胞、肝炎病毒侵袭肝细胞、汞破坏肾小管上皮细胞等。③引起细胞膜功能障碍：细胞膜上有许多离子泵，它们在维持细胞功能中起着重要作用，一旦受到损伤，就会引起相关器官功能障碍。④引起细胞器功能障碍：如线粒体功能障碍时，腺苷三磷酸（ATP）生产减少，又会影响环磷酸腺苷

（cAMP）的生成，进而使以 cAMP 为第二信使的激素不能发挥其调解作用，最终导致细胞死亡。

7. E【解析】痰液涂片检查：痰液为支气管等呼吸道的分泌物，对支气管肺癌和其他呼吸道疾病的细胞学诊断具有重要价值。尿液涂片检查：收集尿液中脱落的泌尿道细胞成分，作泌尿道肿瘤和某些疾病的细胞学诊断。当有胸腔积液、腹水、心包腔积液及关节腔积液时，可用针抽吸部分积液做细胞学检查。

8. D【解析】诱因即诱发因素的简称，指能加强病因的作用或促进疾病发生发展的因素。

9. B【解析】由于动物实验的结果不能直接推广应用到人体，在医学基础研究和动物实验之后，不管已经在动物身上重复了多少次实验，在应用到临床以前，都必须经过人体试验。

10. A【解析】胶原蛋白是细胞外基质的主要成分，作为细胞生长的依附与支架，能诱导上皮细胞等的增殖分化和移植，起支撑器官和保护机体的重要机能。

11. E【解析】活检的组织获取方法包括局部切除、钳取、穿刺针吸、搔刮、摘除等。活检的目的是研究疾病、诊断疾病。

12. B【解析】1761 年，意大利医学家莫尔加尼（Morgagni）编写了《论疾病的位置与原因》一书，从而创立了器官病理学，标志着病理形态学的开端。

13. E【解析】苏木精-伊红染色简称 HE 染色，是组织学技术的常规染色方法。

14. A【解析】福尔马林固定液（10%）主要由甲醛、去离子水组成，该固定液适用于绝大多数组织的固定。

15. A【解析】本题考查病理学检查方法。活体组织检查是从患者身上切取病变组织做病理检查，用以协助临床医生确定疾病的诊断方法。活检是目前研究和诊断疾病广为采用的方法。

16. C【解析】临床死亡期又称躯体死亡期或个体死亡期，此期中枢神经系统的抑制过程由大脑皮质扩散至皮质下部位，延髓也处于深度抑制状态。临床表现为心搏、呼吸停止，各种反射消失，瞳孔散大，但各种组织细胞仍有短暂而微弱的代谢活动。此期持续时间一般为 5~6 分钟，若时间过长，则大脑将发生不可逆的变化。此期若得到及时、有效的急救，患者生命仍有复苏的可能。

17. B【解析】细胞学检查方法简单易行，便于推广，近年已广泛应用于临床病理诊断中，并对肿瘤的普查和早期发现具有重要价值。

18. C【解析】先天性因素指能够损害正在发育胎儿的有害因素，由先天性因素引起的疾病称为先天性疾病。某些化学物质、药物、病毒等可导致胎儿畸形或缺陷。

19. B【解析】子宫颈刮片做脱落细胞学检查是妇科常规检查项目之一，多用于癌症的筛查。子宫颈脱落细胞学检查得到大力的推广和普及非常有意义，使许多癌前病变及早期癌得到较早的防治，可不发展为浸润癌。

20. C【解析】肠镜所取标本为活检。在结肠镜检查中，如果发现一些可疑的消化道病变，可以通过肠镜的活检孔道，用一次性活检钳快速、准确地钳取这些病变的活组织送至病理科，对其进行病理学检测，以鉴别病变的性质，为结肠镜的诊断提供病理依据。

21. E【解析】细胞学假阳性率和假阴性率较高，对细胞学阳性患者在做损害较大的治疗前，要尽可能做活检以印证细胞学的诊断，同时可以对疾病进行进一步分类。

**二、B 型题**

1. A【解析】病理过程是指存在于不同疾病中共同的，成套的功能代谢和形态结构的病理变化，如血栓形成、水肿、缺氧、发热、酸碱平衡紊乱、休克等。

2. D【解析】病理状态是指相对稳定或者发展较慢的局部形态变化，常是病理过程的后果，如瘢痕的形成。

3. D【解析】维生素 A 缺乏的典型表现有夜盲（暗光中看不清事物）、害怕光线对眼睛的刺激、眼干痒，严重时甚至可能致盲，也就是失明。

4. E【解析】维生素 B 缺乏的常见表现有口角炎、唇炎、舌炎、烟酸缺乏（糙皮病）、脚气病等。

5. B【解析】一旦维生素 C 缺乏，就容易发生一些常见的慢性疾病，首先容易造成坏血病，即缺乏维生素 C 而造成的全身性出血。

6. A【解析】由于维生素 D 缺乏而使钙、磷代谢紊乱，产生的以骨骼病变为特征的疾病称为维生素 D 缺乏性佝偻病，主要表现为肌肉松弛、神经兴奋、骨骼改变等。

7. B【解析】活体组织检查为肯定诊断所不可少的检查方法。

8. C【解析】子宫颈细胞学检查能够对于子宫颈癌等疾病进行普查。

9. D【解析】全脑功能永久性丧失称为脑死亡，大脑皮质功能丧失而脑干功能尚存称为植物状态。

10. B【解析】临床死亡是指心搏和呼吸停止。

11. C【解析】组织、细胞新陈代谢停止发生于生物学死亡期。

**三、X 型题**

1. ABCD【解析】因果转化是指在原始病因作用下，机体发生某种损伤性变化，这种变化一方面作为结果，另一方面又作为新的原因引起新的变化，原因、结果交替出现，互相转化，推动疾病的发展，疾病中因果交替规律的发展，常可形成恶性循环，从而使疾病不断恶化，直到死亡。但如经过恰当的治疗，在疾病的康复过程中也可形成良性循环，从而促进机体的康复。

2. ABCD【解析】免疫组织化学应用范围：①提高病理诊断准确性。②指导疾病的预后和治疗。③有助于癌基因蛋白的应用。④评价肿瘤增生程度。⑤发现微小病灶（如羊水栓塞）。⑥帮助确定肿瘤分期。⑦指导肿瘤的治疗。⑧辅助诊断免疫性疾病。⑨检测病原微生物。

3. ABD【解析】遗传因素直接致病主要是通过遗传物质基因的突变和染色体畸变。遗传物质的改变可以直接引起遗传性疾病，例如某种染色体畸变可以引起唐氏综合征、某种基因突变可以引起血友病等。遗传因素的改变也可使机体获得遗传易感性，但必须加上一定的环境因素的作用才能使机体发生相应的疾病。例如，某种基因突变可使红细胞葡萄糖-6-磷酸脱氢酶发生缺陷，以致红细胞还原型谷胱甘肽的含量较低，而还原型谷胱甘肽又为维持红细胞膜的稳定性所必需。

4. ABCE【解析】病理诊断是医学界公认的疾病诊断“金标准”，是为患者提供个体化治疗的基本保证。在医学教育中，病理学是一门重要的基础学科，是基础医学和临床医学的桥梁，即以解剖学、组织胚胎学、生理学、生化学、细胞生物学、微生物学、寄生虫学、免疫学为基础，又密切联系以注重功能和代谢改变为研究的病理生理学，并为后续的内科学、外科学、儿科学、妇科学打下基础，因此在医学上，病理学和病理生理学合为一个学科。

5. ABD【解析】疾病是一个极其复杂的过程，在病原因子和机体反应功能的相互作用下，患病机体有关部分的形态结构、代谢和功能都会发生种种改变，这是研究和认识疾病的重要依据。

6. ABDE【解析】尸体剖检是一种病理学的基本研究方法，可用于医疗纠纷或司法鉴定；可帮助确定诊断、查明死亡原因，提高临床医疗水平；及时发现传染病和新的疾病；为科研和教学积累资料和标本。

7. ABCD【解析】电镜是一种高分辨率显微镜，可以在纳米级别下观察组织和细胞的超微结构，其常应用于以下情况：①检测病变组织中的病毒颗粒，如乙型肝炎病毒、人类免疫缺陷病毒。②确定免疫复合物在组织中的定位，如免疫电镜技术可用于研究自身免疫病中的免疫复合物沉积。③用于一些肿瘤的诊断和鉴别诊断，可观察肿瘤细胞形态、器质、细胞分化程度等特征，对肿瘤进行定性和定量分析。④探讨肿瘤的组织发生，可观察癌细胞的变性、坏死、细胞间隙扩大等情况，探讨肿瘤的发生机制和进展情况。

8. ABCDE【解析】病理解剖台的台面大小要合适，除能容纳尸体外，还须留出放置病理解剖器械和检查脏器的地方；高低应适中，最好台面能升降。台面要光滑，可采用不锈钢台面；四周应有 5cm 高的台边，台面四周逐渐向中央倾斜，中间低，在中间的两侧设有出水槽口。台面四周应镶嵌多孔水管。在解剖台的尾端应安装水管，并连接橡胶管。解剖台和清洗池的开关应采用脚踏式。为避免环境污染，应设计与解剖台配套的污水消毒池，解剖时排放的污水应先排入污水消毒池，加入一定比例的漂白粉或次氯酸钠，消毒处理后才能排入城市下水道。有条件的单位可购买专用的不锈钢尸体解剖台。

9. ABCDE【解析】病理学常用的研究方法：①活体组织检查。②尸体剖检。③动物实验。④组织培养与细胞培养。

10. ABE【解析】细胞学检查范围包括痰涂片、子宫颈刮取物涂片、胸腔积液、腹水、脑脊液等。手术切取病变组织及内镜钳取病变组织属于活体组织检查（活检）。

11. BC【解析】脱落细胞学主要应用于肿瘤的诊断。临床上较常用的有阴道涂片或子宫颈刮片诊断早期子宫颈癌，或对患者性激素水平的估计；痰涂片诊断肺癌；尿涂片诊断泌尿系统肿瘤；胸腔积液、腹水涂片诊断胸、腹膜转移瘤和内脏的肿瘤是否已浸润到胸、腹膜；食管拉网细胞诊断早期食管癌；乳头分泌物涂片诊断乳腺大导管乳头状肿瘤等。

12. ABC【解析】病理性死亡的原因：①生命重要器官如脑、心、肾、肺、肝发生不可逆性损伤。②慢性消耗性疾病如恶性肿瘤、严重的肺结核和营养不良引起全身极度衰竭。③某些意外事故如电击、溺水、中毒、窒息、严重创伤引起呼吸、循环功能急剧障碍而发生急性死亡。④猝死：在 6~24 小时内出现非暴力意外的突然死亡。⑤自杀。

13. ABCDE【解析】组织、细胞培养是将某种组织或单细胞用适宜的培养基在体外加以培养，以观察细胞、组织病变的发生发展，如肿瘤的生长、细胞的癌变、病毒的复制、染色体的变异。此外，也可以对细胞、组织施加射线、药物等外来因子，以观察其对细胞、组织的影响等。

14. AB【解析】临床死亡期的主要标志为心搏和呼吸完全停止，此时反射消失，延髓处于深度抑制状态，但各种组织中仍然进行着微弱的代谢过程。在濒死期或临床死亡期，重要器官的代谢过程尚未停止。如果这种情况是由失血、触电、中毒、溺水等原因引起，则及时采取一系列紧急抢救措施，就可能起复苏或复活的作用。

15. BCDE【解析】基因突变是 DNA 中碱基序列的改变，在电镜下观察不到。

16. ABD【解析】参见 X 型题第 14 题解析。

17. ACDE【解析】尸检应尽量争取及早进行，以免组织自溶。应当在患者死亡后 48 小时内进行尸检（死亡后 3~6 小时最适宜于剖检）。具备尸体冷冻条件的可延长至 7 日，但有下列条件之一的不能进行尸体冷冻保存：①死者生前患有胰腺炎、肠炎等感染性疾病。②死者生前做了开颅、开胸和剖腹探查手术的。若尸体腐败，则一般不做解剖。

18. BCD【解析】世界卫生组织认为，健康是指一种身体上、心理上和社会适应方面的良好状态，而不仅仅是没有疾病和不虚弱。新概念下的健康包括身体健康、心理健康、社会适应良好、道德健康四个方面。

# 第二章　细胞、组织的适应和损伤

## 一　A1 型题

1. 结缔组织、血管壁及细胞内透明变性的共同点是
   A. 发病机制相似　　B. 肉眼观形态相似
   C. 组织学形态相似　　D. 后果相似
   E. 化学成分相同
2. 在正常情况下，胞质内含有脂褐素的细胞是
   A. 附睾管上皮细胞　　B. 心肌细胞
   C. 肝细胞　　D. 肾上腺皮质网状带细胞
   E. 鳞状上皮细胞
3. 下列关于变性的叙述，错误的是
   A. 细胞水肿指的是细胞内水分增多
   B. 变性是不可复性改变
   C. 黏液样变性指的是间质内类黏液的积聚
   D. 脂肪变性指的是脂肪细胞以外的细胞内出现脂滴
   E. 玻璃样变性指的是在血管壁、细胞和结缔组织内出现半透明、均质红染的物质
4. 下列病变中，可以发生转移性钙化的是
   A. 结核病时的干酪样坏死　　B. 胰腺炎时的脂肪坏死
   C. 结缔组织的透明变性　　D. 甲状旁腺功能亢进
   E. 血吸虫病时的虫卵结节
5. 男性乳腺增生症属于
   A. 肥大　　B. 增生
   C. 假性肥大　　D. 化生
   E. 萎缩
6. 下列关于干性坏疽的叙述，正确的是
   A. 腐败菌感染严重　　B. 其发生机制是动脉阻塞，静脉回流正常
   C. 全身中毒症状严重　　D. 坏死组织与周围组织无明显分界线
   E. 常见于肺、子宫等内脏器官

7. 下列叙述不符合凋亡论述的是
   A. 一般仅表现为单个细胞的坏死
   B. 大多为细胞的生理性死亡
   C. 肿瘤细胞可能自发的产生这种变化
   D. 在发生机制上与凝固性坏死一样
   E. 在发生过程中可以形成凋亡小体
8. 酒精性肝病患者肝细胞胞质内的马洛里（Mallory）小体属于
   A. 水样变性
   B. 玻璃样变性
   C. 脂肪变性
   D. 嗜酸性坏死
   E. 淀粉样变性
9. 纤维素样坏死常发生在
   A. 骨组织、细动脉壁
   B. 结缔组织、平滑肌组织
   C. 神经组织、细动脉壁
   D. 鳞状上皮组织、移行上皮组织
   E. 结缔组织、细动脉壁
10. 骨化性肌炎指的是在肌肉组织内出现骨组织，属于
   A. 萎缩
   B. 增生
   C. 化生
   D. 肥大
   E. 变性
11. 液化性坏死不包括
   A. 溶解性坏死
   B. 酶解性脂肪坏死
   C. 脑梗死
   D. 心肌梗死
   E. 阿米巴肝脓肿
12. 下列关于淀粉样变性的叙述，错误的是
   A. 可见于结核病
   B. 可见于骨髓瘤
   C. 可以是全身性疾病
   D. 可以是局灶性病变
   E. 完全由免疫球蛋白沉积而成
13. 黏液样变性指的是间质内有
   A. 蛋白质蓄积
   B. 黏多糖蓄积
   C. 蛋白质和黏多糖蓄积
   D. 蛋白质-黏多糖复合物蓄积
   E. 以上都不是
14. 病毒性肝炎时，肝细胞的碎片状坏死属于
   A. 坏疽
   B. 干酪样坏死
   C. 凝固性坏死
   D. 凋亡
   E. 液化性坏死
15. 细动脉玻璃样变性的发生机制可能是
   A. 动脉壁内蛋白质蓄积
   B. 动脉内膜下胆固醇蓄积

C. 增生性动脉内膜炎　　D. 动脉中层钙化
E. 动脉周围炎

16. 萎缩的心肌细胞内常常可以出现
A. 橙色血质　　B. 脂褐素
C. 疟色素　　D. 含铁血黄素
E. 黑色素

17. 毛玻璃样肝细胞电镜下主要变化是
A. 线粒体肿胀　　B. 粗面内质网增生
C. 游离核蛋白体增多　　D. 滑面内质网增生
E. 高尔基体肥大

18. 下列叙述中，一般不会发生的是
A. 胃腺上皮化生为肠腺上皮　　B. 柱状上皮化生为鳞状上皮
C. 纤维组织化生为软骨组织　　D. 鳞状上皮化生为纤维组织
E. 移行上皮化生为鳞状上皮

19. 局部性淀粉样变性较易发生在
A. 肿瘤发生囊性变的病灶囊壁内　　B. 结核病的干酪样坏死病灶中
C. 眼睑、结膜的慢性炎性病灶内　　D. 皮肤溃疡病灶底部
E. 有大量胶原纤维增生的区域

20. 下列叙述最准确的是
A. 细胞的适应是疾病发生的基础性病理变化
B. 细胞的损伤是疾病发生的基础性病理变化
C. 细胞的适应不是疾病发生的基础性病理变化
D. 细胞的适应与损伤都是疾病发生的基础性病理变化
E. 以上叙述都错误

21. 下列组织中，不属于局部性淀粉样变性的好发部位的是
A. 气管　　B. 肺组织
C. 结膜　　D. 皮肤
E. 肝

22. 发生萎缩的机制是
A. 长期受压　　B. 营养不良
C. 内分泌失调　　D. 神经调节障碍
E. 细胞的蛋白质合成减少而分解增多

23. 下列不是引起病理性萎缩的原因的是
A. 甲状腺功能亢进　　B. 流行性乙型脑炎

C. 股骨骨折
D. 肾盂积水
E. 垂体卒中

24. 萎缩的脑体积增大、形状改变，最常见于
A. 脑动脉粥样硬化
B. 脑积水
C. 阿尔茨海默病
D. 享廷顿病
E. 广泛的脑内小动脉硬化

25. 下列不属于萎缩的是
A. 老年男性的睾丸
B. 晚期食管癌患者的心脏
C. 脊髓灰质炎患儿的下肢肌肉
D. 老年女性的子宫
E. 心肌梗死后心室壁变薄

26. 肉眼观察脑标本表面时，脑萎缩的特征性改变是
A. 脑沟加深、脑回变窄
B. 脑沟变窄、脑回增宽
C. 脑沟加深、脑回增宽
D. 脑沟变浅、脑回变窄
E. 脑沟变窄、脑回变平

27. 下列萎缩中，不属于病理性萎缩的是
A. 晚期食管癌患者的肝
B. 晚期原发性高血压患者的肾
C. 老年女性的卵巢
D. 截瘫患者的双下肢
E. 脑动脉粥样硬化患者的脑

28. 下列器官体积增大，仅由肥大引起的是
A. 哺乳期乳腺
B. 功能亢进的甲状腺
C. 运动员的与运动有关的骨骼肌
D. 妊娠期子宫
E. 垂体促肾上腺皮质激素（ACTH）细胞腺瘤患者的肾上腺

29. 长期吸烟患者的气管上皮最可能出现的改变是
A. 纤毛柱状上皮化生为鳞状上皮
B. 鳞状上皮化生为纤毛柱状上皮
C. 纤毛柱状上皮化生为移行上皮
D. 移行上皮化生为纤毛柱状上皮
E. 纤毛柱状上皮化生为腺上皮

30. 子宫内膜增生症是
A. 生理性增生
B. 内分泌性增生
C. 代偿性增生
D. 不典型增生
E. 肿瘤性增生

31. 下列器官如果发生增生，不受激素作用的是
A. 甲状腺
B. 肾上腺
C. 涎腺
D. 前列腺
E. 乳腺

32. 下列情况中，属于化生的是
A. 肌肉组织中出现上皮样细胞
B. 血栓中出现毛细血管及纤维细胞
C. 胃黏膜上皮改变为肠上皮
D. 舌根部出现甲状腺组织
E. 成纤维细胞变为纤维细胞

33. 化生不可能发生在
A. 膀胱黏膜上皮
B. 支气管黏膜上皮
C. 神经纤维
D. 纤维组织
E. 鼻黏膜上皮

34. 下列情况中，最有可能发生干性坏疽的是
A. 动脉闭塞，静脉回流通畅
B. 动脉闭塞，严重静脉淤血
C. 动脉通畅，严重静脉淤血
D. 动脉通畅，静脉回流通畅
E. 以上均不正确

35. 下列肿瘤中，与化生有关的是
A. 肾盂移行细胞癌
B. 大肠腺癌
C. 肺鳞状细胞癌
D. 肝胆管上皮癌
E. 食管鳞状细胞癌

36. 淀粉样变性一般不见于
A. 阿尔兹海默病的脑组织
B. 慢性炎症
C. 多发性骨髓瘤
D. 高血压的心脏组织
E. 甲状腺髓样癌

37. 细胞缺氧时最常见的变化是
A. 内质网扩张
B. 核糖体脱落
C. 线粒体肿胀
D. 溶酶体增多
E. 脂褐素增多

38. 下列细胞器中，对于缺氧最敏感的是
A. 溶酶体
B. 线粒体
C. 滑面内质网
D. 粗面内质网
E. 高尔基复合体

39. 在缺氧时，细胞最早出现的变化是
A. 细胞形态
B. 细胞代谢
C. 细胞功能
D. 细胞器形态
E. 细胞核形态

40. 细胞水肿，电镜下的形态改变是
A. 溶酶体增大，增多
B. 线粒体嵴增多

C. 微绒毛增多　　D. 高尔基复合体多
E. 线粒体及内质网肿胀

41. 重度细胞水肿可继发的改变，除外
A. 凝固性坏死　　B. 干酪样坏死
C. 溶解性坏死　　D. 凋亡
E. 纤维素样坏死

42. 引起细胞水肿的主要原因不包括
A. 缺氧　　B. 中毒
C. 感染　　D. 败血症
E. 营养缺乏

43. 肉眼观察心脏标本时，判定其肥大的主要根据是
A. 心脏体积大　　B. 心脏外形不变，表面血管绷直
C. 心室壁增厚　　D. 心脏质地变软
E. 心脏颜色变浅

44. 下列选项中，与细胞水肿有关的是
A. 细胞内钾、钙离子增多　　B. 细胞外钾、钙离子增多
C. 细胞内钠、钙离子增多　　D. 细胞内钠、钾离子增多
E. 细胞外钠、钾离子增多

45. 细胞水肿时，电镜下不易见到的改变是
A. 线粒体肿胀　　B. 内质网肿胀
C. 微绒毛破坏　　D. 髓鞘样结构
E. 溶酶体破坏

46. 与转移性钙化的发生有关的是
A. 血磷减低　　B. 血钙减低
C. 血磷增高　　D. 血钙增高
E. 血钙或血磷增高

47. 气球样变性的细胞最常见于
A. 心　　B. 肝
C. 肾　　D. 脑
E. 脾

48. 细胞凋亡最重要的形态学标志是
A. 细胞皱缩　　B. 凋亡小体
C. 染色质浓聚、边集　　D. 邻近细胞吞噬凋亡小体
E. 凋亡细胞膜及细胞器膜完整

49. 腹股沟疝嵌顿后，疝囊内的肠壁可能发生

A. 凝固性坏死
B. 湿性坏疽
C. 干性坏疽
D. 液化性坏死
E. 气性坏疽

50. 最易发生脂肪变性的器官是

A. 心
B. 肝
C. 脾
D. 肺
E. 肾

51. 磷中毒时，肝脂肪变性发生在肝组织的

A. 肝小叶周边区
B. 全肝细胞弥漫受累
C. 肝小叶中央区
D. 肝门部
E. 门静脉周边

52. 浆细胞胞质内最常见的玻璃样小体是

A. 拉塞尔（Russell）小体
B. 马洛里（Mallory）小体
C. 内氏（Negri）小体
D. 贝罗凯（Verocay）小体
E. 阿绍夫（Aschoff）小体

53. 心肌脂肪变性最常累及

A. 左心房及左心耳内膜下心肌
B. 右心房及右心耳内膜下心肌
C. 左心室内膜下心肌及乳头肌
D. 右心室内膜下心肌及乳头肌
E. 全部心肌

54. “虎斑心”指的是心肌细胞已发生下列哪种病变的肉眼形态改变

A. 水肿
B. 脂肪变性
C. 黏液变性
D. 淀粉样变性
E. 色素蓄积

55. 引起细胞脂肪变性的主要原因不包括

A. 严重挤压
B. 感染
C. 中毒
D. 缺氧
E. 营养不良

56. 下列染色方法中，可以将蓄积于细胞质内的脂肪染成红色的是

A. 刚果红染色
B. 苏丹Ⅲ染色
C. 甲紫染色
D. 过碘酸希夫（PAS）染色
E. 锇酸染色

57. 下列因素中，不会导致肝细胞胞质内脂肪酸增多的是

A. 高脂饮食
B. 网膜组织大量分解利用

C. 缺氧
D. 乙型病毒性肝炎
E. 皮下脂肪大量分解利用

58. 下列因素中，不会导致肝细胞内载脂蛋白合成障碍的是
A. 糖尿病
B. 毛细血管内增生性肾小球肾炎
C. 四氯化碳（$CCl_4$）中毒
D. 营养不良
E. 缺氧

59. 细胞脂肪变性光镜下所见的胞质内近圆形空泡，应为下列哪种物质被溶解所致
A. 胆固醇
B. 脂蛋白
C. 甘油三酯
D. 脂褐素
E. 脂肪酸

60. 细动脉壁玻璃样变性常见在
A. 心、肝、肾、脑等处的细动脉
B. 心、脾、肺、视网膜等处的细动脉
C. 肾、脑、脾、视网膜等处的细动脉
D. 肺、胰、脾、肠等处的细动脉
E. 肾、脑、脾、心、视网膜等处的细动脉

61. 细动脉壁的玻璃样变性最常发生在
A. 急进性高血压
B. 缓进性高血压
C. 毛细血管内增生性肾小球肾炎
D. 急性肾盂肾炎
E. 嗜铬细胞瘤

62. 细动脉壁玻璃样变性的发生机制可能是
A. 动脉中层钙化
B. 增生性动脉内膜炎
C. 动脉内膜下胆固醇蓄积
D. 动脉壁内蛋白质蓄积
E. 动脉周围炎

63. 肝细胞内玻璃样变性，可见
A. Negri 小体
B. Russell 小体
C. Verocay 小体
D. Aschoff 小体
E. Mallory 小体

64. Russell 小体实质是
A. 肝细胞内玻璃样变性
B. 肾小管上皮细胞内玻璃样变性
C. 浆细胞内的免疫球蛋白形成的小体
D. 肝细胞凋亡
E. 肾小管上皮细胞凋亡

65. 细动脉壁的玻璃样变性又称
A. 微小动脉瘤形成
B. 细动脉栓塞
C. 细动脉透明血栓形成
D. 细动脉硬化
E. 细动脉破裂

66. 下列选项中，不可以发生纤维结缔组织的玻璃样变性的是
A. 纤维蛋白性胸膜炎
B. 硅沉着病
C. 慢性胃炎
D. 慢性硬化性肾小球肾炎
E. 心肌梗死

67. 下列选项中，不属于细胞内玻璃样变性的是
A. Russell 小体
B. Mallory 小体
C. Negri 小体
D. 肾小管上皮细胞的玻璃样小滴
E. Aschoff 小体

68. 肾小管上皮细胞内玻璃样变性的发生是因其
A. 细胞凋亡
B. 胞质不均匀浓缩
C. 重吸收蛋白质过多
D. 细胞中间丝成分角蛋白的聚集
E. 细胞内酸中毒

69. 淀粉样变性指的是间质内有
A. 蛋白质蓄积
B. 黏多糖蓄积
C. 黏多糖和蛋白质的蓄积
D. 糖原蓄积
E. 蛋白质和黏多糖复合物蓄积

70. 下列组织中，不属于局部性淀粉样变性好发组织的是
A. 皮肤
B. 肌肉
C. 呼吸道黏膜
D. 结膜
E. 肺组织

71. 全身性淀粉样变性不常累及的器官是
A. 心
B. 肝
C. 脾
D. 肾
E. 脑

72. 下列关于黏液样变性的叙述，错误的是
A. 细胞间质出现类黏液的聚集
B. 可见于动脉硬化时的血管壁
C. 可见于间叶肿瘤的间质
D. 可见分泌黏液的杯状细胞
E. 可见于急性风湿心血管壁

73. 下列肿瘤中，不易见到黏液样变性的是
A. 神经鞘瘤
B. 纤维瘤
C. 子宫平滑肌瘤
D. 骨瘤
E. 脂肪肉瘤

74. 与红细胞破坏无关的色素是
A. 疟色素
B. 胆红素

C. 脂褐素　　D. 血吸虫色素
E. 含铁血黄素

75. 含铁血黄素是在下列哪种细胞内形成的
A. 嗜酸性粒细胞　　B. 嗜碱性粒细胞
C. 中性粒细胞　　D. 单核巨噬细胞
E. 红细胞

76. 确诊含铁血黄素的染色方法是
A. PAS 染色　　B. 普鲁士蓝染色
C. 阿尔辛蓝染色　　D. 甲紫染色
E. HE 染色

77. 胞质内正常情况下含有脂褐素的细胞是
A. 肝细胞　　B. 心肌细胞
C. 某些神经细胞　　D. 肾上腺束状带细胞
E. 肾小管上皮细胞

78. 老年人心肌细胞内最易出现的色素是
A. 黑色素　　B. 胆红素
C. 疟色素　　D. 脂褐素
E. 含铁血黄素

79. HE 染色时，组织中沉积的钙盐呈
A. 蓝色粗颗粒状　　B. 黄褐色颗粒状
C. 红色颗粒状　　D. 黑褐色颗粒状
E. 粉红色颗粒状

80. 肉眼观察标本，病理性钙化呈
A. 土黄色颗粒状　　B. 蓝色颗粒状
C. 灰白色颗粒状　　D. 黑色炭末样
E. 暗红色颗粒状

81. 下列病变中，不发生营养不良性钙化的是
A. 胰腺炎时的脂肪坏死　　B. 结核病时的干酪样坏死
C. 结缔组织的透明变性　　D. 血吸虫病时的虫卵结节
E. 维生素 D 摄入过多后的胃黏膜

82. 转移性钙化的根本原因是
A. 血钙减低　　B. 血磷增高
C. 血钙增高　　D. 血磷减低
E. 血钙、血磷都增高

83. 在电镜下，坏死细胞自溶是因为

A. 染色质边集
B. 细胞器退变
C. 线粒体内钙盐沉积
D. 线粒体肿大
E. 溶酶体破裂

84. 光镜下判断细胞是否坏死，主要观察

A. 细胞形态
B. 细胞核形态
C. 核仁形态
D. 细胞质形态
E. 染色质形态

85. 最能代表细胞坏死的三种改变是

A. 核溶解、胞质少和胞膜破裂
B. 核膜破裂、核碎裂、胞质浓缩
C. 核溶解、胞质浓缩和胞膜破裂
D. 核固缩、胞质固缩、细胞膜皱缩
E. 核固缩、核碎裂、核溶解

86. 与坏死细胞自溶密切相关的细胞器是

A. 粗面内质网
B. 线粒体
C. 滑面内质网
D. 高尔基复合体
E. 溶酶体

87. 光镜下见细胞核缩小、染色质凝聚，呈深蓝色的是

A. 核分裂
B. 核碎裂
C. 核固缩
D. 核溶解
E. 凋亡小体

88. 血中淀粉酶水平升高，可以考虑为

A. 肝细胞坏死
B. 心肌梗死
C. 脑软化
D. 胰腺坏死
E. 肾梗死

89. 下列关于坏死的叙述，正确的是

A. 坏死是可复性改变
B. 坏死指的是局部组织、细胞的死亡
C. 坏死指的是机体死亡后组织、细胞出现的形态学改变
D. 坏死指的是机体内细胞的程序性死亡
E. 坏死是以酶溶性变化为特点的活体局部细胞、组织的死亡

90. 不属于凝固性坏死好发器官的是

A. 心
B. 肝
C. 脾
D. 肾
E. 脑

91. 干酪样坏死是（　　）的特征性病变

A. 麻风病　　B. 梅毒

C. 结核病　　D. 风湿病

E. 阿米巴病

92. 液化性坏死常见于

A. 胃肠道　　B. 脑和胰腺

C. 肝　　D. 肾

E. 脾

93. 肉眼观察坏死组织呈白色或微黄色，细腻，应当考虑为

A. 免疫反应所致纤维蛋白样坏死　　B. 缺血所致凝固性坏死

C. 胰腺炎所致脂肪坏死　　D. 结核病所致干酪样坏死

E. 感染所致液化性坏死

94. 下列关于萎缩概念的叙述，正确的是

A. 器官体积变小　　B. 细胞体积变小

C. 组织、细胞体积变小　　D. 发育正常的器官和组织体积变小

E. 细胞数目减少

95. 心肌细胞通常不发生

A. 透明变性　　B. 脂肪变性

C. 细胞水肿　　D. 色素沉着

E. 溶解坏死

96. 下列关于气性坏疽的叙述，正确的是

A. 干性坏疽合并厌氧菌感染所致　　B. 表皮擦伤合并腐败菌感染所致

C. 湿性坏疽合并厌氧菌感染所致　　D. 深在性开放性创伤合并厌氧产气菌感染所致

E. 气胸合并感染所致

97. 干酪样坏死的本质是指

A. 彻底的凝固性坏死　　B. 脂肪坏死

C. 纤维素样坏死　　D. 干性坏疽

E. 液化性坏死

98. 下列因素中，不可直接破坏细胞膜的是

A. 免疫反应　　B. 病毒感染

C. 遗传变异　　D. 脂酶性溶解

E. 药物

99. 湿性坏疽多见于与外界相通的哪些脏器

A. 胆囊、肝、胰　　B. 食管、胃、肠

C. 肾、输尿管、膀胱　　D. 输卵管、子宫、阴道
E. 肺、阑尾、子宫

100. 液化性坏死不包括
A. 脂肪坏死　　B. 溶解性坏死
C. 脑梗死　　D. 阿米巴肝脓肿
E. 树胶样肿

101. 光镜观察，凝固性坏死与干酪样坏死的主要区别在于，前者
A. HE 染色坏死组织红染、颗粒状　　B. 坏死组织内可见细胞核碎片
C. 坏死灶周围有炎症反应　　D. 坏死组织可继发液化
E. 坏死区内可见原有细胞和组织轮廓残影

102. 在下列细胞死亡方式中，可以发生在生理状况下的是
A. 溶解性坏死　　B. 酶溶性坏死
C. 凝固性坏死　　D. 凋亡
E. 变态反应所致坏死

103. 凝固性坏死的特殊类型是
A. 脂肪坏死与坏疽　　B. 干酪样坏死与脂肪坏死
C. 坏疽与干酪样坏死　　D. 干酪样坏死与纤维素样坏死
E. 纤维素样坏死与坏疽

104. 腘动脉血栓形成致管腔闭塞后可以引起
A. 下肢皮下组织脂肪坏死　　B. 下肢湿性坏疽
C. 下肢干性坏疽　　D. 下肢气性坏疽
E. 下肢干酪样坏死

105. 压疮继发腐败菌感染属于
A. 干性坏疽　　B. 湿性坏疽
C. 蜂窝织炎　　D. 气性坏疽
E. 脂肪坏死

106. 足趾严重冻伤可致
A. 干性坏疽　　B. 气性坏疽
C. 湿性坏疽　　D. 干酪样坏死
E. 出血性梗死

107. 急性胰腺炎，因脂肪坏死而致大量脂肪酸形成，常继发
A. 干酪样坏死　　B. 凝固性坏死
C. 钙皂形成　　D. 湿性坏疽
E. 纤维蛋白样坏死

108. 液化性坏死最常发生于
A. 心
B. 肝
C. 肺
D. 肾
E. 脑

109. 下列病变中，属于细胞内物质蓄积的是
A. 黏液变性
B. 淀粉样变性
C. 脂肪变性
D. 钙盐沉积
E. 血管壁玻璃样变性

110. 脂褐素的本质是
A. 固醇类的代谢产物
B. 中性脂肪代谢产物
C. 心肌细胞合成的一种色素
D. 红细胞崩解后形成的色素
E. 细胞器碎片残体

111. 用于检测淀粉样变性物质的特殊染色方法是
A. 苏丹Ⅲ或锇酸染色
B. 刚果红染色
C. PAS
D. 阿尔辛蓝染色
E. 普鲁士蓝反应

112. 脂褐素仅见于
A. 萎缩细胞
B. 肥大细胞
C. 化生细胞
D. 增生细胞
E. 坏死细胞

113. 下列选项中，不属于凝固性坏死的是
A. 肾梗死
B. 脾梗死
C. 心肌梗死
D. 脂肪组织坏死
E. 肝梗死

114. 肝细胞内玻璃样变性，可见
A. Russell 小体
B. Aschoff 小体
C. Mallory 小体
D. Negri 小体
E. 路易（Lewy）小体

115. 脊髓的坏死通常为
A. 干酪样坏死
B. 脂肪坏死
C. 凝固性坏死
D. 纤维素样坏死
E. 液化性坏死

116. 下列病变中，属于不可逆性改变的是
A. 线粒体肿胀
B. 细胞水肿

C. 粗面内质网脱颗粒　　D. 核碎裂
E. 脂肪变性

117. 不发生机化的病灶是
A. 液化性坏死　　B. 上皮细胞化生
C. 类风湿关节炎的滑膜　　D. 纤维素样坏死
E. 干酪样坏死

118. 纤维素样坏死物内不含
A. 纤维蛋白　　B. 免疫球蛋白
C. 崩解的胶原纤维　　D. 类脂质
E. 以上都不是

119. 纤维素样坏死物不见于
A. 缓进性高血压　　B. 急进性高血压
C. 风湿病　　D. 类风湿关节炎
E. 系统性红斑狼疮

120. 肾小管上皮细胞一般不发生
A. 纤维素样坏死　　B. 细胞水肿
C. 钙盐沉积　　D. 透明变性
E. 脂肪变性

121. 下列选项中，不是纤维素样变性的是
A. 风湿性结节内灶状、片状红染物质
B. 动脉粥样硬化斑块表面纤维组织帽内的灶状、片状红染物质
C. 恶性高血压时，肾入球小动脉壁的灶状、片状红染物质
D. 弥漫性新月体性肾小球肾炎时，肾小球毛细血管丛内出现的灶状、片状红染物质
E. 结节状动脉炎的动脉壁内灶状、片状红染物质

122. 光镜下 HE 染色的切片中，结缔组织内有细丝、颗粒状的红染物质，可能是结缔组织发生了
A. 透明变性　　B. 淀粉样变性
C. 干酪样坏死　　D. 纤维素样坏死
E. 黏液样变性

123. 肠扭转可致肠管发生
A. 气性坏疽　　B. 湿性坏疽
C. 干性坏疽　　D. 液化性坏死
E. 干酪样坏死

124. 与脂褐素形成有关的细胞器是

A. 滑面内质网
B. 粗面内质网
C. 线粒体
D. 高尔基体
E. 溶酶体

125. 下列关于干酪样坏死的叙述中，错误的是
A. 坏死灶呈灰白或微黄，细腻
B. 光镜下不见原组织结构残影
C. 不发生液化
D. 可发生钙化
E. 多由结核分枝杆菌感染引起

126. 下列肝细胞中，属于凋亡的是
A. 大块坏死
B. 点状坏死
C. 嗜酸性坏死
D. 碎片状坏死
E. 桥接坏死

127. 在电镜下，证实细胞凋亡的特征性改变是
A. 细胞器退变
B. 细胞皱缩
C. 染色质边集
D. 胞核裂解
E. 凋亡小体形成

128. 凝固性坏死的组织学特点是
A. 细胞膜破裂
B. 核碎片多见
C. 细胞间质胶原纤维崩解
D. 细胞基质解聚
E. 细胞坏死、组织轮廓尚存

129. 肺、肾的坏死组织经自然管道排出后留下的空腔称
A. 瘘
B. 窦
C. 空洞
D. 溃疡
E. 糜烂

130. 风湿病的病变组织易发生
A. 淀粉样变性
B. 透明变性
C. 黏液样变性
D. 气球样变
E. 脂肪变性

131. 区分死后组织自溶与坏死，最可靠的依据是
A. 病变周围有无炎症反应
B. 细胞核溶解消失情况
C. 细胞内琥珀酸脱氢酶丧失的程度
D. 电镜下细胞器破坏情况
E. 组织轮廓是否存在

132. 两端开放的通道样坏死性缺损称为
A. 窦道
B. 瘘管
C. 溃疡
D. 空洞

E. 糜烂

133. 下列关于化生的叙述中，错误的是
A. 化生是细胞组织的适应性反应
B. 化生通常发生在同源细胞之间
C. 鳞状上皮化生和肠上皮化生较常见
D. 化生是未分化细胞向另一细胞方向分化的结果
E. 上皮化生后极易癌变

134. 下列病变中，不易发生机化的是
A. 脑血管畸形伴血栓形成
B. 脑软化灶
C. 皮下陈旧性血肿
D. 脾梗死灶
E. 脓肿

135. 下列物质，不出现在细胞内的是
A. 甘油三酯
B. 免疫球蛋白
C. 淀粉样物质
D. 含铁血黄素
E. 黑色素

136. 恶性肿瘤患者晚期发生恶病质常致
A. 压迫性萎缩
B. 全身营养不良性萎缩
C. 局部营养不良性萎缩
D. 失用性萎缩
E. 内分泌性萎缩

137. 下列符合细胞水肿的叙述的是
A. 细胞质内出现脂滴
B. 属于不可复性改变
C. 线粒体、内质网无明显改变
D. 细胞可发生气球样变
E. 细胞内出现玻璃样小体

138. 结核球的本质是干酪样坏死物被
A. 机化
B. 钙化
C. 包裹
D. 液化
E. 排出

139. 黏液样变性不见于
A. 甲状腺功能亢进时眼球突出
B. 动脉粥样硬化的早期病变
C. 肾病综合征时的皮肤水肿
D. 甲状腺功能减退时的皮下组织
E. 急性风湿性心肌炎

140. 静脉石的本质是静脉内的血栓发生
A. 包裹
B. 机化
C. 钙化
D. 透明变性
E. 脱落

141. 病毒性肝炎时肝细胞最易发生的变性是

A. 透明变性　　B. 脂肪变性
C. 细胞水肿及气球样变　　D. 淀粉样变性
E. 黏液变性

142. 下列情况中，不属于化生的是
A. 成纤维细胞转变为纤维细胞　　B. 胃黏膜上皮转变为肠上皮
C. 柱状上皮转变为鳞状上皮　　D. 移行上皮转变为鳞状上皮
E. 成纤维细胞转变为成骨细胞

143. 急、慢性胃炎时，胃黏膜最易发生的病变是
A. 空洞　　B. 糜烂
C. 溃疡　　D. 窦道
E. 瘘管

144. 肾结核时，肾较易出现
A. 溃疡　　B. 糜烂
C. 空洞　　D. 瘘管
E. 窦道

145. 脑组织内的较大范围坏死最易导致
A. 溃疡　　B. 空洞
C. 囊腔　　D. 窦道
E. 瘘管

146. 下列关于化生的叙述，错误的是
A. 某些化生的上皮可发生癌变
B. 人体内最常见的化生是上皮间化生
C. 化生是向成熟的、性质相似的细胞转化
D. 化生是一种分化成熟的细胞替代另一种分化成熟细胞的现象或过程
E. 细胞转化过程是已分化的细胞直接转化为另一种细胞

147. 下列选项中，与坏死对机体的影响大小无关的是
A. 坏死细胞的生理重要性　　B. 坏死细胞的数量
C. 坏死细胞的再生能力　　D. 发生坏死器官的储备代偿能力
E. 坏死灶内有无钙化

148. 下列关于凝固性坏死的叙述，错误的是
A. 细胞坏死后，组织轮廓较长期保存　　B. 所有凝固性坏死后组织结构轮廓消失
C. 坏死灶为灰白、黄白和土黄色　　D. 坏死灶周围常有出血带
E. 合并感染时可引起组织溶解

149. 心肌细胞不会发生

A. 萎缩 B. 肥大
C. 增生 D. 变性
E. 坏死

150. 下列关于增生的叙述，错误的是
A. 增生的组织、器官体积增大
B. 增生就是细胞数量增多
C. 增生与激素和生长因子作用有关
D. 生理和病理情况下均可以增生
E. 过度的病理性增生就会发展成肿瘤

151. 肝细胞一般不发生
A. 脂肪变性 B. 细胞水肿
C. 玻璃样变性 D. 钙盐沉积
E. 糖原蓄积

152. 与细胞水肿发生密切相关的细胞器是
A. 滑面内质网 B. 高尔基体
C. 粗面内质网 D. 线粒体
E. 溶酶体

153. 下列关于脂肪变性的叙述，正确的是
A. 肝淤血时，脂肪变性首先累及肝小叶周边的细胞
B. 磷中毒时，脂肪变性首先累及肝小叶中央的细胞
C. 肾远曲小管容易发生脂肪变性
D. 严重贫血时，心肌乳头肌可呈虎斑状
E. 心肌脂肪变性常严重影响心脏功能

154. 下列关于脂肪变性的叙述，正确的是
A. 白喉外毒素可以引起“虎斑心”
B. 严重贫血时，心肌弥漫性脂肪变性
C. 慢性肝淤血时，肝小叶周边区脂肪变性最明显
D. 有机磷农药中毒时，可以出现肝小叶中央区脂肪变性
E. 肾小管上皮细胞也可以发生脂肪变性

155. 下列病变中，属于细胞坏死主要形态标志的是
A. 线粒体破裂 B. 线粒体肿胀
C. 自噬泡增多 D. 细胞质浓缩
E. 细胞核固缩

156. 下列关于含铁血黄素的叙述，错误的是
A. 含铁血黄素是由铁蛋白微粒集结而成的色素颗粒
B. 在光镜下，颗粒呈棕黄色，具有折光性

C. 出血灶中可见含铁血黄素沉积
D. 因含有高铁，故普鲁士蓝反应阳性
E. 红细胞崩解后，由间质内血红蛋白直接转化而来

157. 下列选项中，不发生纤维素样坏死的组织是
A. 神经组织　B. 心内膜
C. 心肌间质　D. 皮下组织
E. 小血管壁

158. 组织中沉积的钙盐 HE 染色时呈
A. 红色团块状　B. 无色有折光性颗粒
C. 蓝色颗粒状至片块状　D. 深红色小条、小块状
E. 粉红色丝网状

159. 淀粉样变性物质最易蓄积于
A. 小血管基底膜处　B. 小血管中膜处
C. 小血管内膜处　D. 小血管外膜处
E. 小血管中膜与外膜处

160. 确诊淀粉样变性的染色法是
A. PAS 染色　B. HE 染色
C. 刚果红染色　D. 苏丹Ⅲ染色
E. 普鲁士蓝染色

161. 血管壁的玻璃样变性主要发生于
A. 中动脉　B. 细动脉
C. 大动脉　D. 小静脉
E. 微静脉

162. 下列情况中，最易致脑萎缩的是
A. 颅压升高　B. 脑膜刺激征
C. 脑脓肿　D. 脑动脉粥样硬化
E. 颈内动脉栓塞

163. 下列选项中，属于代偿性肥大的是
A. 地方性甲状腺肿　B. 哺乳期乳腺
C. 妊娠子宫　D. 甲状腺功能亢进症患者的甲状腺肿大
E. 一侧肾手术摘除，对侧肾体积增大

164. 下列病变不属于细胞、组织适应性变化的是
A. 萎缩　B. 肥大
C. 发育不全　D. 增生

E. 化生

165. 下列关于萎缩的叙述，正确的是

A. 凡是比正常体积小的器官、组织或细胞均为萎缩

B. 萎缩的细胞均可恢复正常，不会消失

C. 萎缩的器官或组织间质不减少，有时反而增生

D. 萎缩细胞内线粒体变小，残存小体减少

E. 营养缺乏及血供断绝均可引起萎缩

166. 体积增大的肾萎缩见于

A. 慢性硬化性肾小球肾炎
B. 原发性高血压晚期
C. 慢性肾盂肾炎
D. 严重的肾盂积水
E. 肾动脉粥样硬化

167. 空洞指的是

A. 深部组织坏死穿出皮肤形成的病理性盲管

B. 肉芽组织取代坏死组织的过程

C. 皮肤或黏膜组织坏死脱落形成的缺损

D. 空腔脏器与体表之间的病理性管道

E. 内脏器官坏死物液化后，经自然管道排出体外所残留的空腔

168. 下列脏器中，不发生坏疽的是

A. 下肢
B. 肺
C. 阑尾
D. 小肠
E. 脑

169. 全身营养不良时，首先发生萎缩的组织是

A. 脑组织
B. 肝实质
C. 脂肪组织
D. 心肌
E. 骨骼肌

170. 肉眼观察不能确定的坏死是

A. 干酪样坏死
B. 凝固性坏死
C. 纤维素样坏死
D. 液化性坏死
E. 脂肪坏死

171. 增生指的是

A. 器官和组织体积增大

B. 器官和组织体积缩小

C. 由于实质细胞数量增多而造成的器官、组织体积增大

D. 一种分化组织转化为另一种性质相似的分化组织

E. 器官和组织先天性发育异常

172. 结节性多动脉炎的血管壁坏死是

A. 干酪样坏死　　B. 纤维素样坏死

C. 液化性坏死　　D. 脂肪坏死

E. 固缩坏死

173. 下列关于细动脉壁玻璃样变性的叙述，错误的是

A. 玻璃样物质由免疫球蛋白和基底膜样物质组成

B. 通常见于高血压

C. 可以引起组织缺血

D. 血管壁变硬、管腔狭窄

E. 常见于肾、脑、脾、视网膜细动脉

174. 下列形态学改变中，属于凋亡特征的是

A. 死亡细胞自溶　　B. 染色质聚集

C. 死亡细胞质膜破裂　　D. 伴有急性炎症反应

E. 细胞器膜破裂

175. 下列病变中，不属于液化性坏死的是

A. 肾梗死　　B. 脑梗死

C. 胰腺坏死　　D. 脂肪坏死

E. 脓肿

176. “虎斑心”的组织学改变是

A. 心肌纤维间出现脂肪沉积　　B. 心肌纤维间大量淋巴细胞浸润

C. 心肌细胞中出现脂肪沉积　　D. 心肌细胞中出现透明蛋白小体

E. 心肌细胞中出现淀粉样变性

177. 骨折后患肢的萎缩是

A. 营养不良性萎缩　　B. 失用性萎缩

C. 压迫性萎缩　　D. 生理性萎缩

E. 神经性萎缩

178. 脊髓灰质炎引起的下肢肌肉萎缩属于

A. 失用性萎缩　　B. 神经性萎缩

C. 营养不良性萎缩　　D. 压迫性萎缩

E. 以上都不是

179. 非被覆鳞状上皮组织器官发生鳞状细胞癌（鳞癌）主要是因为

A. 化生　　B. 与外界相通的特性

C. 变性　　D. 上皮缺损、肉芽组织修复

E. 个体体质

180. 细胞水肿的发生机制主要是

A. 高尔基体受损
B. 内质网受损
C. 中心体受损
D. 线粒体受损
E. 核糖体受损

## 二 A2型题

1. 某尸检资料：左心肥大、心腔扩张，肾体积缩小、表面颗粒状、入球小动脉壁广泛玻璃样变性。根据叙述，该死者生前最可能患的疾病是

A. 高血压
B. 心肌病
C. 动脉粥样硬化症
D. 肾小球肾炎
E. 肾盂肾炎

2. 某产妇分娩10天后出现指、趾尖发黑，病变处与正常组织分界清楚。此现象意味着出现了

A. 干酪样坏死
B. 干性坏疽
C. 液化性坏死
D. 湿性坏疽
E. 气性坏疽

3. 某尸检心脏：右心室体积增大，右室壁肥厚，乳头肌和肉柱增粗。镜下可见心肌细胞体积增大，细胞核染色加深。据此叙述，该心脏最可能的病变是

A. 化生
B. 分化
C. 增生
D. 肥大
E. 肿瘤

4. 某尸检的脑标本：肉眼见脑回变窄，脑沟变宽且变深，脑室扩张。镜下见神经细胞体积变小，并可见神经原纤维缠结等变化，细胞数量也减少。据此叙述，该器官病变为

A. 脑软化
B. 脑萎缩
C. 脑梗死
D. 脑增生
E. 脑机化

## 三 A3/A4型题

（1、2题共用题干）

患者，男性。2周前手背受损，损伤处遗留下一灰白色瘢痕，微凸出皮面，质硬韧并且缺乏弹性，取少许组织送检，鳞状上皮下可见瘢痕组织。

1. 下列关于该组织对机体作用的叙述，错误的是

A. 能够将损伤的创口或其他缺损长期地填补或连接起来
B. 较正常皮肤抗拉性强
C. 可保证机体的完整性
D. 可保证组织的坚固性
E. 较肉芽组织抗拉性强

2. 下列关于该组织对机体不利之处的叙述，错误的是
A. 瘢痕收缩，可以使活动受限或梗阻
B. 可以导致器官硬化
C. 造成各器官间的纤维性粘连
D. 可以形成瘢痕疙瘩
E. 瘢痕疙瘩的形成与体质无关

## 四 B 型题

（1~3 题共用备选答案）
A. 凝固性坏死
B. 凋亡
C. 干酪性坏死
D. 液化性坏死
E. 坏疽

1. 机体细胞的生理死亡是
2. 脾梗死是
3. 肾结核是

（4~7 题共用备选答案）
A. 组织增生
B. 分离排出
C. 机化
D. 包裹钙化
E. 溶解吸收

4. 较小的脾梗死灶结局是
5. 大叶性肺炎的痊愈是通过
6. 胃溃疡的主要愈合方式为
7. 肺结核球内坏死物的结局是

（8、9 题共用备选答案）
A. 核内包涵体
B. 前角蛋白细丝堆积
C. 增大的载有蛋白质的溶酶体
D. 线粒体肿胀、嵴消失
E. 滑面内质网大量增生

8. 近曲小管上皮细胞内玻璃样小滴是
9. 肝细胞内 Mallory 小体是

## 五 X型题

1. 下列关于损伤的叙述中，正确的是
   A. 损伤是细胞、组织发生了结构上的变化
   B. 其发生与细胞、组织不能耐受有害因子刺激有关
   C. 损伤是疾病发生的基础性病理变化之一
   D. 只要及时去除病因，损伤是可逆的
   E. 损伤在形态学上表现为细胞的变性和细胞死亡
2. 下列关于脂肪变性的叙述中，正确的是
   A. 严重贫血可致心肌细胞脂肪变性
   B. 肾病综合征可致肾小管上皮细胞脂肪变性
   C. 慢性肝淤血可致肝细胞脂肪变性
   D. 磷中毒可致肝细胞脂肪变性
   E. 长期摄入脂肪过多可致心肌细胞脂肪变性
3. 下列关于干性坏疽的叙述中，正确的是
   A. 常见于四肢末端
   B. 常呈黑褐色
   C. 病变处皮肤皱缩
   D. 与周围组织分界清楚
   E. 全身中毒症状明显
4. 下列关于萎缩的叙述中，正确的是
   A. 萎缩器官的实质细胞体积缩小，数量减少
   B. 萎缩细胞的细胞器减少
   C. 萎缩细胞内可出现脂褐素
   D. 萎缩的组织、器官功能降低
   E. 萎缩属于损伤性变化
5. 引起局部组织或器官萎缩的原因包括
   A. 局部缺血
   B. 局部长期受压
   C. 左下肢骨折长期卧床
   D. 慢性消耗性疾病
   E. 长期饥饿
6. 下列不属于病理性萎缩的是
   A. 脑动脉粥样硬化时的脑萎缩
   B. 青春期后的胸腺萎缩
   C. 老年妇女的卵巢萎缩
   D. 脑出血后的下肢萎缩
   E. 骨折引起的相应的肌肉萎缩
7. 下列脑部病变中，可以致脑萎缩的有
   A. 脑脓肿
   B. 脑出血

C. 脑动脉粥样硬化
D. 脑室积水
E. 病毒性脑炎

8. 下列关于细胞死亡的叙述，正确的是
A. 核固缩、核碎裂、核溶解是细胞坏死的主要形态改变
B. 干酪样坏死常由结核分枝杆菌引起
C. 胰腺坏死常为液化性坏死
D. 凋亡只见于细胞的生理性死亡
E. 坏疽是坏死组织经腐败菌作用的结果

9. 下列关于湿性坏疽的叙述，正确的是
A. 常见于肠、胆囊及子宫
B. 坏死组织与周围分界不清
C. 新鲜标本有恶臭
D. 常是动脉、静脉循环均有障碍
E. 全身中毒症状不明显

10. 下列关于肥大的叙述，正确的是
A. 肥大器官超过其代偿限度便会失代偿
B. 妊娠子宫增大为肥大伴增生
C. 心脏的肥大不伴细胞增生
D. 一般情况下，肥大的细胞、组织和器官功能增强
E. 肥大常伴有化生

## 六 案例分析题

（1~3 题共用题干）

患者，男性，26 岁。脊髓灰质炎后遗症，左下肢肌肉麻痹、体积缩小，行走困难，患肢感觉正常。

1. 该患者下肢肌肉发生的病理改变是
A. 萎缩
B. 增生
C. 化生
D. 肥大
E. 变性

2. 该患者的镜下特点是
A. 细胞质内可见脂褐素沉积
B. 肌肉纤维体积缩小
C. 间质中脂肪组织增多
D. 肌肉纤维体积增大
E. 间质中脂肪组织减少

3. 该患者的肉眼特点是
A. 色泽变深
B. 肌肉体积缩小
C. 重量减轻
D. 皮肤变薄

E. 表面出现结节

# 参考答案与解析

## 一、A1 型题

1. C【解析】常见的透明变性有以下三类：①血管壁的透明变性。②结缔组织的透明变性。③细胞内透明变性。他们的共同特点是组织学形态相似。

2. A【解析】脂褐素是蓄积于胞质内的黄褐色的微细颗粒，电镜下显示为自噬溶酶体内未被消化的细胞器碎片残体，其中 50% 为脂质。正常时，附睾管上皮细胞、睾丸间质细胞和神经节细胞的胞质内可含有少量脂褐素。

3. B【解析】根据轻重程度不同，损伤可分为可复性损伤和不可复性损伤两大类，变性一般为可复性损伤，而细胞死亡则为不可复性损伤。

4. D【解析】由于全身性的钙、磷代谢障碍，机体血钙或血磷升高，导致钙盐在未受损伤的组织内沉积，称为转移性钙化。此种钙化较少见，多见于甲状旁腺功能亢进、过多接受维生素 D 或骨肿瘤造成骨组织严重破坏时。

5. B【解析】男性肝功能障碍或内分泌异常，可导致雌激素水平升高，引起乳腺导管上皮细胞增生。

6. B【解析】干性坏疽常见于动脉阻塞但静脉回流尚通畅的四肢末端，因水分散失较多，故坏死区干燥皱缩呈黑色，与正常组织界限清楚，腐败变化较轻。湿性坏疽多发生于与外界相通的内脏，如肺、肠、子宫、阑尾及胆囊，也可发生于动脉阻塞及静脉回流受阻的肢体。坏死区水分较多，腐败菌易于繁殖，故肿胀呈蓝绿色，且与周围正常组织界限不清。

7. D【解析】与凝固性坏死不同，凋亡是指机体细胞在发育过程中或在某些因素作用下，通过细胞内基因及产生的调控而发生的一种程序性细胞死亡，而凝固性坏死则是由于组织损伤或缺血导致的无序的细胞死亡，因此选项 D 错误。

8. B【解析】患酒精性肝病时，肝细胞胞质内细胞中间丝前角蛋白变性，形成 Mallory 小体，属于细胞内玻璃样变性。

9. E【解析】纤维素样坏死常发生于结缔组织和血管壁，可见于急性风湿病。

10. C【解析】骨化性肌炎是一种以纤维性、软骨或骨性化生为特征的局部反应性病变，常发生于靠近骨或骨膜的软组织。

11. D【解析】液化性坏死包括脑软化，如脑梗死、流行性乙型脑炎（乙脑）；胰腺坏死；细菌、真菌、寄生虫等感染引起的脓肿；溶解性坏死；特殊类型的坏死，如脂肪坏死，包括酶解性脂肪坏死和外伤性脂肪坏死。心肌梗死属于凝固性坏死。

12. E【解析】淀粉样物质沉积又称淀粉样变性，可以是局部性病变，也可以是全身性病变；可以由炎症（结核病、支气管扩张、慢性骨髓炎等）引起，也可以由肿瘤（骨髓瘤甲状腺髓样癌、胰岛细胞瘤等）引起，还可以由老化引起。经化学分析，淀粉样物质生物化学本质不同，淀粉样物质中，95%为淀粉样原纤维蛋白，5%为P成分与其他糖蛋白。淀粉样原纤维蛋白分为AL型、AA型和AP型，AL型淀粉样原纤维蛋白由免疫球蛋白轻链或轻链片段构成，AA型淀粉样原纤维蛋白由肝产生的非免疫球蛋白性的淀粉样物质前蛋白裂解而来，AP型淀粉样原纤维蛋白由神经细胞表面的具有黏附功能的跨膜糖蛋白裂解而来。

13. C【解析】细胞间质内黏多糖和蛋白质的蓄积称为黏液样变性，常见于间叶组织肿瘤，动脉粥样硬化斑块，风湿病灶和营养不良的骨髓和脂肪组织等。

14. E【解析】病毒性肝炎时的肝细胞坏死分两类，一类为嗜酸性坏死，由嗜酸性变发展而来，为单个肝细胞的死亡，属于细胞凋亡；另一类为溶解性坏死，由严重的细胞变性发展而来，如点状坏死、碎片状坏死，属于液化性坏死。

15. A【解析】细胞内后间质内出现HE染色为均质伊红半透明状的蛋白质蓄积，称为玻璃样变性。细动脉壁玻璃样变性的机制是有血浆蛋白质渗入，使管壁增厚，管腔狭窄。

16. B【解析】脂褐素是具有颗粒状的褐黄色色素，由含有脂肪的残存物与溶酶体消化物所组成，被认为是一种随着年纪增长或细胞操劳而增加的色素，可见于肝、肾、心肌、肾上腺、神经细胞与神经节细胞。衰老细胞产生了大量的自由基，氧化了溶酶体或者线粒体里面的脂类物质，就产生了脂褐素。

17. D【解析】在HE染色光镜下，慢性乙型肝炎及乙型肝炎表面抗原（HBsAg）携带者的肝组织内常可见细胞质内充满嗜酸性细颗粒状物质、不透明似毛玻璃样的细胞，称为毛玻璃样肝细胞。免疫组织化学和免疫荧光检查HBsAg为阳性。电镜下见滑面内质网增生、池内含有大量HBsAg颗粒。

18. D【解析】化生是一种成熟的细胞类型被另一种成熟的细胞类型所取代的过程。化生通常发生在同源细胞之间，即上皮细胞之间（如胃腺上皮化生为肠腺上皮、柱状上皮化生为鳞状上皮）或间叶细胞之间（如纤维组织化生为软骨组织），而鳞状上皮（上皮细胞）一般不会化生为纤维组织（间叶细胞）。

19. C【解析】淀粉样蛋白沉积在眼睑、结膜和眶内引起的异物肉芽肿反应性炎症，称眼部淀粉样变性。淀粉样变性可原发于眼眶伴全身其他器官病变，也可能是继发性改变，继发性淀粉样变性主要由感染和炎症慢性刺激所致，参与炎症过程的浆细胞可能与淀粉样蛋白沉着有关。眼睑、眼眶淀粉样变性常为全身淀粉样变性的一部分，其中眼眶受侵犯很少见。

20. D【解析】细胞和组织的适应性和损伤性变化都是疾病发生的基础性病理变化，包括功能和形态的改变。适应在形态上表现为萎缩、肥大、增生、化生。

21. E【解析】局部性淀粉样变性发生于皮肤、结膜、舌、喉、气管和肺、膀胱、胰岛（糖尿病时）等处，也可蓄积于恶性淋巴瘤和神经内分泌肿瘤（如甲状腺髓样癌）的间质内。

22. E【解析】细胞萎缩的机制是蛋白质合成减少而分解增多，以适应其生存环境的变化。

23. B【解析】引起病理性萎缩的原因很多，如甲状腺功能亢进可以导致代谢速率加快，使身体能量消耗过于迅速，从而引起全身性的器官和组织的萎缩；股骨骨折后，由于患肢禁忌运动，长期负重不足，导致肌肉萎缩、骨骼失去力学刺激、骨密度下降等；肾盂积水会因尿液淤积导致肾小管和肾小球萎缩、纤维化；垂体卒中会导致垂体前叶激素分泌减少，从而引起内分泌系统功能障碍，最终导致机体各种器官组织萎缩。因此，选项 B 不是引起病理性萎缩的原因，流行性乙型脑炎主要表现为脑炎，不属于引起病理性萎缩的原因。

24. B【解析】萎缩是指已发育正常的细胞、组织或器官的体积缩小。萎缩的脑体积增大、形状改变常见于脑积水。随着脑积水的发展，脑室是逐渐增大的，从最初狭窄的形状扩张成更为圆钝的形状。

25. E【解析】心肌梗死后心室壁变薄属于坏死，不属于萎缩。人体心肌细胞是不可再生的，且具有一定的总量，心肌梗死后，心肌细胞缺血坏死，代之以胶原纤维，心室重塑扩张就会导致心室壁越来越薄。

26. A【解析】脑萎缩是指由神经元和胶质细胞的丧失或减少，导致脑组织体积减小，从而发生的一系列病理变化。肉眼观察脑标本表面，脑萎缩的特征性改变主要为脑沟加深、脑回变窄。

27. C【解析】老年女性的子宫、卵巢萎缩属于生理性萎缩。生理性萎缩包括胸腺青春期萎缩，生殖系统中卵巢、子宫及睾丸的更年期后萎缩。

28. C【解析】在性质上，肥大可分为生理性肥大和病理性肥大两种。在原因上，肥大若由器官和组织功能负荷过重所致，称为代偿性肥大或功能性肥大；若由分泌激素过多作用于效应器所致，称为内分泌性肥大或激素性肥大。生理状态下，举重运动员上肢骨骼肌的增粗肥大即代偿性肥大。需求旺盛、负荷增加代偿性肥大是最常见的原因。

29. A【解析】气管或支气管黏膜受到长期吸烟等慢性刺激后，假复层纤毛柱状上皮化生为复层鳞状上皮。

30. B【解析】内分泌性增生：如正常女性青春期乳房小叶腺上皮、月经周期中子宫内膜腺体的增生。子宫内膜增生症指以子宫内膜腺体增生为主的子宫内膜增生。

31. C【解析】甲状腺增生通常是由于甲状腺素分泌不足导致促甲状腺激素分泌过多，从而引起甲状腺肿大。雄激素代谢产物双氢睾酮可使男性前列腺腺体和间质纤维组织增生。雌激素分泌过多可导致女性乳腺末梢导管和腺泡上皮及间质纤维组织增生。只有涎腺不受激素作用。

32. C【解析】一种分化成熟的细胞类型被另外一种分化成熟的细胞类型所取代的过程，称为化生，如胃黏膜上皮化生为肠上皮，气管、支气管纤毛柱状上皮化生为鳞状上皮，纤维结缔组织化生为骨、软骨或脂肪组织。

33. C【解析】化生有多种类型，可分为上皮组织的化生和间叶组织的化生。①上皮组织的化生。a. 鳞状上皮的化生：如吸烟者支气管假复层纤毛柱状上皮易发生鳞状上皮化生；涎腺、胰腺、肾盂、膀胱和肝胆发生结石或维生素 A 缺乏时，被覆柱状上皮、立方上皮或尿路上皮都可化生为鳞状上皮。b. 肠上皮化生：这种化生常见于胃体和/或胃窦部。肠上皮化生常见于慢性萎缩性胃炎、胃溃疡及胃黏膜糜烂后黏膜再生时。②间叶组织的化生。间叶组织中幼稚的成纤维细胞在损伤后，可转变为成骨细胞或成软骨细胞，称为骨或软骨化生。这类化生多见于骨化性肌炎等受损软组织，也见于某些肿瘤的间质。

34. A【解析】干性坏疽常见于动脉闭塞而静脉回流通畅的四肢末端，如足趾、手指。由于降解血红蛋白后形成的硫化亚铁的沉积，受累组织常呈黑色。因水分丢失较多，局部坏疽的肢体干燥、皱缩，与邻近正常组织之间常出现明显的分界线。干性坏疽常见于动脉粥样硬化、血栓闭塞性脉管炎、冻伤等疾病。

35. C【解析】肺鳞状细胞癌是一种十分常见的肺癌，主要与支气管上皮化生有关，这种化生会发生在支气管树的任何一个部位。

36. D【解析】全身性淀粉样变性可分为原发性和继发性两类，原发性者淀粉样物质的前体为免疫球蛋白轻链，常见于多发性骨髓瘤，累及肝、肾、脾、心等多个器官；继发性全身性淀粉样变性的淀粉样物质为肝合成的非免疫球蛋白的蛋白质（淀粉样相关蛋白），见于老年人，慢性结核病、慢性化脓性骨髓炎等慢性炎症患者，以及某些肿瘤患者。局部性淀粉样变性发生于皮肤、结膜、舌、喉、肺等处，也可见于阿尔茨海默病的脑组织、2 型糖尿病的胰岛、甲状腺髓样癌的间质等。

37. C【解析】线粒体为对损伤极为敏感的细胞器，其肿胀可由多种损伤因子引起，其中最常见的为缺氧；此外，微生物毒素、各种毒物、射线、渗透压改变等亦可引起。

38. B【解析】对缺氧最敏感的细胞器是线粒体，线粒体有氧呼吸需要氧气。当缺氧严重时，线粒体可出现肿胀、嵴崩解、外膜破裂、基质外溢等病变。

39. B【解析】细胞代谢是细胞的能量和物质代谢，人体通过血液循环为所有细胞提供所需要的能量物质、氧气和生化合成原料来维持细胞的形态和功能，同时带走细胞代谢所产生二氧化碳、组胺、5-羟色胺等各种代谢产物。在缺氧时，给细胞提供的能量减少，最早出现的就是细胞代谢的变化。

40. E【解析】各种损伤使腺苷三磷酸（ATP）减少，细胞膜的钠-钾泵受损，膜通透性增高，细胞内水分增多形成细胞水肿，电镜下线粒体及内质网肿胀。

41. C【解析】在重度细胞水肿的情况下，如果细胞内的溶质和代谢产物排泄受阻、过多积累，就有可能引起细胞溶解性坏死（选项 C）。细胞溶解性坏死是指组织中大量细胞同时坏死、释放细胞内容物，导致周围组织发生炎症反应等。相比之下，凝固性坏死（选项 A）常见于缺血、缺氧所致组织损伤。干酪样坏死（选项 B）常见于结核病等慢性感染性疾病。凋亡（选项 D）是一种程序性死亡方式，不同于病理性坏死。纤维素样坏死（选项 E）

是一种较为少见的坏死类型，常见于某些细菌感染引起的组织病变。

42. E【解析】细胞水肿又称水变性，是细胞可逆性损伤的一种形式，常是细胞损伤中最早出现的改变。细胞水肿常见于缺氧、各种感染，如肺炎、败血症、中毒。

43. C【解析】心室壁增厚为心脏肥大的主要标志。

44. C【解析】当缺氧、毒性物质损及线粒体内 ATP 产生时，细胞膜上的钠泵功能降低，使细胞膜对电解质的主动运输功能发生障碍，更多的钠、钙离子和水进入细胞内，而细胞内钾离子外逸，导致细胞内水分增多，形成细胞肿胀，严重时称为细胞的水变性。

45. E【解析】细胞水肿时，电镜下可见细胞膜出现空泡，微绒毛变钝，髓鞘样结构，特别是线粒体和内质网肿胀。

46. E【解析】全身性的钙、磷代谢障碍，引起机体血钙或血磷升高，导致钙盐在未受损伤的组织内沉积，称为转移性钙化。

47. B【解析】气球样变性是细胞的一种变性形态，通常指细胞体积增大、变得圆滑，胞质内出现空泡和囊袋，呈现气球状的外观特征。肝是常发生气球样变性的器官之一。肝细胞受到各种原因的损伤后，常出现明显的气球样变性，这与肝细胞对毒物代谢能力差、容易受到药物损伤、营养缺乏等因素有关。心、肾、脑等也可能发生气球样变性，但与肝相比较少见。因此，本题的答案为 B。

48. B【解析】细胞膜内陷或胞质生出芽突并脱落，形成含核碎片和/或细胞器成分的膜包被凋亡小体。凋亡小体是细胞凋亡的重要形态学标志，可被巨噬细胞和相邻其他实质细胞吞噬、降解。

49. B【解析】湿性坏疽多发生于与外界相通的内脏，如肺、肠、子宫、阑尾、胆囊，也可发生于动脉阻塞及静脉回流受阻的肢体。

50. B【解析】脂肪变性大多见于代谢旺盛耗氧多的器官，如肝、肾、心，以肝最为常见，因为肝是脂肪代谢的重要场所。

51. A【解析】磷中毒时，脂肪变性主要发生于肝小叶周边区。肝淤血时，脂肪变性则主要发生于肝小叶中央区。

52. A【解析】Russell 小体是浆细胞胞质内的一种数目不等、大小不一，染成肉红色的球形小体，是由浆细胞内质网中免疫球蛋白蓄积形成的。

53. C【解析】心肌脂肪变性最常累及左心室内膜下心肌和乳头肌，肉眼观察标本可见大致横行的黄色条纹，与正常心肌的暗红色相间，形成黄红色斑纹，称为“虎斑心”。

54. B【解析】参见 A1 型题第 52 题解析。

55. A【解析】甘油三酯蓄积于非脂肪细胞的细胞质中，称为脂肪变性，多发生于肝细胞、心肌细胞、肾小管上皮细胞和骨骼肌细胞，与感染、中毒、缺氧、营养不良、糖尿病、肥胖等有关。

56. B【解析】苏丹染液可以用来鉴别脂肪的原因是脂肪和苏丹染液有比较强的亲和力，

苏丹染液容易和脂肪微粒结合而显现出一定的颜色。脂肪能被苏丹Ⅲ染成橘黄色、橘红色、红色，由于染色程度不同，颜色会有细微偏差。

57. D【解析】肝细胞质内脂肪酸增多的原因：如高脂饮食或营养不良时，体内脂肪组织分解，过多的游离脂肪酸经血液入肝；或因缺氧致肝细胞乳酸大量转化为脂肪酸；或因氧化障碍使脂肪酸利用下降，脂肪酸相对增多。

58. B【解析】脂蛋白和载脂蛋白合成障碍：缺氧、营养不良、糖尿病、肝毒物（$CCl_4$、酒精等）使脂蛋白和载脂蛋白合成障碍，不能将脂肪运出肝，肝细胞内脂肪沉积。

59. C【解析】脂肪变性是细胞质内甘油三酯的蓄积，通常由营养不良、感染、中毒、缺氧等引起。光镜下可见细胞质内出现球形脂滴，石蜡切片中的脂肪被有机溶剂溶解，故脂滴表现为大小不等的近圆形空泡。

60、61 C、B【解析】细小动脉壁玻璃样变性常见于缓进型高血压和糖尿病的肾、脑、脾等脏器的细小动脉壁，因血浆蛋白质渗入和基底膜代谢物质沉积，使细小动脉管壁增厚，管腔狭窄，血压升高，受累脏器局部缺血。

62. D【解析】玻璃样变性产生的机制可能是蛋白质合成的先天遗传障碍或蛋白质折叠的后天缺陷，使一些蛋白质的氨基酸序列和三级结构发生变异，导致变性胶原蛋白、血浆蛋白和免疫球蛋白等蓄积。

63. E【解析】Mallory 小体的本质为肝细胞内玻璃样变性，可见于酒精性肝炎。

64. C【解析】参见 A1 型题第 52 题解析。

65. D【解析】参见 A1 型题第 60、61 题解析。

66. C【解析】纤维结缔组织玻璃样变性见于生理性和病理性结缔组织增生，为纤维组织老化的表现。慢性浅表性胃炎的病理改变只发生在胃黏膜层，因而不发生纤维结缔组织玻璃样变性。

67. E【解析】Russell 小体为浆细胞内蓄积的免疫球蛋白属于玻璃样变性。肾小球肾炎时，近曲小管上皮细胞内的玻璃样小滴是增大的载有蛋白质的溶酶体属于玻璃样变性。Mallory 小体出现于酒精性肝病的肝细胞的胞质内，属于玻璃样变性。Negri 小体为狂犬病患者神经细胞内的包涵体，属于玻璃样变性。Aschoff 小体又称风湿性肉芽肿，为纤维素样变性，而非玻璃样变性。

68. C【解析】细胞内玻璃样变性通常为均质红染的圆形小体，位于细胞质内。如肾小管上皮细胞具有吞饮作用的小泡，重吸收原尿中的蛋白质，与溶酶体融合，形成玻璃样小滴。

69. E【解析】淀粉样变性是细胞间质内淀粉样蛋白质和黏多糖复合物蓄积，因具有淀粉染色特征而得名。

70. B【解析】局部性淀粉样变性发生于皮肤、结膜、舌、喉和肺等处，也可见于阿尔茨海默病的脑组织及霍奇金淋巴瘤、多发性骨髓瘤、甲状腺髓样癌等肿瘤的间质内。

71. E【解析】全身性淀粉样变性可分为原发性和继发性两类，前者主要来源于血清α-免疫球蛋白轻链，累及肝、肾、脾、心等多个器官。

72. D【解析】黏液样变性指组织间质出现类黏液的聚集，病变部位间质疏松，充以淡蓝色胶状物。其中，散在一些多角形或星芒状并以突起互相连缀的细胞。结缔组织黏液样变性常见于纤维瘤、平滑肌瘤等间叶性肿瘤，也可见于急性风湿病时的心血管壁及动脉粥样硬化时的血管壁。杯状细胞主要存在于消化道和呼吸道黏膜上皮。

73. D【解析】黏液样变性常见于间叶性肿瘤（如纤维瘤、平滑肌瘤、子宫平滑肌瘤）、风湿病、动脉粥样硬化、甲状腺功能减退症的黏液水肿等。

74. C【解析】脂褐素为细胞自噬溶酶体内未被消化的细胞器碎片残体，光镜下为黄褐色颗粒，常见于萎缩的心肌细胞或肝细胞，与红细胞破坏无关。胆红素是血液中红细胞的血红素代谢后的废弃物。疟原虫摄取红细胞内的血红蛋白为养料，其不能利用的分解产物（正铁血红素）成为色素颗粒积于细胞质内，称为疟色素。血吸虫色素为血吸虫吞噬红细胞后，血红蛋白在虫体内降解后的产物。含铁血黄素为血红蛋白降解后产生的铁离子与蛋白质结合形成的铁蛋白微粒，镜下为棕黄色颗粒。

75. D【解析】含铁血黄素是由血红蛋白被巨噬细胞溶酶体分解、转化而形成的。慢性肺淤血时，漏入肺泡腔内的红细胞被巨噬细胞吞噬后，形成含铁血黄素。

76. B【解析】普鲁士蓝染色液主要用于显示细胞中铁离子，常见于吞噬细胞内，可以很好地区分含铁血黄素与其他色素。

77. C【解析】脂褐素主要分布在细胞核周围，是脂色素的一种，是蓄积于胞质内的黄褐色的微细颗粒，电镜下显示为自噬溶酶体内未被消化的细胞器碎片残体，其中50%为脂质。正常情况下，附睾管上皮细胞、睾丸间质细胞和神经节细胞的胞质内可含有少量脂褐素。脂褐素多见于老年人及一些慢性消耗性疾病患者的心、肝和肾细胞内。

78. D【解析】老年人和营养耗竭性患者萎缩的心肌细胞及肝细胞核周围常出现大量脂褐素，这是细胞以往受到自由基脂质过氧化损伤的标志，故脂褐素又有消耗性色素之称。

79. A【解析】沉积的钙盐主要是磷酸钙，其次为碳酸钙。组织内有少量钙盐沉积时，肉眼难以辨认；多量钙盐沉积时，则表现为石灰样坚硬颗粒或团块状外观。在HE染色切片中，钙盐呈蓝色粗颗粒状。

80. C【解析】在骨和牙以外的组织内有固体钙盐沉积时，称为病理性钙化。肉眼观察标本见钙化灶呈灰白颗粒或团块状，质坚硬。

81. E【解析】营养不良性钙化比较常见，是变性坏死组织或异物的钙盐沉积。转移性钙化是钙磷代谢障碍所致正常肾小管、肺泡壁、胃黏膜等处的多发性钙化。甲状旁腺功能亢进，骨肿瘤破坏骨组织、维生素D摄入过多等可引发血钙增高，导致转移性钙化。

82. C【解析】转移性钙化是由于全身钙磷代谢失调（血钙增高）而致钙盐沉积于正常组织内，称为转移性钙化。

83. E【解析】自溶指细胞代谢停止，溶酶体破裂，使各种仍有活性的酶在酸性环境中更为活跃，进一步破坏各种细胞结构，使大分子变为小分子。

84. B【解析】光镜下细胞坏死的标志性变化为细胞核的形态，表现为核固缩、核碎裂、核溶解。

85. E【解析】参见 A1 型题第 84 题解析。

86. E【解析】溶酶体内含有许多种水解酶，能够分解很多种物质以及衰老、损伤的细胞器，与坏死细胞自溶密切相关。

87. C【解析】核固缩表现为细胞核缩小、染色质凝聚，呈深蓝色，提示 DNA 停止转录。

88. D【解析】血淀粉酶高是由胰腺分泌的淀粉酶比较多造成的，常为胰腺疾病所致。

89. E【解析】坏死是指以酶溶性变化为特点的活体内局部组织、细胞的死亡。细胞坏死的主要形态标志是核固缩、核碎裂、核溶解。

90. E【解析】坏死类型中凝固性坏死最为常见，多见于心、肝、肾、脾等实质器官，常由缺血缺氧、细菌毒素、化学腐蚀剂作用引起。

91. C【解析】在结核病时，因病灶中含脂质较多，坏死区呈黄色，状似干酪，称为干酪样坏死。

92. B【解析】液化性坏死时由于坏死组织中可凝固的蛋白质少，或坏死组织自身及浸润的中性粒细胞等释放大量水解酶，或组织中富含水分和磷脂，细胞、组织坏死后易发生溶解液化。好发部位为脑、脊髓和脂肪组织。

93. D【解析】结核病时可形成彻底的特殊类型的凝固性坏死，肉眼观察坏死组织呈白色或微黄，细腻，形似奶酪，称为干酪样坏死。

94. D【解析】发育正常的器官和组织，其实质细胞的体积变小和数量减少而致器官或组织缩小，称为萎缩。

95. A【解析】玻璃样变性又称透明变性，分为细胞内玻璃样变性、纤维结缔组织玻璃样变性、细动脉壁玻璃样变性。纤维结缔组织玻璃样变性常见于纤维瘢痕组织、纤维化的肾小球，以及动脉粥样硬化的纤维性瘢块等。细动脉壁玻璃样变性常见于高血压病时的肾、脑、脾及视网膜的细动脉。细胞内玻璃样小滴变性常见于肾小球肾炎或其他疾病伴有明显蛋白尿时。

96. D【解析】气性坏疽也属于湿性坏疽，系深达肌肉的开放性创伤合并产气荚膜梭菌等厌氧菌感染。

97. A【解析】参见 A1 型题第 93 题解析。

98. C【解析】遗传变异损伤以 DNA 结构改变为特点，通过合成异常蛋白，阻止细胞核分裂等导致细胞损伤，不可直接破坏细胞膜。

99. E【解析】湿性坏疽常发生于有与外界相通的自然管道的内脏器官，因此选项 E

正确。

100. E【解析】树胶样肿为梅毒的病理变化之一，中央为凝固性坏死，周围肉芽组织中富含淋巴细胞。

101. E【解析】凝固性坏死：坏死细胞的蛋白质凝固，但还常保持其轮廓残影，坏死区周围形成充血、出血和炎症反应带，这可能是由于坏死局部的酸中毒使坏死细胞的结构蛋白和酶蛋白变性，封闭了蛋白质的溶解过程。干酪样坏死：HE 染色镜下无结构颗粒状红染物，不见坏死部位原有组织结构的残影（主要区别），甚至不见核碎屑，是坏死更为彻底的特殊类型的凝固性坏死。

102. D【解析】凋亡是活体内单个细胞或小细胞，由于基因调控的主动而有序的细胞自我消亡过程，又称程序性细胞死亡。凋亡大多数是指生理状态下细胞更新的程序性死亡，但在病理状态下也可发生。

103. C【解析】坏死通常分为凝固性坏死、液化性坏死和纤维素样坏死三个基本类型。此外，还有干酪样坏死、脂肪坏死和坏疽等一些特殊类型的坏死，其中干酪样坏死和坏疽是凝固性坏死的特殊类型。

104. C【解析】下肢干性坏疽是下肢局部组织大块坏死并继发腐败菌感染，常见于动脉阻塞、但静脉回流尚通畅的四肢末端。

105. B【解析】湿性坏疽是毒物、微生物感染引起的组织坏死，多见于外伤或感染后局部缺血、血液循环障碍等情况。压疮如果没有得到及时有效的处理，就会出现继发感染，进一步引起坏死、溃疡等严重后果。细菌感染可使创面渗出体液增多，使组织代谢紊乱、毒素积聚、微循环障碍等加剧，导致组织水肿、红肿、渗出、坏死等病理变化，从而形成湿性坏疽。

106. A【解析】干性坏疽是坏疽的一种，是指组织缺血坏死、干枯变黑，坏死组织与正常组织之间有明显的分界线。干性坏疽多见于四肢末端，静脉回流通畅，动脉受阻时，如动脉粥样硬化、血栓闭塞性脉管炎、冻伤。

107. C【解析】脂肪坏死后，释放出的脂肪酸和钙离子结合，形成灰白色钙皂。

108. E【解析】本题考查要点是液化性坏死的发生部位。液化性坏死主要发生于脑，因为脑组织的水分和脂类物质含量丰富，脑组织坏死后易发生液化，所以脑组织坏死又称脑软化。

109. C【解析】中性脂肪蓄积于非脂肪细胞的细胞质中称为脂肪变性。其他变性均发生于细胞间质。

110. E【解析】脂褐素是细胞自噬溶酶体内未被消化的细胞器碎片残体，其成分是脂质和蛋白质的混合体。

111. B【解析】淀粉样变性是细胞间质内淀粉样蛋白质和黏多糖复合物蓄积，刚果红染色为橘红色。

112. A【解析】参见 A1 型题第 78 题解析。

113. D【解析】凝固性坏死多见于心、肝、肾、脾等实质器官，常因缺血缺氧、细菌毒素、化学腐蚀作用引起。

114. C【解析】患狂犬病时，海马和脑皮质锥体细胞胞质中出现 Negri 小体。Aschoff 小体见于风湿性心肌炎的心肌间质小血管旁。Russell 小体为浆细胞胞质粗面内质网中免疫球蛋白蓄积所形成。Lewy 小体出现在（帕金森）病患者黑质神经元胞质中。酒精性肝病时，肝细胞胞质中细胞中间丝前角蛋白变性，形成 Mallory 小体。故正确答案为 C。

115. E【解析】液化性坏死：坏死组织溶解呈液化或形成坏死腔，这种坏死称为液化性坏死，如脑、脊髓坏死、脓肿、阿米巴坏死和脂肪坏死。

116. D【解析】不可逆性改变（损伤）即细胞死亡，是指细胞发生的致死性代谢、结构和功能障碍。细胞坏死是细胞死亡的一种类型，因此其主要病变之一核碎裂，属于不可逆性改变。

117. B【解析】机化是新生的肉芽组织长入并取代坏死组织、血栓、脓液、异物等的过程。机化和包裹的肉芽组织最后都能形成纤维瘢痕。而化生是一种发育成熟的组织转变为另一种形态结构的组织，上皮组织的化生在原因消除后或可恢复。

118. D【解析】纤维素样坏死物质可能是肿胀、崩解的胶原纤维（由于抗原-抗体复合物引发），可能是沉积于结缔组织中的免疫球蛋白，也可能是由血液中渗出的纤维蛋白原转变成的纤维素。

119. A【解析】纤维素样坏死是结缔组织及小血管壁常见的坏死类型，病变部位组织结构消失，形成细丝状、颗粒状或小条块状、深红染的无结构物质，因其染色性质与纤维素相似，故称为纤维素样坏死，常见于急性风湿病、结节性多动脉炎、系统性红斑狼疮、肾小球肾炎等变态反应性疾病，以及急进性高血压、胃溃疡底部小血管等。

120. A【解析】参见 A1 型题第 119 题解析。

121. B【解析】纤维素样变性现称为纤维素样坏死，动脉粥样硬化斑块表面纤维组织帽内的灶状、片状红染物质为胶原纤维发生玻璃样变性。

122. D【解析】纤维素样坏死：镜下可见坏死组织成细丝、颗粒状的红染的纤维素（纤维蛋白）样，聚集成片块。

123. B【解析】湿性坏疽常发生于与外界相通的内脏器官，如肠、子宫、肺、阑尾及胆囊，也可发生于动脉阻塞及静脉回流受阻的肢体。肠扭转可致肠管发生湿性坏疽。

124. E【解析】脂褐素是细胞自噬溶酶体内未被消化的细胞器碎片残体。

125. C【解析】干酪样坏死是一种特殊的凝固性坏死，其特点是坏死灶内含有较多的脂质，可以防止坏死物质融合分解，干酪样坏死液化是干酪样坏死病灶病情恶化的表现。

126. C【解析】肝细胞的嗜酸性坏死属于凋亡过程，是细胞的生理程序性死亡。

127. E【解析】细胞皱缩、细胞器退变、染色质边集、胞核裂解等变化可见于细胞萎缩、坏死及凋亡过程中，但只有凋亡小体的形成是细胞凋亡的特异性改变。

128. E【解析】凝固性坏死时坏死细胞微细结构消失，而组织轮廓尚存。好发部位有心肌、肝、脾、肾等。

129. C【解析】位于皮肤、黏膜的坏死组织分离后脱落，留下的局部缺损，称为溃疡。肾和肺的坏死组织分离后经自然管道排出，留下的空腔称为空洞。

130. C【解析】黏液样变性常见于间叶组织肿瘤、动脉粥样硬化斑块、风湿病灶和营养不良的骨髓和脂肪组织等。

131. A【解析】死后组织自溶是正体的自溶，周围组织生成无炎症反应。生前组织坏死，则在坏死灶周围会出现炎症反应（表示活体状态下，机体对坏死灶有修复、增生等病理生理反应）。

132. B【解析】两端开口的通道样坏死性缺损称为瘘管，而一端开口的通道样坏死性缺损称为窦道。

133. E【解析】化生是机体组织对损伤的适应性反应，是一种分化成熟的细胞类型被另一种分化成熟的细胞类型所取代的过程。化生通常发生在同源细胞之间，即上皮细胞或间叶细胞之间。上皮组织的化生以鳞状上皮化生最为常见，肠上皮化生也较常见。化生的意义利弊兼有，如果引起化生的因素持续存在，则有可能引起癌变。

134. B【解析】脑软化通常是由脑血管病变引起的脑组织的出血性或者是缺血性的病变，动脉阻塞可导致贫血性软化，也可出现出血性转化，静脉阻塞则几乎都是出血性软化。贫血性软化灶通常不会发生机化，病程长的出血性软化灶有可能发生机化。

135. C【解析】淀粉是有机大分子物质，组成它的基本单位是葡萄糖。淀粉不能直接进入细胞内，必须被水解成小分子物质的葡萄糖才能被吸收进入细胞内。

136. B【解析】糖尿病、结核病及肿瘤等慢性消耗性疾病时，由长期营养不良引起的全身肌肉萎缩称为恶病质，选项B正确。

137. D【解析】细胞水肿：光镜下可见细胞体积增大，胞质透明、淡染，严重时整个细胞膨大如气球，称气球样变性；常见于心、肝、肾等。

138. C【解析】结核球是一种有纤维包裹、境界清楚的球形干酪样坏死病灶，直径在2cm以上。结核球一般为单个，肺上叶多见。可由浸润性肺结核转为痊愈时，干酪样坏死灶周围纤维组织增生包裹形成；也可因空洞引流的支气管阻塞，使空洞内充满干酪样坏死物而形成；或由多个结核病灶融合而成。

139. C【解析】肾病综合征时，由于肾小球毛细血管损伤，通透性明显增加，大量蛋白质随尿液排出，使血浆蛋白含量减少，形成低蛋白血症，致使血液胶体渗透压降低，引起患者全身水肿，但不属于黏液样变性。甲状腺功能亢进时，眼球后结缔组织发生黏液水肿是眼球突出的主要原因。甲状腺功能减退时，皮下及真皮也出现黏液水肿。患动脉粥样硬化的早期病变、急性风湿性心肌炎时，在组织间质内均出现类黏液的积聚，都属于黏液样变性。

140. C【解析】静脉石的本质是静脉内的血栓发生钙盐沉着，即钙化。

141. C【解析】细胞水肿在病毒性肝炎中常见，是肝细胞受损后，细胞内水分较正常明显增多所致。镜下见肝细胞肿大、胞质疏松呈网状、半透明，称为胞质疏松化。病变进一步发展，肝细胞张大呈球形，胞质几乎完全透明，称为气球样变性。高度气球样变性的肝细胞最终可发生溶解性坏死。

142. A【解析】化生是一种分化成熟的细胞类型被另一种分化成熟的细胞类型所取代的过程，通常只出现在分裂增殖能力较活跃的细胞类型中。化生并不是由原来的成熟细胞直接转变所致，而是该处具有分裂增殖和多向分化能力的幼稚未分化细胞、储备细胞等干细胞发生转分化的结果。化生通常发生在同源性细胞之间，即上皮细胞之间或间叶细胞之间，一般是由特异性较低的细胞类型来取代特异性较高的细胞类型。上皮组织的化生在原因消除后或可恢复，但间叶组织的化生则大多不可逆。成纤维细胞转化为纤维细胞是细胞的成熟过程，而非化生。

143. B【解析】急性胃炎时，由于炎症程度较轻，多表现为糜烂和浅表性溃疡；而在慢性胃炎中，长期持续的胃黏膜受损会导致胃壁萎缩和上皮细胞变性等改变，从而使糜烂的范围更广泛，深度也更大，故选项 B 正确。

144. C【解析】空洞指内脏局部的坏死组织溶解、液化，经过吸收或自然管道排出后所留下的空腔，如肺结核空洞。

145. C【解析】坏死组织溶解，经由淋巴管、血管吸收，或被巨噬细胞清除。小范围坏死可被完全吸收、清除，较大范围坏死液化后可形成囊腔。

146. E【解析】一种分化成熟的细胞类型被另一种分化成熟的细胞类型所取代的过程，称为化生，通常只出现在分裂增殖能力较活跃的细胞类型中。

147. E【解析】钙化是组织坏死的结局，有无钙化对坏死灶本身无影响。

148. B【解析】凝固性坏死的特点：坏死组织由于失水变干、蛋白质凝固而变成灰白或黄白色比较坚实的凝固体，故称为凝固性坏死，特点是坏死组织的水分减少，而结构轮廓则依然较长时间地保存，坏死灶的周围常形成一暗红色缘（出血边带）与健康组织分界，凝固性坏死如果发生腐败菌感染，可引起组织溶解，发生坏疽。

149. C【解析】心肌细胞为非分裂细胞，出生后不能分裂增生，一旦受到破坏，则成为永久性缺失。

150. E【解析】大部分病理性（如炎症时）的细胞增生，通常会因有关引发因素的去除而停止。若细胞增生过度失去控制，则可能演变为肿瘤性增生。

151. D【解析】钙盐沉积见于结核病、血栓、动脉粥样硬化斑块、心脏瓣膜病变、瘢痕组织等，可能与局部碱性磷酸酶增多有关。

152. D【解析】细胞水肿是因线粒体受损，ATP 生成减少，细胞膜钠钾泵功能障碍，导致细胞内钠离子积聚，吸引大量水分子进入细胞，以维持细胞内外离子等渗。之后，无机磷酸盐、乳酸、嘌呤核苷酸等代谢产物蓄积，增加渗透压负荷，进一步加重细胞水肿。凡能引起细胞液体和离子内稳态变化的损害，都可导致细胞水肿，常见于缺氧、感染、中毒时肝、肾、心等器官的实质细胞。

153. D【解析】磷中毒时，脂肪变性主要发生于肝小叶周边区。肝淤血时，脂肪变性则主要发生于肝小叶中央区。肾近曲小管的上皮细胞可吸收漏出的脂蛋白而导致脂肪变性，而不是远曲小管。心肌脂肪变性时，心功能通常并不受影响。严重贫血时，可引起心肌脂肪变性，心内膜下（特别是乳头肌处）会出现成排的黄色条纹，与正常心肌的暗红色相间排列，犹如虎皮斑纹，称为“虎斑心”。

154. E【解析】白喉外毒素可引起心肌弥漫性脂肪变性。严重贫血时，可引起心肌脂肪变性，常累及左心室内膜下和乳头肌部位，脂肪变性心肌呈黄色，与正常心肌的暗红色相间，形成黄红色斑纹，称为“虎斑心”。肝淤血时，肝小叶中央区缺氧，首先出现脂肪变性。有机磷农药中毒时，脂肪变性多见于小叶周边区，可能原因是该处肝细胞对磷中毒更敏感。故选项 A、B、C、D 均不正确。肾小管上皮细胞也可发生脂肪变性，原因是过量重吸收的原尿中的脂蛋白。

155. E【解析】本题考查细胞坏死的形态学标志。细胞核的变化是细胞坏死的主要形态学标志，主要有三种形式，即核固缩、核碎裂和核溶解。

156. E【解析】含铁血黄素是巨噬细胞吞噬外溢红细胞后形成的含有 $Fe^{2+}$ 的血红蛋白衍生物，常见于陈旧性出血处，呈棕黄色、大小不等的折光性颗粒，普鲁士蓝染色呈蓝色。

157. A【解析】纤维素样坏死多发生于心肌间质小血管壁、心内膜下及皮下组织。

158. C【解析】骨、牙之外的组织中有固态钙盐沉积，称为病理性钙化，其主要成分是磷酸钙、碳酸钙及少量铁、镁等物质，显微镜下呈蓝色颗粒状至片块状。

159. A【解析】淀粉样物质常沉积于小血管的基底膜下和细胞之间，或沿网状纤维支架分布，故又称淀粉样浸润。

160. C【解析】刚果红染色是辅助病理诊断工作中的一项重要技术，尤其是在鉴别淀粉样变性及其分型中发挥着其他染色所无法比拟的作用。

161. B【解析】细动脉具有最大的总表面积和最高的阻力，因此血管壁的玻璃样变性在细动脉中最为常见。

162. D【解析】随着年龄的增大，脑动脉弱样硬化会引起大脑的生理性萎缩。

163. E【解析】器官肥大也可以是同类器官缺如或功能丧失后的反应，如一侧肾切除或一侧肾动脉闭塞失去肾功能，对侧肾通过肥大来实现代偿。

164. C【解析】发育不良指遗传缺陷导致的组织器官在结构和功能上出现异常，不是对后天环境适应性的变化。

165. C【解析】萎缩的器官组织中，间质纤维组织和脂肪组织可以发生填充性或代偿性增生，该组织因此不缩小甚至发生“假性肥大”。因发育不全而比正常器官小并不是萎缩。

血供断绝引起组织坏死而不是萎缩。萎缩的细胞内线粒体变小、减少，但残存小体增多。严重的萎缩可导致细胞消失。

166. D【解析】体积增大的肾萎缩，常见于严重的肾盂积水的患者。因为在出现严重的肾盂积水以后，积水会压迫肾，如果积水不能及时、有效地解除，长期的积水就会导致肾萎缩，而且由于积水，肾的体积会增大。

167. E【解析】参见 A1 型题第 144 题解析。

168. E【解析】①脑组织不发生坏疽，常发生液化性坏死，因为脑组织蛋白质少，不易凝固，而含磷脂及水分多，有利于液化。②肺、阑尾、小肠常发生湿性坏疽，下肢常发生干性坏疽。

169. C【解析】全身营养不良时，首先发生萎缩的是脂肪组织，脂肪是机体储存能量的主要方式，因此脂肪从脂库的脂肪组织中被动员出来，氧化产能，供机体利用。

170. C【解析】纤维素性样坏死发生于结缔组织和血管壁，是变态反应性结缔组织病和急进性高血压的特征性病变。镜下，坏死组织呈细丝、颗粒状的红染的纤维素（纤维蛋白）样，聚集成片块。纤维素样坏死物质可能是肿胀、崩解的胶原纤维，或是沉积于结缔组织中的免疫球蛋白，也可能是由血液中渗出的纤维蛋白原转变成的纤维素。

171. C【解析】由于实质细胞数量增多而造成的组织、器官体积增大，称为增生。

172. B【解析】结节性多动脉炎是一种侵犯中等动脉的坏死性动脉炎，动脉壁发生节段性坏死，为纤维素样坏死，坏死灶有免疫球蛋白、免疫复合物沉积，并伴有中性粒细胞浸润。

173. A【解析】玻璃样物质主要由纤维蛋白和其他降解产物组成，与免疫球蛋白没有直接关联。

174. B【解析】凋亡指活体内单个细胞或小团细胞的死亡，其死亡细胞的细胞膜和细胞器膜不破裂，不引起死亡细胞的自溶，也不引起急性炎症反应。

175. A【解析】脑梗死、胰腺坏死、脂肪坏死和脓肿属于液化性坏死，肾梗死属于凝固性坏死。

176. C【解析】“虎斑心”是由于机体慢性酒精中毒或缺氧，引起心肌脂肪变性，常累及左心室内膜下和乳头肌部位，脂肪变性的心肌呈黄色，与正常的暗红色心肌相间，形成黄红色斑纹，称“虎斑心”。甘油三酯沉积于非脂肪细胞，称为脂肪变性。

177. B【解析】肢体、器官或组织长期不活动、功能减退引起的萎缩称为失用性萎缩，如骨折后的肢体肌肉萎缩。全身营养不良性萎缩见于消化道梗阻、不能进食或慢性消耗性疾病；局部营养不良性萎缩见于局部缺血。压迫性萎缩指组织、器官长期受压后引起的萎缩。神经性萎缩由神经元或神经干损伤引起。

178. B【解析】骨骼肌的正常功能需要神经的营养和刺激，脊髓前角灰质炎会使脊髓前角神经元受损，与之有关的肌肉失去了神经的调节作用而发生萎缩。

179. A【解析】鳞癌常发生于鳞状上皮被覆的组织器官，如皮肤、食管、口咽部、子宫颈、阴茎、女性外阴和阴道黏膜。但是，在非鳞状上皮被覆的组织器官，如呼吸道、泌尿道、子宫内膜、胆道黏膜、胃和直肠黏膜，也可通过鳞状上皮化生进一步恶性转化为鳞癌。

180. D【解析】细胞水肿的主要发生机制是缺氧、感染、中毒等导致细胞内部线粒体损伤，从而导致ATP生成减少，细胞膜钠钾泵失常。

**二、A2型题**

1. A【解析】本题考查良性高血压病的内脏病变期改变，心脏的病变主要为左心室肥大，病变继续发展，左心室失代偿，心腔扩张，称为离心性肥大。肾表现为原发性颗粒性固缩肾。

2. B【解析】干性坏疽常见于动脉阻塞但静脉回流尚通畅的四肢末端，因水分散失较多，故坏死区干燥皱缩呈黑色，与正常组织界限清楚，腐败变化较轻。

3. D【解析】肥大的细胞体积增大，细胞核肥大深染，肥大组织与器官体积均匀增大。肥大的细胞内许多细胞原癌基因活化，导致DNA含量和细胞器（如微丝、线粒体、内质网、高尔基复合体、溶酶体）数量增多，结构蛋白合成活跃，细胞功能增强。

4. B【解析】该标本的病理变化符合脑萎缩特征。萎缩肉眼观察：组织、器官的体积变小、重量减轻、颜色变深褐色、质地变韧、胞膜增厚、皱缩。脑萎缩时，除体积缩小、重量减轻外，脑回变窄、脑沟变宽。镜下观察：实质细胞体积缩小或数量减少，某些实质细胞内脂褐素沉着，如萎缩的心肌细胞。

**三、A3/A4型题**

1. B【解析】瘢痕组织的形成能把损伤的创口或其他缺损长期地填补并连接起来，可使组织器官保持完整性；由于瘢痕组织含大量胶原纤维，虽然没有正常皮肤的抗拉力强，但比肉芽组织的抗拉力要强得多，因而这种填补及连接也是相当牢固的，可使组织器官保持其坚固性。

2. E【解析】瘢痕组织增生过度又称肥大性瘢痕。如果这种肥大性瘢痕高于皮肤表面并向周围不规则地扩延，称为瘢痕疙瘩。其发生机制不清，一般认为与体质有关。

**四、B型题**

1. B【解析】固缩坏死又称凋亡，机体细胞的生理死亡属于凋亡。

2. A【解析】凝固性坏死常发生在脾、肾、心等实质器官，如脾、肾、心肌的贫血性梗死。

3. C【解析】在结核病时，因病灶中含脂质较多，坏死区呈黄色，状似干酪，称为干酪样坏死。

4. C【解析】脾梗死病灶较小时可经机化最终形成瘢痕。

5. E【解析】大叶性肺炎经溶解吸收而痊愈，不留任何痕迹。

6. A【解析】胃溃疡主要愈合方式：由其底部的肉芽组织增生，并从周边向中央长出上皮组织覆盖创面而愈合。

7. D【解析】结核干酪样坏死不容易被吸收而常常发生钙化，因此肺结核球内坏死物的愈合方式是包裹钙化。

8. C【解析】肾小球肾炎时，近曲小管上皮细胞内的玻璃样小滴是增大的载有蛋白质的溶酶体。

9. B【解析】酒精性肝病时，肝细胞内的 Mallory 小体是前角蛋白细丝堆积的结果。

**五、X 型题**

1. ABCE【解析】组织损伤时，首先发生细胞生物化学反应和生物结构的改变，细胞和组织的适应性和损伤性变化是疾病发生的基础性病理变化。损伤一般为可逆性改变，原因去除后可以恢复；重者可导致不可逆性损伤，如细胞的死亡。细胞和组织受到不能耐受的有害因子刺激，从而导致细胞形态和结构的异常改变，形态学上表现为变性或细胞死亡。

2. ABCD【解析】心肌在正常情况下含有少数脂滴，脂肪变性时，脂肪明显增多。在严重贫血、中毒、感染（如恶性口蹄疫）及慢性心力衰竭时，心肌可发生脂肪变性，选项 A 正确。脂肪变性多发生在肝细胞、心肌细胞、肾小管上皮细胞、骨骼肌细胞等。磷中毒时，常以小叶周边带脂肪变性明显；严重是中毒和传染病时脂肪变性常累及全部肝细胞，选项 B、选项 C、选项 D 正确。心肌脂肪变性，灶性心肌脂肪变性可见于长期中等程度的缺氧，病变明显，弥漫性心肌脂肪变性见于中毒和严重缺氧，选项 E 错误。

3. ABCD【解析】干性坏疽常见于动脉阻塞但静脉回流尚畅通的四肢末端，坏死的肢体呈干燥、皱缩、坚实、黑色，坏死组织与周围正常组织分界清楚，选项 A、选项 B、选项 C、选项 D 正确。湿性坏疽和气性坏疽常伴全身中毒症状，选项 E 错误。

4. ABCD【解析】萎缩的细胞、组织和器官体积减小，重量减轻，色泽变深。心肌细胞和肝细胞等萎缩细胞胞质内可出现脂褐素颗粒。脂褐素是细胞内未被彻底消化的、富含磷脂的膜包被的细胞器残体。萎缩细胞蛋白质合成减少、分解增加，细胞器大量退化。萎缩的细胞、组织和器官功能大多下降，并通过减少细胞体积、数量和降低功能代谢，使之与营养、激素、生长因子的刺激及神经递质的调节之间达成了新的平衡。去除病因后，轻度病理性萎缩的细胞有可能恢复常态，但持续性萎缩的细胞最终可死亡（凋亡）。萎缩属于适应性变化，选项 E 错误。

5. ABC【解析】局部性病理萎缩包括营养不良性萎缩、神经性萎缩、失用性萎缩、压迫性萎缩、内分泌性萎缩和缺血性萎缩。局部缺血会导致缺血性萎缩；局部长期受压，其机制是受压组织和细胞缺氧、缺血，属于压迫性萎缩；左下肢骨折长期卧床属于长期不活动引起的失用性萎缩。慢性消耗性疾病及长期饥饿引起全身营养不良性萎缩。

6. BC【解析】青春期胸腺的萎缩、老年期的卵巢、睾丸和乳腺属于局部性生理性萎缩。

7. CD【解析】动脉粥样硬化可以导致脑萎缩发生，特别是脑血管的动脉硬化，脑组织长期的缺血，就会导致脑组织萎缩、体积缩小、脑沟变宽。脑室积水由于有张力压迫，会引起脑萎缩。

8. ABCE【解析】细胞核的变化是细胞坏死的主要形态学标志，主要有三种形式，即核固缩、核碎裂、核溶解，选项 A 正确。干酪样坏死常见于肺结核，而肺结核是呼吸系统传染性疾病，由结核分枝杆菌感染所引起，选项 B 正确。液化性坏死主要发生在含蛋白少、脂质多（如脑）或产生蛋白酶多（如胰腺）的组织，选项 C 正确。固缩坏死又称凋亡，是细胞的生理性死亡，但不能说“只见于细胞的生理性死亡”，因为固缩坏死还可见于很多生理或病理过程，选项 D 错误。坏死组织经腐败菌作用之后，常发生坏疽，选项 E 正确。

9. ABCD【解析】由于坏死组织水分含量多，适合腐败菌生长，故腐败菌感染严重，有毒的分解产物及细菌毒素被吸收后，可引起患者明显的中毒症状，甚至可因中毒而死亡。

10. ABCD【解析】肥大的细胞功能增强，当肥大的器官超过其代偿限度时，便会发生失代偿，选项 A、选项 D 正确。肥大的组织器官常伴发细胞数量的增多（增生），即肥大与增生并存，选项 E 错误。对于细胞分裂增殖能力活跃的组织器官，如子宫、乳腺，其肥大可以是细胞体积增大（肥大）和细胞数目增多（增生）的共同结果，选项 B 正确。但对于细胞分裂增殖能力较低的心肌、骨骼肌等，其组织器官的肥大仅为细胞肥大所致，选项 C 正确。

## 六、案例分析题

1. A【解析】脊髓灰质炎病毒引起的肌肉麻痹、体积缩小，属于神经性萎缩。

2. ABC【解析】萎缩光镜下特点：实质细胞体积缩小、数量减少、胞质内可见脂褐素沉积；间质纤维组织或脂肪组织增生。萎缩电镜下特点：可见细胞器退化、减少，自噬小体增多及脂褐素。

3. ABC【解析】萎缩肉眼观察：一般体积或实质缩小，外形变化可以不明显，重量减轻，颜色变深，质地变硬。肢体变细、变短是肌肉萎缩、进行性单侧面萎缩症的临床表现。

# 第三章　损伤的修复

## 一 A1 型题

1. 由周围健康细胞分裂增生来完成修补的过程称为
   A. 增生
   B. 再生
   C. 化生
   D. 机化
   E. 修复
2. 下列叙述中，属于完全再生的是
   A. 动脉吻合口愈合
   B. 剖腹手术切口愈合
   C. 骨折愈合再生
   D. 肠吻合口愈合
   E. 胃溃疡愈合
3. 下列关于创伤性神经瘤形成的叙述，正确的是
   A. 神经纤维细胞增生
   B. 神经纤维断裂变性
   C. 神经鞘细胞增生形成带状的合体细胞
   D. 再生轴突与增生的结缔组织混杂在一起卷曲成团
   E. 神经鞘细胞与增生的结缔组织混杂在一起卷曲成团
4. 表皮细胞属于
   A. 稳定细胞
   B. 不稳定细胞
   C. 永久性细胞
   D. 基底细胞
   E. 间叶细胞
5. 下列属于永久性细胞的是
   A. 平滑肌细胞
   B. 肝细胞
   C. 间皮细胞
   D. 骨骼肌细胞
   E. 胰腺细胞
6. 下列因素中，不参与细胞再生增生的是
   A. 细胞因子
   B. 生长因子
   C. 肿瘤坏死因子
   D. 细胞接触抑制
   E. 细胞外基质

7. 肉芽组织内能分泌生长因子的细胞是
A. 成纤维细胞
B. 巨噬细胞
C. 淋巴细胞
D. 纤维细胞
E. 浆细胞
8. 下列最易通过完全再生达到修复的组织是
A. 上皮组织
B. 软骨
C. 骨组织
D. 神经组织
E. 肌肉组织
9. 下列关于炎症概念的叙述，最准确的是
A. 活体组织对损伤的反应
B. 组织对损伤的防御反应
C. 致炎因子引起的血管反应
D. 血管对致炎因子产生的反应
E. 具有血管系统的活体组织对损伤的防御反应
10. 下列哪种组织或器官受激素作用过度增生时，通常不呈结节性增生
A. 肾上腺
B. 甲状腺
C. 前列腺
D. 乳腺
E. 胸腺
11. 下列细胞中，再生能力最强的是
A. 骨骼肌细胞
B. 神经节细胞
C. 心肌细胞
D. 淋巴造血细胞
E. 肝细胞
12. 下列属于不稳定细胞的是
A. 内分泌腺细胞
B. 肝细胞
C. 神经细胞
D. 心肌细胞
E. 表皮细胞
13. 维生素 C 缺乏时，伤口愈合延缓，其主要原因
A. 原胶原蛋白难以形成
B. 胶原纤维不能交联
C. 前胶原分子难以形成
D. 因感染，炎症反应重
E. 氧化酶不能活化
14. 下列属于永久性细胞的是
A. 涎腺细胞
B. 神经细胞
C. 表皮细胞
D. 肝细胞
E. 造血细胞
15. 器官的再生速度主要取决于
A. 局部血液的供应情况
B. 处于分裂期的细胞数量

C. 成纤维细胞数量
D. 局部炎症细胞数量
E. 单位时间内进入增殖状态的细胞数量

16. 在伤口愈合过程中，抗拉力强度的大小取决于
A. 伤口内胶原纤维的数量
B. 伤口内胶原纤维的含量及其排列状态
C. 伤口大小
D. 伤口的类型
E. 伤口收缩状态

17. 微量元素锌能够促进伤口愈合的作用机制可能是
A. 促进肉芽组织的形成
B. 促进胶原蛋白交联
C. 与细胞内一些氧化酶的成分有关
D. 促进前胶原分子合成
E. 促进胶原纤维合成

18. 肉眼观察肉芽组织呈颗粒状，主要是因为
A. 炎症细胞灶性集聚
B. 新生的毛细血管呈团块状
C. 新生的毛细血管呈袢状弯曲状
D. 瘢痕收缩
E. 成纤维细胞形成过多

19. 下列有关永久性细胞的叙述，正确的是
A. 损伤后可完全再生
B. 永远不会受损伤
C. 不断自我更新
D. 损伤后不能再生
E. 易受损伤的细胞

20. 肉芽组织的组成主要是
A. 新生毛细血管及成纤维细胞
B. 炎症细胞和新生的毛细血管
C. 成纤维细胞和巨噬细胞
D. 巨噬细胞构成的结节
E. 巨噬细胞和新生的毛细血管

21. 下列选项中，肉芽组织的肉眼表现不包括
A. 柔软
B. 颗粒状
C. 鲜红色
D. 湿润
E. 触之不易出血

22. 新生的毛细血管的外膜细胞来源于
A. 血管周细胞
B. 血管内皮细胞
C. 未分化间叶细胞
D. 纤维细胞
E. 成纤维细胞

23. 在肉芽组织中，可以促进伤口收缩的成分是
A. 成纤维细胞
B. 巨噬细胞
C. 神经纤维
D. 平滑肌细胞
E. 肌成纤维细胞

24. 影响创伤愈合的局部因素一般不包括
A. 局部血液循环状况
B. 感染或异物
C. 神经支配情况
D. 营养
E. 电离辐射

25. 肉芽组织中一般不含
A. 巨噬细胞
B. 神经纤维
C. 中性粒细胞
D. 异物
E. 病原微生物

26. 关于骨折治疗，下列说法不正确的是
A. 及时、正确地复位
B. 及时、牢固地固定
C. 尽早进行功能锻炼
D. 保持局部良好的血液供应
E. 绝对卧床休息

27. 肉芽组织与炎性肉芽肿的区别在于
A. 病灶内是否有单核细胞浸润
B. 局部是否有淋巴细胞浸润
C. 局部是否有巨噬细胞结节形成
D. 是否有成纤维细胞增生
E. 是否含有毛细血管

28. 在创伤愈合过程中，细胞外基质的主要成分是
A. Ⅰ型胶原
B. Ⅱ型胶原
C. 蛋白多糖
D. 整合素
E. 黏附性糖蛋白

29. 影响伤口愈合的局部因素不包括
A. 手术缝线
B. 含硫氨基酸缺乏
C. 严重感染
D. 局部血液循环不良
E. 电离辐射

30. 创伤愈合的过程中，初期渗出的炎症细胞为中性粒细胞，转变为以巨噬细胞浸润为主的大概时间点是
A. 2天后
B. 2~3天后
C. 第3天
D. 3天后
E. 4天后

31. 肉芽组织形成过程中，刺激毛细血管增生及成纤维细胞增生的细胞是
A. 中性粒细胞
B. 内皮细胞
C. 淋巴细胞
D. 巨噬细胞
E. 平滑肌细胞

32. 创伤愈合过程中肉芽组织增生发生时间为

A. 1 天后　　B. 第 2~3 天
C. 第 4 天　　D. 第 5 天
E. 第 6 天

33. 下列病理过程中，为机化的是
A. 坏死周围上皮增生　　B. 坏死物由吞噬细胞吞噬消化
C. 坏死灶周围钙盐沉积　　D. 坏死灶周围纤维组织增生，称为机化
E. 坏死组织由肉芽组织取代

34. 下列病变进展中，没有肉芽组织增生的是
A. 肾凝固性坏死　　B. 心肌梗死
C. 虎斑心　　D. 肠出血性梗死
E. 坏疽

35. 体内永久性细胞的含义是
A. 不易损伤的细胞
B. 损伤后细胞体积缩小
C. 损伤后容易修复的细胞
D. 出生后不能分裂增生的细胞，一旦遭受破坏则成为永久性缺失
E. 损伤后易完全再生的细胞

36. 二期愈合具备的特点是
A. 由于伤口无感染，因此愈合较快
B. 愈合过程中伴较大量的肉芽组织增生，因此伤口收缩明显
C. 伤口缺损较大，因此再生开始得早而快
D. 当伤口表面形成硬痂时，二期愈合被终止
E. 伤口局部坏死组织较多，炎症反应被抑制

37. 下列再生，符合断肢再植动脉吻合的愈合的是
A. 完全再生　　B. 内皮增生修复内膜
C. 生芽方式再生　　D. 中膜由平滑肌增生修复
E. 内皮细胞增生修复内膜，中膜由纤维结缔组织修复

38. 创伤愈合时是发生一期愈合还是发生二期愈合，其决定因素是
A. 局部血供丰富与否　　B. 受累组织或器官的再生能力
C. 机体免疫功能　　D. 伤口表面有无形成硬痂
E. 伤口缝合时能否严密对合及有无感染和异物

39. 软骨再生时起始于
A. 软骨细胞的增生　　B. 成软骨细胞的增生
C. 软骨基质的增生　　D. 成纤维细胞的增生

E. 软骨膜的增生

40. 肉芽组织不具备的作用是

A. 包裹坏死及异物
B. 机化凝血块和坏死组织
C. 抗感染，保护创面
D. 分解、液化坏死物
E. 填补创口及其他组织缺损

41. 骨折时形成的血肿被肉芽组织取代的过程，称为

A. 骨性骨痂形成
B. 骨痂改建
C. 纤维性骨痂形成
D. 机化
E. 肉芽肿形成

42. 参与瘢痕修复过程最重要的细胞是

A. 渗出的白细胞
B. 上皮细胞
C. 单核-巨噬细胞
D. 血管内皮细胞
E. 成纤维细胞

43. 下列属于不稳定细胞的是

A. 汗腺和皮脂腺的上皮细胞
B. 骨骼肌细胞和心肌细胞
C. 涎腺和内分泌腺的腺上皮细胞
D. 成骨细胞和平滑肌细胞
E. 生殖器官管腔的被覆细胞

44. 不利于骨折愈合的因素是

A. 骨折断端及时、正确地复位
B. 骨折断端及时、牢靠地固定
C. 卧床静养，避免局部肌肉运动
D. 避免伤口感染
E. 清除伤口异物

45. 下列关于肉芽组织结局的说法，错误的是

A. 毛细血管数量增加
B. 炎症细胞逐渐减少
C. 胶原纤维增多
D. 成纤维细胞转变为纤维细胞
E. 间质水肿消退

46. 下列不是影响创伤愈合的全身因素的是

A. 年龄
B. 性别
C. 维生素 C
D. 锌
E. 甲硫氨酸

47. 再生指的是

A. 细胞数目的增多
B. 肉芽组织增生
C. 组织的修复
D. 由损伤周围的同种细胞来修复
E. 由纤维结缔组织来修复

48. 下列细胞中，再生能力最强的是

A. 胃、肠道黏膜上皮细胞
B. 心肌细胞
C. 软骨细胞
D. 平滑肌细胞
E. 神经细胞

49. 瘢痕组织逐渐缩小、软化的原因是
A. 胶原酶的作用
B. 毛细血管逐渐减少
C. 纤维细胞的作用
D. 炎症细胞减少
E. 巨噬细胞增多

50. 下列不属于机化的是
A. 脾的新鲜梗死变为梗死瘢痕
B. 肺结核空洞由肉芽组织充填
C. 血管内血栓再疏通
D. 浆膜面纤维素性粘连变为纤维性粘连
E. 脑软化灶由神经胶质细胞增生修复，形成胶质瘢痕

51. 下列属于生理性再生的是
A. 子宫内膜的周期性脱落、增生、修复
B. 消化道黏膜上皮的更新
C. 表皮的基底层细胞增生、分化
D. 血细胞的更新
E. 以上均是

52. 在溃疡愈合期，填补溃疡的是
A. 肌细胞和结缔组织
B. 淋巴细胞和淋巴组织
C. 上皮细胞和肉芽组织
D. 成纤维细胞和肌细胞
E. 不稳定细胞和结缔组织

53. 下列不属于肉芽组织成熟特点的是
A. 间质水分减少
B. 炎症细胞减少
C. 毛细血管减少、闭塞
D. 成纤维细胞减少
E. 胶原减少

54. 瘢痕修复的结构基础是
A. 上皮组织
B. 肉芽组织
C. 毛细血管网
D. 成纤维细胞
E. 炎性渗出物

55. 在创伤愈合的过程中，受伤后 2~3 日，伤口边缘的皮肤及皮下组织向中心移动的主要原因是
A. 中性粒细胞的作用
B. 巨噬细胞的作用
C. 毛细血管的作用
D. 神经纤维的作用
E. 肌成纤维细胞的作用

56. 下列关于创伤伤口收缩的叙述，正确的是
A. 受伤后 2~3 日开始，由胶原纤维的牵拉作用引起
B. 受伤后 2~3 日开始，由肌成纤维细胞的牵拉作用引起

C. 受伤后数小时内，由炎症反应引起
D. 受伤后 7 日开始，由肌成纤维细胞的收缩作用引起
E. 受伤后 7 日开始，由胶原纤维的牵拉作用引起

57. 维生素 C 缺乏的患者，伤口难以愈合的主要原因是
A. 肉芽组织形成不良
B. 前胶原分子难以形成
C. 胶原纤维不能交联
D. 原胶原蛋白难以形成
E. 氧化酶不能活化

58. 损伤局部的修复形式主要取决于
A. 伤口出血量
B. 局部组织的再生能力
C. 损伤的时间
D. 伤口的大小
E. 伤口的深浅

59. 下列有利于创伤愈合的是
A. 感染
B. 异物
C. 创缘对合整齐
D. 局部血液循环障碍
E. 严重的蛋白质缺乏

60. 二期愈合伤口的特点不包括
A. 炎症明显
B. 伤口大
C. 愈合时间长
D. 瘢痕较大
E. 创缘整齐

61. 创面能够一期愈合的条件是
A. 组织缺损少、创缘整齐、无感染、经黏合或缝合后创面对合严密的伤口
B. 一定是手术切口
C. 组织缺损较大、创缘不整、哆开、无法整齐对合的伤口
D. 24 小时内损伤的创口
E. 已进行清创术后的创口

62. 与维生素 C 促进伤口愈合有关的酶是
A. 氧化酶
B. 合成酶
C. 一氧化氮合酶（NOS）
D. 交联酶
E. 羟化酶

63. 下列选项中，符合二期愈合的是
A. 愈合后留下线状瘢痕
B. 创缘不整并伴有感染
C. 组织缺损小
D. 伤口只有少量的血凝块
E. 炎症反应轻

64. 下列选项中，可出现神经组织再生的是

A. 两断端相距 4cm
B. 神经元未受损伤
C. 损伤处血液循环良好
D. 损伤处肉芽组织增生丰富
E. 损伤处形成瘢痕

65. 对创伤愈合有重要作用的微量元素是
A. 锌
B. 钙
C. 铁
D. 硒
E. 叶酸

66. 肉芽组织抗感染的主要成分是
A. 毛细血管
B. 成纤维细胞
C. 细胞外基质
D. 各种炎症细胞
E. 成肌纤维细胞

67. 腹股沟疝在经疝修补术后，手术切口处皮肤抗拉力强度达到顶点的时间是
A. 1 周
B. 2 周
C. 1 个月
D. 2 个月
E. 3 个月

68. 下列选项中，不能再生的细胞是
A. 平滑肌细胞
B. 神经细胞
C. 肝细胞
D. 消化道黏膜上皮细胞
E. 呼吸道上皮细胞

69. 下列选项中，符合胃溃疡愈合的是
A. 黏膜层由胃黏膜腺体再生修复
B. 肌层由平滑肌增生修复
C. 完全再生
D. 由纤维组织和表面被覆上皮修复
E. 由纤维组织和胃黏膜腺体修复

70. 下列选项中，不属于促进细胞再生的因素是
A. 胶原蛋白
B. 整合素
C. 抑素
D. 基质细胞蛋白
E. 弹力蛋白

71. 在创伤愈合过程中，胶原的形成需要
A. 大量的肾上腺皮质激素
B. 维生素 B
C. 维生素 C
D. 维生素 D
E. 维生素 K

72. 肉芽组织内具有收缩功能，又能产生基质和胶原的细胞是
A. 肥大细胞
B. 血管内皮细胞
C. 纤维细胞
D. 浆细胞

E. 肌成纤维细胞

73. 下列病变或其进一步发展与肉芽组织无关的是

A. 血肿　B. 胃溃疡

C. 血栓　D. 静脉石

E. 心肌梗死

74. 肉芽组织在组织损伤后出现的时间是

A. 12 小时　B. 1~2 日

C. 2~3 日　D. 5~6 日

E. 1~2 周

75. 能够促进成纤维细胞迁移的生长因子，不包括

A. 血小板生长因子（PDGF）　B. 表皮生长因子（EGF）

C. 肿瘤坏死因子（TNF）　D. 成纤维细胞生长因子（FGF）

E. 血管内皮生长因子（VEGF）

76. 手术切口一般 5~7 日后拆线的原因是

A. 切口表皮结构基本正常　B. 伤口两侧已出现胶原纤维连接

C. 伤口内已长满肉芽组织　D. 伤口内成纤维细胞增生达到顶峰

E. 炎症细胞基本消失

77. 糖尿病患者褥疮不易愈合的主要原因是

A. 局部血液循环不良　B. 溃疡愈合时形成的肉芽组织不健康

C. 神经受累致使局部神经性营养不良　D. 溃疡深、大

E. 感染

78. 下列损伤中，无法实现完全性修复的是

A. 骨折　B. 肝细胞坏死但网状支架未塌陷

C. 腺体及基底膜都受损　D. 子宫内膜脱落

E. 胃黏膜轻度糜烂

79. 下列选项中，再生能力最弱的是

A. 纤维组织细胞　B. 表皮细胞

C. 平滑肌细胞　D. 骨组织细胞

E. 心肌细胞

80. 肉芽组织在伤口修复过程中的主要功能是

A. 抗感染　B. 保护创面

C. 填平伤口　D. 机化坏死组织

E. 以上均是

81. 实现瘢痕修复的物质基础是

A. 上皮组织
B. 肉芽组织
C. 神经纤维再生
D. 纤维蛋白支架
E. 炎性渗出物

82. 麻风病引起的溃疡不易愈合是因为
A. 局部血液循环不良
B. 局部神经性营养不良
C. 局部形成不健康的肉芽组织
D. 局部缺损较大
E. 局部有感染

83. 影响创伤愈合的全身因素主要是
A. 伤口是否感染
B. 营养
C. 伤口神经支配
D. 患者性别
E. 以上都是

84. 纤维性骨痂开始形成时间为骨折后
A. 2~3 日
B. 24 小时后
C. 1 周后
D. 4 周后
E. 5 日后

85. 下列选项中，肝细胞可以达到完全再生的病变是
A. 肝细胞桥接坏死，网状支架塌陷
B. 肝细胞反复坏死，伴纤维组织增生
C. 肝细胞大片坏死，网状支架塌陷
D. 肝细胞碎片坏死，伴纤维组织增生
E. 肝细胞点状坏死

## 二 A2 型题

1. 患儿，5 岁。左前臂断肢再植手术成功后，下列愈合中属于完全性修复的是
A. 皮肤伤口愈合
B. 动脉吻合口愈合
C. 骨折愈合
D. 肌肉断端愈合
E. 肌腱断端愈合

2. 患者，女性，45 岁。足背部皮肤溃疡形成 1 周余。取溃疡与正常交界处组织进行活检。镜下主要可见的成分是
A. 新生毛细血管、成纤维细胞、炎症细胞
B. 红染、无结构物
C. 纤维结缔组织
D. 大量畸形血管
E. 上皮样细胞及多核巨细胞

## 三 A3/A4型题

（1~3题共用题干）

患者，男性，63岁。足部溃烂3个月。于溃烂周边处取组织活检。

1. 镜下如右图所示，其主要病变组成是

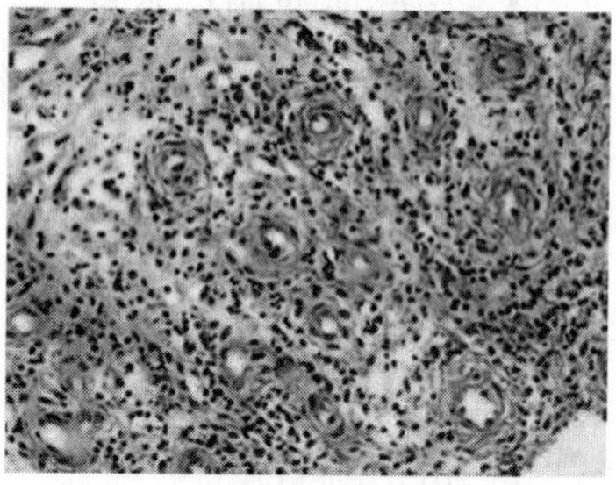

A. 瘢痕组织
B. 肉芽组织
C. 炎性渗出物
D. 坏死组织
E. 以上均不是

2. 该组织镜下主要成分为
A. 纤维结缔组织
B. 红染、无结构物
C. 新生毛细血管、成纤维细胞、炎症细胞
D. 上皮样细胞及多核巨细胞
E. 厚壁小血管

3. 该组织在组织损伤修复过程中的作用不包括
A. 机化
B. 填补创口及其他组织缺损
C. 抗感染保护创面
D. 包裹坏死、血栓、炎性渗出物及其他异物
E. 增强机体抵抗力

## 四 B型题

（1、2题共用备选答案）

A. 变性
B. 化生
C. 再生
D. 机化
E. 钙化

1. 肝细胞坏死后，周边肝细胞沿着肝小叶网状支架延伸，恢复肝正常结构，属于
2. 骨折愈合过程中，肉芽组织长入血肿内，形成纤维性骨痂的过程，属于

（3、4题共用备选答案）

A. 淋巴及造血细胞
B. 女性生殖器官管腔的被覆细胞
C. 骨骼肌细胞
D. 皮脂腺细胞
E. 间皮细胞

3. 属于稳定细胞的是
4. 属于永久性细胞的是

（5~7 题共用备选答案）

A. 血肿形成
B. 新生毛细血管和成纤维细胞增生
C. 成纤维细胞变为纤维细胞，产生大量胶原纤维
D. 毛细血管改建为小动脉和小静脉
E. 出现炎症反应

5. 肉芽组织的特点是
6. 瘢痕组织的特点是
7. 创伤愈合过程中伤口的早期变化为

（8、9 题共用备选答案）

A. 新生薄壁的毛细血管
B. 玻璃样变性的胶原纤维
C. 中性粒细胞
D. 淋巴细胞
E. 不会引起瘢痕膨出

8. 肉芽组织的主要成分包括
9. 瘢痕组织的主要成分包括

（10~13 题共用备选答案）

A. 伤后 3 日
B. 伤后 2~3 日
C. 伤后第 5~6 日
D. 伤后 24 小时内
E. 伤后数小时内

10. 创伤愈合时，伤口收缩开始于
11. 创伤愈合时，基底细胞增生开始于
12. 创伤愈合时，成纤维细胞产生胶原纤维发生于
13. 创伤愈合时，肉芽组织增生开始于

（14、15 题共用备选答案）

A. 一期愈合
B. 二期愈合
C. 生理性再生
D. 痂下愈合
E. 肉芽肿形成

14. 甲状腺手术伤口的愈合属于

15. 未经缝合、伴感染的开放性伤口的愈合属于

（16~20 题共用备选答案）

A. 伤后 24~48 小时
B. 伤后 2~3 日
C. 伤后 5~7 日
D. 伤后 2 周
E. 伤后 1 个月

16. 创伤愈合时，表皮再生将伤口覆盖发生在
17. 创伤愈合时，伤口收缩发生在
18. 创伤愈合时，伤口两侧出现胶原纤维连接发生在
19. 创伤愈合时，瘢痕开始“变白”发生在
20. 创伤愈合时，瘢痕完全形成发生在

## 五 X 型题

1. 下列对应关系中，错误的是
A. $G_0$期——DNA 合成前期
B. $G_1$间期——静止期
C. S 期——DNA 合成期
D. M 期——分裂前期
E. $G_2$期——分裂期

2. 关于电离辐射对创伤愈合的影响，下列叙述正确的是
A. 促进肉芽组织的形成
B. 能够破坏细胞
C. 损伤小血管
D. 抑制组织再生
E. 以上均不是

3. 下列说法中，错误的是
A. 高分化组织的再生能力比幼稚组织强
B. 低等动物细胞或组织的再生能力比高等动物强
C. 不同细胞的细胞周期时程相同
D. 单位时间里进入细胞周期进行增殖的细胞数相同
E. 神经纤维一旦遭受破坏，则成为永久性缺失

4. 瘢痕组织的形成对机体不利的方面主要包括
A. 瘢痕收缩
B. 瘢痕性粘连
C. 瘢痕组织玻璃样变
D. 瘢痕组织增生过度
E. 瘢痕软化

5. 下列关于血管内皮生长因子的叙述，正确的是
A. 对肿瘤血管的形成有促进作用
B. 可促进慢性炎症时的血管增生
C. 可降低血管的通透性
D. 只有血管内皮细胞上存在其受体

E. 可以间接作用于成纤维细胞并促进增生

6. 影响伤口愈合的局部因素包括

A. 感染与异物　　B. 神经支配

C. 电离辐射　　D. 营养状态

E. 局部血液循环

7. 一期愈合的条件是

A. 边缘整齐、对合紧密　　B. 组织破坏少

C. 无感染及异物存留　　D. 有大量肉芽组织充填

E. 有丰富的血液供应

8. 下列关于毛细血管再生的叙述，正确的是

A. 以出芽方式完成

B. 最早的改变是基底膜分解，内皮细胞增生形成幼芽

C. 新生毛细血管的基底膜不完整、内皮细胞的空隙较大

D. 毛细血管可改建为小血管

E. 经毛细血管改建的小血管缺乏平滑肌

9. 下列关于再生的说法，正确的是

A. 毛细血管多以出芽方式再生　　B. 肌组织的再生能力很弱

C. 神经胶质细胞受损后不能再生　　D. 成纤维细胞再生能力较强

E. 神经节细胞受损后不能再生

10. 下列关于瘢痕组织的叙述，正确的是

A. 瘢痕组织较肉芽组织抗拉力弱，因此形成的连接不够牢固

B. 消化性溃疡时形成的幽门狭窄是瘢痕组织造成的

C. 瘢痕疙瘩的形成与肉芽组织增生过度有关

D. 室壁瘤的形成与瘢痕组织弹性较差有关

E. 瘢痕组织常发生玻璃样变性

11. 下列因素中，可以使骨折愈合延迟的有

A. 断端固定不良　　B. 局部血液循环不良

C. 断端有软组织嵌入　　D. 有纤维性骨痂形成

E. 骨膜撕裂过多

12. 关于皮肤创伤愈合的过程叙述，正确的是

A. 损伤数小时内即出现炎症反应

B. 局部红肿

C. 创伤 48 小时后，伤口边缘的基底细胞开始增生

D. 伤口收缩以缩小创面

E. 毛细血管的生长方向大多与创面平行，并弯曲

13. 下列关于肉芽组织老化过程的叙述，正确的是

A. 毛细血管减少、消失
B. 炎症细胞减少、消失
C. 成纤维细胞减少
D. 纤维细胞持续增多
E. 胶原纤维增多，发生玻璃样变性

14. 下列关于伤口早期变化的说法，错误的是

A. 早期以中性粒细胞浸润为主
B. 2 天后以巨噬细胞为主
C. 24 小时后出现炎症反应
D. 伤口局部无红肿
E. 伤口表面形成的痂皮对机体不利

15. 下列关于瘢痕形态的叙述，错误的是

A. 间质明显水肿
B. 慢性炎症细胞浸润明显
C. 含大量成纤维细胞
D. 含大量小血管
E. 胶原纤维丰富

16. 下列组织中，可以发生化生的有

A. 柱状上皮组织
B. 移行上皮组织
C. 鳞状上皮组织
D. 神经组织
E. 肌肉组织

17. 肉芽组织分泌刺激成纤维细胞及毛细血管增生的因子有

A. 白介素-1（IL-1）
B. 成纤维细胞生长因子（FGF）
C. 转化生长因子-β（TGF-β）
D. 血小板生长因子（PDGF）
E. 肿瘤坏死因子（TNF）

18. 肉芽组织中的主要细胞成分有

A. 上皮细胞
B. 炎症细胞
C. 成纤维细胞
D. 血管内皮细胞
E. 神经细胞

19. 下列组织中，几乎缺乏再生能力的是

A. 横纹肌细胞
B. 神经细胞
C. 骨组织
D. 毛细血管
E. 心肌细胞

20. 下列选项中，符合创伤愈合规律的病理变化的有

A. 出现肌成纤维细胞的增生
B. 伤口收缩是由胶原引起的
C. 早期有中性粒细胞
D. 瘢痕形成的抗拉力和正常一样
E. 过度生长的肉芽组织可阻止上皮再生

21. 二期愈合见于

A. 哆开的伤口
B. 创缘不整的伤口
C. 组织缺损较大的伤口
D. 无法整齐对合的伤口
E. 感染的伤口

22. 骨折愈合的基本步骤有
A. 骨折断端间形成血肿
B. 肉芽组织长入血肿
C. 钙盐沉着形成骨性骨痂
D. 形成纤维性骨痂和类骨组织
E. 进一步改建或再塑

23. 判断体表肉芽组织健康与否的外观特征是
A. 光泽度
B. 颜色
C. 是否明显高于周围皮肤
D. 有无触痛
E. 有无渗血

24. 肉芽组织可出现于
A. 溃疡底部和边缘
B. 慢性炎症灶内
C. 结核结节内
D. 血栓的机化过程
E. 脓肿壁的形成过程

25. 肉芽组织的结局不包括
A. 毛细血管演变为小动脉或小静脉
B. 纤维化
C. 填平伤口
D. 抗感染作用后消失
E. 长期存留在体内

26. 由大量纤维增生造成的不良后果有
A. 关节僵直
B. 心包粘连
C. 器官硬化
D. 心瓣膜变形
E. 胸膜腔闭锁

27. 创伤愈合方式的决定因素是
A. 创面清洁程度
B. 创面出血量
C. 创面大小和深度
D. 是否伴有感染
E. 是否累及神经末梢

28. 决定手术后何时拆除皮肤缝线的病理学依据是
A. 创面所在部位
B. 肉芽组织生长情况
C. 手术中出血量
D. 创面的形状和大小
E. 创面中胶原含量

29. 再生能力较强的细胞有
A. 骨细胞
B. 神经细胞
C. 骨骼肌细胞
D. 上皮细胞

E. 血管内皮细胞

30. 瘢痕组织特点是

A. 成纤维细胞多
B. 胶原纤维多
C. 纤维细胞多
D. 毛细血管稀少
E. 炎症细胞多

## 参考答案与解析

### 一、A1 型题

1. B【解析】组织损伤后，由损伤周围健康细胞分裂增生来完成修补的过程称为再生。

2. C【解析】骨折愈合后，经过较长时间再建后，可完全恢复骨折部位的结构和功能，属于完全再生。

3. D【解析】由于神经纤维断离的两端相隔太远或断端之间有相隔组织，或截肢失去远端，再生轴突均不能达到远端，而与增生的结缔组织混杂在一起，卷曲成团，称之为创伤性神经纤维瘤。

4. B【解析】不稳定细胞又称持续分裂细胞。这类细胞总在不断地增殖，以代替衰亡或破坏的细胞。不稳定细胞包括表皮细胞、呼吸道和消化道黏膜被覆细胞、男性及女性生殖器官管腔的被覆细胞、淋巴及造血细胞、间皮细胞等。不稳定细胞的再生能力相当强，由其构成的组织超过1.5%的细胞处于分裂期。

5. D【解析】人体细胞按其再生能力的强弱，可分为不稳定细胞、稳定细胞及永久性细胞。表皮细胞和造血细胞是不稳定细胞，胰腺细胞和肝细胞是稳定细胞。永久性细胞有神经细胞、骨骼肌细胞和心肌细胞。

6. D【解析】细胞因子（选项A）能够促进或抑制细胞增生、分化、功能等多种生理过程。生长因子（选项B）主要作用于刺激组织和器官中细胞的增殖和分化。肿瘤坏死因子（选项C）能够介导肿瘤细胞凋亡和促进多种炎症反应的产生，对免疫系统和感染性疾病也具有重要调节作用。细胞接触抑制（选项D）是影响细胞增生的重要因素之一，不参与细胞再生增生。细胞外基质（选项E）能够通过与细胞表面的受体结合，调控细胞的增殖、分化、迁移、凋亡等多种生理过程。

7. B【解析】炎症细胞常以巨噬细胞为主，也有多少不等的中性粒细胞及淋巴细胞。巨噬细胞能分泌PDGF、FGF、TGF-β、IL-1及TNF，加上创面凝血时血小板释放的PDGF，进一步刺激成纤维细胞及毛细血管增生。

8. A【解析】再生能力最强的组织是上皮组织，再生能力最弱的组织是神经组织。

9. E【解析】炎症是具有血管系统的活体组织对各种损伤因子的刺激发生的以防御反应

为主的基本病理过程。

10. E【解析】胸腺增生通常呈弥漫性均匀增大。但甲状腺、乳腺、前列腺、肾上腺在相关激素作用下，增生常呈结节状。

11、12 D、E【解析】参见 A1 型题第 4 题解析。

13. C【解析】维生素 C 对创伤的愈合非常重要。因为 α-多肽链中的两个主要氨基酸——脯氨酸及赖氨酸，必须经羟化酶羟化，才能形成前胶原分子，而维生素 C 具有催化羟化酶的作用。如果维生素 C 缺乏，前胶原分子难以形成，也就影响了胶原纤维的形成，导致创伤愈合不良。

14. B【解析】永久性细胞又称非分裂细胞，属于这类细胞的有神经细胞、骨骼肌细胞及心肌细胞。

15. E【解析】不同种类的细胞，其细胞周期的时程长短不同，在单位时间里可进入细胞周期进行增殖的细胞数量也不同，因此具有不同的再生能力。

16. B【解析】伤口抗拉力的强度可能主要由胶原纤维的量及其排列状态决定，此外，还与一些其他组织成分有关。

17. C【解析】微量元素中的锌对创伤愈合有重要作用，手术后伤口愈合迟缓的患者皮肤中锌的含量大多比伤口愈合良好的患者低，因此补给锌能促进伤口愈合。其作用机制可能与锌是细胞内一些氧化酶的成分有关。

18. C【解析】肉芽组织在镜下可见大量内皮细胞增生形成的实性细胞索及扩张的毛细血管，对着创面垂直生长，并以小动脉为轴心，在周围形成袢状弯曲的毛细血管网。因此，肉眼看上去，肉芽组织呈颗粒状。

19. D【解析】永久性细胞不具有再生能力，在出生后不能分裂增生，一旦受损伤则永久性缺失，发生瘢痕修复。

20. A【解析】肉芽组织由新生薄壁的毛细血管以及增生的成纤维细胞构成，并伴有炎症细胞浸润，肉眼表现为鲜红色，颗粒状，柔软湿润，触之易出血，形似鲜嫩的肉芽，故而得名。

21. E【解析】肉芽组织触之易出血。

22. E【解析】毛细血管的再生过程又称血管形成，是以生芽方式来完成的。首先在蛋白分解酶作用下，基底膜分解，该处内皮细胞分裂增生形成突起的幼芽，随着内皮细胞向前移动及后续细胞的增生而形成一条细胞索，数小时后便可出现管腔，形成新生的毛细血管，进而彼此吻合构成毛细血管网。增生的内皮细胞分化成熟时还分泌Ⅳ型胶原、层粘连蛋白和纤维连接蛋白，形成基底膜的基板。周边的成纤维细胞分泌Ⅲ型胶原及基质，组成基底膜的网板，本身则成为血管外膜细胞，至此毛细血管的构筑遂告完成。

23. E【解析】伤口收缩是由伤口边缘新生的肌成纤维细胞的牵拉作用引起的，而与胶原无关。

24. D【解析】局部因素包括感染与异物、局部血液循环、神经支配和电离辐射。年龄和营养属于全身因素。

25. B【解析】肉芽组织镜下可见大量新生的毛细血管，血管之间可见多量的成纤维细胞，在间质内可见不等量的炎症细胞（如巨噬细胞中性粒细胞、淋巴细胞），没有神经纤维和神经细胞；肉芽组织表面可有渗出物和坏死，而肉芽组织深部（或底部）有时可见成熟的纤维组织细胞或瘢痕组织。

26. D【解析】骨折治疗时应注意以下3点：①及时、正确地复位。②及时、牢固地固定。③尽早进行功能锻炼，以保持局部良好的血液供应。由于骨折患者骨组织固定后长期卧床，血液循环不良，会延迟愈合并有可能发生血栓形成及肌组织失用性萎缩、关节强直等不利后果。因此，在不影响局部固定的情况下，应尽早离床活动或在床上进行局部功能锻炼，而不应绝对卧床。

27. C【解析】肉芽组织由新生薄壁的毛细血管以及增生的成纤维细胞构成，并伴有炎症细胞浸润。肉芽肿则是由巨噬细胞局部增生构成的境界清楚的结节状病灶。因此两者的区别在于是否有巨噬细胞结节形成。

28. C【解析】细胞外基质是由动物细胞合成并分泌到细胞外、分布在细胞表面或细胞之间的大分子，主要是一些多糖和蛋白，或者蛋白多糖。

29. B【解析】含硫氨基酸缺乏属于全身因素，其他选项均为影响伤口愈合的局部因素。

30. D【解析】在创伤愈合的过程中，早期白细胞浸润以中性粒细胞为主，3天后转为以巨噬细胞为主。

31. D【解析】参见A1型题第7题解析。

32. B【解析】第2~3天开始，肉芽组织从伤口边缘和底部长出，慢慢填平伤口，其生长的方向大都垂直于创面，并呈袢状弯曲。

33. E【解析】新生肉芽组织长入并取代坏死组织、血栓、脓液、异物等过程，称为机化。如坏死组织等太大，肉芽组织难以向中心部完全长入或吸收，则由周围增生的肉芽组织将其包围，称为包裹。

34. C【解析】虎斑心的病变是心肌脂肪变性，通常没有肉芽组织增生。

35. D【解析】参见A1型题第19题解析。

36. B【解析】二期愈合见于组织缺损较大、创缘不整、哆开、无法整齐对合，或伴有感染的伤口。这种伤口的愈合和一期愈合比较有以下不同：①由于坏死组织多，或由于感染，继续引起局部组织变性、坏死，炎症反应明显。只有等到感染被控制，坏死组织被清除以后，再生才能开始。②伤口大，伤口收缩明显，从伤口底部及边缘长出多量的肉芽组织将伤口填平。③愈合的时间较长，形成的瘢痕较大。

37. E【解析】动脉离断后需要手术吻合，内膜由内皮细胞增生修复，肌层由纤维结缔组织增生形成瘢痕修复。

38. E【解析】根据创伤的程度、有无感染和异物，以及愈合的状况，创伤愈合可以分为两大类。①一期愈合：一般指伤口组织缺损较小，创缘整齐对合好，无感染、无异物，愈合时间短，形成的瘢痕小、少，抗拉力强度大。②二期愈合：一般指伤口组织缺损大，创缘不整齐、错位，无法整齐对合，或有异物、感染，愈合时间长，留下的瘢痕大。

39. E【解析】软骨组织再生起始于软骨膜的增生，这些增生的幼稚细胞形似成纤维细胞，以后逐渐变为成软骨细胞，并形成软骨基质，细胞被埋在软骨陷窝内而变为静止的软骨细胞。

40. D【解析】肉芽组织在组织损伤修复过程中有以下重要作用：①抗感染，保护创面。②填补创口及其他组织缺损。③机化或包裹坏死、血栓、炎性渗出物及其他异物。

41. D【解析】由肉芽组织取代坏死组织及其他无生命物质（如血栓、血肿、异物、纤维渗出物、浓缩的脓液）的过程，称为机化。

42. E【解析】成纤维细胞是瘢痕修复过程中最重要的细胞，其产生基质、胶原，填补缺损，其中的肌成纤维细胞具有收缩功能。

43. E【解析】参见 A1 型题第 4 题解析。

44. C【解析】参见 A1 型题第 26 题解析。

45. A【解析】肉芽组织在成熟过程中，间质水分逐渐吸收减少，水肿消退，炎症细胞逐渐减少、消失，毛细血管闭塞、数量减少，成纤维细胞产生越来越多的胶原纤维，并转变为纤维细胞。

46. B【解析】影响创伤愈合的全身因素如下。①年龄：青少年的组织、细胞再生能力强，愈合快；而老年人的组织、细胞再生能力差，愈合慢，这与老年人的免疫力、耐受力、血管硬化、血液供应相对减少有关。②营养：创伤愈合时需要大量的蛋白质、多种维生素和微量元素等。如果蛋白质严重缺乏，尤其是含硫氨基酸缺乏时，肉芽组织生长不良，胶原形成减少，伤口愈合延缓。维生素（尤其是维生素 C）缺乏时，前胶原分子难以形成，影响胶原纤维的生成。微量元素中的锌能促进伤口愈合。③内分泌：内分泌对创伤愈合有重要影响。例如肾上腺盐皮质激素和甲状腺素对修复有促进作用，而肾上腺皮质激素类固醇却有抑制作用

47. D【解析】组织或细胞出现生理性消耗或病理性损伤后，由周围同种细胞分裂繁殖增生来完成修复的过程，称为再生。

48. A【解析】胃、肠道黏膜上皮细胞属于不稳定细胞，不稳定细胞的再生能力最强，故选项 A 正确，其余选项不属于不稳定细胞。

49. A【解析】瘢痕组织内的胶原纤维在胶原酶的作用下，可以逐渐地分解、吸收，从而使瘢痕缩小、软化。

50. E【解析】脑内没有结缔组织，神经细胞坏死后通过胶质细胞产生的神经纤维进行修复，与肉芽组织无关，所以不属于机化。

51. E【解析】生理性再生：表皮的衰老脱落及增生补充，消化道黏膜上皮的更新，子宫内膜周期性脱落及增生，红细胞和白细胞的不断补充。

52. C【解析】溃疡愈合期，溃疡处的渗出物和坏死物溶解吸收或排出，肉芽组织增生填补溃疡缺损，周围黏膜上皮再生、覆盖创面而愈合。

53. E【解析】肉芽组织在组织损伤后 2~3 日内即可开始出现，填补创口或机化异物。随着时间的推移，肉芽组织按其生长的先后顺序，逐渐成熟。主要形态标志：水分逐渐吸收减少；炎症细胞减少并逐渐消失；部分毛细血管管腔闭塞、数目减少，按正常功能的需要少数毛细血管管壁增厚，改建为小动脉和小静脉；成纤维细胞产生越来越多的胶原纤维，同时成纤维细胞数目逐渐减少、胞核变细长而深染，变为纤维细胞。

54. B【解析】瘢痕性修复的病理学基础是肉芽组织。纤维性修复首先通过肉芽组织增生，溶解吸收坏死组织，填补组织缺损，以后肉芽组织转化成为胶原纤维为主的瘢痕组织，完成修复。

55. E【解析】创伤愈合过程中，在第 2~3 日时，肌成纤维细胞的牵拉作用使伤口边缘的整层皮肤和皮下组织向中心移动。

56. B【解析】伤口收缩 2~3 日后边缘的皮肤及皮下组织向中心移动，于是伤口迅速缩小，直到 14 日左右停止。伤口收缩是由伤口边缘新生的肌成纤维细胞的牵拉作用引起的，而与胶原无关。

57. B【解析】维生素中以维生素 C 对愈合最重要。因为 α-多肽链中的两个主要氨基酸——脯氨酸及赖氨酸，必须经羟化酶羟化，才能形成前胶原分子，而维生素 C 具有催化羟化酶的作用。因此，维生素 C 缺乏时前胶原分子难以形成，也就影响了胶原纤维的形成。

58. B【解析】损伤修复形式受到多种因素的影响，其中最主要的因素是局部组织的再生能力。伤口出血量、损伤的时间、伤口的大小和深浅也可以影响伤口的修复形式，但不是决定性因素。

59. C【解析】感染对再生修复的妨碍甚大。许多化脓性细菌产生一些毒素或酶，可引起组织坏死，溶解基质或胶原纤维，加重组织损伤；感染时，渗出物很多，可增加伤口张力或导致感染扩散加重损伤；坏死组织及其他异物，也妨碍愈合并有利于感染。局部血液供应良好时，再生修复较为理想，相反，则该处伤口愈合缓慢。严重的蛋白质缺乏，肉芽组织及胶原形成不良，伤口愈合延缓。创缘对合整齐有利于创伤愈合。

60. E【解析】二期愈合见于组织缺损大，创缘不整、无法对合或伴有感染的伤口，局部炎症反应明显，愈合时间长，瘢痕较大。

61. A【解析】一期愈合见于组织缺损少、创缘整齐、无感染、经黏合或缝合后创面对合严密的伤口。

62. E【解析】参见 A1 型题第 57 题解析。

63. B【解析】二期愈合见于组织缺损较大、创缘不整、哆开、无法整齐对合，或伴有感染的伤口。二期愈合炎症反应明显，形成的瘢痕较大。

64. B【解析】神经组织再生的三个条件包括相应的神经元仍然存活、两断端距离近（<25mm）、断裂处没有瘢痕或其他组织阻隔。

65. A【解析】参见 A1 型题第 17 题解析。

66. D【解析】肉芽组织的主要成分包括新生的毛细血管、大量的成纤维细胞以及各种炎症细胞。新生毛细血管主要作用是促进坏死物质的吸收；成纤维细胞产生基质、胶原，填补缺损，其中的肌成纤维细胞具有收缩功能；各种炎症细胞主要是吞噬坏死组织和异物并加以处理，释放各种酶，对坏死物质溶解吸收，释放炎症介质，刺激成纤维细胞和毛细血管再生。

67. E【解析】手术伤口表皮再生在 24~48 小时内便可将伤口覆盖，肉芽组织在第 3 天可从伤口边缘长出并很快将伤口填满，第 5~7 天伤口两侧出现胶原纤维连接，第 2 周末瘢痕开始"变白"，1 个月后覆盖切口的表皮结构已基本正常，纤维结缔组织仍富于细胞，胶原组织不断增多，抗拉力强度在 3 个月达到顶峰，切口数月后形成一条白色线状瘢痕。

68. B【解析】永久性细胞又称非分裂细胞，一般无再生能力，包括神经细胞或神经元、骨骼肌细胞、心肌细胞。

69. D【解析】胃溃疡的愈合一般是通过由纤维组织和表面被覆上皮修复的。在愈合过程中，受损的部位会产生纤维化组织和新的上皮细胞，以填补溃疡造成的缺损。

70. C【解析】抑素是一种特异性抑制细胞分裂的蛋白质，由成熟的和分化的细胞产生，可抑制 DNA 合成和阻止细胞分裂增殖，还能延缓衰老过程，增加细胞的预期寿命。

71. C【解析】参见 A1 型题第 13 题解析。

72. E【解析】肉芽组织中一些成纤维细胞的胞质中含有肌细丝，有收缩功能，称为肌成纤维细胞。成纤维细胞可产生基质及胶原。

73. D【解析】若血栓未能软化又未完全机化，可发生钙盐沉着，血栓钙化后成为静脉石，此过程无肉芽组织的参与。血肿、血栓和心肌梗死可由肉芽组织长入发生机化，而胃溃疡的缺损由肉芽组织填补。

74. C【解析】肉芽组织在组织损伤后 2~3 日即可出现，自下向上（如体表创口）或从周围向中心（如组织内坏死）生长推进，填补创口或机化异物。

75. E【解析】多种生长因子可启动成纤维细胞向损伤部位迁移和随之发生的增殖，包括 TGF-β、PDGF、EGF、FGF、IL-1、TNF-α 等。

76. B【解析】手术切口在 5~7 日时，伤口两侧出现胶原纤维连接. 此时切口达到愈合标准，可以拆线。

77. A【解析】糖尿病患者褥疮不易愈合的原因：局部长期受压，经久不改变体位，导致血液循环障碍，进而发生组织营养不良。

78. C【解析】腺上皮虽有较强的再生能力，但当腺体构造（包括基底膜）完全破坏时，难以再生。

79. E【解析】心肌细胞为永久性细胞，这类组织细胞在出生后不再有再生能力或再生能力极弱。

80. E【解析】参见 A1 型题第 40 题解析。

81. B【解析】完成瘢痕修复的物质基础是肉芽组织。早期肉芽组织仅能填补伤口和初步连接损伤，以后随着成纤维细胞转变为纤维细胞，血管减少，最后成为瘢痕组织。

82. B【解析】本题考查的是影响创伤愈合的因素。正常的神经支配对组织再生有一定的作用，例如麻风病引起的溃疡不易愈合是神经受累致使局部神经性营养不良的缘故。

83. B【解析】参见 A1 型题第 46 题解析。

84. A【解析】骨折发生后的 2~3 日，血肿逐渐被肉芽组织取代并机化，继而发生纤维化形成纤维性骨痂，或称暂时性骨痂。

85. E【解析】肝细胞可以达到完全再生的病变是肝细胞点状坏死。肝细胞桥接坏死、肝细胞大片坏死、肝细胞重度碎片状坏死、肝细胞亚大片坏死常伴纤维组织增生，故不可达到完全再生。

**二、A2 型题**

1. C【解析】断肢再植手术中的创伤愈合包括皮肤、血管、神经、骨骼等组织的修复。其中，骨折愈合是指在骨折面上形成新的骨组织。在骨折修复过程中，断端会发生缺血、坏死、溶解、吸收等现象，然后新的骨组织会逐渐填充进去，最终形成一个稳定的骨折愈合。完全性修复指的是组织恢复到与原有组织相同的结构和功能，因此选项 C 正确。

2. A【解析】组织损伤后，3~5 日肉芽组织明显形成，由下向上或从周围向中心生长推进，填补创口或机化坏死物等。肉芽组织镜下主要由大量的新生毛细血管、增殖的成纤维细胞及浸润的炎症细胞构成。

**三、A3/A4 型题**

1. B【解析】参见 A1 型题第 25 题解析。

2. C【解析】参见 A2 型题第 2 题解析。

3. E【解析】参见 A1 型题第 40 题解析。

**四、B 型题**

1. C【解析】肝再生的三种情况：①肝大部分切除后，剩余的肝细胞分裂增生十分活跃，短期内就能使肝恢复原来的大小。②肝细胞坏死时，不论范围大小，只要肝小叶网状支架完整，从肝小叶周边区再生的肝细胞可沿支架延伸，恢复正常结构。③肝细胞坏死较广泛，肝小叶网状支架塌陷，网状纤维转化为胶原纤维（网状纤维胶原化），或者由于肝细胞反复坏死及炎症刺激，纤维组织大量增生，形成肝小叶内间隔，此时再生肝细胞难以恢复原来的结构，成为结构紊乱的肝细胞团。

2. D【解析】骨痂形成可分为纤维性骨痂形成和骨性骨痂形成两个阶段。在纤维性骨痂形成过程中，血肿开始由肉芽组织取代而机化，继而发生纤维化形成纤维性骨痂。在骨性骨痂形成过程中，纤维性骨痂逐渐分化出成骨细胞，并形成类骨组织，以后出现钙盐沉积，类骨组织转变为编织骨。

3. D【解析】稳定细胞包括各种腺体及腺样器官的实质细胞，如消化道、泌尿道和生殖道等黏膜腺体，肝、胰、涎腺、内分泌腺、汗腺、皮脂腺及肾小管上皮细胞；还包括原始间叶细胞及其分化的各种细胞，如成纤维细胞、内皮细胞、成骨细胞和成软骨细胞。

4. C【解析】永久性细胞在出生后不再有再生能力或再生能力极弱，这类细胞有神经元、骨骼肌细胞及心肌细胞。

5. B【解析】参见 A1 型题第 20 题解析。

6. C【解析】成纤维细胞数目逐渐减少，变为纤维细胞，并产生大量胶原纤维，最终成熟为纤维结缔组织，并且转为老化的瘢痕组织。

7. E【解析】伤口的早期变化：伤口局部有不同程度的组织坏死和血管断裂出血，数小时内便出现炎症反应，表现为充血、浆液渗出及白细胞游出，故局部红肿。

8. A【解析】参见 A1 型题第 20 题解析。

9. B【解析】瘢痕组织由肉芽组织成熟形成纤维结缔组织，后者进一步老化、玻璃样变性演变而成。

10. B【解析】创伤发生 2~3 日后，伤口边缘的全层皮肤及皮下组织向伤口中心移动，于是伤口开始缩小。

11. D【解析】创伤发生 24 小时内，伤口边缘的基底细胞即开始增生，并在凝块下面向伤口中心迁移，形成单层上皮，覆盖于肉芽组织的表面。

12. C【解析】创伤发生第 5~6 日起，成纤维细胞产生胶原，其后 1 周胶原形成甚为活跃，并逐渐缓慢下来，以后逐渐向瘢痕组织演变。

13. B【解析】创伤发生 2~3 日开始，肉芽组织从伤口边缘和底部长出，慢慢填平伤口，其生长的方向大都垂直于创面，并呈袢状弯曲。

14. A【解析】一期愈合一般指伤口组织缺损较小，创缘整齐对合好，无感染、无异物，愈合时间短，形成的瘢痕小、少，抗拉力强度大。例如，无感染性手术切口的愈合即为一期愈合。

15. B【解析】二期愈合一般指伤口组织缺损大，创缘不整齐、错位，无法整齐对合，或有异物、感染，愈合时间长，留下瘢痕大。

16. A【解析】创伤发生 24 小时内，其边缘基底细胞就开始增生，并向伤口中心迁移，形成单层上皮，逐渐覆盖于肉芽组织表面，并不断地增生、分化形成鳞状上皮。

17. B【解析】创伤 2~3 日或以后，伤口收缩，创面变小。

18. C【解析】创伤 5~7 日，伤口两侧出现胶原纤维连接，此时切口已可拆线，切口达临床愈合标准。

19. D【解析】随着水肿消退，浸润的炎症细胞减少，血管改建数量减少，第 2 周末瘢痕开始“变白”。

20. E【解析】随着胶原纤维越来越多，出现瘢痕形成过程，大约在伤后 1 个月瘢痕完全形成。

**五、X 型题**

1. ABDE【解析】细胞周期由间期和分裂期（M 期）构成，间期又可分为 $G_1$期（DNA 合成前期）、S 期（DNA 合成期）和 $G_2$期（DNA 合成后期）。在生理条件下，绝大多数成熟组织的细胞呈休眠状态（$G_0$期），当组织受到损伤导致细胞缺损时，刺激具有分裂能力的休眠细胞进入细胞周期进行有丝分裂。

2. BCD【解析】电离辐射会抑制细胞增殖和分化，从而影响肉芽组织的形成，不利于创伤愈合，选项 A 错误。电离辐射能够破坏 DNA 等细胞内分子结构，并引发一系列生物学效应，如单双链断裂、碱基损伤，因此会直接损伤细胞，选项 B 正确。电离辐射也可以损伤周围组织的小血管，进而导致微循环障碍、缺氧等现象，这些都会影响创伤愈合，选项 C 正确。电离辐射对细胞的毒性作用会抑制组织再生，导致创伤愈合缓慢，甚至停滞，选项 D 正确。

3. ACDE【解析】不同种类的细胞，其细胞周期的时程长短不同，在单位时间里可进入细胞周期进行增殖的细胞数也不相同，因此具有不同的再生能力。一般而言，低等动物细胞或组织的再生能力比高等动物强。就个体而言，幼稚组织比高分化组织再生能力强；平时易受损伤的组织及生理状态下经常更新的组织有较强的再生能力。

4. ABCD【解析】瘢痕组织是指肉芽组织经改建成熟形成的纤维结缔组织。瘢痕组织的形成对机体不利或有害的方面包括：①瘢痕收缩。常引起关节挛缩或活动受限，管腔器官可引起梗阻。②瘢痕性粘连。在器官之间或器官与体腔壁之间发生的纤维性粘连，常不同程度地影响其功能。器官内广泛损伤导致广泛纤维化玻璃样变，可发生器官硬化。③瘢痕组织增生过度又称肥大性瘢痕，如形成瘢痕疙瘩。因此选项 A、选项 B、选项 C、选项 D 均为正确答案。瘢痕软化则是指瘢痕组织内的胶原纤维在胶原酶的作用下，逐渐地分解、吸收，从而使瘢痕缩小、软化，这是对机体有利的。

5. ABDE【解析】血管内皮生长因子早期亦被称为血管通透因子，是血管内皮细胞特异性的肝素结合生长因子。血管内皮生长因子是高度保守的同源二聚体糖蛋白，最初从肿瘤组织中分离提纯，对肿瘤血管的形成有促进作用，也可促进胚胎发育、创伤愈合及慢性炎症时的血管增生。VEGF 还可明显增加血管的通透性，进而促进血浆蛋白在细胞基质中沉积，为成纤维细胞和血管内皮细胞长入提供临时基质。由于仅内皮细胞存在 VEGF 受体，故对其他细胞增生的促进作用都是间接的。

6. ABCE【解析】影响伤口愈合的因素包括全身及局部因素两方面。局部因素包括感染与异物、局部血液循环、神经支配和电离辐射。全身因素包括年龄和营养。

7. ABC【解析】参见 B 型题第 14 题解析。

8. ABCD【解析】血管的再生毛细血管多以生芽方式再生。首先在蛋白分解酶作用下基底膜分解，该处内皮细胞分裂增生形成突起的幼芽，随着内皮细胞向前移动及后续细胞的增生而形成一条细胞索，数小时后便可出现管腔，形成新生的毛细血管，进而彼此吻合构成毛细血管网。增生的内皮细胞分化成熟时还分泌Ⅳ型胶原、层粘连蛋白和纤维粘连蛋白，形成基底膜的基板。成纤维细胞分泌Ⅲ型胶原及基质，组成基底膜的网板，本身则成为周细胞（即血管外膜细胞）。至此毛细血管的结构遂告完成。新生的毛细血管基底膜不完整，内皮细胞间空隙较多、较大，故通透性较高。为适应功能的需要，这些毛细血管还会不断改建，有的管壁增厚发展为小动脉、小静脉，其平滑肌等成分可能由血管外未分化间叶细胞分化而来。

9. ABDE【解析】神经细胞为永久性细胞，一旦遭受破坏则成为永久性缺失，但神经纤维及神经胶质细胞却可以再生。脑及脊髓内的神经细胞破坏后不能再生，由神经胶质细胞及其纤维修补，形成胶质瘢痕。故选项 C 错误、其余选项均正确。

10. BCDE【解析】瘢痕组织含大量胶原纤维，虽然其抗拉强度不及正常皮肤，但明显强于肉芽组织，选项 A 错误。瘢痕收缩发生于消化道、泌尿生殖道等腔室器官时，则可引起管腔狭窄，如消化性溃疡瘢痕收缩可引起幽门狭窄，选项 B 正确。瘢痕组织增生过度则形成肥大性瘢痕，如果这种肥大性瘢痕突出于皮肤表面并向周围不规则扩延，则称为瘢痕疙瘩，选项 C 正确。如果胶原形成不足或承受力大而持久，加之瘢痕缺乏弹性，故可造成瘢痕膨出，在腹壁可形成疝，在心壁可形成室壁瘤，选项 D 正确。瘢痕组织由大量平行或交错分布的胶原纤维束组成，大部分区域呈均质淡染的玻璃样变性，细胞和血管稀少，选项 E 正确。

11. ABCE【解析】骨折延迟愈合可能原因：局部血液循环不良、周围软组织损伤较重或断端有软组织嵌入，也可与没有复位及良好的固定等有关。骨膜损伤严重，包括创伤时暴力的影响，手术时骨膜剥离过多，骨端缺少骨膜就不能够长出新的骨痂。

12. ABD【解析】伤口局部有不同程度的组织坏死和血管断裂出血，数小时内便出现炎症反应，表现为充血、浆液渗出及白细胞游出，故局部红肿，选项 A、选项 B 正确。创伤发生 24 小时内，其边缘基底细胞就开始增生，并向伤口中心迁移，选项 C 错误。伤口开始收缩，创面变小，直到 14 天左右停止，选项 D 正确。毛细血管生长的方向大都垂直于创面，并呈袢状弯曲，选项 E 错误。

13. ABCE【解析】肉芽组织老化过程中的主要形态标志：①间质的水分逐渐吸收减少，炎症细胞减少并逐渐消失。②部分毛细血管管腔闭塞、数目减少，按正常功能的需要，少数毛细血管管壁增厚，改建为小动脉和小静脉。③成纤维细胞产生越来越多的胶原纤维，同时成纤维细胞数目逐渐减少，变为纤维细胞。④随着时间的延长，胶原纤维量更多，并发生玻璃样变性，细胞和毛细血管成分更少。最终肉芽组织成熟为纤维结缔组织，并且逐渐转化为老化阶段的瘢痕组织。

14. BCDE【解析】伤口的早期变化伤口局部有不同程度的组织坏死和血管断裂出血，数小时内便出现炎症反应，表现为充血、浆液渗出及白细胞游出，故局部红肿。早期白细胞浸润以中性粒细胞为主，3 天后转为以巨噬细胞为主。伤口中的血液和渗出液中的纤维蛋白原很快凝固形成凝块，有的凝块表面干燥形成痂皮，凝块及痂皮起着保护伤口的作用。

15. ABCD【解析】胶原纤维是瘢痕组织的重要成分，主要由成纤维细胞合成并沉积在基质中，选项 E 正确。由于瘢痕组织是在创伤、手术、炎症等过程中形成的，因此在早期可能会有轻微的炎症反应，但不会存在明显的慢性炎症细胞浸润，选项 B 错误。瘢痕组织中细胞和血管稀少，选项 C、选项 D 错误。在瘢痕愈合过程中，局部间质水肿可以存在，但不明显，选项 A 错误。

16. ABCE【解析】可以发生化生的组织有柱状上皮组织、移行上皮组织、鳞状上皮组织、肌肉组织。神经组织不会发生化生，神经细胞通常失去增殖分化能力，只能通过再生的方式进行修复。

17. ABCDE【解析】巨噬细胞能分泌 PDGF、FGF、TGF-β、IL-1 及 TNF，加上创面凝血时血小板释放的 PDGF，进一步刺激成纤维细胞和血管内皮细胞增殖。

18. BCD【解析】肉芽组织由大量的新生毛细血管、增殖的成纤维细胞及浸润的炎症细胞构成。

19. ABE【解析】横纹肌细胞、神经细胞和心肌细胞属于永久性细胞，在出生后不再有再生能力或再生能力极弱。

20. ACE【解析】伤口早期白细胞浸润以中性粒细胞为主，选项 C 正确。创伤收缩 2~3 天可出现肌成纤维细胞增生，选项 A 正确。伤口收缩与胶原和瘢痕形成无关，选项 B 错误。瘢痕组织含大量胶原纤维，虽然其抗拉强度不及正常皮肤，但明显强于肉芽组织，选项 D 错误。由于异物及感染等刺激而过度生长的肉芽组织，高出于皮肤表面，也会阻止表皮再生，选项 E 正确。

21. ABCDE【解析】二期愈合见于组织缺损较大、创缘不整、哆开、无法整齐对合，或伴有感染的伤口。

22. ABCDE【解析】骨折愈合过程如下。①血肿形成。②纤维性骨痂形成：肉芽组织机化血肿，继而发生纤维化，形成纤维性骨痂，又称暂时性骨痂。③骨性骨痂形成。④骨痂改建或再塑：改建是在破骨细胞的骨质吸收及成骨细胞新骨质形成的协调作用下完成的。

23. ABCE【解析】体表肉芽组织可通过其外观特征来判断健康与否，具体如下。①光泽度：正常的肉芽组织表面通常光滑、有光泽。如果肉芽组织表面出现粗糙、不平整甚至溃烂等情况，则可能表示该部位的肉芽组织发生了异常变化。②颜色：健康的肉芽组织颜色通常是淡红色或浅粉色。如果肉芽组织呈现深红色、紫色或黑色，则可能表示血液循环受到了影响，或者该部位存在感染等问题。③是否明显高于周围皮肤：健康的肉芽组织在体表一般会明显高于周围皮肤，类似小肿块。如果肉芽组织没有突出表面，或者过于突出，就可能表示出现了其他问题。④有无渗血：如果肉芽组织表面出现渗血现象，则可能表示该部位存在创伤或其他损伤，需要及时处理。

24. ABDE【解析】肉芽组织可出现于溃疡底部和边缘，慢性炎症可伴有肉芽组织的形成，这类炎症常见于有较大组织缺损时。形成肉芽组织并逐渐取代血栓，这一过程称为血栓机化。脓肿壁由纤维肉芽组织或炎症充血带形成，脓肿周围肝组织往往伴有充血、水肿。

25. ACDE【解析】肉芽组织的结局为吸收、纤维化、瘢痕。肉芽组织成熟为纤维结缔组织，随着胶原纤维的增多、玻璃样变性，形成瘢痕。

26. ABCDE【解析】大量纤维增生而造成的不良后果有胸膜腔闭锁、关节僵直、心瓣膜变形、心包粘连和器官硬化。

27. ABCD【解析】创伤愈合方式的决定因素如下。①创面清洁程度：创面清洁程度越高，细胞和组织的再生、修复和生长能力就越强，对愈合方式的选择也会产生影响。②创面出血量：出血量较少的创伤，愈合的时间和质量可能会更好。③创面大小和深度：创面的大小和深度直接影响了创面的愈合方式，一般来说，浅表性小伤口容易愈合，而深部或大面积的创伤则需要更长时间才能完全恢复。④是否伴有感染：如果创伤感染，将会影响愈合过程，并可能导致治疗失败。在这种情况下，需要使用抗生素等药物进行治疗，以清除感染并促进愈合。虽然创伤是否累及神经末梢会影响伤口感觉恢复的时间和方式，但通常不是影响创伤愈合方式的决定因素。

28. ABD【解析】选项 C 和选项 E 不是决定手术后何时拆除皮肤缝线的病理学依据。切口出血量虽然可以反映手术操作的难度，但不一定直接影响拆线时间；而创面中的胶原含量虽然与愈合过程有关，但不是决定拆线时间的主要依据。

29. ADE【解析】骨细胞、上皮细胞、血管内皮细胞再生能力较强，神经细胞和骨骼肌细胞的再生能力相对较弱。

30. BD【解析】瘢痕是指由肉芽组织成熟后经改建形成的老化阶段的纤维结缔组织。瘢痕组织由大量平行或交错分布的胶原纤维束组成，大部分区域呈均质淡染的玻璃样变性，细胞和血管稀少。肉眼观察，局部呈收缩状态，颜色苍白或灰白色、半透明，质硬韧且缺乏弹性。

# 第四章　局部血液循环障碍

## 一　A1 型题

1. 左侧心力衰竭患者的股静脉小血栓脱落，可以引起肺
   A. 出血性梗死
   B. 心肌梗死
   C. 贫血性梗死
   D. 凝固性坏死
   E. 液化性坏死
2. 槟榔肝的病理特点不包括
   A. 肝细胞萎缩
   B. 胆小管增生
   C. 肝中央静脉扩张
   D. 肝细胞脂肪变性
   E. 肝窦明显扩张充血
3. 易发生贫血性梗死的脏器是
   A. 脾、心、肾
   B. 肾、心、肺
   C. 脾、心、肺
   D. 心、脑、肠
   E. 肾、肠、脑
4. 下列选项中，不是慢性淤血导致的后果
   A. 含铁血黄素沉积
   B. 实质细胞损伤
   C. 漏出性出血
   D. 间质细胞增生
   E. 有大量炎症细胞
5. 肠扭转通常不会引起的病理改变是
   A. 病变肠段淤血、水肿
   B. 病变肠段颜色变暗
   C. 病变肠段坏死
   D. 病变肠段纤维组织增生
   E. 病变肠段出血
6. 严重肝实质疾病时出血的原因是
   A. 凝血因子消耗过多
   B. 凝血因子合成减少
   C. 血小板生成减少
   D. 红细胞破坏
   E. 凝血因子无功能
7. 槟榔肝指的是
   A. 肝脂肪变性
   B. 肝慢性淤血伴脂肪变性

C. 肝混浊肿胀
D. 肝硬化
E. 肝慢性炎症

8. 丝虫病时下肢水肿的主要原因是
A. 毛细血管内流体静力压增高
B. 血浆胶体渗透压降低
C. 毛细血管壁通透性增高
D. 淋巴管堵塞
E. 组织液胶体渗透压增高

9. 下列选项中，属于静脉性充血的是
A. 妊娠子宫充血
B. 减压后充血
C. 运动时骨骼肌充血
D. 静脉阻塞引起的充血
E. 进食后胃肠道充血

10. 下列选项中，与出血性梗死的形成无关的是
A. 组织疏松
B. 动脉阻塞
C. 严重的静脉淤血
D. 有效侧支循环的建立使较多血流流入梗死区
E. 脏器有双重血液供应

11. 下列选项中，可引起漏出性出血的是
A. 子宫颈癌
B. 主动脉瘤
C. 肺结核
D. 胃溃疡
E. 血小板减少性紫癜

12. 梗死灶的形状取决于
A. 该器官的血管分布
B. 坏死灶的大小
C. 梗死灶内的含血量
D. 局部组织对缺血的敏感程度
E. 侧支循环的建立

13. 颈部小动脉外伤时，最短时间内可能对机体造成最大危害甚至危及生命的是
A. 空气栓塞
B. 肺动脉分支血栓栓塞
C. 异物栓塞
D. 感染性休克
E. 失血性休克

14. 下列选项中，不属于漏出性出血的是
A. 流行性出血热引起的出血
B. 食管下段静脉曲张引起的出血
C. 维生素 C 缺乏引起的出血
D. 原发性血小板减少性紫癜引起的出血
E. 血友病引起的出血

15. 门静脉血液回流受阻时，可以引起淤血的脏器是
A. 肝
B. 肾
C. 脾
D. 膀胱
E. 子宫

16. 与水肿的发生有关的因素，不包括
A. 血浆胶体渗透压增高
B. 组织液胶体渗透压增高
C. 毛细血管内流体静力压增高
D. 血管壁通透性增高
E. 淋巴回流受阻
17. 下列选项中，与梗死灶的颜色有关的是
A. 梗死灶的结构
B. 梗死灶的质地
C. 梗死灶的血管分布
D. 梗死灶的血流状态
E. 梗死灶的含血量
18. 急性肺淤血时，肺泡腔内含有的主要成分是
A. 水肿液
B. 淋巴细胞
C. 纤维蛋白
D. 中性粒细胞
E. 心力衰竭细胞（心衰细胞）
19. 下列选项中，不符合慢性肝淤血病理特点的是
A. 肉眼呈红黄相间的条纹
B. 肝窦扩张
C. 肝细胞萎缩、脂肪变性
D. 肝细胞大片坏死
E. 结缔组织增生
20. 静脉较易发生血栓的原因不包括
A. 静脉内血液黏性有所增加
B. 静脉表浅，易受压
C. 静脉血流缓慢
D. 静脉瓣内易形成涡流
E. 静脉不随心脏冲动而舒张，血流可出现短暂停滞
21. 健康孕妇在分娩时突然出现发绀、呼吸困难、休克，应当考虑是
A. 喉头水肿
B. 羊水栓塞
C. 心力衰竭
D. 肺水肿
E. 血型不合引起急性溶血
22. 下列选项中，不符合静脉性充血的是
A. 局部发绀
B. 局部鲜红
C. 局部温度降低
D. 局部组织肿胀
E. 间质水肿
23. 下肢深静脉内血栓形成后，对机体最主要的影响是
A. 引起下肢梗死
B. 引起下肢坏疽
C. 引起全身器官衰竭
D. 引起肺栓塞致猝死
E. 引起下肢水肿
24. 槟榔肝的形成原因是
A. 肝出血和肝细胞坏死
B. 肝小叶间静脉淤血和结缔组织增生

C. 肝细胞坏死和结缔组织增生　　D. 中央静脉及肝窦淤血和肝细胞脂肪变性
E. 小胆管和结缔组织增生

25. 肺淤血时，肺泡中出现细胞质中含有棕褐色颗粒的巨噬细胞称为
A. 脂褐素细胞　　B. 含铁血黄素细胞
C. 心衰细胞　　D. 尘细胞
E. 异物巨噬细胞

26. 下列关于肝淤血的叙述，错误的是
A. 肝小叶间动脉扩张　　B. 肝小叶中央静脉扩张
C. 肝窦扩张　　D. 肝细胞萎缩、坏死
E. 肝细胞脂肪变性

27. 髂静脉血栓形成时，结局不易发生
A. 完全阻断血流　　B. 机化
C. 血流完全恢复正常　　D. 钙化
E. 脱落

28. 引起减压病的栓塞是
A. 羊水栓塞　　B. 气体栓塞
C. 血栓栓塞　　D. 脂肪栓塞
E. 细菌栓塞

29. 空气一次性进入静脉可导致猝死的量约为
A. 1ml　　B. 10ml
C. 5ml　　D. 50ml
E. 100ml

30. 静脉石指的是
A. 静脉血栓　　B. 静脉血栓的机化
C. 静脉血栓钙盐沉积　　D. 静脉内钙盐沉积
E. 静脉内胆盐沉积

31. 下列选项中，不利于血栓形成的是
A. 血管内膜损伤　　B. 血流缓慢
C. 血小板数量增多　　D. 癌细胞崩解产物
E. 纤维蛋白溶解酶增加

32. 大脑中动脉分支血栓形成可导致脑组织发生
A. 液化性坏死　　B. 凝固性坏死
C. 干酪样坏死　　D. 脂肪坏死
E. 湿性坏疽

33. 透明血栓的主要成分是
A. 中性粒细胞
B. 红细胞
C. 纤维蛋白
D. 血小板
E. 内皮细胞

34. 二尖瓣狭窄时，左心房内的球形血栓是
A. 红色血栓
B. 白色血栓
C. 混合血栓
D. 透明血栓
E. 血凝块

35. 左心衰竭患者的股静脉血栓脱落可引起
A. 肺出血性梗死
B. 肺败血性梗死
C. 肺贫血性梗死
D. 肺干酪样坏死
E. 肺液化性坏死

36. 尸体解剖时血管中常见到的均质暗红色固体质块是
A. 血凝块
B. 红色血栓
C. 白色血栓
D. 混合血栓
E. 透明血栓

37. 冠状动脉分支完全阻塞，侧支循环不能建立，可引起心肌
A. 败血性梗死
B. 出血性梗死
C. 贫血性梗死
D. 干酪样坏死
E. 液化性坏死

38. 下列关于栓塞的叙述，正确的是
A. 进入血液的癌细胞均可形成栓塞
B. 脂肪栓塞可由创伤和非创伤引起
C. 羊水栓塞不会引起死亡
D. 肺动脉血栓栓塞的栓子多来自下肢浅静脉
E. 减压病是氧气栓塞

39. 高脂血症患者可有的无症状的栓塞是
A. 脂肪栓塞
B. 气体栓塞
C. 肿瘤细胞栓塞
D. 羊水栓塞
E. 血栓栓塞

40. 梗死最常见的原因是
A. 血栓形成
B. 血管受压闭塞
C. 动脉栓塞
D. 动脉痉挛
E. 静脉石

41. 乳腺癌根治术后，患者上肢水肿的主要原因是
A. 淋巴管闭塞
B. 毛细血管通透性增高

C. 血浆胶体渗透压降低　　D. 静脉流体静力压增高
E. 组织液胶体渗透压增高

42. 下列不会引起梗死的是
A. 冠状动脉主干栓塞　　B. 卵巢囊肿蒂扭转
C. 尺动脉断裂　　D. 肠扭转
E. 嵌顿性疝

43. 尸体解剖时，血管中常见到的固体质块是
A. 白色血栓　　B. 混合血栓
C. 红色血栓　　D. 透明血栓
E. 血凝块

44. 大量空气迅速进入血液循环引起死亡的原因是
A. 脑梗死　　B. 心脏破裂
C. 心肌梗死　　D. 肺梗死
E. 循环障碍

45. 下列病变中，可引起漏出性出血的是
A. 脑动脉瘤　　B. 主动脉瘤
C. 肺淤血　　D. 食管静脉曲张出血
E. 子宫颈癌

46. 下列栓塞中，不会引起猝死的是
A. 颈内动脉栓塞　　B. 肺动脉较大分支栓塞
C. 冠状动脉栓塞　　D. 肾动脉栓塞
E. 肺动脉口栓塞

47. 下列情况中，不会引起空气栓塞的是
A. 分娩或流产时子宫壁破裂　　B. 人工气胸误伤静脉
C. 颈部外伤损伤深静脉　　D. 锁骨下静脉插管输液
E. 静脉穿刺

48. 在循环血液中出现不溶于血液的异常物质，并随着血液的流动阻塞血管腔，这种现象称为
A. 血栓形成　　B. 血管阻塞
C. 梗死　　D. 栓塞
E. 血栓栓塞

49. 血栓形成过程中，血小板黏附于内皮下胶原的过程需要
A. 纤维蛋白原　　B. 血栓素 $A_2$
C. 凝血酶原　　D. 凝血因子Ⅻ

E. 血管性血友病因子（vWF）

50. 胸部肿瘤手术时，最应当注意防止

A. 肿瘤细胞栓塞
B. 血栓栓塞
C. 气体栓塞
D. 脂肪栓塞
E. 羊水栓塞

51. 急性肺淤血水肿时，最典型的症状是

A. 呼吸困难
B. 咳铁锈色痰
C. 心悸
D. 咳粉红色泡沫痰
E. 胸痛

52. 骨折患者可以出现

A. 脂肪栓塞
B. 氮气栓塞
C. 羊水栓塞
D. 肿瘤细胞栓塞
E. 血栓栓塞

53. 白色血栓的主要成分是

A. 中性粒细胞
B. 纤维蛋白
C. 血小板
D. 淋巴细胞
E. 红细胞

54. 长骨骨折患者突然死亡的原因可能是

A. 气体栓塞
B. 脂肪栓塞
C. 血栓栓塞
D. 羊水栓塞
E. 肿瘤细胞栓塞

55. 心衰细胞最常见于

A. 弥漫性肺纤维化
B. 大叶性肺炎
C. 右心衰竭
D. 肺褐色硬化
E. 心肌梗死

56. 股静脉内的血栓脱落后，随血流运行阻塞肺动脉的过程，称为

A. 血栓
B. 血栓形成
C. 血栓栓子
D. 血栓栓塞
E. 梗死

57. 下列选项中，出现梗死相对不会引起严重后果的是

A. 肺
B. 心
C. 脑
D. 脾
E. 小肠

58. 下列关于脾梗死形态特征的叙述，错误的是

A. 呈凝固性坏死
B. 梗死区呈不规则形
C. 病灶灰白色
D. 原有的组织结构轮廓尚存
E. 周围有明显的出血带

59. 肺内小动脉栓塞最可能导致的后果是
A. 肺出血性梗死
B. 肺贫血性梗死
C. 淤血水肿
D. 右心衰竭
E. 一般不引起严重后果

60. 下列关于梗死的叙述，错误的是
A. 有双重血液循环的器官不易发生梗死
B. 不同器官的组织细胞对缺血的耐受性基本相同
C. 有效侧支循环的建立可防止梗死的发生
D. 动脉痉挛促进梗死的发生
E. 梗死多由动脉阻塞引起

61. 下列栓塞中，易导致弥散性血管内凝血的是
A. 脂肪栓塞
B. 羊水栓塞
C. 肿瘤栓子栓塞
D. 空气栓塞
E. 血栓栓塞

62. 梗死灶的形状决定于
A. 梗死区血管的走向
B. 梗死的类型
C. 梗死灶的大小
D. 梗死灶内的血液含量
E. 侧支循环的建立

63. 白色血栓常发生于
A. 血流较慢的部位
B. 血流较快的部位
C. 血流不变时
D. 血流停滞的部位
E. 组织出血时

64. 慢性肝淤血时不会出现的病变是
A. 肝细胞脂肪变性
B. 肝细胞萎缩
C. 纤维组织增生
D. 肝小叶结构严重破坏
E. 中央静脉和肝血窦扩张淤血

65. 下列选项中，病变非缺血所引起的是
A. 实质细胞肥大
B. 实质细胞变性
C. 实质细胞萎缩
D. 组织坏死
E. 脑液化性坏死

66. 下列血栓中，属于白色血栓的是

A. 下肢深静脉内血栓　　B. 风湿性心内膜炎的赘生物
C. 毛细血管内的血栓　　D. 静脉内延续性血栓的体部
E. 静脉内延续性血栓的尾部

67. 下列不属于梗死原因的是
A. 动脉栓塞　　B. 动脉受压闭塞
C. 动脉充血　　D. 肺淤血伴肺小动脉分支血栓栓塞
E. 动脉痉挛

68. 右上肢静脉血栓脱落主要栓塞于
A. 肠系膜动脉　　B. 肾动脉
C. 肺动脉　　D. 脑动脉
E. 门静脉

69. 下列不属于肺梗死特点的是
A. 梗死灶呈不规则形　　B. 梗死灶与周围组织分界清楚
C. 梗死灶呈暗红色　　D. 梗死灶明显出血
E. 累及脏胸膜时可引起胸痛

70. 在分娩的过程中，发生羊水栓塞时患者可出现
A. 呼吸困难，发绀　　B. 抽搐
C. 死亡　　D. 休克
E. 以上都是

71. 脾动脉分支完全阻塞可引起脾
A. 脓毒性梗死　　B. 贫血性梗死
C. 出血性梗死　　D. 无明显病变
E. 坏疽

72. 肝硬化腹水的患者，大量抽水后引起内脏充血，其原因是
A. 血管破裂　　B. 减压后充血
C. 引起感染所致　　D. 血容量增多
E. 以上都不对

73. 肾梗死时肾组织的坏死为
A. 出血性梗死　　B. 脓毒性梗死
C. 肾坏疽　　D. 凝固性坏死
E. 液化性坏死

74. 下列不符合静脉性充血的是
A. 局部发绀、体表温度降低　　B. 局部微循环的灌注量增多
C. 局部小灶性出血　　D. 局部组织肿胀

E. 间质纤维组织增生

75. 脑组织梗死属于

A. 纤维素样坏死　B. 溶解性坏死

C. 脂肪坏死　D. 凝固性坏死

E. 液化性坏死

76. 容易发生出血性梗死的器官是

A. 肾　B. 心

C. 脑　D. 肺

E. 肝

77. 直径<20μm 的脂肪栓子引起体循环器官栓塞时，最常见的栓塞部位为

A. 肾　B. 脑

C. 下肢　D. 脾

E. 肠

78. 下列选项中，错误的是

A. 白色血栓可单独出现于动脉内膜上

B. 红色血栓形成过程与血管外凝血过程相同

C. 白色血栓可参与构成静脉血栓

D. 透明血栓是静脉血栓的组分之一

E. 混合血栓是静脉血栓的主体

79. 组织间隙内的体液增多称为

A. 渗出　B. 水肿

C. 积水　D. 漏出

E. 出血

80. 心衰细胞指心力衰竭时

A. 肺内吞噬炭末的巨噬细胞　B. 含脂褐素的心肌细胞

C. 肺内的泡沫细胞　D. 肺泡壁内吞噬含铁血黄素的巨噬细胞

E. 肺泡腔内含有含铁血黄素颗粒的巨噬细胞

81. 无左心衰竭时，肺内较少小动脉分支阻塞会产生的后果是

A. 液化性坏死　B. 凝固性坏死

C. 贫血性梗死　D. 出血性梗死

E. 一般不引起严重后果

82. 下列属于生理性出血的是

A. 维生素 C 缺乏症　B. 过敏性紫癜

C. 月经的子宫内膜出血　D. 消化性溃疡

E. 血小板减少性紫癜

83. 下列病变中，可引起肺褐色硬化的是

A. 三尖瓣狭窄
B. 肺动脉瓣狭窄
C. 二尖瓣狭窄
D. 肺动脉栓塞
E. 硅沉着病

84. 脾梗死区的坏死多为

A. 液化性坏死
B. 凝固性坏死
C. 坏疽
D. 干酪样坏死
E. 脂肪坏死

85. 下列关于肺出血性梗死原因的叙述，正确的是

A. 肺淤血伴肺小动脉血栓栓塞
B. 肺组织严重淤血、水肿
C. 肺支气管动脉血栓形成
D. 肺动脉主干柱状血栓栓塞
E. 肺小血管内广泛氮气栓塞

86. 下列脏器中，易发生贫血性梗死的是

A. 大肠
B. 小肠
C. 肺
D. 脾
E. 卵巢

87. 不可直接引起 DIC 患者出血的因素是

A. 凝血因子大量消耗
B. 纤维蛋白降解产物增多
C. 血小板大量消耗
D. 血管壁通透性增加
E. 凝血因子与抗凝血因子之间的失衡

88. 脑动脉充血对高血压患者可能带来的最严重后果是

A. 脑缺血
B. 脑软化
C. 脑血管破裂出血
D. 脑血栓形成
E. 颅内压增高

89. 肠扭转可以引起肠

A. 出血性梗死
B. 干性坏疽
C. 贫血性梗死
D. 液化性坏死
E. 以上都不是

90. 下列选项中，不属于病理性充血的是

A. 炎性充血
B. 理化因素引起的充血
C. 侧支循环性充血
D. 减压后充血
E. 妊娠时的子宫充血

91. 肾梗死灶的肉眼病变特点是

A. 不规则形、暗红色、界限不清
B. 楔形、灰白色、界限清
C. 楔形、暗红色、界限不清
D. 地图状、暗红色、界限不清
E. 地图状、灰白色、界限清

92. 下列不属于生理性充血的是
A. 进食后的胃肠道黏膜充血
B. 妊娠时的子宫充血
C. 运动时的骨骼肌充血
D. 减压后充血
E. 运动时的皮肤发红

93. 左心衰竭患者的股静脉小血栓脱落可以引起肺
A. 出血性梗死
B. 贫血性梗死
C. 心肌梗死
D. 液化性坏死
E. 以上都不是

94. 下列属于静脉性充血的是
A. 妊娠时的子宫充血
B. 侧支循环性充血
C. 炎性充血
D. 减压后充血
E. 心力衰竭引起的脏器充血

95. 下列器官中，很少发生梗死的是
A. 心
B. 肝
C. 肾
D. 脾
E. 肠

96. 白色血栓常见于
A. 静脉血栓尾部
B. 肺小血管内
C. 腓肠肌静脉
D. 心脏和动脉内
E. 毛细血管

97. 下列选项中，可以导致弥散性血管内凝血的是
A. 羊水栓塞
B. 减压病
C. 脂肪栓塞
D. 血栓栓塞
E. 空气栓塞

98. 淤血指
A. 局部小动脉和毛细血管内的血液淤积
B. 流入组织或器官的血液过多
C. 局部组织或器官小动脉内的血液含量增多
D. 血液在静脉中发生凝固的状态
E. 静脉回流受阻使血液淤积于小静脉和毛细血管内

99. 肉眼所见的混合血栓中灰白色条纹，其镜下所见为

A. 血小板小梁　　B. 淋巴细胞浸润
C. 纤维蛋白网络　　D. 血栓机化时的肉芽组织
E. 红细胞聚集

100. 淤血时扩张充盈的血管主要是
A. 动脉　　B. 小静脉和毛细血管
C. 小动脉和毛细血管　　D. 静脉
E. 毛细血管、小动脉和小静脉

101. 下列选项中，容易发生出血性梗死的脏器是
A. 心　　B. 肠
C. 肾　　D. 脾
E. 脑

102. 在 HE 染色组织切片上见到肺泡腔内有粉红色液体成分，可以诊断为
A. 肺炎　　B. 肺出血
C. 肺水肿　　D. 肺羊水吸入
E. 肺气肿

103. 由肉芽组织取代血栓的过程称为
A. 血栓再通　　B. 血栓机化
C. 血栓钙化　　D. 血栓软化
E. 血栓栓塞

104. 肺淤血时，心衰细胞来源于
A. 肺泡上皮细胞　　B. 巨噬细胞
C. 红细胞　　D. 淋巴细胞
E. 中性粒细胞

105. 下列关于慢性肝淤血镜下改变的叙述，错误的是
A. 肝小叶中央静脉扩张　　B. 肝窦扩张
C. 汇管区小叶间静脉扩张　　D. 肝小叶周边肝细胞脂肪变性
E. 肝小叶中央静脉周围肝细胞萎缩

106. 下列选项中，不会引起肺淤血的心脏病是
A. 风湿性心脏病二尖瓣狭窄　　B. 心肌梗死
C. 高血压心脏病　　D. 肺源性心脏病
E. 梅毒性心脏病

107. 肺梗死患者胸痛的主要原因是
A. 出血灶刺激支气管　　B. 坏死组织刺激支气管
C. 肺通气障碍　　D. 梗死区胸膜炎

E. 以上都不是

108. 下列关于肺淤血的叙述，错误的是

A. 肺泡壁毛细血管扩张
B. 肺泡内中性粒细胞和纤维素渗出
C. 肺泡腔内有水肿液及出血
D. 肺体积增大，呈暗红色
E. 可见心衰细胞

109. 肺小动脉血栓栓塞可引起的后果是

A. 感染性梗死
B. 凝固性坏死+贫血性梗死
C. 液化性坏死+出血性梗死
D. 贫血性梗死+液化性坏死
E. 出血性梗死+凝固性坏死

110. 肺动脉血栓性栓塞，最常见的栓子来源是

A. 上腔静脉
B. 右心附壁血栓
C. 下腔静脉
D. 盆腔静脉
E. 下肢深静脉

111. 肺小动脉被骨肉瘤瘤细胞阻塞时称为

A. 肿瘤的转移
B. 肿瘤细胞栓塞
C. 气体栓塞
D. 血栓栓塞
E. 脂肪栓塞

112. 引起肺褐色硬化的主要疾病是

A. 肺动脉栓塞
B. 二尖瓣狭窄
C. 硅沉着病
D. 肺动脉狭窄
E. 三尖瓣狭窄

113. 脂肪栓塞主要影响

A. 脾
B. 心
C. 肺
D. 肝
E. 肾

114. 肺动脉血栓栓塞引起患者猝死的原因是

A. 较小栓子栓塞于淤血肺的动脉小分支
B. 较小栓子栓塞于肺动脉的小分支
C. 多量较小血栓广泛栓塞于肺动脉的小分支
D. 较小栓子反复栓塞于肺动脉小分支
E. 较小栓子反复栓塞于淤血肺的动脉小分支

115. 属于内出血的是

A. 血便
B. 鼻出血
C. 呕血
D. 皮下血肿

E. 紫癜

116. 下列关于慢性肺淤血的镜下改变，错误的是

A. 肺泡壁内毛细血管扩张淤血　　B. 肺泡腔内有大量水肿液

C. 肺泡腔内大量纤维蛋白渗出　　D. 肺泡腔内常见心衰细胞

E. 间质结缔组织增生

117. 下列选项中，引起的出血属于漏出性出血的是

A. 子宫颈癌　　B. 肝硬化

C. 支气管扩张　　D. 胃溃疡

E. 血小板减少性紫癜

118. 静脉血栓形成的顺序是

A. 白色血栓、混合血栓、红色血栓　　B. 混合血栓、红色血栓、白色血栓

C. 红色血栓、白色血栓、混合血栓　　D. 混合血栓、白色血栓、红色血栓

E. 红色血栓、混合血栓、白色血栓

119. 微循环血管壁通透性增高引起的出血属于

A. 破裂性出血　　B. 紫癜

C. 瘀点　　D. 漏出性出血

E. 渗出性出血

120. 血液凝固性增加见于

A. 动脉中膜钙化　　B. 原发性高血压

C. 梅毒性主动脉炎　　D. 乳腺癌晚期

E. 二尖瓣狭窄

121. 下列因素与血栓形成无关的是

A. 心血管内皮细胞的损伤　　B. 血小板数量增多

C. 血流状态的改变　　D. 癌细胞释放出促凝因子

E. 纤维蛋白溶解酶增加

122. 栓子的运行方向通常为

A. 逆压力运行　　B. 交叉运行

C. 顺压力运行　　D. 逆血流运行

E. 顺血流运行

123. 在触发凝血过程中起核心作用的是

A. 血小板的活化　　B. 凝血因子Ⅻ

C. 血栓素 $A_2$　　D. 凝血因子Ⅶ

E. 凝血酶敏感蛋白

124. 漏出性出血多发生于

A. 毛细血管
B. 大静脉
C. 大动脉
D. 小动脉
E. 小静脉

125. 混合血栓可见于
A. 静脉内柱状血栓的尾部
B. 急性风湿性心内膜炎的瓣膜闭锁缘
C. 毛细血管内
D. 静脉延续性血栓的起始部
E. 心房颤动（房颤）心房内附壁血栓

126. 下列关于白色血栓的说法，不正确的是
A. 多见于心瓣膜的赘生物
B. 由血小板和少量纤维蛋白构成
C. 与发生部位黏着不紧密而易脱落
D. 构成静脉血栓的头部
E. 又称血小板血栓

127. 淤血器官的形态特征是
A. 色暗红，体积缩小，切面干燥，功能增强，温度降低
B. 色暗红，体积增大，切面湿润，功能增强，温度降低
C. 色暗红，体积增大，切面湿润，功能减退，温度降低
D. 色鲜红，体积增大，切面干燥，功能减退，温度降低
E. 色鲜红，体积缩小，切面湿润，功能增强，温度升高

128. 脑动脉血栓栓塞患者的血栓栓子可来自
A. 下肢静脉血栓
B. 盆腔静脉血栓
C. 肺动脉血栓
D. 门静脉血栓
E. 左心房附壁血栓

129. 下列关于混合血栓大体形态的叙述，错误的是
A. 粗糙
B. 灰白色和红褐色层状交替结构
C. 无光泽
D. 湿润有光泽
E. 与血管壁黏着

130. 诊断羊水栓塞的证据是角化细胞等羊水成分出现在
A. 肺静脉和毛细血管内
B. 肺小动脉和毛细血管内
C. 细支气管腔内
D. 肺泡腔内
E. 支气管动脉内

131. 二尖瓣狭窄时扩张的左心房内球形血栓是
A. 红色血栓
B. 白色血栓
C. 混合血栓
D. 透明血栓
E. 以上都不是

132. 下列不属于破裂性出血的是

A. 慢性纤维空洞性肺结核大咯血　B. 肝硬化食管静脉曲张大呕血
C. 十二指肠溃疡柏油样便　D. 胃癌呕血
E. 肺淤血性出血

133. 下列关于血栓形成特点的叙述，错误的是
A. 下肢血栓多于上肢血栓　B. 静脉血栓多于动脉血栓
C. 静脉内血栓多为红色血栓　D. 动脉内血栓多为白色血栓
E. 毛细血管内血栓多为透明血栓

134. 肝细胞发生严重损伤时引起出血的主要原因是
A. 凝血因子合成减少　B. 红细胞破坏
C. 凝血因子消耗过多　D. 血小板生成减少
E. 凝血因子无功能

135. 球形血栓多见于
A. 静脉　B. 动脉
C. 心房　D. 心室
E. 毛细血管

136. DIC 指的是
A. 脑、心、肝等重要器官中有较多血栓形成
B. 全身小静脉内有广泛血栓形成
C. 全身小动脉内有广泛血栓形成
D. 全身微循环内有广泛微血栓形成
E. 小动、静脉内有广泛小血栓形成

137. 下列关于透明血栓的说法，正确的是
A. 由血小板小梁组成　B. 见于下肢深静脉内
C. 由纤维素组成　D. 由红细胞组成
E. 见于动脉瘤内

138. 下列选项中，不易出现血栓形成的患者是
A. 大面积烧伤　B. 晚期胃癌患者
C. 直肠癌根治术后　D. 心房颤动
E. 皮肤荨麻疹

139. 微循环内纤维素性血栓又称
A. 透明血栓　B. 红色血栓
C. 白色血栓　D. 混合血栓
E. 层状血栓

140. 下列病变可对机体带来有利影响的是

A. 淤血
B. 血栓形成
C. 出血
D. 栓塞
E. 以上都不是

141. 血栓内的纤维蛋白被溶解称为
A. 血栓钙化
B. 血栓软化溶解
C. 血栓再通
D. 血栓机化
E. 血栓包裹

142. 下列血栓结局中，错误的是
A. 吸收
B. 排出
C. 机化
D. 再通
E. 钙化

143. DIC 发生广泛出血的主要原因是
A. 血管壁广泛损伤
B. 肝凝血酶原合成减少
C. 大量血小板及纤维蛋白原消耗
D. 血流缓慢
E. 血浆中缓激肽浓度增高

144. 左心室附壁血栓是
A. 红色血栓
B. 白色血栓
C. 混合血栓
D. 透明血栓
E. 血凝块

145. 股静脉血栓形成时，不易发生的结局是
A. 阻塞血流
B. 脱落
C. 机化
D. 钙化
E. 广泛性出血

146. 静脉内较大血栓完全机化需要的时间大约是
A. 3 天
B. 1 周
C. 2 周
D. 3 周
E. 4 周

147. 下列一般不常引起梗死的是
A. 下肢闭塞性脉管炎
B. 大脑中动脉血栓形成
C. 冠状动脉持续性痉挛
D. 肝动脉分支血栓栓塞
E. 肺动脉栓塞伴肺淤血

148. 关于下肢静脉内血栓形成后对机体的影响中，最严重的是
A. 堵塞血管，引起下肢梗死
B. 血栓脱落后栓塞肺动脉主干，引起猝死
C. 静脉曲张
D. 血栓被机化后堵塞下肢血管

E. 形成静脉石后造成该静脉的永久性堵塞

149. 下列关于羊水栓塞特征的描述，不正确的是

A. 肺动脉分支内发现胎毛、胎粪

B. 子宫内静脉壁破裂

C. 子宫内压力过高

D. 引起 DIC

E. 羊水成分机械性阻塞肺动脉分支致死

150. 与凝血块结构相同的是

A. 血栓体部的混合血栓

B. 血栓头部的白色血栓

C. 血栓尾部的红色血栓

D. 毛细血管的透明血栓

E. 心室内的附壁血栓

151. 肺动脉栓塞更易发生于

A. 右侧和下肺叶

B. 全肺

C. 左侧和下肺叶

D. 左侧和上肺叶

E. 右侧和上肺叶

152. 肉眼不可见，镜下可见的透明血栓成分是

A. 红细胞

B. 血小板

C. 血小板+纤维蛋白

D. 纤维蛋白

E. 白细胞

153. 下肢静脉血栓形成，可能引起

A. 门静脉栓塞

B. 肺静脉栓塞

C. 肺动脉栓塞

D. 肠系膜动脉栓塞

E. 脑动脉栓塞

154. 来源于肠系膜静脉的栓子栓塞于

A. 肺

B. 肝

C. 肾

D. 脑

E. 左心

155. 透明血栓多见于

A. 小动脉

B. 大动脉

C. 微循环

D. 小静脉

E. 大静脉

156. 急性感染性心内膜炎时，其二尖瓣瓣膜赘生物脱落后一般不会引起

A. 脾动脉栓塞

B. 脑动脉栓塞

C. 肺动脉栓塞

D. 肾动脉栓塞

E. 下肢动脉栓塞

157. 下列病变中，只是由纤维素及血小板组成的是

A. 亚急性感染性心内膜炎的疣状赘生物
B. 风湿性心内膜炎的疣状赘生物
C. 心肌梗死的附壁血栓
D. 静脉内柱状血栓的体部
E. 静脉内柱状血栓的尾部

158. 含细菌的血栓脱落可引起
A. 出血性梗死　　B. 贫血性梗死
C. 单纯性梗死　　D. 败血性梗死
E. 广泛性梗死

159. 发生肺出血性梗死的必要条件不包括
A. 严重肺淤血　　B. 肺小动脉栓塞
C. 肺内有双重血液循环　　D. 左心衰竭
E. 体循环淤血

160. 下肢深部静脉的血栓栓子最常栓塞于
A. 肝　　B. 肺
C. 脑　　D. 脾
E. 肾

161. 左心室附壁血栓可引起
A. 肺淤血　　B. 心室壁穿孔
C. 肺动脉血栓栓塞　　D. 心力衰竭
E. 脑动脉血栓栓塞

162. 栓子指的是
A. 活体心血管内血液凝固所致
B. 人体死亡后，血液凝固所致
C. 循环血液中不溶于血液、随血流运行并阻塞血管的异常物质
D. 循环血液中的细菌
E. 循环血液中的气体

163. 与血管壁黏着最不牢固的血栓是
A. 血栓头　　B. 血栓体
C. 血栓尾　　D. 微血栓
E. 风湿性心内膜炎的心瓣膜赘生物

164. 交叉性栓塞不发生于下列哪种情况
A. 法洛四联症　　B. 动脉导管未闭
C. 先天性房间隔缺损　　D. 肺动脉狭窄

E. 先天性室间隔缺损

165. 最常见的栓子是

A. 血栓栓子
B. 细菌栓子
C. 空气栓子
D. 肿瘤栓子
E. 羊水栓子

166. 血栓栓子的直接形成原因是

A. 血栓软化
B. 血栓吸收
C. 血栓机化
D. 血栓脱落
E. 血栓钙化

167. 肺动脉栓塞引起患者猝死的原因不包括

A. 冠状动脉痉挛
B. 肺动脉痉挛
C. 支气管动脉痉挛
D. 支气管痉挛
E. 肺梗死

168. 脑动脉发生栓塞，其栓子最可能来自

A. 下肢浅静脉血栓
B. 下肢深静脉血栓
C. 三尖瓣瓣膜赘生物
D. 左心室附壁血栓
E. 门静脉血栓

169. 下列关于血栓的叙述，错误的是

A. 红色血栓形成过程与凝血过程相同
B. 静脉血栓多于动脉血栓
C. 左心房内血流快不可能形成血栓
D. 下肢血栓多于上肢血栓
E. 血栓形成有时对机体有益

170. 下列关于脂肪栓塞的叙述，正确的是

A. 脂肪栓子常来源于长骨骨折、脂肪组织严重挫伤和烧伤
B. 脂肪肝时，由于上腹部受到猛烈挤压、撞击也可发生脂肪栓塞
C. 少量脂肪栓塞组织和器官可无肉眼变化
D. 直径大于 20μm 的脂肪栓子引起肺动脉分支、小动脉或毛细血管的栓塞
E. 以上都是

171. 下列关于血栓结局的叙述，错误的是

A. 较小的血栓可溶解吸收
B. 机化的血栓可使上下血流再沟通
C. 长时间不能机化的血栓可形成静脉石
D. 较大的血栓可由肉芽组织机化
E. 再沟通的血管可恢复正常血流

172. 脂肪栓塞患者死亡的常见原因是

A. 急性右心衰竭
B. 急性左心衰竭
C. 呼吸衰竭
D. 肾衰竭

E. 脑出血

173. 梗死指的是

A. 由血流阻断引起的坏死
B. 生理性程序性死亡
C. 由结核分枝杆菌感染引起的坏死
D. 由厌氧菌感染引起的坏死
E. 由胰酶外溢而引起的坏死

174. 发生羊水栓塞的原因可能是

A. 子宫收缩，子宫腔压力增高
B. 羊膜破裂、胎盘早期剥离
C. 分娩时静脉窦破裂
D. 羊水经破裂的静脉进入血液循环
E. 以上都是

175. 下列情况中，不易形成静脉血栓的是

A. 红细胞增多症
B. 弥散性血管内凝血
C. 充血性心力衰竭
D. 外科手术后
E. 肺癌晚期

176. 潜水员如果过快地从海底上升到地面容易发生

A. 肺水肿
B. 脂肪栓塞
C. 血栓栓塞
D. 氮气栓塞
E. 肺不张

177. 羊水栓塞的主要病理诊断依据是

A. 肺小动脉和毛细血管内有羊水的成分
B. 肺出血性梗死
C. 微循环内透明血栓
D. 肺泡腔内有角化上皮、胎便小体
E. 肺内透明膜形成

178. 下列不属于病理性充血的是

A. 炎性充血
B. 减压后充血
C. 致炎因子引起的充血
D. 侧支循环性充血
E. 器官组织活动增强时的充血

179. 血吸虫虫卵主要栓塞于

A. 肺血管
B. 下肢静脉
C. 肝内门静脉分支
D. 脾窦内
E. 脑小血管内

180. 肠扭转较易导致

A. 肠出血性梗死
B. 白色梗死
C. 肠贫血性梗死
D. 干性坏疽
E. 液化性坏死

181. 下列器官中，在动脉阻塞后极少发生梗死

A. 脾　　B. 心
C. 肾　　D. 肝
E. 卵巢

182. 造成肺动脉栓塞的栓子大多来自下肢膝以上的深部静脉，特别是
A. 腘静脉、股静脉、髂静脉　　B. 腘静脉、股静脉、盆腔静脉
C. 股静脉、髂静脉、盆腔静脉　　D. 盆腔静脉
E. 右心附壁血栓

183. 贫血性梗死发生于
A. 有双重血供的器官　　B. 组织疏松的器官
C. 组织结构致密的器官　　D. 严重淤血的器官
E. 以上都不是

184. 心力衰竭细胞最常见于
A. 左心衰竭引起的肺淤血　　B. 肺炎
C. 肺水肿　　D. 右心衰竭
E. 肝淤血

185. 脾梗死灶大体形态的主要特点是
A. 大多呈楔形，暗红色，界限不清
B. 大多呈地图状，灰白色，界限清楚
C. 大多呈不规则形，暗红色，界限不清
D. 大多呈楔形，灰白色，界限清楚
E. 大多呈不规则形，暗红色，界限清楚

186. 右心衰竭可导致
A. 肝出血性梗死　　B. 槟榔肝
C. 肝细胞透明变性　　D. 肺褐色硬化
E. 肺慢性淤血

187. 减压病是血液中（　　）游离出造成的
A. 氢气　　B. 氧气
C. 氮气　　D. 氦气
E. 氖气

188. 机化的血栓中形成与原血管腔相互沟通的新生血管，使血栓上下部分血流得以恢复，这种现象称为
A. 血栓硬化　　B. 血栓机化
C. 血栓脱落　　D. 侧支循环建立
E. 血栓再通

189. 肠套叠或肠扭转致肠出血梗死的原因是

A. 肠壁组织疏松
B. 动脉供血减少
C. 静脉血流缓慢
D. 静脉和动脉受压或血流中断
E. 血供丰富

190. 下列选项中，不属于局部血液循环障碍表现的是

A. 肝硬化后期腹水形成
B. 皮肤烫伤后水疱形成
C. 象皮肿
D. 妊娠时下肢水肿
E. 甲状腺功能减退患者胫前区黏液水肿

191. 下列关于动脉性充血的叙述，错误的是

A. 局部组织颜色鲜红
B. 原因消除后，局部血量恢复正常
C. 局部温度增高
D. 对机体无任何不良后果
E. 体积轻度增大

192. 贫血性梗死通常不见于

A. 心肌梗死
B. 脾梗死
C. 肾梗死
D. 脑梗死
E. 小肠梗死

193. 下列关于左心室附壁血栓后果的叙述，正确的是

A. 加重心肌梗死
B. 阻塞心室血流
C. 诱发心壁穿孔
D. 引起脑栓塞
E. 引起肺栓塞

194. 中毒性休克发生 DIC 死亡的患者，尸体解剖后在肺、肾、脑组织切片中可以见到

A. 混合血栓
B. 透明血栓
C. 白色血栓
D. 红色血栓
E. 附壁血栓

195. 下列选项中，不属于静脉性充血原因的是

A. 静脉受压
B. 心力衰竭
C. 致炎因子刺激
D. 静脉血栓形成
E. 静脉阻塞

196. 血栓机化是指血栓中有

A. 异物巨细胞及纤维细胞
B. 纤维蛋白及巨噬细胞
C. 血小板凝集成小梁状
D. 新生毛细血管及成纤维细胞
E. 大量淋巴细胞及纤维细胞

197. 下肢静脉的血栓脱落可栓塞

A. 冠状动脉
B. 门静脉

C. 肺动脉或其分支　　D. 脑动脉

E. 肠系膜动脉

198. 心衰细胞指的是肺淤血时

A. 增生的肺泡上皮细胞　　B. 肺泡内含有含铁血黄素的巨噬细胞

C. 吞噬粉尘的巨噬细胞　　D. 血管内皮细胞

E. 肺泡腔内的巨噬细胞

199. 下列关于体循环动脉栓塞栓子来源的说法，正确的是

A. 主要来自主动脉瘤附壁血栓　　B. 主要来自主动脉粥样硬化溃疡附壁血栓

C. 主要来自主动脉瓣赘生物　　D. 主要来自左心腔

E. 主要来自先天性心脏病的反常栓塞

200. 最常见的栓塞是

A. 氮气栓塞　　B. 血栓栓塞

C. 羊水栓塞　　D. 脂肪栓塞

E. 虫卵栓塞

201. 下列梗死灶常常发生化脓的是

A. 肾梗死

B. 心脏附壁血栓脱落造成的梗死

C. 急性感染性心内膜炎赘生物脱落造成的梗死

D. 肺出血性梗死

E. 卵巢肿瘤蒂扭转性梗死

202. 下肢深部严重外伤的患者，转运过程中突然死亡首先要考虑

A. 气体栓塞　　B. 脂肪栓塞

C. 脓毒血症　　D. 失血性休克

E. 血栓栓塞

203. 毛细血管内的血栓属于

A. 红色血栓　　B. 白色血栓

C. 混合血栓　　D. 透明血栓

E. 血凝块

204. 脾贫血性梗死的肉眼形态特点不包括

A. 梗死灶为灰白色　　B. 属液化性坏死

C. 切面呈扇形或楔形　　D. 梗死灶周围有充血出血带

E. 梗死灶尖向脾门，底向器官的表面

205. 血清纤维蛋白降解产物浓度逐渐增加提示

A. 血栓机化　　B. 血栓纤维化

C. 血栓软化
D. 静脉石形成
E. 血栓形成

206. 出血性梗死的形成，除动脉阻塞外，还应具备
A. 吻合支丰富、组织致密
B. 静脉淤血、组织致密
C. 静脉淤血、双重循环、组织疏松
D. 静脉通畅、组织疏松
E. 双重循环、组织致密

207. 下列选项中，不属于肺梗死特点的是
A. 梗死灶呈暗红色
B. 梗死灶呈锥形，尖端朝向肺门
C. 梗死灶与周围组织分界清楚
D. 梗死灶边缘肺组织充血及出血
E. 累及脏胸膜时可引起胸痛

208. 手术后卧床者易发生血栓的部位是
A. 颈静脉
B. 门静脉
C. 肾静脉
D. 肺动脉
E. 下肢静脉

209. 下列栓塞中，不会引起猝死的是
A. 冠状动脉栓塞
B. 肺动脉较大分支栓塞
C. 颈内动脉栓塞
D. 脾动脉栓塞
E. 肺动脉主干栓塞

210. 下列选项中，不易引起血栓形成的是
A. 大面积烧伤
B. 动脉粥样硬化
C. 感染性心内膜炎
D. 晚期胃癌
E. 大量输液

211. 下列因素中，对血栓形成无促进作用的是
A. 心功能不全
B. 血管内膜炎
C. 新生血小板数目增多
D. 前列腺癌释放组织因子等
E. 肝功能衰竭

212. 单纯的白色血栓易发生于
A. 血流不变时
B. 血流较快时
C. 血流减慢时
D. 血流停滞时
E. 组织出血时

213. 不属于慢性肺淤血镜下改变的是
A. 肺内支气管扩张
B. 肺泡腔内有心衰细胞
C. 肺泡壁增宽
D. 肺泡壁毛细血管扩张充血
E. 切面为棕红色

214. 肺动脉主干栓塞引起患者猝死的原因不包括
A. 肺梗死
B. 支气管动脉痉挛
C. 冠状动脉痉挛
D. 右心衰竭
E. 肺动脉痉挛

215. 下列选项中，不引起肠淤血的原因是
A. 肝硬化
B. 肝静脉栓塞
C. 肠系膜静脉血栓形成
D. 肺源性心脏病
E. 左心衰竭

216. 下列选项中，一般不发生气体栓塞的是
A. 胎盘早剥
B. 胸部外伤或手术
C. 颈部外伤或手术
D. 静脉输液
E. 锁骨下静脉插管

217. 由于毛细血管壁通透性增高，红细胞透过血管壁进入组织间隙称为
A. 淤血
B. 外出血
C. 血肿
D. 积血
E. 漏出性出血

218. 颈静脉外伤时，最可能导致死亡的是
A. 空气栓塞
B. 血栓栓塞
C. 脂肪栓塞
D. 细胞栓塞
E. 细菌栓塞

219. 下列器官中，梗死灶为地图形的是
A. 肾
B. 脾
C. 小肠
D. 肺
E. 心

220. 下列不符合漏出性出血的是
A. 流行性出血热引起的出血
B. 白血病引起的出血
C. 肺癌引起的出血
D. 弥散性血管内凝血（DIC）引起的出血
E. 再生障碍性贫血引起的出血

221. 大量空气迅速进入血液循环引起死亡的原因是
A. 支气管反射性痉挛
B. 心肌梗死
C. 肺动脉主干栓塞
D. 脑栓塞
E. 急性心力衰竭和呼吸衰竭

222. 下列选项中，不属于破裂性出血的是
A. 室壁瘤引起的出血
B. 肺结核引起的出血

C. 肝硬化引起的出血
D. 流行性出血热引起的出血
E. 直肠癌引起的出血

223. 引起肺出血性梗死的主要原因是
A. 肺静脉淤血，肺动脉阻塞，侧支循环不能建立
B. 肺动脉及支气管动脉同时阻塞
C. 肺动脉阻塞，肺静脉压增高，支气管动脉供血不足，侧支循环不能建立
D. 左心衰竭，肺静脉回流受阻
E. 肺静脉及支气管动脉同时阻塞

224. 血栓形成指的是
A. 心血管腔内血液成分发生凝固形成固体质块的过程
B. 在活体组织内血液发生凝固形成固体质块的过程
C. 血液有形成分析出形成固体质块的过程
D. 在活体的心脏和血管内，血液发生凝固或血液中某些有形成分凝集形成固体质块的过程
E. 红细胞发生凝固形成固体质块的过程

225. 下列栓塞，能够导致弥散性血管内凝血的是
A. 空气栓塞
B. 羊水栓塞
C. 脂肪栓塞
D. 肿瘤细胞栓塞
E. 血栓栓塞

226. 混合血栓通常见于
A. 毛细血管内
B. 静脉血栓尾部
C. 心瓣膜闭锁缘
D. 动脉血栓头部
E. 静脉血栓体部

227. 层状血栓属于
A. 白色血栓
B. 红色血栓
C. 透明血栓
D. 混合血栓
E. 延续性血栓

228. 局部器官或组织内动脉血输入量异常增多的现象称为
A. 淤血
B. 病理性充血
C. 生理性充血
D. 被动性充血
E. 主动性充血

229. 下列关于大循环动脉栓塞的叙述，正确的是
A. 栓子主要来自左心
B. 栓子主要来自主动脉粥样硬化溃疡
C. 栓子主要来自主动脉瓣
D. 栓子主要来自主动脉瘤

E. 栓子主要来自先天性心脏病的反常栓塞

230. 心衰细胞见于

A. 左心衰竭时肺泡腔内
B. 肺水肿时肺泡腔内
C. 右心衰竭时肺泡腔内
D. 左心衰竭时左心腔内
E. 右心衰竭时右心腔内

231. 淤血时扩张充盈的血管主要是

A. 静脉
B. 动脉
C. 细动脉和毛细血管
D. 小静脉和毛细血管
E. 毛细血管、小静脉和小动脉

232. 微循环血管壁通透性增高引起的出血是

A. 体腔积血
B. 漏出性出血
C. 破裂性出血
D. 外出血
E. 渗出性出血

233. 促进血小板黏集反应的因子主要是

A. 胶原、ADP及凝血酶
B. ADP、血栓素$A_2$及凝血酶
C. ADP、前列环素及凝血酶
D. 血栓素$A_2$、胶原及ADP
E. 前列环素、血栓素$A_2$和ADP

234. 右心衰竭主要导致

A. 肺、肝及胃肠道淤血
B. 肺、脑及胃肠道淤血
C. 肝、脾及胃肠道淤血
D. 肾、肺及胃肠道淤血
E. 脾、肺及胃肠道淤血

235. 多见于细菌性心内膜炎及败血症的是

A. 血栓栓塞
B. 脂肪栓塞
C. 气体栓塞
D. 羊水栓塞
E. 细菌栓塞

236. 下列选项中，不是外出血的是

A. 鼻出血
B. 呕血
C. 支气管扩张时的咯血
D. 腹膜后血肿
E. 便血

237. 下列选项中，属于静脉性充血的是

A. 妊娠子宫充血
B. 炎性充血
C. 侧支性充血
D. 减压后充血
E. 静脉栓塞引起的充血

238. 下列选项中，属于静脉性充血的是

A. 生理性充血　　B. 炎症早期的充血、
C. 肝硬化引起的脾充血　　D. 发怒时面部皮肤充血
E. 减压后充血

239. 动脉性充血的主要病理变化是
A. 器官重量增加　　B. 器官体积增大
C. 小动脉和毛细血管扩张充盈　　D. 局部呈红色
E. 局部温度升高

240. 淤血器官的主要表现是
A. 色暗红，体积增大，切面湿润，功能增强，温度降低
B. 色苍白，体积增大，切面干燥，功能减退，温度降低
C. 色暗红，体积增大，切面干燥，功能增强，温度降低
D. 色暗红，体积增大，切面湿润，功能减退，温度降低
E. 色苍白，体积缩小，切面湿润，功能增强，温度升高

241. 下列选项中，不是内出血的是
A. 皮下血肿　　B. 脑硬膜下血肿
C. 关节腔积血　　D. 腹腔积血
E. 食管静脉曲张的呕血

242. 下列选项中，易发生空气栓塞的是
A. 静脉穿刺输液　　B. 颈、胸壁的创伤和/或手术时
C. 支气管扩张症伴自发性脓气胸　　D. 肺气肿伴自发性气胸
E. 慢性纤维空洞性肺结核

243. 静脉性充血时局部静脉血液回流
A. 不变　　B. 减少
C. 增多　　D. 增多和减少交替进行
E. 减少，同时伴有左心衰竭

244. 急性左心衰竭时常引起
A. 肺水肿　　B. 胫前皮下黏液性水肿
C. 眼睑水肿　　D. 下肢象皮肿
E. 肝淤血

## 二　A2 型题

1. 某女性在分娩时死亡，尸体解剖发现肺小动脉内有角化上皮细胞、黏液等物质，其死亡原因可能是
A. 寄生虫虫体栓塞　　B. 纵隔畸胎瘤破裂

C. 转移性肿瘤细胞栓塞　　D. 羊水栓塞
E. 血栓形成

2. 患者，女性，28 岁。不全流产后行清宫术，刮出灰红膜样碎组织共 3cm×2cm×2cm。镜检如右图所示，血凝块中有大量变性的绒毛，绒毛间质中毛细血管腔内见均质红染无结构物，则此种病变最可能是

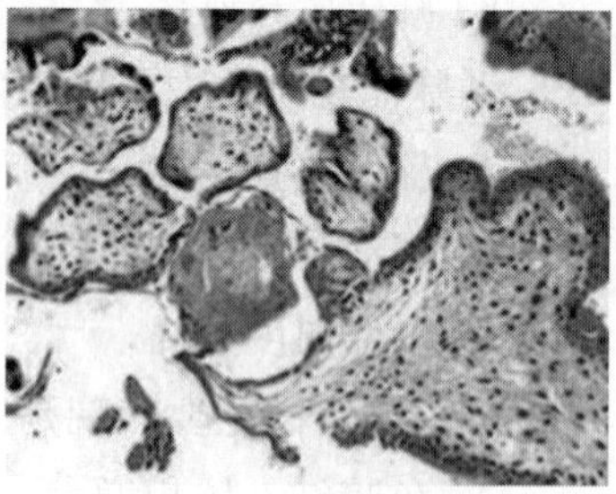

A. 微血栓形成
B. 水肿液形成
C. 毛细血管淤血
D. 白色血栓形成
E. 红色血栓形成

3. 患者，男性，59 岁。长期吸烟，患肺源性心脏病已近 3 年，近日咳嗽、心悸、气喘。检查发现，肝体积增大并有压痛。患者肝的病理变化是
A. 肝细胞水肿、气球样变　　B. 肝细胞大片坏死
C. 肝细胞碎片坏死　　D. 肝淤血、脂肪变性
E. 肝细胞结节状增生

4. 死者，男性，因车祸致胫骨粉碎性骨折，整复时突然死亡。其原因最可能是
A. 股静脉血栓形成　　B. 脂肪栓塞
C. 伤口感染　　D. 脑动脉粥样硬化
E. 左心房球形血栓脱落

5. 患者，男性，59 岁。胃癌根治术后 7 天，出现左下肢肿痛。检查发现小腿腓肠肌有压痛，沿股静脉压迫有疼痛，下肢凹陷性水肿。诊断为左下肢深静脉血栓形成。下列与深静脉血栓形成无关的是
A. 卧床使下肢血流缓慢
B. 癌细胞释放促凝因子
C. 纤维蛋白溶解酶系统被激活
D. 术后血液浓缩，血液中纤维蛋白原、凝血酶原增多
E. 手术后血小板增多、血小板黏性增高

6. 患者，女性，46 岁。在工作 8 小时后发现双足及双小腿肿胀，不伴有疼痛及红斑，但在当天早晨并无该症状。患者既往体健，无用药史，实验室检查示肝肾功能正常。下列机制中，最适合解释该现象的是
A. 静脉流体静压增高　　B. 继发性醛固酮增多症
C. 淋巴道回流受阻　　D. 低蛋白血症
E. 水摄入过量

7. 患者，男性，41 岁。因左股骨粉碎性骨折入院。入院后突然出现晕厥、呼吸加快伴呼吸困难，随即出现胸痛和发绀。听诊肺部有湿啰音。X 线检查，示肺不张、胸腔内可见少量积液。该患者最可能的诊断为

A. 大叶性肺炎　　B. 小叶性肺炎

C. 肺脂肪栓塞　　D. 肺淤血

E. 肺不张

8. 患者，女性，26 岁。因“皮肤黄染 3 天，腹围增大 1 个月”就诊。查体发现有黄疸及腹水。腹部彩超检查示肝门静脉有血栓形成。肝活检病理检查示肝小叶中央静脉和肝血窦显著扩张。该病理改变最有可能的原因是

A. 主动充血　　B. 血肿

C. 动脉性栓塞　　D. 出血

E. 被动性充血

9. 死者，女性，24 岁。足月初产，无妊娠并发症。在阴道分娩的过程中，突然呼吸困难，发绀，全身抽搐，血压下降，昏迷，抢救无效死亡。尸体解剖时，肺小动脉和毛细血管内最可能的发现是

A. 角化上皮　　B. 气泡

C. 脂滴　　D. 血栓

E. 血小板

10. 患者，男性，51 岁。近 1 年经常出现劳累后间歇性胸痛，并且疼痛向左肩、左臂放射。患者有近 20 年的吸烟史。此次发作胸痛持续时间超过 4 小时，伴有恶心、呕吐，并出现心律失常。心电图显示 T 波倒置。临床诊断为心肌梗死。心肌梗死属于

A. 坏疽　　B. 出血性梗死

C. 贫血性梗死　　D. 液化性坏死

E. 败血性梗死

11. 死者，男性，59 岁。因“气促 2 小时”入院，该患者有多次心肌梗死病史。查体发现颈静脉怒张，肝大，腹水，双下肢凹陷性水肿。X 线检查发现心脏增大。该患者随后发生循环呼吸衰竭、死亡。尸检最可能观察到的肺病理改变是

A. 肺泡广泛损伤、透明膜形成　　B. 肺泡腔内化脓性渗出物

C. 淋巴性间质性肺炎　　D. 肺出血性梗死

E. 肺泡淤血和吞噬含铁血黄素的巨噬细胞

12. 患者，女性，35 岁。因胆囊结石住院手术。手术后 3 天，患者出现右侧胸痛，伴有咳嗽、气喘。查体：右侧胸膜可闻及摩擦音，凹陷性水肿，左小腿肿胀，腓肠肌压痛。X 线检查：右下肺有阴影。临床诊断应为

A. 右肺小叶性肺炎　　B. 左下肢深静脉炎

C. 右肺动脉血栓栓塞　　D. 肺淤血
E. 左下肢深静脉血栓形成，肺动脉血栓栓塞伴肺梗死

13. 患者，男性，46 岁。左股骨粉碎性骨折。在急诊室突然呼吸困难、胸痛。查体：呼吸增快，发绀，肺部可闻及湿啰音。X 线检查：肺不张，胸腔内可见少量积液。肺内的病变最可能是
A. 肺动脉血栓栓塞　　B. 肺炎
C. 肺脂肪栓塞　　D. 肺气肿
E. 肺梗死

14. 患者，女性，77 岁。因“不慎摔倒头部着地后 1 天，出现嗜睡症状 1 天”就诊。头部 CT 扫描示硬脑膜下方有液体聚集，挤压左侧大脑半球。该液体聚集最可能是
A. 血肿　　B. 瘀斑
C. 淤血　　D. 紫癜
E. 充血

## 三 A3/A4 型题

（1、2 题共用题干）

患者，男性，47 岁。因左心衰竭入院。

1. 肺部穿刺镜下观如右图所示，在巨噬细胞中可以看到的颗粒是

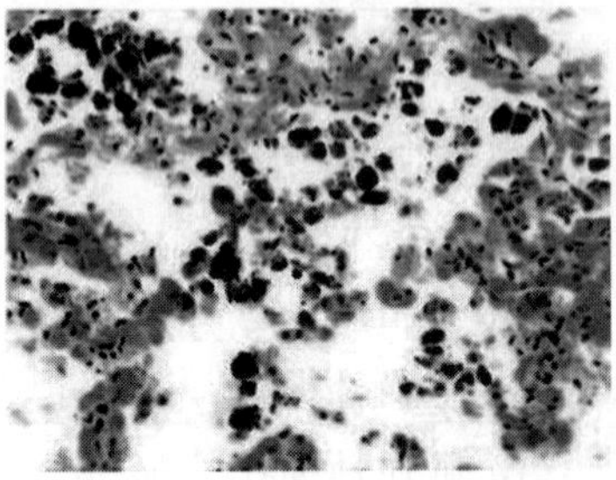

A. 胆红素
B. 含铁血黄素
C. 脂褐素
D. 黑色素
E. 以上均不是

2. 该色素提示发生了何种病变
A. 炎症　　B. 急性出血
C. 陈旧性出血　　D. 皮下淤血
E. 急性肺水肿

## 四 B 型题

（1~5 题共用备选答案）

A. 血栓栓塞　　B. 空气栓塞
C. 羊水栓塞　　D. 胆固醇结晶栓塞

E. 脂肪栓塞

1. 手术后出现的肺栓塞可发生
2. 分娩过程中胎盘早期剥离可发生
3. 糖尿病患者精神受激烈刺激可发生
4. 减压病可发生
5. 动脉粥样硬化斑块破裂可发生

（6~9 题共用备选答案）

A. 血栓栓塞　　B. 脂肪栓塞
C. 空气栓塞　　D. 羊水栓塞
E. 肿瘤栓塞

6. 股骨干骨折
7. 沉箱病可发生
8. 脑梗死可发生
9. 产妇猝死可发生

（10~14 题共用备选答案）

A. 血栓再通　　B. 血栓机化
C. 血栓软化　　D. 血栓钙化
E. 血栓栓塞

10. 血栓的整体或部分脱落，随血流运行，阻塞血管为
11. 肉芽组织逐渐取代血栓的过程为
12. 血栓中的纤维蛋白被溶解称为
13. 静脉石为
14. 血栓干燥收缩或部分溶解而出现裂隙，形成新的血管，并相互吻合沟通为

（15~19 题共用备选答案）

A. 猝死　　B. 梗死
C. 瘀斑　　D. 槟榔肝
E. 腹水

15. 出血引起皮肤大片青紫称为
16. 缺血引起的坏死称为
17. 肺栓塞引起的突然死亡称为
18. 淤血引起的肝呈红黄相间斑纹称为

19. 门静脉高压引起腹腔内体液积聚称为

（20~24 题共用备选答案）

A. 出血
B. 血肿
C. 破裂性出血
D. 积血
E. 漏出性出血

20. 组织内局限性大量出血属于
21. 血液从血管或心腔逸出属于
22. 微循环的毛细血管通透性增高，血液通过扩大的内皮细胞间隙和受损的基底膜漏出血管外属于
23. 血液积聚于体腔内称体腔
24. 由心脏或血管壁破裂所致属于

（25~29 题共用备选答案）

A. 贫血性梗死灶呈锥形
B. 出血性梗死灶呈锥形
C. 梗死灶呈地图状
D. 梗死灶呈液化性坏死
E. 梗死灶呈节段状

25. 心肌梗死病灶的形态特点是
26. 肾梗死的形态特点是
27. 肺梗死的形态特点是
28. 脑梗死的形态特点是
29. 肠梗死的形态特点是

（30~33 题共用备选答案）

A. 透明血栓
B. 白色血栓
C. 混合性血栓
D. 红色血栓
E. 延续血栓

30. 弥散性血管内凝血可以形成
31. 下肢深静脉内延续性血栓的头部为
32. 心肌梗死时的附壁血栓属于
33. 下肢深静脉内延续性血栓的尾部为

（34~38 题共用备选答案）

A. 风湿性心内膜炎瓣膜上的疣状赘生物

B. 微循环小血管内的纤维素性血栓
C. 心房内的球状血栓
D. 静脉内血栓的尾部
E. 静脉石

34. 红色血栓是
35. 透明血栓是
36. 白色血栓是
37. 混合血栓是
38. 血栓的结局是

（39~41 题共用备选答案）

A. 出血性梗死
B. 贫血性梗死
C. 干酪样坏死
D. 坏疽
E. 液化性坏死

39. 脑软化属于
40. 肠扭转可引起
41. 心肌梗死属于

（42~45 题共用备选答案）

A. 肺动脉血栓栓塞
B. 肺动脉脂肪栓塞
C. 肺动脉血栓形成
D. 肺毛细血管血栓形成
E. 肺小动脉羊水栓塞

42. 中毒性休克患者死亡，尸体解剖时最可能的发现是
43. 下肢骨折后，运输途中起床时突然死亡，尸体解剖时最可能的发现是
44. 产妇突发死亡，尸体解剖时最可能的发现是
45. 长期吸烟患者，胆囊切除术后 7 天，排便时突然死亡，尸体解剖时最可能的发现是

（46~49 题共用备选答案）

A. 心功能不全
B. 胸痛、咯血
C. 剧烈腹痛，肠蠕动消失
D. 肌肉麻痹、双侧肢体偏瘫
E. 血尿

46. 脑梗死可出现
47. 肺梗死可出现
48. 心肌梗死可出现

49. 肠梗死可出现

## 五 X 型题

1. 肺动脉栓塞引起患者猝死的原因主要包括
   A. 急性肺动脉高压
   B. 急性右心衰竭
   C. 肺梗死
   D. 支气管平滑肌的痉挛
   E. 肺血管的痉挛
2. 脑血管栓塞，栓子可能来自
   A. 感染性心内膜炎形成的赘生物
   B. 慢性风湿性心脏病，左心房内形成的附壁血栓
   C. 上、下肢静脉内形成的血栓
   D. 风湿性心内膜炎心瓣膜上的疣状血栓
   E. 心肌梗死后，左心室内形成的附壁血栓
3. 静脉比动脉容易发生血栓的原因主要包括
   A. 静脉瓣内易形成漩涡
   B. 静脉血流缓慢
   C. 静脉血液黏性有所增加
   D. 静脉壁薄，容易受压
   E. 静脉更容易舒张
4. 慢性肺淤血的病理变化主要包括
   A. 肺出血
   B. 肺水肿
   C. 肺泡壁毛细血管扩张充盈
   D. 肺泡间隔增宽
   E. 肺内支气管明显扩张
5. 慢性淤血的后果主要包括
   A. 间质纤维组织增生
   B. 实质细胞发生萎缩、变性
   C. 淤血性出血
   D. 实质细胞增生
   E. 淤血性硬化
6. 小血管破裂出血，在止血过程中发挥作用的是
   A. 血管收缩
   B. 纤维蛋白形成
   C. 血小板黏集
   D. 凝血酶形成
   E. 血小板形态改变
7. 慢性肺淤血的患者临床可出现
   A. 咳大量的血性痰
   B. 呼吸困难、发绀
   C. 听诊可闻及湿啰音
   D. 咳铁锈色痰
   E. 心脏增大
8. 内皮细胞的抗凝作用包括

A. 内皮细胞的屏障作用
B. 内皮细胞能合成前列环素和一氧化氮
C. 合成凝血酶调节蛋白
D. 促进纤维蛋白溶解
E. 抑制纤维蛋白溶解

9. 慢性肝淤血的镜下改变为
A. 肝小叶结构破坏
B. 间质纤维结缔组织增生
C. 肝细胞脂肪变性
D. 中央静脉及肝窦扩张
E. 肝小叶中央肝细胞萎缩、消失

10. 脑动脉发生栓塞，其栓子来源不包括
A. 下肢深静脉血栓
B. 下肢浅静脉血栓
C. 左心房附壁血栓
D. 腹主动脉瘤附壁血栓
E. 门静脉血栓

11. 透明血栓可发生在
A. 肾小球毛细血管
B. 肺泡壁毛细血管
C. 脑微、细静脉
D. 冠状动脉分支
E. 小静脉

12. 血栓形成后对机体的影响是
A. 止血
B. 引起栓塞
C. 也可对机体无明显影响
D. 引起慢性瓣膜病
E. 充血

13. 血栓的结局包括
A. 机化、再通
B. 软化、溶解、吸收
C. 脱落形成栓子
D. 钙化
E. 栓塞梗死

14. 下列符合血栓形成的规律的有
A. 静脉血栓多为红色血栓
B. 下肢静脉血栓多于上肢静脉血栓
C. 心腔内易形成附壁血栓
D. 透明血栓多发生在微血管内
E. DIC 多为纤维素性血栓

15. 血栓对机体的不利影响包括
A. 栓塞
B. 堵塞血管破口
C. 阻塞血管
D. 心瓣膜变形
E. 广泛性出血

16. 梗死最常见的原因是
A. 血栓形成
B. 血栓栓塞
C. 血管受压
D. 动脉痉挛

E. 静脉石

17. 淤血对机体的影响取决于淤血的

A. 程度
B. 发生的速度
C. 范围
D. 部位
E. 持续的时间

18. 血栓形成的条件主要有

A. 血液凝固性增加
B. 心血管内皮细胞的损伤
C. 血流缓慢与不规则
D. 纤维蛋白溶酶增加
E. 癌细胞释放出凝血因子

19. 羊水栓塞的病理诊断依据包括

A. 肺小动脉及毛细血管内发现角化上皮
B. 肺泡内有大量中性粒细胞
C. 肺小动脉及毛细血管内发现胎毛
D. 细支气管内充满了大量中性粒细胞
E. 肺水肿和出血

20. 大手术后卧床休息血栓形成的原因是

A. 血流缓慢
B. 静脉受压
C. 血小板数量增加，黏性增高
D. 血浆中凝血因子含量增加
E. 血流产生漩涡

21. 下列关于肺淤血的叙述，正确的是

A. 肺泡腔内有水肿液
B. 肺泡内中性粒细胞和纤维素渗出
C. 肺泡壁毛细血管扩张
D. 可发生出血
E. 常可见心衰细胞

22. 血管内膜损伤时容易发生血栓形成，其原因是

A. 损伤的内皮释放组织因子
B. 损伤的内皮释放二磷酸腺苷
C. 裸露的胶原激活血小板
D. 裸露的胶原纤维激活凝血因子Ⅻ
E. 血小板黏附于局部胶原

23. 内皮细胞有防止心血管内血液凝固的功能，是因为

A. 内皮细胞是单细胞层的薄膜屏障
B. 内皮细胞表面具有凝血酶调节蛋白
C. 内皮细胞能合成前列环素
D. 内皮细胞能释放 ADP
E. 内皮细胞能合成蛋白 S

# 参考答案与解析

## 一、A1 型题

1. A【解析】出血性梗死须具备以下三个条件：①双重血流供给或具有丰富的血管吻合支。②组织疏松。③严重淤血且动脉血流阻断。因此，出血性梗死主要见于肺和肠，这些有双重血流供给或丰富的血管吻合支，且组织疏松的器官或组织，在严重淤血的基础上伴发动脉血管阻塞，即可发生出血性梗死。肺和肠的组织较疏松，梗死组织中可容纳大量血液，形成出血性梗死。在肺淤血时，肺静脉和毛细血管内压增高，影响了肺动脉分支阻塞后建立有效的肺动脉和支气管动脉侧支循环，导致肺出血性梗死。

2. B【解析】槟榔肝：右心衰竭引起慢性肝淤血时，由于肝静脉回流受阻，血液淤积在肝小叶循环的静脉端，肝小叶中央静脉及其附近肝窦高度扩张淤血，肝细胞萎缩、坏死、崩解，肝小叶周边部肝细胞则发生脂肪变性。肉眼见肝切面出现红黄相间的、似槟榔样的条纹，故称之为槟榔肝。

3. A【解析】贫血性梗死发生于组织结构较致密，侧支循环不充分的实质器官，包括脾、肾、心和脑。

4. E【解析】淤血的后果取决于器官或组织的性质、淤血的程度和时间长短等因素。长时间的淤血又称慢性淤血，慢性淤血导致实质细胞萎缩、变性，甚至坏死。慢性淤血可导致淤血部位组织水肿、广泛出血和血栓形成，间质纤维组织增生，加之组织内网状纤维胶原化，最终可导致淤血性硬化。

5. D【解析】肠扭转时，肠系膜的静脉首先受压而发生淤血，继之动脉受压发生阻塞，结果形成肠壁出血性梗死，多见于小肠段，坏死的肠组织黏膜皱襞变粗，肠壁肿胀，暗红色。

6. B【解析】肝实质疾患时，凝血因子Ⅶ、凝血因子Ⅸ、凝血因子Ⅹ合成减少，使体内凝血因子缺乏，有出血倾向。

7. B【解析】参见 A1 型题第 2 题解析。

8. D【解析】丝虫病导致局部的水肿，主要是由于这种寄生虫导致局部淋巴管堵塞，使淋巴回流障碍，从而出现组织水肿。

9. D【解析】静脉性充血又称被动性充血，简称淤血，指器官或局部组织静脉回流受阻，血液淤积于小静脉和毛细血管内而发生的淤血。淤血病因：①静脉受压使管腔狭窄或闭塞。②静脉腔阻塞。③心力衰竭。

10. D【解析】梗死灶内含血量丰富，呈暗红色，称出血性梗死。出血性梗死主要发生于肺、肠等处。常须具备以下条件。①严重的静脉淤血。②侧支循环丰富：肺有肺动脉和支气管动脉双重血液供应；肠有肠系膜上动脉和肠系膜下动脉，二者间有丰富的吻合支。例如，当肺严重淤血时，肺动脉被阻塞，而支气管动脉不能克服局部淤血的阻力以维持循环时，引起出血性梗死。③组织疏松：肺、肠组织疏松，富有弹性，可容纳较多的血液。肉眼梗死灶呈暗红色，形状与血管分布一致。

11. E【解析】漏出性出血常见原因如下。①血管壁的损害：脑膜炎球菌败血症、立克次体感染、流行性出血热、蛇毒、有机磷中毒等，化学药品中毒和细菌毒素（如链球菌毒素）引起的变态反应性血管炎，维生素C缺乏等都可引起血管壁的损害。②血小板减少或功能障碍：可由再生障碍性贫血、白血病、骨髓内广泛性肿瘤转移、原发性或继发性血小板减少性紫癜、弥散性血管内凝血引起。③凝血因子缺乏。

12. A【解析】根据梗死灶内含血量多少，梗死可分为贫血性梗死和出血性梗死两种。梗死灶的形状取决于该器官的血管分布。

13. A【解析】因气体进入血液导致的气体栓塞为空气栓塞，多见于血管内呈负压状态的较大的静脉，如头颈、胸壁和肺的创伤或手术时，损伤锁骨下静脉和颈静脉。一般迅速进入血循环的空气量在100ml左右时，即可导致心力衰竭。

14. B【解析】漏出性出血的常见原因可分为血管壁损害、血小板减少和功能障碍、凝血因子缺乏三种类型。流行性出血热和维生素C缺乏属于血管壁损害，原发性血小板减少性紫癜属于血小板减少和功能障碍，血友病属于凝血因子缺乏，而食管下段静脉曲张属于破裂性出血。

15. C【解析】各种原因引起的门静脉高压，都可以导致回流入门静脉的血流受阻，首先会引起脾脏淤血、肿大，导致的后果就是脾代偿性增大，引起血细胞被吞噬、白细胞和血小板减少、止血功能和免疫力降低。

16. A【解析】水肿的发病机制：①血浆胶体渗透压降低或血管外组织中渗透压增高。②毛细血管内流体静力压升高。③毛细血管壁通透性增高。④淋巴回流受阻。

17. E【解析】梗死灶的颜色取决于病灶内的含血量，含血量少者，颜色灰白；含血量多者，颜色暗红。

18. A【解析】急性肺淤血的特征是肺泡壁毛细血管扩张充血，肺泡壁变厚，可伴肺泡间隔水肿，部分肺泡腔内充满水肿液及出血。

19. D【解析】参见A1型题第2题解析。

20. B【解析】静脉血栓比动脉血栓多见，原因如下：①静脉内有瓣膜，其内血流缓慢且易出现漩涡，常成为血栓的起始点。②静脉不像动脉那样随心搏而舒张，其血流有时可以出现短暂的停滞。③静脉壁较薄，容易受压。④血流通过毛细血管到达静脉后，血液的黏性也会有所增加。

21. B【解析】在分娩过程中，羊水经破裂的子宫血管，进入母体血液循环而引起的栓塞称为羊水栓塞。这是分娩过程中一种较罕见的疾病，发病迅速，突然出现呼吸困难、发绀和休克，绝大多数导致死亡。

22. B【解析】静脉性充血的大体观察：①淤血的局部组织和器官肿胀、暗红色、体积增大。②长期慢性淤血时，纤维组织增生，局部组织和器官质地变硬。③体表淤血时，微循环的灌注量减少，血液内氧合血红蛋白减少，局部皮肤黏膜发绀、温度下降。静脉性充血的镜下观察：淤血区小静脉和毛细血管扩张，充满血液，慢性淤血性病变中可见纤维增生。

23. D【解析】据统计，肺动脉栓塞的栓子90%以上来自下肢深静脉，少数来自盆腔静脉，偶尔来自右心。血栓栓子栓塞肺动脉后，对机体的影响与栓子的大小和数量有关。肺具有肺动脉和支气管动脉双重的血液供应，当栓子较小且数量少时，常栓塞到肺动脉的小分支，不会引起明显的后果。若肺已有严重淤血，微循环内压升高，使支气管动脉供血受阻，则可引起肺组织的出血性梗死。若栓子较大，栓塞肺动脉主干或大分支则会造成肺动脉栓塞症，患者出现突发性呼吸困难、发绀、休克，甚至猝死。

24. D【解析】参见A1型题第2题解析。

25. C【解析】左心衰竭引起的肺淤血，肺泡腔内除有水肿液及出血外，还可见大量含有含铁血黄素颗粒的巨噬细胞，即心衰细胞。

26. A【解析】参见A1型题第2题解析。

27. C【解析】血栓的结局：①软化、溶解、吸收。在纤维蛋白溶解酶和溶蛋白酶的作用下，血栓可软化并逐渐被溶解，小的新鲜的血栓可被快速完全溶解；大的血栓多为部分软化，若被血液冲击可形成碎片状或整个脱落，随血流运行到组织器官中，在与血栓大小相应的血管中停留，造成血栓栓塞。②机化、再通。③钙化。髂静脉血栓形成后使得静脉瓣膜遭受破坏，即使血栓吸收后静脉管腔再通，仍然存在静脉倒流情况。

28. B【解析】减压病又称沉箱病和潜水员病，是气体栓塞的一种。人体从高气压环境急速转入低气压环境时，溶解于血液、组织液和脂肪组织中的气体迅速游离并形成气泡，引起的气体栓塞，主要见于潜水员从深海迅速浮出水面或飞行员从地面快速升空而机舱又未密封时。

29. E【解析】空气栓塞大约100ml就会致死。空气栓塞是指大量空气迅速进入血液循环，形成气泡阻塞心血管，大量气体迅速进入静脉，可导致猝死。

30. C【解析】静脉内血栓若未能软化又未完全机化，则可发生钙盐沉着，称为钙化，血栓钙化后即成为静脉石。

31. E【解析】纤维蛋白溶解酶增加会促使血栓的溶解，与其形成无关。

32. A【解析】血栓形成是梗死最常见的原因。大脑中动脉分支血栓形成可导致脑组织发生脑梗死（液化性坏死）。

33. C【解析】透明血栓主要由嗜酸性同质性的纤维蛋白构成，又称纤维素性血栓。透明血栓发生于微循环的血管内，主要在毛细血管，因此只能在显微镜下观察到，又称微血栓，最常见于弥散性血管内凝血（DIC）。

34. C【解析】在二尖瓣狭窄和心房颤动时，左心房可形成球形血栓；这种血栓和动脉瘤内的血栓均可见到灰白色和红褐色交替的层状结构，称为层状血栓，也是混合血栓。

35. A【解析】肺梗死多发生于患者已有左心功能代偿不全的先决条件下，此时的肺淤血是梗死灶内发生出血的原因。

36. A【解析】血凝块是血液成分在血液循环中凝集以后所形成的一种半固体物质，一般血凝块呈现红色。

37. C【解析】贫血性梗死多发生于组织较致密而侧支循环不丰富的实质器官，如心、肾、脾、脑。这些器官的动脉血流阻断后，供血区内及其邻近的动脉分支发生反射性痉挛，将血液从该区挤压出来，继而缺血区的组织细胞变性、坏死，肿胀的细胞挤压间质内的小血管，使局部组织缺血。

38. B【解析】进入血液的癌细胞可形成栓塞，但不是所有的癌细胞均可以引起栓塞。羊水栓塞会引起死亡。肺动脉血栓栓塞的栓子多来自下肢深静脉。减压病是氮气栓塞。

39. A【解析】高脂血症可引发胰腺炎。这是因为血液黏稠度增加，导致胰腺血液循环障碍，胰缺氧；或者胰血管被凝聚的脂肪栓塞，胰缺血坏死；或者胰腺被脂肪浸润，甘油三酯被脂肪酶分解，形成有毒性的游离脂肪酸，破坏小血管壁并促进微血栓的形成等。

40. A【解析】血栓形成是梗死最常见的原因，如冠状动脉和脑动脉的粥样硬化合并血栓形成，可分别引起心肌梗死和脑梗死。

41. A【解析】乳腺癌根治术后，由于腋窝淋巴结被切除，局部淋巴液循环被破坏，可发生患侧上肢水肿；丝虫病时由于淋巴管被虫体阻塞，常发生下肢和阴囊水肿。此外，淋巴管广泛性的癌细胞栓塞可引起局部水肿。

42. C【解析】器官或局部组织由血管阻塞、血流停止导致缺氧而发生的坏死，称为梗死，梗死形成的原因包括血栓形成、动脉栓塞、动脉痉挛、血管受压闭塞。选项 A 属于动脉栓塞，选项 B、选项 D、选项 E 属于血管受压闭塞。

43. E【解析】血凝块就是血液成分在血液循环中凝集以后所形成的一种半固体物质，一般血凝块呈现红色，死后的血凝块与红色血栓相似。

44. E【解析】大量气体（多于 100ml）迅速进入静脉，随血流到右心后，因心脏搏动，将空气与血液搅拌形成大量血气泡，使血液变成泡沫状充满心腔，阻碍了静脉血的回流和向肺动脉的输出，造成了严重的循环障碍。患者可出现呼吸困难、发绀，致猝死。

45. C【解析】漏出性出血的原因如下。①血管内压增高：如慢性肺淤血时，肺泡腔内出血。②血管壁通透性加大：乏氧、感染、中毒。③血小板减少或功能障碍。④凝血因子缺乏。

46. D【解析】猝死主要发生于肺动脉栓塞和气体栓塞。肾动脉栓塞的危害主要是引起肾功能不全，患肾动脉栓塞疾病后，肾功能会出现异常，就会造成严重的肾功能不全，此时给患者造成的危害是很大的，患者发现疾病症状后应立即采取治疗。

47. E【解析】空气栓塞多为静脉损伤破裂，外界空气由缺损处进入血流所致。如头颈、胸壁和肺手术或创伤时损伤静脉，使用正压静脉输液及人工气胸或气腹误伤静脉时，空气可因吸气时静脉腔内负压而被吸引，由损伤口进入静脉。分娩或流产时，由于子宫强烈收缩，可将空气挤入子宫壁破裂的静脉窦内。

48. D【解析】在循环血液中出现的不溶于血液的异常物质，随血流运行至远处阻塞血管腔的现象称为栓塞。阻塞血管的物质称为栓子。

49. E【解析】血小板黏附于内皮下胶原的过程需要 vWF 的参与，vWF 起桥梁连接作用，将血小板表面的整合素、多糖蛋白受体与胶原纤维连接起来，介导血小板的黏附过程。

50. C【解析】参见 A1 型题第 47 题解析。

51. D【解析】咳粉红色泡沫痰常常是急性心功能不全引起急性肺水肿的症状。因此，任何引起急性心功能不全的疾病都可出现咳粉红色泡沫痰。

52. A【解析】骨折后，血液中出现大最非脂化脂肪栓子，这些栓子通过血液循环进入各组织器官，引起毛细血管的栓塞，产生相应的症状。多认为是由于骨折处髓腔内血肿张力过大，骨髓被破坏，脂滴进入破裂的静脉窦内，可引起肺、脑脂肪栓塞。

53. C【解析】白色血栓主要由血小板及少量纤维蛋白构成，又称血小板血栓或析出性血栓。

54. B【解析】长骨骨折突然死亡的原因可能是脂肪栓塞，骨折处的髓腔内血肿张力过大，导致脂滴进入破裂的血管静脉窦内，引起肺、脑的脂肪栓塞。严重者可以引起呼吸功能不全、发绀、嗜睡、昏迷，甚至死亡。

55. D【解析】慢性肺淤血，除可见肺泡壁毛细血管扩张充血更为明显外，还可见肺泡壁变厚和纤维化。肺泡腔除有水肿液及出血外，还可见大量含有含铁血黄素颗粒的巨噬细胞，称为心衰细胞。肺质地变硬，肉眼呈棕褐色，称为肺褐色硬化。

56. D【解析】由血栓或血栓的一部分脱落引起的栓塞称为血栓栓塞，是各种栓塞中最常见的一种，占所有栓塞的 99%。

57. D【解析】梗死对机体的影响大小取决于发生梗死的器官、梗死灶的大小和部位，以及有无细菌感染等因素。重要器官的大面积梗死可引起器官严重功能障碍，甚至导致患者死亡。例如大面积心肌梗死可导致心功能不全或死亡，大面积脑梗死可导致瘫痪或死亡。梗死若发生在脾、肾，则对机体影响较小，常常仅引起局部症状。如肾梗死可出现腰痛和血尿，不影响肾功能。肺梗死有胸痛、咳嗽和咯血。肠梗死常出现剧烈腹痛、呕吐、血便、麻痹性肠梗阻和腹膜炎症状。肺、肠、四肢的梗死，若继发腐败菌感染，可引起坏疽，后果严重。

58. B【解析】梗死灶的形状取决于发生梗死的器官血管分布方式。多数器官的血管呈锥形分支，如脾、肾、肺，故梗死灶也呈锥形，切面呈扇面形或三角形，其尖端位于血管阻塞处，常指向脾门、肾门、肺门，底部为器官的表面；肠系膜血管呈扇形分支和支配某一肠段，故肠梗死灶呈节段形；心冠状动脉分支不规则，故心肌梗死灶的形状也不规则，呈地图状。

59. E【解析】肺动脉栓塞可能引起血管堵塞，中、小栓子多栓塞肺动脉的小分支，一般不会引起严重的后果。

60. B【解析】局部组织对缺血的耐受性：大脑的神经细胞的耐受性最差，缺血3~4分钟即可引起梗死。心肌对缺血也很敏感，血流阻断20~30分钟就会引起梗死。骨骼肌、纤维结缔组织对缺血耐受性最强。

61. B【解析】因羊水具有凝血致活酶的作用，故羊水栓塞后可引起DIC。

62. A【解析】参见A1型题第58题解析。

63. B【解析】白色血栓常位于血流较快的心瓣膜、心腔内、动脉内。

64. D【解析】参见A1型题第2题解析。

65. A【解析】细胞、组织和器官体积的增大，称为肥大。组织和器官体积的增大通常为实质细胞体积的增大所致，可伴有细胞数量的增加。细胞的肥大主要是细胞器增多。肥大的细胞线粒体总体积增大，细胞合成代谢的增大、增强，同时，粗面内质网及游离核蛋白体增多，当酶合成增强时，光面内质网也相应增加。功能活跃时，溶酶体也增多大。有时细胞核的DNA含量增加，导致核的体积增大或多倍体化，甚至核型不规则。

66. B【解析】急性风湿性心内膜炎时，在二尖瓣闭锁缘上形成的血栓为白色血栓。在静脉性血栓中，白色血栓位于延续性血栓的起始部，即血栓的头部。毛细血管内的血栓多为透明血栓。静脉内延续性血栓的体部为混合血栓，尾部为红色血栓。

67. C【解析】梗死形成的原因如下。①血栓形成：是梗死最常见的原因，如冠状动脉和脑动脉的粥样硬化合并血栓形成，可分别引起心肌梗死和脑梗死。②动脉栓塞：在肾、脾和肺的梗死中，由栓塞引起者远比动脉血栓形成引起者多见。③血管受压闭塞：动脉受肿瘤或其他机械性压迫而致管腔闭塞时，可引起局部组织梗死，肠套叠、肠扭转和嵌顿性疝时肠系膜静脉受压，血液回流受阻，同时肠系膜动脉亦因受压而致输入血量不同程度地减少，局部组织血液循环停顿，可引起肠梗死。④动脉痉挛：已有冠状动脉硬化时，如发生动脉痉挛，亦可能引起心肌梗死。

68. C【解析】右上肢静脉的血栓脱落主要栓塞于肺动脉，因为右上肢静脉也是回流静脉，一般回流到上腔静脉进入右心房，然后进入右心室，通过右心室泵血，泵入肺动脉，所以栓塞也会出现在肺动脉。

69. A【解析】参见A1型题第58题解析。

70. E【解析】在分娩过程中，羊水经破裂的子宫血管进入母体血液循环而引起的栓塞，称为羊水栓塞，羊水栓塞是分娩过程中一种较罕见的疾病，发病迅速，突然出现呼吸困难、发绀、抽搐和休克，绝大多数导致死亡。

71. B【解析】贫血性梗死发生于组织结构较致密、侧支循环不充分的实质器官，如脾、肾、心和脑组织。当动脉分支阻塞时，局部组织缺血缺氧，使其所属微血管通透性增高，病灶边缘侧支血管内的血液通过通透性增高的血管漏出于病灶周围，在肉眼或在显微镜下呈现为梗死灶周围的出血带。

72. B【解析】当压力突然解除时，细动脉发生反射性扩张引起的充血，称减压后充血。如绷带包扎肢体或腹水压迫腹腔内器官，组织内的血管张力降低，若突然解开绷带或一次性大量抽取腹水，局部压力迅速解除，受压组织内的细动脉发生反射性扩张，导致局部充血。

73. D【解析】肾梗死属于凝固性坏死，坏死区域呈楔形，是由于组织血供减少引起缺血，从而产生的灰白梗死区。

74. B【解析】淤血发生于体表时，由于微循环的灌注量减少，血液内氧合血红蛋白含量减少而还原血红蛋白含量增加，局部皮肤呈紫蓝色，称为发绀。由于局部血流停滞，毛细血管扩张，使散热增加，体表温度下降。毛细血管淤血导致血管内流体静压升高和通透性增加，引起淤血性水肿，导致组织肿胀。毛细血管通透性进一步增高或破裂，引起红细胞漏出，形成小灶性出血。慢性淤血时，间质纤维组织增生，组织内网状纤维胶原化，出现淤血性硬化。

75. E【解析】脑梗死一般为贫血性梗死，梗死灶的脑组织坏死、变软、液化，以后形成囊状，或被增生的星形胶质细胞和胶质纤维所代替，最后形成胶质瘢痕。

76. D【解析】出血性梗死发生条件：①严重淤血。②组织疏松，如肺、肠。心、肾、脑和肝组织致密，不易发生出血性梗死。

77. B【解析】心的冠状动脉分布呈树状，不同部位的冠状动脉之间有交通支，使得血液供应较为复杂，当某个冠状动脉发生阻塞时，梗死区域就会呈现出地图形状。

78. D【解析】透明血栓发生于微循环的血管内，主要在毛细血管。

79. B【解析】水肿是指组织间隙内的体液增多。如果体液积聚在体腔则称为积水，如胸腔积水、心包积水、腹腔积水（腹水）、脑积水。

80. E【解析】左心衰竭肺淤血时，有些巨噬细胞吞噬了红细胞并将其分解，胞质内形成含铁血黄素，此时这种细胞称为心衰细胞。

81. E【解析】中、小栓子多栓塞肺动脉的小分支：常见于肺下叶，除多发性或短期内多次发生栓塞外，一般不引起严重后果，因为肺有双重血液循环，肺动脉和支气管动脉间有丰富的吻合支，侧支循环可起代偿作用。这些栓子可被溶解而消失或机化。

82. C【解析】出血有生理性出血和病理性出血。前者有正常月经的子宫内膜出血等。后者多由创伤、血管病变及出血性疾病等引起。

83. C【解析】肺褐色硬化：长期的左心衰竭和慢性肺淤血会引起肺间质网状纤维胶原化和纤维结缔组织增生，使肺质地变硬，加之大量含铁血黄素的沉积，肺呈棕褐色，称为肺褐色硬化。二尖瓣狭窄：肺充盈增多，肺淤血，可见肺褐色硬化。

84. B【解析】脾梗死是一种贫血性梗死，属于凝固性坏死，镜下特点是早期细胞尚可见核固缩、核碎裂和核溶解等改变，胞质嗜伊红染色，均匀一致，组织结构轮廓尚保存。

85. A【解析】当器官有严重淤血时，血管阻塞引起的梗死为出血性梗死，如肺淤血。严重淤血是肺梗死形成的重要先决条件，因为在肺淤血情况下，肺静脉和毛细血管内压增高，影响肺动脉分支阻塞后建立有效的肺动脉和支气管动脉侧支循环，致肺出血性梗死。

86. D【解析】贫血性梗死发生于组织结构较致密，侧支循环不充分的实质器官，如脾、肾、心和脑组织。

87. D【解析】DIC 患者出血的原因：随着微血栓形成有凝血因子和血小板消耗性减少，同时继发性纤溶系统被激活和纤维蛋白降解产物增多。这些原因都有抗凝血的作用。

88. C【解析】动脉性充血常是短暂的血管反应，原因消除后，局部血量恢复正常，通常对机体无不良后果。但在有高血压或动脉粥样硬化等疾病的基础上，情绪激动等原因可造成脑血管（如大脑中动脉）充血、破裂，严重时引起出血性脑卒中。

89. A【解析】出血性梗死一般发生在已有严重淤血的器官或组织疏松的器官。肠组织疏松，肠套叠、肠扭转、嵌顿性疝均可引起局部肠段的出血性梗死。

90. E【解析】病理性充血指各种病理状态下的充血，如炎性充血、减压后充血。为适应器官和组织生理需要和代谢增强需要而发生的充血，称为生理性充血，如进食后的胃肠道黏膜充血、运动时的骨骼肌充血和妊娠时的子宫充血。

91、92 B、D【解析】肾梗死灶的肉眼病变主要特点：多呈楔形，灰白色，界限清楚。由于肾的血管呈楔形分支，因此梗死灶也呈楔形，切面为扇面形，其尖端位于血管阻塞处，底部为该器官的表面，且与周围分界清楚，同时由于组织比较致密，一般出血不多，梗死灶多呈灰白色。

93. A【解析】发生出血性梗死时，除有动脉血流阻断外，往往还有局部高度淤血。如肠套叠、左心衰竭时的肺出血性梗死。

94. E【解析】引起静脉性充血的原因包括静脉受压、静脉腔阻塞和心力衰竭。

95. B【解析】因为肝有双重血供，所以不容易出现梗死。肝梗死可由动脉粥样硬化、栓塞、血栓形成、血管炎或低血压休克引起，偶尔在妊娠或口服避孕药后亦可发生肝动脉血栓形成。

96. D【解析】白色血栓发生于血流较速的部位（如动脉、心室）或血栓形成时血流较速的时期（如静脉混合血栓的起始部，即延续性血栓的头部）。

97. A【解析】羊水栓塞发病急骤，产妇出现发绀、呼吸困难和休克，绝大多数导致死亡。羊水成分栓塞肺血管所致肺循环机械性阻塞不足以解释上述症状，因此，过敏性休克、弥散性血管内凝血（DIC）、羊水液体所含血管活性物质进入血液引起血管反应，可能是致死的原因。羊水具有凝血致活酶作用，可引起 DIC。

98. E【解析】器官或局部组织静脉血流回流受阻，血液淤积于小静脉和毛细血管内，称为淤血。

99. A【解析】静脉血栓在形成血栓头部后，其下游的血流变慢和出现漩涡，导致另一个血小板小梁状的凝集堆，血小板小梁间的血液发生凝固，纤维蛋白形成网状结构，网内充满大量的红细胞，此过程反复交替进行，致使所形成的血栓在肉眼观察时呈灰白色和红褐色交替的层状结构，成为层状血栓，即混合血栓。在镜下，混合血栓主要由淡红色无结构的呈分支状或不规则珊瑚状的血小板小梁（肉眼观呈灰白色）和充满小梁间纤维蛋白网的红细胞（肉眼观呈红色）构成。

100. B【解析】局部组织或器官静脉血液回流受阻，血液淤积于小静脉和毛细血管内，导致血量增加，称为静脉性充血，一般简称淤血。

101. B【解析】出血性梗死常见于肺、肠等具有双重血液循环、组织结构疏松伴严重淤血的情况。因梗死灶内有大量的出血，故称为出血性梗死，又称红色梗死。

102. C【解析】引起肺水肿的最常见原因是左心衰竭，其次为肾衰竭、多器官功能衰竭肺衰竭（成人呼吸窘迫综合征）、肺部感染和变态反应。水肿液积聚于肺泡腔内，使肺肿胀有弹性，质变实，质量比正常增加 2~3 倍，切面有淡红色泡沫状液体渗出。

103. B【解析】血栓形成后，从血管壁向血栓长入内皮细胞和成纤维细胞，随即形成肉芽组织，血小板的血小板生长因子可能起着促使肉芽组织生长的作用。肉芽组织伸入血栓，逐渐加以取代而发生机化。

104. B【解析】当慢性肺淤血时，肺泡腔除有水肿液及出血外，还可见大量吞噬含铁血黄素的巨噬细胞，称为心衰细胞。

105. C【解析】慢性肝淤血镜下观察：①中央静脉和肝窦扩张充血，导致肝小叶中央肝细胞萎缩、消失或变性、坏死。②肝小叶边缘区肝细胞则发生脂肪变性。③间质纤维组织增生。长期严重的肝淤血，间质纤维组织明显增生，导致淤血性肝硬化。

106. D【解析】肺源性心脏病不会引起肺淤血，肺源性心脏病引起右心衰竭时导致体循环淤血，肺淤血多数由左心衰竭引起。

107. D【解析】肺梗死累及胸膜导致非感染性胸膜炎，引起患者胸痛。

108. B【解析】肺淤血由左心衰竭引起，左心腔内压力升高，阻碍肺静脉回流，造成肺淤血。急性肺淤血时，肺体积增大，呈暗红色，切面流出泡沫状红色血性液体。镜下，其特征是肺泡壁毛细血管扩张充血，肺泡壁变厚，可伴肺泡间隔水肿，部分肺泡腔内充满水肿液，可见出血。慢性肺淤血时，肺泡壁毛细血管扩张充血更为明显，还可见肺泡间隔变厚和纤维化。肺泡腔内除有水肿液及出血外，还可见大量吞噬含铁血黄素颗粒的巨噬细胞，即心衰细胞。

109. E【解析】在肺小动脉血栓栓塞的病理过程中，大量的血栓阻塞了肺动脉，导致肺部局部的血液循环障碍，从而引起肺泡萎陷、肺组织坏死等病理改变。此外，当血栓发生溶解时，还可能引发出血性梗死。因此，肺小动脉血栓栓塞的后果通常是出血性梗死和凝固性坏死。

110. E【解析】肺动脉血栓栓塞的栓子绝大多数来自下肢深静脉，特别是腘静脉、股静脉和髂静脉，偶可来自盆腔静脉或右心附壁血栓。

111. B【解析】恶性肿瘤细胞侵入血管扩散时，可在血管内增殖形成瘤栓或癌栓，并阻塞血管，导致转移瘤形成。

112. B【解析】肺褐色硬化通常是由左心衰竭引起的慢性肺淤血的改变。本题选项中，二尖瓣狭窄最易引起左心衰竭。

113. C【解析】脂肪栓塞主要影响肺和神经系统，其后果取决于脂滴的大小和数量的多少。

114. C【解析】血栓栓塞最常见，包括肺动脉栓塞和体动脉栓塞。较小的栓子广泛栓塞于肺动脉的分支，或较大的栓子栓塞于肺动脉主干及其大分支时，可致患者猝死。

115. D【解析】内出血可发生于体内任何部位，血液积聚于体腔内者称体腔积血，如腹腔积血、心包积血，体腔内可见血液或凝血块。发生于组织内的出血，量大时形成血肿，如脑血肿、皮下血肿。

116. C【解析】慢性肺淤血时，肺泡壁毛细血管扩张充血更为明显，还可见肺泡间隔变厚和纤维化。肺泡腔内除有水肿液及出血外，还可见大量吞噬含铁血黄素颗粒的巨噬细胞，即心衰细胞。

117. E【解析】血管壁损害是很常见的出血原因，常由缺氧、感染、中毒等因素引起，如脑膜炎球菌败血症、立克次体感染、肾综合征出血热、蛇毒、有机磷中毒等损伤血管壁致通透性增高，维生素 C 缺乏时毛细血管壁脆性和通透性增加，过敏性紫癜时免疫复合物沉着于血管壁引起变态反应性血管炎。

118. A【解析】延续性血栓的形成顺序是白色血栓、混合血栓、红色血栓。静脉比动脉容易发生血栓。延续性血栓头部是白色血栓，中部是混合血栓，尾部是红色血栓。

119. D【解析】由于微循环的毛细血管和毛细血管后静脉通透性增高，血液通过扩大的内皮细胞间隙和受损的基底膜漏出血管外，称为漏出性出血。

120. D【解析】血液的凝固性增强是指血液的凝血机制较正常情况下易受触发而呈现高凝状态，血液容易凝固形成血栓，见于晚期恶性肿瘤的肿瘤组织坏死后、大面积烧伤、创伤、大手术、胎盘早剥、羊水栓塞、胎死宫内和吸烟等情况。

121. E【解析】血栓形成的条件：内皮细胞的损伤，血流状态的改变和血液凝固性增加，血小板数量增多和癌细胞释放出促凝因子造成血液凝固性增加。纤维蛋白溶酶增加，促使纤维蛋白溶解，以清除沉着于内皮细胞表面的纤维蛋白。

122. E【解析】循环血液中的异常物质顺血流运行，行至较小血管发生堵塞血管腔的现象称为栓塞，形成栓塞的异常物质称为栓子。

123. A【解析】在体内，当血管受到损伤时，会引起血小板的激活和聚集，形成初步的血栓。同时，凝血因子也会被激活并参与到凝血反应中，促进血栓的形成。在这个过程中，血小板的活化起核心作用。

124. A【解析】由于微循环的毛细血管和毛细血管后静脉通透性增高，血液通过扩大的内皮细胞间隙和受损的基底膜漏出血管外，称为漏出性出血。

125. E【解析】静脉内延续性血栓的体部为混合血栓，在心腔内、动脉粥样硬化溃疡部位或动脉瘤内的附壁血栓为混合血栓。

126. C【解析】白色血栓由血小板和纤维素组成，与内皮下胶原纤维黏着紧密，不易脱落。

127. C【解析】淤血器官指的是由局部血液循环不畅通导致的器官充血、堵塞和缺氧的状态，其形态特征主要表现为色暗红、体积增大、切面湿润、功能减退、温度降低。

128. E【解析】本题选项中限定了栓塞的性质是血栓栓塞，那么引起脑动脉栓塞的血栓栓子只能来自左心或主动脉。因此来自左心房附壁血栓是正确的。

129. D【解析】混合血栓常见于静脉血栓的体部，由血小板小梁及黏附其上的白细胞、纤维蛋白网及网格的红细胞构成，肉眼观察时呈灰白色和红褐色层状交替结构，又称层状血栓。混合血栓肉眼特点：①发生于静脉内的延续性血栓的体部，呈粗糙干燥（无光泽）圆柱状，与血管壁粘连，呈灰白和褐色相间的条纹状结构。②发生于左心房内血栓，呈球状。③发生于心腔内、动脉粥样硬化溃疡部位或动脉瘤内的混合血栓，称为附壁血栓。

130. B【解析】羊水栓塞时，可在显微镜下观察到肺小动脉和毛细血管内有羊水的成分，包括角化鳞状上皮、胎毛、胎脂、胎粪和黏液等。

131. C【解析】混合血栓常见于房颤及二尖瓣狭窄时左心房壁的球形血栓，也可见于动脉瘤内的附壁血栓。

132. E【解析】破裂性出血是指由心脏或血管壁破裂引起的出血。破裂性出血的原因：①血管机械性损伤，如割伤、刺伤、弹伤。②血管壁或心脏的病变，如心肌梗死、室壁瘤、主动脉瘤、动脉粥样硬化。③血管壁周围的病变侵蚀，如肿瘤侵及周围的血管、结核性病变侵蚀血管、消化性溃疡侵蚀溃疡底部的血管。④肝硬化时食管下段静脉曲张破裂出血等。

133. C【解析】静脉内血栓多为延续性血栓，头为白色血栓，体为混合血栓，尾为红色血栓。

134. A【解析】凝血因子大都在肝内合成。当肝细胞坏死时，凝血因子可迅速减少，造成凝血障碍。

135. C【解析】球形血栓是指位于心房内的血栓，通常形态呈球形或卵圆形，常见于心房颤动患者。

136. D【解析】DIC 是因各种原因在微循环中形成广泛微血栓，造成凝血因子及血小板大量消耗，临床出现以出血和血管内血栓为主要表现的一种病理生理过程。

137. C【解析】透明血栓发生于微循环小血管内，只能在显微镜下见到，故又称微血栓，主要由纤维素构成，见于弥散性血管内凝血。

138. E【解析】皮肤荨麻疹俗称风团，是一种常见的皮肤病，指各种因素致使皮肤黏膜血管发生暂时性炎性充血与大量液体渗出，造成局部水肿性的损害。皮肤荨麻疹一般不会形成血栓。

139. A【解析】纤维素性血栓又称透明血栓或微血栓，主要发生在 DIC 的微循环内。

140. B【解析】血栓形成能对破裂的血管起堵塞破裂口的作用，阻止出血，这是对机体有利的一面，如胃、十二指肠慢性溃疡的底部和肺结核性空洞壁，其血管往往在病变侵蚀时已形成血栓，避免了大出血的可能性。

141. B【解析】新近形成的血栓，由于血栓内的纤维蛋白溶酶（纤溶酶）的激活和白细胞崩解释放溶蛋白酶，可使血栓软化并逐渐被溶解。

142. B【解析】血栓的结局：①软化、溶解和吸收。②机化和再通。③钙化。

143. C【解析】在 DIC 中，血小板和凝血因子过度激活，导致血栓形成，同时使纤维蛋白原和血小板过度消耗，从而导致出血倾向。在这个过程中，血管壁受损、肝凝血酶原合成减少、血流缓慢、血浆中缓激肽浓度增高等都可能参与其中，但是导致广泛出血的主要原因是大量血小板及纤维蛋白原消耗。

144. C【解析】附壁血栓是指发生于心腔内、动脉粥样硬化溃疡部位或动脉瘤内的混合血栓。

145. E【解析】DIC 时微循环内广泛性纤维素性血栓形成可导致广泛性出血。由于严重创伤、大面积烧伤、羊水栓塞、癌肿等原因使促凝物质释放入血液，启动外源性凝血；或由感染、缺氧、酸中毒等引起广泛性内皮细胞损伤，启动内源性凝血，引起血管内广泛性纤维素性血栓形成，主要发生在肺、肾、脑、肝、胃肠、肾上腺和胰腺等器官，导致组织广泛坏死及出血。

146. C【解析】较大的血栓约 2 周便可完全机化，此时血栓与血管壁紧密黏着不再脱落。

147. D【解析】肝动脉分支栓塞一般不引起梗死，因为肝有肝动脉与门静脉双重血液供应。

148. B【解析】下肢静脉内血栓可以阻塞血管。同时下肢静脉内血栓脱落形成的栓子易造成肺动脉栓塞，其引起栓塞的后果不同，具体如下。①中、小栓子多栓塞肺动脉的小分支，一般不引起严重后果。②大的血栓栓子栓塞肺动脉主干或大分支，较长的栓子可栓塞左右肺动脉干，称为骑跨性栓塞，患者可突然出现呼吸困难、发绀、休克等症状，严重者可因急性呼吸循环衰竭死亡（猝死）。③若栓子小但数目多，可广泛地栓塞肺动脉多数小分支，亦可引起右心衰竭猝死。

149. B【解析】在分娩过程中，羊膜破裂、早破或胎盘早期剥离，又逢胎儿阻塞产道时，由于子宫强烈收缩，宫内压增高，可将羊水压入子宫壁破裂的静脉窦内，羊水经血液循环进入肺动脉分支、小动脉及毛细血管内引起羊水栓塞，选项 C 正确。在羊水栓塞后，大量的羊水中含有的胎毛、胎粪等物质，可以堵塞肺动脉或其分支，导致肺循环血流受阻和肺血管阻塞，选项 A 正确。羊水栓塞引起猝死主要与以下机制有关：①羊水中胎儿代谢产物入血引起变应性休克。②羊水栓子阻塞肺动脉及羊水内含有血管活性物质引起反射性血管痉挛。③羊水具有凝血致活酶的作用引起 DIC。选项 D、选项 E 正确。子宫内静脉壁破裂不是羊水栓塞的特征，选项 B 错误。

150. C【解析】随着混合血栓逐渐增大并阻塞管腔，局部血流停滞并凝固，形成暗红色凝血块，称为红色血栓，构成静脉内延续性血栓的尾部。

151. A【解析】一般认为肺动脉栓塞更易发生于右侧和下肺叶。

152. D【解析】参见 A1 型题第 138 题解析。

153. C【解析】下肢深静脉血栓形成和肺静脉栓塞关系非常密切，临床上将这两种情况归为一种疾病——静脉血栓栓塞综合征。

154. B【解析】来自肠系膜静脉等门静脉系统的栓子，可引起肝内门静脉分支的栓塞。

155. C【解析】透明血栓主要发生在微循环小血管内，一般可能在显微镜下仅见，故又称微血栓。

156. C【解析】二尖瓣上的赘生物脱落后会沿着主动脉系统运行至远处，因此不会进入肺动脉系统形成肺动脉栓塞。

157. B【解析】风湿性心内膜炎病变早期表现为浆液性心内膜炎，几周后，在瓣膜闭锁缘上有单行排列的，直径为 1~2mm 的疣状赘生物，故此种心内膜炎又称疣状心内膜炎。疣状赘生物呈灰白色半透明，附着牢固，一般不易脱落，镜下，疣状赘生物为由血小板和纤维素构成的白色血栓。疣状赘生物主要发生于二尖瓣的心房面和主动脉瓣心室面，左心房壁亦可有血栓形成。

158. D【解析】败血性梗死为含细菌的栓子阻塞血管所致，常见于急性感染性心内膜炎，含细菌的栓子从心内膜脱落，随血流运行而引起相应组织器官栓塞。

159. E【解析】肺出血性梗死的必要条件是严重肺淤血、双重血液循环、肺小动脉栓塞，体循环淤血不是肺出血性梗死的必要条件。

160. B【解析】来自下肢深部静脉（如腘静脉、股静脉和髂静脉）的血栓栓子，随静脉回流入心后可到达肺，常引起肺栓塞。

161. E【解析】左室附壁血栓形成多继发于急性心肌梗死，是急性心肌梗死的常见并发症之一。附壁血栓形成后反过来引起急性心肌梗死的可能性很小，主要是可能会出现血栓的脱落，从而出现体循环动脉栓塞的可能性加大，最常见的栓塞部位就是脑。

162. C【解析】在循环血液中出现的不溶于血液的异常物质，随血流运行至远处阻塞血管腔的现象称为栓塞。阻塞血管的物质称为栓子。

163. C【解析】随着混合血栓逐渐增大并阻塞管腔，局部血流停滞并凝固，形成暗红色凝血块，称为红色血栓，构成静脉内延续性血栓的尾部。肉眼观察呈暗红色，新鲜的红色血栓湿润，有一定的弹性，与血管壁无粘连，与死后凝血块相似；陈旧的红色血栓由于水分被吸收，变得干燥，易碎，失去弹性，并易于脱落造成栓塞。

164. D【解析】交叉性栓塞又称反常性栓塞，偶见来自右心或腔静脉系统的栓子，在右心压力升高的情况下，通过先天性房（室）间隔缺损到达左心，再进入体循环系统引起栓塞。罕见有静脉脱落的小血栓经肺动脉未闭的动脉导管进入体循环而引起栓塞。

165. A【解析】阻塞血管的异常物质称为栓子，栓子可以是固体、液体或气体。最常见的栓子是脱落的血栓或其节段，其他栓子包括脂滴、空气、羊水和肿瘤细胞团等。

166. D【解析】血栓脱落是血栓栓子形成的直接原因，栓子可以是固体、液体或气体。

167. E【解析】肺动脉栓塞引起猝死的机制尚未完全清楚，可能与肺动脉机械性阻塞，血栓刺激动脉内膜引起的神经反射和血栓释出的 $TXA_2$ 和 5-HT，导致肺动脉、支气管动脉和冠状动脉广泛痉挛和支气管痉挛，造成急性肺动脉高压、右心衰竭和窒息有关，同时也可能与肺缺血、缺氧和左心排血量下降有关。

168. D【解析】来自主动脉系统及左心的栓子，随动脉血流运行，阻塞于各器官的小动脉内引起栓塞，常见于脑、脾、肾及四肢的指、趾部等。

169. C【解析】在二尖瓣狭窄时，左心房内血流缓慢并有涡流形成，因此，左心房内易形成血栓。

170. E【解析】长骨骨折或脂肪组织严重挫伤时，脂肪细胞破裂所释出的脂滴可侵入破裂的血管；脂肪肝时，若上腹部受到猛烈挤压、撞击，可使肝细胞破裂并释出脂滴进入血流。创伤性脂肪栓塞时，栓子随静脉血流到达肺，直径小于 20μm 的脂肪栓子可通过肺泡壁毛细血管经肺动脉和左心，引起全身器官的栓塞，尤其是脑；大于 20μm 的脂肪栓子则栓塞于肺。栓子量少的脂肪栓塞组织，可无肉眼变化。若大量脂滴短期内进入肺循环，可能引起窒息和因急性右心衰竭而死亡。

171. E【解析】在血栓机化过程中，由于水分被吸收，血栓干燥收缩或部分溶解而出现裂隙，周围新生的血管内皮细胞长入被覆于裂隙表面形成新的血管，并相互吻合沟通，使被阻塞的血管部分重建血流，这一过程称为再通。

172. A【解析】若大量脂滴（9～20g）短期内进入肺循环，使 75% 的肺循环面积受阻时，可引起窒息和因急性右心衰竭死亡。

173. A【解析】本题考查梗死的定义。器官或局部组织由血管阻塞、血流停止引起缺氧而发生的坏死，称为梗死。

174. E【解析】羊水栓塞是分娩过程中一种罕见而严重的并发症，病死率大于 80%。在分娩或胎盘早期剥离时，如有羊膜破裂，尤其当胎儿阻塞产道时，子宫强烈收缩，子宫腔内压增高，羊水被挤入破裂的子宫壁静脉窦内，随血流进入母体右心，在肺动脉分支及肺泡壁毛细血管内引起栓塞。

175. B【解析】弥散性血管内凝血时形成的血栓是透明血栓，发生于微循环的血管内，主要在毛细血管，只能在显微镜下观察到，因此不会形成静脉血栓。

176. D【解析】减压病又称沉箱病和潜水员病，是气体栓塞的一种。人体从高气压环境迅速进入常压或低气压环境，原来溶于血液、组织液和脂肪组织的气体（包括氧气、二氧化碳和氮气）迅速游离形成气泡。氧和二氧化碳可再溶于体液内被吸收，但氮气在体液内溶解迟缓，在血液和组织内形成很多微气泡或融合成大气泡，引起气体栓塞，故又称氮气栓塞。

177. A【解析】羊水栓塞的证据是在显微镜下观察到肺小动脉和毛细血管内有羊水的成分，包括角化鳞状上皮、胎毛、胎脂、胎粪和黏液。在母体血液涂片中亦可找到羊水的成分。

178. E【解析】病理性充血指各种病理状态下局部组织或器官发生的充血。炎性充血是较为常见的病理性充血，特别是在炎症反应的早期，由致炎因子引起的神经轴突反射使血管舒张神经兴奋以及血管活性胺类介质作用，使细动脉扩张充血，局部组织变红和肿胀。较长时间受压的局部组织或器官当压力突然解除后，细动脉发生反射性扩张引起的充血，称减压后充血。如绷带包扎肢体或腹水压迫腹腔内器官，组织内的血管张力降低，若突然解开绷带或一次性大量抽取腹水，局部压力迅速解除，受压组织内的细动脉发生反射性扩张，导致充血。选项 E 为生理性充血。

179. C【解析】寄生在门静脉的血吸虫及其虫卵栓塞肝内门静脉小分支。

180. A【解析】出血性梗死一般发生在已有严重淤血的器官或组织疏松的器官，如因肠组织疏松，肠套叠、肠扭转、嵌顿性疝均可引起局部肠段的出血性梗死。

181. D【解析】此题考查影响梗死形成的因素。有双重血供的器官，一条动脉阻塞，另一条动脉可以维持供血，通常不引起梗死，如肺有肺动脉和支气管动脉供血，肺动脉小分支的血栓栓塞不会引起梗死，肝梗死很少见，是因为肝有肝动脉和门静脉双重血供。肾、心、脾、卵巢内侧支循环不丰富，故动脉栓塞后易发生梗死。

182. A【解析】造成肺动脉栓塞的栓子 95%以上来自下肢膝以上的深部静脉，特别是腘静脉、股静脉和髂静脉，偶尔可来自盆腔静脉或右心附壁血栓。

183. C【解析】贫血性梗死发生于组织结构致密，侧支循环不丰富的器官，如肾、脾、心肌。

184. A【解析】心力衰竭细胞：左心衰竭肺淤血时，有些巨噬细胞吞噬了红细胞并将其分解，胞质内形成含铁血黄素，此时这种细胞称为心衰细胞。如急性肺淤血时，肺泡腔中可见肺泡巨噬细胞吞噬红细胞形成的心衰细胞。但并不是所有肺淤血都能看见心衰细胞，只有左心衰竭引起的肺淤血才能见到。

185. D【解析】脾梗死灶主要特点多呈楔形，灰白色，界限清楚，因为其发生在结构比较致密，侧支循环不充分的器官，如脾、肾，因此被称为脾肾梗死灶。

186. B【解析】参见 A1 型题第 2 题解析。

187. C【解析】引起减压病的根本原因是氮气泡形成。主要是由于当人由高气压环境向正常气压转变时，比如从潜水、高空飞行等回到正常环境中，如果减压的速度太快，人体内的压力比外界气压高，就会使氮气在血液中过度饱和。

188. E【解析】参见 A1 型题第 172 题解析。

189. D【解析】肠套叠、肠扭转和嵌顿性疝时肠系膜静脉受压，血液回流受阻，同时肠系膜动脉亦因受压而致输入血量不同程度地减少，局部组织血液循环停顿，血流中断，亦可引起肠梗死。

190. E【解析】非凹陷性水肿，甲状腺功能减退及甲状腺功能亢进均可出现水肿，且均为黏液性水肿。甲状腺功能减退时，水、钠和黏蛋白的复合体在组织间隙中积聚，患者常表现颜面和手足水肿、皮肤粗厚，呈苍白色。甲状腺功能亢进患者可出现眼睑和眼窝周围组织肿胀，睑裂增宽，眼球突出，结合膜可有水肿，胫前区局部皮肤增厚，称为胫前区黏液性水肿。

191. D【解析】动脉性充血是短暂的血管反应，原因消除后，局部血量恢复正常，通常对机体无不良后果。但在有高血压或动脉粥样硬化等疾病的基础上，由于情绪激动等原因可造成脑血管（如大脑中动脉）充血、破裂，后果严重。

192. E【解析】贫血性梗死多发生于组织较致密而侧支循环不丰富的实质器官，如心、肾、脾、脑。

193. D【解析】参见 A1 型题第 169 题解析。

194. B【解析】透明血栓又称微血栓，发生于微循环血管内，只能在显微镜下见到，主要由纤维蛋白构成，最常见于 DIC。

195. C【解析】静脉性充血的原因很多，可归纳为以下三类：①静脉受压。②静脉腔阻塞，静脉血栓形成。③心力衰竭。

196. D【解析】血栓形成后，若纤维蛋白溶解系统活性不足，仅使血栓部分软化，1~2 天后血管内皮细胞和成纤维细胞向血栓内长，形成肉芽组织，逐渐取代血栓。血栓被肉芽组织取代的过程称为血栓机化。

197. C【解析】下肢深静脉血栓最严重的并发症是血栓脱落后栓塞于肺动脉主干及其分支而引起致死性的肺栓塞，其发病急、病情进展迅速、死亡率高。

198. B【解析】参见 A1 型题第 185 题解析。

199. D【解析】栓子大多数来自左心及动脉系统的附壁血栓（如亚急性细菌性心内膜炎时心瓣膜赘生物、二尖瓣狭窄时左心房附壁血栓、心肌梗死的附壁血栓）；少数发生于动脉粥样硬化溃疡或主动脉瘤表面的血栓；极少数来自腔静脉的栓子可通过房间隔缺损、室间隔缺损进入左心，发生交叉性栓塞。

200. B【解析】由血栓或血栓的一部分脱落引起的栓塞称为血栓栓塞，是栓塞中最常见的一种。由于血栓栓子的来源、栓子的大小和栓塞的部位不同，其对机体的影响也不相同。

201. C【解析】败血性梗死为含细菌的栓子阻塞血管所致，常见于急性感染性心内膜炎，含细菌的栓子从心内膜脱落，随血流运行而引起相应组织器官栓塞。梗死区可见细菌团及大量炎症细胞浸润，若感染菌为化脓菌，则可形成脓肿。

202. E【解析】急性肺栓塞是可以导致突然死亡的，通常是由于患者各个地方出现了栓子，常见的有下肢静脉的血栓栓塞、羊水栓塞等。

203. D【解析】透明血栓发生于微循环小血管内，只能在显微镜下见到，故又称微血栓，主要由纤维素构成，见于弥散性血管内凝血。

204. B【解析】脑梗死属于液化性坏死。肾梗死、心肌梗死和脾梗死属于凝固性坏死，选项 B 错误。

205. C【解析】在血栓形成过程中，激活的凝血因子Ⅻ一方面促使血栓形成，另一方面激活纤维蛋白溶酶系统。后者及血栓内白细胞崩解后释放的溶蛋白酶的作用，使得血栓逐渐被溶解而软化。小的新鲜血栓可被快速完全溶解、吸收；大的血栓多为部分软化，可被血流冲击形成碎块、颗粒或整体脱落，随血流运行到局部组织或器官并阻塞相应的灌流血管，形成血栓栓塞。

206. C【解析】出血性梗死需要具备三个条件：①双重血流供给或具有丰富的血管吻合支。②组织疏松。③严重淤血且动脉血流阻断。

207. C【解析】肺梗死多发生于肺下叶外周部，尤以肋膈角处多见。肉眼观察：①梗死灶呈锥形，切面为楔形，尖端朝向肺门，底部紧靠肺膜，肺膜面有纤维蛋白性渗出物。②梗死灶质实，因弥漫性出血呈暗红色，略向表面隆起，病变进一步发展为红细胞崩解，肉芽组织长入，梗死灶机化变成灰白色，瘢痕收缩使局部下陷。镜下观察：梗死灶呈凝固性坏死，可见肺泡轮廓，充满红细胞。梗死灶边缘与正常肺组织交界处的肺组织充血、水肿及出血。临床上患者可出现胸痛、咳嗽、咯血、发热及白细胞总数升高等表现。

208. E【解析】静脉比动脉发生血栓的概率高 4 倍，而下肢深静脉和盆腔静脉血栓常发生于心力衰竭、久病和术后卧床患者，也可伴发于大隐静脉曲张的静脉内。

209. D【解析】动脉系统栓塞以下肢、脑、肠、肾和脾的栓塞较常见，其后果取决于栓子的大小、栓塞的部位、局部侧支循环建立的情况以及组织对缺血的耐受性。当栓塞的动脉缺乏有效的侧支循环时，可引起局部组织梗死。

210. E【解析】感染性心内膜炎和动脉粥样硬化造成内皮细胞的损伤。严重创伤、大面积烧伤、大手术后或产后导致大失血时，血液浓缩，血中纤维蛋白原、凝血酶原及其他凝血因子的含量增多，以及血中补充大量幼稚的血小板，其黏性增加，易于发生黏集，形成血栓。广泛转移的晚期恶性肿瘤，如胰腺癌、肺癌、乳腺癌、前列腺癌和胃癌，由于癌细胞释放促凝因子，如组织因子，引起多发性、反复发作的血栓性游走性脉管炎或非细菌性血栓性内膜炎，获得性高凝状态。因此，除选项 E 外，其余选项均易引起血栓形成。

211. E【解析】肝功能衰竭时肝细胞严重损伤，肝细胞合成凝血因子大量减少，造成凝血障碍，易引起出血，故选E。

212. B【解析】白色血栓发生于血流较速的部位（如动脉、心室）或血栓形成时血流较速的时期（如静脉混合血栓的起始部，即延续性血栓的头部）。

213. A【解析】肺淤血镜下可见肺泡壁毛细血管和小静脉高度扩张淤血，使肺泡间隔增宽，同时肺泡腔内有红细胞漏出，被巨噬细胞吞噬后，形成心衰细胞，由于肺有淤血，所以切面呈暗红色。支气管扩张和淤血之间并无直接关系。

214. A【解析】参见A1型题第168题解析。

215. E【解析】左心衰竭可引起肺循环淤血，常见于心肌梗死、二尖瓣病变等。右心衰竭可引起体循环淤血，常见于肺源性心脏病、肺动脉狭窄等。长时间的左心衰竭与肺淤血可致肺动脉压升高，造成右心衰竭，导致全身各器官淤血。

216. D【解析】空气栓塞多见于血管内呈负压状态的较大的静脉，如头颈、胸壁和肺的创伤或手术时，损伤锁骨下静脉和颈静脉，因这些血管接近心脏，负压较高，大量空气可迅速被吸入管腔，随血流到达右心。空气栓塞也可见于分娩时，如出现胎盘早剥时，子宫强烈收缩可将空气挤入破裂的静脉窦内。输液时，仅有可能有少量气体进入静脉，且多溶解在血液里，不宜发生气体栓塞。

217. E【解析】血管壁损害漏出性出血发生于小静脉和毛细血管，是由于小血管壁的通透性增高，血液通过扩大的内皮细胞间隙和损伤的血管基底膜而漏出血管外。

218. A【解析】颈静脉外伤时，空气可因吸气时静脉腔内负压而被吸引，由损伤口进入静脉。若大量气体（多于100ml）迅速进入静脉，可导致循环中断而猝死。

219. E【解析】心冠状动脉分支不规则，故心肌梗死灶的形状也不规则，呈地图状。

220. C【解析】参见A1型题第11题解析。

221. E【解析】当大量空气迅速进入血液循环时，导致死亡的原因主要是急性心力衰竭和呼吸衰竭。

222. D【解析】破裂性出血为心脏或血管壁破裂所致，一般出血量较多。原因：①血管机械性损伤。②血管壁或心脏病变。③血管壁周围病变侵蚀。④静脉破裂。⑤毛细血管破裂。流行性出血热的出血属于漏出性出血。漏出性出血是由于微循环的毛细血管和毛细血管后静脉通透性增高，血液通过扩大的内皮细胞间隙和受损的基底膜漏出血管外。常见原因：①血管壁的损害。②血小板减少或功能障碍。③凝血因子缺乏。

223. A【解析】在肺淤血情况下，肺静脉和毛细血管内压增高，影响了肺动脉分支阻塞后建立有效的肺动脉和支气管动脉侧支循环，引起肺出血性梗死。

224. D【解析】血栓形成概念的关键词是活体、血液发生凝固或血液中某些有形成分凝集、形成固体质块，三者缺一不可。

225. B【解析】羊水栓塞引起猝死的发病机制：①羊水中胎儿的代谢产物入血引起过敏性休克。②羊水栓子阻塞肺动脉，羊水内含有血管活性物质引起反射性血管痉挛。③羊水具有凝血致活酶的作用，引起 DIC。

226. E【解析】混合血栓多发生于血流缓慢的静脉，往往以瓣膜囊或内膜损伤处为起始点，血流经过该处时在其下游形成涡流，引起血小板黏集，构成静脉血栓的头部（白色血栓）。在血小板小梁间血流几乎停滞，血液乃发生凝固，可见红细胞被包裹于网状纤维蛋白中，肉眼上呈粗糙、干燥的圆柱状，与血管壁黏着，有时可辨认出灰白与褐色相间的条纹状结构，这种血栓称为混合血栓。在结构上可分为头、体、尾三部分，头部由白色血栓形成，体部由红色血栓与白色血栓组成，尾部由红色血栓组成。血栓头部常黏附于血管壁，形成附壁血栓。

227. D【解析】单一的混合血栓见于二尖瓣狭窄时扩大的左心房和动脉瘤内，血栓呈灰白色和红褐色交替的层状结构，故又称层状血栓。

228. E【解析】局部器官或组织由于动脉血输入量增多而发生的充血，称为主动性充血，又称动脉性充血，简称充血。

229. A【解析】栓子绝大多数来自左心的血栓（如亚急性细菌性心内膜炎时心瓣膜赘生物、二尖瓣狭窄时左心房附壁血栓、心肌梗死的附壁血栓），其次为动脉粥样硬化溃疡和主动脉瘤内膜表面的血栓。当有右向左分流的先天性心隔膜缺损时，患者的静脉血栓可以从右心通过该缺损进入左心，造成大循环的动脉的栓塞，称为反常栓塞。

230. A【解析】参见 A1 型题第 25 题解析。

231. D【解析】淤血是指由于静脉回流受阻使血液淤积在小静脉和毛细血管内而发生的充血。

232. B【解析】由于微循环的毛细血管和毛细血管后静脉通透性增高，血液通过扩大的内皮细胞间隙和受损的基底膜漏出血管外，称为漏出性出血。

233. B【解析】黏附于内膜损伤处的血小板释放出内源性 ADP 及血栓素 $A_2$，两者共同作用于血流中的血小板，使血小板继续彼此黏集，形成血小板小堆。胶原虽然是一种刺激血小板聚集的重要物质，但并不直接促进血小板黏附和聚集。凝血酶是在凝血过程中产生的，并与血小板表面的受体结合，使血小板黏集堆进一步增大、收缩，变为不可逆性血小板融合团块，凝血酶将纤维蛋白原转变为纤维蛋白，将血小板紧紧地交织在一起，成为血栓形成的起始点。凝血酶是血栓形成的核心成分。前列环素（$PGI_2$）是一种抑制血小板黏附和聚集的物质。

234. C【解析】右心衰竭会导致体循环淤血，常见有肝淤血，严重时脾、肾、胃肠道和下肢也出现淤血。而当左心衰竭时，肺静脉压增高，造成肺淤血。

235. E【解析】细菌栓塞侵入血管或淋巴管时，既能引起管腔阻塞，又能引起炎症扩散。细菌栓塞多见于细菌性心内膜炎及败血症。

236. D【解析】外出血包括以下几类：①鼻黏膜出血排出体外称鼻出血。②肺结核空洞或支气管扩张出血经口排出到体外称为咯血。③消化性溃疡或食管静脉曲张出血经口排出到体外称为呕血。④结肠、胃出血经肛门排出称便血。⑤泌尿道出血经尿排出称为尿血。⑥微小的出血进入皮肤、黏膜、浆膜面形成较小的出血点称为瘀点，而稍为大的出血称为紫癜，直径超过 1~2cm 的皮下出血灶称为瘀斑。内出血可见于体内任何部位，血液积聚于体腔内称体腔积血，如心包积血、胸腔积血、腹腔积血和关节腔积血。在组织内局限性的大量出血，称为血肿，如脑硬膜下血肿、皮下血肿、腹膜后血肿。

237. E【解析】静脉性充血是指由于静脉回流障碍，使得局部的静脉压力升高，导致组织内淤血和水肿的一种情况。静脉栓塞是指血液中形成的血栓阻塞了静脉管腔，使得下游组织出现充血和水肿，属于静脉性充血。

238. C【解析】多种原因可压迫静脉引起静脉管腔狭窄或闭塞，血液回流障碍，导致组织或器官淤血。例如，肿瘤压迫局部静脉引起相应组织淤血；妊娠时增大的子宫压迫髂总静脉引起下肢淤血；肠疝嵌顿、肠套叠、肠扭转压迫肠系膜静脉引起肠管淤血；肝硬化时，假小叶内纤维组织增生和假小叶的形成，常压迫肝窦和小叶下静脉，静脉回流受阻，门静脉压升高，导致胃肠道和脾淤血。

239. C【解析】器官或组织因动脉输入血量的增多而发生的充血，称动脉性充血，是一个主动过程，表现为局部组织或器官小动脉和毛细血管扩张，血液输入量增加。

240. D【解析】淤血时器官肿胀，呈暗红色，包膜紧张，体积增大，切面湿润多血。全身淤血时，皮肤黏膜发绀，局部温度降低。镜下见淤血组织内小静脉和毛细血管扩张、充血、水肿。临床主要表现有水肿、蛋白尿、血尿和肾功能减退。

241. E【解析】参见 A1 型题第 238 题解析。

242. B【解析】空气栓塞多由静脉损伤破裂，外界空气由静脉缺损处进入血流所致。如头颈手术、胸壁和肺创伤损伤静脉、使用正压静脉输液以及人工气胸或气腹误伤静脉时，空气因吸气时静脉腔内负压而被吸引，由损伤口进入静脉。

243. B【解析】局部组织或器官由于静脉回流受阻，使静脉回流减少所造成的局部血管内血液含量增多称为静脉性充血，亦称淤血。

244. A【解析】急性左心衰竭时，心脏收缩力突然减小，心排出量突然减少，肺静脉压增高，肺毛细血管压增高，血管内液体渗出增多，导致急性肺水肿。

**二、A2 型题**

1. D【解析】参见 A1 型题第 178 题解析。

2. A【解析】透明血栓发生于微循环小血管内，只能在显微镜下见到，故又称微血栓。镜下见主要由纤维素构成，又称纤维素性血栓，见于弥散性血管内凝血。

3. D【解析】肝脂肪变性：较轻时，肉眼观无明显异常；严重时，可见肝体积增大，质地较软，色泽淡黄至土黄，切面结构模糊，有油腻感，有的甚至质脆如泥。此时肝慢性淤血，体积增大，可有轻压痛。

4. B【解析】脂肪栓塞的栓子常来源于长骨骨折、脂肪组织严重挫伤和烧伤，这些损伤可导致脂肪细胞破裂和释出脂滴，脂滴由破裂的骨髓血管窦状隙或静脉进入血液循环引起脂肪栓塞。脂肪栓塞的后果取决于栓塞部位及脂滴数量的多少。若大量脂滴（9~20g）短期内进入肺循环，使75%的肺循环面积受阻时，可引起窒息和因急性右心衰竭而死亡。

5. C【解析】纤维蛋白溶酶（PL）是纤溶酶原（PLG）在纤溶酶原激活物（PA）的作用下产生的，是导致纤维蛋白降解最直接的因子。生理状态下，PL 与 PLG、组织型纤溶酶原激活物（t-PA）等结合在血管内皮细胞表面，一旦有少量纤维蛋白形成，PLG 被激活为PL，后者则在局部将纤维蛋白降解，以避免血栓形成，保证血流通畅。

6. A【解析】局部静脉流体静压增高也是导致水肿的一大因素，引发这种情况的原因主要是静脉阻塞或静脉回流障碍。由于体液循环中的静脉回流受阻，毛细血管内流体压力升高，在受阻的相应部位处就会产生积水或水肿。该患者为银行工作人员，既往身体健康，此次小腿肿胀应为静脉流体静压增高导致的水肿。

7. C【解析】脂肪栓塞的栓子常来源于长骨骨折、脂肪组织严重挫伤和烧伤。发生脂肪栓塞的患者在损伤后1~3天内可出现突发性的呼吸急促、呼吸困难和心动过速。较严重者可见肺水肿、出血和肺不张，脑水肿和血管周围点状出血。

8. E【解析】局部组织或器官静脉血液回流受阻，血液淤积于小静脉和毛细血管内，导致血量增加，称静脉性充血，也称被动性充血。急性肝淤血时，肝体积增大，呈暗红色。镜下，肝小叶中央静脉和肝窦扩张，充满红细胞，严重时可有肝小叶中央肝细胞萎缩、坏死。肝小叶外围汇管区附近的肝细胞由于靠近肝小动脉，缺氧程度较轻，可仅出现肝脂肪变性。

9. A【解析】该患者分娩过程中，突然呼吸困难，发绀，全身抽搐，血压下降，昏迷，疑为羊水栓塞。羊水栓塞是分娩过程中一种罕见严重并发症，死亡率大于80%。羊水栓塞的证据是在显微镜下观察到肺小动脉和毛细血管内有羊水的成分，包括角化鳞状上皮、胎毛、胎脂、胎粪和黏液。

10. C【解析】贫血性梗死发生于组织结构较致密侧支循环不充分的实质器官，如脾、肾、心肌和脑组织。当梗死灶形成时，病灶边缘侧支血管内血液进入坏死组织较少，梗死灶呈灰白色，故称为贫血性梗死。

11. E【解析】肺淤血由左心衰竭引起，急性肺淤血时肺体积增大，暗红色，切面流出泡沫状红色血性液体。镜下，其特征是肺泡壁毛细血管扩张充血，肺泡壁变厚，可伴肺泡间隔水肿，部分肺泡腔内充满水肿液，可见出血。慢性肺淤血时，肺泡壁毛细血管扩张充血更为明显，还可见肺泡间隔变厚和纤维化。肺泡腔内除有水肿液及出血外，还可见大量吞噬含铁血黄素颗粒的巨噬细胞，即心衰细胞。肺淤血患者临床上表现为气促、发绀等。

12. E【解析】肺栓塞和肺梗死都是由肺动脉阻塞引起的，最常见的阻塞原因是静脉血栓。下肢深静脉血栓形成临床表现主要是腿部肿胀和腿部疼痛两点，腿部肿胀往往在小腿比较明显。该患者胸痛伴咳嗽、气喘，右下肺有阴影应诊断为肺动脉血栓栓塞伴肺梗死。

13. C【解析】脂肪栓塞是骨折患者伤后或术后最严重的并发症。主要病变在肺，肺部病变是发生脂肪栓塞综合征（FES）的基础。在损伤后 1～3 天出现突然发作性呼吸急促，呼吸困难和心动过速。较严重者可见肺水肿、出血和肺不张，脑水肿和血管周围点状出血。

14. A【解析】该患者因头部受伤出现嗜睡症状，经头部 CT 检查发现硬脑膜下方有液体聚集，挤压左侧大脑半球。根据这些表现，最可能的诊断是血肿。

**三、A3/A4 型题**

1. B【解析】参见 A1 型题第 25 题解析。

2. C【解析】含铁血黄素是由巨噬细胞吞噬外溢红细胞后形成的，含有铁的血红蛋白衍生物，常见于陈旧性出血处，呈棕黄色、大小不等的折光性颗粒。

**四、B 型题**

1. A【解析】肺栓塞患者多具有深静脉血栓栓塞的危险因素。外科大手术如腹腔、盆腔、骨科手术患者易出现深静脉血栓形成，特别是骨折和髋、膝关节置换术的患者易发生栓塞。

2. C【解析】羊水栓塞是指在分娩过程中羊水突然进入母体血液循环引起急性肺栓塞、过敏性休克、弥散性血管内凝血、肾功能衰竭或猝死的严重的分娩期并发症。胎盘早期剥离、前置胎盘、子宫破裂或手术产易发生羊水栓塞。

3. E【解析】在某些毫无骨折或脂肪组织挫伤的疾患中，如糖尿病时的血脂过高、烧伤、酗酒和慢性胰腺炎等，也常可在尸检时发现无症状的脂肪栓塞。该脂肪栓子是由于血脂过高或精神受激烈刺激、过度紧张，使呈悬乳状态的血脂不能保持稳定而游离形成的。

4. B【解析】空气栓塞起源于肺部，肺内的气体在异常情况下，气体进入血管中，在血液中形成栓塞，从而导致疾病。一般若血管中的气体量较少，则气体可以慢慢溶解在血液中，不引起任何不良反应。但若气体量较大，或突然出现较大量的气体，而血液对气体的吸收少而且速度较慢，因而会引起疾病。例如，潜水员从深水处上升过快导致的减压病，就是一种典型的空气栓塞。

5. D【解析】胆固醇结晶栓塞综合征是一种全身性疾病，由主动脉及其主要分支到远端循环的动脉粥样硬化斑块物质（如胆固醇结晶）脱落引起，可导致多个器官的缺血性和炎症性损害。

6. B【解析】股骨干骨折是常见的骨折之，一般均采取手术治疗。FES 是股骨干骨折治疗过程中最严重的并发症之一，常常危及生命。

7. C【解析】减压病又称沉箱病，是气体栓塞的一种。沉箱作业的工人，在沉箱内由于气压高，所吸入的空气较多地溶于血液、组织液和脂肪组织内。

8. A【解析】血管血栓形成导致动脉血流中断或灌流不足是梗死形成的最常见原因，主要见于冠状动脉、脑动脉粥样硬化合并血栓形成时引起的心肌梗死和脑梗死。

9. D【解析】羊水栓塞是分娩过程中一种罕见严重并发症，死亡率大于 80%。本病发病急，后果严重，患者常常在分娩过程中或分娩后突然出现呼吸困难、发绀、抽搐、休克、昏迷，甚至死亡。

10. E【解析】当血栓与血管壁黏着不牢固时，或在血栓软化、碎裂过程中，血栓的整体或部分脱落成为栓子，栓子随血流运行阻塞血管腔的现象称为栓塞。

11. B【解析】机化是新生毛细血管和成纤维细胞形成的肉芽组织长入坏死灶，逐渐形成瘢痕，取代坏死灶的过程。

12. C【解析】血栓的软化、溶解、吸收：当凝血因子Ⅻ被激活后，活化的凝血因子Ⅻ已开始激活纤维蛋白溶酶系统，裂解纤维蛋白原和纤维素，血栓的持续存在并增长，抑或软化、溶解、吸收，取决于凝血系统和纤维蛋白溶酶系统两者之间活性的对比。血栓内的白细胞，其溶蛋白酶也有溶解血栓成分的能力。当溶解血栓成分的酶量多、活性强时，血栓可被溶解，小的血栓可完全被溶解吸收。

13. D【解析】一般认为，静脉石由病灶内血流动力学改变，血液中的盐类物质沉积并形成血栓，血栓进一步钙化所形成。

14. A【解析】由于血栓干燥收缩或部分溶解而出现裂隙，周围新生的血管内皮细胞长入并被覆于裂隙表面形成新的血管，并相互吻合沟通，使被阻塞的血管部分重建血流，称为再通。

15. C【解析】瘀斑是指直径超过 1~2cm 的皮下片状出血，常见于肢体易摩擦、磕碰和受压的部位和针刺处，一般不高出皮面，按压不褪色，初期呈暗红色或紫色。

16. B【解析】任何原因出现的血流中断，导致局部组织缺血性坏死，称为梗死。

17. A【解析】肺栓塞若栓子较大，栓塞肺动脉主干或大分支，则会造成肺动脉栓塞症，患者出现突发性呼吸困难、发绀、休克甚至猝死。

18. D【解析】参见 A1 型题第 2 题解析。

19. E【解析】腹水是指各种原因引起的腹腔内过多游离液体的积聚。

20. B【解析】在组织内局限性的大量出血，称为血肿，如脑硬膜下血肿、皮下血肿、腹膜后血肿。

21. A【解析】血液从血管或心腔逸出，称为出血。血液积聚于体腔者为体腔出血。血液流出体外者为外出血。

22. E【解析】因毛细血管和毛细血管后静脉通透性增加，血液经扩大的内皮细胞间隙和受损的基底膜漏出于血管外，称为漏出性出血。

23. D【解析】参见 B 型题第 21 题解析。

24. C【解析】按血液逸出的机制可将出血分为破裂性出血和漏出性出血两种，破裂性出血由心脏或血管壁破裂所致。

25. C【解析】心肌梗死冠状动脉分支不规则，故梗死灶形态呈不规则的地图状。

26. A【解析】贫血性梗死中，肾和脾梗死灶呈锥形，尖端向血管阻塞的部位，底部靠器官表面。

27. B【解析】出血性梗死中，肺梗死灶呈锥形，切面为楔形，尖端朝向肺门，底部紧靠肺膜，肺膜面有纤维蛋白性渗出物。

28. D【解析】脑梗死一般为贫血性梗死，梗死灶的脑组织坏死、变软、液化，以后形成囊状，或被增生的星形胶质细胞和胶质纤维所代替，最后形成胶质瘢痕。

29. E【解析】肠梗死灶呈结节段性暗红色，肠壁因淤血、水肿和出血呈明显增厚，随之肠壁坏死，质脆易破裂，肠浆膜面可有纤维素性脓性渗出物被覆。

30. A【解析】参见 A1 型题第 33 题解析。

31. B【解析】在静脉性血栓中，白色血栓位于延续性血栓的起始部，即血栓的头部。

32. C【解析】发生于心腔内、动脉粥样硬化溃疡部位或动脉瘤内的混合血栓可称为附壁血栓。

33. D【解析】红色血栓主要见于静脉内，当混合血栓逐渐增大并阻塞血管腔时，血栓下游局部血流停止，血液发生凝固，称为延续性血栓的尾部。

34. D【解析】红色血栓多发生在血流缓慢或血流停止的部位，以静脉系统为多见，又称凝血栓，主要由红细胞夹杂大量纤维蛋白组成，含有少量白细胞，呈暗红色，表面光滑而湿润，弹性较大，构成血栓的尾部。

35. B【解析】参见 A1 型题第 33 题解析。

36. A【解析】白色血栓常见于急性风湿性心内膜炎时二尖瓣闭锁缘上形成的血栓赘生物。在静脉血栓中，白色血栓位于静脉内延续性血栓的起始部，即血栓头部。

37. C【解析】发生于左心房内的血栓，由于心房的收缩和舒张，混合血栓呈球状。

38. E【解析】若长时间存在的血栓可发生钙盐沉着，称为钙化。血栓钙化后成为静脉石或动脉石。机化的血栓，在纤维组织玻璃样变的基础上也可发生钙化。

39. E【解析】发生在脑组织的液化性坏死又称脑软化，也属于液化性坏死，分为酶解性和外伤性两种。

40. A【解析】参见 A1 型题第 90 题解析。

41. B【解析】贫血性梗死发生于组织结构较致密侧支循环不充分的实质器官，如脾、肾、心肌和脑组织。

42. D【解析】中毒性休克患者可发生弥散性血管内凝血导致死亡，其基本病理变化为微血栓形成，因此尸体解剖时最可能的发现是肺毛细血管血栓形成。

43. B【解析】参见 A1 型题第 171 题解析。

44. E【解析】羊水栓塞是指在分娩过程中羊水突然进入母体血循环引起急性肺栓塞、休克、弥散性血管内凝血、肾功衰竭或突发死亡的分娩严重并发症。

45. A【解析】吸烟、外科手术均是导致血栓形成的因素，术后卧床易导致下肢深静脉血栓形成，血栓脱落后随血流进入右心，由右心室流入肺动脉引起血栓栓塞。

46. D【解析】脑梗死视梗死灶大小及部位不同而出现相应临床症状，轻者出现肌肉麻痹、双侧肢体偏瘫，重者可发生昏迷，甚至死亡。

47. B【解析】肺梗死患者可有胸痛及咯血，严重者可引起呼吸困难，并有梗死区继发感染。

48. A【解析】心肌梗死可引起心功能不全，严重时可导致患者死亡。

49. C【解析】肠梗死可致剧烈腹痛、肠蠕动消失、腹胀等肠梗阻表现。

**五、X 型题**

1. ABDE【解析】参见 A1 型题第 168 题解析。

2. ABE【解析】约 80%体循环动脉栓塞的栓子来自左心腔，常见的有亚急性感染性心内膜炎时心瓣膜上的赘生物、二尖瓣狭时左心房附壁血栓、心肌梗死区心内膜上的附壁血栓，还有动脉粥样硬化溃疡或动脉瘤的附壁血栓，罕见的有来自腔静脉的栓子，通过房间隔缺损进入左心，发生交叉性栓塞。动脉栓塞的主要部位为下肢、脑、肠、肾和脾。

3. ABCD【解析】参见 A1 型题第 20 题解析。

4. ABCD【解析】参见 A1 型题第 55 题解析。

5. ABCE【解析】淤血引起实质细胞发生萎缩、变性，间质增生，引起淤血性水肿、淤血性出血，长时间的淤血可造成淤血性硬化，但不会引起实质细胞的增生。

6. ABCDE【解析】小血管破裂出血后，止血过程中多种生理机制相互作用，最终形成血凝块，起到止血作用。这些生理机制具体如下。①血管收缩：破损的小血管会立即发生收缩，使得血流减缓，从而有助于减少出血量。②纤维蛋白形成：在小血管破损处，血浆中的纤维蛋白原被转化为纤维蛋白，形成一种网状结构，可以将血小板和其他血细胞聚集在一起形成血栓，进一步防止出血。③血小板黏集：血小板是一种重要的止血细胞，在小血管破损处，受到损伤的内皮细胞会释放出血小板活化因子，促使周围的血小板黏集在一起，形成初级止血栓。④凝血酶形成：凝血酶是一种酶，能够将凝血因子中的凝血酶原转化为凝血酶，促进凝血反应的进行，从而加强止血作用。⑤血小板形态改变：受到活化的血小板会发生形态和生理学上的改变，使其表面暴露出能够与其他血小板黏附及激活凝血系统的物质，进一步促进血小板黏集和血栓形成。

7. BCDE【解析】临床上慢性肺淤血患者有明显的气促、缺氧和发绀等症状，可咳铁锈色痰；听诊可闻及湿啰音，X 线检查可见心脏增大。

8. ABCD【解析】内皮细胞的抗凝作用如下：①屏障。②抗血小板黏集，合成前列环素和一氧化氮，分泌二磷酸腺苷酶。③抗凝血酶或凝血因子，合成凝血酶调节蛋白，合成膜相关肝素样分子，合成蛋白 S，与蛋白 C 活化因子协同作用，灭活凝血因子。④促进纤维蛋白溶解。

9. BCDE【解析】慢性肝淤血镜下观察：①慢性肝淤血时中央静脉和肝窦扩张充血，导致肝小叶中央肝细胞萎缩、消失或变性、坏死。肝小叶边缘区肝细胞则发生脂肪变性。②间质纤维组织增生。长期严重的肝淤血，间质纤维组织明显增生，导致淤血性肝硬化。

10. ABDE【解析】下肢静脉血栓多为混合血栓，往往引起肺栓塞，而不会引起脑动脉栓塞。腹主动脉瘤附壁血栓脱落可沿血循环通路阻塞肠系膜动脉、肾动脉等动脉系统，而不会导致脑栓塞。门静脉血栓只会引起肝内栓塞灶形成，也不会导致脑栓塞。

11. ABC【解析】透明血栓发生于微循环的血管内，主要在毛细血管，因此只能在显微镜下观察到，又称微血栓。

12. ABCD【解析】血栓形成对机体的有利影响：①防止出血。②防止病原微生物扩散。血栓形成对机体的不利影响：①血栓阻塞血管可引起组织的缺血、发生坏死。②血栓脱落形成栓子引起栓塞。③瓣膜上血栓机化引起瓣膜病。④微循环内广泛微血栓形成后可引起广泛出血等严重后果。血栓也可对机体无明显影响。

13. ABCD【解析】血栓的结局：软化、溶解、吸收，机化、再通和钙化。大的血栓多为部分软化，若被血液冲击可形成碎片状或整个脱落形成栓子。当血栓与血管壁黏着不牢固时，或在血栓软化、碎裂过程中，血栓的整体或部分脱落成为栓子，随血流运行，引起栓塞。进而器官或局部组织由于血管阻塞、血流停止导致缺氧而发生的坏死，称为梗死。栓塞梗死是血栓对机体造成的影响。

14. BCDE【解析】深静脉血栓形成主要发生于下肢，上肢较为少见；附壁血栓是发生于心腔内、动脉粥样硬化溃疡部位或动脉瘤内的混合血栓；透明血栓发生于微循环的血管内，主要在毛细血管，主要由嗜酸性同质性的纤维蛋白构成，又称纤维素性血栓，最常见于 DIC。

15. ACDE【解析】血栓形成对破裂的血管起止血的作用，这是对机体有利的一面。故选项 B 是血栓对机体的有利影响，其余选项均为不利影响。

16. AB【解析】血栓形成是梗死的最常见原因，如心冠状动脉和脑动脉的粥样硬化合并血栓形成，可分别引起心肌梗死和脑梗死；趾、指的血栓闭塞性脉管炎引起趾、指梗死（坏疽）等。动脉栓塞（多为动脉血栓栓塞）也是梗死的常见原因，在肾、脾和肺的梗死中，由栓塞引起者远比动脉血栓形成引起者多见。

17. ABCDE【解析】淤血对机体的影响取决于淤血的范围、部位、程度和时间长短、发生的速度以及能否建立有效的侧支循环。

18. ABC【解析】血栓形成是血液在流动状态由于血小板的活化和凝血因子被激活致血液发生凝固。血栓形成的条件包括心血管内皮细胞的损伤、血流状态的异常以及血液凝固性增加。血流状态异常主要指出现血流缓慢和血流产生漩涡等改变。

19. AC【解析】羊水栓塞的证据是在显微镜下观察到肺小动脉和毛细血管内有羊水的成分，包括角化鳞状上皮、胎毛、胎脂、胎粪和黏液。

20. ABCD【解析】久病和术后卧床患者的血流缓慢，易并发静脉血栓形成。静脉壁较薄，容易受压。大手术后导致大失血时，血液浓缩，血中纤维蛋白原、凝血酶原及其他凝血因子的含量增多，以及血中补充大量幼稚的血小板，其黏性增加，易于发生黏集形成血栓。

21. ACDE【解析】参见 A2 型题第 11 题解析。

22. ABCDE【解析】心血管内膜的损伤：①内皮细胞的抗凝血功能（屏障作用、抗血小板黏集、抗凝血酶、促进纤维蛋白溶解）受损。②内皮细胞损伤暴露出内皮下的胶原，活化血小板（能激活血小板的物质还有凝血、ADP 和血栓素 $A_2$等）和凝血因子Ⅻ，启动内源性凝血过程；受损内皮细胞释放组织因子，激活凝血因子Ⅶ，启动外源性凝血过程。血小板活化表现：①黏附反应，血小板黏附于局部胶原。②释放反应，血小板内的 α 颗粒和致密颗粒的内容物向血小板外释出。③黏集反应，ADP、血栓素 $A_2$和凝血酶等促使血小板彼此持久性黏集。

23. ABCE【解析】心血管内膜的损伤内皮细胞有一系列的防止血液在心血管内凝固的功能，具体如下：①是一个单细胞层的薄膜屏障，把血液中的凝血因子、血小板和能促发凝血的内皮下胶原隔离开来。②能分泌凝血酶调节蛋白，它是一种糖蛋白，覆于内膜表面，能和凝血酶结合起到控制凝血酶的作用。③合成前列环素，能抑制血小板黏集。④分泌二磷酸腺苷酶，把血小板释出的、对血小板彼此黏集具有强烈作用的 ADP 转变为抗黏集作用的腺嘌呤核苷酸。⑤内皮细胞的细胞膜表面含有肝素样分子（硫酸乙酰肝素），它有促进抗凝血酶Ⅲ的作用；又含有 $\alpha_2$巨球蛋白，它能抑制凝血因子活化过程的连锁反应。⑥生成纤溶酶原活化因子，有促进纤维蛋白溶解的作用。⑦合成蛋白 S，它能协同活化的蛋白 C 抑制凝血因子Ⅴa、凝血因子Ⅷa（a 表示活化的）。

# 第五章　免疫病理学

## 一 A1 型题

1. 下列关于人类免疫缺陷病毒（HIV）的叙述，错误的是
   A. 艾滋病（AIDS）由 HIV 感染引起
   B. HIV 属于单链 RNA 病毒
   C. HIV 属于双链 DNA 病毒
   D. 膜上嵌有由病毒编码的糖蛋白在感染宿主细胞过程中发挥重要作用
   E. HIV 病毒由来自宿主细胞的脂质膜包被，膜上嵌有由病毒编码的糖蛋白
2. 系统性红斑狼疮（SLE）的狼疮带指的是带状免疫荧光出现于
   A. 关节滑膜内　　B. 血管壁
   C. 肾小球基底膜　　D. 真皮与表皮交界处
   E. 心脏瓣膜
3. 口眼干燥综合征的临床特点是
   A. 甲状旁腺功能减退　　B. 甲状腺功能减退
   C. 口、眼干燥　　D. 口、眼、外阴溃疡
   E. 肌无力
4. 硬皮病的肾病变主要发生于
   A. 小叶间动脉　　B. 肾小管
   C. 肾小球　　D. 入球小动脉
   E. 肾动脉
5. 下列关于自身抗体的叙述，正确的是
   A. 正常人体内不可能检出自身抗体
   B. 非自身免疫病患者体内也可检出自身抗体
   C. 自身抗体可引起Ⅰ型变态反应而致病
   D. 检出自身抗体则意味着机体发生了自身免疫病
   E. 正常人到老年期时，自身抗体的检出率明显降低
6. 移植肾出现血管内膜纤维化、管腔严重狭窄，导致肾缺血，肾小球、肾小管萎缩，该病属于

A. 急性排斥反应
B. 超急性排斥反应
C. 急性细胞型排斥反应
D. 急性血管型排斥反应
E. 慢性排斥反应

7. 移植排斥反应的强弱主要取决于
A. 供体内免疫活性细胞的数量
B. 供体与受体的免疫功能状态
C. 人类白细胞抗原（HLA）的差异程度
D. 不成熟树突状细胞的数量
E. 性染色体抗原的差异程度

8. 介导Ⅰ型变态反应的抗体是
A. IgD
B. IgA
C. IgE
D. IgG
E. IgM

9. 下列属于移植物抗宿主反应的是
A. 急性排斥反应
B. 变态反应
C. 骨髓移植排斥反应
D. 超急性排斥反应
E. 慢性排斥反应

10. 下列属于Ⅰ型变态反应的是
A. 新生儿溶血性贫血
B. 结核病
C. 格雷夫斯（Graves）病
D. 青霉素引起的过敏性休克
E. 原位免疫复合物性肾小球肾炎

11. 皮下类风湿小结中不可能出现的成分是
A. 上皮样细胞
B. 纤维素样坏死
C. 多核巨细胞
D. 淋巴细胞
E. 浆细胞

12. 下列属于Ⅱ型变态反应的疾病的是
A. 花粉病
B. 链球菌感染后肾小球肾炎
C. 新生儿溶血性贫血
D. 接触性皮炎
E. 血清病

13. 下列属于Ⅲ型变态反应的是
A. 接触性皮炎
B. 支气管哮喘
C. 硅沉着病
D. 肺出血-肾炎综合征
E. 类风湿关节炎

14. 慢性排斥反应中，移植物的血管病变特点是
A. 血管内膜纤维化
B. 血管外膜纤维组织增生
C. 血管肌层肥厚
D. 血管壁纤维素样坏死

E. 血管壁玻璃样变性

15. Ⅲ型变态反应又称

A. 血管炎型超敏反应
B. 迟发型超敏反应
C. 免疫复合物型超敏反应
D. 细胞毒型或细胞溶解型超敏反应
E. 速发型超敏反应

16. 系统性红斑狼疮最具特异性的自身抗体是

A. 抗乙酰胆碱受体抗体
B. 抗线粒体抗体
C. 抗核抗体
D. 抗胰岛细胞抗体
E. 抗血小板抗体

17. 与系统性红斑狼疮引起组织损伤密切相关的是

A. $CD4^+$T 细胞
B. 狼疮细胞
C. $CD8^+$T 细胞
D. 自身抗体
E. 苏木精小体

18. 下列关于免疫缺陷病的叙述，错误的是

A. 获得性免疫缺陷常引起多种机会性感染或继发性肿瘤
B. 原发性免疫缺陷病较继发性免疫缺陷病多见
C. 按照病变性质可分为体液免疫缺陷、细胞免疫缺陷、联合免疫缺陷、巨噬细胞功能障碍和补体缺陷五大类
D. 按照发生原因可分为先天性和获得性免疫缺陷病两大类
E. 原发性免疫缺陷病大多与遗传因素有关，一般发生于婴幼儿

19. Ⅳ型变态反应又称

A. 迟发型超敏反应
B. 血管炎型超敏反应
C. 免疫复合物型超敏反应
D. 细胞毒型或细胞溶解型超敏反应
E. 速发型超敏反应

20. 下列关于系统性红斑狼疮的叙述，正确的是

A. 组织损伤主要发生在周围皮肤
B. 抗核抗体是主要的致病性自身抗体，包括抗 DNA 抗体和抗组蛋白抗体
C. 抗 Sm 抗体是抗组蛋白抗体的一种，几乎仅见于 SLE 患者
D. 抗单链 DNA（ssDNA）抗体有较高的特异性，可作为 SLE 活动性的判定指标
E. 患者血中不能检出类风湿因子，是区别于类风湿关节炎的重要指标

21. 结核菌素反应属于

A. 抗体依赖性细胞介导的细胞毒作用
B. 免疫复合物介导的变态反应
C. 依赖抗体细胞介导的细胞毒反应
D. 抗体介导的细胞功能异常
E. 效应性 T 细胞介导的炎症反应

22. 关于变态反应，输血反应属于

A. Ⅰ型
B. Ⅱ型
C. Ⅲ型
D. Ⅳ型
E. Ⅴ型

23. 与Ⅳ型变态反应发生密切相关的细胞是

A. 浆细胞
B. 中性粒细胞
C. 巨噬细胞
D. 嗜酸性粒细胞
E. 淋巴细胞

24. 下列关于免疫缺陷病的叙述，正确的是

A. 免疫缺陷病都是由于免疫系统先天发育不全所致
B. 免疫缺陷病可分为先天性免疫缺陷和获得性免疫缺陷
C. 先天性免疫缺陷病多见于成人
D. 获得性免疫缺陷病与遗传有关
E. 免疫缺陷病都是由于某种原因引起免疫系统损伤所致

25. 同种异体器官移植排斥反应的强弱主要取决于

A. 路易斯（Lewis）抗原的差异程度
B. HLA 的差异程度
C. 血小板抗原的差异程度
D. 性染色体抗原的差异程度
E. P 抗原的差异程度

26. 下列关于移植物抗宿主病（GVHD）的叙述，正确的是

A. 受者免疫活性细胞识别、攻击了自身组织
B. 受者免疫活性细胞识别、攻击了移植物组织
C. 供者免疫活性细胞识别、攻击了宿主组织
D. 供者免疫活性组织识别、攻击了移植物组织
E. 供者免疫活性组织识别、攻击了移植物组织和宿主组织

27. 超急性排斥反应的发生是由于受体血液循环中已先有

A. $CD8^+$淋巴细胞存在
B. $CD4^+$淋巴细胞存在
C. 抗供者特异性抗体存在
D. 抗原抗体复合物存在
E. 主要组织相容性复合体（MHC）抗原存在

28. 下列选项中，属于系统性自身免疫病的是

A. 溃疡性结肠炎
B. 硬皮病
C. 胰岛素依赖型糖尿病
D. 慢性自身免疫性胃炎
E. 慢性淋巴细胞性甲状腺炎

29. 肾移植后发生急性排斥反应，镜下不可见的细胞是

A. 中性粒细胞
B. 单核巨噬细胞

C. 淋巴细胞
D. 浆细胞
E. 异物巨细胞

30. 下列关于超急性排斥反应的叙述，错误的是
A. 主要病变是急性小动脉炎，血管内皮损害，血栓形成，组织梗死
B. 其发病机制可与ABO血型不符或事先已存在特异性HLA抗体有关
C. 其发生于移植后24小时内
D. 其是一种阿蒂斯（Arthus）反应
E. 免疫沉积物中可有IgG、IgM和补体

31. 超急性排斥反应发生的时间是移植后
A. 数分钟至数小时出现
B. 3~5天出现
C. 6~60天出现
D. 90天至1年
E. 1年以上

32. 在超急性排斥反应中，移植物的血管病变特点是
A. 血管壁钙化
B. 血管内膜纤维化
C. 血管肌层肥厚
D. 急性小动脉炎伴血栓形成
E. 血管壁呈洋葱皮样改变

33. 介导超急性排斥反应的免疫反应主要是
A. 体液免疫为主，细胞免疫为辅
B. 由细胞免疫介导
C. 由体液免疫介导
D. 目前有关机制尚不清楚
E. 细胞免疫为主，体液免疫为辅

34. 移植物抗宿主反应多见于
A. 肺移植
B. 肝移植
C. 肾移植
D. 骨髓移植
E. 心脏移植

35. 下列选项中，与HLA-B27相关的自身免疫病是
A. 强直性脊柱炎
B. 系统性红斑狼疮
C. 肺出血-肾炎综合征
D. 类风湿关节炎
E. 重症肌无力

36. 下列选项中，属于器官特异性自身免疫病的是
A. 结节性多动脉炎
B. 类风湿关节炎
C. 慢性淋巴细胞性甲状腺炎
D. 硬皮病
E. 口眼干燥综合征

37. 系统性红斑狼疮可能的发病因素不包括
A. T细胞活动亢进
B. 体内有多种自身抗体形成

C. 性别因素　　D. B 细胞活动亢进
E. 盐酸肼屈嗪引起 SLE 样反应

38. 系统性红斑狼疮的心瓣膜病表现为
A. 瓣膜溃疡　　B. 瓣膜断裂
C. 非细菌性疣状赘生物　　D. 细菌性疣状赘生物
E. 瓣膜穿孔

39. 系统性红斑狼疮的特征性皮肤病变是
A. 皮肤环形红斑　　B. 面部蝶形红斑
C. 皮肤瘀斑　　D. 皮肤咖啡斑
E. 皮肤黄褐斑

40. 血清中抗核抗体阳性的疾病是
A. 系统性红斑狼疮　　B. 类风湿关节炎
C. 硬皮病　　D. 重症肌无力
E. 口眼干燥综合征

41. 下列关于系统性红斑狼疮的叙述，错误的是
A. 属于自身免疫性疾病　　B. 肾衰竭是主要死亡原因
C. 多见于年轻男性　　D. 狼疮小体是诊断本病的特征性依据
E. 组织损伤与自身抗体有关

42. 系统性红斑狼疮患者狼疮小体最常见于
A. 心　　B. 肺
C. 肾　　D. 肝
E. 皮肤

43. 部分系统性红斑狼疮患者可出现慢性皮肤损伤，其具有诊断意义的病理特征是
A. 表皮与真皮交界处有抗体及补体沉积　　B. 表皮常常有萎缩
C. 毛囊可见角质栓形成　　D. 基底细胞液化
E. 真皮胶原纤维发生纤维素样坏死

44. 下列关于系统性红斑狼疮皮肤病变的叙述，错误的是
A. 以面部损伤最为常见　　B. 也可累及躯干及四肢
C. 表皮和真皮处水肿　　D. 小动脉壁纤维素样坏死
E. 血管周围常有中性粒细胞浸润

45. 狼疮细胞的特征是
A. 单核细胞中吞噬多个圆形、颗粒状物质
B. 嗜碱性粒细胞中出现散在粗大的颗粒
C. 中性粒细胞内吞噬圆形、均质、无结构的紫红色小体

D. 中性粒细胞含有不规则蓝黑色小体
E. 单核细胞含不规则状、结构不清的块状物

46. 大约半数系统性红斑狼疮患者病变累及心脏，其典型心瓣膜病变为
A. 亚急性细菌性心内膜炎样赘生物
B. 非细菌性疣状赘生物
C. 急性细菌性心内膜炎样赘生物
D. McCallum 斑
E. 心瓣膜闭锁缘串珠样赘生物

47. 狼疮性肾炎中最常见的类型是
A. 系膜增生性肾小球肾炎
B. 膜性肾小球肾炎
C. 局灶性肾小球肾炎
D. 隐匿性肾小球肾炎
E. 弥漫增生性肾小球肾炎

48. 对狼疮性肾炎具有相对特异性诊断价值的形态特征是
A. 光镜见肾小球系膜细胞增生
B. 免疫荧光见补体沉积
C. 电镜检查在上皮细胞下见多量电子致密物沉积
D. 光镜见肾小球内有苏木精小体
E. 免疫荧光见免疫球蛋白沉积

49. 对狼疮性肾炎具有诊断学意义的形态特征是
A. 狼疮小体
B. 补体沉积
C. 肾小球系膜细胞增生
D. 电子致密物沉积
E. 免疫球蛋白

50. 下列关于狼疮小体叙述，错误的是
A. 多呈不规则形
B. 又称苏木精小体
C. 抗核抗体能攻击变性或胞膜受损的细胞
D. 对中性粒细胞和巨噬细胞有趋化作用
E. 其形态特征为均质的呈苏木精染色

51. 自身免疫病不具备的特征是
A. 有高效价的自身抗体
B. Th 细胞功能低下
C. 女性多发
D. 反复发作和慢性迁延
E. 有遗传倾向

52. 系统性红斑狼疮皮肤损害中具有诊断意义的形态改变是
A. 表皮的过度角化
B. 真皮的胶原纤维发生纤维素样坏死
C. 表皮和真皮交界处水肿
D. 真皮与表皮交界处形成“狼疮带”
E. 真皮内可见炎症细胞浸润

53. 系统性红斑狼疮最有意义的检查指标是
A. 抗组蛋白抗体
B. 抗双链 DNA 抗体
C. 抗血小板抗体
D. 抗平滑肌抗体
E. 抗粒细胞抗体

54. 下列关于系统性红斑狼疮的叙述，错误的是
A. 具有多种自身抗体，其中抗核抗体是引起病变的主要自身抗体
B. 对于某一患者而言，疾病主要累及某一器官系统，如心血管系统、泌尿系统，故得名
C. 抗双股 DNA 抗体具有相对特异性
D. 基本病变是坏死性小动脉、细动脉炎
E. 狼疮小体是受抗核抗体损伤的细胞核与抗核抗体发生的反应物

55. 最常见的移植排斥反应是
A. 超急性排斥反应
B. 急性排斥反应
C. 慢性排斥反应
D. 亚急性排斥反应
E. 移植物抗宿主反应

56. 类风湿因子的主要成分是
A. IgA
B. IgD
C. IgE
D. IgG
E. IgM

57. 急性排斥反应发生的时间是
A. 未经治疗者可发生在移植后数天内，而经免疫抑制治疗者可在数月或数年后突然发生
B. 移植后几分钟至 24 小时
C. 移植后 6~60 天
D. 移植后 90 天至 1 年
E. 移植后 1 年以上

58. 下列选项中，不符合肾急性细胞型移植排斥反应特点的是
A. 肾间质水肿
B. 肾小管变性坏死
C. 多发生于移植后 24 小时内
D. 肾间质内可见大量 $CD4^+$、$CD8^+$T 细胞
E. 可以出现一定数量的巨噬细胞和浆细胞。

59. 下列选项中，原发性免疫缺陷病的类型不包括
A. 黏膜皮肤念珠菌病
B. 毛细血管扩张性共济失调症
C. 原发性丙种球蛋白缺乏症
D. 迪格奥尔格（DiGeorge）综合征
E. 巨细胞病毒感染

60. 下列关于系统性红斑狼疮各器官损害的叙述，错误的是
A. 60%的病例以狼疮性肾炎为主要表现
B. 90%以上有关节受累，易引起关节畸形
C. 半数病例出现心瓣膜非细菌性心内膜炎
D. 25%病例可出现肝损害，表现为狼疮性肝炎
E. 40%患者有明显皮损，以面部蝶形红斑最为典型

61. 类风湿关节炎的关节病变是
A. 浆液性炎
B. 纤维素性炎
C. 干酪样坏死
D. 增生性滑膜炎
E. 化脓性炎

62. 苏木精小体是诊断下列哪种疾病的特征性依据
A. 系统性红斑狼疮
B. 风湿性心肌炎
C. 类风湿关节炎
D. 进行性系统性硬化
E. 韦格纳（Wegener）肉芽肿病

63. 不属于 AIDS 患者晚期淋巴结的病理变化的是
A. B 淋巴细胞增生
B. B 淋巴细胞明显减少
C. T 淋巴细胞明显减少
D. 可见少量巨噬细胞残留
E. 可显示分枝杆菌

64. 下列关于系统性红斑狼疮病理变化的叙述，错误的是
A. 多器官受累
B. 病理改变多样化
C. 狼疮细胞是其特异性改变
D. 除狼疮细胞外，其他病变也有明显的特异性
E. 急性坏死性小动脉、细动脉炎是其基本病变

65. 系统性红斑狼疮血管损害的特征性病变是
A. 血管壁黏液样变性
B. 血管内血栓形成
C. 血管壁坏死性炎和血管内膜纤维化
D. 外膜增生形成洋葱皮样结构
E. 血管壁玻璃样变性

66. 系统性红斑狼疮特征性的病理变化是
A. 坏死性血管炎
B. 狼疮小体
C. 表皮萎缩、过度角化
D. 系膜增生性肾小球肾炎
E. 非细菌性疣赘性心内膜炎

67. 下列选项中，不是 SLE 特点的是
A. 在组织中出现狼疮小体
B. 肉芽肿性心肌炎
C. 狼疮性肾炎
D. 95%以上患者抗核抗体阳性
E. 非细菌性疣状心内膜炎

68. 下列选项中，一般不出现急性细胞型排斥反应的细胞是
A. 淋巴细胞
B. 单核细胞
C. 异物巨细胞
D. 浆细胞
E. 免疫母细胞

69. 下列关于器官移植和移植排斥反应的叙述，错误的是
A. 机体某种器官损害后，用相应健康器官植入机体的过程称为器官移植
B. 移植可以有自体移植、同种异体移植和异种移植
C. 移植免疫反应可以有宿主抗移植物反应
D. 移植免疫反应可以有移植物抗宿主反应
E. 移植免疫只有宿主抗移植物反应，没有移植物抗宿主反应

70. AIDS 首先侵犯的器官是
A. 皮肤
B. 淋巴结
C. 生殖道
D. 肠黏膜
E. 脾

71. 下列关于类风湿小结的叙述，错误的是
A. 外周可有肉芽组织
B. 中央为干酪样坏死
C. 好发于皮肤
D. 有核呈栅栏状或放射状排列的上皮样细胞
E. 约有 1/4 的患者可出现

72. 系统性红斑狼疮的临床表现不包括
A. 心瓣膜非细菌性疣赘性心内膜炎
B. 慢性活动性肝炎
C. 躯干、四肢红斑丘疹
D. 恶性淋巴瘤
E. 狼疮性肾炎

73. 类风湿因子的本质是
A. 抗自身 IgA Fc 段自身抗体
B. 抗自身关节软骨细胞自身抗体
C. 抗自身 IgG Fc 段自身抗体
D. 抗自身 IgM Fc 段自身抗体
E. 抗自身滑膜细胞自身抗体

74. 下列关于类风湿关节炎的叙述，错误的是
A. 关节滑膜内可见浆细胞和淋巴细胞浸润
B. 与溶血性链球菌感染密切相关
C. 关节渗出液中可见中性粒细胞及纤维蛋白沉积
D. 关节病变处可出现补体
E. 类风湿因子可见于患者的血液与关节病变处

75. 下列选项中，不属于系统性自身免疫病的是
A. 硬皮病
B. 自身免疫性肝炎

C. 类风湿关节炎
D. 结节性多动脉炎
E. Wegener 肉芽肿病

76. 口眼干燥综合征的病变特点是
A. 甲状腺内淋巴细胞浸润和腺泡萎缩
B. 肾上腺内淋巴细胞浸润和皮质萎缩
C. 肌间淋巴细胞浸润和肌纤维萎缩
D. 泪腺和涎腺内淋巴细胞浸润和腺泡萎缩
E. 甲状旁腺内淋巴细胞浸润和实质萎缩

77. 口眼干燥综合征患者血清中
A. 抗 HIV 抗体阳性
B. 抗 SS-A 抗体阳性
C. 抗核抗体阳性
D. 抗 IgG Fc 段抗体阳性
E. 抗 HLA 抗体阳性

78. 下列选项中，不属于类风湿关节炎病变特点的是
A. 滑膜下淋巴滤泡形成
B. 急性坏死性血管炎
C. 关节软骨面血管翳形成
D. 阿绍夫小体的形成
E. 晚期关节的畸形

79. 硬皮病的特征性病变是
A. 全身性皮肤变硬，胶原纤维增生
B. 全身皮肤多发性肉芽肿形成及纤维化
C. 全身皮肤小血管增厚、玻璃样变性
D. 全身细小动脉玻璃样变性、硬化
E. 全身多器官间质过度纤维化

80. 自身免疫性疾病的发病机制不包括
A. 交叉免疫反应
B. 免疫反应调节异常
C. ABO 血型不符
D. 抗原性质变异
E. 遗传因素

81. 原发性免疫缺陷病常见于
A. 营养不良患者
B. 婴幼儿
C. 中老年患者
D. 恶性肿瘤患者
E. 器官移植患者

82. 下列关于自身免疫病的叙述，错误的是
A. 有自身免疫反应存在
B. 必须排除继发性免疫反应的可能
C. 常分为器官特异性及系统性两大类
D. 自身抗体常可见于正常人（特别是老年人）体内
E. 自身抗体的存在与自身免疫病属等同的概念

83. 艾滋病最常见的传染途径是
A. 哺乳、黏膜接触等方式感染婴儿
B. 应用污染的针头进行静脉注射

C. 性接触传播　　D. 输血及血制品的应用
E. 母体病毒经胎盘感染胎儿

84. 下列选项中，与艾滋病的发病机制无关的是
A. 中性粒细胞吞噬功能降低
B. 自然杀伤（NK）细胞杀灭肿瘤细胞的功能降低
C. T 细胞毒反应降低
D. 淋巴因子减少
E. B 细胞不产生正常的抗体反应

85. 患者体内存在自身抗体的疾病不包括
A. 重症肌无力　　B. 慢性淋巴性甲状腺炎
C. 溃疡性结肠炎　　D. 类风湿关节炎
E. AIDS

86. 下列选项中，不可以伴发或继发免疫缺陷病的是
A. 肾病综合征　　B. 急性白血病
C. DiGeorge 综合征　　D. 慢性白血病
E. AIDS

87. 下列选项中，属于器官特异性自身免疫病的是
A. 恶性贫血伴慢性萎缩性胃炎　　B. 慢性胃溃疡
C. 菌群失调性假膜性肠炎　　D. 慢性浅表性胃炎
E. 慢性胰腺炎

88. 下列关于自身免疫病诊断的说法，正确的是
A. 检出类风湿因子是确诊类风湿关节炎的指标
B. 检出抗双链 DNA 抗体是确诊 SLE 的指标
C. 根据自身抗体的效价可以确定疾病的严重程度
D. 免疫抑制药治疗有效是排除自身免疫病的参考因素之一
E. 检出自身抗体只能作为诊断的参考性指标

89. 与 AIDS 发病密切相关的病毒是
A. HCV　　B. HBV
C. HPV　　D. EBV
E. HIV

90. 以下关于 AIDS 患者的描述，错误的是
A. 早期淋巴结淋巴滤泡增生　　B. 晚期淋巴结内可见肉芽肿
C. 血中抗 HIV 抗体阳性　　D. 易出现各种机会性感染
E. 易发生恶性肿瘤

91. 下列关于 AIDS 的叙述，错误的是

A. 患者和无症状携带者是本病的传染源

B. AIDS 是一种继发性免疫功能缺陷病

C. 其主要病变表现为淋巴组织的变化、机会性感染和恶性肿瘤

D. 合并结核感染时常见细胞免疫反应性肉芽肿形成

E. 目前临床治疗主要采用反转录酶抑制药和蛋白酶抑制药

92. HIV 可感染组织中的

A. NK 细胞

B. $CD8^+T$ 细胞

C. 中性粒细胞

D. B 细胞

E. 单核巨噬细胞

93. SLE 所致心内膜炎病变不包括

A. 形成赘生物

B. 赘生物在二尖瓣闭锁缘排列规则

C. 赘生物可机化

D. 赘生物由纤维蛋白和坏死碎屑、炎症细胞构成

E. 赘生物根部可发生纤维素样坏死

94. SLE 皮肤损害的病变不包括

A. 真皮与表皮交界处有 IgG、IgM、C3 沉积

B. 基底细胞液化

C. 表皮下沉积吞噬色素细胞带

D. 面部有蝶形红斑

E. 表皮萎缩

95. AIDS 患者最常发生的恶性肿瘤是

A. 霍奇金淋巴瘤

B. 伯基特（Burkitt）肉瘤

C. 卡波西（Kaposi）肉瘤

D. 非霍奇金淋巴瘤

E. 脑原发性淋巴瘤

96. SLE 引起组织病理损害最重要的因素是

A. $CD8^+T$ 细胞

B. $CD4^+T$ 细胞

C. 自身抗体

D. 苏木精小体

E. 狼疮细胞

97. AIDS 患者晚期淋巴结的病理变化是

A. 淋巴滤泡增生

B. 副皮质区变窄

C. 副皮质区增生

D. 窦组织细胞增生

E. 淋巴细胞消失殆尽

98. HIV 入侵 T 细胞的主要门户是

A. CD3 分子

B. CD8 分子

C. CD4 分子
D. CD19 分子
E. CD16 分子

99. AIDS 患者中枢神经系统的病变不包括
A. 弓形虫脑膜炎
B. 流行性乙型脑炎
C. 多灶性白质脑病
D. 亚急性脑病
E. 痴呆

100. AIDS 最常见的机会性感染是
A. 白念珠菌感染
B. 曲霉菌感染
C. 弓形虫感染
D. 卡氏肺孢菌感染
E. 巨细胞病毒感染

101. DiGeorge 综合征属于
A. B 细胞缺陷病
B. T 细胞缺陷病
C. 吞噬细胞缺陷病
D. 联合免疫缺陷病
E. 补体缺陷病

102. 格雷夫斯（Graves）病的病因是
A. 自身抗体与细胞表面的受体结合介导的细胞功能异常
B. 变应原引起的 IgE 介导的变态反应
C. 免疫复合物沉积激活补体引起组织损伤
D. 效应性 T 细胞介导炎症反应和细胞毒作用
E. IgM、IgG 与细胞或组织的抗原结合，补体介导的细胞毒反应

103. 体液免疫缺陷患者产生抗体的能力低下，因此临床表现为连绵不断的下列何种微生物感染
A. 病毒
B. 细菌
C. 真菌
D. 胞内寄生菌
E. 原虫

104. 下列疾病中，血清中抗硬皮病-70（Scl-70）抗体阳性的是
A. 风湿病
B. 类风湿关节炎
C. 系统性硬化
D. 炎性肌病
E. 口眼干燥综合征

## 二、A2 型题

1. 患者，女性，36 岁。自觉乏力约 1 年，伴有双下肢水肿。近 2 个月，鼻面部出现蝶形红斑，双手伴有轻微的晨僵。该患者最有可能患的疾病和最有价值的实验室检查结果是
A. 急性肾小球肾炎，抗肾小体基底膜抗体阳性

B. 系统性红斑狼疮，抗核抗体阳性
C. 系统性硬化，血清补体 C3 水平下降
D. 类风湿关节炎，类风湿因子阳性
E. 多发性肌炎，抗 SS-A 抗体效价升高

2. 患者，男性，40 岁。自觉关节疼痛约 2 年，近半年感觉关节变形、僵硬，病变时而发作、时而缓解。血清学检查有 RF 存在。该患者关节内的主要病理改变是
A. 肉芽肿性炎　　B. 干酪样坏死
C. 增生性滑膜炎　　D. 急性纤维素渗出性炎
E. 肉芽组织机化，瘢痕形成

3. 患者，女性，46 岁。自觉眼干、口干 7 个月，2 年前诊断为 SLE，取患者泪腺及涎腺活组织做病理学检查。下列组织学改变中，没有诊断意义的是
A. 部分导管扩张，腺泡萎缩，部分被脂肪取代
B. 部分腺泡萎缩，纤维化
C. 大涎腺中有大量淋巴细胞浸润，淋巴滤泡形成
D. 腺体及导管周围有淋巴细胞浸润
E. 导管周围可见中性粒细胞浸润

## 三 B 型题

（1~3 题共用备选答案）
A. 间质明显水肿并伴有以 $CD4^+$、$CD8^+$T 细胞为主的单个核细胞浸润
B. 系统性硬化样反应
C. 急性血管炎
D. 广泛急性小动脉炎伴血栓形成及缺血性坏死
E. 血管内膜纤维化，引起管腔严重狭窄

1. 超急性排斥反应可出现
2. 慢性排斥反应可出现
3. 急性细胞型排斥反应可出现

（4~6 题共用备选答案）
A. ABO 血型不符　　B. 抗原−抗体复合物
C. HLA　　D. 抗核抗体
E. 类风湿因子（RF）

4. 与引起移植排斥反应直接相关的是
5. 超急性排斥反应的常见病因是

6. 与肾小球肾炎的发病机制有关的是

（7、8 题共用备选答案）

A. 急性小动脉炎伴血栓形成
B. 血管内膜纤维化
C. 肾小管坏死
D. 细小动脉玻璃样变性
E. 真皮及全身广泛的纤维化

7. 超急性排斥反应为
8. 慢性排斥反应为

（9~12 题共用备选答案）

A. 主要组织相容性复合体（MHC）分子
B. 变应原引起、IgE 介导的变态反应
C. 效应性 T 细胞介导的炎症反应和细胞毒作用
D. 免疫复合物沉积激活补体并引起组织损伤
E. IgM、IgG 与细胞或组织的抗原结合，补体介导的细胞毒反应

9. Ⅰ型变态反应为
10. Ⅱ型变态反应为
11. Ⅲ型变态反应为
12. Ⅳ型变态反应为

（13、14 题共用备选答案）

A. 抗乙酰胆碱受体的自身抗体
B. RF
C. 抗 HLA-DR 抗体
D. 抗核抗体
E. 抗 HIV 抗体

13. 系统性红斑狼疮患者体内有
14. 类风湿关节炎患者体内有

（15、16 题共用备选答案）

A. 先天性梅毒
B. DiGeorge 综合征
C. 先天性心脏病
D. 孤立性 IgA 缺乏症
E. 多发性脑脊髓硬化症

15. 以体液免疫缺陷为主的疾病是
16. 以细胞免疫缺陷为主的疾病是

（17、18 题共用备选答案）

A. 原发性结核病
B. 混合结缔组织病
C. 风湿病
D. 慢性活动性肝炎
E. 溃疡病

17. 属于器官特异性自身免疫病的是
18. 属于系统性自身免疫病的是

## 四 X 型题

1. 肺出血-肾炎综合征的特点包括
A. 肾小管广泛坏死伴钙盐沉积
B. 为Ⅱ型变态反应
C. 由抗肾小球基底膜抗体引起
D. 免疫荧光检测 IgM 和 C3 可见沿肺和肾小球基底膜分布的线性荧光
E. 肺泡内可见出血、含铁血黄素及吞噬细胞出现
2. AIDS 患者淋巴结早期病理变化包括
A. 副皮质区淋巴细胞增生
B. 淋巴滤泡明显增生
C. 淋巴滤泡明显萎缩
D. 副皮质区淋巴细胞减少
E. 生发中心活跃
3. 超急性排斥反应易发生于
A. 供受者 ABO 血型不符
B. 接受过异体皮肤移植
C. 供受者 MHC 配型不符
D. 多次输血者
E. 经产妇
4. 下列疾病中，与自身免疫状态有关的有
A. 急性胰腺炎
B. 慢性活动性肝炎
C. 类风湿关节炎
D. 重症肌无力
E. 地方性克汀病
5. 系统性红斑狼疮患者体内的自身抗体包括
A. 抗核抗体
B. 抗链球菌抗体
C. 抗 DNA 抗体
D. 抗 Sm 抗体
E. 抗组蛋白抗体
6. 类风湿关节炎后期的病变特点是
A. 滑膜细胞增生，大量淋巴细胞、浆细胞及巨噬细胞浸润
B. 肉芽组织增生，使滑膜不规则
C. 滑膜及关节表面覆盖大量的纤维素及中性粒细胞

D. 关节畸形

E. 多量瘢痕组织

7. 系统性红斑狼疮可能的发病因素是

A. B 细胞功能亢进

B. 雌激素有助长发病作用

C. 家族成员发病可能性增加

D. 普鲁卡因胺引起 SLE 样反应

E. T 细胞活动亢进

8. 下列选项中，属于原发性免疫缺陷病的有

A. 先天性无胸腺症

B. 原发性丙种球蛋白缺乏症

C. 重症联合性免疫缺陷病

D. 胸腺发育不全

E. 艾滋病

9. 下列选项中，可导致获得性免疫缺陷病的有

A. 恶性肿瘤

B. AIDS

C. 结核病

D. 肾移植排斥反应

E. 蛋白丢失（肾病综合征）、淋巴细胞减少

10. 下列关于类风湿关节炎的叙述，正确的是

A. 其发病年龄多在 25~55 岁

B. 女性患者多见

C. 最常累及大关节

D. 慢性滑膜炎是受累关节组织学表现

E. 全身多种器官组织可被累及

11. 下列关于口眼干燥综合征的叙述，正确的是

A. 口眼干燥综合征是一种自身免疫病

B. 其病变主要累及涎腺和泪腺

C. 部分患者可有肾病变，常为肾小球肾炎

D. 可与其他自身免疫病同时存在

E. 临床以眼干、口干表现为特征

12. 下列关于皮肌炎的叙述，正确的是

A. 病变累及皮肤及肌肉，临床特点是皮肤出现典型的红疹及对称性缓慢进行性肌无力

B. 最初累及远端肌肉，近端肌肉受累及运动障碍发生较晚

C. 皮肌炎有较高内脏恶性肿瘤的发病率

D. 肌束周边肌萎缩为本病的典型病理变化

E. 部分患者可以出现肌肉以外的表现，包括间质性肺病、血管炎和心肌炎

13. 下列关于多发性肌炎的叙述，正确的是

A. 本病是以肌肉损伤和炎症反应为特征的自身免疫病

B. 临床主要表现为肌肉无力，常为双侧对称性，往往起始于躯干、颈部和四肢的肌肉

C. 主要组织学表现为巨噬细胞浸润及肌纤维的变性和再生

D. 大多数患者有抗核抗体存在

E. 本病的发生可能由细胞毒性 T 细胞介导

14. 下列关于包涵体肌炎的叙述，正确的是

A. 发病比较隐匿

B. 患者多在 50 岁以下

C. 开始时累及远端肌肉

D. 光镜下，可见围绕血管周围的炎症细胞浸润，肌纤维内有空泡和淀粉样沉积物，周围有嗜碱性颗粒

E. 电镜下，空泡状的肌纤维胞质及核内有丝管状包涵体

15. 下列关于原发性免疫缺陷病的叙述，正确的是

A. 原发性免疫缺陷病是一组少见病

B. 与遗传相关

C. 通常发生在婴幼儿

D. 临床表现出反复感染

E. 恶性肿瘤的发病率低

16. 系统性红斑狼疮可导致肾损害，形成的狼疮性肾炎常见类型包括

A. 系膜增生性肾小球肾炎

B. 局灶性肾小球肾炎

C. 膜性肾小球肾炎

D. 弥漫增生性肾小球肾炎

E. 急进性肾小球肾炎

17. 下列关于 AIDS 淋巴组织的病理变化的叙述，正确的是

A. 早期，淋巴结肿大，光镜下淋巴滤泡明显增生、髓质出现较多浆细胞

B. 早期，电镜下或通过原位杂交法检测，可见 HIV 颗粒位于生发中心内，主要集中于滤泡树突状细胞，可出现于巨噬细胞及 $CD4^{+}T$ 细胞内

C. 随着病变的发展，滤泡外层淋巴细胞减少或消失，小血管增生，生发中心被零落分割；副皮质区 $CD4^{+}T$ 细胞进行性减少，代之以浆细胞浸润

D. 晚期，淋巴结呈现一片荒芜，表现为淋巴细胞几乎消失殆尽，仅残留少许巨噬细胞和浆细胞

E. 有时特殊染色可见大量分枝杆菌、真菌等病原微生物，易形成肉芽肿病变

18. 下列属于器官或细胞特异性自身免疫病的是

A. 自身免疫性溶血性贫血

B. 肺出血-肾炎综合征

C. 自身免疫性睾丸炎

D. 自身免疫性脑脊髓炎

E. 结节性多动脉炎

# 参考答案与解析

## 一、A1 型题

1. C【解析】艾滋病由 HIV 感染引起，HIV 属于反转录病毒科，为单链 RNA 病毒。已知 HIV 分为 HIV-1 和 HIV-2 两个亚型。

2. D【解析】系统性红斑狼疮患者在皮肤的表皮与真皮层交界处，出现免疫复合物沉积，如果取皮肤活检，则可以在荧光显微镜下看到表皮与真皮交界处有线型的草绿色荧光，根据荧光的强度可以判断出（+）~（+++），加号多表示亮度强，即免疫复合物沉积得多。

3. C【解析】口眼干燥综合征临床上表现为眼干、口干等特征，为涎腺、泪腺受免疫损伤所致。本病可单独存在，也可与其他自身免疫病同时存在，后者最常见的是类风湿性关节炎、SLE 等。

4. A【解析】硬皮病的肾病变以小叶间动脉、弓形动脉及小动脉较为显著，其中较主要的是小叶间动脉。

5. B【解析】自身抗体的存在与自身免疫病并非两个等同的概念，自身抗体可存在于无自身免疫病的正常人，特别是老年人，如抗甲状腺球蛋白、胃壁细胞、双链 DNA 抗体等。此外，受损或抗原性发生变化的组织可激发自身抗体的产生，如心肌梗死后，机体能产生相应的抗心肌自身抗体，但此抗体并无致病作用，是一种继发性自身免疫反应，与坏死心肌的清除有关。因此，要确定自身免疫病的存在一般需要根据以下几点：①有自身免疫反应的存在。②排除继发性免疫反应的可能。③排除其他病因的存在。

6. E【解析】慢性排斥反应病理变化：突出病变是血管内膜纤维化，引起管腔严重狭窄，导致肾缺血，表现为肾小球萎缩、纤维化、玻璃样变性，肾小管萎缩，肾间质纤维化伴单核细胞、淋巴细胞及浆细胞浸润。

7. C【解析】在同种异体细胞、组织和器官移植时，受者的免疫系统常对移植物产生移植排斥反应，这是一个十分复杂的免疫学现象，涉及细胞和抗体介导的多种免疫损伤机制，但皆针对移植物中的 HLA。供者与受者 HLA 的差异程度决定了排斥反应的轻重。

8. C【解析】综合考查变态反应的发生机制。四型变态反应中，除Ⅳ型变态反应为细胞免疫应答外，其余三型均为体液免疫应答。介导Ⅰ型变态反应的是 IgE；介导Ⅱ型和Ⅲ型变态反应的是 IgM/IgG。

9. C【解析】骨髓移植排斥反应常见的为移植物抗宿主病，分为急性移植物抗宿主病和慢性移植物抗宿主病。

10. D【解析】Ⅰ型变态反应又称速发型超敏反应。其发病机制是通过抗原（变应原）进入机体后与附着在肥大细胞和嗜碱性粒细胞上的 IgE 分子结合，并触发该细胞释放生物活性物质，引起平滑肌收缩、血管通透性增加、浆液分泌增加等临床表现和病理变化。

11. C【解析】类风湿小结主要发生于皮下，其次为肺、脾、心包、大动脉和心瓣膜，具有一定特征性。镜下，小结中央为大片纤维素样坏死物，周围有呈栅栏状或放射状排列的上皮样细胞，外围为增生的成纤维细胞及浸润的淋巴细胞和浆细胞等，最终发生纤维化。

12. C【解析】Ⅱ型变态反应又称细胞溶解型超敏反应，通常是由血型不符引发的输血反应，常见的疾病有新生儿溶血反应、药物性溶血性贫血等。

13. E【解析】Ⅲ型变态反应又称免疫复合物型超敏反应。免疫复合物是抗原和抗体相结合的产物，在生理情况下能及时被吞噬系统所清除。如免疫复合物沉积于血管壁进而引起血管炎症，则导致疾病。类风湿关节炎滑膜液中 IgG 型类风湿因子可形成免疫复合物，固定并激活补体，吸引中性粒细胞和单核细胞游出，通过Ⅲ型变态反应引起组织损伤。

14. A【解析】肾的慢性排斥反应表现为移植肾呈慢性进行性损伤，其突出的病变是血管内膜纤维化，引起管腔严重狭窄，导致肾缺血，肾小球萎缩、纤维化及玻璃样变性，肾小管萎缩、间质纤维化伴有单核细胞、淋巴细胞及浆细胞浸润。

15. C【解析】Ⅲ型变态反应又称为免疫复合物型超敏反应，免疫复合物是抗原和抗体相结合的产物，在生理情况下它能及时被吞噬系统所清除。

16. C【解析】系统性红斑狼疮是一种累及全身多系统、多器官的临床表现复杂、病程迁延反复的自身免疫病，由以抗核抗体为主的多种自身抗体引起。

17. D【解析】免疫耐受被破坏导致的大量自身抗体产生是系统性红斑狼疮发生的根本原因。其中，抗核抗体是最主要的自身抗体。

18. B【解析】原发性免疫缺陷病少见，临床表现出反复感染，严重威胁生命。

19. A【解析】Ⅳ型变态反应又称迟发型超敏反应，属于变态反应的一种。临床常见的有感染性迟发型超敏反应、接触性迟发型超敏反应等。

20. B【解析】系统性红斑狼疮（SLE）是一自身免疫病，血清中出现多种自身抗体和大量免疫复合物，造成组织损伤，临床可以出现各个系统和脏器损害的症状，选项 A 错误。抗核抗体是最主要的自身抗体，可分为四类：①抗 DNA 抗体。②抗组蛋白抗体。③抗 RNA-非组蛋白抗体。④抗核仁抗原抗体。选项 B 正确。临床上常用间接免疫荧光法检测患者血清中抗核抗体的类型，其中抗双链 DNA（dsDNA）和抗核糖核蛋白（Smith 抗原）抗体具有相对特异性，阳性率分别为 40%~70%和 15%~30%，选项 C、选项 D 错误。关节损害的典型病变为滑膜炎。急性期滑膜内有中性粒细胞和纤维素样渗出，血管有单核细胞浸润，须同类风湿关节炎鉴别，选项 E 错误。

21. E【解析】结核菌素反应是效应性 T 细胞介导的炎症反应，用于诊断结核分枝杆菌感染所致Ⅳ型变态反应的皮肤试验。对诊断活动性结核病和测定机体细胞免疫功能有参考意义。

22. B【解析】输血反应为补体依赖的细胞毒反应。特异性抗体（IgG 或 IgM）与细胞表面的抗原结合后，固定于细胞膜并激活补体，直接引起靶细胞膜溶解，或使靶细胞易被巨噬细胞吞噬。

23. E【解析】Ⅳ型变态反应又称迟发型超敏反应，包括经典的迟发型超敏反应和细胞介导的细胞毒性反应，两者均系致敏 T 细胞接触特异性抗原而引起。

24. B【解析】免疫缺陷病是一组由于免疫系统发育不全或遭受损害所致的免疫功能缺陷而引发的疾病。分为两种类型，具体如下：①原发性免疫缺陷病：又称先天性免疫缺陷病。②继发性免疫缺陷病：又称获得性免疫缺陷病，选项 A、选项 E 错误，选项 B 正确。先天性免疫缺陷病与遗传有关，常发生于婴儿，选项 C 错误。获得性免疫缺陷病为后天和继发因素，可在各年龄阶段患病，选项 D 错误。

25. B【解析】参见 A1 型题第 7 题解析。

26. C【解析】移植物抗宿主病（GVHD）发病机制：骨髓移植物中的成熟 T 细胞被宿主的异型组织相容性抗原所激活，增生分化为效应细胞，这些激活的效应细胞在受者体内移动，对宿主组织器官发动免疫攻击，导致 GVHD。

27. C【解析】超急性排斥反应的发生与受者血液中已有供体特异性循环 HLA 抗体，或受者、供者 ABO 血型不符有关，本质上属Ⅲ型变态反应。一般于移植后数分钟至数小时出现。现因术前已广泛采用了组织交叉配型，超急性排斥反应已少见。

28. B【解析】硬皮病是一种自身免疫性弥漫性结缔组织疾病，突出的特征是皮肤发硬，以手、足皮肤硬化最常见，严重时可以出现全身皮肤僵硬。

29. E【解析】急性移植排斥反应由细胞免疫或体液免疫所致，因此可见淋巴细胞、浆细胞以及具有传递抗原及吞噬功能的单核巨噬细胞。中性粒细胞出现于组织坏死区，但无异物巨细胞出现。

30. D【解析】超急性排斥反应是移植后发生的一种严重的免疫反应，常见于 ABO 血型不相容或早期有高度特异性 HLA 抗体的患者。超急性排斥反应不同于 Arthus 反应，前者是由移植物抗原与受者预先存在的抗体结合引起的急性免疫反应，后者是由于机体长期接触某种抗原而产生变态反应。

31. A【解析】超急性排斥反应一般于移植后数分钟至数小时出现，甚至在血管吻合后立即出现。

32. D【解析】超急性排斥反应病理变化：移植肾肉眼观，色泽由粉红色迅速转变为暗红色，伴出血或梗死，出现花斑状外观。镜下表现为广泛的急性小动脉炎伴血栓形成及缺血性坏死。

33. C【解析】超急性排斥反应是一种在移植肾血液循环恢复后迅速发生的（数分钟或数小时，甚至 24 小时内）不可逆的体液免疫反应。

34. D【解析】移植物抗宿主反应可发生于具有免疫活性细胞或其前体细胞的骨髓移植入因原发性疾病或采用药物、放射线照射而出现免疫功能缺陷的受者体内。在其接受骨髓移植后，来自供者骨髓的免疫活性细胞可识别受者组织并产生免疫应答，使 $CD4^+$ 和 $CD8^+$ T 细胞活化，导致受者组织损害。

35. A【解析】强直性脊柱炎的发病与 HLA-B27 密切相关，但阳性不代表就是强直性脊柱炎。HLA-B27 阳性患者中可能有 80%不发生强直性脊柱炎，而强直性脊柱炎患者当中就有 10%为 HLA-B27 阴性。

36. C【解析】慢性淋巴细胞性甲状腺炎又称自身免疫性甲状腺炎，是一种以自身甲状腺组织为抗原的慢性炎症性自身免疫性疾病。

37. A【解析】系统性红斑狼疮的发病因素可能与下列因素有关：①免疫因素，多种自身抗体形成，提示 B 细胞活动亢进。②遗传因素。③其他，包括药物（盐酸肼屈嗪、普鲁卡因胺）、病毒、性激素，其中雄激素似有保护作用，而雌激素似有助长作用，故患者以女性为多。

38. C【解析】非细菌性疣状赘生物（非细菌性疣赘性心内膜炎）是系统性红斑狼疮的心脏病变。赘生物由纤维蛋白、坏死细胞碎屑和炎症细胞组成，根部基质发生纤维素样坏死伴炎症细胞浸润，晚期发生机化。

39. B【解析】约 80%的系统性红斑狼疮患者有不同程度的皮肤损害，50%可表现为面部蝶形红斑，类似表现可见于躯干和四肢。

40. A【解析】系统性红斑狼疮是一种表现为多系统损伤的慢性系统性自身免疫病，其血清中含有以抗核抗体为主的多种自身抗体，这也是其特征之一。

41. C【解析】系统性红斑狼疮发病率为（5~50）/10 万，多见于年轻女性，男女之比为 1∶（5~10）。

42. C【解析】50%以上的 SLE 患者出现以狼疮性肾炎为主要表现的肾损害。原发性肾小球肾炎的各种组织学类型在狼疮性肾炎时均可出现，以系膜增生性（10%~15%）、局灶性（10%~15%）、膜性（10%~20%）和弥漫增生性（40%~50%）常见，晚期可发展为硬化性肾小球肾炎。其中，弥漫增生性狼疮性肾炎中内皮下大量免疫复合物的沉积，是 SLE 急性期的特征性病变。狼疮小体的出现有明确的诊断意义。

43. A【解析】系统性红斑狼疮患者表皮常有萎缩、角化过度、毛囊角质栓形成、基底细胞液化，表皮和真皮交界处水肿，基底膜、小动脉壁和真皮的胶原纤维可发生纤维素样坏死，血管周围淋巴细胞浸润。免疫荧光证实，真皮与表皮交界处有 IgG、IgM 及 C3 的沉积，形成颗粒或团块状光带即“狼疮带”，对本病有诊断意义。

44. E【解析】参见 A1 型题第 43 题解析。

45. C【解析】狼疮性肾炎在系统性红斑狼疮中，抗核抗体并无毒性，但能攻击变性或细胞膜受损的粒细胞，一旦它与细胞核接触即可使胞核肿胀，呈均质一片，并被挤出胞体，形成狼疮（LE）小体。LE 小体呈圆或椭圆形，HE 染色时因苏木精着色而蓝染，故又称苏木精小体，主要见于狼疮性肾炎的肾小球或肾间质，对狼疮性肾炎具有明确的诊断意义。狼疮小体对中性粒细胞和巨噬细胞具有趋化性。吞噬了狼疮小体的吞噬细胞称为狼疮细胞。

46. B【解析】约半数系统性红斑狼疮患者有心脏受累，以心瓣膜非细菌性疣赘性心内膜炎最为典型，赘生物体积较小，沉积在心瓣膜表面，常累及二尖瓣或三尖瓣。

47. E【解析】狼疮性肾炎中最常见的组织学类型是弥漫增生性肾小球肾炎。

48. D【解析】狼疮性肾炎在病理形态上具有一系列独特的形态学特征：如光镜下肾小球血管袢坏死、白金耳样改变、微血栓形成、狼疮小体、间质血管炎和肾小管-间质损害。

49、50 A、A【解析】参见 A1 型题第 45 题解析。

51. B【解析】患自身免疫病时，Th 细胞功能过度，Ts 细胞功能低下，导致细胞功能失衡，其他选项均符合自身免疫病的特征。

52. D【解析】参见 A1 型题第 43 题解析。

53. B【解析】系统性红斑狼疮最具特异性的指标是化验检查出现抗核抗体、抗 Sm 抗体以及抗双链 DNA 抗体阳性，其中最为敏感的指标是抗核抗体，特异性最高的是抗 Sm 抗体，从监测病情发展变化角度来讲，抗双链 DNA 抗体与病情活动度关系最密切。

54. B【解析】“红斑狼疮”不仅有皮肤损害，还有脑、心、肺、关节、肾、血液、肌肉等损害。于是在 100 多年前，有位名叫奥斯勒的美国医生提出了“系统性红斑狼疮”这一病名。

55. B【解析】移植排斥反应是指移植物与受者之间的免疫排斥反应，可分为超急性、急性、亚急性和慢性排斥反应，其中最常见的是急性排斥反应。

56. E【解析】类风湿因子属于自身抗体，是一种 IgM 蛋白（免疫球蛋白 M），由机体的免疫系统产生。

57. A【解析】急性排斥反应较常见，未经免疫抑制治疗时，可在数天内发生；经免疫抑制治疗时，可在数月甚至数年后发生。

58. C【解析】移植排斥反应按发病机制和病理变化不同，可分为超急性排斥反应、急性排斥反应和慢性排斥反应。受体在移植后数分钟至 24 小时对移植物发生迅速而剧烈的排斥反应称为超急性排斥反应。急性排斥反应可发生在移植后数天，也可发生于数月后。慢性排斥反应可发生在移植后数年内。

59. E【解析】巨细胞病毒感染为继发性免疫缺陷病，其余选项均属于原发性免疫缺陷病的类型。

60. E【解析】参见 A1 型题第 39 题解析。

61. D【解析】类风湿关节炎是以多发性和对称性增生性滑膜炎为主要表现的慢性全身性自身免疫病。

62. A【解析】狼疮小体（又称苏木精小体）：抗核抗体攻击变性或细胞膜受损的细胞，细胞核肿胀，呈均质一片，并被挤出胞体；为诊断 SLE 的特征性依据。

63. A【解析】AIDS 患者晚期淋巴结呈现一片荒芜，淋巴细胞几乎消失殆尽，仅有一些巨噬细胞和浆细胞残留；有时特殊染色可见大量分枝杆菌。

64. D【解析】系统性红斑狼疮病变多样，急性坏死性小动脉炎、细动脉炎是基本病变。活动期病变以纤维素样坏死为主。慢性期血管壁纤维化伴管腔狭窄，血管周围淋巴细胞浸润伴水肿及基质增加。在系统性红斑狼疮的病变中，除狼疮细胞外，其他改变都不具有特异性。

65. C【解析】系统性红斑狼疮基本病理变化如下。①狼疮小体：抗核抗体攻击变性或细胞膜受损的细胞，细胞核肿胀，呈均质一片，并被挤出胞体；为诊断 SLE 的特征性依据。②狼疮细胞：吞噬了狼疮小体的中性粒细胞或巨噬细胞。③肾、皮肤、血管及结缔组织中免疫复合物沉积，导致全身急性坏死性小动脉、细动脉炎，血管壁纤维素样坏死。慢性期血管壁增厚伴管腔狭窄。

66. B【解析】系统性红斑狼疮的特征性病理改变是狼疮小体。

67. B【解析】肉芽肿性心肌炎为风湿病的特征性病变。其他选项均为系统性红斑狼疮的特点。

68. C【解析】急性细胞型排斥反应由细胞免疫或体液免疫所致，因此可见于淋巴细胞、浆细胞及具有传递抗原及吞噬功能的单核巨噬细胞。中性粒细胞出现于组织坏死区，但无异物巨细胞出现。

69. E【解析】器官移植排斥反应包括宿主抗移植物反应和移植物抗宿主反应。在多种移植中，宿主抗移植物反应是主要的排斥反应。

70. B【解析】AIDS 的特点为 T 细胞免疫缺陷伴机会性感染和/或继发性肿瘤，最先也是最主要侵犯的器官是淋巴结。

71. B【解析】类风湿小结好发于皮肤，约 1/4 的患者可出现；结节中央为大片纤维素样坏死，周围有细胞核呈栅状或放射状排列的上皮样细胞，外围为肉芽组织。选项 B 为结核结节的特点。

72. D【解析】SLE 临床表现复杂多样，发热及皮肤、肾、关节、心、肝及浆膜等损害为主要表现。约 50%的 SLE 患者有心脏受累，以非细菌性疣赘性心内膜炎最为典型。诊断 SLE 以后，大概有 10%的 SLE 患者会发生类狼疮性肝炎的临床症状。狼疮性肝炎是一种特别类型的慢性活动性肝炎，伴有系统性红斑狼疮的表现，病情常常比较严重。约 80%的 SLE 患者会出现皮疹，广泛分布的斑疹或斑丘疹，除面部以外，还可累及躯干、四肢和手足部位。约 50%以上的 SLE 患者出现以狼疮性肾炎为主要表现的肾损害。

73. C【解析】抗 IgG Fc 片段的自身抗体就是类风湿因子（RF），约 80%类风湿关节炎患者 RF 阳性。RF 的出现及效价高低与本病的严重程度一致，可作为临床诊断及预后判断的重要指标，是类风湿关节炎较具特异性的自身抗体。RF 可存在于血清或滑膜液中，血清中的 RF 最主要的成分是 IgM，也可是 IgG、IgA、IgE。

74. B【解析】与溶血性链球菌感染相关的是风湿病，而不是类风湿关节炎。类风湿关节炎患者血清中存在能凝聚被覆有 IgG 的物质，称为类风湿因子，关节病变和渗出液特点符合Ⅲ型变态反应。

75. B【解析】自身免疫病可分为器官或细胞特异性和系统性两种类型。前者的病理损害和功能障碍仅限于抗体或致敏淋巴细胞针对的某一器官或某一类细胞；后者的自身抗原为多器官组织的共有成分，例如细胞核、线粒体等，故能引起多器官组织的损害，因其病变主要出现在多种器官的结缔组织或血管内，故又称胶原病或结缔组织病。自身免疫性肝炎属于器官特异性自身免疫性疾病。

76. D【解析】口眼干燥综合征以涎腺和泪腺的病变为代表，病理特点为腺体间质有大量淋巴细胞浸润、腺体导管管腔扩张和狭窄等，小涎腺的上皮细胞则有破坏和萎缩，功能受到严重损害。

77. B【解析】发现两种特征性抗核糖核蛋白成分的自身抗体——抗 SSA 和抗 SSB，对本病的诊断有参考价值。抗 SSA 抗体主要见于原发性干燥综合征，阳性率为 40%~95%，不同的检测方法对敏感性影响很大。

78. D【解析】阿绍夫小体的形成出现在风湿性心脏病的心肌间质。其余选项均符合类风湿关节炎的病变特点。

79. E【解析】硬皮病又称进行性系统性硬化症，以全身许多器官间质过度纤维化为其特征。95%以上的患者均有皮肤受累的表现。

80. C【解析】自身免疫病的确切发病机制不明，可能与下列因素有关：①免疫耐受的丢失，包括抗原性质变异和交叉免疫反应。②免疫反应调节异常。③遗传因素。④病毒因素。

81. B【解析】原发性免疫缺陷病是一组少见病，与遗传相关，常发生在婴幼儿，出现反复感染，严重威胁生命。

82. E【解析】参见 A1 型题第 5 题解析。

83. C【解析】艾滋病的常见传播途径如下。①性接触传播是本病主要传播途径。②血液传播：使用被病毒污染的针头进行静脉注射，应用含病毒的血液及血制品。③母婴传播：感染本病的孕妇可以通过胎盘传播给胎儿，或者通过产程中及产后血性分泌物或喂奶等传播给婴儿。④其他途径：包括应用病毒携带者的器官移植、人工授精等。

84. A【解析】艾滋病是由人类免疫缺陷病毒（HIV）感染引起的疾病。它通过破坏人体免疫系统中的特定类型的细胞，导致机体逐渐失去对各种病原体的防御能力，从而出现各种严重的感染和肿瘤。T 细胞毒反应降低、淋巴因子减少等与 T 淋巴细胞直接相关的免疫方面异常是艾滋病发病机制中的核心问题。此外，B 细胞不产生正常的抗体反应也与艾滋病的发病机制有关。感染 HIV 后，会影响免疫系统中多种免疫细胞的功能，包括 NK 细胞的杀伤作用，使得机体对于病原体和肿瘤细胞的清除能力下降，从而加重感染和引发肿瘤。

85. E【解析】获得性免疫缺陷综合征为继发性免疫缺陷病，多由严重感染、恶性肿瘤、糖尿病等代谢性疾病、营养不良、应用免疫抑制药、放射治疗、化疗等原因引起。

86. C【解析】DiGeorge 综合征为原发性免疫缺陷病，为胚胎期胸腺发育不全致使 T 细胞数目减少或功能障碍所致，占原发性免疫缺陷病的 5%～10%。DiGeorge 综合征或先天性胸腺发育不全是原发性免疫缺陷病的代表。

87. A【解析】器官特异性自身免疫病是指组织器官的病理损害和功能障碍仅限于抗体或致敏淋巴细胞所针对的某一器官，主要有慢性淋巴性甲状腺炎、甲状腺功能亢进症、胰岛素依赖型糖尿病、重症肌无力、慢性溃疡性结肠炎、恶性贫血伴慢性萎缩性胃炎、肺出血-肾炎综合征、寻常型天疱疮、类天疱疮、原发性胆汁性肝硬化、多发性脑脊髓硬化症、急性特发性多神经炎等。

88. E【解析】自身抗体的存在并不等同于自身免疫病，自身抗体可存在于无自身免疫病的正常人体，因此检出自身抗体不能作为自身免疫性疾病的诊断依据。

89. E【解析】获得性免疫缺陷综合征由人类免疫缺陷病毒（HIV）感染引起，其特征为严重免疫抑制，导致机会性感染、继发性肿瘤及神经系统症状。

90、91 B、D【解析】AIDS 患者晚期淋巴结呈现一片荒芜，淋巴细胞几乎消失殆尽，可以出现各种机会性感染，并发生恶性肿瘤，但由于免疫抑制，很少见到肉芽肿形成等细胞免疫反应性病变。

92. E【解析】获得性免疫缺陷综合征由人类免疫缺陷病毒（HIV）感染引起。$CD4^+$T 细胞在 HIV 直接和间接作用下，大量破坏、功能受损，导致细胞免疫缺陷，由于其他免疫细胞均不同程度受损，因而易并发各种严重的机会性感染和肿瘤。此外，HIV 还会感染组织中的单核巨噬细胞，从而引起机体严重免疫缺陷。

93. B【解析】在 SLE 所致心内膜炎病变中，赘生物常累及二尖瓣或三尖瓣，单个或多个，直径为 1～4mm，其分布和形态不规则，可累及瓣膜正面和背面，也可累及心腔内膜或腱索。

94. C【解析】约 80%的 SLE 患者有明显皮肤损害，以面部蝶形红斑最为典型，亦可累及躯干和四肢。镜下，表皮常有萎缩、角化过度、毛囊角质栓形成、基底细胞液化，表皮和真皮交界处水肿，基底膜、小动脉壁和真皮的胶原纤维可发生纤维素样坏死，血管周围常有淋巴细胞浸润。免疫荧光证实真皮与表皮交界处有 IgG、IgM 及 C3 的沉积，形成颗粒或团块状的荧光带即“狼疮带”，可能是坏死上皮细胞释出之抗原与血液循环中弥散出来的抗核抗体等自身抗体形成的免疫复合物。

95. C【解析】Kaposi 肉瘤是一种来源于内皮细胞的肿瘤，在免疫系统受损时易于发生。它通常会出现在皮肤和口腔黏膜，并在进展期间扩散到其他器官。在 HIV/AIDS 患者中，Kaposi 肉瘤的发生率显著增加，占所有 HIV/AIDS 相关恶性肿瘤的 50%以上。

96. C【解析】SLE 是一自身免疫病，免疫耐受的破坏导致大量自身抗体产生是本病发生的根本原因。

97. E【解析】晚期淋巴结病变，往往在尸检时才能看到。淋巴结呈现一片荒芜，淋巴细胞几乎消失殆尽，仅残留少许巨噬细胞和浆细胞。

98. C【解析】CD4 分子是 HIV 的主要受体。在 HIV 进入人体后，嵌于病毒包膜上的 gp120 与 $CD4^{+}T$ 细胞膜上 CD4 受体结合，同时，HIV 又以趋化因子受体 CXCR4 和 CCR5 作为共受体进行识别，即 HIV 必须同时与 CD4 受体和共受体结合后才能进入细胞内。

99. B【解析】约 70%的 AIDS 患者有中枢神经系统受累，其中继发性机会感染有弓形虫或新型隐球菌感染所致脑炎或脑膜炎，巨细胞病毒和乳头状瘤空泡病毒感染所致进行性多灶性白质脑病等。由 HIV 直接引起的疾病有脑膜炎、亚急性脑病、痴呆等。

100. D【解析】70%~80%的 AIDS 患者可经历一次或多次卡氏肺孢菌感染，在艾滋病因机会感染而死亡的病例中，约一半死于卡氏肺孢菌感染。

101. B【解析】原发性 T 细胞免疫缺陷病是由于 T 细胞的遗传性缺陷，涉及 T 细胞前体和 T 细胞的发生、发育、分化和功能障碍。最常见的原发性 T 细胞免疫缺陷病是 DiGeorge 综合征。

102. A【解析】Graves 病患者体内可产生抗甲状腺上皮细胞表面促甲状腺素（TSH）受体的自身抗体。该种抗体与甲状腺细胞表面 TSH 受体结合、可刺激甲状腺细胞合成、分泌甲状腺素，引起甲状腺功能亢进，而不使甲状腺细胞破坏。

103. B【解析】免疫缺陷病的临床表现因其性质不同而异。体液免疫缺陷的患者产生抗体的能力低下，因而发生连绵不断的细菌感染。

104. C【解析】抗 Scl-70 抗体是 DNA 拓扑异构酶 I （相对分子质量 100 000）的降解产物，抗 Scl-70 抗原是细胞核内的碱性核蛋白，所产生的相应抗体 Scl-70 是抗核抗体的一种类型，现在已经证实抗 Scl-70 抗体为系统性硬化的标记抗体。

**二、A2 型题**

1. B【解析】系统性红斑狼疮是一种常见的全身性自身免疫病，由抗核抗体为主的多种自身抗体引起，多见于年轻女性，临床表现复杂多样，发热及皮肤、肾、关节、心、肝及浆膜等损害为主要表现。约 80%的 SLE 患者有不同程度的皮肤损害，50%可表现为面部蝶形红斑，类似表现亦可见于躯干和四肢。

2. C【解析】类风湿关节炎可见 RF 阳性，类风湿关节炎是以多发性和对称性增生性滑膜炎为主要表现的慢性全身性自身免疫病。受累关节主要表现为慢性滑膜炎，具体如下。①滑膜细胞肥大增生，呈多层，可形成绒毛状突起。②滑膜下结缔组织大量淋巴细胞、巨噬细胞和浆细胞浸润，可见淋巴滤泡形成。③大量新生血管形成。④高度血管化，炎症细胞浸润，增生状态的滑膜覆盖于关节软骨表面形成血管翳。随着血管翳逐渐向心性伸展和覆盖整个关节软骨，关节软骨严重破坏，最终血管翳充满关节腔，发生纤维化和钙化，引起永久性关节强直。

3. E【解析】根据患者症状，可以大体判断为口眼干燥综合征，本病可单独存在，也可继发于 SLE 或类风湿关节炎。本患者属于口眼干燥综合征与 SLE 共存患者。口眼干燥综合征的病理改变有受累腺体大量的淋巴细胞浸润，淋巴滤泡形成，同时有腺泡结构破坏等变化。但因为本病不是化脓性炎症，所以没有中性粒细胞浸润。

**三、B 型题**

1. D【解析】超急性排斥反应镜下表现为广泛的急性小动脉炎伴血栓形成及缺血性坏死。受累的动脉壁有纤维素样坏死和中性粒细胞浸润，并有 IgG、IgM、补体沉积；管腔中有纤维蛋白和细胞碎屑阻塞。肾小球肿大，肾小管上皮细胞发生缺血性坏死，间质水肿并有中性粒细胞浸润，有时还可有淋巴细胞和巨噬细胞浸润。

2. E【解析】参见 A1 型题第 6 题解析。

3. A【解析】急性细胞型排斥反应：细胞免疫为主，主要表现为间质内单个核细胞浸润。临床表现为骤然发生的移植肾功能衰竭。镜下：肾间质明显水肿伴以 $CD4^+$ 和 $CD8^+$T 细胞为主的单个核细胞浸润，可引起局部肾小管坏死。

4. C【解析】移植抗原是代表个体特异性的同种抗原，亦即组织相容性抗原，主要是 HLA。与移植排斥反应相关的抗原还有血细胞抗原、组织特异性抗原、次要组织相容性抗原。

5. A【解析】超急性排斥反应的常见情况：①ABO 血型不符。②多次妊娠或反复输血等使受者体内存在抗 HLA 抗体。③移植物保存或处理不当等其他原因。

6. B【解析】免疫复合物形成引起肾小球肾炎基本上有两种方式：①抗体与肾小球内固有的不溶性肾小球抗原或植入在肾小球内的非肾小球抗原，在肾小球原位结合形成免疫复合物。②血液循环内形成的可溶性抗原抗体复合物沉积于肾小球。

7. A【解析】超急性排斥反应是受体对移植物的一种迅速而剧烈的反应，一般于移植后数分钟至 24 小时内出现。镜下表现为广泛的急性小动脉炎伴血栓形成及缺血性坏死。

8. B【解析】慢性排斥反应常为反复急性排斥反应的积累，突出病变是血管内膜纤维化，伴有移植器官的实质细胞萎缩及间质纤维化慢性炎症细胞浸润。

9. B【解析】Ⅰ型变态反应又称速发型超敏反应，其特点如下：①主要由 IgE 介导。②发生的速度快。③通常引起功能紊乱但不造成组织细胞损伤。④具有明显的个体差异和遗传背景。

10. E【解析】Ⅱ型变态反应是由 IgG 或 IgM 类抗体与靶细胞表面相应抗原结合后，在补体、吞噬细胞和 NK 细胞参与下，引起的以细胞溶解或组织损伤为主的病理性免疫反应，又称细胞毒型抗体反应。

11. D【解析】Ⅲ型变态反应是由免疫复合物沉积于组织，固定补体，导致组织损伤。

12. C【解析】Ⅳ型变态反应由效应性 T 细胞介导，反应出现时间较前几类反应更为滞后，又称迟发型超敏反应。

13. D【解析】系统性红斑狼疮是一种表现为多系统损伤的慢性系统性自身免疫疾病，

其血清中含有以抗核抗体为主的多种自身抗体，这也是其特征之一。

14. B【解析】类风湿关节炎时，关节液 RF 阳性率可达 80%~90%，且在血清阳性之前出现。

15. D【解析】孤立性 IgA 缺乏症是最常见的先天性免疫缺陷病，患者的血清 IgA 和黏膜表面分泌型 IgA（sIgA）均缺乏。

16. B【解析】以细胞免疫缺陷为主的疾病系胸腺发育不良、核苷磷酸化酶缺乏等使 T 淋巴细胞发育和代谢障碍所致，临床常见的是 DiGeorge 综合征。

17. D【解析】器官特异性自身免疫病，病变限于某一特定器官，常见的有溃疡性结肠炎、恶性贫血伴慢性萎缩性胃炎、自身免疫性甲状腺炎、甲状腺功能亢进症、慢性活动性肝炎和重症肌无力。

18. B【解析】混合性结缔组织病属于系统性红斑狼疮、系统性硬化症、多肌炎皮肌炎等，和自身免疫性失调有关，和遗传也有一定的关系。

**四、X 型题**

1. BCDE【解析】肺出血-肾炎综合征属Ⅱ型变态反应型的自身免疫病，其原发病变在肺、肾小球基底膜，不累及肾小管。

2. BDE【解析】AIDS 患者淋巴结早期病理变化为淋巴结肿大；镜下淋巴滤泡明显增生，生发中心活跃，髓质内出现较多浆细胞，副皮质区淋巴细胞进行性减少。

3. ABDE【解析】超急性排斥反应是器官移植术后最为严重的一种排斥反应；通常在移植后立即发生，病情危急；常见于 ABO 等血型不符、多次妊娠、反复输血或接受过异种移植，也可发生在被移植器官灌流不畅或缺血时间过长等情况时。

4. BCD【解析】自身免疫病是指机体对自身组织抗原产生免疫反应，引起自身组织损伤和功能障碍的一类疾病。根据发病机制和临床特征，自身免疫病可分为两类：①器官特异性自身免疫病，病变限于某一特定器官，常见的有溃疡性结肠炎、恶性贫血伴慢性萎缩性胃炎、自身免疫性甲状腺炎、甲状腺功能亢进症、慢性活动性肝炎和重症肌无力等。②非器官特异性自身免疫病，病变累及多个器官组织，常见有系统性红斑狼疮、类风湿性关节炎、硬皮病、结节性多动脉炎和皮肌炎等。

5. ACDE【解析】抗核抗体阳性是诊断系统性红斑狼疮的必要条件。系统性红斑狼疮可以出现多种自身抗体，如抗双链 DNA 抗体、抗 Sm 抗体、抗核小体抗体、抗组蛋白抗体、抗中性粒细胞胞质抗体、抗 SSA 抗体、抗 SSB 抗体、抗心磷脂抗体等多种自身抗体。

6. ABCDE【解析】类风湿关节炎的后期病变如下。①滑膜细胞增生：由于炎症持续存在，滑膜细胞会出现异常增生。②肉芽组织增生：肉芽组织会大量增生，使得滑膜不规则。③纤维素和中性粒细胞的积累：由于长期炎症刺激，滑膜和关节表面会覆盖大量的纤维素和中性粒细胞。④关节畸形：由于炎症对关节软骨和韧带的损伤，以及滑膜组织的异常增生，会导致关节畸形。⑤多量瘢痕组织：由于滑膜、韧带和肌腱等组织的纤维化和瘢痕收缩作用，会导致多量瘢痕组织的积累。

7. ABCD【解析】系统性红斑狼疮是一种多系统受累的自身免疫性疾病，其发病机制十分复杂，涉及遗传、各种自身抗体、雌激素（女性雌激素长期紊乱失调可助长发病）、Th 细胞和 B 细胞功能亢进、Ts 细胞功能降低、单核巨噬细胞、补体及其受体清除功能障碍和多种细胞因子等因素，病因是多方面的。使用盐酸肼屈嗪和普鲁卡因胺超过 6 个月的患者大部分可出现抗核抗体，15%~20%的患者可出现 SLE 样反应。

8. ABCD【解析】原发性免疫缺陷病是一组少见病，与遗传相关，常发生在婴幼儿，出现反复感染，严重威胁生命。按免疫缺陷性质的不同，原发性免疫缺陷病可分为以体液免疫缺陷为主、以细胞免疫缺陷为主以及两者兼有的联合性免疫缺陷三大类。以体液免疫（B 细胞）缺陷为主原发性免疫缺陷病的疾病包括原发性丙种球蛋白缺乏症、孤立性 IgA 缺乏症和普通变异型免疫缺陷病。以细胞免疫（T 细胞）缺陷为主的原发性免疫缺陷病包括 DiGeorge 综合征、胸腺发育不全和黏膜皮肤念珠菌病。联合性免疫缺陷病包括重症联合性免疫缺陷病、威斯科特-奥尔德里奇（Wiskott-Aldrich）综合征和毛细血管扩张性共济失调症。

9. ABCE【解析】继发性免疫缺陷病又称获得性免疫缺陷病；较原发性免疫缺陷病更为常见。HIV 感染可导致免疫功能缺陷。感染（风疹、麻疹、麻风病、流行性感冒、巨细胞病毒感染和结核病等）、恶性肿瘤（霍奇金淋巴瘤、白血病和骨髓瘤等）、自身免疫病（系统性红斑狼疮和类风湿关节炎等）、免疫球蛋白丢失（肾病综合征等）、免疫球蛋白合成不足（营养缺乏）、淋巴细胞丧失，以及使用免疫抑制药治疗、衰老等可伴发继发性免疫缺陷病。

10. ABDE【解析】类风湿关节炎是以多发性和对称性增生性滑膜炎为主要表现的慢性全身性自身免疫病，可累及全身多种器官组织。由于炎症的加剧和缓解反复交替进行，引起关节软骨和关节囊的破坏，最终导致关节强直畸形，手足小关节为最常见部位。本病发病年龄多在 25~55 岁，也可见于儿童。女性发病率比男性高 3~5 倍。

11. ABDE【解析】口眼干燥综合征是指由涎腺、泪腺受免疫损伤引起的以眼、口干表现为特征的自身免疫病。本病可单独存在，也可与其他自身免疫病同时存在，前者称为原发性，后者称为继发性，最常见的是与类风湿关节炎、SLE 同时存在。

12. ACDE【解析】皮肌炎病变累及皮肤及肌肉，皮肤出现典型红疹及对称性缓慢进行性肌无力。最初累及近端肌肉，远端肌肉受累及运动障碍发生较晚。1/3 的患者由于口咽及食管肌肉受累造成吞咽困难。部分患者可以出现肌肉以外的表现，包括间质性肺病、血管炎和心肌炎。皮肌炎有较高内脏恶性肿瘤的发病率。肌肉活检显示典型皮肌炎病理学改变包括束周萎缩、凿空样纤维、肌束膜血管周围炎等。

13. ABDE【解析】多发性肌炎是以肌肉损伤和炎症反应为特征的自身免疫病。病变与皮肌炎相似但缺乏皮肤损害。主要表现为肌肉无力，常为双侧对称性，起始于躯干、颈部和四肢的肌肉。主要组织学表现为淋巴细胞浸润及肌纤维的变性和再生。本病可能由细胞毒性

T 淋巴细胞介导。大多数患者有抗核抗体存在，其中抗 t-RNA 合成酶的 Jo-1 抗体具有特异性。

14. ACDE【解析】包涵体肌炎发病隐匿，患者多在 60 岁以上。开始时累及远端肌肉，特别是膝部伸肌及腕和手指的屈肌。特点为围绕血管周围炎症细胞浸润，肌细胞内有空泡，周围有嗜酸性颗粒。另外，空泡状的肌纤维含有淀粉样沉积物，刚果红染色阳性。电镜下，胞质及核内有丝管状包涵体。

15. ABCD【解析】参见 X 型题第 8 题解析。

16. ABCD【解析】50%以上的 SLE 患者出现以狼疮性肾炎为主要表现的肾损害。原发性肾小球肾炎的各种组织学类型在狼疮性肾炎时均可出现，以系膜增生性（10%～15%）、局灶性（10%～15%）、膜性（10%～20%）和弥漫增生性（40%～50%）常见，晚期可发展为硬化性肾小球肾炎。

17. ABCD【解析】AIDS 淋巴组织的病理变化：早期，淋巴结肿大。光镜下，淋巴滤泡明显增生，髓质内较多浆细胞。电镜下或通过原位杂交法检测，可见 HIV 颗粒位于生发中心内，主要集中于滤泡树突状细胞，也可出现于巨噬细胞及 $CD4^+$T 细胞内。随着病变的发展，滤泡外层淋巴细胞减少或消失，小血管增生，生发中心被分割。副皮质区 $CD4^+$T 细胞进行性减少，代之以浆细胞浸润。晚期的淋巴结病变，往往在尸检时才能看到。晚期，淋巴结呈现一片荒芜，淋巴细胞几乎消失殆尽，仅残留少许巨噬细胞和浆细胞。有时特殊染色可见大量分枝杆菌、真菌等病原菌微生物，却很少见到肉芽肿形成等细胞免疫反应性病变。

18. ABCD【解析】器官或细胞特异性自身免疫病：病理损害和功能障碍仅限于抗体或致敏淋巴细胞所针对的某一器官或某一类细胞。结节性多动脉炎属于系统性自身免疫病，故选项 E 错误，其余选项均正确。

# 第六章 炎　　症

## 一 A1 型题

1. 下列介质中，与炎症中疼痛有关的是
   A. 5-羟色胺　　B. 组胺
   C. 前列腺素（PG）　　D. 白三烯
   E. 补体成分
2. 炎症最主要的特征是
   A. 纤维素渗出　　B. 红细胞漏出
   C. 血管扩张　　D. 白细胞渗出
   E. 炎症介质释放
3. 下列关于炎症渗出物的叙述，不正确的是
   A. 液体比重高　　B. 液体内含极少数细胞和细胞碎片
   C. 液体静置后凝固　　D. 液体内蛋白含量高
   E. 液体混浊
4. 下列关于纤维素性炎的叙述，正确的是
   A. 肺的纤维素性炎常引起肺泡壁的破坏　　B. 其好发部位是黏膜、浆膜和肺
   C. 当出现机化时，引起纤维素性粘连　　D. 假膜常与黏膜疏松连接，易脱落
   E. 假膜组成为纤维素、间皮细胞、白细胞和细菌
5. 下列关于炎症的叙述，正确的是
   A. 炎症对机体无害
   B. 活体组织对损伤因素的反应即为炎症
   C. 慢性炎症均由急性炎症转变而来
   D. 炎症组织体积缩小时，肯定不存在增生性病理改变
   E. 急性炎症中，增生可以作为主要的病理改变
6. 炎症渗出时，最早发生的血管改变是
   A. 静脉性充血　　B. 动脉性充血
   C. 血栓形成　　D. 局部贫血
   E. 细动脉短暂收缩

7. 炎症时巨噬细胞的主要作用是

A. 释放血管活性胺　　B. 转变为浆细胞

C. 修复损伤的组织　　D. 吞噬病原微生物和坏死组织碎片

E. 参与机体免疫反应

8. 下列关于炎症的叙述，正确的是

A. 慢性炎均由急性炎转变而来　　B. 炎症反应均对机体有利

C. 炎症渗出均会引起组织肿胀　　D. 炎症时组织增大为增生所致

E. 增生是机体的抗损伤的反应

9. 下列疾病中，不是化脓性炎的是

A. 疖　　B. 痈

C. 急性肾小球肾炎　　D. 急性肾盂肾炎

E. 急性阑尾炎

10. 在炎症过程中，组织中蛋白质液体渗出最主要的机制是

A. 血管通透性增加　　B. 血管外胶体渗透压增高

C. 血管外胶体渗透压降低　　D. 血管内流体静压增高

E. 血管内流体静压降低

11. 内皮细胞、成纤维细胞、淋巴细胞常见于

A. 急性炎症　　B. 炎性肉芽组织

C. 肉芽肿性炎　　D. 伤口愈合处

E. 化脓性炎

12. 下列关于慢性炎症的叙述，错误的是

A. 以渗出和增生变化为主

B. 包括非特异性增生性炎和肉芽肿性炎

C. 单核巨噬细胞系统的激活是其重要的特征之一

D. 可伴有急性活动

E. 浸润的炎症细胞主要为淋巴细胞、浆细胞和单核细胞

13. 假膜形成于

A. 皮肤　　B. 黏膜

C. 滑膜　　D. 筋膜

E. 浆膜

14. 下列关于蜂窝织炎叙述，正确的是

A. 常见的发病部位是内脏器官、肌肉和阑尾

B. 与细菌分泌的透明质酸酶、链激酶有关

C. 金黄色葡萄球菌是主要的致病菌

D. 炎症局限

E. 组织坏死通常较明显

15. 下列不属于血浆源性炎症介质的是

A. 缓激肽
B. 凝血因子X
C. 血管活性胺
D. 纤维蛋白降解产物
E. 补体

16. 金黄色葡萄球菌感染常常可以引起

A. 纤维素性炎
B. 假膜性炎
C. 浆液性炎
D. 脓肿
E. 肉芽肿性炎

17. 下列关于炎症血流动力学改变的叙述，错误的是

A. 细动脉短暂收缩由神经反射介导
B. 炎症局部的血管扩张和血流加速与神经因素无关
C. 由于血液黏滞度增加，血流速度减慢
D. 同时伴有血管通透性增加
E. 不同程度损伤因素导致的血流动力学改变的进程有所不同

18. 上皮样细胞的本质是

A. 淋巴细胞
B. 中性粒细胞
C. 上皮细胞
D. 巨噬细胞
E. 浆细胞

19. 变应性疾病最具特征性的炎症细胞是

A. 中性粒细胞
B. 嗜酸性粒细胞
C. 淋巴细胞
D. 浆细胞
E. 单核巨噬细胞

20. 下列疾病中，属于增生性炎的是

A. 流行性乙型脑炎（乙脑）
B. 流脑
C. 急性肾小球肾炎
D. 中毒性心肌炎
E. 急性重型肝炎

21. 血管通透性增加的机制不包括

A. 内皮细胞收缩
B. 白细胞介导的内皮细胞损伤
C. 穿胞作用减弱
D. 新生毛细血管壁的高通透性
E. 直接内皮细胞损伤

22. 上皮样细胞源自

A. 巨噬细胞
B. 中性粒细胞

C. 嗜酸性粒细胞
D. 淋巴细胞
E. 浆细胞

23. 炎症时，经被动过程从血管内到血管外组织的细胞是
A. 嗜酸性粒细胞
B. 中性粒细胞
C. 单核细胞
D. 淋巴细胞
E. 红细胞

24. 可以引起血管通透性增高的炎症介质不包括
A. 5-羟色胺
B. 组胺
C. 补体 C3b
D. 白三烯
E. 缓激肽

25. 下列疾病中，属于出血性炎的是
A. 钩端螺旋体病
B. 肺结核
C. 流行性脑脊髓膜炎
D. 病毒性肝炎
E. 肠伤寒

26. 下列选项中，可以导致疼痛的炎症介质是
A. 氧自由基
B. 白介素-8（IL-8）
C. 缓激肽
D. 肿瘤坏死因子（TNF）
E. 脂质素

27. 变质性炎局部组织对糖、脂肪和蛋白质的代谢
A. 合成和分解代谢增强
B. 合成和分解代谢减弱
C. 分解代谢减弱
D. 分解代谢增强
E. 合成代谢增强

28. 下列选项中，不属于肉芽肿性炎的是
A. 结核病
B. 伤寒
C. 风湿病
D. 流行性乙型脑炎
E. 硅沉着病

29. 炎症的基本病变不包括
A. 化生
B. 变质
C. 渗出
D. 增生
E. 坏死

30. 急性炎症时，组织肿胀的主要原因是
A. 肉芽组织增生
B. 实质细胞变质
C. 充血及血液成分渗出
D. 实质细胞增生
E. 纤维组织增生

31. 下列关于炎症的叙述，错误的是
    A. 炎症局部有三大基本病变
    B. 血管反应是炎症的主要特征
    C. 重症炎症常伴有全身反应
    D. 渗出是炎症反应中的抗损伤措施
    E. 炎症细胞在局部仅有吞噬作用
32. 下列关于中性粒细胞的叙述，错误的是
    A. 中性粒细胞又称小吞噬细胞
    B. 多核巨细胞来自中性粒细胞
    C. 变性、坏死的中性粒细胞又称脓细胞
    D. 急性和化脓性炎症时多见中性粒细胞
    E. 中性粒细胞细胞质内含嗜天青颗粒及特异性颗粒
33. 溶血性链球菌感染常引起
    A. 脓肿
    B. 出血性炎
    C. 纤维素性炎
    D. 浆液性炎
    E. 蜂窝织炎
34. 引起疼痛的炎症介质是
    A. 前列腺素 $E_1$（$PGE_1$）
    B. 补体
    C. 淋巴因子
    D. 溶酶体酶
    E. 前列腺素 $E_2$（$PGE_2$）
35. 吞噬细胞中最强的杀菌物质是
    A. 防御素
    B. $H_2O_2$-MPO-HOCl
    C. 碱性蛋白
    D. 细菌通透性增加蛋白
    E. 乳铁蛋白
36. 下列选项中，不是急性炎症时血管通透性增加的因素是
    A. 白细胞介导的内皮细胞损伤
    B. 内皮细胞收缩
    C. 新生毛细血管壁的高通透性
    D. 内皮细胞的增生
    E. 内皮细胞骨架重构
37. 下列选项中，属于变质性炎的是
    A. 肝炎
    B. 胸膜炎
    C. 蜂窝织炎
    D. 大叶性肺炎
    E. 肺脓肿
38. 类固醇激素作为抗炎药物的作用机制是
    A. 抑制磷脂酶活性
    B. 增强环加氧酶活性
    C. 抑制 5-脂质加氧酶活性
    D. 抑制血小板合成酶活性
    E. 增强内皮细胞合成酶活性

39. 炎性水肿液位于
A. 黏膜表面
B. 组织间隙
C. 胸膜腔
D. 关节腔
E. 鞘膜腔

40. 炎性水肿的主要原因是
A. 血浆胶体渗透压降低
B. 毛细血管壁通透性增高
C. 静脉压升高
D. 淋巴管阻塞
E. 醛固酮、抗利尿激素水平增高

41. 下列选项中，不属于炎症性增生特点的是
A. 可见核分裂象
B. 增生组织不具有原来正常组织的结构和功能
C. 原因消除后不再增生
D. 是反应性增生
E. 增生组织分化成熟

42. 下列选项中，不属于炎症防御反应的是
A. 发热
B. 充血渗出
C. 器官组织的功能障碍
D. 外周血白细胞数增多
E. 释放炎症介质

43. 补体 C3b 具有的炎症介质效应是
A. 血管通透性增高
B. 具有调理素作用
C. 趋化作用
D. 促进白细胞与内皮细胞之间的黏附
E. 发热

44. 导致蛋白质渗出最主要的机制是
A. 血管内流体静压增高
B. 血液胶体渗透压降低
C. 血液胶体渗透压增高
D. 血管壁通透性增高
E. 血液晶体渗透压增高

45. 肉芽组织与肉芽肿的区别是
A. 组成成分不同
B. 最终结局不同
C. 是否由急性转化而来
D. 是否为慢性炎症
E. 是否导致局部纤维化

46. 炎症中不属于吞噬过程的是
A. 游出
B. 识别
C. 吞入
D. 降解
E. 黏着

47. 下列关于白细胞游出的叙述，错误的是
A. 炎症不同阶段游出的白细胞不同

B. 中性粒细胞可释放单核细胞趋化因子

C. 中性粒细胞和单核细胞寿命短，淋巴细胞寿命长

D. 炎症不同阶段激活的黏附分子、趋化因子不同

E. 白细胞游出主要发生在小静脉

48. 下列细胞中，不是由巨噬细胞转变而来的是

A. 心衰细胞　　B. 泡沫细胞

C. 郎汉斯（Langhans）细胞　　D. 脓细胞

E. 上皮样细胞

49. 下列关于白细胞和内皮细胞黏附的叙述，错误的是

A. 炎症过程中，黏附分子向细胞表面再分布

B. 不同的黏附分子，作用的细胞可能不同

C. 炎症过程中，黏附分子的合成与表达增加

D. 炎症过程中，黏附分子的亲和力增强

E. 炎症过程中，白细胞和内皮细胞之间的黏附不紧密

50. 下列选项中，不属于炎症介质的是

A. 组胺　　B. 细胞碎片

C. P 物质　　D. 缓激肽

E. 一氧化氮（NO）

51. 下列选项中，具有吞噬作用的炎症细胞主要是

A. 中性粒细胞　　B. 单核巨噬细胞

C. 淋巴细胞　　D. 浆细胞

E. 中性粒细胞和单核巨噬细胞

52. 白细胞从内皮细胞间隙游出，需要下列哪种黏附分子介导

A. P-选择素　　B. E-选择素配体-1（ESL-1）

C. E-选择素　　D. L-选择素

E. 血小板内皮细胞黏附分子-1（PECAM-1）

53. 炎症的全身反应不包括

A. 急性期反应蛋白合成减少　　B. 发热

C. 血压升高　　D. 外周血白细胞数量增多

E. 食欲缺乏

54. 急性化脓性炎症时，组织中最多见的细胞浸润是

A. 嗜酸性粒细胞　　B. 中性粒细胞

C. 巨噬细胞　　D. 上皮样细胞

E. 淋巴细胞

55. 下列关于肉芽肿的叙述，正确的是
A. 肉芽肿内上皮样细胞的吞噬能力最强
B. 由淋巴细胞增生构成的结节状病灶
C. 发生与机体的体液免疫反应有关
D. 为局限性单核-巨噬细胞增生形成的结节状病灶
E. 只在慢性炎症中形成

56. 下列选项中，最常见的致炎因子是
A. 遗传缺陷
B. 物理性因子
C. 化学性因子
D. 免疫反应
E. 生物性因子

57. 下列关于炎症引起的发热，错误的是
A. 严重炎症患者的体温必定很高
B. 炎症患者的体温能够反映炎症的严重程度
C. 机体发热与内、外源性的致热原作用有关
D. 在一定的范围内，发热对机体有利
E. 腋下温度超过37℃，可以诊断发热

58. 假膜性炎的主要渗出物是
A. 中性粒细胞
B. 纤维素
C. 浆液
D. 单核细胞
E. 淋巴细胞

59. 下列炎症介质中具有化学趋化作用的是
A. C3a
B. 组胺
C. C5a
D. 活性氧代谢产物
E. 缓激肽

60. 下列关于纤维素性炎的叙述，正确的是
A. 渗出物机化后导致纤维素性粘连
B. 炎症中血管壁损伤较轻
C. 渗出的纤维素呈红染条索状、丝网状或颗粒状物
D. 常常由溶血性链球菌感染所致
E. 渗出物很难被溶解吸收

61. 溶血性链球菌感染最常引起
A. 浆液性炎
B. 假膜性炎
C. 蜂窝织炎
D. 出血性炎
E. 脓肿

62. 炎症的本质是
A. 代偿
B. 修复
C. 适应
D. 增生
E. 防御

63. 下列关于化脓性炎的叙述，正确的是
A. 包括表面化脓、积脓、蜂窝织炎和脓肿
B. 必然出现组织坏死和脓液形成
C. 疖是由多个痈融合形成
D. 炎症弥漫，易于扩散
E. 迁徙性脓肿常见于蜂窝织炎

64. 下列关于炎症时血管通透性增加的叙述，错误的是
A. 内皮细胞直接损伤
B. 内皮细胞吞饮增加
C. 内皮细胞间隙增大
D. 新生毛细血管的高通透性
E. 血管平滑肌痉挛

65. 下列关于急性炎症的叙述，错误的是
A. 炎症局部组织血管通透性增高
B. 以渗出性病变为主
C. 起病急骤
D. 浸润的炎症细胞多以中性粒细胞为主
E. 均以变质性病变为主

66. 镜下，阑尾各层组织中主要见大量中性粒细胞浸润，应诊断为
A. 急性单纯性阑尾炎
B. 急性蜂窝织炎性阑尾炎
C. 急性坏疽性阑尾炎
D. 急性化脓性阑尾炎
E. 慢性阑尾炎急性期

67. 下列选项中，最能反映脓肿本质的是
A. 局限性化脓性炎
B. 脓肿膜可以局限炎症
C. 大量中性粒细胞渗出
D. 急性脓肿可以转变为慢性脓肿
E. 有脓液形成

68. 补体中最重要的炎症介质是
A. C1q
B. C3a 和 C5a
C. C5～C9
D. C5、C6、C7
E. C4

69. 由巨噬细胞增生形成的境界清楚的结节状病灶称为
A. 肉芽组织
B. 结核结节
C. 炎性息肉
D. 炎性假瘤
E. 肉芽肿

70. 炎症局部组织发红是因为
A. 炎性充血
B. 炎性水肿
C. 炎性出血
D. 炎性增生
E. 炎症细胞浸润

71. 炎症细胞浸润指的是
A. 病原微生物进入发生炎症的组织
B. 发生炎症的组织浸泡于渗出液中
C. 血管内成分进入发生炎症的组织
D. 炎症向周围组织扩散
E. 白细胞自血管内进入炎症局部组织

72. 单核细胞趋化因子不包括
A. 补体 C3a
B. 补体 C5a
C. 纤维蛋白多肽
D. 阳离子蛋白质
E. 纤维连接蛋白降解物

73. 白细胞向着化学刺激物做定向移动的现象称为
A. 白细胞游出
B. 白细胞渗出
C. 趋化作用
D. 调理素化
E. 白细胞吞噬

74. 下列异物肉芽肿中，最主要的炎症细胞是
A. 嗜酸性粒细胞
B. 淋巴细胞
C. 中性粒细胞
D. 巨噬细胞
E. 嗜碱性粒细胞

75. 下列选项中，属于感染性炎症的是
A. 内源性化学性炎症
B. 生物性炎症
C. 免疫性炎症
D. 嗜酸性粒细胞
E. 物理性炎症

76. 在白细胞渗出的过程中，首先出现的是
A. 白细胞的趋化作用
B. 白细胞边集和滚动
C. 白细胞游出
D. 白细胞黏附
E. 血管壁通透性增高

77. 肉芽肿性炎时，最主要的特征性炎症细胞来源于
A. 中性粒细胞
B. 巨噬细胞
C. 淋巴细胞
D. 嗜酸性粒细胞
E. 嗜碱性粒细胞

78. 炎性水肿属于
A. 表面化脓
B. 脓肿

C. 浆液性炎　　D. 纤维素性炎
E. 出血性炎

79. 炎症病灶内血管发生速发持续反应时，血管内皮的主要改变是
A. 细胞穿胞作用增强　　B. 细胞变性、坏死
C. 细胞凋亡　　D. 细胞迅速收缩
E. 以上均不是

80. 下列选项中，最具有防御意义的炎症改变过程是
A. 分解代谢亢进　　B. 炎症介质形成
C. 分子浓度升高　　D. 白细胞渗出
E. 局部酸中毒

81. 下列炎症中，不属于肉芽肿性炎的是
A. 麻风　　B. 伤寒沙门菌感染
C. 粟粒型结核　　D. 手术缝线引起的慢性炎症反应
E. 阿米巴病

82. 下列关于炎症的叙述，错误的是
A. 炎症是具有血管系统的活体组织对于损伤因子的防御性反应
B. 吞噬及清除损伤因子的反应均为炎症
C. 炎症包括损伤及抗损伤过程
D. 炎症可能会对机体造成危害
E. 炎症可有局部及全身反应

83. 在急性蜂窝织炎组织中，浸润的炎症细胞是
A. 淋巴细胞　　B. 浆细胞
C. 嗜酸性粒细胞　　D. 中性粒细胞
E. 嗜碱性粒细胞

84. 炎症的基本病理变化是
A. 释放炎症介质　　B. 变性、坏死、增生
C. 红、肿、热、痛和功能障碍　　D. 血管反应及渗出物形成
E. 变质、渗出、增生

85. 下列选项中，属于肉芽肿性炎的疾病是
A. 梅毒　　B. 痢疾
C. 阿米巴病　　D. 白喉
E. 淋病

86. 炎症的变质指的是病灶局部组织实质细胞和/或间质细胞发生
A. 坏死和增生　　B. 萎缩和变性

C. 变性和坏死
D. 增生和变性
E. 萎缩和坏死

87. 炎症时，内皮细胞与白细胞黏着主要是因为
A. 细胞表面负电荷减少
B. 血流缓慢
C. 细胞表面黏附分子数量、亲和性增加
D. 趋化因子吸引
E. 内皮细胞损伤

88. 炎症最重要的标志是
A. 增生
B. 充血
C. 坏死
D. 渗出
E. 变性

89. 炎症时，局部红热主要是由于
A. 血流停滞
B. 血流缓慢，血液成分渗出
C. 血流收缩，血流减慢
D. 血管扩张，血流加快，血流量增加
E. 血管通透性增加，血液成分渗出

90. 炎症引起组织损伤的主要表现是
A. 变质
B. 实质增生
C. 间质增生
D. 渗出
E. 充血

91. 下列关于炎症的叙述，错误的是
A. 慢性炎症多以增生为主
B. 急性炎症以变质、渗出为主
C. 急性炎症多以增生为主
D. 也有以增生为主的急性炎症
E. 急性炎症也可以坏死为主

92. 下列关于炎症的叙述，错误的是
A. 炎症的全身反应包括发热和外周血白细胞数目改变
B. 炎症的局部表现为红、肿、热、痛和功能障碍
C. 炎症是白细胞吞噬和清除病原微生物的反应
D. 变质是炎症的损伤性过程
E. 渗出和增生是炎症的抗损伤及修复过程

93. 假膜性炎指的是
A. 皮肤的纤维素性炎
B. 浆膜的纤维素性炎
C. 皮肤的化脓性炎
D. 滑膜的纤维素性炎
E. 黏膜的纤维素性炎

94. 急性炎症最早出现的血流动力学改变的标志是
A. 白细胞游出
B. 细动脉短暂收缩

C. 血流速度减慢
D. 白细胞附壁
E. 血管扩张，血流加速

95. 下列选项中，病理变化最支持炎症的诊断
A. 毛细血管扩张充血
B. 细胞变性坏死
C. 白细胞渗出
D. 纤维组织增生
E. 实质细胞增生

96. 炎症时导致组织中蛋白质液体渗出的主要机制是
A. 血管内流体静压降低
B. 组织液胶体渗透压降低
C. 血管内胶体渗透压升高
D. 血管通透性增加
E. 组织液流体静压升高

97. 急性炎症早期发生的血管变化是
A. 小静脉扩张，血流变慢
B. 细动脉痉挛，血流减少
C. 小动脉扩张，血流加快
D. 毛细血管扩张，血流淤滞
E. 微血管网麻痹，血流变慢

98. 下列关于浆液性炎的叙述，错误的是
A. 常见于急性炎症的早期
B. 渗出的浆液含有3%~5%清蛋白和少量纤维蛋白
C. 对机体的影响一般较小
D. 渗出的浆液多混浊、黏稠、不透明
E. 常发生于疏松组织、浆膜、黏膜和皮肤

99. 下列选项中，不是炎症反应所必需的是
A. 红细胞漏出
B. 白细胞游出
C. 纤维素渗出
D. 补体的激活
E. 趋化作用

100. 下列选项中，不符合炎症性增生叙述的是
A. 对机体有益无害
B. 可引起实质细胞的增生
C. 具有限制炎症扩散的作用
D. 具有修复作用
E. 可引起间质细胞增生

101. 肛管周围脓肿只向皮肤穿破，所形成的排脓管道称为
A. 空洞
B. 瘘管
C. 溃疡
D. 窦道
E. 糜烂

102. 炎症时不引起发热的是
A. 白三烯 $C_4$（$LTC_4$）
B. 肿瘤坏死因子（TNF）

C. 白介素-1（IL-1）　　D. 白介素-6（IL-6）

E. PG

103. 下列选项中，不引起积脓的是

A. 化脓性腹膜炎　　B. 化脓性心包炎

C. 化脓性脑膜炎　　D. 化脓性尿道炎

E. 化脓性输卵管炎

104. 在下列肺部炎症中，属于纤维素性炎的是

A. 小叶性肺炎　　B. 大叶性肺炎

C. 病毒性肺炎　　D. 支原体肺炎

E. 肺结核

105. 细菌感染所致急性炎症中，最易见到的炎症细胞是

A. 嗜酸性粒细胞　　B. 淋巴细胞

C. 泡沫细胞　　D. 中性粒细胞

E. 浆细胞

106. 化脓性炎组织内浸润的炎症细胞主要是

A. 嗜酸性粒细胞　　B. 单核巨噬细胞

C. 中性粒细胞　　D. 淋巴细胞

E. 浆细胞

107. 下列关于脓肿的叙述，错误的是

A. 脓细胞释放的蛋白溶解酶促进坏死组织液化，形成脓液

B. 脓肿可以进一步形成窦道或瘘管

C. 迁徙性脓肿形成与金黄色葡萄球菌的层粘连蛋白受体有关

D. 金黄色葡萄球菌释放的血浆凝固酶有助于炎症局限

E. 脓肿不能吸收消散

108. 脓肿最常见的致病菌是

A. 乙型溶血性链球菌　　B. 金黄色葡萄球菌

C. 甲型溶血性链球菌　　D. 铜绿假单胞菌

E. 白色葡萄球菌

109. 病毒感染所致急性炎症中，最常见的炎症细胞是

A. 淋巴细胞　　B. 嗜酸性粒细胞

C. 中性粒细胞　　D. 浆细胞

E. 上皮样细胞

110. 在炎症的疼痛过程中，起主要作用的物质是

A. 细菌代谢产物　　B. 白三烯

C. 组胺
D. 缓激肽
E. 溶酶体酶

111. 下列关于炎性渗出液的叙述，正确的是
A. 与血管通透性增高无关
B. 比重>1.020
C. 黏蛋白试验阴性
D. 外观清亮
E. 不能自凝

112. 下列选项中，不符合渗出液作用的叙述是
A. 带来补体
B. 带来抗体
C. 稀释毒素
D. 对机体有益无害
E. 带来氧和营养物质

113. 下列炎症改变中，最具防御意义的是
A. 氧自由基释放
B. 局部酸中毒
C. 白细胞渗出
D. 血流停滞
E. 炎症介质形成

114. 下列关于炎症细胞的叙述，错误的是
A. 单核细胞的细胞因子可激活淋巴细胞
B. 中性粒细胞通常为急性炎症的标志
C. 急性炎症病灶中不会出现淋巴细胞浸润
D. 在急性炎症的后期及慢性炎症病灶中均有单核巨噬细胞的浸润
E. 淋巴细胞和浆细胞在免疫反应性炎症中作用明显

115. 脓肿膜的主要构成成分是
A. 肉芽肿
B. 炎性坏死组织
C. 纤维肉芽组织
D. 纤维蛋白网
E. 被挤压的正常组织

116. 下列选项中，不属于渗出性炎的是
A. 化脓性炎
B. 肉芽肿性炎
C. 出血性炎
D. 浆液性炎
E. 纤维素性炎

117. 下列关于炎症局部表现的叙述，错误的是
A. 组织发红是由于血管扩张、充血
B. 局部组织温度增高主要是由于致热原的作用
C. 局部组织张力增高可以导致疼痛
D. 炎性水肿和增生导致组织肿大
E. 实质细胞损害与组织器官功能障碍有关

118. 下列选项中，以增生性炎变化为主要病变的疾病是
A. 流行性脑脊髓膜炎
B. 急性肾盂肾炎

C. 大叶性肺炎　　D. 肠伤寒
E. 细菌性痢疾

119. 金黄色葡萄球菌感染通常导致
A. 水疱形成　　B. 广泛出血
C. 脓肿　　D. 蜂窝织炎
E. 假膜形成

120. 组胺主要存在于
A. 嗜酸性粒细胞　　B. 单核巨噬细胞
C. 淋巴细胞　　D. 肥大细胞
E. 血管内皮细胞

121. 下列选项中，属于淋巴细胞功能的是
A. 崩解后释放溶蛋白酶　　B. 运动活跃，吞噬能力强
C. 分化为浆细胞，产生抗体　　D. 释放外源性致热原
E. 产生吞噬体

122. 下列关于慢性炎症的叙述，错误的是
A. 慢性炎症急性发作时可见中性粒细胞浸润
B. 自身免疫异常也是导致慢性炎症的原因之一
C. 病原微生物持续存在可以导致慢性炎症
D. 慢性炎症无法治愈
E. 慢性炎症可以隐匿起病

123. 浆液性炎时其浆液内所含的蛋白质主要是
A. 脂蛋白　　B. 球蛋白
C. 补体　　D. 清蛋白
E. 纤维蛋白

124. 下列关于渗出液的叙述，错误的是
A. 液体比重高　　B. 液体静置后凝固
C. 液体内含纤维蛋白原　　D. 液体内含极少细胞
E. 富含蛋白

125. 下列关于肉芽肿的叙述，错误的是
A. 肉芽肿形成是肉芽肿性炎的形态学特征
B. 肉芽肿的境界多不清楚
C. 肉芽肿形成可见于急性炎症
D. 一些肉芽肿形成的原因不明
E. 肉芽肿由单核巨噬细胞和/或其衍生细胞构成

126. 在浆液性炎症中，其渗出物中蛋白质含量浓度常为

A. 1%~3%
B. 3%~5%
C. 5%~7%
D. 7%~9%
E. >10%

127. 下列选项中，不符合有关败血症的叙述是

A. 可出现脾及淋巴结肿大
B. 可出现中毒性休克
C. 血培养无致病菌
D. 可出现高热、寒战
E. 可见皮肤黏膜点状出血

128. 下列选项中，上皮样细胞不具备的特点是

A. 胞质丰富
B. 胞质界限不清
C. 吞噬力强
D. 形态与上皮细胞相似
E. 胞质呈淡粉色

129. 水疱属于

A. 脓肿
B. 蜂窝织炎
C. 纤维素性炎
D. 浆液性炎
E. 出血性炎

130. 下列选项中，不符合有关炎症介质叙述的是

A. 可引起发热和疼痛
B. 可由细胞释放
C. 不引起组织损伤
D. 具有趋化作用
E. 可由体液释放

131. 多核巨细胞的特点不包括

A. 胞质丰富，淡粉色
B. 胞质内均能见到异物
C. 体积巨大
D. 由上皮样细胞融合形成
E. 细胞核数量多，排列不规则或排列于细胞周边

132. 伤寒沙门菌感染的炎症反应中，最多见的细胞是

A. 淋巴细胞
B. 中性粒细胞
C. 单核细胞
D. 嗜酸性粒细胞
E. 浆细胞

133. 蜂窝织炎好发于

A. 皮肤
B. 心
C. 肝
D. 肺
E. 肾

134. 病毒感染的病灶中最常见的细胞是

A. 中性粒细胞
B. 单核巨噬细胞

C. 肥大细胞　　D. 嗜酸性粒细胞
E. 淋巴细胞、单核巨噬细胞

135. 慢性炎症的病理特点不包括
A. 变质改变一般不突出
B. 渗出炎症细胞以淋巴细胞、浆细胞和单核巨噬细胞为主
C. 成纤维细胞和血管增生较为明显
D. 较多中性粒细胞浸润
E. 实质细胞增生可以增生

136. 引起出血性炎的主要原因是
A. 血管壁损伤严重　　B. 血管破裂
C. 组织缺血缺氧　　D. 组织内胶体渗透压升高
E. 血浆晶体渗透压升高

137. 下列选项中，可以引起炎症局部疼痛的物质是
A. 白三烯、细菌产物　　B. C3a、C5a
C. 缓激肽、$PGE_2$　　D. 溶酶体酶、氧自由基
E. TNF、IL-1

138. 下列无肉芽肿形成的疾病是
A. 风湿病　　B. 硅沉着病
C. 麻风病　　D. 梅毒
E. 溃疡性结肠炎

139. 下列关于败血症的叙述，不准确的是
A. 血液中有细菌繁殖　　B. 常有较重的中毒症状
C. 在皮肤、黏膜可发现出血点　　D. 血培养是最具价值的检查方法
E. 常形成转移性脓肿

140. 合成免疫球蛋白的细胞是
A. 中性粒细胞　　B. 单核巨噬细胞
C. 淋巴细胞　　D. 浆细胞
E. 嗜酸性粒细胞

141. 含有朗汉斯巨细胞的病变是
A. 结核结节　　B. 嗜酸性脓肿
C. 硅结节　　D. 阿绍夫（Aschoff）小体
E. 伤寒小体

142. 下列选项中，出现在新鲜梗死灶边缘的炎症细胞是
A. 中性粒细胞　　B. 单核巨噬细胞

C. 嗜酸性粒细胞
D. 肥大细胞
E. 浆细胞

143. 血管扩张充血，纤维蛋白渗出，组织水肿常见于
A. 肉芽组织
B. 急性炎症
C. 化脓性炎症后期
D. 慢性炎症
E. 肉芽肿

144. 下列关于炎性息肉的叙述，正确的是
A. 常常发生于胃肠道、子宫颈
B. 常常发生于肺、肝
C. 仅由纤维组织构成
D. 急性炎症中易见
E. 位于黏膜下层

145. 下列选项中，不符合炎症全身反应的叙述是
A. 发热
B. 实质器官功能降低
C. 抗体形成增多
D. 单核巨噬细胞系统细胞增生
E. 末梢血白细胞计数升高

146. 寄生虫感染时，渗出的炎症细胞主要是
A. 巨噬细胞
B. 中性粒细胞
C. 浆细胞
D. 淋巴细胞
E. 嗜酸性粒细胞

147. 细菌进入血液中并大量繁殖，引起全身中毒症状，称为
A. 脓毒败血症
B. 败血症
C. 菌血症
D. 毒血症
E. 病毒血症

148. 炎性假瘤的特点不包括
A. 肺是好发部位
B. 由炎症局部组织增生形成
C. 炎性假瘤是一种生长缓慢的良性肿瘤
D. 肉眼观察与肿瘤鉴别有难度
E. 影像学改变与肿瘤相似

149. 下列选项中，不符合单核巨噬细胞的是
A. 细胞表面无受体
B. 可以演变为上皮样细胞和多核巨细胞
C. 常出现于急性炎症后期
D. 又称大吞噬细胞
E. 细胞质内有初级溶酶体

150. 下列细胞，可以形成多核巨细胞的是
A. 肥大细胞
B. 嗜酸性粒细胞

C. 中性粒细胞　　D. 浆细胞
E. 巨噬细胞

151. 下列关于窦道的叙述，错误的是
A. 只有一个开口
B. 具有两个开口
C. 可由深部炎症病灶向自然管道穿破形成
D. 可由深部炎症病灶向体表穿破形成
E. 常常继发于深部脓肿

152. 组胺类介质引起血管通透性升高的机制是
A. 引起内皮细胞收缩　　B. 介导白细胞对内皮细胞的损伤
C. 引起内皮细胞损伤　　D. 增强内皮细胞的胞饮作用
E. 以上均不是

153. 下列选项中，属于炎症的变质性病变的是
A. 慢性肝炎时汇管区浸润的炎症细胞
B. 烫伤引起的表皮水疱
C. 流行性乙型脑炎时神经细胞溶解消失
D. 流行性脑脊髓膜炎时蛛网膜下隙内的脓液
E. 绒毛心时心外膜的纤维素

154. 不常发生纤维素性炎的器官是
A. 浆膜　　B. 肺
C. 心包　　D. 结肠黏膜
E. 肝

155. 急性炎症反应时，最先渗出的是
A. 中性粒细胞　　B. 纤维蛋白
C. 淋巴细胞　　D. 球蛋白
E. 清蛋白

156. 下列选项中，最容易形成窦道或瘘管的病变是
A. 肺脓肿　　B. 脓胸
C. 化脓性支气管炎　　D. 肛周脓肿
E. 肾周围脓肿

157. 下列选项中，不符合炎症性增生的是
A. 血管内皮细胞增生　　B. 异型性增生
C. 实质细胞增生　　D. 纤维组织增生
E. 淋巴组织增生

158. 毒力强的细菌入血后大量繁殖且产生毒素，机体有明显中毒症状，称为
A. 毒血症
B. 菌血症
C. 败血症
D. 脓血症
E. 脓毒败血症

159. 下列选项中，不参与吞噬细胞识别病原体的因子是
A. C3b 受体
B. 抗体
C. Fc 受体
D. C3b
E. 溶酶体酶

160. 下列关于炎症经血液循环蔓延的叙述，错误的是
A. 脓毒败血症可形成迁徙性脓肿
B. 菌血症患者常无全身中毒症状
C. 细菌进入血液后即称为毒血症
D. 细菌的毒性产物或毒素入血可导致寒战、高热
E. 菌血症患者血液中可以检查到细菌

161. 下列选项中，与白细胞杀菌能力无关的是
A. 趋化作用
B. 识别和附着
C. 杀伤降解
D. 吞入
E. 吞噬溶酶体的形成

162. 下列选项中，不属于慢性炎症特点的是
A. 病程数月至数年
B. 组织有明显充血水肿
C. 有时形成炎性肉芽肿
D. 以淋巴细胞浸润为主
E. 致炎因子往往长期存在

163. 脓细胞是
A. 变性坏死的嗜酸性粒细胞
B. 变性坏死的中性粒细胞
C. 含拉塞尔（Russell）小体的浆细胞
D. 转化的淋巴细胞
E. 吞噬脂质的巨噬细胞

164. 菌血症见于
A. 炎症的缓解期
B. 炎症的慢性期
C. 炎症的早期
D. 炎症的晚期
E. 炎症的中期

165. 下列关于嗜酸性粒细胞的叙述，错误的是
A. 一般见于寄生虫病及变应性疾病
B. 多见于某些部位的亚急性炎症
C. 吞噬能力较弱
D. 来源于骨髓
E. 颗粒中含有组胺

166. 炎性肉芽肿指的是
  A. 肉芽组织生长过度形成的结节状病灶
  B. 巨噬细胞增生形成的结节状病灶
  C. 淋巴细胞大量增生形成的结节状病灶
  D. 富于血管及细胞的结节状病灶
  E. 肉芽组织内大量炎症细胞浸润
167. 下列关于败血症的叙述，错误的是
  A. 败血症患者可以出现皮肤和黏膜的出血点
  B. 败血症患者有全身中毒症状
  C. 血液中常可培养出病原菌
  D. 败血症患者可以出现脾和淋巴结肿大
  E. 细菌入血后即称为败血症
168. 支气管哮喘时支气管壁内浸润的炎症细胞主要是
  A. 中性粒细胞　　B. 嗜酸性粒细胞
  C. 单核巨噬细胞　　D. 肥大细胞
  E. 浆细胞
169. 卡他性炎通常指的是
  A. 黏膜的坏死性炎　　B. 皮肤的急性炎症
  C. 浆膜的渗出性炎　　D. 黏膜的渗出性炎
  E. 滑膜的渗出性炎
170. 下列关于炎症经淋巴道蔓延的叙述，错误的是
  A. 可以引起淋巴管炎
  B. 感染严重时病原微生物可经淋巴道入血
  C. 肺结核病变导致肺门淋巴结结核是炎症经淋巴道蔓延的典型
  D. 可以引起淋巴结反应性增生
  E. 病原微生物通过淋巴系统入血，仍属于淋巴道蔓延
171. 假膜性炎指的是
  A. 黏膜的浆液性炎　　B. 浆膜的纤维素性炎
  C. 皮肤的纤维素性炎　　D. 黏膜的纤维素性炎
  E. 浆膜的浆液性炎
172. 急性炎症反应中，最先出现的是
  A. 血管扩张　　B. 血流变慢
  C. 白细胞游出　　D. 白细胞附壁
  E. 血管短暂收缩

173. 下列关于迁徙性脓肿的叙述，错误的是
A. 见于脓毒败血症
B. 脓肿通常体积较大
C. 脓肿常常位于器官周边
D. 常见于金黄色葡萄球菌感染
E. 脓肿通常为多发

174. 肉芽肿时增生的细胞主要是
A. 上皮样细胞
B. 巨噬细胞
C. 朗汉斯巨细胞
D. 纤维细胞
E. 异物巨细胞

175. 下列疾病中，不属于纤维素性炎
A. 咽喉部白喉
B. 尿毒症性心外膜炎
C. 风湿性心外膜炎
D. 细菌性痢疾
E. 风湿性心内膜炎

176. 在炎症的局部表现中，由炎症局部代谢旺盛而引起的是
A. 功能障碍
B. 痛
C. 热
D. 肿
E. 红

177. 下列关于炎症完全愈复的叙述，错误的是
A. 炎性坏死被溶解吸收
B. 完全由肉芽组织修复
C. 恢复至正常的功能
D. 损伤因子被去除
E. 恢复至正常的组织结构

178. 变应性鼻炎的炎症病灶中，主要出现的炎症细胞是
A. 巨噬细胞
B. 嗜酸性粒细胞
C. 浆细胞
D. 中性粒细胞
E. 淋巴细胞

179. 急性重型肝炎引起肝功能衰竭的主要因素是
A. 肝充血
B. 肝出血
C. 肝细胞大片坏死
D. 肝内炎症细胞浸润
E. 小胆管增生

180. 肉芽组织内能分泌多种生长因子的细胞是
A. 浆细胞
B. 淋巴细胞
C. 纤维细胞
D. 中性粒细胞
E. 巨噬细胞

181. 下列不属于巨噬细胞的衍生细胞
A. 朗汉斯巨细胞
B. 上皮样细胞

C. 心衰细胞
D. 异物巨细胞
E. 浆细胞

182. 下列选项中，病变不是浆液性炎的是
A. 昆虫毒素引起的皮下水肿
B. 胸膜炎积液
C. 皮肤烧伤所致水疱
D. 肾盂积水
E. 擦伤后表皮剥脱

183. 下列关于炎性渗出液的叙述，错误的是
A. 可以稀释毒素，减轻损伤
B. 可以提供白细胞发挥作用的微环境
C. 对机体没有不利的影响
D. 含有抗体、补体和溶菌素
E. 将抗原带至淋巴结，引起机体的免疫反应

## 二 A2 型题

1. 患儿，男，10 岁。膝关节扭伤，5 小时后膝关节疼痛、肿胀、活动不便。诊断为膝关节扭伤后积液。此时如果抽取关节积液做检查，可见
A. 大量浆液成分
B. 大量中性粒细胞
C. 大量纤维素成分
D. 大量单核细胞、淋巴细胞
E. 大量浆细胞

2. 某患者 1 个月前因高热，咳铁锈色痰伴呼吸困难入院。经过治疗，临床症状消失，但肺下叶实变灶不消失，手术切除，镜检如右图所示，则应诊断其为

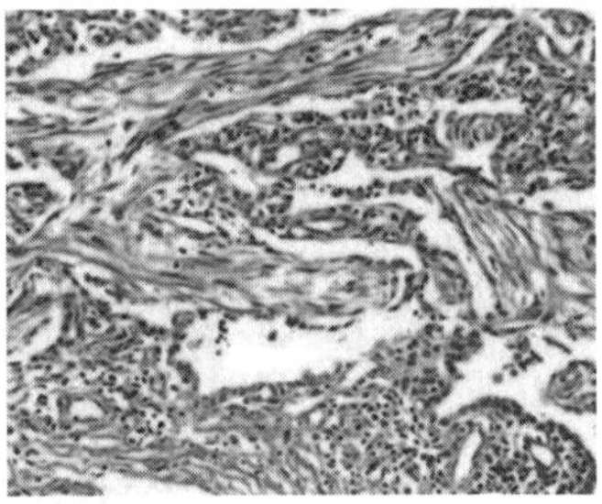

A. 硅沉着病
B. 吸入性肺炎
C. 肺肉质变
D. 肺脓肿
E. 肺癌

3. 患者，女性，40 岁。咽痛，发热 38.1℃。2 天后，突然高热、寒战，继之皮肤、黏膜出现多发性出血斑点，全身淋巴结及脾轻度增大。血常规：白细胞计数 $13.5\times10^9$/L，杆状核占比 0.25，分叶核占比 0.6。血培养可检见葡萄球菌。此时患者为
A. 菌血症
B. 毒血症
C. 败血症
D. 脓毒败血症
E. 感染中毒性休克

4. 患者背部皮下肿块切除，病理诊断为表皮囊肿。镜检见真皮内异位鳞状上皮角化，形成囊肿，囊肿部分破裂，巨噬细胞等围绕形成结节，如下图所示。此结节病变称为
A. 脓肿
B. 结核结节

C. 异物肉芽肿　　D. 钙化

E. 机化

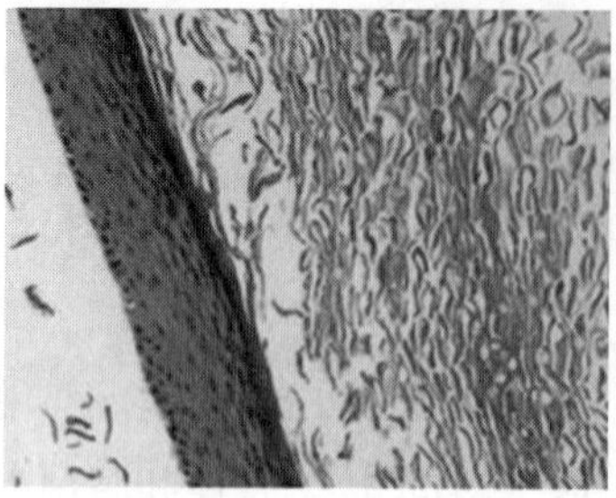

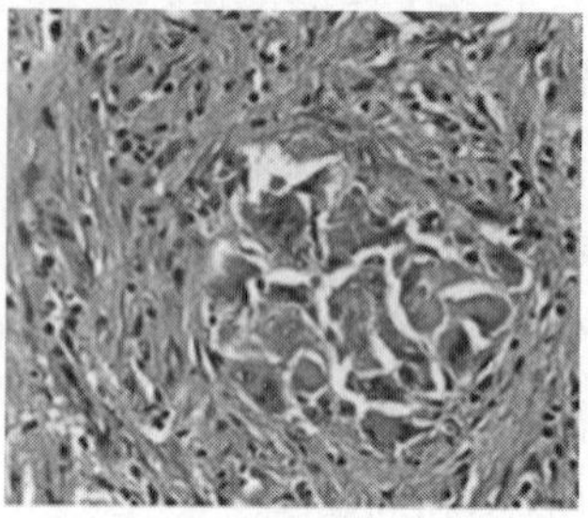

## 三 A3/A4型题

（1、2题共用题干）

患儿，女，11岁。鼻塞、流涕9个月。鼻腔镜见鼻黏膜水肿，可见灰白色半透明荔枝肉样物充塞后鼻腔。行息肉摘除术。

1. 病理检查镜下如下图所示，组织表面被覆黏膜上皮，间质水肿，可见大量炎症细胞浸润，血管扩张充血。则浸润的炎症细胞主要为

A. 嗜碱性粒细胞　　B. 中性粒细胞

C. 单核细胞　　D. 嗜酸性粒细胞

E. 淋巴细胞和浆细胞

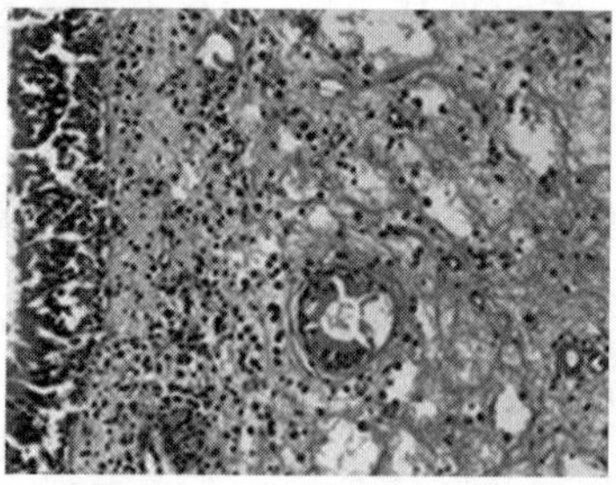

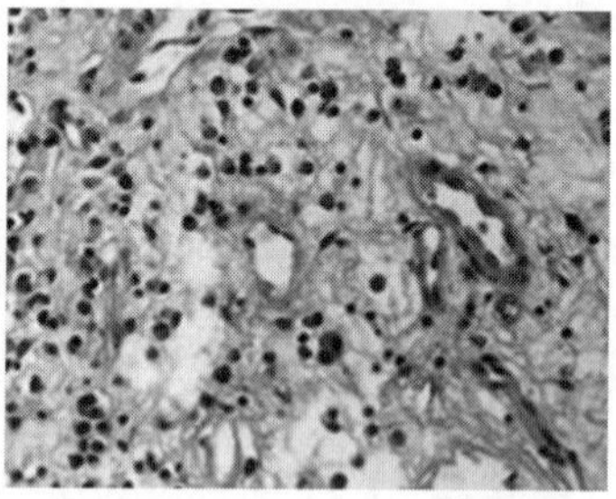

2. 这些炎症细胞最常见于

A. 慢性炎症　　B. 急性化脓性炎症

C. 变应性炎症或寄生虫感染　　D. 急性渗出性炎

E. 溃疡性炎症

## 四 B 型题

（1~3 题共用备选答案）

A. 浆液性炎
B. 纤维素性炎
C. 表面化脓和积脓
D. 蜂窝织炎
E. 脓肿

1. 化脓性胆囊炎属于
2. 皮肤疖、痈属于
3. 流行性脑脊髓膜炎属于

（4~7 题共用备选答案）

A. 坏死累及有腔脏器的全层，并穿透浆膜
B. 皮肤、黏膜的浅表组织缺损
C. 皮肤、黏膜的较深组织缺损
D. 有腔脏器的化脓、坏死连通于体外
E. 深部脓肿向体表穿破，在组织内形成盲端管道

4. 瘘管的特点是
5. 溃疡的特点是
6. 窦道的特点是
7. 糜烂的特点是

（8~10 题共用备选答案）

A. 以变质为主的炎症
B. 以浆液渗出为主的炎症
C. 以纤维素渗出为主的炎症
D. 以中性粒细胞渗出为主的炎症
E. 以增生为主的炎症

8. 急性病毒性肝炎是
9. 急性肾小球肾炎是
10. 肝脓肿是

（11~13 题共用备选答案）

A. 体腔内大量脓液蓄积
B. 黏膜的浆液、黏液渗出
C. 急性细菌性痢疾的典型肠道病变
D. 局灶性大量中性粒细胞浸润及组织坏死液化

E. 疏松结缔组织的弥漫性化脓性炎症

11. 卡他性炎是
12. 脓肿是
13. 蜂窝织炎是

（14~16 题共用备选答案）

A. 由肥大细胞产生
B. 由中性粒细胞产生
C. 由自然杀伤细胞产生
D. 由嗜酸性粒细胞产生
E. 由单核细胞产生

14. 阳离子蛋白是
15. 细胞因子是
16. 组胺是

（17~20 题共用备选答案）

A. 形成空洞
B. 形成溃疡
C. 形成瘘管
D. 形成窦道
E. 形成穿孔

17. 肛周脓肿同时向直肠和体表穿破
18. 深部脓肿向皮肤穿破
19. 食管癌癌肿向气管穿破
20. 肠伤寒病灶向浆膜穿破

（21~25 题共用备选答案）

A. 假膜性炎
B. 浆液性炎
C. 卡他性炎
D. 蜂窝织炎
E. 出血性炎

21. 流行性出血热属于
22. 风湿性关节炎属于
23. 小腿丹毒属于
24. 细菌性痢疾属于
25. 感冒流清鼻涕属于

（26~30 题共用备选答案）

A. 淋巴细胞
B. 单核细胞

C. 嗜酸性粒细胞　　D. 中性粒细胞

E. 多核巨细胞

26. 急性化脓性炎浸润的细胞主要为
27. 结核病时浸润的细胞常为
28. 慢性肉芽肿性炎时巨噬细胞可形成
29. 寄生虫感染时较多的浸润细胞为
30. 慢性炎症灶中浸润的炎症细胞为

（31~33 题共用备选答案）

A. 速发短暂反应　　B. 速发持续反应

C. 迟发持续反应　　D. 内皮细胞连接发育不成熟

E. 白细胞介导的内皮细胞损伤

31. 由严重烧伤引起的血管通透性升高属于
32. 由 X 线损伤引起的血管通透性升高属于
33. 由血管活性胺引起的血管通透性升高属于

（34、35 题共用备选答案）

A. 细静脉内皮细胞收缩

B. 毛细血管和小静脉内皮细胞损伤

C. 仅毛细血管内皮细胞损伤

D. 仅细静脉内皮细胞损伤

E. 细动脉、毛细血管和细静脉内皮细胞均损伤

34. 速发短暂反应时有
35. 速发持续反应时有

（36、37 题共用备选答案）

A. 变质性炎　　B. 卡他性炎

C. 纤维素性炎　　D. 蜂窝织炎

E. 浆液性炎

36. 皮肤Ⅱ度烧伤时出现的水疱为
37. 白喉和细菌性痢疾常为

## 五 X 型题

1. 下列炎症介质均有趋化作用，但不包括

A. 缓激肽
B. 白三烯
C. 阳离子蛋白
D. 前列腺素
E. 细菌代谢产物

2. 不属于渗出性炎症的是
A. 大叶性肺炎
B. 急性肾盂肾炎
C. 流行性乙型脑炎
D. 阿米巴肝脓肿
E. 流行性脑脊髓膜炎

3. 在炎症过程中，引起血管通透性增高的因素有
A. 内皮细胞收缩
B. 内皮细胞损伤
C. 新生毛细血管壁的高通透性
D. 凝血因子减少
E. 基底膜样物质合成速率下降

4. 引起炎症灶液体渗出的因素有
A. 血管壁通透性升高
B. 血管内胶体渗透压升高
C. 血管内流体静压升高
D. 组织胶体渗透压升高
E. 趋化因子作用

5. 炎症时白细胞游出的过程包括
A. 血管壁通透性增高
B. 白细胞附壁
C. 白细胞的阿米巴运动方式
D. 内皮细胞受损
E. 基底膜损伤

6. 引起发热的炎症介质主要有
A. 组胺
B. 前列腺素 E（PGE）
C. IL-1
D. TNF
E. 5-羟色胺

7. 引起炎性渗出的化学介质有
A. 免疫球蛋白
B. 血管活性胺
C. 纤维蛋白原
D. 前列腺素
E. 活性氧代谢产物

8. 渗出液可有的特征有
A. 液体中蛋白质含量较高
B. 比重大于 1. 018
C. 液体中细胞数较多
D. 静置时液体可出现自凝
E. 黏蛋白试验可呈阴性反应

9. 脓液中必有的成分是
A. 脓细胞
B. 红细胞
C. 细菌
D. 坏死组织碎屑

E. 浆液

10. 下列疾病中，病变以渗出为主的有

A. 大叶性肺炎
B. 胸膜炎
C. 蜂窝织炎性阑尾炎
D. 病毒性肝炎
E. 肺炎

11. 炎症时局部温度升高是因为

A. 小动脉扩张充血
B. 小静脉扩张淤血
C. 炎性渗出物的形成
D. 组织代谢增强
E. 血流加快

12. 巨噬细胞的作用有

A. 传递抗原信息
B. 吞噬细菌
C. 释放致热原
D. 形成上皮样细胞
E. 引起组织水肿

13. 对嗜酸性粒细胞有趋化作用的物质是

A. 补体 C3a
B. 补体 C5a
C. ECF-A
D. 阳离子蛋白
E. 白三烯

14. 对中性粒细胞具有趋化作用的物质是

A. 补体 C3a
B. 补体 C5a
C. 细菌代谢产物
D. 坏死组织
E. 阳离子蛋白

15. 血管活性胺包括

A. 亚硝胺
B. 组胺
C. 5-羟色胺
D. 谷氨酰胺
E. 二级胺

16. 在炎症过程中，中性粒细胞具有的作用有

A. 吞噬细菌
B. 吞噬抗原抗体复合物
C. 吞噬小的坏死组织碎片
D. 吞噬异物
E. 吞噬炎症介质

17. 在慢性化脓性炎症灶中，可见到的细胞有

A. 中性粒细胞
B. 淋巴细胞
C. 浆细胞
D. 单核细胞
E. 成纤维细胞

18. 溶血性链球菌常引起蜂窝织炎的原因是

A. 病原体能产生透明质酸酶
B. 病原体能产生链激酶
C. 病原体毒力强，组织破坏明显
D. 病原体能产生溶血的毒素
E. 病变组织

19. 炎症时局部组织代谢的特点是
A. 分解代谢亢进
B. 酸性代谢产物堆积
C. 局部氢离子浓度升高
D. 5-羟色胺释放
E. 炎性渗出物形成

20. 炎性肉芽组织中主要的细胞是
A. 淋巴细胞
B. 血管内皮细胞
C. 巨噬细胞
D. 成纤维细胞
E. 中性粒细胞

21. 下列选项中，符合炎性息肉特点的是
A. 见于黏膜的慢性炎症
B. 局部黏膜上皮、腺体及肉芽组织增生而形成
C. 肉眼呈突出于黏膜的息肉状肿块
D. 好发于呼吸道和子宫颈
E. 有可能癌变

22. 属于感染性肉芽肿的是
A. 慢性虫卵结节
B. 硅结节
C. 树胶肿
D. 伤寒结节
E. 风湿小体

23. 构成肉芽肿的细胞有
A. 淋巴细胞
B. 上皮样细胞
C. 多核巨细胞
D. 成纤维细胞
E. 浆细胞

24. 在中性粒细胞的嗜天青颗粒中含有
A. 酸性水解酶
B. 中性蛋白酶
C. 髓过氧化物酶
D. 溶菌酶
E. 碱性磷酸酶

25. 在白细胞吞噬功能缺陷中，可以表现为
A. 黏附缺陷
B. 识别障碍
C. 趋化作用缺陷
D. 吞入或脱颗粒障碍
E. 杀伤作用缺陷

26. 下列属于肉芽肿性炎的疾病有

A. 结核　　B. 白喉
C. 硅沉着病　　D. 子宫颈息肉
E. 结节病

27. 能使单核细胞激活的因素包括
A. 补体 C3a 和补体 C5a　　B. γ 干扰素
C. 阳离子蛋白　　D. 内毒素
E. 纤维粘连蛋白

28. 鉴别渗出液与漏出液时常需要检查
A. 比重　　B. 含糖量
C. 蛋白质含量　　D. 细胞数
E. 含盐量

29. 炎症反应中，具有趋化作用的物质有
A. 补体 C5a　　B. 可溶性细菌产物
C. IL-8　　D. $LTB_4$
E. 阳离子蛋白

30. 与纤维蛋白渗出过程相关的病变是
A. 大叶性肺炎　　B. 病毒性肝炎
C. 细菌性痢疾　　D. 绒毛心
E. 流行性感冒

# 参考答案与解析

## 一、A1 型题

1. C【解析】前列腺素是一种致炎因子，会引起炎症。由于扭伤拉伤、类风湿关节炎等产生的炎性疼痛大都与前列腺素有关。

2. D【解析】炎症局部的基本病理变化包括变质、渗出和增生三个基本过程。其中血管反应导致的渗出过程是最重要的病理变化，包括细胞和血浆成分的渗出过程。其中白细胞的渗出与致炎因子的类型、炎症的性质和经过以及炎症的结局有密切的关系，是炎症反应最重要的特征，故答案选 D。

3. B【解析】炎症渗出所形成的渗出液与单纯血液循环障碍引起的漏出液的区别在于前者蛋白质含量较高，含有较多的细胞和细胞碎片，比重高于 1.018，常外观混浊。渗出液的产生是血管壁通透性明显增加的结果。相比之下，漏出液蛋白质含量低，所含细胞和细胞碎片少，比重低于 1.018，外观清亮。漏出液的产生是血浆超滤的结果，并无血管壁通透性的

明显增加，但渗出液与漏出液均可引起水肿或浆膜腔积液。

4. B【解析】纤维素性炎以纤维素渗出为主，好发于浆膜、黏膜和肺。假膜性炎是指黏膜的纤维素性炎，渗出的纤维素、坏死组织和中性粒细胞形成假膜，常见于白喉和细菌性痢疾。咽部白喉的假膜性炎，因其假膜不易脱落，称为固膜性炎。而发生于气管的假膜性炎，因其假膜较易脱落，称为浮膜性炎。绒毛心是指心包纤维素性炎，渗出的纤维素附着于心脏表面，在心脏的搏动下，形成无数绒毛状物质，故称为绒毛心。大叶性肺炎的病变性质为肺的纤维素性炎。纤维素若不能被完全溶解吸收，则由肉芽组织取代、机化。绒毛心可导致心包粘连，大叶性肺炎则形成肺肉质变。

5. E【解析】炎症是具有正常系统的活体组织对损伤因子所发生的复杂防御反应，正常反应是炎症过程的中心环节，没有正常系统的活体组织对损伤因素的反应，不能称为炎症。炎症的修复反应也能引起机体功能障碍，如纤维素性心包炎引起的心包纤维性粘连会影响心脏的收缩和舒张。慢性炎症多发生在急性炎症之后，也可隐匿地逐渐发生而无急性炎症过程。炎症组织体积缩小时，可存在增生性病理改变。急性炎症中，增生可作为主要的病理改变。

6. E【解析】急性炎症过程中血流动力学的变化按以下顺序发生：细动脉短暂收缩、血管扩张和血流加速、血流速度缓慢。

7. D【解析】炎症时增生的单核巨噬细胞可以吞噬病原微生物，清除坏死碎片，参与免疫应答；增生的成纤维细胞和毛细血管内皮细胞，可形成炎性肉芽组织，便于进行修复，防止炎症扩散等。

8. E【解析】慢性炎症多由急性炎症迁延而来，也可隐匿发生而无急性炎症过程，或者在急性炎症反复发作的间期存在，选项 A 错误。在一定情况下，炎症对机体也可引起不同程度的危害，选项 B 错误。渗出液在局部组织中可导致组织水肿，在浆膜腔内则形成积液，选项 C、选项 D 错误。变质是损伤性过程，渗出和增生是抗损伤和修复过程，选项 E 正确。

9. C【解析】化脓性炎的特点是中性粒细胞渗出，并伴有不同程度的组织坏死和脓液形成。化脓性炎可分为表面化脓和积脓、蜂窝织炎和脓肿。皮肤疖、痈属于脓肿，肾盂肾炎是肾盂、肾间质和肾小管的化脓性炎症，急性阑尾炎属于蜂窝织炎，肾小球肾炎多由免疫机制引起。

10. A【解析】在炎症的渗出变化中，血管通透性增加产生血浆超滤现象，富含蛋白质的液体从血管内到血管外。血浆丢失蛋白质，血浆的胶体渗透压下降，而间质胶体渗透压增加。血管内流体静压升高和组织内胶体渗透压的升高，决定水分由血管内向组织内的流向。

11. B【解析】肉芽组织主要由成纤维细胞和新生内皮细胞构成，并有炎症细胞浸润，炎症细胞以巨噬细胞为主，也有多少不等的中性粒细胞及淋巴细胞。

12. A【解析】慢性炎症是指持续数周甚至数年的炎症，多由急性炎症迁延而来，也可隐匿发生而无急性炎症过程，或者在急性炎症反复发作的间期存在。慢性炎症以增生变化为主，其主要特点如下。①炎症灶内浸润细胞主要为淋巴细胞、浆细胞和单核细胞，反映了机体对损伤的持续反应。②主要由炎症细胞引起的组织破坏。③常出现较明显的纤维结缔组织、血管以及上皮细胞、腺体和实质细胞的增生，以替代和修复损伤的组织。单核巨噬细胞系统的激活是其重要的特征之一。

13. B【解析】假膜形成于黏膜层，是由坏死的黏膜、纤维蛋白、中性粒细胞、微生物（如细菌）等物质组成的膜状物，常位于扁桃体和靠近咽喉的其他部位。

14. B【解析】蜂窝织炎是一种发生在疏松结缔组织（如皮下、肌肉、阑尾）的弥漫性化脓性炎。蜂窝织炎多由溶血性链球菌引起，链球菌分泌的透明质酸酶能降低疏松结缔组织中的透明质酸，链球菌分泌的链激酶可溶解纤维素。因此，细菌易于通过组织间隙和淋巴管扩散，表现为疏松结缔组织内大量中性粒细胞弥漫性浸润。

15. C【解析】血浆中有三种相互关联的系统，即激肽、补体和凝血系统，这些系统被启动后可释放多种炎症介质。血管活性胺为细胞释放的炎症介质。

16. D【解析】脓肿为局限性的化脓性炎伴脓腔形成，常发生于皮下和内脏，主要由金黄色葡萄球菌引起。

17. B【解析】血管扩张和血流加速是局部发红和发热的原因。血管扩张的发生机制与神经和体液因素有关。

18. D【解析】上皮样细胞是特指吞噬了结核分枝杆菌的巨噬细胞，最后聚集在一起会形成郎汉斯（Langhans）巨细胞。

19. B【解析】组胺可引起微动脉，毛细血管前括约肌和微静脉扩张，使微静脉和毛细血管通透性升高，对嗜酸性粒细胞有趋化作用，是变应性炎症中引起嗜酸性粒细胞浸润的主要因素。

20. C【解析】急性肾小球肾炎是增生性炎症，是由急性链球菌感染引起的一种免疫复合物性肾炎，急性肾小球肾炎的病理类型为免疫炎症。

21. C【解析】血管通透性的维持主要依赖于血管内皮细胞的完整性。在炎症过程中，可引起血管通透性增加的机制如下。①内皮细胞收缩。由于这些引起内皮细胞收缩的炎症介质的半衰期较短，而且所引起内皮细胞收缩是可逆的，因而称为速发短暂反应。抗组胺药物可抑制此反应。②内皮细胞骨架重构。③内皮细胞穿胞作用增强。④直接损伤内皮细胞。⑤迟发持续性渗漏。⑥白细胞介导的内皮细胞损伤。⑦新生毛细血管管壁的高通透性。

22. A【解析】上皮样细胞是巨噬细胞衍生细胞，是结核肉芽肿的主要细胞成分，具有诊断意义。

23. E【解析】炎症时，经被动过程从血管中到血管外组织的细胞是红细胞。淋巴细胞、单核细胞、嗜酸性粒细胞和中性粒细胞等炎症细胞都是经过主动过程游出血管壁的。

24. C【解析】可引起血管通透性增高的炎症介质有组胺、5-羟色胺、缓激肽、C3a、C5a、白三烯、P 物质、阳离子蛋白、血小板激活因子（PAF）、活性氧化代谢产物、PG、纤维蛋白多肽。

25. A【解析】出血性炎：病灶的血管损伤严重，渗出物中含有大量红细胞，常见于流行性出血热、钩端螺旋体病和鼠疫等。

26. C【解析】可导致疼痛的炎症介质是指对局部病变组织具有致痛作用的介质，如 $PGE_2$和缓激肽。

27. D【解析】变质性炎是以变质性变化为主要病变的炎症，变质性炎局部组织对糖、脂肪和蛋白质分解代谢增强。

28. D【解析】肉芽肿性炎的类型：结核病、麻风病、梅毒、风湿病、硅沉着病、伤寒、血吸虫感染、真菌感染等引起的肉芽肿，手术缝线、石棉、滑石粉等引起的异物性肉芽肿，以及结节病肉芽肿。典型结核性肉芽肿又称结核结节，是结核病具有诊断意义的特征性病灶。

29. A【解析】炎症的基本病变包括变质、渗出和增生三个基本病理变化。变质就是炎症局部组织发生的变性、坏死。

30. C【解析】局部组织充血、血管通透性增高、血液成分渗出是急性炎症时局部组织肿胀的主要原因。

31. E【解析】炎症细胞在局部不仅有吞噬作用，还有其他重要的生物学功能。炎症细胞还可以分泌多种免疫分子和细胞因子，调节并协调炎症反应，促进组织修复和再生；还能够产生溶酶体酶、氧自由基等物质，参与对微生物、异物和已经死亡的组织细胞的消化和清除。

32. B【解析】多核巨细胞主要是巨噬细胞围绕代谢的产物，并且人体皮下组织内含有外界异物，也会引起多核巨细胞的环绕，常见于慢性炎症的组织、肉芽肿及肿瘤性疾病之中。

33. E【解析】参见 A1 型题第 14 题解析。

34. E【解析】前列腺素 $E_2$是机体内一种常见的炎症介质，对循环系统、生殖系统、消化系统等都具有强烈的作用，其可局部扩张血管，引起疼痛，抑制胃酸分泌，促进胃肠平滑肌蠕动、排卵，引起子宫收缩等。

35. B【解析】$H_2O_2$-MPO-HOCl 是体内最有效的杀菌系统，另外还有溶菌酶（溶解细胞壁）等不依赖氧的杀菌系统。

36. D【解析】参见 A1 型题第 21 题解析。

37. A【解析】变质性炎指以变质性改变为主的炎症，多见于重症感染和中毒，临床上多呈急性、亚急性经过。肝炎病毒所致病毒性肝炎，肝细胞变性和坏死；乙型脑炎病毒所致流行性乙型脑炎，脑组织形成软化灶；重金属中毒所致肾小管上皮细胞变性和坏死等，这些病变均以变质性改变为特点，均为变质性炎。

38. A【解析】类固醇激素通过表皮的类固醇受体发挥作用，它能抑制表皮有丝分裂，

抑制磷脂酶 $A_2$ 的活性，稳定腺苷酸环化酶的活性。

39. B【解析】炎性水肿又称组织水肿，是炎症造成的渗出液聚集在组织间隙而产生的水肿。若炎症造成的渗出液聚集于浆膜腔，则称为炎性浆膜腔积液。

40. B【解析】引起炎性水肿的原因主要是病原微生物的毒素、组织缺氧以及炎症变质等作用使血管壁通透性增高。

41. B【解析】正常核分裂象可见于新陈代谢的正常细胞、细胞损伤后修复的细胞、炎性增生的细胞，也见于肿瘤性细胞。多数情况下，身体的淋巴结在受到外界刺激，尤其是炎症反应的时候，会出现反应性的增生。由于炎症、损伤修复而引起增生的细胞、组织分化成熟，并在一定程度上能恢复正常组织的结构和功能，一旦病因消除后不再继续生长。

42. C【解析】炎症的局部表现包括红、肿、热、痛和功能障碍。炎症的全身反应包括发热、外周血白细胞数目的改变、急性期反应蛋白合成增多、慢波睡眠增加、食欲缺乏及肌肉蛋白降解加速等。炎症反应中，发热、充血渗出、外周血白细胞数增多，释放炎症介质是炎症防御过程中的反应过程。而器官组织的功能障碍是炎症防御反应的结果。

43. B【解析】补体活性片段介导的生物学作用如下。①调理作用：C3b、C4b 促进吞噬作用。②免疫黏附作用：C3b、C4b 促进免疫复合物清除。

44. D【解析】渗出液由炎症引起，主要机制是血管壁通透性增高，其特点是蛋白质含量高，比重高，并含有较多的细胞及细胞碎片，外观混浊。

45. A【解析】肉芽组织的组成成分是新生的毛细血管、旺盛增生的成纤维细胞和炎症细胞，而肉芽肿的主要细胞成分是上皮样细胞和多核巨细胞。

46. A【解析】白细胞的吞噬过程包括识别和黏着、包围吞入及杀灭降解三个阶段。

47. C【解析】中性粒细胞寿命短，经过 24~48 小时后，中性粒细胞由于凋亡和坏死而消失，而单核细胞在组织中寿命长，中性粒细胞停止游出后，单核细胞可继续游出。

48. D【解析】泡沫细胞是巨噬细胞吞噬脂质形成的。心衰细胞是巨噬细胞吞噬红细胞形成的。Langhans 细胞由多个上皮样细胞融合而来。上皮样细胞是巨噬细胞衍生细胞，是结核肉芽肿的主要细胞成分。而脓细胞由中性粒细胞坏死形成。

49. E【解析】在炎症过程中，介导白细胞滚动和黏附的机制：黏附分子的再分布，诱导黏附分子的合成，以及增强黏附分子的亲和性。各种炎症细胞通过共同和各自不同的黏附分子黏附于血管内皮细胞。

50. B【解析】炎症介质在炎症中的主要作用如下。①血管扩张：组胺、缓激肽和前列腺素 $PGI_2$、$PGE_2$、$PGD_2$ 和 $PGF_2$ 和 NO。②血管通透性升高：组胺、缓激肽、C3a、C5a、$LTC_4$、$LTD_4$、$LTE_4$、PAF、活性氧代谢产物、P 物质。③趋化作用：C5a、$LTB_4$、细菌产物、中性粒细胞阳离子蛋白细胞因子（IL-8、TNF 等）。④发热：细胞因子（IL-1、IL-6 和 TNF 等）。⑤疼痛：$PGE_2$、缓激肽。⑥组织损伤：氧自由基、溶酶体酶、NO。

51. E【解析】中性粒细胞吞噬能力较强，细胞胞质内含有酸性水解酶、中性蛋白酶、髓过氧化物酶、阳离子蛋白、溶菌酶和磷脂酶 $A_2$、溶菌酶、乳铁蛋白及碱性磷酸酶等。炎症灶中的巨噬细胞来自血液的单核细胞，其溶酶体含有酸性磷酸酶和过氧化物酶。巨噬细胞受到外界刺激能被激活，表现为细胞体积增大，细胞表面皱襞增多，线粒体和溶酶体增多，功能也相应增强。

52. E【解析】白细胞与内皮细胞黏附是白细胞趋化、游走和吞噬活动的基础。在炎症反应开始时即可出现白细胞与 EC 的黏附增强，表明白细胞与 EC 的黏附在炎症过程中具有重要作用。血管的内皮细胞间黏附分子在白细胞游出中也起重要作用，例如，免疫球蛋白超家族成员 CD31，又称血小板内皮细胞黏附分子（PECAM-1），位于内皮细胞连接处，起着将内皮细胞黏附在一起的作用，可溶性 CD31 或 CD31 抗体能抑制白细胞从血管中游出。

53. A【解析】当炎症局部的病变比较严重，特别是病原微生物在体内蔓延扩散时，常出现明显的全身性反应，例如发热、末梢血白细胞数目改变、心率加快、血压升高、寒战、食欲缺乏等。

54. B【解析】化脓性炎特点为中性粒细胞渗出，并伴有不同程度的组织坏死和脓液形成。

55. D【解析】肉芽肿是由巨噬细胞及其演化的细胞，呈局限性浸润和增生所形成的境界清楚的结节状病灶，分为感染性肉芽肿和异物性肉芽肿。

56. E【解析】任何能够引起组织损伤并诱发炎症反应的因素都称为致炎因子。生物性因子是最常见、最重要的致炎因子，包括细菌、病毒、立克次体、支原体、真菌、螺旋体、寄生虫等。

57. A【解析】最常引起发热的原因就是炎症，炎症包括细菌感染、病毒感染，或者不典型感染情况，像支原体、衣原体的感染，也可以引起发热。不同的病毒、细菌引起发热的症状会有所不同，有一些会持续时间比较长，也有的持续时间会相对较短。低热不代表炎症较轻，只是临床表现不同而已。

58. B【解析】假膜性炎以形成假膜为特征。假膜主要由纤维素、中性粒细胞和坏死组织共同构成，本质上是一种纤维素性炎。

59. C【解析】C5a 不仅具有强烈的趋化作用，造成组织的严重损伤，而且还可诱导白细胞表达分泌 IL-8 等，放大其趋化作用。

60. C【解析】纤维素性炎多由某些细菌感染及其毒素（如白喉棒状杆菌、志贺菌、肺炎球的毒素）或一些内源性毒性产物（如尿毒症时的尿素）、外源性毒物（如汞）所致，选项 D 错误。纤维蛋白的大量渗出提示血管壁通透性高，损伤较重，选项 B 错误。纤维素性炎 HE 切片中纤维素呈红染交织的网状、条索状或颗粒状，常杂有中性粒细胞及坏死组织碎片，选项 C 正确。纤维蛋白性炎多呈急性经过，渗出的纤维蛋白可被渗出物内的中性粒细胞释放的蛋白溶解酶溶解、液化，选项 E 错误。如果纤维蛋白渗出较多，而中性粒细胞渗出较少，造成蛋白水解酶相对不足，则纤维蛋白不能被完全溶解和吸收。浆膜的纤维素性炎可引起体腔纤维素性粘连，而黏膜的纤维素性炎和发生于气管的纤维素性炎则不会导致纤维素性粘连，选项 A 错误。

61. C【解析】溶血性链球菌常可引起皮肤、皮下组织的化脓性炎症。蜂窝织炎是发生在疏松结缔组织的弥漫性化脓性炎，主要由溶血性链球菌引起，常发生于皮肤、肌肉和阑尾。

62. E【解析】炎症是具有血管系统的活体组织对损伤因子所发生的复杂防御反应。

63. A【解析】化脓性炎依病因和发生部位的不同，可分为表面化脓和积脓、蜂窝织炎和脓肿，选项 A 正确。化脓性炎以中性粒细胞渗出，并伴有不同程度的组织坏死和脓液形成为其特点，选项 B 错误。疖是毛囊、皮脂腺及其周围组织的脓肿，痈是多个疖的融合，选项 C 错误。迁徙性脓肿常见于脓肿，选项 E 错误。只有蜂窝织炎是发生在疏松结缔组织的弥漫性化脓性炎，多由溶血性链球菌感染引起，链球菌能分泌链激酶，可溶解纤维素，因此，细菌易于通过组织间隙和淋巴管扩散，选项 D 错误。

64. E【解析】影响血管内皮细胞完整性的因素有内皮细胞收缩、内皮细胞骨架重构、内皮细胞损伤、内皮细胞吞饮及穿胞作用增强、新生毛细血管壁的高通透性。

65. E【解析】急性炎症反应迅速；持续时间短，常常仅几天，一般不超过 1 个月；通常以渗出性病变为主，浸润的炎症细胞主要为中性粒细胞；但有时也可表现为以变质性炎或增生性病变为主，前者如急性肝炎，后者如伤寒、急性肾小球肾炎。

66. B【解析】急性蜂窝织炎性阑尾炎时，炎性病变呈扇面形由表浅向深层扩延，直达肌层及浆膜层。阑尾各层皆为大量中性粒细胞弥漫浸润，并有炎性水肿及纤维渗出。

67. A【解析】脓肿是指器官或组织内的局限性化脓性炎症，其主要特征是组织发生溶解坏死，形成充满脓液的腔，即脓腔。

68. B【解析】补体系统由 20 多种血浆蛋白质组成，不仅是抵抗病原微生物的天然和过继免疫的重要因子，还是重要的炎症介质。补体可通过经典途径（抗原抗体复合物）、替代途径（病原微生物表面分子，例如内毒素或脂多糖）和凝集素途径激活，产生炎症介质 C3a 和 C5a，发挥扩张血管和增加血管通透性、趋化白细胞、杀伤细菌等生物学功能。

69. E【解析】肉芽肿是由巨噬细胞及其演化的细胞局限性浸润和增生所形成的境界清楚的结节状病灶。

70. A【解析】炎症的局部表现包括红、肿、热、痛和功能障碍。炎症局部发红由局部血管扩张、充血所致。

71. E【解析】炎症细胞浸润是指组织周围间质有一定量的炎症细胞的聚集，一般是炎症反应的表现。炎症细胞是炎症过程中从活体血管中主动游出的白细胞成分。

72. A【解析】单核细胞的趋化因子包括 C5a、纤维蛋白多肽、阳离子蛋白质及胶原和纤维连接蛋白的分解产物等。

73. C【解析】趋化作用是指白细胞沿浓度梯度向着化学刺激物做定向移动。这些具有吸引白细胞做定向移动的化学刺激物称为趋化因子。趋化因子具有特异性。不同的炎症细胞对趋化因子的反应不同。

74. D【解析】异物肉芽肿是由于异物不易被消化，刺激长期存在形成的慢性炎症，其主要的炎症细胞是巨噬细胞。

75. B【解析】感染性炎症是主要由生物性因子感染导致的炎症，因此，生物性炎症属于感染性炎症。

76. B【解析】白细胞渗出过程是复杂的连续过程，包括白细胞边集和滚动、黏附和游出、在组织中游走等阶段，并在趋化因子的作用下到达炎症病灶，在局部发挥重要的防御作用。

77. B【解析】肉芽肿性炎是一种以巨噬细胞及其衍生细胞聚集形成结节性病变为特点的炎症。常见的肉芽肿性炎包括伤寒、麻风病、结核病、真菌感染等。

78. C【解析】浆液性炎常发生于疏松结缔组织、浆膜和黏膜等处。浆液性渗出物弥漫地浸润于组织内，局部出现明显的炎性水肿。

79. B【解析】炎症病灶内血管发生速发持续反应时，血管内皮的主要改变是细胞变性、坏死。细胞迅速收缩是速发短暂反应，而细胞凋亡是迟发持续反应。

80. D【解析】炎症反应最重要的功能是将炎症细胞输送至炎症病灶，白细胞渗出是炎症反应最重要的特征，发挥重要的防御作用。中性粒细胞和单核细胞可吞噬和降解细菌、免疫复合物、异物和坏死组织碎片，构成炎症反应的主要防御环节。白细胞也可通过释放蛋白水解酶、化学介质和毒性氧自由基等，引起机体组织和细胞的损伤，并可能延长炎症过程。

81. E【解析】慢性肉芽肿性炎是局部形成的、主要以由巨噬细胞增生构成的境界清楚的结节状病灶为特征的慢性炎症。其种类有结核病、麻风病、伤寒、梅毒、血吸虫病、组织胞浆菌病，以及异物引起的炎症如手术缝线、石棉、滑石粉等。

82. B【解析】炎症是具有血管系统的活体组织对各种损伤因子的刺激所发生的以防御反应为主的病理过程。单细胞和多细胞动物也能对局部损伤发生反应，包括吞噬损伤因子、通过细胞或细胞器肥大以应对有害刺激物等，但所有这些均不能称为炎症。只有当生物进化到具有血管时，才能发生以血管反应为中心环节、以液体和白细胞渗出为主要特征，又保留上述吞噬和清除功能的炎症反应。

83. D【解析】参见 A1 型题第 14 题解析。

84. E【解析】炎症的基本病理变化包括局部组织的变质、渗出和增生。变质包括变性和坏死。炎症介质参与和介导炎症反应。红、肿、热、痛和功能障碍为炎症的局部表现。血管反应是炎症的中心环节，渗出是炎症最具有特征性的变化。

85. A【解析】参见 A1 型题第 28 题解析。

86. C【解析】炎症局部组织发生的变性和坏死统称为变质。变质既可发生于实质细胞，也可发生于间质细胞。实质细胞常出现的变质性变化包括细胞水肿、脂肪变性、凋亡、细胞凝固性坏死和液化性坏死等。间质细胞常出现的变质性变化包括黏液样变性和纤维素样坏死等。

87. C【解析】炎症时，血管内皮细胞和白细胞表面黏附分子的数目及亲和性增加，并表达新的黏附分子。

88. D【解析】参见 A1 型题第 80 题解析。

89. D【解析】炎症时，局部红、热主要是由于血管扩张、血流加快和血流量增加。

90. A【解析】变质是炎症局部组织的变性和坏死，是损伤性过程。充血为血管反应。渗出是抗损伤的过程。炎性增生具有限制炎症扩散和修复损伤组织的功能。

91. C【解析】一般急性炎症或炎症早期，炎症反应以变质和渗出为主，少量以增生为主。慢性炎症及炎症后期，炎症反应则以增生为主。

92. C【解析】炎症是以血管反应为中心的防御反应，包括血管反应、液体渗出、白细胞渗出及活化，稀释、中和、杀伤和包围损伤因子。白细胞反应是炎症反应的一个环节，并非所有的白细胞均有较强的吞噬功能，白细胞还可通过免疫作用杀伤微生物。

93. E【解析】纤维素性炎易发生于黏膜、浆膜和肺组织。发生于黏膜者渗出的纤维蛋白原形成的纤维素、坏死组织和嗜中性粒细胞共同形成假膜，称为假膜性炎。

94. B【解析】参见 A1 型题第 6 题解析。

95. C【解析】白细胞的渗出过程：炎症反应最重要的功能是将炎症细胞输送到炎症灶，白细胞的渗出是炎症反应最重要的指征。

96. D【解析】血管通透性增加是导致炎症局部液体和蛋白渗出血管的重要原因。内皮细胞收缩、内皮细胞损伤、内皮细胞穿胞作用增强和新生毛细血管高通透性可引起血管通透性增加。急性炎症时血管扩张和血流加速引起流体静压升高和血浆超滤；富含蛋白质的液体渗出到血管外，使血浆胶体渗透压降低，而组织内胶体渗透压升高及其他各种因素引起血管通透性增加。

97. B【解析】急性炎症过程中，在损伤因素的刺激下，首先发生的是细动脉痉挛，细小血管出现短暂的收缩，持续数秒后，细小血管和毛细血管扩张，毛细血管开放，血流开始变慢，局部血流量减少，形成充血。

98. D【解析】浆液性炎以血清渗出为其特征，渗出的主要成分为浆液，其中混有少量白细胞和纤维素。浆液内含有 3%~5%的蛋白质，主要是清蛋白。

99. A【解析】白细胞的游出：在炎症时，中性粒细胞、单核细胞、淋巴细胞、嗜酸性粒细胞和嗜碱性粒细胞都是以阿米巴样运动方式渗出的。红细胞在血管壁严重损伤时可漏出血管，是被动过程，是流体静压力把红细胞沿白细胞游出的途径或内皮细胞坏死崩解的裂口推出血管外的。

100. A【解析】炎症性增生包括实质细胞和间质细胞的增生。具有限制炎症扩散和修复损伤组织的功能。但过度增生亦可引起不良后果，如纤维结缔组织增生常伴有瘢痕形成，可造成管道性脏器的狭窄；在黏膜可形成炎性息肉，如鼻息肉和子宫颈息肉；在肺或其他脏器可形成炎性假瘤。

101. D【解析】深部组织向皮肤或黏膜表现形成一个开口的管道称为窦道，两个开口的称瘘管。

102. A【解析】炎症发热是由于动脉性充血及代谢增强所致，白细胞产生的 IL-1、IL-6、TNF 及 PGE 均可引起发热。

103. D【解析】化脓性尿道炎和化脓性支气管炎时，渗出的脓液可沿尿道、支气管排出体外，故选项 E 不引起积脓。当化脓性炎发生于浆膜、胆囊、输卵管等时，脓液则在浆膜腔、胆囊、输卵管等腔内积存，称为积脓。

104. B【解析】小叶性肺炎为化脓性炎，支原体肺炎和病毒性肺炎为间质性肺炎，肺结核为肉芽肿性炎，大叶性肺炎为纤维素性炎，故正确答案为 B。

105. D【解析】急性细菌性炎症灶内细胞浸润以中性粒细胞为主，慢性炎症灶内主要是巨噬细胞、淋巴细胞和浆细胞浸润。

106. C【解析】中性粒细胞主要见于急性炎症和化脓性炎症，化脓性炎多由化脓菌（如葡萄球菌、链球菌、脑膜炎球菌、大肠埃希菌）感染所致，亦可由组织坏死继发感染产生。

107. E【解析】小脓肿可以吸收消散；较大脓肿由于脓液过多，吸收困难，常需要切开排脓或穿刺抽脓。

108. B【解析】脓肿为局限性化脓性炎症，其主要特征是组织发生溶解坏死，形成充满脓液的腔。脓肿可发生于皮下和内脏，主要由金黄色葡萄球菌引起，这些细菌可产生毒素使局部组织坏死，继而大量中性粒细胞浸润，之后中性粒细胞崩解形成脓细胞，并释放出蛋白水解酶使坏死组织液化形成含有脓液的空腔。

109. A【解析】炎症的不同阶段、不同的致炎因子，游出的白细胞的种类不同。急性炎症早期（24 小时内）以中性粒细胞游出为主，中期（24~48 小时）以单核细胞浸润为主。葡萄球菌和链球菌感染以中性粒细胞浸润为主，病毒感染以淋巴细胞浸润为主，变态反应以嗜酸性粒细胞浸润为主。

110. D【解析】激肽系统激活的最终产物是缓激肽，可使细动脉扩张，血管通透性增加，内皮细胞收缩，使血管以外的平滑肌细胞收缩，并可引起疼痛。细菌代谢产物可为趋化因子。白三烯是内源性趋化因子。溶酶体酶介导组织损伤。组胺具有扩张血管和增加血管通透性的作用。

111. B【解析】血管通透性增加是导致炎症局部液体和蛋白质渗出的主要原因。渗出液外观多为深黄色混浊、血性、脓性；比重常大于 1.020，易凝结。黏蛋白试验为阳性。

112. D【解析】渗出液过多有压迫和阻塞作用，例如肺泡内渗出液堆积可影响换气功能，过多的心包或胸膜腔积液可压迫心脏或肺，严重的喉头水肿可引起窒息。渗出物中的纤维素吸收不良可发生机化，例如引起肺肉质变、浆膜腔粘连，甚至浆膜腔闭锁。

113. C【解析】白细胞渗出指白细胞通过血管壁游出到血管外的过程，是炎症反应最重要的特征。

114. C【解析】炎症依其病程经过分为两大类：急性炎症和慢性炎症。急性炎症反应迅速，持续时间短，常常仅几天，一般不超过 1 个月，以渗出性病变为主，炎症细胞浸润以中性粒细胞为主，病毒引起的急性炎症则出现淋巴细胞浸润，故选项 C 错误。慢性炎症持续时间较长，为数月到数年，病变以增生变化为主，其炎症细胞浸润以淋巴细胞和单核细胞为主。

115. C【解析】在脓肿早期，脓肿周围有充血、水肿和大量炎症细胞浸润；一段时间后，脓肿周围形成肉芽组织，即脓肿膜，其具有吸收脓液、限制炎症扩散的作用。

116. B【解析】根据渗出成分的构成特点，渗出性炎又可进一步分为浆液性炎、纤维蛋白性炎、化脓性炎和出血性炎。

117. B【解析】由于动脉性充血，局部血流量增加和血流加快，炎症局部组织代谢增强，局部温度升高，故选项 B 错误。

118. D【解析】流行性脑脊髓膜炎、急性肾盂肾炎为化脓性炎，大叶性肺炎为纤维素性炎，细菌性痢疾为假膜性炎，这四种炎症均属于渗出性炎。肠伤寒为伤寒沙门菌引起的急性增生性炎症。

119. C【解析】金黄色葡萄球菌可产生血浆凝固酶，使纤维蛋白原转变为纤维蛋白，从而阻止病原菌扩散，局限病灶，同时纤维组织增生并包裹病变，使化脓性病变呈局限性改变，形成脓肿。

120. D【解析】组胺是机体自身存在的一种活性物质，主要存在于肥大细胞和嗜碱性粒细胞中，在肺、皮肤黏膜、支气管黏膜、胃黏膜和胃壁细胞中含量较高。具有吞噬作用的细胞主要为中性粒细胞和巨噬细胞，前者吞噬力较强。

121. C【解析】组织中浸润的浆细胞来源于 B 淋巴细胞及原始间叶细胞。浆细胞合成抗体，参与体液免疫。

122. D【解析】炎症的结局与致炎因子的不同作用、机体抵抗力强弱、治疗情况等密切关联。一般来说，大多数炎症能治愈；虽然慢性炎症通常不会自行消失，但是可以通过适当的治疗（如药物、手术）来控制和缓解症状，并尽可能地减少器官和组织的损伤。因此，慢性炎症是可以被治愈或至少得到有效控制的。

123. D【解析】参见 A1 型题第 98 题解析。

124. D【解析】渗出的液态物质称渗出液，由渗出的液体、蛋白质和白细胞构成。炎性渗出液中细胞数量多，$\geqslant 500/mm^3$。

125. B【解析】由巨噬细胞及其演化细胞增生所构成的境界相对清楚的结节状病灶称为肉芽肿。

126. B【解析】参见 A1 型题第 98 题解析。

127. C【解析】血培养是临床诊断败血症的重要方法，阳性结果对明确诊断、对症治疗有极高的应用价值。

128. C【解析】上皮样细胞的胞质丰富，胞质呈淡粉色，略呈颗粒状，胞质界限不清；细胞核呈圆形或长圆形，有时核膜折叠，染色浅淡，核内可有 1~2 个小核仁。因这种细胞形态与上皮细胞相似，故称上皮样细胞。

129. D【解析】浆液性渗出物弥漫地浸润于组织内，局部出现明显的炎性水肿，如毒蛇咬伤、皮肤Ⅱ度烧伤时渗出液蓄积于表皮内，形成水疱。

130. C【解析】炎症介质是指介导、参与炎症反应的化学性和/或生物性的物质，在炎症的发生发展过程中发挥重要介导作用，可促进血管反应，使血管扩张充血、血管壁通透性增高，促进炎症的渗出，对炎症细胞有趋化作用。有些炎症介质还可引起发热、疼痛等，有些则可导致组织损伤等。

131. B【解析】上皮样细胞的胞质丰富，胞质呈淡粉色，略呈颗粒状，胞质界限不清；细胞核呈圆形或长圆形，有时核膜折叠，染色浅淡，核内可有 1~2 个小核仁。因这种细胞形态与上皮细胞相似，故称上皮样细胞。多核巨细胞的细胞核数目可达几十个，甚至几百个。结核结节中的多核巨细胞又称 Langhans 巨细胞，由上皮样细胞融合而来，其细胞核排列于细胞周边呈马蹄形或环形，胞质丰富。多核巨细胞还常见于不易消化的较大异物、组织中的角化上皮和尿酸盐等周围，细胞核杂乱无章地分布于细胞，又称异物多核巨细胞。不是所有多核巨细胞的胞质都能见到异物。

132. C【解析】伤寒沙门菌引起的炎症反应的特点是病灶内无中性粒细胞渗出，最多见的细胞是单核细胞。

133. A【解析】蜂窝织炎是指由金黄色葡萄球菌、溶血性链球菌或腐生性细菌引起的皮肤和皮下组织广泛性、弥漫性、化脓性炎症。

134. E【解析】多数细菌感染引起中性粒细胞增加；寄生虫感染和变态反应引起嗜酸性粒细胞增加；一些病毒感染选择性地引起单核巨噬细胞或淋巴细胞比例增加，如单核细胞增多症、腮腺炎和风疹。

135. D【解析】慢性炎症时，局部病变多以增生改变为主，变质和渗出较轻；炎症细胞浸润多以淋巴细胞、巨噬细胞和浆细胞为主。常有较明显的成纤维细胞和血管内皮细胞的增生，以及被覆上皮和腺上皮等实质细胞的增生，以替代和修复损伤的组织。

136. A【解析】出血性炎是指炎症病灶的血管损伤严重，渗出物中含有大量红细胞，常见于流行性出血热、钩端螺旋体病和鼠疫等。

137. C【解析】参见 A1 型题第 26 题解析。

138. E【解析】溃疡性结肠炎又称非特异性溃疡性结肠炎，是一种病因不明的直肠和结肠炎性疾病。病变主要局限于大肠黏膜与黏膜下层，无肉芽肿形成。

139. E【解析】脓血症与败血症最主要的鉴别点在于是否形成了转移性脓肿。败血症指的是致病菌侵入了人体的血液循环系统，并且在其中进行大量繁殖，产生大量毒素，从而引起急性全身性感染。脓血症指的是败血症患者出现了多发性脓肿，而且病程较长的情况。如果败血症能够得到迅速的控制，一般不会引起转移性脓肿，也就不会形成脓血症。

140. D【解析】浆细胞为免疫活性细胞（B 淋巴细胞演变而成的终细胞），可生成、分泌免疫球蛋白，常见于慢性炎症，尤其是梅毒、病毒感染和免疫反应相关性炎症。

141. A【解析】结核结节是在细胞免疫的基础上形成的，由上皮样细胞、朗汉斯巨细胞、淋巴细胞和少量反应性增生的成纤维细胞构成。

142. A【解析】新鲜梗死灶边缘属急性炎症早期反应，故出现的细胞主要为中性粒细胞。

143. B【解析】急性炎症时，由于局部血管扩张，血流速度加快，导致血管的静脉压升高，血浆中的液体从毛细血管滤出，形成局部水肿；同时清蛋白也从血浆渗透到组织液中，使局部组织液中渗透压增高，导致血浆中的液体进一步外渗。

144. A【解析】炎性息肉主要是指在长期慢性炎症的刺激下，局部黏膜上皮、腺体及纤维组织增生，形成突出黏膜表面的息肉肿块，常见的有鼻息肉和子宫颈息肉。

145. C【解析】病原微生物感染常常引起发热，在急性炎症，尤其是细菌感染所致急性炎症时，末梢血白细胞计数可明显升高。单核巨噬细胞系统细胞增生是机体防御反应的一种表现。炎症较严重时，由于病原微生物及其毒素的作用，以及局部血液循环障碍、发热等因素的影响，心、肝、肾等器官的实质细胞可发生不同程度的变性、坏死和器官功能障碍。

146. E【解析】嗜酸性粒细胞具有杀伤细菌、寄生虫的功能，也是免疫反应和变态反应过程中极为重要的细胞。

147. B【解析】细菌由局部病灶入血，全身无中毒症状，但血液中可查到细菌，称为菌血症。细菌的毒性产物或毒素被吸收入血称为毒血症。细菌由局部病灶入血后，不仅没有被清除，而且还大量繁殖，并产生毒素，引起全身中毒症状和病理变化，称为败血症。化脓性细菌引起的败血症可进一步发展成为脓毒败血症。

148. C【解析】慢性炎症时，由于局部组织炎症性增生，可形成一个境界较清楚的肿瘤样结节或团块，肉眼及 X 线观察与肿瘤外形相似，称为炎性假瘤。好发于肺及眼眶。

149. A【解析】单核-巨噬细胞的表面有多种受体，这些受体可以识别并结合不同的分子，从而介导吞噬、信号转导、免疫调节等过程。

150. E【解析】巨噬细胞可以多个细胞的融合或核分裂而胞质不分裂形成多核巨细胞，对异物进行包围吞噬。多核巨细胞有朗汉斯巨细胞和异物巨细胞两种类型。

151. B【解析】参见 A1 型题第 101 题解析。

152. A【解析】内皮细胞在受到组胺、缓激肽、白三烯等炎症介质的刺激后，迅速发生收缩，内皮细胞间出现 0.5~1.0μm 的缝隙，导致血管通透性增加。

153. C【解析】烫伤引起的表皮水疱属于浆液渗出；慢性肝炎时汇管区浸润的炎症细胞

主要是渗出性病变；流行性脑脊髓膜炎时蛛网膜下隙内的脓液为中性粒细胞为主的渗出性病变；绒毛心时心外膜的纤维素属于蛋白质渗出。只有流行性乙型脑炎时神经细胞溶解消失属于坏死，故正确答案是 C。

154. E【解析】纤维素性炎好发于黏膜（如咽、喉、气管、结肠黏膜）、浆膜（如胸膜、腹膜、心包膜）及肺组织。

155. E【解析】急性炎症反应时，最先渗出的是液体和血浆蛋白，以小分子蛋白质为主(清蛋白)。伴随血管通透性增加，纤维蛋白原等大分子蛋白质渗出。在急性炎症的早期(24 小时内)，中性粒细胞在趋化因子的作用下首先游出，而淋巴细胞对趋化因子的反应则较弱。

156. D【解析】肛周脓肿破溃后就会构成窦道，并最终形成瘘管，瘘管有个外口和内口，当局部再次出现炎症就构成了肛瘘，且经久不愈。

157. B【解析】异型性增生属于肿瘤性增生。血管内皮细胞、纤维组织、淋巴组织增生属于间质细胞的增生。

158. C【解析】参见 A1 型题第 147 题解析。

159. E【解析】溶酶体的主要功能是吞噬、消化作用。病原体在侵入机体后被吞噬细胞识别吞噬，进而被溶酶体中的水解酶消化掉。

160. C【解析】参见 A1 型题第 147 题解析。

161. A【解析】趋化作用是指白细胞沿化学物质浓度梯度向着化学刺激物做定向移动。与白细胞杀菌能力无关。白细胞被激活后，发挥杀伤微生物和清除致炎物质的作用，其中吞噬作用和免疫作用发挥重要功能。吞噬过程包括识别和附着、吞入、杀伤和降解三个阶段。吞噬溶酶体介导杀伤和降解。

162. B【解析】组织明显充血水肿属于急性炎症的特点。致炎因子持续存在并且损伤组织是发生慢性炎症的根本原因。慢性炎症可由急性炎症转变而来或一开始即呈慢性经过，病程长达数月甚至数年，症状不甚明显，局部病变以增生为主，炎症细胞浸润主要为淋巴细胞、浆细胞和巨噬细胞。慢性肉芽肿性炎症是以在炎症局部形成主要由巨噬细胞增生构成的境界清楚的结节状病灶为特征的慢性炎症，是一种特殊类型的慢性炎症。

163. B【解析】脓性渗出物称为脓液，是一种浑浊的凝乳状液体，呈灰黄色或黄绿色，脓液中的中性粒细胞除极少数仍有吞噬能力外，大多数已发生变性和坏死，称为脓细胞。

164. C【解析】一些炎症性疾病早期有菌血症，如大叶性肺炎和流行性脑脊髓膜炎。在菌血症阶段，肝、脾和骨髓的吞噬细胞可清除细菌。

165. E【解析】组胺是自体活性物质之一，在体内由组氨酸脱羧基而成，组织中的组胺以无活性的结合型存在于肥大细胞和嗜碱性粒细胞的颗粒中。

166. B【解析】本题考查肉芽肿的概念。肉芽肿是由巨噬细胞及其演化的细胞局限性浸润和增生所形成的境界清楚的结节状病灶。

167. E【解析】参见 A1 型题第 147 题解析。

168. B【解析】嗜酸性粒细胞浸润是 IgE 介导的变态反应和寄生虫感染性炎症的特点，嗜酸性粒细胞化学趋化因子介导嗜酸性粒细胞运动到靶器官。

169. D【解析】卡他性炎是指黏膜组织发生的一种较轻的渗出性炎。卡他性炎主要侵犯黏膜表面，不仅有红、肿、热、痛，更有脓性黏液分泌及上皮碎屑排出。

170. E【解析】急性炎症渗出的富含蛋白的炎性水肿液或部分白细胞可通过淋巴液回流入血，其中所含的病原微生物也可沿淋巴液扩散，引起淋巴管炎和部属淋巴结炎。如足部感染时腹股沟淋巴结可肿大，在足部感染灶和肿大的腹股沟淋巴结之间出现的红线，即为淋巴管炎。病原微生物可进一步通过淋巴入血，引起血行蔓延。

171. D【解析】纤维素性炎多由某些细菌毒素（如白喉棒状杆菌、志贺菌和肺炎球菌的毒素），或各种内源性和外源性毒物（如尿毒症的尿素和汞）引起，易发生于黏膜、浆膜和肺组织。发生于黏膜者，由渗出的纤维蛋白、坏死组织和中性粒细胞共同形成假膜，又称假伪膜性炎。

172. E【解析】参见 A1 型题第 6 题解析。

173. B【解析】金黄色葡萄球菌具有层粘连蛋白受体，使其容易通过血管壁而在远部产生迁徙性脓肿。脓肿通常较小，均匀散在分布。

174. B【解析】参见 A1 型题第 162 题解析。

175. E【解析】纤维素性炎属渗出性炎症的一种，常发生在浆膜、黏膜和肺，如大叶性肺炎，白喉和急性细菌性痢疾都是典型的纤维素性炎。风湿性心内膜炎常侵犯心瓣膜，其中二尖瓣最常被累及，其次为二尖瓣和主动脉瓣同时受累。病变早期表现为浆液性心内膜炎。

176. C【解析】在炎症的局部表现中，发热由动脉性充血、血流加快、代谢旺盛引起。

177. B【解析】在清除致炎因子后，如果炎性渗出物和坏死组织被溶解吸收，通过周围正常细胞的再生，可以完全恢复原来的组织结构和功能，称为完全愈复；如果组织坏死范围较大，则由肉芽组织增生修复，称为不完全愈复。

178. B【解析】组胺可引起微动脉、毛细血管前括约肌和微静脉扩张，使微静脉和毛细血管通透性升高，对嗜酸性粒细胞有趋化作用，是变应性炎症中引起嗜酸性粒细胞浸润的主要因素。

179. C【解析】急性重型肝炎肝细胞大片坏死，增生不明显。大量肝细胞溶解坏死可导致肝功能衰竭。

180. E【解析】一旦机体创伤活动开始，巨噬细胞就能大量分泌多种生物活性物质以及多种酶类物质，其中生物活性物质又称巨噬细胞源性生物因子，包括多肽转换生长因子、白介素、肿瘤坏死因子、血小板衍生生长因子、一氧化氮等；酶类物质主要包括胶原酶、弹性蛋白酶、纤溶酶原激活剂等；这些生物活性物质直接引导着机体修复的整体进程。

181. E【解析】巨噬细胞可转化为上皮样细胞、伤寒细胞、异物巨细胞、心衰细胞、泡沫细胞、朗汉斯巨细胞。

182. D【解析】浆液性渗出物弥漫地浸润于组织内，局部出现明显的炎性水肿，如毒蛇咬伤、皮肤二度烧伤时渗出液蓄积于表皮内，形成水疱。体腔的浆液性炎造成炎性积液，浆液不仅来自血管渗出，而且也来自间皮细胞的分泌增加，如结核性胸膜炎、风湿性关节炎等。黏膜的浆液性炎又称浆液性卡他性炎，如见于感冒初期的鼻炎。浆膜或黏膜浆液性炎时，间皮或上皮细胞可发生变性、坏死和脱落。

183. C【解析】参见A1型题第112题解析。

## 二、A2型题

1. A【解析】患者属于滑膜的浆液性炎，引起关节腔积液。浆液性炎以浆液渗出为其特征，渗出的液体主要来自血浆，也可由浆膜的间皮细胞分泌。

2. C【解析】肺肉质变即机化性肺炎，属于大叶性肺炎的并发症，因为嗜中性粒细胞少或功能障碍，渗出物不能被完全清除吸收时则由肉芽组织加以机化，病变部位肺组织变为褐色肉样纤维组织，称为肺肉质变。

3. C【解析】细菌由局部病灶入血后，不仅没有被清除，而且还大量繁殖，并产生毒素，引起全身中毒症状和病理变化，称为败血症。

4. C【解析】异物性肉芽肿是指由异物引起的肉芽肿，病变主要以异物为中心，周围会出现多量巨噬细胞、异物巨细胞、成纤维细胞，还有淋巴细胞等包绕，从而形成结节状病灶。

## 三、A3/A4型题

1. E【解析】本题患儿诊断为炎性息肉，其是慢性炎症的表现之一。故浸润的炎症细胞以淋巴细胞和浆细胞为主。

2. A【解析】淋巴细胞和浆细胞常见于慢性炎症及病毒感染，具有特异性免疫功能。嗜酸性粒细胞主要见于寄生虫感染和变应性炎症。

## 四、B型题

1. C【解析】表面化脓和积脓是指发生在黏膜和浆膜的化脓性炎。黏膜的化脓性炎又称脓性卡他性炎，当化脓性炎发生于浆膜、胆囊和输卵管时，脓液则在浆膜、胆囊和输卵管腔内积存，称为积脓。

2. E【解析】疖是毛囊、皮脂腺及其周围组织的脓肿。痈是多个疖的融合，在皮下脂肪和筋膜组织中形成许多相互沟通的脓肿。

3. C【解析】流行性脑脊髓膜炎是脑膜炎球菌引起的脑脊髓膜的化脓性炎症。

4. D【解析】瘘管指空腔脏器局部组织坏死后形成的开口于皮肤黏膜表面的通道样缺损，或者连接两个空腔脏器的病理性管道。

5. C【解析】皮肤或黏膜的坏死组织脱落后，留下的较深缺损称为溃疡。

6. E【解析】由于坏死而在表面形成的开口深在性盲管称为窦道。

7. B【解析】皮肤、黏膜处的浅表性坏死性缺损，局限于黏膜表层称为糜烂。

8. A【解析】变质性炎多见于重症感染和中毒，临床上多呈急性、亚急性经过。例如，病毒性肝炎时肝细胞发生广泛的变性坏死（以变性为主的病变见于轻型肝炎，以坏死为主的病变见于重型肝炎）。

9. E【解析】急性肾小球肾炎是一种原发性肾小球肾炎，以急性肾炎综合征为主要表现，此病多数由链球菌感染引起，病理类型以毛细血管增生性为主。

10. D【解析】化脓性炎症属急性炎症，以中性粒细胞渗出为主，多由化脓菌感染所致。阿米巴肝脓肿是阿米巴原虫感染所致炎性肉芽肿，是典型慢性炎症。

11. B【解析】黏膜的浆液性炎又称浆液性卡他性炎，卡他指渗出物沿黏膜表面顺势下流。

12. D【解析】脓肿为局限性化脓性炎症，其主要特征是组织发生溶解坏死，形成充满脓液的腔，有大量中性粒细胞浸润。

13. E【解析】蜂窝织炎是指疏松结缔组织的弥漫性化脓性炎，常发生于皮肤、肌肉和阑尾。蜂窝织炎主要由溶血性链球菌引起，表现为组织内大量中性粒细胞弥漫性浸润。

14. B【解析】阳离子蛋白包括吞噬素和白细胞素，存在于中性粒细胞嗜天青颗粒中，其通过与细菌结合致细菌胞膜损伤，从而发挥杀菌作用。

15. C【解析】细胞因子由自然杀伤细胞和抗原激活的 T 细胞产生，主要激活巨噬细胞，由激活的淋巴细胞、巨噬细胞、内皮细胞、上皮细胞和结缔组织细胞等产生。

16. A【解析】组胺主要存在于肥大细胞和嗜碱性粒细胞的颗粒中，也存在于血小板内。

17. C【解析】若肛周脓肿一方面向皮肤表面穿破，在肛周皮肤上形成一开口；另一方面向直肠肠腔穿破，在肛管上形成另一开口，则构成瘘管。

18. D【解析】组织深部向体表、体腔或自然管道穿破，形成只有一个开口的病理性盲管为窦道。

19. C【解析】食管癌进入晚期的时候，由于食管与气管位置相对比较近，所以很容易引起气管食管瘘。

20. E【解析】肠伤寒是由伤寒沙门菌感染引起。肠伤寒最常侵犯的部位是回肠的末端，肠伤寒侵犯了黏膜下淋巴结，引起黏膜下肌层、浆膜的坏死，然后引起肠穿孔。

21. E【解析】参见 A1 型题第 136 题解析。

22. B【解析】体腔的浆液性炎造成炎性积液，浆液不仅来自血管渗出，而且来自间皮细胞的分泌增加，如结核性胸膜炎、风湿性关节炎。

23. D【解析】蜂窝织炎可发生在身体的任何部位。在成人中，蜂窝织炎好发于下肢、面部和上肢。小腿丹毒属于蜂窝织炎，由溶血性链球菌引起。

24. A【解析】纤维素性炎易发生于黏膜、浆膜和肺组织。发生于黏膜者渗出的纤维蛋白原形成的纤维素、坏死组织和嗜中性粒细胞共同形成假膜，又称假膜性炎。白喉、细菌性痢疾引起的气管黏膜和肠黏膜炎症均属于假膜性炎。

25. C【解析】感冒流清鼻涕说明鼻黏膜分泌亢进，属于病毒入侵鼻黏膜导致的鼻黏膜浆液性卡他性炎。

26. D【解析】以大量中性粒细胞渗出并伴有不同程度的组织坏死、液化和脓液形成为特点的渗出性炎为化脓性炎，是化脓菌感染的结果。

27. B【解析】结核病渗出型病变：表现组织充血水肿，随之有中性粒细胞、淋巴细胞、单核细胞浸润和纤维蛋白渗出，可有少量上皮样细胞和多核巨细胞，抗酸染色可见到结核分枝杆菌。

28. E【解析】慢性炎症中，肉芽肿性炎是以炎症局部巨噬细胞及其衍生细胞增多而形成的境界清楚的结节状病灶为特征，其中巨噬细胞的衍生细胞包括上皮样细胞和多核巨细胞。

29. C【解析】寄生虫感染病变浸润的炎症细胞主要是嗜酸性粒细胞，寄生虫病通常可分为急性和慢性，但大多数都表现为慢性经过。

30. A【解析】急性炎症以中性粒细胞浸润为主，慢性炎症以淋巴细胞、中性粒细胞为主。

31. B【解析】严重烧伤和化脓菌感染时可直接损伤内皮细胞，使之坏死脱落，血管通透性增加迅速发生，并在高通透性上持续几小时到几天，直至血栓形成或内皮细胞再生修复为止，这种过程称为速发持续反应。这种损伤可累及所有微循环，包括毛细血管、细静脉和细动脉。

32. C【解析】X线和紫外线损伤以及某些细菌毒素引起的内皮细胞直接损伤等发生较晚，常在2~12小时之后发生，但可持续几小时到几天，称为迟发持续反应。

33. A【解析】在大多数类型的组织损伤中，血管通透性升高的速发反应主要由组胺或组胺样物质引起，为速发短暂反应。

34. A【解析】造成血管壁通透性升高最常见的原因是内皮细胞收缩，并在内皮细胞间出现缝隙（宽为0.5~1.0μm）。内皮细胞收缩通常发生在20~60μm口径的细静脉，不累及毛细血管和细动脉。内皮细胞的收缩是炎症时一些化学介质出现所致，如组胺、缓激肽、白三烯和P物质。这些炎症化学介质半衰期短，仅作用15~30分钟，因而这种反应被称为速发短暂反应，仅发生于细静脉。

35. E【解析】参见B型题第31题解析。

36. E【解析】浆液性炎以血清渗出为其特征，渗出的主要成分为浆液，其中混有少量白细胞和纤维素。浆液性渗出物弥漫地浸润于组织内，局部出现明显的炎性水肿，如毒蛇咬伤、皮肤Ⅱ度烧伤时渗出液蓄积于表皮内，形成水疱。

37. C【解析】纤维素性炎是渗出物中含有大量纤维素为特征的渗出性炎症，引起纤维素性炎的致炎因子有白喉棒状杆菌、志贺菌、肺炎球菌、尿酸、尿素等。

## 五、X 型题

1. AD【解析】炎症介质对白细胞具有趋化作用，如白三烯、补体、细菌代谢产物、阳离子蛋白、细胞因子、血小板激活因子和纤维蛋白多肽。

2. CD【解析】流行性脑脊髓膜炎、急性肾盂肾炎为化脓性炎，大叶性肺炎为纤维素性炎，细菌性痢疾为假膜性炎。这四种炎症均属于渗出性炎。

3. ABC【解析】血管通透性增高可由化学介质造成的内皮细胞收缩、白细胞介导的内皮损伤、内皮的直接损伤和新生毛细血管壁的高通透性引起。

4. ACD【解析】渗出是血管壁通透性升高、微循环内流体静压升高和组织渗透压升高三者共同作用的结果。

5. BC【解析】白细胞附壁后，其胞质突起形成伪足，以阿米巴运动的方式插入内皮细胞之间的缝隙，进入内皮细胞和基底膜之间，最后穿过基底膜使整个细胞移出血管外，这个过程称为白细胞游出。

6. BCD【解析】充血及代谢增强所致，白细胞产生的白介素-1、肿瘤坏死因子及前列腺素 E 均可引起发热。

7. BDE【解析】引起炎性渗出的化学介质主要有血管活性胺、前列腺素、白三烯、细胞因子、活性氧代谢产物、血管通透因子。

8. ABCD【解析】渗出液外观混浊，蛋白质含量高，含有较多的细胞和细胞碎片，比重高于 1.018，容易凝固。

9. ACDE【解析】脓液即脓性渗出物，由大量变性坏死的白细胞（脓细胞）、细菌、被溶解的坏死组织碎屑和少量浆液组成。

10. ABC【解析】大叶性肺炎为纤维素性炎，蜂窝织炎性阑尾炎为化脓性炎，胸膜炎为浆液性炎，均属于渗出性炎。

11. AD【解析】炎症的局部表现中，发热是由于动脉性充血、局部代谢增强、产热增多，使局部温度增高。

12. ABCD【解析】巨噬细胞吞噬抗原（病原微生物）后，将抗原信息传递给淋巴细胞，巨噬细胞本身可转变成上皮样细胞，上皮样细胞融合成为多核巨细胞。巨噬细胞可释放内源性致热原。

13. BC【解析】C5a 对中性粒细胞、嗜酸性粒细胞、单核细胞及巨噬细胞有趋化作用，并参与初次免疫应答，控制抗体合成和感染的发生及发展。过敏性嗜酸性粒细胞趋化因子（ECF-A）对嗜酸性粒细胞有很强的趋化作用。

14. BCD【解析】中性粒细胞的趋化因子包括细菌代谢产物、补体成分 C5a、细胞坏死产物等。

15. BC【解析】血管活性胺包括组胺和 5-羟色胺，储存在细胞的分泌颗粒中，在急性炎症反应时最先释放。

16. ABC【解析】中性粒细胞具有活跃的运动能力和较强的吞噬作用，最常见于急性炎症的早期的化脓性炎症，主要吞噬细菌、坏死组织碎片和抗原抗体复合物等较小的物质，故称小吞噬细胞。

17. ABCDE【解析】在慢性化脓性炎症灶中，可见到多种不同类型的细胞参与炎症反应，包括中性粒细胞、淋巴细胞、浆细胞、单核细胞、成纤维细胞等。中性粒细胞是最主要的炎症反应细胞，在急性和慢性炎症反应中均有重要作用。淋巴细胞和浆细胞则主要参与免疫反应，针对病原体或炎症产物进行抗体和细胞免疫的应答。而单核细胞则主要负责吞噬和清除细胞碎片、病原体、炎症产物等垃圾物质。成纤维细胞则主要参与组织修复和再生过程，促进受损组织的愈合。

18. AB【解析】蜂窝织炎是指疏松结缔组织的弥漫性化脓性炎，常发生于皮肤、肌肉和阑尾。蜂窝织炎主要由溶血性链球菌引起，链球菌分泌的透明质酸酶能降解疏松结缔组织中的透明质酸，分泌的链激酶能溶解纤维素，因此，细菌易于通过组织间隙和淋巴管扩散，表现为炎症病变组织内大量中性粒细胞弥漫性浸润，与周围组织界限不清。

19. ABC【解析】炎症局部代谢变化主要表现如下。①分解代谢增强：糖、脂肪和蛋白质的分解代谢均增强，耗氧量增加；但由于酶系统受损和局部血液循环障碍，局部氧化过程迅速降低，导致各种氧化不全的代谢产物如乳酸、脂肪酸、酮体、氨基酸等在局部堆积，使炎症局部氢离子浓度升高，出现局部酸中毒。②组织内渗透压升高：炎症局部内分解代谢亢进和坏死组织的崩解，蛋白质等大分子分解为小分子，使分子浓度升高；同时由于氢离子浓度升高，导致盐类解离过程增强，钾离子、磷酸根离子及其他离子浓度增高。

20. BCD【解析】炎性肉芽组织由新生的薄壁毛细血管（血管内皮细胞构成）以及增生的成纤维细胞构成，并伴有炎症细胞浸润（以巨噬细胞为主，也有多少不等的中性粒细胞和淋巴细胞）。

21. ABCDE【解析】慢性炎症除一般性和特殊性表现形式外，有时还可形成炎性息肉和炎性假瘤。炎性息肉是在致炎因子的长期刺激下，局部黏膜上皮、腺体及肉芽组织增生而形成的突出于黏膜表面的肉芽肿块，常见于鼻黏膜和子宫颈。炎性息肉又称假息肉，癌变可能性较小。

22. ACD【解析】树胶肿由梅毒螺旋体感染引起，伤寒小结由伤寒沙门菌感染引起，结核结节由结核分枝杆菌感染引起，血吸虫卵结节由血吸虫感染引起，都属于感染性肉芽肿。

23. ABCD【解析】肉芽组织的主要构成为毛细血管（血管内皮细胞）、成纤维细胞、炎症细胞（以巨噬细胞为主，还有中性粒细胞、淋巴细胞）。上皮样细胞、多核巨细胞为肉芽肿性炎见到的典型细胞。

24. ABCD【解析】中性粒细胞的吞噬能力很强，这是由于其胞质内含有嗜天青颗粒和特异性颗粒。嗜天青颗粒中含有酸性水解酶、中性蛋白酶、髓过氧化物酶、阳离子蛋白、溶

菌酶和磷脂酶 $A_2$等。特异性颗粒中含有乳铁蛋白、溶菌酶、磷脂酶 $A_2$和碱性磷酸酶等。

25. ABCDE【解析】白细胞从黏附、游出、趋化、识别、吞入到杀伤和降解等任何环节出现障碍均可导致白细胞功能缺陷。白细胞功能缺陷可以是先天性的，也可以是获得性的。

26. ACE【解析】白喉属于纤维素性炎，子宫颈息肉是一般的慢性炎，而结核、硅沉着病、结节病均属于肉芽肿性炎。

27. BDE【解析】能够使单核细胞激活的因素包括 γ 干扰素、内毒素和纤维粘连蛋白。γ 干扰素能够增强单核细胞对病原体的吞噬和杀伤能力，并且促进单核细胞分化为巨噬细胞。内毒素可以经过特定的受体介导单核细胞的激活和炎症反应。内毒素是细菌产生的毒素，通常只存在于感染过程中。研究表明，纤维粘连蛋白可以通过与单核细胞上的特定受体结合，促进单核细胞的趋化和激活。

28. ACD【解析】渗出液里面蛋白质、各种细胞多，所以重量更重，比重>1.018。漏出液里面的蛋白、细胞少，所以较轻，比重<1.018。

29. ABCD【解析】炎症反应中，常见的外源性趋化因子源自细菌及其代谢产物，常见的内源性趋化因子来源于血浆、补体（特别是 C5a）、白三烯（特别是 $LTB_4$）和细胞因子（特别是 IL-8）等。

30. ACD【解析】纤维素性炎以纤维蛋白原渗出为主，继而形成纤维素。病变易发生于黏膜、浆膜和肺，如白喉、细菌性痢疾、绒毛心、大叶性肺炎。

# 第七章 肿 瘤

## 一 A1 型题

1. 下列选项中，属于真性肿瘤的是
   A. 动脉瘤  B. 错构瘤
   C. 淋巴管瘤  D. 室壁瘤
   E. 创伤性神经瘤
2. 下列选项中，与肿瘤发生无关的是
   A. DNA 修复调节基因突变  B. 无端粒酶活性
   C. 凋亡基因受到抑制  D. 原癌基因激活
   E. 抑癌基因失活
3. 肿瘤细胞的分化程度愈高
   A. 恶性程度愈低  B. 转移愈早
   C. 恶性程度愈高  D. 浸润性越强
   E. 预后愈差
4. 下列选项中，不属于肿瘤的是
   A. 畸胎瘤  B. 神经纤维瘤病
   C. 精原细胞瘤  D. 肺炎性假瘤
   E. 白血病
5. 肺癌一般不转移至
   A. 脑  B. 骨
   C. 肝  D. 肾
   E. 心
6. 下列选项中，不符合肿瘤性增生的是
   A. 增生的细胞具有异型性  B. 相对无止境生长
   C. 需要致瘤因素的持续存在  D. 细胞代谢旺盛
   E. 可不形成肿块
7. 下列选项中，属于良性肿瘤的是
   A. 骨髓瘤  B. 神经母细胞瘤

C. 神经鞘瘤　　D. 白血病
E. 无性细胞瘤

8. 下列选项中，属于上皮性肿瘤的是
A. 毛细血管瘤　　B. 脂肪瘤
C. 腺癌　　D. 骨肉瘤
E. 神经鞘瘤

9. 下列选项中，源自间叶组织的肿瘤是
A. 肾母细胞瘤　　B. 神经鞘瘤
C. 髓母细胞瘤　　D. 骨软骨瘤
E. 黑色素瘤

10. 下列选项中，属于恶性肿瘤的是
A. 纤维脂肪瘤　　B. 精原细胞瘤
C. 畸胎瘤　　D. 血管瘤
E. 软骨母细胞瘤

11. 下列选项中，不属于肉瘤特征的是
A. 多经血行转移　　B. 多见于青少年
C. 瘤细胞呈巢状分布　　D. 切面呈鱼肉状
E. 瘤细胞间有网状纤维

12. 下列选项中，不属于恶性肿瘤的是
A. 髓母细胞瘤　　B. 尤因肉瘤
C. 黑色素瘤　　D. 霍奇金淋巴瘤
E. 多形性腺瘤

13. 克鲁肯贝格（Krukenberg）瘤是
A. 卵巢癌转移至胃肠道　　B. 胃肠道癌转移至卵巢
C. 乳腺癌　　D. 原发胃肠道癌
E. 肾细胞癌

14. 癌细胞少、纤维间质多时，癌组织质地变硬，称为
A. 印戒细胞癌　　B. 基底细胞癌
C. 硬癌　　D. 单纯癌
E. 髓样癌

15. 下列选项中，属于上皮组织来源的肿瘤是
A. 淋巴管瘤　　B. 脑膜瘤
C. 间皮瘤　　D. 膀胱乳头状瘤
E. 畸胎瘤

16. 下列肿瘤中，具有双相分化的是
A. 横纹肌肉瘤
B. 滑膜肉瘤
C. 尤因（Ewing）肉瘤
D. 骨肉瘤
E. 骨髓瘤

17. 确定肿瘤良恶性及恶性肿瘤分级程度的主要依据是
A. 肿瘤的大小
B. 肿瘤边界的情况
C. 肿瘤的继发改变
D. 肿瘤细胞的异型性
E. 肿瘤的肉眼形态

18. 下列选项中，属于被覆上皮来源的肿瘤是
A. 管状腺瘤
B. 肝细胞癌
C. 移行细胞癌
D. 脑膜瘤
E. 血管瘤

19. 下列选项中，与高分化恶性肿瘤不符的是
A. 异型性较小
B. 常见于老年人
C. 侵袭性较小
D. 不发生转移
E. 肿瘤体积较小

20. 下列选项中，不属于真正肿瘤的是
A. 非霍奇金淋巴瘤
B. 动脉瘤
C. 尤因肉瘤
D. 白血病
E. 黑色素瘤

21. 下列选项中，不属于间叶组织来源的肿瘤是
A. 恶性纤维组织细胞瘤
B. 平滑肌瘤
C. 血管瘤
D. 淋巴瘤
E. 骨肉瘤

22. 恶性肿瘤最重要的特征是
A. 细胞多、间质少
B. 核分裂象多见
C. 瘤巨细胞形成
D. 浸润性生长和转移
E. 出血坏死

23. 下列选项中，可以自然消退的肿瘤是
A. 卵巢浆液性囊腺瘤
B. 卵巢黏液性囊腺瘤
C. 黑色素瘤
D. 结肠息肉状腺瘤
E. 基底细胞癌

24. 下列肿瘤恶变后为癌的是
A. 淋巴管瘤
B. 管状腺瘤

C. 脑膜瘤
D. 纤维瘤
E. 滑膜瘤

25. 下列选项中，来源于上皮细胞的肿瘤是
A. 淋巴管瘤
B. 毛细血管瘤
C. 神经鞘瘤
D. 脂肪瘤
E. 乳头状瘤

26. 肿瘤命名的主要依据是
A. 肿瘤的发生部位和形态特点
B. 组织或细胞类型和生物学行为
C. 肿瘤的异型性
D. 肿瘤的生长速度
E. 肿瘤对机体的影响

27. 淋巴结转移性肿瘤首先出现于淋巴结的是
A. 副皮质区
B. 髓质
C. 边缘窦
D. 淋巴滤泡
E. 髓窦

28. 原位癌的特点是
A. 光镜下才能见到的微小癌
B. 没有发生转移的癌
C. 无症状和体征的癌
D. 局限于上皮层，但未突破基底膜
E. 早期浸润癌

29. 癌是
A. 所有恶性肿瘤的统称
B. 所有肿瘤的统称
C. 上皮组织发生的恶性肿瘤的统称
D. 间叶组织发生的恶性肿瘤的统称
E. 以上都不是

30. 下列选项中，决定肿瘤生长速度的是
A. 肿瘤的生长方式
B. 肿瘤的起源组织
C. 肿瘤的分化程度
D. 机体的免疫力
E. 肿瘤的发生部位

31. 下列关于肿瘤命名的叙述，错误的是
A. 癌指的是上皮组织的恶性肿瘤
B. 瘤病指的是肿瘤多发的状态
C. 具有癌和肉瘤两种成分的恶性肿瘤称为癌肉瘤
D. 凡称为瘤的都是良性肿瘤
E. 称为母细胞瘤的不一定都是恶性肿瘤

32. 下列选项中，不是肿瘤组织继发改变的是
A. 钙化
B. 黏液变

C. 囊性变　　D. 玻璃样变
E. 转移

33. 下列关于肿瘤的代谢特点的叙述，错误的是
A. 蛋白质代谢增强，合成分解均增强
B. 肿瘤组织酶只发生量的改变，而无质的改变
C. 核酸代谢增强，DNA、RNA 量均增多
D. 肿瘤细胞主要通过无氧糖酵解获取能量
E. 肿瘤组织酶只发生质的改变，而无量的改变

34. 下列组织发生的肿瘤，不能称之为癌的是
A. 肾小管上皮　　B. 肝细胞
C. 血管内皮　　D. 肠上皮
E. 膀胱移行上皮

35. 下列肿瘤中，间质伴有较丰富的淋巴细胞的是
A. 海绵状血管瘤　　B. 乳腺髓样癌
C. 乳腺硬癌　　D. 肝细胞癌
E. 子宫颈鳞状细胞癌

36. 下列发生鳞状细胞癌可能性最小的部位是
A. 阴道　　B. 支气管
C. 食管　　D. 肾
E. 子宫颈

37. 良性肿瘤的异型性主要表现为
A. 肿瘤实质及间质排列紊乱　　B. 瘤细胞多形性
C. 瘤细胞核的多形性　　D. 病理性核分裂象
E. 核质比例异常增大

38. 间变性肿瘤指的是
A. 缺乏分化的良性肿瘤　　B. 缺乏分化的恶性肿瘤
C. 发生了变异的良恶性肿瘤　　D. 肿瘤细胞发生了变异
E. 肿瘤细胞又退化到了原来的原始状态

39. 下列选项中，不属于腺癌的是
A. 髓样癌　　B. 印戒细胞癌
C. 基底细胞癌　　D. 硬癌
E. 单纯癌

40. 癌肉瘤指的是
A. 腺上皮发生的恶性肿瘤　　B. 鳞状上皮发生的恶性肿瘤

C. 间叶组织发生的恶性肿瘤
D. 同时具有癌和肉瘤两种成分的肿瘤
E. 癌转变为肉瘤

41. 下列选项中，属于恶性肿瘤的是
A. 神经鞘瘤
B. 畸胎瘤
C. 软骨母细胞瘤
D. 视网膜母细胞瘤
E. 甲状腺囊腺瘤

42. 临床检查肿瘤患者的局部淋巴结，其目的主要是
A. 确定肿瘤的良恶性
B. 明确有无多发性肿瘤
C. 了解有无淋巴道转移
D. 了解是否存在淋巴瘤
E. 鉴别肿瘤抑或炎症

43. 腺鳞癌指的是
A. 鳞状细胞癌伴腺上皮化生
B. 腺癌伴有鳞状上皮化生
C. 腺瘤中含有鳞状细胞癌成分
D. 既有鳞状细胞癌成分，又有腺癌成分的肿瘤
E. 既有癌的成分，又有肉瘤成分的肿瘤

44. 下列选项中，与肿瘤的硬度无关的是
A. 肿瘤的良恶性
B. 肿瘤的种类
C. 实质与间质的比例
D. 肿瘤间质血管的比例
E. 变性、坏死等继发改变

45. 下列关于结肠黏液癌的叙述，错误的是
A. 是一种低分化腺癌
B. 可有不同程度的黏液池形成
C. 肉眼往往呈半透明的胶冻状
D. 可有印戒细胞
E. 可见癌珠形成

46. 下列选项中，与肿瘤的体积无关的是
A. 血液供应充足与否
B. 实质与间质的比例
C. 肿瘤的良恶性
D. 发生部位
E. 生长时间的长短

47. 下列选项中，与肿瘤的颜色无关的因素是
A. 组织来源
B. 含血量的多少
C. 是否有继发改变
D. 是否含有色素
E. 肿瘤的良恶性

48. 下列肿瘤肉眼形态中，最具恶性特征的是
A. 乳头状
B. 分叶状
C. 囊状
D. 火山口状溃疡
E. 绒毛状

49. 癌的常见肉眼形态特点是
A. 分叶状，可有或无包膜，切面灰红、质硬
B. 形状不定，切面灰白色，质硬，干燥，呈树根状向周围组织浸润
C. 分支乳头状或绒毛状，根部有蒂与正常组织相连
D. 不规则结节状，有无完整包膜不定，切面灰红、湿润如鱼肉状
E. 结节状、有包膜，切面灰白色质硬

50. 肺转移性癌指的是
A. 其他部位的癌转移到肺
B. 肝癌和肺癌互相转移
C. 肝癌和肺癌同时转移到其他部位
D. 肺癌转移至骨
E. 肺癌转移至肝

51. 肉瘤的典型肉眼形态是
A. 灰白色，质硬，边界不清
B. 淡黄色、分叶状、质软、包膜完整
C. 结节状、有包膜，切面灰白色、质硬
D. 不规则结节状，切面灰红、质软、湿润如鱼肉状
E. 囊状，囊腔内充满黏液

52. 决定肿瘤组织学类型的是
A. 肿瘤的实质
B. 肿瘤的转移
C. 肿瘤的间质
D. 肿瘤的生长速度
E. 瘤细胞的代谢特点

53. 下列选项中，不属于癌前病变的是
A. 纤维囊性乳腺病
B. 十二指肠溃疡
C. 黏膜白斑
D. 结肠多发性腺瘤性息肉
E. 小腿慢性溃疡

54. 决定肿瘤性质的主要依据是
A. 肿瘤的肉眼形态
B. 肿瘤的生长方式
C. 患者的发病年龄
D. 肿瘤的细胞形态和组织结构
E. 患者的临床表现

55. 下列关于肿瘤间质的叙述，正确的是
A. 由胶原纤维组成
B. 形态有异型性
C. 不含有血管
D. 不具有特异性
E. 不影响肿瘤的生长

56. 诊断肿瘤最准确的检查方法是
A. 超声检查
B. 磁共振成像检查

C. PET-CT 检查　　D. 活体组织检查
E. 细胞学检查

57. 下列关于肿瘤实质的叙述，错误的是
A. 实质是肿瘤细胞的统称
B. 是判断肿瘤组织来源的主要依据
C. 是决定治疗方案、估计预后的主要依据
D. 是决定机体对肿瘤免疫反应的主要依据
E. 决定肿瘤的生物学特点

58. 实质由两种或两种以上组织构成的肿瘤是
A. 乳头状囊腺瘤　　B. 平滑肌肉瘤
C. 癌肉瘤　　D. 上皮样肉瘤
E. 肉瘤样癌

59. 下列选项中，不属于恶性肿瘤的是
A. 无性细胞瘤　　B. 精原细胞瘤
C. 成熟畸胎瘤　　D. 淋巴瘤
E. 白血病

60. 肿瘤的异型性主要反映
A. 肿瘤的组织来源　　B. 肿瘤的生长速度
C. 肿瘤的分化程度　　D. 肿瘤的复发情况
E. 肿瘤的预后

61. 良性肿瘤的异型性主要体现在
A. 胞质呈嗜碱性　　B. 瘤细胞核的多形性
C. 胞核与胞质的比例增高　　D. 组织结构空间排列紊乱
E. 出现病理性核分裂象

62. 符合癌的肉眼形态是
A. 分叶状　　B. 火山口状
C. 包膜完整　　D. 质地软
E. 灰红色

63. 下列选项中，不属于细胞异型性范畴的是
A. 肿瘤细胞的大小和形态不一致　　B. 细胞核大小不等
C. 核分裂象增多　　D. 核质比例增高
E. 细胞核崩解成核碎片

64. 下列关于异型性的叙述，错误的是
A. 指肿瘤组织结构和细胞形态与相应正常组织的差异性

B. 恶性肿瘤的瘤细胞异型性明显
C. 良性肿瘤的瘤细胞异型性不明显
D. 低分化的恶性肿瘤异型性小
E. 是区别良恶性肿瘤的重要指标

65. 诊断恶性肿瘤的组织学依据主要是
A. 细胞核大
B. 细胞质呈嗜碱性
C. 细胞异型性明显
D. 核仁明显
E. 可见核分裂象

66. 下列关于病理性核分裂象的叙述，正确的是
A. 见于良性肿瘤
B. 见于肿瘤性增生
C. 见于恶性肿瘤
D. 不是确定肿瘤性质所必需的
E. 以上都不是

67. 恶性肿瘤的主要特征是
A. 巨细胞形成
B. 细胞排列紊乱
C. 浸润性生长和转移
D. 核分裂象多见
E. 血管丰富

68. 癌转移至淋巴结时，首先出现在
A. 边缘窦
B. 淋巴滤泡内
C. 髓窦
D. 副皮质区
E. 淋巴结门部

69. 恶性肿瘤细胞的异型性不包括
A. 瘤细胞核的大小及形态不一致
B. 瘤细胞的多形性
C. 胞核与胞质的比例增高
D. 瘤细胞排列紊乱
E. 出现异常核分裂象

70. 诊断恶性肿瘤最可靠的依据是
A. 切除后易复发
B. 肿瘤体积较大
C. 肿瘤与周围组织界限不清
D. 出现转移
E. 出现激素异常分泌症状

71. 在恶性肿瘤患者的周围血中查见恶性肿瘤细胞，说明该患者
A. 已发生了血行转移
B. 已是恶性肿瘤晚期
C. 已发生了淋巴道转移
D. 有可能发生血行转移
E. 并发白血病

72. 下列选项中，不是恶性肿瘤的组织学特征的是
A. 瘤组织的排列紊乱、极向消失
B. 瘤细胞核的多形性明显

C. 瘤细胞的多形性明显
D. 核仁浓染，体积缩小
E. 病理性核分裂象

73. 下列关于恶性肿瘤细胞异型性的叙述，错误的是
A. 恶性肿瘤细胞核异常的改变多与染色体呈多倍体或非整倍体有关
B. 恶性肿瘤细胞的形态、大小及染色深浅不一致
C. 肿瘤细胞核的大小、形状及染色不一致
D. 出现异常核分裂象是诊断恶性肿瘤的主要根据
E. 恶性肿瘤细胞核质比例增大，胞质多呈嗜酸性

74. 左锁骨上淋巴结转移性鳞癌的原发部位最可能是
A. 甲状腺
B. 食管
C. 乳腺
D. 胃
E. 肝

75. 肿瘤性增殖与炎性增殖的根本区别是
A. 增生的细胞在形态、代谢和功能上与机体协调一致
B. 细胞增殖旺盛
C. 局部形成肿块
D. 生长迅速
E. 细胞不同程度地失去分化成熟的能力

76. 下列选项中，不符合肿瘤性增殖的是
A. 生长旺盛
B. 与机体不协调
C. 相对的无止境生长
D. 增生的细胞或组织分化成熟
E. 初始因素去除后，仍能持续生长

77. 下列关于间变的叙述，正确的是
A. 间变是一种癌前病变
B. 指交界性肿瘤的病变特点
C. 指恶性肿瘤缺乏分化
D. 间变性肿瘤属低度恶性肿瘤
E. 指上皮组织的不典型增生

78. 肿瘤血行转移的确切依据是
A. 肿瘤细胞侵入静脉
B. 肿瘤细胞侵入动脉
C. 肿瘤细胞侵入毛细血管
D. 肿瘤细胞出现在外周血中
E. 在远隔器官形成与原发瘤同一组织学类型的肿瘤

79. 肿瘤细胞分化程度越高，说明肿瘤
A. 恶性程度越低
B. 转移越早
C. 异型性越大
D. 对放射治疗越敏感
E. 预后越差

80. 下列选项中，不符合恶性肿瘤特性的是
A. 失去分化成熟的能力
B. 细胞异型性明显
C. 生长具有相对自主性
D. 膨胀性生长，具有完整包膜
E. 克隆性增殖

81. 下列选项中，不易发生转移癌的器官是
A. 骨
B. 脑
C. 肺
D. 心
E. 肝

82. 下列选项中，不符合高分化恶性肿瘤特点的是
A. 恶性程度低
B. 侵袭性较小
C. 异型性较小
D. 不发生转移
E. 预后较好

83. 肿瘤的演进指的是
A. 恶性肿瘤的直接蔓延现象
B. 恶性肿瘤在生长过程中变得越来越富有侵袭性的现象
C. 恶性肿瘤的浸润能力
D. 恶性肿瘤的血管生成能力
E. 恶性肿瘤的转移现象

84. 恶性肿瘤最本质的特征是
A. 生长迅速
B. 浸润性生长
C. 出现转移
D. 异型性明显
E. 有出血坏死

85. 恶性肿瘤对化疗药物的敏感性取决于
A. 肿瘤的生长方式
B. 肿瘤间质血管是否丰富
C. 肿瘤生长分数的高低
D. 肿瘤实质和间质的比例
E. 肿瘤的组织来源

86. 下列选项中，不属于肿瘤异质性范畴的是
A. 对生长信号的反应
B. 对抗癌药物的敏感性
C. 恶性肿瘤的侵袭能力
D. 恶性肿瘤的生长速度
E. 肿瘤的多形性

87. 副肿瘤综合征指的是
A. 恶性肿瘤引起的内分泌紊乱
B. 恶性肿瘤引起的发热
C. 恶性肿瘤引起的营养不良
D. 恶性肿瘤引起的贫血
E. 恶性肿瘤引起的消瘦

88. 恶性肿瘤分级的主要依据是

A. 肿瘤细胞的异型性
B. 是否有转移
C. 肿瘤的生长速度
D. 肿瘤体积的大小
E. 肿瘤的生长方式

89. 下列关于肿瘤分级的叙述，错误的是

A. 肿瘤的组织学级别越高，恶性度越低
B. 恶性肿瘤的分级是叙述其恶性程度的指标
C. 肿瘤的分级是制订治疗方案和估计预后的重要指标之一
D. 高分化肿瘤一般不发生转移
E. 肿瘤分级的主要依据是肿瘤的分化程度、异型性和核分裂象的数目

90. 肿瘤分期的主要依据不包括

A. 原发肿瘤大小
B. 局部和远处淋巴结转移
C. 浸润深度和范围
D. 远处转移
E. 肿瘤的异型性

91. 下列关于恶性肿瘤 TNM 分期的叙述，错误的是

A. T 代表原发肿瘤
B. N 代表区域淋巴结受累情况
C. M 代表远处转移
D. $T_1N_1M_1$表示肿瘤处于早期
E. $T_4N_3M_1$表示肿瘤处于晚期

92. 恶性肿瘤患者的主要死亡原因是

A. 继发感染
B. 继发大出血
C. 广泛转移
D. 疼痛
E. 营养不良

93. 制订肿瘤治疗方案和估计预后的重要参考指标是

A. 肿瘤的分级和分期
B. 肿瘤的发生部位
C. 肿瘤的组织来源
D. 肿瘤的大小
E. 肿瘤的异型性

94. 下列关于癌的病理分级的叙述，错误的是

A. 高分化鳞癌形成角化珠
B. 低分化鳞癌恶性度高
C. 未分化癌属高度恶性的腺癌
D. 实性癌不形成腺样结构
E. 分级主要依据癌组织细胞的分化程度

95. 下列关于肿瘤免疫的叙述，错误的是

A. 体液免疫起主要作用
B. 恶性肿瘤可以破坏宿主的免疫功能
C. 癌组织内大量淋巴细胞浸润是预后较好的指标

D. 免疫功能低下的患者容易发生恶性肿瘤
E. 肿瘤特异性抗原是肿瘤细胞独有的抗原

96. 下列选项中，符合原位癌的是
A. 大肠黏膜内癌
B. 乳腺导管内癌
C. 早期子宫颈癌
D. 早期食管癌
E. 胃黏膜内癌

97. 下列选项中，不符合肿瘤免疫的叙述是
A. 先天性免疫缺陷患者恶性肿瘤的发病率高
B. 老年人免疫系统功能下降恶性肿瘤的发病率高
C. 免疫抑制治疗可诱发恶性肿瘤
D. 卡波西（Kaposi）肉瘤的发生与免疫系统功能缺陷有关
E. 维尔姆斯（Wilms）瘤的发生与免疫系统不健全有关

98. 下列关于肿瘤抗原的叙述，错误的是
A. 肿瘤相关抗原既存在于肿瘤细胞，又存在于某些正常细胞
B. 肿瘤胚胎抗原在分化成熟组织中不表达或表达量很小
C. 人体恶性肿瘤都有肿瘤特异性抗原
D. 肿瘤分化抗原是正常细胞和肿瘤细胞都具有的与某个方向分化有关的抗原
E. 肿瘤胚胎抗原可作为肿瘤标志物用于肿瘤的辅助诊断和病情监测

99. 肿瘤脱落细胞检查通常不会使用的标本是
A. 尿液
B. 腹水
C. 胸腔积液
D. 骨肿瘤
E. 心包积液

100. 下列关于肿瘤免疫逃逸的叙述，错误的是
A. 肿瘤患者的免疫系统受到抑制
B. 恶性肿瘤细胞的抗原性增强
C. 肿瘤细胞可破坏机体的免疫系统
D. 极少数恶性肿瘤自行消退与宿主免疫功能增强有关
E. 接受免疫抑制治疗的患者恶性肿瘤的发病率增高

101. 下列选项中，可自行消退的肿瘤是
A. 畸胎瘤
B. 神经母细胞瘤
C. 骨肉瘤
D. 子宫平滑肌瘤
E. 结肠腺癌

102. 下列选项中，属于恶性肿瘤的是
A. 骨瘤
B. 纤维瘤

C. 神经母细胞瘤
D. 乳头状瘤
E. 腺瘤

103. 下列选项中，不参与肿瘤免疫的细胞是
A. 细胞毒性 T 细胞
B. B 细胞
C. 肥大细胞
D. 巨噬细胞
E. NK 细胞

104. 心肌梗死室壁瘤形成主要发生于
A. 右心室
B. 室间隔
C. 左心室后壁
D. 左心室前壁近心尖处
E. 左心室侧壁

105. 下列选项中，不属于化学致癌物的是
A. 联苯胺
B. 亚硝胺
C. 黄曲霉毒素
D. 幽门螺杆菌
E. 3，4-苯并芘

106. 发生于儿童的恶性肿瘤是
A. 肾母细胞瘤
B. 黑色素瘤
C. 骨髓瘤
D. 鳞状细胞癌
E. 腺癌

107. 与 RNA 病毒感染有关的疾病是
A. 尖锐湿疣和子宫颈癌
B. 成人 T 细胞白血病
C. 胃癌
D. 乙型病毒性肝炎
E. 伯基特淋巴瘤和鼻咽癌

108. 下列选项中，与遗传因素不相关的肿瘤是
A. 神经纤维瘤病
B. 大肠多发性腺瘤性息肉
C. 视网膜母细胞瘤
D. 子宫内膜癌
E. Wilms 瘤

109. 高分化鳞状细胞癌的主要诊断依据是
A. 发生于鳞状上皮的覆盖部位
B. 癌细胞形成角化珠和细胞间桥
C. 呈浸润性生长
D. 经淋巴道转移
E. 肿瘤呈灰白色、质硬

110. 下列选项中，与肿瘤发生有关的宿主内在因素不包括
A. 年龄因素
B. 遗传因素
C. 营养状况
D. 激素水平
E. 免疫状态

111. 癌前病变指的是
A. 一类恶性病变
B. 交界性肿瘤
C. 一类必然癌变的病变
D. 癌变早期
E. 有明显癌变危险的一类良性病变
112. 下列选项中，不属于癌前疾病或癌前病变的是
A. 结肠多发性腺瘤性息肉病
B. 乳腺纤维腺瘤
C. 黏膜白斑
D. 慢性萎缩性胃炎伴肠上皮化生
E. 皮肤慢性溃疡
113. 下列在肿瘤发生转移的过程中，第一个步骤是
A. 从血液循环进入一个新组织
B. 停留在淋巴结中
C. 穿透血管或淋巴管
D. 突破基底膜
E. 在新组织中继续生长
114. 下列病变中，癌变可能性最大的是
A. 轻度非典型增生
B. 中度非典型增生
C. 重度非典型增生
D. 鳞状上皮化生
E. 肠上皮化生
115. 非典型增生指的是
A. 间变性肿瘤细胞的生长特点
B. 损伤因子刺激下的反应性增生
C. 细胞异型增生，未累及上皮全层
D. 肿瘤细胞的异型性
E. 无浸润、无转移的肿瘤性增生
116. 下列选项中，不符合非典型增生细胞形态特点的是
A. 细胞大小形态不一
B. 核分裂象增多
C. 细胞核 DNA 增多，浓染
D. 核仁数目增多，体积变小
E. 细胞排列极向消失
117. 下列关于交界性肿瘤的叙述，正确的是
A. 由两个胚层的组织构成的肿瘤
B. 介于良性与恶性肿瘤之间的肿瘤
C. 多见于卵巢
D. 具有癌和肉瘤结构的肿瘤
E. 既有鳞癌，又有腺癌结构的肿瘤
118. 下列关于非典型增生的叙述，正确的是
A. 一般不发展为癌
B. 一定发展为癌
C. 一般可视为恶性指征
D. 非典型增生一般不可逆转
E. 属于癌前病变
119. 下列关于原位癌的叙述，错误的是
A. 可发生于鳞状化生的黏膜表面

B. 通常用于叙述上皮组织的病变
C. 癌变波及上皮全层，但未突破基底膜向下浸润
D. 重度异型增生和原位癌在形态上有时难以截然区分
E. 可长期保持原来的结构，甚至消退

120. 下列选项中，属于原位癌的是
A. 乳腺导管内癌　　B. 早期食管癌
C. 胃黏膜内癌　　D. 早期子宫颈癌
E. 局限型子宫内膜癌

121. 确定是前列腺腺癌的患者，对肿瘤的病理学诊断的原则主要基于
A. 肿瘤累及的范围　　B. 局部淋巴结的累及情况
C. 骨转移　　D. 肿瘤的神经侵犯情况
E. 肿瘤的组织学和细胞学异型性

122. 上皮内瘤变指的是
A. 发生于子宫颈上皮内的异型增生
B. 一种早期癌
C. 上皮从非典型增生到原位癌的连续过程
D. 可长期保持原来的结构，甚至消退的病变
E. 不发生浸润和转移的早期癌

123. 镜下见子宫颈上皮层下部 2/3 的细胞出现异型性增生，但未达到全层，诊断为
A. 子宫颈上皮内瘤变Ⅰ级　　B. 子宫颈上皮内瘤变Ⅱ级
C. 子宫颈上皮内瘤变Ⅲ级　　D. 子宫颈早期浸润癌
E. 子宫颈微小癌

124. 下列肿瘤中，属间叶组织肿瘤的是
A. 肉瘤样癌　　B. 鳞状细胞癌
C. 未分化癌　　D. 脂肪肉瘤
E. 精原细胞瘤

125. 下列选项中，最符合交界性肿瘤的是
A. 癌前病变　　B. 发生于表皮与真皮交界处的肿瘤
C. 介于良性与恶性之间的肿瘤　　D. 同时具有癌和肉瘤结构的肿瘤
E. 肿瘤中既有鳞状细胞癌成分，又有腺癌成分

126. 下列选项中，属于交界性肿瘤的是
A. 血管瘤　　B. 卵巢交界性浆液性乳头状囊腺瘤
C. 乳腺纤维腺瘤　　D. 皮肤乳头状瘤
E. 葡萄胎

127. 下列肿瘤中，可含有三个胚层组织成分的是

A. 纤维腺瘤　B. 多形性腺瘤

C. 畸胎瘤　D. 错构瘤

E. 绒毛膜癌

128. 下列选项中，最容易发生恶变的痣是

A. 蓝痣　B. 交界痣

C. 皮内痣　D. 表皮样痣

E. 混合痣

129. 对于综合判定肿瘤良恶性来说，最关键的是

A. 肿瘤的生物学行为　B. 肿瘤的复发

C. 肿瘤的生长速度　D. 对机体的影响

E. 肿瘤的继发性改变

130. 肿瘤的特性取决于

A. 肿瘤的实质　B. 肿瘤的间质

C. 瘤细胞的代谢特点　D. 肿瘤的生长速度

E. 肿瘤的生长方式

131. 良性肿瘤对机体的影响主要取决于

A. 肿瘤的大小　B. 肿瘤是单发或多发

C. 肿瘤的生长速度　D. 肿瘤发生的年龄

E. 肿瘤发生的部位

132. 良性肿瘤与恶性肿瘤的根本区别在于肿瘤的

A. 组织来源　B. 分化程度

C. 大小　D. 生长方式

E. 生长速度

133. 下列选项中，不属于恶性肿瘤的是

A. 精原细胞瘤　B. 视网膜母细胞瘤

C. 髓细胞瘤　D. 神经鞘瘤

E. 肾母细胞瘤

134. 下列选项中，最能够体现恶性肿瘤特征的是

A. 出现转移　B. 核分裂象增多

C. 细胞增殖旺盛　D. 血管丰富

E. 对机体的影响较大

135. 下列肿瘤中，是恶性肿瘤的是

A. 软骨母细胞瘤　B. 脂肪母细胞瘤

C. 骨母细胞瘤　D. 多形性腺瘤
E. 髓母细胞瘤

136. 下列选项中，不符合良性肿瘤特点的是
A. 可引起内分泌紊乱　B. 可引起严重的局部压迫和阻塞症状
C. 极少复发　D. 可发生转移
E. 可恶变

137. 下列选项中，不符合恶性肿瘤的特点的是
A. 常有完整包膜　B. 细胞异型性明显
C. 浸润性生长　D. 易发生转移
E. 恶病质

138. 最能体现恶性肿瘤细胞的形态特点的是
A. 核大　B. 多核
C. 核分裂象　D. 核仁大
E. 病理性核分裂象

139. 下列选项中，属于良性肿瘤的是
A. 骨母细胞瘤　B. 淋巴瘤
C. 神经母细胞瘤　D. 精原细胞瘤
E. 髓母细胞瘤

140. 恶性肿瘤最本质的特征是
A. 肿瘤生长迅速　B. 细胞分化不成熟
C. 复发　D. 浸润性生长
E. 出血坏死

141. 诊断恶性肿瘤的确切依据是
A. 迅速增大的肿块　B. 顽固性疼痛
C. 细胞和组织异型性明显　D. 局部淋巴结肿大
E. 恶病质

142. 肠腺瘤和肠腺癌的主要鉴别依据是
A. 肿瘤的大小　B. 黏液分泌量多少
C. 细胞异型性　D. 间质数量
E. 肿瘤的形状

143. 区别乳腺内良性肿瘤与恶性肿瘤的主要临床依据是
A. 肿瘤的体积　B. 肿瘤的部位
C. 肿瘤的活动度　D. 肿瘤的硬度
E. 肿瘤的浸润情况

144. 区别子宫平滑肌瘤和平滑肌肉瘤的主要病理学依据是
A. 肿瘤的数量
B. 肿瘤的硬度
C. 肿瘤的分化情况
D. 肿瘤的大小
E. 肿瘤的活动度

145. 下列选项中，呈浸润性生长的良性肿瘤是
A. 纤维瘤
B. 血管瘤
C. 神经鞘瘤
D. 平滑肌瘤
E. 脑膜瘤

146. 良性肿瘤对机体的影响主要取决于
A. 肿瘤部位
B. 肿瘤转移
C. 肿瘤坏死
D. 肿瘤生长速度
E. 肿瘤有无包膜

147. 良恶性肿瘤的区别要点不包括
A. 生长速度
B. 生长方式
C. 复发和转移
D. 分化程度
E. 局部压迫和阻塞的严重程度

148. 下列不是良性肿瘤一般特征的是
A. 分化较成熟，异型性小
B. 生长速度慢
C. 不转移
D. 与周围组织分界不清
E. 手术后不易复发

149. 下列关于肿瘤的叙述，错误的是
A. 肿瘤的本质是一种基因病
B. 良性肿瘤与恶性肿瘤的鉴别主要依据是否发生转移
C. 恶性肿瘤也可以自行消退
D. 癌比肉瘤多见
E. 肉瘤多发生于青年人

150. 癌与肉瘤最主要的区别是
A. 生长方式不同
B. 组织来源不同
C. 发生的部位不同
D. 转移途径不同
E. 发生的年龄不同

151. 确定癌的主要依据是
A. 癌细胞弥散分布
B. 老年人发病
C. 外生性生长
D. 转移多见
E. 癌细胞浸润性生长形成巢

152. 子宫颈柱状上皮鳞状上皮化生后发生的恶性肿瘤称为
A. 腺鳞癌
B. 鳞癌
C. 腺癌
D. 腺棘皮癌
E. 癌肉瘤

153. 诊断高分化鳞癌的主要组织学依据是
A. 细胞角蛋白染色呈阳性
B. 癌巢实质与间质分界清楚
C. 癌巢周围有网状纤维围绕
D. 有明显的癌巢形成
E. 角化珠形成明显

154. 在胃幽门部一般不会出现的是
A. 硬癌
B. 鳞癌
C. 腺癌
D. 胶样癌
E. 髓样癌

155. 肉瘤的主要形态特点是
A. 肿瘤实质和间质分界不清
B. 异型性明显，有核分裂象
C. 青少年多见
D. 包膜不完整
E. 血行转移

156. 下列组织中的恶性肿瘤，不可能是肉瘤的是
A. 平滑肌
B. 血管
C. 软骨
D. 腺体
E. 纤维组织

157. 下列选项中，不符合癌的特点是
A. 上皮组织来源的恶性肿瘤
B. 形成癌巢，癌实质与间质分界清楚
C. 呈灰白色、质较硬、较干燥
D. 较常见，多见于中老年人
E. 多经血行转移

158. 癌与肉瘤的最主要区别是
A. 肿瘤细胞形成巢团
B. 肿瘤细胞是上皮性的
C. 通过淋巴道转移
D. 肿瘤内血管少
E. 发生于老年人

159. 下列选项中，不符合肉瘤特点的是
A. 临床上相对少见，多发生于青少年
B. 呈灰红色，湿润，质软，呈鱼肉状
C. 起源于间叶组织
D. 肉瘤周围可见有网状纤维
E. 多经血行转移

160. 下列选项中，不符合癌的镜下组织学特点的是
A. 实质与间质分界清楚，间质内常有纤维组织增生

B. 有癌巢形成
C. 癌细胞间可有网状纤维分布
D. 癌巢周围有网状纤维包绕
E. 癌细胞可呈腺腔样或条索状排列

161. 诊断恶性肿瘤的主要根据的是
A. 肿瘤有坏死
B. 肿瘤有出血
C. 肿瘤的异型性明显或瘤细胞原始、幼稚
D. 肿瘤有溃疡形成
E. 患者进行性消瘦

162. 下列选项中，不符合肉瘤的镜下组织学特点的是
A. 间质少、血管丰富
B. 瘤细胞间有网状纤维穿插、包绕
C. 瘤细胞弥漫分布
D. 瘤细胞形成巢，巢周围有网状纤维包绕
E. 实质、间质分界不清

163. 转移瘤的形态特点不包括
A. 多发性，散在分布
B. 与原发瘤组织类型相同
C. 边界多不清楚
D. 多位于器官表面
E. 可形成“癌脐”

164. 下列间质较多的肿瘤是
A. 淋巴瘤
B. 纤维肉瘤
C. 肺小细胞癌
D. 胃硬癌
E. 乳腺纤维腺瘤

165. 良性肿瘤对机体的影响不包括
A. 压迫组织
B. 阻塞腔道
C. 激素分泌过多
D. 可继发出血、坏死
E. 晚期可有恶病质

166. 下列关于恶病质的叙述，错误的是
A. 机体严重消瘦
B. 良性肿瘤恶变时的主要表现
C. 癌症晚期患者的表现
D. 全身衰竭的状态
E. 肿瘤恶性增殖所致严重消耗状态

167. 肺转移性肾癌指的是
A. 肺癌转移到肾
B. 肺癌转移到其他部位，包括肾
C. 肺癌患者同时患肾癌
D. 其他部位癌转移到肺和肾
E. 肾癌转移到肺

168. 下列关于副肿瘤综合征的叙述，错误的是
A. 肿瘤由局部浸润和远处转移而引起的一系列病变和临床表现
B. 可表现为内分泌、神经、骨关节、消化、造血等系统的异常
C. 肿瘤细胞的一些酶活性增加，从而使部分激素分解、丧失或部分丧失功能
D. 肿瘤细胞产生和分泌激素或激素类物质
E. 肿瘤的产物或异常免疫反应等原因引起

169. 属于副肿瘤综合征的是
A. 肿瘤所致疼痛
B. 肿瘤所致发热
C. 肿瘤所致全身衰竭
D. 肿瘤所致贫血
E. 肿瘤所致内分泌紊乱

170. 下列选项中，是诊断恶性肿瘤主要依据的是
A. 细胞大
B. 多核
C. 有病理性核分裂
D. 核大
E. 有核分裂

171. 下列选项中，不符合异位内分泌综合征叙述的是
A. 可发生于肝癌
B. 可发生于肺癌
C. 可发生于胃癌
D. 不发生于肉瘤
E. 可发生于胰腺癌

172. 下列表现为激素分泌过多的肿瘤，不属于异位内分泌综合征的是
A. 肝癌
B. 胃癌
C. 肺癌
D. 垂体腺瘤
E. 神经母细胞瘤

173. 恶性肿瘤血行转移的最常见部位是
A. 脑、肾
B. 肺、脾
C. 肝、脑
D. 肝、肺
E. 脾、脑

174. 类癌指的是
A. 一种与癌类似的恶性肿瘤
B. 一种癌前病变
C. 一种不发生转移的癌
D. 一种介于瘤与癌之间的肿瘤
E. 起源于胚胎神经嵴的亲银细胞肿瘤

175. 能分泌激素的肿瘤是
A. 子宫颈癌
B. 淋巴瘤
C. 胶质瘤
D. 黑色素瘤
E. 类癌

176. 肿瘤的形成是细胞
A. 肿胀所致
B. 化生所致
C. 多克隆增生所致
D. 克隆性增生所致
E. 反应性增生所致

177. 下列选项中，不具有内分泌功能的肿瘤是
A. 卵巢颗粒细胞瘤
B. 垂体腺瘤
C. 肾上腺皮质瘤
D. 乳腺纤维腺瘤
E. 胰岛细胞瘤

178. 与激素有关的肿瘤是
A. 肝癌
B. 胃癌
C. 乳腺癌
D. 结肠癌
E. 皮肤癌

179. 下列肿瘤中，最常转移到肝的是
A. 结肠腺瘤
B. 食管鳞状细胞癌
C. 胃腺癌
D. 膀胱尿路上皮癌
E. 肛管鳞状细胞癌

180. 淋巴结转移性癌的诊断依据是
A. 淋巴结内出现异型细胞
B. 淋巴结质地变硬
C. 淋巴结肿大
D. 相邻的淋巴结融合成团
E. 淋巴结内出现癌细胞

181. 左锁骨上淋巴结转移性腺癌的原发部位最可能是
A. 食管
B. 甲状腺
C. 胃
D. 乳腺
E. 肺

182. 下列关于高分化腺癌的叙述，正确的是
A. 癌细胞分化较好，癌细胞形成腺样结构
B. 癌细胞分泌大量黏液，形成黏液湖
C. 癌细胞分化较好，癌细胞呈实体片状或条索状生长
D. 形成角化珠
E. 有印戒样肿瘤细胞

183. 晚期胃癌常转移到左锁骨上淋巴结，后者又称
A. 阿绍夫（Aschoff）淋巴结
B. 霍奇金（Hodgkin）淋巴结
C. 菲尔绍（Virchow）淋巴结
D. Ewing 淋巴结
E. Krukenberg 淋巴结

184. 低分化恶性肿瘤的主要特征是

A. 肿瘤生长迅速
B. 容易破坏周围组织
C. 容易转移
D. 手术切除后易复发
E. 组织结构和瘤细胞形态与其来源的组织差异明显

185. 易经血行转移的肿瘤是

A. 胶质瘤
B. 横纹肌肉瘤
C. 乳腺癌
D. 皮肤鳞状细胞癌
E. 食管癌

186. 肿瘤血行转移的确切根据是

A. 恶性肿瘤细胞侵入静脉
B. 血液中查见肿瘤细胞
C. 恶性肿瘤细胞侵入动脉
D. 肿瘤细胞栓塞于远隔器官
E. 在远隔器官形成同一类型的肿瘤

187. 下列选项中，最易发生肝转移的肿瘤是

A. 乳腺癌
B. 胃癌
C. 膀胱癌
D. 胚胎性癌
E. 宫内膜癌

188. 下列选项中，恶性型归入癌的肿瘤是

A. 腺瘤
B. 平滑肌瘤
C. 脂肪瘤
D. 血管瘤
E. 软骨瘤

189. 皮肤表面接触诱变剂一次之后，反复应用巴豆油，促进肿瘤发生的主要机制为

A. 抑制 DNA 修复
B. 诱导染色体损伤
C. 激活蛋白激酶 C
D. 激活内源性的病毒
E. 生长因子受体基因扩增

190. 一般不发生癌转移的器官是

A. 脑、骨
B. 肝、肺
C. 心、脾
D. 肾、肾上腺
E. 胸膜、腹膜

191. 低分化癌的特点是

A. 恶性程度低
B. 恶性程度高
C. 侵袭性低
D. 核分裂少
E. 细胞异型性小

192. 较早发生血行转移的肿瘤是

A. 绒毛膜上皮癌
B. 肝癌

C. 肺癌　　D. 结肠癌
E. 膀胱癌

193. 脑的恶性肿瘤常先转移至
A. 肺　　B. 肝
C. 椎体　　D. 中枢神经
E. 外周神经

194. 下列选项中，属于上皮组织肿瘤的是
A. 软骨肉瘤　　B. 脂肪肉瘤
C. 视网膜母细胞瘤　　D. 鳞状细胞乳头状瘤
E. 滑膜肉瘤

195. 可能发生大网膜种植性转移的肿瘤是
A. 膀胱癌　　B. 乳腺癌
C. 胃癌　　D. 子宫颈癌
E. 肝癌

196. 下列肿瘤中，不发生转移的是
A. 原位癌　　B. 微小癌
C. 类癌　　D. 高分化癌
E. 未分化癌

197. 下列选项中，提示良性肿瘤可能性大的是
A. 核分裂象多　　B. 核分裂象少
C. 核有多形性　　D. 核质比高
E. 坏死明显

198. 肉瘤易发生血行转移的原因是
A. 生长速度快　　B. 实质和间质分界不清楚
C. 间质中血管丰富　　D. 恶性程度高
E. 多发生于血管丰富的部位

199. 骨转移性肺癌指的是
A. 骨肉瘤和肺癌相互转移　　B. 肺癌转移到骨
C. 骨肉瘤转移到肺　　D. 肺和骨的恶性肿瘤转移到其他部位
E. 其他部位的原发肿瘤转移到肺和骨

200. 下列选项中，属于癌前疾病的是
A. 乳腺导管上皮非典型增生　　B. 皮肤瘢痕
C. 慢性浅表性胃炎　　D. 肺结核球
E. 乳腺纤维腺瘤

201. 骨肉瘤通过血行最易形成转移瘤的器官是
A. 肝
B. 肺
C. 肾
D. 脑
E. 心
202. 恶性肿瘤细胞入血的途径主要是
A. 小动脉
B. 毛细血管和小静脉
C. 中等静脉
D. 中等动脉
E. 淋巴管
203. 肿瘤性增殖与非肿瘤性增殖的根本区别是
A. 有肿块形成
B. 生长速度快
C. 有核分裂象
D. 细胞生长活跃
E. 生长具有相对自主性
204. 左颈部淋巴结转移性鳞癌的原发部位最可能是
A. 鼻咽部
B. 甲状腺
C. 肝
D. 乳腺
E. 胃
205. 胃癌癌细胞穿透胃壁浆膜脱落于腹膜，造成癌组织生长于腹膜上，称之为
A. 直接蔓延
B. 播散
C. 种植性转移
D. 远处转移
E. 移植性转移
206. 下列选项中，属于常染色体显性遗传性肿瘤综合征的是
A. 利-弗劳梅尼（Li-Fraumeni）综合征
B. 先天性毛细血管扩张性红斑
C. 着色性干皮病
D. 家族性视网膜母细胞瘤
E. 乳腺癌
207. 容易转移到脊椎的癌是
A. 乳腺癌
B. 膀胱癌
C. 肾癌
D. 前列腺癌
E. 卵巢癌
208. 下列选项中，不属于直接蔓延的是
A. 子宫颈癌侵及直肠和膀胱
B. 乳腺癌侵及胸大肌、胸腔至肺
C. 食管癌侵及胃贲门部
D. 横纹肌肉瘤侵及周围软组织
E. 脑胶质瘤周围出现小卫星灶
209. 下列介于良性与恶性之间肿瘤的是
A. 涎腺混合瘤
B. 错构瘤

C. 神经鞘瘤
D. 颅内良性肿瘤造成颅内高压
E. 错构瘤

210. 诊断腺癌的主要组织学依据是
A. 浸润性生长
B. 分泌黏液
C. 病理性核分裂
D. 癌细胞异型性明显，呈腺样排列
E. 肿瘤实质和间质分界清楚

211. 下列选项中，符合腺瘤特征的是
A. 可见腺管结构
B. 浸润性生长
C. 形成小叶结构
D. 经淋巴道转移
E. 无分泌功能

212. 与人乳头状瘤病毒（HPV）感染关系密切的肿瘤是
A. 子宫颈癌
B. 肝细胞癌
C. 结肠癌
D. 乳腺癌
E. 鼻咽癌

213. 呈特征性 Flexener-Wintersteiner 菊形团排列的肿瘤是
A. 黑色素瘤
B. 无性细胞瘤
C. 视网膜母细胞瘤
D. 胶质瘤
E. 骨肉瘤

214. 瘤细胞多呈旋涡状排列的肿瘤是
A. 畸胎瘤
B. 脂肪肉瘤
C. 黑色素瘤
D. 脑膜瘤
E. 横纹肌肉瘤

215. 下列选项中，与 EB 病毒感染关系密切的肿瘤是
A. 子宫颈癌
B. 乳腺癌
C. 肝细胞癌
D. 结肠癌
E. 鼻咽癌

216. 瘤细胞呈栅栏状或不完全旋涡状排列的肿瘤是
A. 神经鞘瘤
B. 胶质瘤
C. 纤维腺瘤
D. 平滑肌瘤
E. 滑膜肉瘤

217. 不形成菊形团结构的肿瘤是
A. 髓母细胞瘤
B. 室管膜瘤
C. 神经母细胞瘤
D. 黑色素瘤
E. 视网膜母细胞瘤

218. 腺上皮发生鳞状上皮化生、恶性变，所形成肿瘤称为

A. 癌肉瘤　　B. 腺棘皮瘤

C. 鳞状细胞癌　　D. 腺鳞癌

E. 腺癌

219. 在组织学上，不出现腺泡状排列的肿瘤是

A. 肾上腺腺瘤　　B. 甲状腺髓样癌

C. 胰岛细胞瘤　　D. 膀胱移行细胞癌

E. 肾透明细胞癌

220. 网状纤维染色的意义不包括

A. 区分滤泡性淋巴瘤与反应性增生的淋巴滤泡

B. 区分腺泡状结构的肉瘤与管状腺癌

C. 鉴别癌和肉瘤

D. 鉴别良性肿瘤和恶性肿瘤

E. 显示肿瘤组织排列方式

221. 易转移至颈淋巴结的肿瘤是

A. 颈部淋巴管瘤　　B. 面部基底细胞癌

C. 胶质瘤　　D. 眼睑皮脂腺癌

E. 鼻咽癌

222. 嗜银染色对于评价（　　）具有辅助诊断意义

A. 间叶性肿瘤　　B. 上皮性肿瘤

C. 淋巴造血组织肿瘤　　D. 胺前体摄取及脱羧细胞肿瘤（APUD 瘤）

E. 生殖细胞肿瘤

223. 可用于脂肪肉瘤鉴别诊断的特殊染色是

A. 过碘酸希夫（PAS）染色　　B. 嗜银染色

C. VG 三色染色　　D. 苏丹Ⅲ染色

E. 网状纤维染色

224. 与胃癌关系密切的致癌物是

A. 氨基偶氮染料　　B. 亚硝胺

C. 联苯胺　　D. 黄曲霉毒素

E. 乙萘胺

225. 下列特殊染色中，不能用于显示黏液成分的是

A. PAS 染色　　B. 爱尔森蓝（AB）染色

C. 黏液卡红　　D. 高铁二胺（HID）染色

E. VG 三色染色

226. 下列属于上皮组织特异性标志物的是
A. 细胞角蛋白（CK）
B. 波形蛋白（vimentin）
C. 结蛋白（desmin）
D. 癌胚抗原（CEA）
E. Ⅷ因子相关抗原

227. 与膀胱癌关系密切的致癌物是
A. 3，4-苯并芘
B. 联苯胺
C. 黄曲霉毒素
D. 亚硝胺
E. 氮芥

228. 下列选项中，属于间叶组织特异性标志物的是
A. desmin
B. CK
C. vimentin
D. 白细胞共同抗原（LCA）
E. 胶质细胞原纤维酸性蛋白（GFAP）

229. 有助于诊断肌源性肿瘤的标志为
A. vimentin
B. desmin
C. CK
D. 前列腺特异性抗原（PSA）
E. 增殖细胞核抗原（PCNA）

230. 癌的特点是
A. 肿瘤细胞之间有丰富网状纤维
B. 易血行转移
C. 多见于青少年
D. 由间叶性肿瘤细胞构成
E. 癌巢与间质一般分界清楚

231. 下列病毒的检测，对诊断肝癌有意义的是
A. HBV
B. EBV
C. HTLV
D. HPV
E. HSV

232. 下列病毒的检测，对子宫颈癌的诊断有辅助意义的是
A. EBV
B. HBV
C. HPV
D. HTLV
E. HSV

233. 目前，大部分肿瘤的组织类型需要下列何种检查确定
A. 彩色超声检查
B. 基因检测
C. 病理学检查
D. 磁共振成像检查
E. CT 检查

234. 与 EBV 感染关系密切的肿瘤是
A. 鼻咽癌
B. 食管癌

C. Kaposi 肉瘤
D. 胃癌
E. 乳腺癌

235. *WT*1 基因突变可引起
A. 食管癌
B. 肾母细胞瘤
C. 鼻咽癌
D. 视网膜母细胞瘤
E. 神经纤维瘤病

236. 胃癌种植性转移不发生于
A. 腹膜
B. 肾
C. 子宫
D. 卵巢
E. 大网膜

237. *BRCA*1 基因突变可引起
A. 子宫内膜癌
B. 结肠腺瘤性息肉病
C. 鼻咽癌
D. 视网膜母细胞瘤
E. 家族性乳腺癌

238. *NF*1 基因突变可引起
A. 肾母细胞瘤
B. 结肠腺瘤性息肉病
C. 神经纤维瘤病
D. 视网膜母细胞瘤
E. 乳腺癌

239. 下列选项中，不是肿瘤的是
A. 葡萄胎
B. 白血病
C. 畸胎瘤
D. 动脉瘤
E. 混合瘤

240. 下列选项中，与 HTLV-1 感染关系密切的肿瘤是
A. 鼻咽癌
B. 食管癌
C. T 细胞白血病
D. 子宫颈癌
E. 伯基特（Burkitt）淋巴瘤

241. 下列选项中，与病毒无关的肿瘤是
A. 鼻咽癌
B. 肝癌
C. 子宫颈癌
D. 胃癌
E. Burkitt 淋巴瘤

242. 下列恶性肿瘤中，常仅在局部生长而不转移的是
A. 鼻咽癌
B. 胃癌
C. 皮肤黑色素瘤
D. 基底细胞癌
E. 子宫颈癌

243. 与视网膜母细胞瘤相关的基因是
A. *RB*
B. *p53*
C. *APC*
D. *NF1*
E. *BCL2*

244. *APC* 基因突变对下列肿瘤具有诊断意义的是
A. 视网膜母细胞瘤
B. 神经纤维瘤病
C. 家族性结肠腺瘤性息肉病
D. 家族性乳腺癌
E. 肾母细胞瘤

245. 下列关于肿瘤命名原则的叙述，错误的是
A. 一般根据肿瘤的组织细胞形态和生物学行为命名
B. 称为“瘤”的肿瘤（如精原细胞瘤）都是良性肿瘤
C. 上皮组织的恶性肿瘤统称为癌
D. 良性肿瘤在其来源组织名称后加一“瘤”字
E. 间叶组织的恶性肿瘤统称为肉瘤

246. 下列抗体中，可以作为肿瘤间质血管的特异性标志的是
A. CK
B. CD31
C. CD45
D. CD68
E. PCNA

247. 下列抗体中，可用于标志肿瘤细胞的增殖能力的标志物是
A. CD34
B. CK
C. 甲胎蛋白（AFP）
D. CEA
E. Ki-67

248. 癌细胞胞质嗜碱性增强是由于
A. 核糖体增多
B. 核质比值改变
C. 细胞内色素物质沉积
D. 细胞肿胀
E. 糖原增多

249. 下列抗体中，不能作为神经组织标志物的是
A. GFAP
B. 神经元特异性烯醇化酶（NSE）
C. S-100
D. EMA
E. 甘露糖结合蛋白（MBP）

250. 下列抗体中，其检测在临床上用于判定乳腺癌预后和指导治疗的是
A. 雄激素受体（AR）、PSA
B. 雌激素受体（ER）、孕激素受体（PR）
C. CK、EMA
D. p53、PCNA
E. 平滑肌肌动蛋白（SMA）、vimentin

251. 恶性淋巴瘤免疫组织化学染色可以呈阳性表达的是
A. S-100　　B. GFAP
C. NSE　　D. MBP
E. EMA

252. 肿瘤的演进指的是
A. 恶性肿瘤的转移
B. 恶性肿瘤在生长过程中变得越来越富有侵袭性的现象
C. 一种恶性肿瘤转变为另一种恶性肿瘤
D. 肿瘤细胞的恶性转化
E. 肿瘤的形成过程

253. B 细胞淋巴瘤的特异性免疫标志是
A. L26　　B. CD56
C. CD30　　D. MPO
E. KP-1

254. 对诊断霍奇金淋巴瘤最有意义的免疫组织化学标志物是
A. 白细胞共同抗原（LCA）　　B. CD30
C. CD56　　D. L26
E. 髓过氧化物酶（MPO）

255. 下列选项中，属于上皮性肿瘤的是
A. 恶性黑色素瘤　　B. Krukenberg 瘤
C. 霍奇金淋巴瘤　　D. 白血病
E. 精原细胞瘤

256. 下列关于硬癌的说法，不正确的是
A. 硬癌是由于间质的玻璃样变、钙化和骨化，导致肿瘤质地硬而得名
B. 硬癌主要是由于间质结缔组织多，癌巢小，质地硬而得名
C. 硬癌癌巢呈实体条索状、巢状，不形成腺腔，癌细胞的异型性高
D. 硬癌是一种低分化腺癌
E. 硬癌恶性程度高

257. 对恶性黑色素瘤的诊断最有意义的免疫标志是
A. LCA　　B. CK
C. EMA　　D. MPO
E. HMB45

258. 下列选项中，不是肿瘤细胞的生物学特点的是
A. 肿瘤抑制基因失活　　B. 原癌基因激活

C. 端粒缩短　　D. 凋亡抵抗
E. DNA 修复机制障碍

259. 诊断胚胎性横纹肌肉瘤，免疫组织化学染色为阳性的是
A. S-100　　B. CK
C. vimentin　　D. EMA
E. LCA

260. 下列叙述中，不符合肿瘤超微结构的是
A. 可以对某些肿瘤进行鉴别诊断　　B. 细胞器减少
C. 核内陷、核仁增大　　D. 细胞间连接减少
E. 可见肿瘤的特异性结构

261. 下列选项中，肿瘤抑制基因是
A. *PTEN* 基因　　B. *RAS* 基因
C. *MYC* 基因　　D. *EGFR* 基因
E. *C-KIT* 基因

262. 电镜下诊断鳞状细胞癌的主要依据是
A. 张力原纤维、细胞间桥粒　　B. 中间丝
C. 分泌泡、微管腔　　D. 黑色素小体
E. 细肌丝

263. 下列选项中，不是电镜下腺癌的形态特征的是
A. 腺管或腺泡，呈现细胞间腔　　B. 分泌泡、微管腔
C. 微绒毛、刷状缘　　D. 胞质内含角化透明颗粒
E. 桥粒连接

264. 下列选项中，原癌基因是
A. *PTEN* 基因　　B. *RAS* 基因
C. *p*53 基因　　D. *RB* 基因
E. *NF*1 基因

265. 电镜下诊断黑色素瘤的主要依据是
A. 神经内分泌颗粒　　B. 分泌泡、微管腔
C. 张力原纤维、细胞间桥粒　　D. 黑色素小体
E. 细肌丝

266. 电镜下诊断神经内分泌肿瘤的主要依据是
A. 分泌泡、微管腔　　B. 张力原纤维、细胞间桥粒
C. 神经内分泌颗粒　　D. 黑色素小体
E. 肌丝和肌节结构

267. 下列选项中，是肿瘤分化抗原的是

A. CEA
B. PSA
C. 人绒毛膜促性腺激素（hCG）
D. AFP
E. HPV

268. 电镜下诊断横纹肌肉瘤的依据主要是

A. 张力原纤维、细胞间桥粒
B. 中间丝
C. 分泌泡、微管腔
D. 胶原纤维
E. 粗、细肌丝和肌节结构

269. 电镜下诊断血管肉瘤的主要依据是

A. 分泌泡、微管腔
B. 胞质内含怀布尔-帕拉德（Weibel-Palade）小体
C. 黑色素小体
D. 张力原纤维、细胞间桥粒
E. 神经内分泌颗粒

270. HBV 或 HCV 感染者罹患肝细胞癌的风险大大增加，主要与（　　）相关

A. 病毒从宿主 DNA 中捕获原癌基因
B. 病毒在原癌基因附近整合
C. 病毒造成肝细胞损伤后广泛再生
D. 病毒抑制 *RB* 及 *p53* 基因表达
E. 病毒造成宿主的免疫抑制

271. 电镜下诊断脂肪肉瘤的主要依据是

A. 胞质内含黑色素小体
B. 胞质内含 Weibel-Palade 小体
C. 胞质内含脂滴、自噬体和脂褐素
D. 胞质内含角化透明颗粒
E. 胞质内含神经分泌颗粒

272. 电镜下诊断平滑肌肉瘤的主要依据是

A. 细胞游离面具有微绒毛
B. 胞质内富含细肌丝，并有致密体
C. 胞质含张力原纤维
D. 胞质内含神经内分泌颗粒
E. 典型的肌节结构

273. 下列选项中，不是恶性肿瘤的是

A. 肾母细胞瘤
B. Krukenberg 瘤
C. 软骨母细胞瘤
D. 黑色素瘤
E. 蕈样霉菌病

## 二 A2 型题

1. 患者，女性，52 岁。直肠镜检查发现乙状结肠单发息肉，组织学检查显示由分化较好的肿瘤性腺体组成。决定其是腺瘤还是腺癌的主要依据是

A. 腺体的数量　　B. 核分裂象多少
C. 是否有黏膜下层或更深层的浸润　　D. Ki-67 标记指数
E. 是否有溃疡形成

2. 患者，男性，55 岁。坐骨肿瘤切除，肿瘤位于骨髓腔内，灰白色分叶状，切面可见黄色的钙化和骨化灶，镜检如下图所示，软骨基质中散布异型软骨细胞，其诊断正确的是
A. 软骨瘤　　B. 软骨肉瘤
C. 骨软骨瘤　　D. 骨纤维肉瘤
E. 骨肉瘤

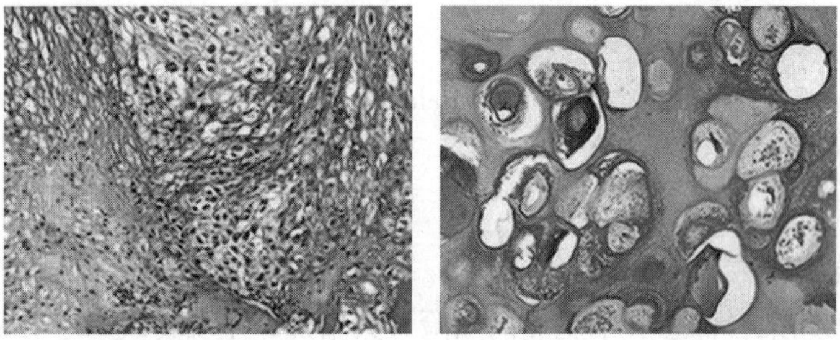

3. 患者，女性，26 岁。左乳外上象限有一直径约 1.5cm 大小的圆形肿块，边界清楚，表面光滑，可移动，不痛。诊断此肿块最可能是
A. 乳腺增生症　　B. 乳腺癌
C. 乳腺纤维腺瘤　　D. 乳腺导管内乳头状瘤
E. 乳腺炎症性肿块

4. 患者，男性，57 岁。近半年体重下降明显，查体发现肝大。腹部 CT 发现肝有多发圆形结节。CT 引导下穿刺，显示为腺癌，有黏液产生。此患者的肝转移性腺癌最可能来源于
A. 脑　　B. 胰腺
C. 膀胱　　D. 肾
E. 肾上腺

5. 患者，女性，50 岁。查体：右乳直径 2cm 肿物，活动度差，腋窝有 2 枚明显肿大淋巴结。患者无肿瘤家族史。病理检查示乳腺浸润性导管癌。6 个月后，患者出现多部位淋巴结转移和肝、肺、脑转移。诊断 10 个月后病逝。该患者可能有的分子异常是
A. *BCL/C-ABL* 基因融合　　B. *BRCA*1 基因突变
C. *HER*2 基因扩增　　D. *p*53 缺失
E. *RB* 基因缺失

6. 患者，男性，60 岁。干咳 3 个月，40 年来每天吸烟 1~2 包。X 线检查发现右肺一个 4cm 的肿块。实验室检查发现患者血糖 8.7mmol/L，血压 158/90mmHg。该患者发生高血糖和高血压的可能的原因是

A. 肺癌肾上腺转移
B. 肺癌垂体转移
C. 副肿瘤综合征
D. 垂体腺瘤
E. 肾动脉血栓形成

7. 患者，女性，47 岁。诊断左侧乳腺浸润性导管癌，行乳腺切除术、腋窝淋巴结清扫术。下列决定该患者是否出现淋巴结转移的重要因素的是

A. 肿瘤细胞层粘连蛋白受体增多
B. 肿瘤细胞凋亡减少
C. 肿瘤细胞表达角蛋白
D. 肿瘤细胞的克隆性
E. 淋巴结炎

8. 患者，女性，27 岁。子宫颈涂片显示高级别上皮内瘤变，之后的活检显示鳞状细胞癌。HPV 检测为阳性。下列机制中，最能解释 HPV 在此患者肿瘤发生中作用的是

A. 原癌基因的激活
B. 抑癌基因的失活
C. 端粒酶活性升高
D. 插入突变
E. 染色体易位

9. 患者，女性，45 岁。右侧腋窝淋巴结明显肿大，无压痛，质硬。须首先考虑

A. 乳腺浸润性导管癌转移
B. 急性乳腺炎伴脓肿
C. 卵巢癌转移
D. 子宫平滑肌肉瘤转移
E. 喉鳞状细胞癌转移

10. 患者，男性，70 岁。1 年来常有便血，肠镜检查，发现距肛门 8cm 的肠黏膜有一个 2. 5cm 大小的肿物，中心有溃疡。活检诊断为低分化腺癌，其组织学改变是

A. 癌细胞大多形成规则的腺腔
B. 可见角化珠
C. 癌细胞大小较一致
D. 癌细胞形成少量不规则的腺腔
E. 癌细胞周围有丰富的血窦

11. 患者，女性，65 岁。体检发现外周白细胞为 $67\times10^9/L$，且约 90%白细胞都是 $CD4^+T$ 细胞。下列可能与患者上述改变有关的病毒是

A. HIV
B. HPV
C. EBV
D. HTLV-1
E. HBV

12. 患者，男性，60 岁。1 年来进行性吞咽困难，日渐加重。胃镜检查，食管下段可见一溃疡型肿物，质地较硬，溃疡周边隆起，底部凹凸不平。活检的病理诊断最可能是

A. 食管腺癌
B. 食管小细胞癌
C. 食管鳞状细胞癌
D. 巴雷特（Barrett）食管
E. 食管平滑肌瘤

13. 患者，女性，29 岁。阴道出血伴分泌物增多，有性乱史。阴道镜检查发现子宫颈鳞状上皮和柱状上皮交界处出现溃烂。活检结果显示侵袭性癌，其中鳞状上皮区域可见细胞内

含角化珠。原位杂交示 HPV-16 DNA 阳性。下列选项中，分子层面的异常与 HPV-16 感染有关的是

A. Ras 蛋白持续激活状态
B. 层粘连蛋白受体表达上调
C. 阻断 DNA 损伤修复机制
D. Rb1 蛋白功能受抑
E. EGF 受体表达上调

14. 患者，男性，60 岁。无痛性血尿半年余。膀胱镜检查，膀胱三角区可见一菜花状肿物，基底较宽。活检最可能的诊断是

A. 乳头状瘤
B. 尿路上皮癌
C. 鳞状细胞癌
D. 腺癌
E. 横纹肌肉瘤

15. 患者，女性。一侧颈部淋巴结肿大，病理活检见病变呈乳头状结构，细胞有核构和核内假包涵体。最可能的诊断是

A. 甲状腺癌乳头状癌转移
B. 卵巢浆液性癌转移
C. 肺腺癌转移
D. 食管癌转移
E. 喉癌转移

16. 患者，女性，55 岁。停经 3 年后，阴道不规则出血 2 个月。妇科检查：子宫体积增大，如孕 2 个月大。刮宫取子宫内膜送病理，诊断为中分化子宫内膜腺癌。肿瘤组织最可能具有高表达的是

A. 平滑肌肌动蛋白
B. 结蛋白
C. 细胞色素 C
D. P-选择素
E. 端粒酶

17. 患者，女性，30 岁。自己发现左乳有一个包块。她的妈妈和姐姐均是乳腺癌患者。行细针穿刺活检显示恶性导管上皮细胞。应该对该患者进行下列哪个基因的突变检测

A. *BRCA*1
B. *WT*1
C. *RB*
D. *NF*1
E. *p*53

18. 患者，男性，62 岁。查体时发现镜下血尿，CT 检查显示右肾肿物 2cm。对此肿瘤分期最重要的因素是

A. 肿瘤的组织学类型
B. 肿瘤的增殖能力
C. 肿瘤的分化程度
D. 局部淋巴结的转移
E. 肿瘤细胞的核型改变

19. 患者，男性，31 岁。多发性皮下良性肿瘤，沿神经分布，进一步检查发现大量棕色色素斑。眼底检查显示虹膜多发错构结节。该患者最可能具有的遗传学改变并导致

A. *RAS* 基因持续激活
B. 凋亡敏感性降低

C. 表皮生长因子（EGF）表达增多　　D. 基因错配修复机制受损

E. *RB* 基因失活

20. 患者，男性，64 岁。近来出现排便习惯改变和大便带血，结肠镜检查发现乙状结肠有一个 3cm 的肿物。活检显示为腺癌。肿瘤细胞很可能通过基因突变获得生物学上的改变，下列选项中，正确的是

A. 细胞和细胞黏附增强　　B. 细胞运动能力下降

C. 细胞分化能力增强　　D. 细胞对凋亡信号更敏感

E. 失去对细胞周期的节点调控

21. 患者，男性，74 岁。近 6 个月下腹痛、乏力、消瘦。PSA 水平升高（8.5μg/L）。直肠指诊前列腺增大，可触及结节。对该患者最适宜的确定诊断的检查方法是

A. CT 检查　　B. 前列腺穿刺活检

C. B 超检查　　D. 观察随访

E. 前列腺电切术

## 三 A3/A4 型题

（1、2 题共用题干）

患者，男性，51 岁。行小腿皮下巨大包块切除术，术后送检发现瘤细胞大小、形态不一，并有多核瘤巨细胞，胞质强嗜酸性。免疫组织化学检查示瘤细胞肌红蛋白（myoglobin）阳性。

1. 最可能的诊断是

A. 纤维肉瘤　　B. 横纹肌瘤

C. 横纹肌肉瘤　　D. 平滑肌肉瘤

E. 以上均不是

2. 下列关于该疾病的说法，错误的是

A. 来源于间叶组织　　B. 来源于横纹肌母细胞

C. 早期易发生血行转移　　D. 大部分为低度恶性肿瘤

E. 分化高者红染的胞质内可见纵纹和横纹

（3~5 题共用题干）

神经母细胞瘤是比较常见的肾上腺恶性肿瘤。

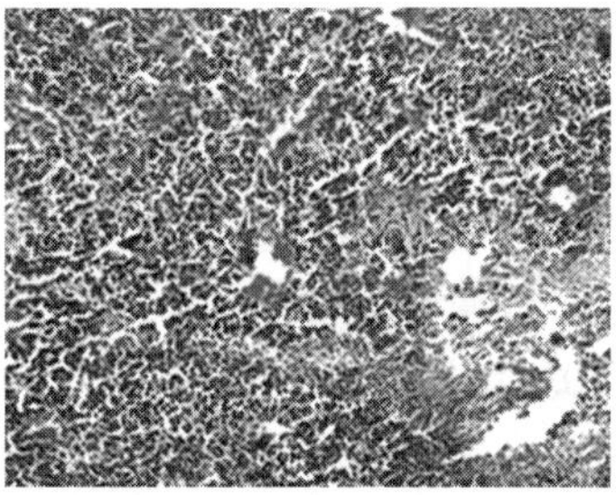

3. 镜检如右图所示，则下列叙述错误的是

A. 间质中有丰富的血窦围绕细胞丛或小梁

B. 瘤细胞呈丛状或梁状，片块状排列

C. 瘤细胞小，呈圆形或卵圆形

D. 部分可见假菊形团和细胞间细纤维
E. 部分可见中央角化的癌巢

4. 关于该肿瘤的叙述，错误的是
A. 80%发生在5岁以下
B. 肿瘤大多呈结节状，界清质软
C. 常见出血、坏死、囊性病变
D. 肿瘤组织中出现较多向成熟方向分化的成分提示预后较好
E. 为低度恶性肿瘤

5. 关于该肿瘤细胞免疫组织化学染色结果相关的叙述，正确的是
A. vimentin 阳性
B. LCA 阳性
C. EMA 阳性
D. CK 阳性
E. NSE、NF 阳性

## 四 B型题

（1~6题共用备选答案）
A. 间叶组织肿瘤
B. 上皮组织肿瘤
C. 淋巴造血组织肿瘤
D. 神经组织肿瘤
E. 其他肿瘤

1. 乳头状瘤属于
2. 滑膜肉瘤属于
3. 恶性葡萄胎属于
4. 霍奇金淋巴瘤属于
5. 髓母细胞瘤属于
6. 淋巴管瘤属于

（7~10题共用备选答案）
A. 皮肤、黏膜表面发生的良性肿瘤
B. 腺上皮起源的良性肿瘤
C. 间叶组织发生的良性肿瘤
D. 上皮组织发生的恶性肿瘤
E. 间叶组织发生的恶性肿瘤

7. 乳头状瘤属于
8. 腺瘤属于
9. 癌属于
10. 肉瘤属于

（11~15 题共用备选答案）

A. 鳞状细胞癌
B. 单纯癌
C. 未分化癌
D. 腺癌
E. 腺鳞癌

11. 由腺上皮化生为鳞状上皮后癌变称为
12. 由上皮组织发生的、缺乏分化状态的肿瘤称为
13. 癌细胞浸润性生长形成不规则腺腔样结构的癌称为
14. 癌细胞浸润性生长形成癌巢称为
15. 癌的实质与间质所占比例相近称为

（16~20 题共用备选答案）

A. 分叶状
B. 结节状
C. 息肉状
D. 乳头状
E. 囊状

16. 表皮的良性肿瘤多呈
17. 皮下脂肪的良性肿瘤多呈
18. 直肠的良性肿瘤多呈
19. 卵巢的良性肿瘤多呈
20. 乳腺的良性肿瘤多呈

（21~25 题共用备选答案）

A. 乳腺导管原位癌
B. 子宫颈重度非典型增生
C. 胃中分化腺癌侵及黏膜下层
D. 卵巢交界性黏液性囊腺瘤
E. 结肠腺瘤性息肉病

21. 癌前病变为
22. 上皮内瘤变为
23. 原位癌为
24. 交界性肿瘤为
25. 浸润性癌为

（26~31 题共用备选答案）

A. 息肉状
B. 分叶状
C. 结节状
D. 囊状
E. 溃疡状

26. 甲状腺腺瘤呈
27. 皮下脂肪瘤呈
28. 大肠腺瘤呈
29. 卵巢成熟畸胎瘤呈
30. 乳腺纤维腺瘤呈
31. 结肠腺癌呈

（32~37 题共用备选答案）

A. 良性肿瘤
B. 交界性肿瘤
C. 恶性肿瘤
D. 癌前病变
E. 非肿瘤性良性病变

32. 原位癌是
33. 黑色素痣是
34. 黑色素瘤是
35. 上皮重度非典型增生是
36. 皮肤乳头状瘤是
37. 类癌是

（38~41 题共用备选答案）

A. 多经淋巴道转移
B. 多经血行转移
C. 多经种植性转移
D. 以上三者均可
E. 不发生转移

38. 直肠癌
39. 骨肉瘤
40. 小脑髓母细胞瘤
41. 子宫颈原位癌

（42~47 题共用备选答案）

A. 鳞状细胞癌
B. 尿路上皮癌
C. 腺癌
D. 恶性黑色素瘤
E. 基底细胞癌

42. 膀胱最常见的恶性肿瘤是
43. 结肠最常见的恶性肿瘤是
44. 食管最常见的恶性肿瘤是

45. 好发于面部的皮肤低度恶性肿瘤是
46. 可以由痣恶变的肿瘤是
47. 几乎不发生转移的肿瘤是

（48~52 题共用备选答案）

A. Flexener-Wintersteiner 菊形团
B. 印戒细胞
C. RS 细胞
D. 癌株
E. 透明细胞

48. 霍奇金淋巴瘤可出现
49. 子宫颈鳞状细胞癌可出现
50. 胃癌可出现
51. 视网膜母细胞瘤可出现
52. 肾癌可出现

（53~57 题共用备选答案）

A. 面部突起的鲜红肿块
B. 子宫多发性、实性、灰白、质韧、边界清楚的结节
C. 呈皿状或隆起如火山口状溃疡型肿物，边界不清，底部凹凸不平
D. 卵巢囊性肿物，其内充满油脂、毛发，囊壁可见骨组织
E. 皮下实性、淡黄、质软、分叶状、包膜完整的结节

53. 应诊断为溃疡型胃癌的是
54. 应诊断为畸胎瘤的是
55. 应诊断为平滑肌瘤的是
56. 应诊断为脂肪瘤的是
57. 应诊断为血管瘤的是

（58~61 题共用备选答案）

A. HIV
B. 乙型肝炎病毒
C. EB 病毒
D. 人乳头状瘤病毒
E. HTLV-1

58. 与成人 T 淋巴细胞白血病/淋巴瘤有关的
59. 与鼻咽癌有关的是
60. 与肝细胞癌有关的是
61. 与子宫颈癌有关的是

（62~66 题共用备选答案）

A. 黄曲霉毒素
B. 石棉
C. 紫外线照射
D. 芳香胺
E. 人乳头状瘤病毒

62. 与膀胱癌相关的致癌因素是
63. 与子宫颈癌相关的致癌因素是
64. 与皮肤癌相关的致癌因素是
65. 与肝癌相关的致癌因素是
66. 与间皮瘤相关的致癌因素是

（67~71 题共用备选答案）

A. ACP
B. ALP
C. AFP
D. CEA
E. hCG

67. 肝细胞癌的肿瘤标志物是
68. 大肠癌的肿瘤标志物是
69. 前列腺癌的肿瘤标志物是
70. 绒毛膜上皮癌的肿瘤标志物是
71. 骨肉瘤的肿瘤标志物是

（72~74 题共用备选答案）

A. AFP
B. CEA
C. CA19-9
D. CA125
E. hCG

72. 卵黄囊瘤的肿瘤标志物是
73. 胰腺癌的肿瘤标志物是
74. 卵巢癌的肿瘤标志物是

## 五 X 型题

1. 肿瘤细胞核酸代谢具有
   A. 瘤组织的核酸分解明显减少
   B. 瘤组织合成 DNA 和 RNA 的聚合酶活性增高
   C. 瘤细胞的 DNA 和 RNA 的含量均明显增高
   D. 瘤组织合成 DNA 和 RNA 的聚合酶活性降低

E. 瘤细胞的 DNA 和 RNA 的含量均明显降低

2. 与肿瘤发生发展相关的因素主要包括

A. 原癌基因的激活
B. 免疫监视功能的丧失
C. 抑癌基因启动子发生甲基化
D. 肿瘤干细胞
E. DNA 修复基因突变

3. 下列说法正确的是

A. 从遗传学角度来说，肿瘤是一种基因病
B. 瘤细胞的单克隆性扩增形成肿瘤
C. 原癌基因的激活或抑癌基因的失活导致细胞的恶性转化
D. 肿瘤的发生是一个长期的、分阶段的、多种基因突变积累的过程
E. 肿瘤的发生是免疫监视功能丧失的结果

4. 下列符合鳞状细胞癌特征的有

A. 多经淋巴道转移
B. 呈浸润性生长
C. 有癌珠形成
D. 可发生于原来没有鳞状上皮覆盖的组织
E. 癌细胞之间可有网状纤维

5. 与肿瘤形状有关的因素主要包括

A. 发生部位
B. 生长方式
C. 肿瘤的良恶性
D. 组织来源
E. 继发改变

6. 下列选项中，可以用于叙述恶性肿瘤细胞形态特点的是

A. 核增大
B. 核分裂象增多
C. 核质比升高
D. 出现病理性核分裂象
E. 经淋巴道转移

7. 下列选项中，符合肿瘤性增生的包括

A. 能分化成熟
B. 组织生长旺盛
C. 自主性生长
D. 病因除去，继续生长
E. 不能分化成熟

8. 下列选项中，符合我国肿瘤防治现状的叙述是

A. 恶性肿瘤早期症状明显
B. 大多数中晚期癌的治疗效果满意
C. 早期发现、早期诊断、早期治疗具有重要意义
D. 肺癌是目前我国死亡率最高的恶性肿瘤
E. 肝癌是目前我国死亡率最高的恶性肿瘤

9. 下列选项中，有明显遗传倾向的肿瘤是

A. 视网膜母细胞瘤　　B. 结肠多发性腺瘤性息肉病
C. 神经纤维瘤　　D. 肝细胞癌
E. 乳腺癌

10. 肿瘤对机体的影响与下列哪些因素有关
A. 肿瘤的性质　　B. 肿瘤的大小
C. 肿瘤组织的来源　　D. 肿瘤的继发改变
E. 肿瘤的生长速度

11. 下列选项中，与膀胱癌发生有关的致癌物有
A. 乙萘胺　　B. 联苯胺
C. 4-氨基联苯　　D. 猩红
E. 二甲基氨基偶氮苯

12. 与肿瘤的生长能力有关的是
A. 生长分数　　B. 肿瘤细胞倍增时间
C. 肿瘤血管形成能力　　D. 肿瘤细胞异质性
E. 肿瘤细胞生成与丧失之比

13. 肿瘤组织的糖代谢具有
A. 肿瘤组织的糖异生关键酶活性降低
B. 肿瘤组织在氧供应充分的情况下以有氧糖氧化获取能量
C. 肿瘤组织主要是以无氧糖酵解获取能量
D. 肿瘤组织的己糖激酶、磷酸果糖激酶和丙酮酸激酶活性增加
E. 肿瘤组织糖代谢过程中的中间产物主要通过被氧化而获取能量

14. 与辐射有关的肿瘤有
A. 淋巴瘤　　B. 乳腺癌
C. 甲状腺癌　　D. 白血病
E. 皮肤癌

15. 下列属于直接化学致癌物的有
A. 金属元素如镍、铬　　B. 酰化剂
C. 烷化剂　　D. 非金属元素如砷
E. 有机化合物如苯

16. 下列属于肿瘤相关抗原的有
A. CEA　　B. ATP
C. AFP　　D. ACTH
E. ADP

17. 与EBV有关的人类肿瘤主要是

A. 鼻咽癌

B. 子宫内膜癌

C. 白血病

D. Burkitt 淋巴瘤

E. 卵巢癌

## 六 案例分析题

(1~3 题共用题干)

患者，男性，41 岁。头晕、头痛 3 个月，加重 1 周。CT 示左侧额叶一占位性病变，周围水肿轻微，占位效应明显，增强扫描后病灶无明显强化，考虑左侧额叶肿瘤。术后送检。

1. 镜检瘤细胞胞质空泡状，核圆形居中，弥漫分布，似棋盘状部分区间质出血及钙化灶。其诊断首先应当考虑为

A. 左额叶星形细胞瘤

B. 左额叶少突胶质细胞瘤

C. 左额叶转移性透明细胞癌

D. 左额叶间变性星形细胞瘤

E. 左额叶室管膜瘤

2. 为了进一步明确诊断，运用免疫组织化学方法鉴别。下列关于肿瘤细胞的表达，叙述最佳的是

A. 少突胶质细胞瘤：CD56、oligo-2 阳性，GFAP、EMA 阴性

B. 星形细胞瘤：CD56、oligo-2 阳性，GFAP、EMA 阴性

C. 透明细胞癌：LCA、CK 阳性，GFAP、EMA 阴性

D. 室管膜瘤：EMA、CK 阳性，GFAP、NF 阴性

E. 少突胶质细胞瘤：GFAP、EMA 阳性，CD56、oligo-2 阴性

3. 按照 WHO 中胶质瘤的分级标准，该患者的肿瘤应当属于

A. Ⅰ级

B. Ⅱ级

C. Ⅱ~Ⅲ级

D. Ⅲ级

E. Ⅳ级

(4~6 题共用题干)

患者，男性，66 岁。肩胛部肿块 15 年，触之无痛，似有包膜。手术切除后送检。

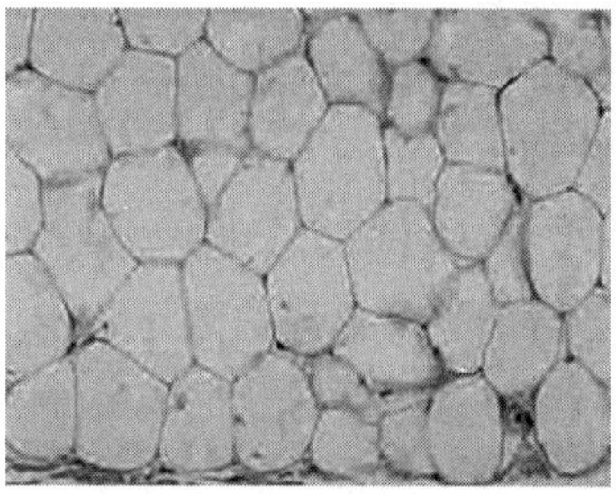

4. 巨检肿块淡黄色，结节状，且包膜完整；镜检如右图所示。该患者最有可能的诊断为

A. 皮下脂肪组织增生

B. 脂肪纤维瘤

C. 脂肪瘤

D. 脂肪血管瘤

E. 脂肪肉瘤

5. 该病变的性质为

A. 增生性病变
B. 良性肿瘤
C. 恶性肿瘤
D. 交界性肿瘤
E. 以上均不是

6. 该病变的特征不包括

A. 有包膜，膨胀性生长
B. 生长速度慢
C. 组织异型性小，分化程度低
D. 无核分裂象
E. 对机体影响小

## 参考答案与解析

### 一、A1 型题

1. C【解析】临床上一些以“瘤”字结尾的疾病并非真正的肿瘤，如室壁瘤、错构瘤、动脉瘤、创伤性神经瘤。

2. B【解析】端粒酶活性与肿瘤大小、组织学分级及肿瘤转移无显著相关。端粒酶有可能成为诊断肝癌的肿瘤标志物。

3. A【解析】肿瘤病理分化分为高分化、中分化和低分化三种。肿瘤分化程度越高，说明肿瘤恶性程度越低；肿瘤分化程度越低，说明肿瘤恶性程度越高。高分化肿瘤一般是指恶性肿瘤早期，及时进行手术切除对于病情控制效果较好。

4. D【解析】肿瘤命名的一般原则如下。①良性肿瘤：“部位+组织来源+瘤”。②恶性肿瘤：上皮组织为“部位+组织来源+癌”，间叶组织为“部位+组织来源+肉瘤”。此外，需要特殊记忆的是肿瘤命名的特殊情况，有些肿瘤称为“病”或“瘤”，实际上是恶性肿瘤，如白血病、精原细胞瘤；有些肿瘤以“……瘤病”命名，主要指肿瘤的多发状态。肺炎性假瘤属于瘤样病变。

5. E【解析】肺癌通常不会转移到心。肺癌一般有骨转移、肝转移、胃转移、脑转移等。

6. C【解析】肿瘤组织在细胞形态和组织结构上，都与其来源的正常组织有不同程度的差异，这种差异称为异型性。肿瘤性增生生长旺盛，呈相对无止境生长，与机体不协调，不同程度地失去分化成熟的能力，且在致瘤因子消除以后可继续生长。肿瘤可表现为肿块，也可表现为溃疡等其他改变。

7. C【解析】该题着重考查的是肿瘤命名的特殊情况，即有些以“病”或“瘤”结尾的肿瘤，在生物学行为上属恶性肿瘤，需要特殊记忆。该题选项中属于良性肿瘤的只有来源于神经鞘细胞的良性肿瘤——神经鞘瘤，故正确答案是 C。

8. C【解析】腺癌为涎腺上皮发生的恶性肿瘤，结构不一，但没有残留的多形性腺瘤的成分，属于涎腺恶性肿瘤中恶性程度较高的一种。

9. D【解析】骨软骨瘤来源于间叶组织，又称骨软骨性外生骨疣，是一种常见的、软骨源性的良性肿瘤，是位于骨表面的骨性突起物，顶面有软骨帽，中间有腔。

10. B【解析】上述以“瘤”结尾的肿瘤中，只有精原细胞瘤是恶性肿瘤，故正确答案为 B。畸胎瘤如为恶性者，前面应冠以“恶性”。“母细胞瘤”指某些肿瘤的形态类似发育过程中的某种幼稚细胞或组织，良性母细胞瘤有骨母细胞瘤、软骨母细胞瘤，恶性母细胞瘤有神经母细胞瘤、肾母细胞瘤、髓母细胞瘤、视网膜母细胞瘤等。

11. C【解析】来源于间叶组织（包括结缔组织和肌肉）的恶性肿瘤称为“肉瘤”，多见于青少年。切面灰红色，质均匀细如生鱼肉状。镜下瘤细胞弥散分布，实质、间质分界不清，间质内血管丰富。瘤细胞多由网状纤维，转移方式多为经血行转移。

12. E【解析】髓母细胞瘤是一种原发性恶性肿瘤，常见于儿童和青少年。尤因肉瘤是一种罕见的高度恶性肿瘤，多见于青少年和年轻成人，起源于骨或软组织，具有强烈的侵袭性和转移性。黑色素瘤是一种来自皮肤黑色素细胞的恶性肿瘤，通常表现为皮肤上的黑色或棕色皮损，可转移到其他部位，预后较差。霍奇金淋巴瘤是一种恶性淋巴瘤，起源于 B 淋巴细胞，通常表现为局部淋巴结肿大和全身淋巴组织增生，预后相对较好。多形性腺瘤是一种良性的肿瘤，起源于涎腺组织，常见于颌面部和颈部，因此正确答案为选项 E。

13. B【解析】Krukenberg 瘤是来自胃肠道的卵巢转移癌，常为种植性转移，其最具特征性的是来自胃肠道的黏液细胞癌。

14. C【解析】间质纤维结缔组织多时，质地硬，称为硬癌。相反，实质多、间质少时，质地软如脑髓，称为髓样癌。

15. D【解析】考生需要明确上皮组织的组成，上皮组织包括被覆上皮和腺上皮。题目中只有膀胱乳头状瘤是膀胱移行上皮来源的肿瘤，故正确答案为 D。

16. B【解析】根据形态学特征，滑膜肉瘤分为双相型滑膜肉瘤、单相型滑膜肉瘤、单相上皮型滑膜肉瘤（罕见）和低分化型滑膜肉瘤。

17. D【解析】异型性小，说明分化程度高；异型性大，说明分化程度低。区别这种异型性的大小是诊断肿瘤及确定其良恶性的主要组织学依据。

18. C【解析】肝细胞癌、管状腺癌为腺上皮来源的肿瘤，血管瘤是间叶组织源性肿瘤，只有移行细胞癌来源于泌尿道的被覆上皮，故正确答案为 C。

19. D【解析】高分化肿瘤恶性程度低，生长慢，转移率低，预后较好，但并不表示高分化肿瘤不会转移。

20. B【解析】动脉瘤并不是真正意义上的肿瘤，而是血管的一种异常改变，指的是血管壁的异常膨出。

21. D【解析】考生需要明确间叶组织的组成，备选答案中除淋巴瘤属于淋巴造血组织肿瘤外，其余均为间叶组织源性肿瘤。

22. D【解析】恶性肿瘤有很多特征性改变，如生长迅速、细胞异型性明显、发生出血坏死、浸润性生长、转移，但其中最具特征性的改变是转移。

23. C【解析】最常见的可自然消退的癌症是神经母细胞瘤、绒毛膜癌、肾癌和黑色素瘤，这四种癌症约占全部自然消退癌症的一半。

24. B【解析】该题考查的是肿瘤命名的一般原则，上皮组织来源的恶性肿瘤称为癌。备选答案中只有管状腺瘤是腺上皮来源的良性肿瘤，因此其恶变后应为癌。

25. E【解析】乳头状瘤为上皮来源的肿瘤，其病理特征为上皮组织高度增生，鳞状上皮向外过度生长形成乳头，乳头呈圆形或椭圆形上皮团块，中心有疏松而富有脉管的结缔组织。

26. B【解析】人体任何部位、任何器官、任何组织几乎都可发生肿瘤，因此肿瘤的种类繁多，命名较复杂。一般根据肿瘤的组织或细胞类型和生物学行为进行命名。

27. C【解析】随着淋巴液的回流而转移到淋巴结的恶性肿瘤细胞首先出现于边缘窦，而原发于淋巴结部位的淋巴瘤多首先出现于淋巴滤泡的生发中心。

28. D【解析】原位癌一词通常用于上皮的病变，指异型增生的细胞在形态和生物学特性上与癌细胞相同，并累及上皮的全层，但没有突破基底膜向下浸润。

29. C【解析】上皮组织的恶性肿瘤统称为癌，是人类最常见的一类恶性肿瘤。相对应的，起源于间叶组织的恶性肿瘤统称为肉瘤。

30. C【解析】肿瘤的生长速度主要取决于肿瘤细胞的分化程度。由于分化程度不同，肿瘤的细胞形态和组织结构与正常组织有不同程度的差异性。肿瘤的异型性反映了肿瘤组织的分化和成熟的程度。

31. D【解析】本题考查肿瘤的命名。癌是指上皮组织来源的恶性肿瘤，如乳头状鳞状细胞癌、管状腺癌；肉瘤是指间叶组织发生的恶性肿瘤，如纤维肉瘤、脂肪肉瘤、骨肉瘤；同时有癌和肉瘤的成分称为癌肉瘤。不是所有称为瘤的都是良性肿瘤，如神经母细胞瘤、髓母细胞瘤为恶性肿瘤。

32. E【解析】恶性肿瘤细胞从原发部位侵入淋巴管、血管或体腔，迁徙到其他部位，继续生长，形成同样类型的肿瘤，这个过程称为转移，通过转移形成的肿瘤称为转移肿瘤或继发肿瘤。良性肿瘤一般不会发生转移，发生转移是恶性肿瘤的特点，但并非所有恶性肿瘤都会发生转移。肿瘤组织的继发改变不包括转移，转移是肿瘤的生物学行为。

33. E【解析】肿瘤组织酶活性的改变是复杂的。除了一般在恶性肿瘤组织内氧化酶（如细胞色素氧化酶及琥珀酸脱氢酶）减少和蛋白分解酶增加，其他酶的改变在各种肿瘤间很少是共同的，而且与正常组织比较只是含量的改变或活性的改变，并非质的改变。

34. C【解析】恶性间叶组织肿瘤统称肉瘤。血管内皮属于间叶组织，发生的恶性肿瘤称为肉瘤。

35. B【解析】乳腺髓样癌的癌巢较大而多，间质结缔组织相对较少，并可伴有丰富的淋巴细胞浸润，质软如脑髓。

36. D【解析】鳞状细胞癌常发生于鳞状上皮被覆的部位，如皮肤、食管、阴道。还有些部位如支气管、膀胱、胆囊、子宫颈可以发生鳞状上皮化生，在此基础上发生鳞状细胞癌，故正确答案为 D。

37. A【解析】肿瘤组织结构的异型性是指肿瘤实质和间质的关系紊乱，失去相应正常组织的结构和层次。良性肿瘤组织结构与其来源组织相似，较易判断其起源。

38. B【解析】明显的异型性称为间变，间变指的是恶性肿瘤细胞缺乏分化状态，因此难以确定其组织来源，具有间变特征的肿瘤，称为间变性肿瘤，多为高度恶性的肿瘤。

39. C【解析】备选答案 A、B、D、E 均属于腺癌的特殊类型。基底细胞癌是一类由基底细胞样的癌细胞构成的低度恶性肿瘤，多见于老年人面部，极少发生转移，因此正确答案为 C。

40. D【解析】癌肉瘤镜下共同特征是具有任何类型的癌和肉瘤两种成分，按不同比例混合而成。

41. D【解析】视网膜母细胞瘤是一种来源于光感受器前体细胞的恶性肿瘤，常见于 3 岁以下的婴幼儿，是一种基因异常疾病，并且具有一定的遗传性。

42. C【解析】临床检查肿瘤患者的局部淋巴结，主要目的是了解有无淋巴道转移。淋巴道转移是癌最常见的转移方式，是指侵犯的瘤细胞穿过淋巴管壁，脱落后随淋巴液被带到汇流区淋巴结，并且以此为中心生长出同样肿瘤的现象。

43. D【解析】肺腺鳞癌是一种特殊类型的非小细胞肺癌，指在同一肿瘤组织内有明确的腺癌和鳞癌的组织结构并存。根据世界卫生组织（WHO）新分类，肿瘤必须含有至少 10% 的腺癌或鳞癌成分时才能诊断为腺鳞癌。

44. D【解析】肿瘤的硬度取决于肿瘤的类型、良恶性、实质与间质的比例、有无继发改变等，如脂肪瘤较软，乳腺癌质地较硬；纤维间质成分较多的肿瘤质地较硬；继发出血、变性、坏死等改变，质地变软；继发钙化等质地变硬。

45. E【解析】癌珠是一种新生物，在机体的各种致瘤因子作用下，局部组织细胞的过度增生和异常分化而形成，常表现为肿块或组织器官弥漫性肿大。癌细胞团中有比较多的癌珠一般可以诊断为高分化鳞状细胞癌。

46. B【解析】肿瘤的实质与间质的比例通常反应肿瘤的硬度，实质多于间质的肿瘤一般较软；相反，间质多于实质的肿瘤一般较硬。

47. E【解析】肿瘤的颜色：一般肿瘤的切面呈灰白或灰红色，视其含血量的多寡、有无出血、变性、坏死等而定。有些肿瘤会因其含有色素而呈现不同的颜色。因此，可以根据肿瘤的颜色推断为何种肿瘤，如脂肪瘤呈黄色、恶性黑色素瘤呈黑色、血管瘤呈红色或暗红色。

48. D【解析】良性溃疡呈圆形或椭圆形；恶性溃疡不整齐，呈皿状或火山口状。火山口状溃疡多发生于肿瘤表面，有明显溃疡形成，外观似火山口状，中央有坏死。

49. B【解析】肿瘤的肉眼形态描述包括肿瘤的数目、大小、形状、颜色、质地等，临床上正确描述肿瘤的肉眼形态有助于判断肿瘤的类型、区分肿瘤的良恶性。良性肿瘤通常形状规则、包膜完整，恶性肿瘤形状不定、边界不清；癌的质地较硬、颜色灰白，浸润性生长；肉瘤颜色灰红、湿润如鱼肉状。

50. A【解析】转移性肺癌系指任何部位的恶性肿瘤通过各种转移方式转移至肺部的肿瘤。约 60%以上的恶性肿瘤初次就诊时就有肿瘤转移，其中 30%~50%肿瘤转移到肺部。

51. D【解析】肉瘤的肉眼特点，通常为不规则结节状，有无完整包膜不定，切面呈灰红色、质软、湿润如鱼肉状，所以形象地称为肉瘤。

52. A【解析】肿瘤组织由肿瘤实质和间质两部分构成。肿瘤细胞构成肿瘤实质，是判断肿瘤的分化方向、进行肿瘤组织学分类的主要依据；肿瘤间质一般由结缔组织和血管组成，起着支持和营养肿瘤实质的作用，肿瘤间质内还常可见淋巴细胞等浸润，可能与机体对肿瘤组织的免疫反应有关。

53. B【解析】癌前病变可以是获得性的或遗传性的。十二指肠溃疡是十二指肠球部溃疡的称呼，本身并不会癌变。

54. D【解析】细胞形态、组成的结构或其产物是判断肿瘤的分化方向、进行肿瘤组织学分类的主要依据，即决定肿瘤性质的主要依据是肿瘤的组织结构。

55. D【解析】肿瘤间质一般不具有特异性，由结缔组织和血管组成，起支持和营养肿瘤实质的作用。

56. D【解析】通过各种内窥镜活检钳取肿瘤组织；或施行手术切取；或用针穿刺吸取等方法，进行活体组织检查，是决定肿瘤诊断及病理类型准确性最高的方法，适用于一切用其他方法不能确定性质的肿块或已怀疑呈恶性变的良性肿瘤。

57. D【解析】肿瘤的实质是肿瘤细胞的总称，是肿瘤的主要成分，是肿瘤生物学特点的主要决定因素。肿瘤实质的形态多种多样，是判断良恶性和恶性肿瘤恶性程度的主要依据。在显微镜下对肿瘤实质起源、异型性和分化程度进行判断，确定肿瘤的分类、命名和组织学诊断，是临床病理工作的重要内容。

58. C【解析】肿瘤的实质由两种以上不同类型的组织构成，称为混合瘤，常见的有畸胎瘤、肾胚胎瘤、癌肉瘤。癌肉瘤是同一种肿瘤中既有癌的成分，又有肉瘤的成分。

59. C【解析】成熟畸胎瘤是良性的肿瘤，畸胎瘤来源于生殖细胞，是一种生殖细胞肿瘤的、成熟的畸胎瘤。如果是未成熟畸胎瘤，这说明畸胎瘤是恶性的。

60. C【解析】肿瘤的分化指的是肿瘤组织在形态和功能上与某种正常组织的相似之处。

由于分化程度不同，肿瘤的细胞形态和组织结构与相应的正常组织有不同程度的差异，称为肿瘤的异型性。肿瘤的异型性反映肿瘤的分化程度，异型性越大，说明肿瘤的分化程度越低，反之亦然。

61. D【解析】肿瘤的异型性包括细胞异型性和结构异型性两个方面。肿瘤细胞形成的组织结构，在空间排列方式上与相应正常组织的差异，称为肿瘤的结构异型性。良性肿瘤异型性小，主要表现为不同程度的结构异型性，细胞异型性一般较小。

62. B【解析】癌是一种恶性肿瘤，具有不断增长、浸润和转移等特点。在肉眼观察时，癌组织通常呈现出比正常组织更加坚硬、不规则的肿块，并且与周围组织界限不清的特点。而火山口状指的是肿瘤中央凹陷并有溃疡，周围组织向外隆起，形似火山口。癌组织产生的生长因子可以促进新血管的生成和渗透性的提高，导致局部水肿和出血。因此，癌组织通常质地较硬，并且常常不完整地包裹在周围组织之外，也没有明显的分叶状。不同类型的癌组织可能会呈现不同的颜色，但通常不是灰红色。综上所述，选项 B 描述的火山口状较为符合癌的肉眼形态特征。

63. E【解析】肿瘤的细胞异型性可表现为以下几点：肿瘤细胞的多形性；肿瘤细胞核的多形性；胞核与细胞质的比例（核质比）增高；核仁明显，体积大，数目增多；核分裂象增多，出现病理性核分裂象。细胞核崩解成核碎片是细胞坏死的形态改变。

64. D【解析】肿瘤与其来源的正常细胞和组织越相似，肿瘤组织分化程度越高，异型性越小。肿瘤与其来源的正常细胞和组织越不同，分化程度越低，异型性越大。

65. C【解析】良性肿瘤细胞异型性小，与其来源的正常细胞相似，有时单从细胞学上无法同其来源的正常细胞区别，其异型性主要表现在组织学方面。恶性肿瘤的瘤细胞具明显的异型性。

66. C【解析】正常细胞、良性肿瘤、恶性肿瘤细胞中均可见到核分裂象，恶性肿瘤中核分裂象增多，病理性核分裂象出现于恶性肿瘤。

67. C【解析】核分裂象多见也可见于分裂增殖旺盛的组织器官，浸润性生长和转移是肿瘤细胞区别于正常细胞的特异性生物学特征。

68. A【解析】随着淋巴液的回流而转移到淋巴结的恶性肿瘤细胞首先出现于边缘窦，而原发于淋巴结部位的淋巴瘤多首先出现于淋巴滤泡的生发中心。

69. D【解析】异型性是判断肿瘤良恶性的重要组织学依据。恶性肿瘤常具有明显的异型性，表现在以下 3 个方面。①瘤细胞的多形性：恶性肿瘤细胞一般比正常细胞大，瘤细胞大小和形态很不一致，有时出现瘤巨细胞。②瘤细胞核的多形性：表现为核的大小、形状及染色不一致。瘤细胞核的体积增大，胞核与胞质的比例增大；可出现巨核、双核、多核或奇异性核；核染色深，染色质呈粗颗粒状，分布不均，核膜增厚；核仁肥大，数目增多；核分裂象常增多，并可出现不对称性、多极性、顿挫性等病理性核分裂象。③瘤细胞胞质的改变：由于胞质内核蛋白体的增多而多呈嗜碱性。另外，有些肿瘤胞质内可产生异常的分泌物或代谢产物。

70. D【解析】本题所有备选答案都是恶性肿瘤独有的特征，但转移是恶性肿瘤最本质的特征，其他选项既可在恶性肿瘤中出现，又可成为少数良性肿瘤的特征。

71. D【解析】血行转移是指已脱落的癌细胞经过血液系统被带到全身其他部位又发生同样肿瘤的现象。癌细胞侵入血管后，可随血流到达远处的器官，有可能继续生长，形成转移瘤。

72. D【解析】瘤细胞核异常，细胞核大小、形状不一，胞核与胞质比例大，染色深，核仁大，核分裂象多，或出现异常核分裂象，特别是出现不对称性、多极性、顿挫性等病理性核分裂象时，对于诊断恶性肿瘤具有重要的意义。

73. D【解析】参见 A1 型题第 69 题解析。

74. B【解析】判断左锁骨上淋巴结转移性腺癌的原发部位，首先应从该区淋巴结的淋巴引流部位考虑，食管和胃的可能性最大，而乳腺、肝、鼻咽部的淋巴引流均不首先注入该区淋巴结，可能性较小；考虑到食管癌绝大多数起源于黏膜鳞状上皮，胃癌多起源于黏膜腺上皮。

75. E【解析】肿瘤的形成是机体的细胞异常增殖的结果。肿瘤性增殖与机体的非肿瘤性增殖（如炎性增殖）时的增殖具有本质区别如下：肿瘤性增殖与机体不协调，对机体有害；肿瘤性增殖一般是克隆性的；肿瘤细胞的形态、代谢和功能上均有异常，不同程度地失去了分化成熟的能力；肿瘤细胞生长旺盛，失去控制，具有相对自主性，呈相对无止境生长，且在初始因素消除以后可继续生长。

76. D【解析】参见 A1 型题第 75 题解析。

77. C【解析】异型性是肿瘤组织和细胞出现成熟障碍和分化障碍的表现，一般来说，异型性越大，成熟程度和分化程度就越低。明显的异型性称为间变，间变指的是恶性肿瘤细胞缺乏分化状态，因此难以确定其组织来源，具有间变特征的肿瘤，称为间变性肿瘤，多为高度恶性的肿瘤。

78. E【解析】肿瘤转移的确切依据是在远隔器官形成与原发瘤同一组织学类型的肿瘤。肿瘤细胞侵入静脉、肿瘤细胞侵入动脉、肿瘤细胞出现在血液中、肿瘤细胞栓塞于远隔器官都说明肿瘤已经具有了转移的潜能，但是肿瘤能否形成转移瘤，还要依赖于肿瘤细胞的生存能力、能否逃脱机体的免疫监视、能否在新器官内生存等条件。

79. A【解析】肿瘤的分化指肿瘤组织在形态和功能上与某种正常组织的相似之处，如某个肿瘤的形态与脂肪组织相似，提示这个肿瘤是向脂肪组织分化的。一个肿瘤的组织形态和功能比较接近某种正常组织，说明其分化程度高或分化好；若相似性较小，则说明其分化程度低或分化差。如果一个肿瘤缺乏与正常组织的相似之处，称为未分化肿瘤。分化程度越高，肿瘤的恶性程度越低。

80. D【解析】良性肿瘤一般呈膨胀性生长，多有完整包膜；恶性肿瘤呈浸润性生长，多无完整包膜。

81. D【解析】发生血行转移最常见的器官是肺，其次是肝、骨，脑转移也常见，而心脏很少发生转移癌，其可能的原因是血流速度较快，癌细胞很快被血流带走，癌细胞不容易附着在心脏生长。

82. D【解析】肿瘤的分化异型性、恶性程度的关系是：肿瘤的异型性越大，成熟程度和分化程度就越低，恶性程度越高；肿瘤的异型性小，说明肿瘤分化程度高，恶性程度低。转移是恶性肿瘤的生物学特征，组织学上高分化的恶性肿瘤也可发生转移。

83. B【解析】在恶性肿瘤生长过程中，其侵袭性增加的现象称为肿瘤的演进，可表现为生长速度加快、浸润周围组织并发生远处转移。肿瘤演进与其获得越来越大的异质性有关。

84. C【解析】恶性肿瘤是一种基因性疾病，其具有很多其特有的细胞生物学行为和特点，其中最为本质的表现为转移、生长不受调节和控制。

85. C【解析】肿瘤生长分数可以理解为肿瘤细胞处于增殖状态的比例，即处于 DNA 合成期和有丝分裂期的癌细胞所占比例。化疗药物通常是通过干扰或阻止癌细胞的 DNA 合成和细胞分裂来发挥治疗作用的，因此肿瘤生长分数越高，越有可能受到化疗药物的影响。与此相反，肿瘤生长分数较低，则说明大部分癌细胞处于静止期，不进行 DNA 合成和细胞分裂，因此对化疗药物的敏感性较弱，治疗效果也相应较差。

86. E【解析】恶性肿瘤虽然是从一个发生恶性转化的细胞单克隆性增殖而来，但在生长过程中可出现不同的基因改变或其他大分子的改变，其生长速度、侵袭能力、对生长信号的反应、对抗癌药物的敏感性等方面都出现差异，成为具有异质性的肿瘤细胞群体。

87. A【解析】肿瘤的产物（包括异位激素产生）或异常免疫反应、其他不明原因引起内分泌系统、神经系统、消化系统、造血系统、骨关节、肾及皮肤等发生病变，出现相应的临床表现，称为副肿瘤综合征。这些表现不是由原发肿瘤或转移瘤直接引起，而是通过产生某种物质间接引起的。

88. A【解析】恶性肿瘤的“级”或“分级”是描述其恶性程度的指标。病理学上，根据恶性肿瘤的分化程度、异型性、核分裂象的数目等对恶性肿瘤进行分级。通常采用三级分级法，Ⅰ级为高分化，分化良好，恶性程度低；Ⅱ级为中分化，中度恶性；Ⅲ级为低分化，恶性程度高。

89. D【解析】一般来说，高分化肿瘤，生长缓慢，恶性程度低，转移较晚，预后较好；中分化肿瘤较高分化肿瘤，分化较差，恶性程度较高；低分化肿瘤，恶性度高，预后较差；未分化肿瘤，恶性程度极高，转移最早，预后最差，对放化疗更敏感。

90. E【解析】肿瘤的“分期”指的是恶性肿瘤的生长范围和播散程度。肿瘤体积越大、生长范围越宽，播散程度越广，患者的预后越差。对肿瘤进行分期，需要考虑以下因素：原发肿瘤的大小、浸润深度、浸润范围、邻近器官受累情况、局部和远处淋巴结转移情况、远处转移等。

91. D【解析】肿瘤分期目前国际上广泛采用 TNM 分期系统。T 指肿瘤原发灶的情况，随着肿瘤体积的增加和邻近组织受累范围的增加，依次用 $T_1 \sim T_4$来表示；N 指区域淋巴结受累情况，未受累用 $N_0$表示，随着淋巴结受累程度和范围的增加，依次用 $N_1 \sim N_3$表示；M 指远处转移（通常是血行转移），没有远处转移者用 $M_0$表示，有远处转移者用 $M_1$表示。在此基础上，用 T、N、M 三个指标的组合划出特定的分期。无论原发肿瘤大小、淋巴结受累多少，只要已有远处转移即 $M_1$，均为晚期肿瘤。

92. C【解析】癌症患者绝大多数死于癌的广泛转移。目前进行综合治疗的目的是减少转移的发生，这对于延长患者生存时间和减少死亡具有重要的实践意义。

93. A【解析】肿瘤的分级和分期是制订治疗方案和估计预后的重要指标。医学上，常用 5 年生存率、10 年生存率等统计指标来衡量肿瘤的恶性行为和对治疗的反应，这些指标与肿瘤的分级和分期有密切关系。一般来说，肿瘤的分级和分期越高，生存率越低。

94. C【解析】未分化癌具有明显的异型性，属高度恶性肿瘤，一般难以判定其组织来源，因此正确答案是 C。

95. A【解析】发生了肿瘤性转化的细胞可以引起机体的免疫反应，机体的抗肿瘤免疫反应主要是细胞免疫。免疫功能低下者恶性肿瘤的发病率明显增加，说明正常机体存在免疫监视机制，可以清除发生了肿瘤性转化的细胞，起到抗肿瘤的作用。免疫监视功能的下降，可能参与了一些肿瘤的发生。肿瘤细胞也可通过减少肿瘤抗原表达等方式，逃脱免疫监视，甚至通过诱导免疫细胞的死亡，破坏机体的免疫系统。

96. B【解析】根据癌变发生的部位，常见的原位癌如下。①鲍恩（Bowen）病：也称原位鳞状细胞癌，是表皮内鳞状细胞癌。发病可能与长期接触砷剂、慢性日光损伤及免疫功能抑制有关，也可能与病毒（尤其是高危型 HPV）感染有关。②食管癌：食管原位癌多存在于疾病早期，病变局限。③乳腺癌：乳腺原位癌主要指小叶原位癌和导管内癌两型。④子宫颈癌：子宫颈原位癌包括鳞状细胞原位癌和原位腺癌两型。黏膜内癌是指位于黏膜内，早期癌与原位癌不能等同。

97. E【解析】维尔姆斯（Wilms）瘤即肾母细胞瘤，起源于后肾胚基组织，是婴幼儿最多见的恶性实体瘤。肿瘤的发生与遗传因素有关，与机体的免疫缺陷无关。

98. C【解析】肿瘤抗原可分为肿瘤特异性抗原和肿瘤相关抗原。肿瘤特异性抗原是肿瘤细胞独有的抗原，不存在于正常细胞，然而迄今为止尚未发现明确的针对特定肿瘤的特异性抗原。肿瘤相关抗原则既存在于肿瘤细胞，又存在于某些正常细胞。肿瘤胚胎抗原在分化成熟组织中不表达或表达量很小，但在癌变组织中表达增加。肿瘤分化抗原是正常细胞和肿瘤细胞都具有的与某个方向的分化有关的抗原。例如，前列腺特异抗原（PSA）既见于正常前列腺上皮，又见于前列腺癌细胞。肿瘤相关抗原有助于相关肿瘤的诊断和病情监测。

99. D【解析】除了骨肿瘤，其余选项均为从相应体腔结构取到的液态样本。

100. B【解析】肿瘤免疫逃逸是指肿瘤细胞通过不同机制，从宿主免疫系统的识别和攻击中逃避，使肿瘤生长和扩散。恶性肿瘤细胞的抗原性实际上是减弱了，而非增强了，这是因为恶性肿瘤细胞表面的抗原会发生改变，或者细胞内部的代谢产物经过修饰后无法被免疫系统识别，导致免疫系统难以攻击肿瘤细胞。

101. B【解析】有些肿瘤，由于宿主免疫功能增强，偶可自发消退。最常见的可自行消退的恶性肿瘤有肾癌、神经母细胞瘤、恶性黑色素瘤、绒癌。

102. C【解析】神经母细胞瘤属于一种高度恶性的肿瘤，发展非常迅速，而且在早期也有可能会出现转移。

103. C【解析】机体的抗肿瘤免疫反应以细胞免疫为主，体液免疫为辅。细胞免疫反应中的效应细胞包括细胞毒性 T 细胞（CTL）、巨噬细胞和 NK 细胞；B 细胞、浆细胞产生的抗体通过体液免疫因素发挥作用。因此，不参与肿瘤免疫的细胞是肥大细胞。

104. D【解析】室壁瘤是心肌梗死患者非常常见的一个机械并发症，而且主要见于前降支的心肌梗死，所以它最主要发生的部位是位于左心室的心尖处。

105. D【解析】可导致恶性肿瘤发生的化学致癌物质包括间接致癌物和直接致癌物，前者需要在体内代谢活化后才致癌，如多环芳烃、芳香胺类、亚硝胺类、真菌毒素，后者主要是烷化剂和酰化剂。选项 D 属生物致癌因素，与胃癌和胃黏膜相关淋巴组织淋巴瘤的发生相关。其余选项均属间接致癌物。

106. A【解析】肾母细胞瘤是最常见的腹部恶性肿瘤，其发病率在小儿腹部肿瘤中占首位。肿瘤主要发生在 5 岁以内，特别多见于 2～4 岁。左右侧发病数相近，3%～10%为双侧性，同时或相继发生。

107. B【解析】人类亲 T 细胞病毒是致瘤性 RNA 病毒，属慢病毒亚科，可引起成人 T 细胞白血病、淋巴瘤等，主要通过血液和性交传染。

108. D【解析】子宫内膜癌不会遗传，主要的发病因素可分为雌激素依赖型和非雌激素依赖型，前者可造成子宫内膜增生症继而癌变，多见于肥胖、糖尿病、不孕不育及绝经延迟的女性；后者与雌激素没有明显关系，多与基因突变有关，多见于老年体弱妇女。

109. B【解析】高分化鳞癌的癌巢，癌细胞间可见细胞间桥，在癌巢中央可出现层状的角化物，称为角化珠或癌珠。

110. C【解析】年龄因素、遗传因素、激素水平和免疫状态都是与肿瘤发生有关的内在因素。营养状况虽然与机体健康及免疫力有关，但是并不直接影响肿瘤的发生。

111. E【解析】癌前病变指的是某些疾病或病变虽然本身不是恶性肿瘤，但具有发展为恶性肿瘤的潜能。癌前病变并不一定会发展为恶性肿瘤，从癌前状态发展为癌，可以经过相当长的时间。

112. B【解析】乳腺纤维腺瘤是一种良性肿瘤，不是癌前病变。

113. D【解析】大多数肿瘤的外层有一层基底膜作为保护，将癌细胞固定在一个位置，这是肿瘤自身的防御机制，而癌细胞想要转移扩散到其他地方，就要先突破这层基底膜。

114. C【解析】根据其浸润的深度不同，分为轻度、中度和重度非典型增生。轻度和中度非典型增生多数是良性的病变，在当诱因消除之后能够恢复正常。而重度非典型增生也就是原位癌，在诱因消除之后也不能够恢复正常，通常会进展成癌，也就是癌变的概率接近百分之百。

115. C【解析】非典型增生或称异型增生，指细胞增生并出现异型性，但还不足以诊断为肿瘤的一些病变。根据异型性大小和累及范围，非典型增生分为轻度、中度、重度三级。轻度非典型增生：异型性较小，累及上皮层的下 1/3。中度非典型增生：异型性中等，累及上皮层的下 2/3。重度非典型增生：异型性较大，累及上皮 2/3 以上但未达到全层。

116. D【解析】非典型增生的细胞形态特点主要表现为增生的细胞大小不一、形态多样、核大而浓染、核质比例增大、核仁增多、体积增大，核分裂象增多（多为正常核分裂象）、细胞极向排列消失（紊乱）等。

117. B【解析】交界性肿瘤是指组织形态和生物学行为介于良性与恶性之间的肿瘤，又称中间性肿瘤。

118. E【解析】非典型增生属癌前病变，轻度非典型增生可恢复正常，中、重度非典型增生则较难逆转，如不及时治疗可进一步发展为癌。

119. E【解析】原位癌一词通常用于上皮的病变，指异型增生的细胞在形态和生物学特性上与癌细胞相同，并累及上皮的全层，但没有突破基底膜向下浸润，有时也被称为上皮内癌。原位癌常见于鳞状上皮或尿路上皮等被覆的部位，也可见于发生鳞状化生的黏膜表面，如鳞状化生的支气管黏膜。如能及时发现和治疗原位癌，可防止其发展为浸润性癌。

120. A【解析】原位癌常见于鳞状上皮或尿路上皮被覆的部位，如子宫颈、皮肤、膀胱；乳腺导管上皮发生癌变而未侵破基底膜向间质浸润者，称为导管原位癌或导管内癌。除选项 A 外，其余选项均为早期浸润性癌。

121. E【解析】前列腺腺癌的病理学诊断以组织学以及细胞学特点的结合为基础，诊断要点为腺体结构物的紊乱、核的异型性及浸润现象。

122. C【解析】上皮内瘤变指上皮从非典型增生到原位癌这一连续的过程。轻度非典型增生称为上皮内瘤变Ⅰ级，中度非典型增生称为上皮内瘤变Ⅱ级，重度非典型增生和原位癌称为上皮内瘤变Ⅲ级。上皮内瘤变这一表述最早用于子宫颈，即子宫颈上皮内瘤变，现已扩展到其他部位的上皮组织。上皮内瘤变Ⅲ级如治疗不及时，可发展为浸润性癌。

123. B【解析】子宫颈上皮内瘤变分级：①轻度不典型增生（或称Ⅰ级）：细胞异型性轻，异常增生的细胞仅限于上皮层的下 1/3，中、表层细胞正常。②中度不典型增生（或称Ⅱ级）：细胞异型性明显，异常增生的细胞限于上皮层的下 2/3 未累及表层。③重度不典型增生（或称Ⅲ级）：细胞异型性显著异常增生的细胞占据上皮内 2/3 以上或达全层。

124. D【解析】肉瘤是来源于间叶组织的恶性肿瘤，包括结缔组织肌肉、脂肪、骨骼等。脂肪肉瘤是成人最常见的软组织肉瘤，多见于腹膜后及大腿的软组织深部。

125. C【解析】交界性肿瘤指的是一些组织形态和生物学行为介于良恶性之间的肿瘤。有些交界性肿瘤有发展为恶性的倾向。有些交界性肿瘤的恶性潜能目前尚难以确定，有待通过长时间随访进一步了解其生物学行为。

126. B【解析】卵巢交界性浆液性乳头状囊腺瘤是最常见的交界性肿瘤，具有发展为卵巢乳头状囊腺癌的倾向。

127. C【解析】有的肿瘤实质由两种以上不同类型的组织构成，称为混合瘤。最复杂的混合瘤是畸胎瘤，其肿瘤实质由来源于三个胚层的各种类型的组织混杂构成。

128. B【解析】色素痣是人体最常见的良性皮肤肿物，包括皮内痣、交界痣、混合痣。交界痣的痣细胞比较活跃，是最容易发生恶变的一种痣。

129. A【解析】临床上肿瘤的良恶性是指其生物学行为的良恶性，包括肿瘤的生长方式、生长速度，是否有侵袭、转移，以及继发改变等因素的综合判定，因此正确答案应为 A。

130. A【解析】肿瘤实质是肿瘤细胞的总称，是肿瘤细胞的主要成分，肿瘤的生物学特点以及每种肿瘤的特殊性都是由肿瘤的实质决定的。

131. E【解析】良性肿瘤对机体的影响较小，主要是局部压迫和阻塞，其严重程度主要取决于肿瘤发生的部位，如颅内的良性肿瘤可压迫脑组织、阻塞脑室系统而引起颅内压增高，从而导致严重的神经系统症状。

132. B【解析】病理学上主要依据形态学指标来判断肿瘤的良恶性，即肿瘤的分化程度或异型性。良性肿瘤的分化程度高，异型性小；恶性肿瘤的分化程度低，异型性大。

133. D【解析】神经鞘瘤是一种主要生长在鞘内的良性肿瘤，肿瘤一般生长缓慢，形状规则，质地均匀，一般质硬。其他选项均为恶性肿瘤。

134. A【解析】转移是恶性肿瘤的特点，良性肿瘤不发生转移。

135. E【解析】髓母细胞瘤是一种恶性程度很高的中枢神经系统肿瘤，主要见于儿童。

136. D【解析】转移是恶性肿瘤的主要特征之一。恶性肿瘤中一部分细胞从肿瘤病灶脱离，通过淋巴管、血管、体腔等转移到局部淋巴结或远处的组织、器官，并在该处继续生长成为同型的肿瘤。转移的部位和范围与肿瘤治疗方法的选择和治疗效果有密切关系。

137. A【解析】良性肿瘤表面常有完整包膜，生长缓慢，全身症状较少，不向周围组织浸润，也无全身转移，手术切除后不易复发，对机体危害较小。恶性肿瘤表面几乎无包膜，生长迅速，且易向周围组织浸润，常有全身转移，手术切除后易复发，对机体危害大。

138. E【解析】肿瘤细胞核的多型性和病理性核分裂象，常为恶性肿瘤的重要特征，在区分良恶性肿瘤上有重要意义。

139. A【解析】骨母细胞瘤是一种少见的良性肿瘤，由异常的骨小梁或骨样结构组成，直径常有几厘米，反应骨少见。青年多见，男性居多。

140. B【解析】病理学上主要通过形态学等指标来判定肿瘤的良恶性，包括肿瘤组织和细胞的分化成熟程度、肿瘤的异型性、是否有病理性核分裂等。恶性肿瘤在形态学上的本质特征是细胞分化不成熟，即组织、细胞的异型性明显，出现病理性核分裂象，浸润性生长。

141. C【解析】良性肿瘤细胞异型性小，与其来源的正常细胞相似，有时单从细胞学上无法同其来源的正常细胞区别，其异型性主要表现在组织学方面。恶性肿瘤的瘤细胞具明显的异型性。

142. C【解析】肠腺瘤属于肠道中的良性病变，肠腺癌是一种肠道的恶性肿瘤。异型性的大小是诊断肿瘤，确定其良恶性的主要组织学依据。恶性肿瘤常具有明显的异型性。

143. E【解析】乳腺根据性质分为乳腺良性肿瘤和恶性肿瘤。乳腺良性肿瘤呈膨胀性生长，不会转移也不会扩散，一般切除后不易复发。乳腺恶性肿瘤呈浸润性生长，有可能出现转移复发。

144. C【解析】本题考查间叶组织源性良性肿瘤和恶性肿瘤的鉴别，其本质区别是肿瘤细胞的分化成熟程度，即异型性的大小。肉瘤细胞的分化成熟程度低，呈现明显的细胞异型性。

145. B【解析】浸润性生长是绝大多数恶性肿瘤的生长方式，但一些特殊类型的良性肿瘤也可呈浸润性生长，如血管瘤，须特殊记忆。

146. A【解析】良性肿瘤对机体的影响通常较小，主要为局部压迫或阻塞，但如发生部位为重要器官（如颅内）也可引起严重后果。恶性肿瘤除造成压迫、阻塞外，还可以破坏原发处和转移处的组织，引起坏死、出血，合并感染，造成恶病质和死亡。

147. E【解析】良恶性肿瘤的鉴别要点包括分化程度、核分裂象、生长速度、生长方式、继发改变、转移、复发、对机体影响。

148. D【解析】良性肿瘤异型性小，分化较成熟；生长缓慢，呈外生性生长或膨胀性生长，边界清，一般不浸润，手术易切干净，术后不易复发；也不转移。

149. B【解析】发生转移是恶性肿瘤的特点，但并非所有恶性肿瘤都会发生转移。良性肿瘤与恶性肿瘤的主要鉴别点在于分化程度不同。良性肿瘤组织分化程度较好，异型性小，与原有组织形态相似。恶性肿瘤组织分化不好，异型性大。

150. B【解析】恶性肿瘤包括癌与肉瘤两大类，凡是来源于上皮组织恶性肿瘤统称为癌，这些上皮组织是指分布在人体的表面、所有空腔脏器的里侧、各种腺体的分泌部分等；而来源于中胚叶组织如脂肪、肌肉、骨等部位恶性肿瘤，统称为肉瘤。

151. E【解析】肿瘤细胞浸润性生长形成癌细胞团——癌巢，是癌的基本形态特征，也是诊断癌的主要依据。

152. B【解析】有些非鳞状上皮被覆部位，发生鳞状上皮化生恶变，也可形成鳞癌。腺鳞癌既有鳞癌，又有腺癌成分。腺棘皮癌是腺癌组织中可见鳞状化生的上皮成分。癌肉瘤是同一肿瘤中既有癌，又有肉瘤成分。

153. E【解析】癌巢中见角化珠和细胞间桥，说明肿瘤分化成熟程度高。

154. B【解析】发生于胃幽门部的一般都为腺癌，极少发生鳞癌。硬癌、胶样癌、髓样癌均为腺癌的特殊类型。

155. A【解析】肉瘤细胞大多弥漫分布，不形成细胞巢，与间质分界不清，网状纤维染色可见肉瘤细胞间存在网状纤维。

156. D【解析】腺癌是起源于腺上皮、导管或分泌上皮的恶性肿瘤，多见于胃肠道、甲状腺、乳腺、胆囊等组织。肉瘤是发生在间叶组织的恶性肿瘤，间叶组织包括纤维组织、肌肉、血管、骨和软骨组织等。

157. E【解析】淋巴道转移是癌最常见的转移方式，是指侵犯的瘤细胞穿过淋巴管壁，脱落后随淋巴液被带到汇流区淋巴结，并且以此为中心生长出同样肿瘤的现象。肉瘤主要的转移方式是血行转移，也被称为血道转移。肉瘤的供养血管非常丰富，很少发生淋巴道转移。

158. B【解析】上皮组织的恶性肿瘤统称为癌。起源于间叶组织的恶性肿瘤统称为肉瘤。

159. D【解析】恶性间叶组织肿瘤统称为肉瘤。肉瘤比癌少见，多发生于青少年。肉眼观呈结节状或分叶状。由于其发生较快，除浸润生长外，也可挤压周围组织形成假包膜。肉瘤体积常较大质软，切面多呈灰红色，均质性，湿润，外观多呈鱼肉状，故称为肉瘤。肉瘤易发生出血坏死、囊性变等继发性改变。镜下，肉瘤细胞大多弥漫排列，不形成细胞巢，与间质分界不清，网状纤维染色可见肉瘤细胞间存在网状纤维。肿瘤间质的结缔组织少，但血管较丰富，故肉瘤多先经血行转移。

160. C【解析】光镜下可见癌细胞呈巢状、腺管状或条索状排列，与间质分界清楚；网状纤维染色可见网状纤维位于癌巢周围，而癌细胞间无网状纤维。

161. C【解析】诊断恶性肿瘤的主要根据是肿瘤的异型性明显或瘤细胞原始、幼稚。而出血、坏死、溃疡形成虽然常见于生长迅速的恶性肿瘤，但是不能以此诊断恶性肿瘤，只能作为一个佐证指标，且提示预后不佳。老年人、进行性消瘦在糖尿病等其他疾病中也可见到，更不能简单地作为恶性肿瘤的判断依据。

162. D【解析】参见 A1 型题第 155 题解析。

163. C【解析】转移瘤常表现为多个散在分布、境界清楚的结节，大多数位于邻近器官表面。

164. D【解析】胃硬癌的病理组织特点为癌细胞沿胃壁弥漫浸润、增殖，伴有明显的胶原纤维性间质增生。

165. E【解析】良性肿瘤对机体的影响如下。①局部影响：如局部压迫和阻塞症状。影响的发生主要与发生部位和继发改变有关，发生在重要器官和腔道也可引起严重后果。如发生继发改变，可引起出血和感染。②全身影响：部分肿瘤会引起内分泌紊乱等。内分泌腺的良性肿瘤，如脑垂体前叶的嗜酸性细胞腺瘤可引起儿童巨人症或成年人肢端肥大症。

166. B【解析】晚期恶性肿瘤患者往往发生癌症性恶病质，这是一种机体严重消瘦、贫血、食欲缺乏和全身衰弱的状态。癌症性恶病质的发生可能主要是肿瘤组织本身或机体反应产生的细胞因子等作用的结果。

167. E【解析】恶性肿瘤细胞从原发部位侵入淋巴管、血管或体腔，迁徙到其他部位，继续生长，形成同样类型的肿瘤，这个过程称为转移。肺血供丰富，肾癌可以通过血行转移到达肺。

168. A【解析】副肿瘤综合征指的是不能用肿瘤的直接蔓延或远处转移加以解释的一些病变和临床表现，是由肿瘤的产物（如异位激素）或异常免疫反应（如交叉免疫）等原因间接引起，可表现为内分泌系统、神经系统、消化系统、造血系统、骨关节、肾及皮肤等的异常。

169. E【解析】参见 A1 型题第 168 题解析。

170. C【解析】诊断恶性肿瘤的主要的形态学依据是细胞核多形性。核大、深染、染色质粗、聚集在核膜下，核仁清楚，核分裂多并出现病理性核分裂是肿瘤异型性中最显著的特点，也是诊断恶性肿瘤时必须重视的要点。

171. D【解析】异位内分泌综合征指的是一些非内分泌腺肿瘤，也可以产生和分泌激素或激素类物质，引起内分泌症状。此类肿瘤多为恶性肿瘤，以癌居多，如肺癌、胃癌、肝癌、胰腺癌、结肠癌。一些肉瘤也可引起异位内分泌综合征，如纤维肉瘤、平滑肌肉瘤、横纹肌肉瘤。

172. D【解析】一些内分泌腺的肿瘤如垂体腺瘤，可产生原内分泌腺固有的激素如生长激素、催乳素等，引起一些相应的临床表现。异位内分泌综合征则是一些非内分泌腺肿瘤所致病变或临床表现。

173. D【解析】恶性肿瘤可以通过血行转移累及许多器官，但最常受累的脏器是肺和肝。原因如下：侵入体循环静脉的肿瘤细胞经右心到肺，首先在肺内形成转移瘤；侵入门静脉系统的肿瘤细胞，首先发生肝转移；原发性肺肿瘤或肺内转移瘤的瘤细胞可直接侵入肺静脉或通过肺毛细血管进入肺静脉，经左心随主动脉血流到达全身各器官，常转移到脑、骨、肾、肾上腺等处。因此，这些器官的转移瘤常发生在肺内已有转移之后。因此，临床上判断有无血行转移，以确定患者的临床分期和治疗方案时，应做肺及肝的影像学检查。

174. E【解析】类癌是起源于胚胎神经嵴的亲银细胞肿瘤，可以发生在消化、呼吸、泌尿生殖系统及胸腺、甲状腺、皮肤等部位。类癌生长缓慢、恶性程度低。恶性类癌可转移至肝，血液中 5-羟色胺等物质增多，临床表现为皮肤潮红、腹痛、腹泻、支气管痉挛、心瓣膜病变等，称为类癌综合征。

175. E【解析】类癌是一种罕见的神经内分泌肿瘤，其特点是可以分泌多种激素或生物活性物质，如胰岛素、胃酸、促甲状腺激素，导致临床上出现相应的症状和体征。

176. D【解析】肿瘤是在外界因子和机体内在因素的双重作用下，细胞发生转化所形成的肿块；是机体在各种致瘤因素作用下，在基因水平上失去对局部细胞生长和分化的正常调控，导致其克隆性异常增生而形成的新生物。

177. D【解析】乳腺纤维腺瘤本身不具备内分泌功能，而是由卵巢功能旺盛，雌激素水平过高等引起，多为圆形或椭圆形，直径常为 1~3cm，亦有更小或更大者，偶可见巨大者。乳腺纤维腺瘤境界清楚，边缘整齐，表面光滑，富有弹性，无压痛，活动度较大，与皮肤无粘连。

178. C【解析】乳腺癌被称为雌激素依赖型肿瘤，这类肿瘤在雌激素含量比较丰富的环境下容易生长，呈明显的正比关系，激素水平越高，发生癌变的风险也就越高。

179. C【解析】侵入门静脉系统的恶性肿瘤细胞，首先转移至肝，如胃肠道癌的肝转移。

180. E【解析】淋巴结转移性癌的确诊依据主要是对淋巴结进行穿刺活检或切除活检，在淋巴组织当中找到癌细胞，就可以确诊是淋巴结转移性癌。

181. C【解析】在临床上，锁骨上淋巴结转移癌的原发部位最常见于胃肠道肿瘤，也可见于肺癌、乳腺癌及头颈肿瘤，肝癌则极其少见。

182. A【解析】高分化腺癌：癌组织有大小不一的腺管组成，癌细胞分化好，细胞多排列成腺管状，但其腺体轮廓不规则，腺癌细胞单层或双层，分泌功能减少或消失。中分化腺癌：癌细胞分化较差，大小不一，呈假复层，细胞核分裂象比高分化者增多。部分肿瘤细胞呈实性条索状式团状结构。低分化腺癌：癌组织中腺管状结构不明显，仅小部分可呈腺管状结构。癌细胞大多形状大小不一，形态不规则的实性团块，癌细胞分化更差，异型性更明显。

183. C【解析】淋巴道转移时，一般都沿着淋巴汇流的方向发展，先到达最近的一组淋巴结（第一站），如胃癌的胃周围淋巴结转移，而后再侵犯较远的第二站或第三站淋巴结（如胃癌转移至腹主动脉旁淋巴结，甚至肝门淋巴结），最后可经胸导管发生血行转移。当受累淋巴结和淋巴管发生阻塞时，癌细胞可通过侧支循环或逆流方向发生跳跃式或逆行性转移。胃癌多引起胃周围淋巴结的转移，如发生左锁骨上淋巴结的转移，则提示它的转移范围已很广泛和预后不良。胃癌常转移至左锁骨上淋巴结，又称 Virchow 淋巴结。

184. E【解析】肿瘤组织在细胞形态和组织结构上，都与其来源的正常组织有不同程度的差异，这种差异称异型性。异型性小，分化程度高，生物行为表现为良性过程。异型性大，分化程度低，生物行为表现为恶性过程。

185. B【解析】横纹肌肉瘤晚期可通过血液和淋巴发生远处转移。横纹肌肉瘤恶性程度很高，常常发生复发和转移，局部复发率达 61%~100%。

186. E【解析】转移即恶性肿瘤细胞侵入血管、淋巴管或体腔，被带至他处继续生长，形成与原发瘤同类型的肿瘤，新形成的肿瘤称为转移瘤。

187. B【解析】消化道恶性肿瘤可通过侵入门静脉系统，首先发生肝转移，因此胃肠道癌最易发生肝转移。

188. A【解析】腺瘤是腺体、导管或分泌上皮发生的良性肿瘤，多见于甲状腺、卵巢、乳腺、涎腺、结肠等组织。其恶型性称之为腺癌。

189. C【解析】皮肤表面接触诱变剂并不致癌，但是再涂抹巴豆油，则引起皮肤癌，巴豆油中的有效成分是佛波酯，能模仿二酰甘油信号，激活蛋白激酶C。

190. C【解析】心、脾是恶性肿瘤罕见的器官。

191. B【解析】低分化癌是恶性程度很高的癌症类型，癌症的恶性程度分为四个类型，即高分化癌、中分化癌、低分化癌、未分化癌。未分化癌是恶性程度最高的一类癌症，分化程度越低，恶性程度越高，治疗效果越差，病情发展越快，患者的平均生存时间比较短。

192. A【解析】癌一般以淋巴道转移为主，胃癌、子宫颈癌、结肠癌等都首先转移至局部淋巴结，而绒毛膜上皮癌侵袭破坏血管的能力很强，所以极易引起血行转移。

193. D【解析】中枢神经系统的转移性肿瘤可累及脑和脊髓，其中以脑的转移性肿瘤较多见。

194. D【解析】乳头状瘤是上皮组织的良性肿瘤，多见于鳞状上皮、尿路上皮等覆盖的部位，如膀胱、阴道、子宫颈，称为鳞状细胞乳头状瘤、尿路上皮乳头状瘤等。

195. C【解析】种植性转移常见于腹腔器官的恶性肿瘤。例如，胃肠道黏液癌侵及浆膜后，可种植到大网膜、腹膜、盆腔器官（如卵巢）等处。

196. A【解析】原位癌主要是指癌细胞位于黏膜内或腺体内，没有突破基底膜，更没有向间质发生浸润，所以在通常情况下是不会发生淋巴结转移及远处组织器官扩散的。

197. B【解析】良性肿瘤核分裂象无或稀少，不见病理性核分裂象；恶性肿瘤核分裂象多见，并可见病理性核分裂象。

198. C【解析】肉瘤来源于间叶组织，间叶组织与周围广泛粘连，容易浸润血管，容易发生血行转移。肉瘤质地较软，富含血管，易与正常血管建立联系，因此容易发生血行转移。

199. B【解析】肺癌骨转移是指肺癌细胞经血液转移到相应骨组织，骨是肺癌转移的好发部位，可造成疼痛、骨折等一系列表现。

200. A【解析】非典型增生是癌前病变的形态学表现。临床病理工作中常见的非典型增生如下：鳞状上皮非典型增生，多发于食管、子宫颈和口腔、外阴的黏膜白斑、慢性皮肤溃疡等；腺上皮非典型增生（异型增生），多见于胃、胆囊、肝细胞、子宫内膜、乳腺导管上皮等。

201. B【解析】骨肉瘤可较早通过静脉入血，侵入体循环静脉的肿瘤细胞经右心到肺，在肺内形成转移瘤。

202. B【解析】由于毛细血管和小静脉管壁较薄，同时管内压力较低，故瘤细胞多经静脉入血，少数亦可经淋巴管间接入血。

203. E【解析】参见 A1 型题第 75 题解析。

204. A【解析】鼻咽部的原发肿瘤为鳞癌，因此颈部淋巴结转移性鳞癌最可能的是鼻咽癌，故正确答案为 A。其余选项的原发肿瘤均为腺癌。

205. C【解析】胃癌组织侵出胃壁浆膜，加上胃肠的不断蠕动、与其他脏器的相互摩擦，使得癌细胞脱落至腹腔和其他器官上，便形成了种植性转移病灶。

206. D【解析】常染色体显性遗传性肿瘤综合征包括家族性视网膜母细胞瘤，家族性腺瘤性息肉病、神经纤维瘤病等癌前疾病。

207. D【解析】侵入胸、腰、骨盆静脉的肿瘤细胞，也可以通过吻合支进入脊椎静脉丛，例如前列腺癌可通过这一途径转移到脊椎，进而转移到脑，这时可不伴有肺的转移。

208. E【解析】瘤细胞沿组织间隙、淋巴管、血管或神经束浸润，破坏临近正常组织、器官，并继续生长，称为直接蔓延。例如晚期子宫颈癌可蔓延至直肠和膀胱，晚期乳腺癌可以穿过胸肌和胸腔至肺。脑胶质瘤周围出现小卫星灶并不属于典型的直接蔓延表现。因为脑组织内部没有明显的空隙，所以脑胶质瘤一般不会像其他器官的肿瘤那样直接蔓延到周围的组织。

209. A【解析】少数肿瘤形态上属良性，但常浸润性生长，切除后易复发，甚至可出现转移，在生物学行为上介于良性与恶性之间，故称交界性或临界性肿瘤，如包膜不完整的纤维瘤、黏膜乳头状瘤、涎腺混合瘤等。

210. D【解析】腺癌多发生于腺体，呈浸润性生长，发生出血坏死，细胞异型性明显，肿瘤形成腺体。在诊断腺癌时，必须具备两条病理组织学特点：①肿瘤细胞异型性明显。②形成腺体结构。

211. A【解析】根据腺瘤的组成成分或形态特点，又可将之分为管状腺瘤、绒毛状腺瘤、囊腺瘤、纤维腺瘤、多形性腺瘤等类型。构成多形性腺瘤的主要成分为腺上皮细胞、肌上皮细胞、黏液、黏液样组织及软骨样组织，这些组织形成腺管样结构、黏液样组织及软骨样组织、肌上皮片块等基本结构，有时可见鳞状化生。

212. A【解析】人乳头状瘤病毒（HPV）有多种类型，其中，HPV-6、HPV-11 与生殖道和喉等部位的乳头状瘤有关；HPV-16、HPV-18 与子宫颈等部位的癌有关。HPV 的 E6 和 E7 蛋白能与 RB 和 p53 蛋白结合，抑制他们的功能，导致肿瘤发生。

213. C【解析】视网膜母细胞瘤产生自视网膜胚基，肿瘤细胞为幼稚的小圆细胞，形态类似未分化的视网膜母细胞，可见特征性的 Flexener-Wintersteiner 菊形团。多见于 3 岁以下的婴幼儿，预后不好。

214. D【解析】由于脑膜瘤的组织来源复杂，其组织学图像也可呈现下列基本类型。①脑膜细胞型（融合细胞型）：瘤细胞胞质丰富，边界不清楚，胞核椭圆形，细胞排列呈分叶状或旋涡状，为纤维间质条索所分隔。②纤维细胞型：瘤细胞呈长梭形，排列成致密的交织束状结构，其间有网状纤维及胶原纤维，有时胞核呈栅状排列。③过度（混合）型：脑膜细胞与纤维细胞混合，排列成分叶状，中央为脑膜细胞，周围为纤维细胞，常形成旋涡状结构，其中常包含有同心层状结构的砂粒体，为变性肿瘤细胞及钙盐沉积。肿瘤质地硬，似砂砾状。④血管母细胞型：肿瘤细胞丰富，胞质模糊，胞核椭圆，多排列在毛细血管旁，并有较多的网状纤维。

215. E【解析】鼻咽癌是地区较常见的恶性肿瘤，是一种多因素综合致病的疾病。较明确的病因有 EB 病毒感染、环境因素、遗传因素及化学致癌物等。EB 病毒又称人类疱疹病毒 4 型，在人群中广泛易感。

216. A【解析】神经鞘瘤束状型，细胞细长，梭形，境界不清，核长圆形，互相紧密平行排列呈栅栏状或不完全的旋涡状，称贝罗凯（Verocay）小体。

217. D【解析】菊形团是指瘤细胞排列呈现出的一种特殊结构，形状类似菊花。这种结构常见于神经母细胞瘤、视网膜母细胞瘤、髓母细胞瘤等肿瘤。黑色素瘤是一种来源于黑色素细胞的恶性肿瘤，通常表现为皮肤上的黑色或棕色痣样病变，不会形成菊形团结构。在镜下观察时，黑色素瘤的瘤细胞通常呈现为单个或散在的、大小和形态不规则的典型恶性肿瘤细胞。

218. C【解析】腺上皮发生鳞状上皮化生称鳞化，在此基础上发生的癌称为鳞状细胞癌。

219. D【解析】呈腺泡状排列的肿瘤包括腺泡状软组织肉瘤、腺泡状横纹肌肉瘤、副神经节瘤、甲状腺髓样癌、肾上腺腺瘤和腺癌、胰岛细胞瘤、肾透明细胞癌等。膀胱移行细胞癌是一种恶性肿瘤，来源于膀胱内壁的移行上皮细胞；通常没有典型的腺泡状结构，而是以移行上皮细胞形成的实体肿块、乳头状突起或平坦浸润等形式生长，并侵入周围正常组织。因此，正确答案为选项 D。

220. D【解析】网状纤维染色主要依据网状纤维在肿瘤组织内及肿瘤细胞间的分布情况对相关肿瘤进行鉴别，不能鉴别肿瘤的良恶性。

221. E【解析】鼻咽癌患者早期即可出现颈部淋巴结肿大，这些肿大的淋巴结是鼻咽癌癌细胞转移到淋巴结所引起的。鼻咽癌患者以颈部淋巴结肿大为首发症状者约占 60%，肿大的淋巴结主要位于上颈部的颈深上淋巴结群。

222. D【解析】嗜银染色或亲银染色多用于评价神经内分泌肿瘤，含有胺类或肽类激素的细胞呈黑色颗粒，APUD 瘤属神经内分泌肿瘤。

223. D【解析】胞质中含中性脂肪、胆固醇、磷脂等的肿瘤细胞可用苏丹Ⅲ染色显示。

224. B【解析】亚硝胺类致癌谱广，可在动物中诱发多种实验性肿瘤。在胃内的酸性环境下，亚硝酸盐与来自食物的各种二级胺合成亚硝胺。亚硝酸盐可来源于鱼、肉类食品的保存剂及着色剂，也可由细菌分解硝酸盐产生。

225. E【解析】VG 三色染色是用于显示胶原纤维的常用染色方法，常用于鉴别肿瘤组织是否来源于纤维细胞，以及心肌瘢痕灶、早期肝硬化、其他纤维组织增加或减少等疾病的诊断。纤维组织或胶原纤维呈粉红色，肌组织呈黄色。

226. A【解析】上皮组织的标志物：细胞角蛋白（CK）、上皮膜抗原（EMA）。间叶组织的标志物：波形蛋白（vimentin）。肌组织的标志物：结蛋白（desmin）、平滑肌肌动蛋白（SMA）、肌特异性肌动蛋白（MSA）、肌球蛋白、肌质蛋白等。

227. B【解析】致癌的芳香胺类如乙萘胺、联苯胺，与印染厂工人和橡胶工人的膀胱癌发生率较高有关。氨基偶氮染料，如过去食品工业中使用的奶油黄（二甲基氨基偶氮苯）和猩红，可引起试验性大白鼠肝细胞癌。

228. C【解析】vimentin 存在于间叶细胞和非表皮细胞，以及骨骼肌和心肌 z 盘中的Ⅲ型中间纤丝内的蛋白质。是一个磷酸化的蛋白质，在细胞分裂时，磷酸化程度提高。是间叶组织特异性标志物。

229. B【解析】desmin 是肌源性肿瘤的敏感标志物，在各种分化水平的横肉、平滑肌瘤及分化好的平滑肌肉瘤均能显示 desmin 阳性的瘤细胞。分化差的平滑肌肉瘤有时为阴性。

230. E【解析】癌的大体特点为质坚硬，灰白色。镜下多形成癌巢，实质与间质分界清楚，纤维组织常有增生。

231. A【解析】肝癌的发病和乙型肝炎病毒（HBV）感染、丙型肝炎病毒（HCV）感染、黄曲霉毒素、饮水污染、酒精、肝硬化、性激素、亚硝胺类物质、微量元素等都有关系。在我国，肝癌是一种高发的、危害极大的恶性肿瘤。

232. C【解析】在子宫颈癌的筛查中，HPV DNA 检测具有较高的灵敏度，对子宫颈癌的诊断具有重要的提示意义。

233. C【解析】病理学检查是通过对组织细胞进行形态学观察的检查方法，对确定肿瘤的性质（良恶性）和类型具有独特的意义。

234. A【解析】EB 病毒（EBV）是一种疱疹病毒，与其有关的人类肿瘤有伯基特淋巴瘤、某些霍奇金淋巴瘤、鼻咽癌、少数胃癌和免疫抑制患者（如人类免疫缺陷病毒感染或器官移植后）发生的 B 细胞淋巴瘤等。

235. B【解析】肾母细胞瘤不是遗传病，但是与遗传有一定的关系，大部分患者的肾母细胞里可以检测到遗传物质改变，尤其是检测到 *WT*1 基因突变，与肾母细胞瘤的发病发生有关。

236. B【解析】胃癌常发生种植性转移。在当胃癌破坏胃壁侵及浆膜后，可种植到大网膜、腹膜、腹腔内器官表面甚至卵巢等处。肾属于腹膜外器官，因此胃癌不可能种植到肾。

237. E【解析】与遗传和环境因素均有关的家族性肿瘤一些常见肿瘤（如乳腺癌、胃肠癌、食管癌、肝癌和白血病）有家族聚集倾向。这类肿瘤一般是多基因遗传性肿瘤，在其发生过程中环境素也很重要。流行病学调查发现，5%～10%的乳腺癌有家族史，70%～85%的 *BRCA*1、*BRCA*2 基因突变的携带者在一生中将发生乳腺癌。小于 30 岁的女性乳腺癌患者中，25%以上为 *BRCA*1 或 *BRCA*2 基因突变所致。目前，这类肿瘤的遗传机制还不十分清楚。

238. C【解析】神经纤维瘤病 I 型是一种由抑癌基因 *NF*1 突变导致神经系统结缔组织异常增生而引起的单基因遗传病。

239. D【解析】肿瘤是恶性细胞不受调控无限制繁殖的一种疾病，如肝癌或胸腺瘤都称为肿瘤，而动脉瘤不是肿瘤，动脉瘤是动脉壁在病理因素炎症、动脉粥样硬化等作用下造成局部薄弱，引起血管局部扩张向外膨出像肿瘤一样从血管中突出。

240. C【解析】成人 T 细胞白血病（ATL）是一种侵袭性 T 细胞恶性肿瘤，该疾病由人类嗜 T 细胞病毒-1（HTLV-1）引起，通过涉及 5 个或更多遗传事件的多个步骤发展，进而癌变。

241. D【解析】胃癌不是由病毒引起的。胃癌最主要的病因就是不恰当的生活方式和饮食方式，还有一定的遗传因素、环境因素。另外，某些胃部疾病也有癌变的可能。

242. D【解析】基底细胞癌是皮肤常见肿瘤，生长慢，主要呈局部浸润生长，一般不发生区域淋巴结及远处转移。

243. A【解析】*RB* 基因是在对视网膜母细胞瘤的研究中最早发现的一种肿瘤抑制基因。*RB* 基因定位于染色体 13q14，其编码的 Rb 蛋白属于核磷蛋白，在细胞周期调节中起重要作用。*RB* 的两个等位基因必须都发生突变或缺失才能产生肿瘤。*RB* 基因突变除了发生在视网膜母细胞瘤，还可见于部分骨肉瘤、乳腺癌和小细胞肺癌。

244. C【解析】目前国内外的研究情况表明，腺瘤性息肉的形成与基因突变和遗传因素有密切关系。例如，*APC* 基因突变会引起家族性腺瘤性息肉病、结肠癌。

245. B【解析】在肿瘤命名中，不同组织来源的良性肿瘤称为瘤，如神经鞘瘤。但是不能仅仅根据其名称中有“瘤”就判断其为良性，如黑色素瘤、淋巴瘤、卵黄囊瘤、精原细胞瘤为恶性肿瘤。

246. B【解析】CD31 主要标记单核细胞、颗粒细胞、内皮细胞和某些 T 细胞，主要用于良恶性血管源性肿瘤的诊断和鉴别诊断，亦可用于各种肿瘤间质中血管生成的研究。

247. E【解析】Ki-67 是一种核蛋白质，由 *MKI*-67 基因编码，提示细胞的增殖活跃程度。

248. A【解析】核糖体主要由 RNA 和蛋白质构成，其功能是合成蛋白质。核糖体中的 RNA 是酸性物质，在 HE 染色中吸附碱性染料（嗜碱性染色）。由于恶性肿瘤细胞生长速度较快，胞质内核糖体数量增多，因而嗜碱性增强。

249. D【解析】EMA 可作为上皮源性肿瘤的常用标志物，EMA 呈阳性表达的肿瘤有鳞状细胞癌、胃肠道腺癌、乳腺癌、前列腺癌、卵巢癌、间皮瘤、滑膜肉瘤、甲状腺乳头状腺癌、上皮样肉瘤等。

250. B【解析】雌激素受体（ER）、孕激素受体（PR）主要用于指导乳腺癌的内分泌治疗，对判断预后也有一定意义。如果 ER、PR 呈阳性，这种类型的乳腺癌预后比较好，说明乳腺癌的发生与体内分泌的雌激素或孕激素有关。

251. E【解析】EMA 在外周血 B 细胞不同程度地表达，T 细胞仅在活化后表达，在部分淋巴瘤如 T 细胞丰富型 B 细胞淋巴瘤、弥漫大 B 细胞淋巴瘤及其亚型、95%的间变性大细胞淋巴瘤、单核细胞样 B 细胞淋巴瘤、毛细胞性白血病等表达。

252. B【解析】恶性肿瘤生长过程中，其侵袭性增加的现象称为肿瘤的演进，可表现为生长速度加快、浸润周围组织并发生远处转移。肿瘤演进与其获得越来越大的异质性有关。

253. A【解析】CD20（L26）抗原是一种 B 细胞分化抗原，仅位于前 B 细胞和成熟 B 细胞，在 95%以上的 B 细胞淋巴瘤中表达，而在造血干细胞、血浆细胞和其他正常组织中不表达。

254. B【解析】经典型霍奇金淋巴瘤的里-施细胞（RS 细胞）CD15 及 CD30 抗原表达阳性，是识别 RS 细胞的重要免疫标志。

255. B【解析】krukenberg 瘤原发灶多为胃肠道，恶性程度高，多由胃癌（由胃黏膜上皮和腺上皮发生的恶性肿瘤），特别是胃黏液癌转移性而来。

256. A【解析】硬癌属于实性癌，是低分化腺癌，恶性程度高，癌巢为实体性，无腺腔结构，癌细胞异型性高，核分裂象多见。硬癌因癌巢小，间质结缔组织多，质地硬而得名。

257. E【解析】HMB45 是一种特异性较强的黑色素瘤标志物，可以用于鉴别恶性黑色素瘤和其他类型的肿瘤。在组织学检查中，恶性黑色素瘤通常呈现为具有明显异质性的上皮样或梭形细胞，而使用 HMB45 抗体染色时，黑色素瘤细胞会呈现出较强的阳性表达。因此，HMB45 被视为目前最可靠的恶性黑色素瘤的诊断指标之一。

258. C【解析】大部分正常细胞的端粒在细胞分化的时候会进行性缩短，相反，肿瘤细胞和干细胞的端粒可以由端粒酶进行补充。

259. C【解析】胚胎性横纹肌肉瘤（ERMS）为一种较少见的高度恶性的软组织肿瘤，免疫组织化学染色 vimentin 阳性率高。

260. E【解析】恶性肿瘤的超微结构同样具有异型性，如核膜内陷、怪形核，核仁体积增大、数目增多，细胞间连接减少，细胞器数目减少、发育不良或形态异常。但是目前尚未发现可据以诊断良性肿瘤和恶性肿瘤的特异性超微结构的改变，故选 E。

261. A【解析】*PTEN* 是常见的抑癌基因之一，在众多遗传性和散发性肿瘤中均发现 *PTEN* 的功能丧失。*PTEN* 在细胞中具有磷酸酶依赖性和磷酸酶非依赖性的活性，可调控多种生物学功能，包括维持基因组稳定性、细胞的存活、迁移、增殖、代谢等。

262. A【解析】鳞状细胞癌是具有不同程度鳞状分化的上皮性侵袭性的肿瘤，有早期、广泛淋巴结转移的倾向，通过电镜检查见张力原纤维、桥粒，从而有助于诊断。

263. D【解析】角化物通常出现在高分化鳞癌镜下，镜下在分化好的鳞状细胞癌的癌巢中，细胞间还可见到细胞间桥，在癌巢的中央可出现层状的角化物，称为角化珠或癌珠。

264. B【解析】*RAS* 基因是一种原癌基因，因首先发现于大鼠肉瘤病毒而得名，该基因在人类癌细胞中常发生突变。

265. D【解析】黑色素瘤免疫组织化学染色 HMB45、S-100 阳性，电镜见胞质内含有少数典型的黑色素小体或前黑色素小体，有助于黑色素瘤的诊断。

266. C【解析】神经内分泌肿瘤特点是胞质内具有大量神经内分泌颗粒，弥散分布于全身，可以成器官、成群分布。

267. B【解析】分化抗原是组织细胞在分化、发育的不同阶段表达或消失的正常分子，是特定组织及该组织正常分化的特定阶段所特有的。肿瘤细胞来源于单一细胞发源的克隆性扩增群体，常出现分化抗原过量表达。来源于特定组织的肿瘤通常可表达该组织的分化抗原，例如前列腺肿瘤表达前列腺特异性抗原（PSA）。

268. E【解析】横纹肌肉瘤是高度恶性肿瘤，电镜下可见胞质内出现平行相间排列的粗、细肌丝，原始肌节，Z 带物质等。

269. B【解析】血管肉瘤是一种恶性肿瘤，发生于血管内皮组织，其细胞具有异常增殖、异型性明显等特征。在电镜下观察，可以看到血管肉瘤细胞内存在大量的 Weibel-Palade 小体，这也是血管肉瘤的重要诊断依据之一。

270. C【解析】70%～85%的肝细胞癌是 HBV、HCV 感染或混合感染所致。HBV 和 HCV 本身并不含有可以编码任何转化蛋白（癌蛋白）的基因。可能与肝细胞死亡引起的免疫性慢性炎症、肝细胞再生及遗传损害有关。

271. C【解析】脂肪肉瘤超微结构特点：瘤细胞体积大，胞质内含较多脂滴，还可见自噬体、脂褐素。细胞分散，间质中可见少量胶原纤维。

272. B【解析】平滑肌细胞电镜特点：①大量丝状结构（粗肌丝、细肌丝、中间丝）。②致密体、致密斑。③小凹（肌膜凹陷所致）。

273. C【解析】软骨母细胞瘤是起源于成软骨细胞的良性或中间型的骨肿瘤，由圆形或多边形的成软骨细胞样细胞组成。

**二、A2 型题**

1. C【解析】良性肿瘤呈膨胀性或外生性生长，恶性肿瘤呈浸润性或外生性生长。恶性肿瘤不仅可在原发部位浸润生长、累及邻近器官或组织，还可通过多种途径扩散到身体其他部位，这是恶性肿瘤最重要的生物学特点。

2. B【解析】软骨肉瘤发病年龄多在 40～70 岁，多见于盆骨，也可发生在股骨、胫骨等长骨和肩胛骨等处。肉眼观，肿瘤位于骨髓腔内，呈灰白色、半透明的分叶状肿块。镜下：软骨基质中有异型的软骨细胞，核大深染，核仁明显，核分裂象多见，出现较多的双核、巨核和多核瘤巨细胞。

3. C【解析】乳腺纤维腺瘤是女性乳腺最常见的良性肿瘤，多见于 15～35 岁女性，以 20 岁前后最常见。多表现为偶然发现的乳腺内孤立性肿块，直径多在 1～3cm，20%左右可为多发性，同时或先后在双侧乳房内出现。肿块境界分明，表面光滑，质地坚韧而有弹性，在乳房内极易推动。

4. B【解析】恶性肿瘤可以通过血行转移累及许多器官，其中肝是最常见的血行转移器官，随着肝转移癌灶的增大，可以出现上腹或肝区不适或隐痛，随病情发展则可以出现乏力、发热、体重下降等。肝转移瘤多来源于消化系统。

5. C【解析】*HER2* 基因变异最常见的是 *HER2* 基因的拷贝数增加，然后会导致 HER2 蛋白表达增加，激活下游信号通路，导致细胞发生增殖、迁移。在乳腺癌中，20~30%的病例有 *HER2* 基因拷贝数的增加。从机制学说来看，*HER2* 过表达是 HER2 阳性乳腺癌的病因之一。

6. C【解析】该患者肺部肿块 4cm，考虑恶性肿瘤的可能性更大，由于肿瘤的产物（包括异位激素的产生）异常的免疫反应（包括交叉免疫、自身免疫、免疫复合物沉着等）或其他不明原因，可引起内分泌系统、神经系统、消化系统、造血系统、骨关节、肾及皮肤等发生病变，出现相应的临床表现。这些表现不是由原发肿瘤或转移灶所在部位直接引起的而是通过上述途径间接引起，故称为副肿瘤综合征。

7. A【解析】肿瘤浸润和转移可以大致归纳为以下步骤。①癌细胞彼此分离：正常上皮细胞表面有各种细胞黏附分子，他们之间的相互作用，有助于使细胞黏附在一起，阻止细胞移动。癌细胞表面黏附分子少，使细胞彼此分离。②癌细胞与基底膜的黏着增加：正常上皮细胞与基底膜的附着是通过上皮细胞基底面的一些分子介导的，如层粘连蛋白受体。癌细胞表达更多的 LN 受体，并分布于癌细胞的整个表面，使癌细胞与基底膜的黏着增加。③细胞外基质的降解：癌细胞分泌或诱导间质细胞产生蛋白酶（如基质金属蛋白酶、Ⅳ型胶原酶），溶解细胞外基质成分（如Ⅳ型胶原），使基底膜局部形成缺损，有助于癌细胞通过。*TIMP* 基因的产物有抑制肿瘤转移的作用，可视为转移抑制基因。④癌细胞迁移：癌细胞借阿米巴样运动通过基底膜缺损处移出。癌细胞穿过基底膜后，进一步溶解间质结缔组织，在间质中移动。到达血管壁时，又以类似的方式穿过血管的基底膜进入血管。

8. B【解析】HPV 的致癌机制是在整合入宿主基因组中才发挥作用的，与抑癌基因的作用有关，HPV 的 *E6*、*E7* 基因所导致的 *p53* 和 *Rb* 途径失活是子宫颈癌发生的基础之一。

9. A【解析】乳腺癌患者有腋窝淋巴结转移，初期可出现同侧腋窝淋巴结肿大，肿大的淋巴结质硬、散在、可推动。

10. D【解析】低分化腺癌的癌组织中仅见少量不规则腺管样结构，癌细胞分化差，多形性，大小不一。

11. D【解析】与人类肿瘤发生密切相关的 RNA 病毒只有 1 种，即 HTLV-1。HTLV-1 转化的靶细胞是 $CD4^+$的 T 细胞亚群（辅助性 T 细胞），与人 T 细胞白血病/淋巴瘤有关，主要发生在日本和加勒比地区。

12. C【解析】食管鳞状细胞癌早期无典型的临床症状，中晚期症状典型，如进行性吞咽困难、食物反流、吞咽疼痛、长期进食不足导致的营养不良。肉眼观察：形态多不规则，质地较硬，无包膜，与周围组织无界限；剖面为实质性，呈灰白色，中心常有坏死区。镜检：肿瘤细胞的形态及结构与其他地位的鳞状细胞癌相同。中、高分化者可见细胞间桥及角化珠；低分化者角化不明显，无黏液细胞，亦无腺管样结构。组织病理检查肿瘤由不规则表皮细胞团块构成，向真皮增生。瘤团由不同比例的正常鳞状细胞和非典型（间变）鳞状细胞构成。非典型鳞状细胞大小和形状不一，核增生，染色深，出现非典型性核丝分裂，细胞间桥消失，出现个别细胞角化不良和角珠形成（瘤细胞作同心圆排列，自周围逐渐向中心处不完全或完全角化）。

13. D【解析】该患者原位杂交显示 HPV-16 DNA 阳性，备选答案中，Rb1 蛋白功能受抑与 HPV-16 感染有关。

14. B【解析】尿路上皮癌是指由移行（尿路上皮）细胞发生的恶性肿瘤，常见于膀胱或肾盂等处。最初的临床表现是血尿，通常表现为无痛性、间歇性。肉眼观：菜花状肿物。镜下：肿瘤细胞呈纤细的乳头状排列，细胞层数增多，排列紊乱，异型性明显。

15. A【解析】甲状腺乳头状癌发展到中晚期，多数会出现转移，以颈部淋巴结转移为主。根据该患者的临床症状和病理检查，最可能的诊断为甲状腺癌乳头状癌转移。

16. E【解析】端粒酶以自身为模板，合成端粒重复序列。其本质是一种特异性逆转录酶。端粒酶在各系统恶性肿瘤中都可以检测得到，亦可出现在某些肿瘤的早期，甚至癌前病变。有实验证明，端粒酶的活性与肿瘤恶性程度及预后有关，TRAP 法是一种非常敏感的端粒酶检测方法，可以测出至少 10 个 Hela 细胞中所含端粒酶活性。利用以 PCR 为基础的 TRAP 法测定端粒酶在正常子宫内膜组织及子宫内膜癌组织中的活性表明，端粒酶子宫内膜癌中的阳性表达率高。

17. A【解析】参见 A1 型题第 237 题解析。

18. D【解析】原发癌的分期与肿瘤大小、周围侵犯、有无淋巴结与远处转移有关。

19. A【解析】神经纤维瘤病 I 型是一种由染色体 17q11. 2 上的 *NF*1 基因突变所导致的常染色体显性遗传病，以神经纤维瘤、多发性咖啡牛奶斑、腋下和腹股沟雀斑状色素沉着、视神经胶质瘤、股病变和虹膜错构瘤（Lisch 结节）为特点。神经纤维瘤蛋白的缺失可选择性的激活 RAS 蛋白亚型。

20. E【解析】肿瘤是一种基因病，但并非遗传的，而是指细胞在致瘤因素作用下，基因发生了改变，失去对细胞生长的正常调控，导致细胞异常增生。

21. B【解析】前列腺穿刺活检主要应用于前列腺癌的诊断。直肠指诊发现前列腺结节和血清 PSA 超过 10μg/L 的患者都应当接受前列腺穿刺活检。血清 PSA 为 4～10μg/L，结合其他指标或经直肠 B 超、CT、磁共振成像发现前列腺有可疑病灶，均必须进行前列腺穿刺活检。

**三、A3/A4 型题**

1. C【解析】横纹肌肉瘤好发于头颈部、泌尿生殖道等，偶见于四肢。desmin 阳性及

myoglobin 阳性可以作为横纹肌肉瘤成分存在的可靠依据。

2. D【解析】横纹肌肉瘤是一种恶性程度很高的疾病，是发生在间叶组织的恶性肿瘤，可分为胚胎型、腺泡型以及多形细胞型。

3. E【解析】神经母细胞瘤属于肾上腺髓质和交感神经起源的胚胎性肿瘤，多为散发性，家族性亦可存在，多与 *ALK* 活化突变有关；多发生于婴幼儿，90%在 5 岁以内，偶见于成人；可发生在自颅底至盆腔的任何部位，肾上腺和肾上腺外的发生比例为（1.5~2.0）：1；肿瘤大小从直径 1cm 至充满整个腹腔不等，切面常呈分叶状，质地柔软，鱼肉状，常见出血、坏死、囊性变和钙化。

4. E【解析】神经母细胞瘤具有高度恶性，发展很迅速，甚至早期就有可能会出现转移，但由于发生部位比较隐匿，往往难以早期诊断，加上恶性程度高，所以生存率极低。

5. E【解析】神经母细胞瘤免疫组织化学染色：NSE 弥漫强阳性，NF、Leu-7、PHXO2B 等阳性，亦常见突触素（synaptophysin）、嗜铬粒蛋白（chromogranin）、CD56 及 PGP9.5 阳性。

**四、B 型题**

1. B【解析】乳头状瘤是指上皮组织和其下的结缔组织向表面或向基质内，呈乳头状增生形成的良性肿瘤，但有恶变和治疗后复发的潜在危险。

2. A【解析】滑膜肉瘤是间叶组织来源的恶性肿瘤，具有特殊的生物学行为和病理组织学特点，滑膜肉瘤较早即可以发生以血行转移为主的全身转移。

3. E【解析】葡萄胎是因为受精卵异常发育、未形成正常的胚胎而形成水泡状的、葡萄样的组织。无论是恶性的葡萄胎，还是良性的葡萄胎，都不属于癌症。

4. C【解析】霍奇金淋巴瘤是一种慢性进行性、无痛的淋巴组织肿瘤。

5. D【解析】髓母细胞瘤是中枢神经系统恶性程度最高的神经上皮性肿瘤之一，好发于儿童，以第四脑室顶的小脑蚓部最为常见。

6. A【解析】淋巴管瘤属于间叶组织肿瘤，是一种淋巴管的良性过度增生，临床及病理上可分为单纯性淋巴管瘤、海绵状淋巴管瘤及囊性淋巴管瘤三型。

7. A【解析】乳头状瘤是皮肤黏膜上皮的良性肿瘤，多见于皮肤，偶见于胃肠及脑室的脉络丛。肿瘤呈分支的乳头状或丛状生长，突起于皮肤的表面或黏膜上。

8. B【解析】腺瘤是由腺上皮起源的良性肿瘤，多见于甲状腺、卵巢、乳腺、涎腺、肠等处。

9. D【解析】由上皮发生的恶性肿瘤称为癌，多见于老年人，是人类最常见的一类恶性肿瘤。

10. E【解析】恶性间叶组织肿瘤统称肉瘤。肉瘤比癌少见，多发于青少年。

11. A【解析】鳞状细胞癌最常发生在身体原有鳞状上皮覆盖的部位，有些部位如支气管、胆囊、肾盂等处，正常时虽不是鳞状上皮覆盖，但可通过鳞状上皮化生而发生鳞状细胞癌。

12. C【解析】未分化癌是指形态或免疫表型可以确定为癌，但缺乏特定上皮分化特征的癌。

13. D【解析】腺癌多见于胃肠、胆囊、子宫等处，癌细胞形成大小不等、形状不一、排列不规则的腺腔样结构。

14. A【解析】鳞状细胞癌肉眼常呈菜花状，也可因坏死脱落而形成溃疡状，癌组织同时向深层浸润性生长。镜下，癌细胞呈巢状分布，与间质界限清楚。

15. B【解析】单纯癌实质与间质大致相等，癌细胞呈实性条索、小梁或巢团块，可有少量腺样结构。

16. D【解析】皮肤乳头状瘤是一种皮肤表皮的良性肿瘤，呈乳头状突起，有蒂且生长缓慢。

17. A【解析】皮下脂肪瘤为皮下的、单发或多发的、大小不一的、生长缓慢的扁平圆形肿块，多呈分叶状。

18. C【解析】良性的直肠肿瘤大部分属于腺瘤或息肉，有可能没有明显的症状。

19. E【解析】卵巢肿瘤绝大多数是良性，以囊性者居多，良性卵巢肿瘤（包括瘤样病变）与恶性卵巢肿瘤之比约为 9∶1。

20. B【解析】大部分女性会出现乳腺的良性肿瘤，没有任何的疼痛感，良性肿瘤会根据月经周期发生改变，主要呈现椭圆形或圆形，边界比较清楚，用手触摸时呈小结节状。

21. E【解析】腺瘤性息肉被认为是一种癌前病变，可分为三种类型，即管状腺瘤、绒毛状腺瘤和混合性腺瘤，其中管状腺瘤最多见。

22. B【解析】上皮内瘤变描述了上皮从非典型增生到原位癌这一连续的过程。临床上将重度非典型增生和原位癌统称为上皮内瘤变Ⅲ级。

23. A【解析】乳腺导管原位癌是一种病理类型，虽然是恶性的，但是预后非常好，肿瘤细胞没有突破基底膜称导管原位癌。

24. D【解析】交界性肿瘤指的是某些组织类型的肿瘤（如卵巢浆液性肿瘤），除了有典型的良性肿瘤（如卵巢浆液性乳头状囊腺瘤）和恶性肿瘤（如卵巢浆液性乳头状囊腺癌）之分，还存在一些组织形态和生物学行为介于两者之间的肿瘤，如卵巢交界性黏液性囊腺瘤。

25. C【解析】浸润性癌是指癌细胞侵入并破坏了组织的基底膜层，向周围组织扩散。选项 C 指胃中分化腺癌病变已经穿透胃壁黏膜下层，因此属于浸润性癌。

26. C【解析】甲状腺腺瘤好发于甲状腺功能的活动期，临床分滤泡状和乳头状实性腺瘤两种，前者多见。常为甲状腺囊内单个边界清楚的结节，有完整的包膜，大小为 1～10cm。

27. B【解析】皮下脂肪瘤为扁平或分叶状，质软，边界清楚的皮下限局性肿物。

28. A【解析】大肠腺瘤又称腺瘤性息肉，是一种大肠良性肿瘤，属于大肠息肉的一种。

29. D【解析】卵巢成熟畸胎瘤大体病理表现具有特征性，88%充满脂质，在人体温度下为液态，在室温下为半固态。瘤体常呈囊性，多数为单房，少数可为多房，囊壁多光滑，囊内含有皮脂样物及毛发，其特征为突入囊腔的局灶性突起（即头结节），头结节表面有毛发及牙齿，切面可见骨、软骨和脂肪组织，镜下为 3 个胚层的多种组织。

30. C【解析】乳腺纤维腺瘤肉眼观，呈圆形或卵圆形结节状，与周围组织界限清楚，切面灰白色、质韧、略呈分叶状，可见裂隙状区域，常有黏液样外观。

31. E【解析】结肠腺癌是结肠癌当中最常见的一种病理类型，镜下可以看到成息肉状或溃疡型生长，在早期通常没有明显的临床表现。

32. C【解析】原位癌是最早期的恶性肿瘤，原位癌一般比较局限，不会出现远处转移。

33. E【解析】黑色素痣是一种皮肤上的非肿瘤性良性病变，也被称为痣或黑痣，通常是因皮肤细胞中含有大量黑色素（一种产生皮肤颜色的色素）而形成的。

34. C【解析】皮肤黑色素瘤多由黑色素痣恶变而来，临床上当黑痣颜色加深、生长速度加快、表面出现破溃等，应高度怀疑恶变的可能，须及时诊治。

35. D【解析】重度非典型增生不是癌，但是多数情况下，重度非典型增生属于癌前病变。所谓癌前病变就是将来有可能发展成为癌症的良性病变。

36. A【解析】皮肤乳头状瘤为皮肤的常见良性肿瘤，肿瘤为单发或多发，表面常有角化。

37. C【解析】类癌多发生于消化道，属低度恶性肿瘤。

38. A【解析】直肠癌最主要的转移途径为淋巴道转移，约占 60%，其次为血行转移，约占 34%。

39. B【解析】癌是来源于上皮组织的恶性肿瘤，肉瘤是来源于间叶组织的恶性肿瘤。肉瘤血管丰富，多经血行转移。

40. C【解析】脑部的恶性肿瘤（如小脑髓母细胞瘤）可经脑脊液转移到脑的其他部位或脊髓，形成种植性转移。

41. E【解析】子宫颈原位癌一般不会转移。子宫颈原位癌是指病变部位仅局限于子宫颈上皮，但不超过基底膜的癌。基底膜类似一堵墙，可以起到隔膜的作用。肿瘤细胞突破了基底膜，才会出现浸润和转移。

42. B【解析】最常见的膀胱恶性肿瘤的病理类型是尿路上皮癌，占 95%以上，且绝大多数是移行细胞乳头状肿瘤，鳞癌和腺癌各占 2%~3%。

43. C【解析】结肠癌是发生在结肠的所有恶性上皮肿瘤的总称，最常见的就是结肠腺癌。

44. A【解析】食管恶性肿瘤中最多见的是食管鳞状上皮细胞癌，即食管癌，约占全部食管恶性肿瘤的 95%以上。

45. E【解析】基底细胞癌是一种最常见的皮肤恶性肿瘤之一，是由皮肤或附属器（特别是毛囊）的基底细胞恶性增生形成的，是一种低度恶性肿瘤，一般很少发生转移。

46. D【解析】黑痣恶变在医学上称为恶性黑色素瘤，大约有60%的恶性黑色素瘤都是由黑痣恶变而来的。

47. E【解析】基底细胞癌发生转移的概率低，比较偏向于良性，故又称基底细胞上皮瘤。

48. C【解析】霍奇金淋巴瘤是B细胞来源的细胞发生克隆性转化导致的，其可产生病理性的双核RS细胞。

49. D【解析】分化好的鳞癌癌巢，细胞间可见到细胞间桥，在癌巢的中央可出现层状的角化物，称为角化珠或癌珠。

50. B【解析】胃印戒细胞癌占所有胃癌的2.0%~9.9%，好发于年轻人，尤其是年轻的女性，胃印戒细胞癌总体发病率不算很高，但胃印戒细胞癌是高度恶性肿瘤之一，具有侵袭力强、病程进展快、恶性程度高的特点。

51. A【解析】视网膜母细胞瘤是一种发生于视网膜颗粒层的视网膜母细胞性或神经母细胞性的恶性肿瘤。高度特征性的结构是形成Flexner-Wintersteiner菊形团，即由高柱状的瘤细胞向心性排列成一个花环，中间为空心腔，腔内壁有一内界膜，细胞核大多位于细胞的基部。

52. E【解析】肾实质癌是来源于肾小管上皮细胞的腺癌，85%为透明细胞癌，还有一部分为颗粒细胞癌及混合细胞癌。

53. C【解析】溃疡型胃癌肉眼形态表现为癌组织坏死脱落形成溃疡，溃疡一般比较大，边界不清，多呈皿状或隆起如火山口状，底部凹凸不平。

54. D【解析】卵巢良性畸胎瘤虽然病理及声像图表现复杂，但瘤体内所含有的油脂、毛发、骨组织等成分是其他肿瘤所没有的。

55. B【解析】子宫平滑肌瘤在子宫肌壁间、内膜下或浆膜下可见多个大小不等的球形结节，境界清楚，质韧；切面灰白色，可见旋涡状或编织状结构。

56. E【解析】脂肪瘤肉眼观察呈扁圆形或分叶状，色淡黄，质地柔软，有油腻感，以薄的包膜与周围分界。镜下见脂肪瘤由分化成熟的脂肪细胞构成，有宽窄不一的纤维组织分隔。脂肪瘤一般无明显症状，极少恶变，手术易切除。

57. A【解析】大部分草莓状血管瘤为单发，临床表现为较小而突出皮面的结节状肿物，颜色呈鲜红或暗红，与正常皮肤分界清楚。

58. E【解析】成人T细胞白血病/淋巴瘤是一种由高度多形性淋巴样细胞构成的外周T细胞肿瘤，全身弥漫性分布，发病与HTLV-1有关。

59. C【解析】EB病毒与鼻咽癌、儿童淋巴瘤的发生有密切相关性。

60. B【解析】HBV感染所致肝细胞损害和再生结节形成，是肝硬化、肝癌发生的基础。

61. D【解析】人乳头状瘤病毒与子宫颈癌的发病有关，该病毒分两种类型，分别为高危型病毒和低危型病毒，一般高危型人乳头状瘤病毒跟子宫颈癌密切相关。

62. D【解析】在膀胱肿瘤病因学中，芳香胺接触及吸烟是常见的病因，芳香胺致膀胱肿瘤已被实验证实。

63. E【解析】研究表明，人乳头状瘤病毒感染是子宫颈癌的主要致病因素，绝大多数子宫颈癌标本中可检测到 *HPV* 基因组或基因片段。

64. C【解析】紫外线照射对皮肤的伤害很大，长时间的紫外线照射可导致皮肤发黑、老化，长时间的严重暴晒会使皮肤细胞组织受损严重，进而引起皮肤癌。

65. A【解析】黄曲霉毒素与肝癌的发生密切相关，黄曲霉毒素对多种癌症发生都有诱导作用，对肝具有很强的破坏作用。

66. B【解析】石棉与肺癌、胸膜间皮瘤、腹膜间皮瘤等恶性疾病的发生密切相关。

67. C【解析】在肝细胞癌患者中，AFP 检查对于监测和筛查、早期诊断方面有意义。

68. D【解析】大肠癌癌胚抗原（CEA）表达增高，因此 CEA 是大肠癌诊断中使用最多的一种肿瘤标志物。

69. A【解析】酸性磷酸酶（ACP）主要来源于前列腺、血小板、红细胞和网状内皮系统。故 ACP 可作为诊断前列腺癌、骨疾病或网状内皮系统疾病的指标。

70. E【解析】人绒毛膜促性腺激素（hCG）是由胎盘滋养层细胞分泌的一类糖蛋白类激素，在妊娠和患绒毛膜上皮癌时，hCG 明显增高。

71. B【解析】碱性磷酸酶（ALP）是广泛分布于人体肝、骨骼、肠、肾和胎盘等组织，经肝向胆外排出的一种酶。骨肉瘤碱性磷酸酶表达增高。

72. A【解析】卵黄囊瘤可以合成 AFP，故 AFP 是一个很特异的卵黄囊瘤的肿瘤标志物。

73. C【解析】胰腺癌发病率逐年上升，其早期诊断十分重要，若不能及时诊断，死亡率极高。糖类抗原 19-9（CA19-9）是诊断胰腺癌较为敏感的一种肿瘤标志物。

74. D【解析】糖类抗原 125（CA125）是一种癌抗原，为卵巢癌的肿瘤标志物。CA125 水平增高具诊断价值，CA125 还可用于疗效观察和预后估计。

**五、X 型题**

1. BC【解析】肿瘤细胞核酸代谢：肿瘤组织合成 DNA 和 RNA 的聚合酶活性均较正常组织增强，而分解过程明显降低，故 DNA 和 RNA 的含量在恶性肿瘤细胞均明显增高。核酸的增多是肿瘤迅速生长的物质基础，与正常细胞相比，肿瘤细胞的核酸分解速度通常较快。

2. ABCDE【解析】若原癌基因被激活或突变，可能导致其失去限制细胞生长的功能，从而促进肿瘤的发生发展。免疫监视功能受损时，机体对肿瘤的识别和清除能力就会下降；抑癌基因的启动子区域发生甲基化时，基因转录活性下降；肿瘤干细胞能够不断分化为各种类型的肿瘤细胞；DNA 修复基因发生突变时，可能导致 DNA 损伤不能被及时修复，这些都会增加肿瘤发生的风险。

3. ABCDE【解析】从遗传学角度来说，肿瘤是一种基因病，环境的和遗传的致癌因素导致细胞遗传物质改变的主要靶基因是原癌基因和抑癌基因，选项 A 正确。肿瘤的形成是瘤细胞单克隆性扩增的结果，选项 B 正确。原癌基因的激活和/或抑癌基因的失活可导致细胞的恶性转化，选项 C 正确。肿瘤的发生是一个长期的、分阶段的、多种基因突变积累的过程，特别是原癌基因的激活和抑癌基因的失活在细胞恶性转化过程中具有重要作用，选项 D 正确。机体的免疫监视体系统在防止肿瘤发生方面起重要作用，肿瘤的发生是免疫监视功能丧失的结果，选项 E 正确。

4. ABCD【解析】鳞状细胞癌简称鳞癌，常发生在身体原有鳞状上皮覆盖的部位，如皮肤、口腔、唇、子宫颈、阴道、食管、喉、阴茎处，也可发生在有鳞状上皮化生的其他非鳞状上皮覆盖部位，如支气管、胆囊、肾盂处。肉眼观常呈菜花状，也可因坏死脱落而形成溃疡状，癌组织同时向深层浸润性生长。镜下，癌细胞呈巢状分布，与间质界限清楚。分化好的鳞癌癌巢的细胞间可见到细胞间桥，在癌巢的中央可出现层状的角化物，称为角化珠或癌珠。分化较差的鳞癌无角化珠形成，甚至无细胞间桥，细胞异型性明显并见较多的核分裂象。鳞状细胞癌多经淋巴道转移。

5. ABCD【解析】肿瘤的形状多种多样，一般与其发生部位、组织来源、生长方式和肿瘤的良恶性密切相关。

6. ABCD【解析】恶性肿瘤细胞核增大，核质比升高；核大小、形状和染色不一并可出现双核、多核、巨核或异型性核。核极向排列紊乱。核深染，染色质粗，核仁增大，核分裂象常增多，可以出现不对称性、多极性及顿挫性等病理性核分裂象。

7. BCDE【解析】肿瘤性增生与炎性或修复性增生以及生理状态下的增生有着本质的区别。肿瘤性增生生长旺盛，呈相对无止境生长，与机体不协调，不同程度地失去分化成熟的能力，且在致瘤因子消除以后可继续生长。

8. CD【解析】肺癌是我国发病率最高、死亡率最高的一种恶性肿瘤。对于肿瘤一定要争取做到早发现、早诊断、早治疗，这是目前提高肿瘤治疗效果的重要途径。

9. ABC【解析】人类的视网膜母细胞瘤、结肠多发性腺瘤性息肉病、神经纤维瘤、着色性干皮病时的皮肤癌等均有明显的遗传倾向。

10. ABCDE【解析】肿瘤对机体的影响与肿瘤的大小、性质，生长速度、肿瘤组织的来源和继发改变有关。良性肿瘤对机体影响较小，主要为局部压迫或阻塞。恶性肿瘤对机体影响较大，除压迫、阻塞外，还可以破坏原发处和转移处的组织，引起出血、坏死或并发感染，可造成恶病质及死亡。

11. ABC【解析】致癌的芳香胺类物质如乙萘胺、联苯胺、4-氨基联苯，与印染厂工人和橡胶工人的膀胱癌发生率较高有关。

12. ABCDE【解析】肿瘤的生长速度与肿瘤细胞的倍增时间、生长分数、瘤细胞的生成与丢失、肿瘤细胞异质性、瘤细胞增殖与凋亡的平衡有关。诱导血管形成的能力是恶性肿瘤细胞能否生长、浸润和转移的前提之一。单克隆来源的肿瘤细胞在生长过程中形成在侵袭能力、生长速度、对激素的反应、对抗癌药的敏感性等方面的有所不同的亚克隆的过程。

13. ACD【解析】肿瘤细胞即使在有氧的条件下，主要也通过无氧糖酵解获得能量，而非三羧酸循环和氧化磷酸化途径。这种有氧糖酵解现象叫做瓦伯（Warburg）效应。这种现象产生的原因可能是癌细胞内线粒体功能障碍，也可能与酶谱的变化有关，尤其是三个关键酶（已糖激酶、磷酸果糖激酶和丙酮酸激酶）活性增加和同工酶谱的改变，以及糖异生关键酶活性的降低。

14. ABCDE【解析】与电离辐射有关的肿瘤有白血病、皮肤癌、肺癌、乳腺癌、甲状腺癌、骨肿瘤、多发性骨髓瘤、淋巴瘤等。

15. ABCDE【解析】直接化学致癌物比较少，主要是烷化剂和酰化剂，还有某些金属元素如镍、铬、钴，以及某些非金属元素和有机化合物如砷和苯。

16. AC【解析】肿瘤相关抗原是指非肿瘤细胞所特有的抗原成分，也少量存在于正常细胞，但在肿瘤发生的机体可呈异常表达。肿瘤相关抗原主要包括胚胎抗原和分化抗原。常见的两种胚胎抗原为 AFP 和 CEA。

17. AD【解析】EBV 为疱疹病毒科嗜淋巴细胞属的成员，是单核细胞增多症的病原体，并与多种人类恶性肿瘤如 Burkitt 淋巴瘤、鼻咽癌及免疫缺陷患者的 B 淋巴细胞瘤等的发生密切相关。

**六、案例分析题**

1. B【解析】少突胶质细胞瘤一个重要的组织学特征就是微钙化，有时与血管有关，存在于肿瘤中，也可存在于肿瘤浸润的脑组织中。

2. A【解析】星形细胞瘤 GFAP 阳性，EMA 阴性。透明细胞癌 CK 阳性，LCA 阴性，GFAP 阴性。室管膜瘤 GFAP、EMA、S-100 阳性。少突胶质细胞瘤 Oligo-2 阳性，CD56 可阳性，GFAP 一般阴性（少部分病理可阳性），EMA 阴性，故最佳答案为 A。

3. B【解析】少突胶质细胞瘤组织学相当于 WHO 分级标准中的Ⅱ级。

4. C【解析】脂肪瘤常见于背、肩、颈及四肢近端的皮下组织。肉眼观察呈扁圆形或分叶状，色淡黄，质地柔软，有油腻感，以薄的包膜与周围分界。镜下见肿瘤由分化成熟的脂肪细胞构成，有宽窄不一的纤维组织分隔。

5. B【解析】脂肪瘤是一种常见的软组织良性肿瘤，生长非常缓慢，由脂肪细胞聚集而成，通常位于皮肤和肌肉之间。

6. C【解析】脂肪瘤为分化成熟的脂肪细胞组成，由不等量的纤维条索将瘤组织分割成大小不等的脂肪小叶。

# 第二篇

# 各系统常见病的病理诊断

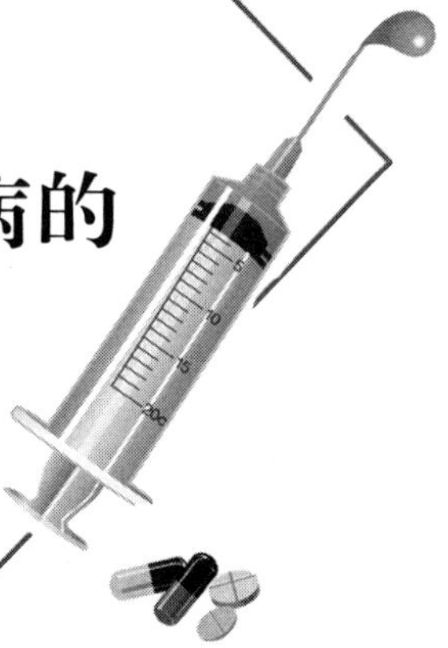

良性肿瘤和瘤样病变

中间性肿瘤

恶性肿瘤

# 第八章　软组织疾病

## 一、A1 型题

1. 免疫组织化学可以表达间变性淋巴瘤激酶（ALK）的肿瘤是
   A. 脂肪肉瘤
   B. 炎性肌成纤维细胞瘤
   C. 纤维组织细胞瘤
   D. 神经纤维瘤
   E. 原始神经外胚瘤
2. 下列选项中，符合海绵状血管瘤组织学特点的是
   A. 由单层内皮细胞组成，腔小壁薄
   B. 由扩张的、相互连接的薄壁血管构成，常有假乳头状结构
   C. 薄壁血管呈不规则分枝状增生，管腔不规则，呈塌陷状
   D. 分叶状、富于细胞的血管瘤，被纤维黏液样间质分隔
   E. 特征性的“炮弹”样分布的血管结节，挤压或突入邻近的薄壁血管，形成半月形
3. 低倍镜下的典型表现是出现鱼骨样结构的是
   A. 纤维组织细胞瘤
   B. 成人型纤维肉瘤
   C. 神经鞘瘤
   D. 血管平滑肌瘤
   E. 肌成纤维细胞瘤
4. 最常见于指甲下的肿瘤是
   A. 毛细血管瘤
   B. 血管球瘤
   C. 腱鞘巨细胞瘤
   D. 汗腺瘤
   E. 内生性软骨瘤
5. 下列选项中，不属于良性子宫平滑肌肿瘤的是
   A. 核分裂象活跃的平滑肌瘤
   B. 上皮样平滑肌瘤
   C. 黏液样平滑肌瘤
   D. 异型性平滑肌肿瘤
   E. 出血性富于细胞性的平滑肌瘤
6. 炎性肌成纤维细胞瘤最常累及的部位是
   A. 肺
   B. 纵隔
   C. 胃肠道
   D. 膀胱
   E. 肠系膜

7. 间质黏液湖形成“肺水肿”样结构，是下列哪种肿瘤的特征性表现
A. 间叶瘤
B. 黏液纤维肉瘤
C. 肌内黏液瘤
D. 黏液脂肪肉瘤
E. 黏液样平滑肌肉瘤

8. 横纹肌瘤的类型中不包括
A. 成年型横纹肌瘤
B. 生殖道横纹肌瘤
C. 胚胎型横纹肌瘤
D. 腺泡状横纹肌瘤
E. 心脏横纹肌瘤

9. 胚胎型横纹肌瘤一般多发于
A. 成人生殖道
B. 成人四肢
C. 婴幼儿头颈部与泌尿生殖道
D. 婴幼儿四肢
E. 婴幼儿胸壁

10. 组织学特征表现为毛细血管呈分叶状的血管肿瘤是
A. 上皮样血管内皮瘤
B. 海绵状血管瘤
C. 肉芽组织型血管瘤
D. 血管球瘤
E. 血管肉瘤

11. 下列脂肪细胞性肿瘤中，好发于肾上腺的是
A. 梭形细胞脂肪瘤
B. 冬眠瘤
C. 脂肪母细胞瘤
D. 髓脂肪瘤
E. 脂肪肉瘤

12. 脂肪瘤样脂肪肉瘤的特点不包括
A. 多由相对成熟的脂肪细胞构成
B. 是一种具有局部侵袭性的中间性肿瘤
C. 脂肪母细胞是其诊断所必需的成分
D. 好发于大腿皮下或深部组织
E. 可出现异源性成分

13. 主要发生于婴幼儿的脂肪瘤是
A. 肌内脂肪瘤
B. 软骨样脂肪瘤
C. 树突状纤维黏液样脂肪瘤
D. 血管脂肪瘤
E. 脂肪母细胞瘤

14. 横纹肌瘤的临床特点不包括
A. 主要分为心脏和心外两种类型
B. 心外横纹肌瘤主要分为成年型和胚胎型，好发于头颈部
C. 生殖道横纹肌瘤主要位于阴道和外阴
D. 主要见于呼吸道、消化道黏膜和颈部软组织
E. 心外横纹肌瘤和结节硬化有关

15. 上皮样平滑肌瘤主要发生于
A. 子宫
B. 血管壁
C. 皮肤
D. 腹膜后
E. 胃肠道
16. 腺泡状软组织肉瘤主要发生于
A. 子宫
B. 胸壁
C. 腹膜后
D. 大腿前部
E. 臀部
17. 下列关于黏液性肿瘤的叙述，错误的是
A. 是一类分化较明确的肿瘤
B. 关节旁黏液瘤好发于大关节旁
C. 肌内黏液瘤常伴有骨的纤维结构不良
D. 肢端纤维黏液瘤最常见于指（趾）甲旁
E. 深部侵袭性血管黏液瘤属于低度恶性肿瘤
18. 下列选项中，不符合肌营养不良病变特点的是
A. 肌纤维大小不等，无同型肌成群现象
B. 肌纤维退变、坏死与再生并存
C. 肌纤维的变性、坏死呈阶段性分布
D. 炎症反应大都很少见
E. 内核增多较常见
19. 对于软组织透明细胞肉瘤，免疫组织化学最有诊断意义的是
A. CgA、Syn、NSE 阳性
B. SMA、desmin、vimentin 阳性
C. S-100、HMB45、NSE 阳性
D. CD117、CD34、vimentin 阳性
E. CD9、BCL2、EMA 阳性

## 二 A2 型题

1. 患者胫骨旁有一巨大肿块，包膜不完整，切面淡红色，已侵犯骨皮质。镜检：瘤细胞弥漫分布，细胞异型性明显，可见少量胶原纤维形成，拟诊断为
A. 横纹肌肉瘤
B. 纤维肉瘤
C. 未分化癌
D. 纤维瘤
E. 平滑肌肉瘤
2. 患者，女性，50 岁。发现缓慢生长的无痛性会阴部肿块，术前诊断为前庭大腺囊肿，切除后低倍镜下可见明显的血管增生，周围有丰富的疏松水肿性间质，肿瘤细胞圆形至梭形，胞质嗜酸性，集中位于血管周围，免疫组织化学标志物 desmin 弥漫强阳性。该患者最可能是
A. 富于细胞性血管纤维瘤
B. 血管球瘤
C. 血管肌成纤维细胞瘤
D. 血管平滑肌瘤
E. 血管周细胞瘤

3. 患者，男性，62 岁。右小腿缓慢生长的无痛性肿块，直径约 8cm，界限不清，切面胶冻状，镜下可见明显的黏液间质，曲线形、薄壁血管和胞质内含有黏液的空泡状细胞。病理诊断是

A. 黏液样脂肪肉瘤
B. 黏液性纤维肉瘤
C. 黏液瘤
D. 低度恶性纤维黏液样肉瘤
E. 黏液样平滑肌瘤

4. 患者，男性，32 岁。右前臂皮下结节，直径 1cm，境界清，无包膜，镜下由成纤维细胞样梭形细胞构成，席纹状排列，可见单核组织细胞和散在多核巨细胞，偶见核分裂象。诊断为

A. 骨巨细胞瘤
B. 腱鞘巨细胞瘤
C. 皮肤纤维组织细胞瘤
D. 低度恶性的纤维肉瘤
E. 结节性筋膜炎

5. 患者，男性，32 岁。右手示指指甲长期疼痛、隆起，深蓝色。手术取出直径 0.8cm 肿块，镜下可见圆形细胞围绕小血管周围形成袖套样结构。患者最可能是

A. 血管球瘤
B. 血管平滑肌瘤
C. 血管周细胞瘤
D. 上皮样血管内皮瘤
E. 毛细血管瘤

6. 患者，男性，50 岁。腹膜后巨大肿块，呈浅分叶状，切面鱼肉样，并见出血、坏死、囊性变。镜下可见含有胞质内空泡的大细胞和梭形细胞排列成席纹状，细胞呈多形性。免疫组织化学 S-100 阳性，SMA 局灶性梭形细胞阳性，该患者最可能为

A. 多形性脂肪肉瘤
B. 多形性脂肪瘤
C. 去分化脂肪肉瘤
D. 多形性恶性纤维组织细胞瘤
E. 良性成脂肪细胞瘤

7. 患者，女性，55 岁。腹膜后肿块，直径 9cm，肉质感，镜下可见界限清楚的梭形细胞交织排列，细胞有明显的胞质空泡，易见核分裂象，并见黏液变性。免疫标记 SMA、结蛋白阳性。病理诊断最可能是

A. 横纹肌肉瘤
B. 血管平滑肌肉瘤
C. 脂肪肉瘤
D. 恶性纤维组织细胞瘤
E. 硬化性上皮样纤维肉瘤

8. 患儿，女，2 岁。发现息肉样物，突出于阴道口，质软，直径 1.5cm，切面灰红，表面光滑，镜下可见表面被覆鳞状上皮，其下呈带状细胞密集区。该患者最可能为

A. 乳头状瘤
B. 纤维上皮性息肉
C. 横纹肌瘤
D. 黏膜下平滑肌瘤
E. 葡萄状肉瘤

9. 患者，男性，33 岁。口腔黏膜面可见一息肉样物，直径 1cm，有一狭长的蒂，镜下可见毛细血管丰富，被纤维黏液样间质分隔，可见幼稚毛细血管型血管，并见大量炎症细胞浸润。该患者可能是

A. 软纤维瘤　　B. 血管肉瘤

C. 毛细血管瘤　　D. 肉芽组织型血管瘤

E. 疣状黄瘤

10. 新生儿，男。颈部见一卵圆形、直径 10.5cm 的肿块，触之有波动感。肿物大体检查呈多囊性，镜下含有大小不等薄壁管腔，内衬单层扁平内皮细胞，免疫组织化学 CD31、CD34 阳性。下列关于此病的说法，正确的是

A. 发生于淋巴结的一种疾病

B. 镜下内皮细胞可呈现多层

C. 病例均为先天性

D. 本病为发育畸形，遗传学异常对发病有促进作用

E. 此病在腋窝的病变常伴有特纳（Turner）综合征

11. 患者，女性，44 岁。子宫内膜下肿瘤，界限尚清，直径 8cm，切面灰红，鱼肉样，有出血。镜下由梭形细胞构成，核分裂 11/10HPF，免疫组织化学 desmin、SMA 弥漫性阳性。该患者最可能的诊断是

A. 子宫内膜间质肉瘤　　B. 不能确定恶性潜能的平滑肌肿瘤

C. 平滑肌肉瘤　　D. 恶性间质瘤

E. 腺肉瘤

12. 患者，女性，65 岁。贫血，左大腿肿块逐渐增大，直径 8.5cm，镜下可见大圆形细胞排列成片状，胞质丰富，有大的空泡状核，明显的相互汇合的血管结构及弥漫性出血。免疫组织化学 CD31 阳性、CK 阳性。患者最可能的诊断是

A. 转移癌　　B. 腺泡状软组织肉瘤

C. 上皮样血管肉瘤　　D. 上皮样肉瘤

E. 未分化高级别多形性肉瘤

13. 患者，女性，33 岁。左颈后皮下肿块，直径 3cm，界限不清，镜下由大量薄壁毛细血管构成，管腔大而不规则，相互吻合，可见管壁内衬一层扁平内皮细胞，周围可见少量毛细血管。该患者最可能是

A. 毛细血管瘤　　B. 海绵状血管瘤

C. 混合型血管瘤　　D. 蔓状血管瘤

E. 网状型血管内皮细胞瘤

14. 患儿，男，3 岁。背部紫红色隆起，约 2cm，界限清楚，镜下可见大小不等的小血管被纤维组织分隔成小叶状或结节状，管壁菲薄，外无平滑肌。该患儿诊断是

A. 簇状血管瘤　　B. 毛细血管瘤
C. 海绵状血管瘤　　D. 蔓状血管瘤
E. 网状型血管内皮细胞瘤

15. 患者，男性，68岁。左大腿深部肿块，体积6.0cm×4.5cm×3.0cm，边界清楚，切面灰白质略软，可见出血坏死；镜下可见细胞呈多形性，异型性明显，核分裂象多见，伴有奇异型多核瘤巨细胞，部分区域呈席纹状排列。免疫组织化学：vimentin、actin、CD68阳性，S-100、CK、desmin阴性。诊断为
A. 多形性脂肪肉瘤　　B. 多形性横纹肌肉瘤
C. 未分化多形性肉瘤　　D. 纤维肉瘤
E. 平滑肌肉瘤

## 三 A3/A4型题

（1、2题共用题干）

患者，男性，30岁。右股骨远端肿块，直径约7cm，X线片显示骨质破坏，镜下见丰富的一致性相对较小的椭圆形肿瘤细胞构成束状和片状结构，细胞间无胶原纤维，可见不规则裂隙和核分裂象。免疫组织化学：vimentin、CK、EMA、CD99、BCL2阳性。

1. 其病理诊断为
A. 转移癌　　B. 原始神经外胚层肿瘤（PNET）
C. 淋巴瘤　　D. 滑膜肉瘤
E. 腺泡状软组织肉瘤

2. 下列关于免疫组织化学结果的叙述，错误的是
A. 大约90%病例表达细胞角蛋白　　B. 30%病例可检测到S-100的表达
C. EMA比CK表达更常见和广泛　　D. 大多数病例CD99阳性
E. 少部分病例BCL2阳性

（3、4题共用题干）

患者，女性，31岁。产后7个月发现腹壁一隆起型肿块，约5cm，质硬，病变界限不清，镜下长形纤细的梭形细胞增生，无明显的异型性，周围有数量不等的血管。

3. 该患者最可能是
A. 结节性筋膜炎　　B. 增生性肌炎
C. 纤维组织细胞瘤　　D. 韧带样瘤
E. 隆突性皮肤纤维肉瘤

4. 下列关于此病的说法，错误的是
A. 病变来自腹壁的肌肉腱膜结构　　B. 病变内细胞vimentin强阳性

C. 创伤对发病有促进作用

D. 切除后一般不复发

E. 不发生转移

（5、6 题共用题干）

患者，女性，41 岁。发现双侧眼睑弥漫性小结节，丘疹样，镜下可见呈巢、团状分布，大量泡沫细胞，无异型性，并伴有炎症细胞浸润。

5. 该患者最可能是

A. 睑腺炎

B. 黄色瘤

C. 皮样瘤

D. 皮脂腺癌

E. 脂性肉芽肿

6. 此病的发生

A. 与病毒感染有关

B. 与高血压有关

C. 与创伤有关

D. 与高脂血症有关

E. 与糖尿病有关

（7、8 题共用题干）

患者，男，33 岁。左前臂皮下无痛性结节，色灰红，边界不清，镜下可见组织细胞样的嗜酸性内皮细胞形成短条形、索状和实性巢状结构，细胞无明显异型性。免疫组织化学：CD31、CD34 阳性，局灶性 CK 阳性。

7. 该患者最可能是

A. 海绵状血管瘤

B. 上皮样血管瘤

C. 上皮样血管内皮瘤

D. 血管周细胞瘤

E. 血管球瘤

8. 此瘤的临床特点不包括

A. 常见肿瘤恶性改变

B. 病变可以发生在除小儿外的所有年龄组，男女发病率相等

C. 多数病例起源于动脉

D. 是一种罕见的血管肿瘤

E. 生物学行为介于血管瘤和普通型血管肉瘤之间

（9、10 题共用题干）

患者，男性，34 岁。左颈后皮下见一隆起的结节，生长缓慢，直径 1cm，质硬，边界不清，镜下由梭形细胞构成，呈明显的编席状排列，细胞有一定的异型性，核分裂 3/HPF。免疫组织化学：vimentin、CD34 阳性。

9. 该患者最可能是

A. 纤维肉瘤
B. 纤维组织细胞瘤
C. 隆突性皮肤纤维肉瘤
D. 恶性纤维组织细胞瘤
E. 低度恶性肌成纤维细胞肉瘤

10. 下列关于该疾病的说法，正确的是

A. 肿物有完整的包膜
B. 被覆表皮增生增厚
C. 核分裂象多，病理性核分裂象、坏死常见
D. 瘤细胞 CD34 呈弥漫性阳性表达
E. 切除后不复发

（11、12 题共用题干）

患者，男性，34 岁。艾滋病（AIDS）患者。右大腿内侧多个紫色斑丘疹。镜下可见梭形细胞灶相互融合，交织血管弥漫性增加，血管腔隙轮廓呈锯齿状，大量炎症细胞浸润。

11. 该患者最可能是

A. 梅毒
B. 荨麻疹
C. 扁平苔藓
D. 过敏性紫癜
E. 卡波西肉瘤

12. 与此病有关的病毒是

A. HIV
B. EBV
C. HPV-16
D. HHV-8
E. 柯萨奇病毒

（13、14 题共用题干）

患者，男性，24 岁。近 1 个月发现背部 2cm 的肿块，生长迅速，有疼痛和触痛，影像学显示边界不清，镜下可见细胞丰富区常见“C”形束状结构，细胞有异型性，并可见核分裂象。

13. 该患者最可能是

A. 韧带样瘤
B. 结节性筋膜炎
C. 炎性肌成纤维细胞瘤
D. 纤维组织细胞瘤
E. 纤维肉瘤

14. 该病一般表达

A. SMA、肌炎特异性抗体（MSA）
B. desmin
C. CD68
D. CK、EMA

E. S-100

（15~17 题共用题干）

患者，男性，41 岁。发现一大腿肿块，生长迅速，予以切除。肿物直径 6cm，质韧，灰白色；镜下见肿瘤细胞排列成羽毛状结构，细胞间有多量的胶原纤维，核分裂象较少；免疫组织化学vimentin阳性，SMA、CD68、EMA 阴性。

15. 此患者最可能是
A. 恶性纤维组织细胞瘤
B. 成年型纤维肉瘤
C. 肌成纤维细胞肉瘤
D. 平滑肌肉瘤
E. 纤维型滑膜肉瘤

16. 下列关于此病预后的叙述，错误的是
A. 其行为与肿瘤大小、肿瘤与表面皮肤的距离有相关性
B. 肿瘤级别越低，提示预后越差
C. 核分裂象多的病例，预后较差
D. 容易转移至肺和骨
E. 罕见淋巴结转移

17. 如果瘤内出现较多瘤巨细胞，瘤细胞具有明显多形性和异型性，则该病最可能是
A. 黄色瘤
B. 脂肪肉瘤
C. 软组织巨细胞瘤
D. 横纹肌肉瘤
E. 多形性未分化肉瘤

（18、19 题共用题干）

患者，男性，53 岁。发现阴囊肿块半年，手术切除见附睾肿块，直径 1.5cm，褐色，结节样，镜下可见血管数量增多，呈裂隙状，梭形细胞束紧密交叉排列，细胞无明显异型性。免疫组织化学 desmin、SMA、vimentin 阳性。

18. 该患者应诊断为
A. 海绵状血管瘤
B. 血管平滑肌瘤
C. 横纹肌瘤
D. 软组织平滑肌瘤
E. 血管周细胞瘤

19. 免疫组织化学染色时，对于该病最具诊断参考价值的是
A. vimentin、desmin 阳性
B. vimentin、SMA 阳性
C. CD31、CD34 阳性
D. actin、desmin 阳性
E. S-100 阳性

（20~22 题共用题干）

患者，女性，40 岁。右侧乳腺肿块，直径 5cm，边界不清，切面鱼肉样，镜下可见小印戒样细胞，间质明显黏液样，形成“肺水肿”样结构，并有丰富的枝芽状毛细血管。

20. 该患者最可能是

A. 黏液瘤
B. 黏液样脂肪肉瘤
C. 黏液纤维肉瘤
D. 低度恶性纤维黏液样肉瘤
E. 软组织透明细胞肉瘤

21. 此“小印戒样细胞”是

A. 脂肪母细胞
B. 假脂肪母细胞
C. 透明细胞
D. 淋巴细胞
E. 上皮样平滑肌细胞

22. 此病通常不需要免疫组织化学即可确诊，但免疫组织化学对主要由圆形细胞构成的病例有一定帮助，绝大多数病例表现为

A. CD99 阳性
B. S-100 阳性
C. CK 阳性
D. EMA 阳性
E. CD34 阳性

## 四 B 型题

（1~3 题共用备选答案）

A. 有典型的羽毛状结构
B. 有类似神经节细胞的大细胞
C. 有特征性“棋盘”样结构
D. 细胞丰富区常见“S”形或“C”形束状结构
E. 以一致性长形纤细的梭形细胞增生为特征性病变

1. 结节性筋膜炎
2. 增生性筋膜炎
3. 增生性肌炎

（4~7 题共用备选答案）

A. 肌纤维萎缩，无坏死及再生纤维
B. 肌肉活检可见正常肌纤维，无明显异常改变
C. 肌纤维坏死和再生
D. 肌纤维变性、坏死、萎缩与再生
E. 肌纤维变性、坏死、断端细胞核增生

4. 神经源性肌萎缩的特点是
5. 肌营养不良的特点是
6. 急性多发性肌炎的特点是
7. 骨化性肌炎的特点是

（8~10 题共用备选答案）

A. 由圆形细胞构成，类似淋巴瘤
B. 可见空泡状核和明显的圆核仁的“蜘蛛”细胞
C. 和表面上皮紧邻的细胞致密排列成生发层
D. 可见独特的球形、玻璃样、嗜酸性胞质内包涵体
E. 由异型性明显的大圆形、多边形及梭形细胞组成

8. 腺泡状横纹肌肉瘤
9. 胚胎性横纹肌肉瘤
10. 多形性横纹肌肉瘤

## 五 X 型题

1. 骨化性肌炎的特点主要包括
A. 具有局限性、自限性
B. 好发于青少年
C. 主要位于骨骼肌内
D. 也可发生于肠系膜
E. 病变常累及邻近骨组织
2. 下列关于隆突性皮肤纤维肉瘤的叙述，正确的是
A. 是隆突性皮肤纤维肉瘤一中间性肿瘤，偶可转移
B. 镜下呈特征性席纹状结构
C. 瘤细胞弥漫浸润真皮，常累及表皮
D. 多见于中青年
E. CD34 弥漫强阳性
3. 下列关于孤立性纤维性肿瘤的叙述，正确的是
A. 常发生于胸膜
B. 起源于间皮
C. 形态学表现为细胞丰富区与稀疏区交替
D. 瘤细胞呈血管外皮瘤样排列
E. 瘤内血管壁常见玻璃样变性
4. 下列关于淋巴管瘤的叙述，正确的是
A. 半数以上的病例为先天性，多始发于 2 岁前

B. 大多发生于头颈部、腋窝及腹股沟

C. 可以分为毛细淋巴管瘤、海绵状淋巴管瘤、囊状淋巴管瘤

D. 内皮细胞不同程度表达 D2-40、CD81、CD34

E. 位于深部肌内者可复发、恶变

5. 下列关于软组织肿瘤的叙述，正确的是

A. 非上皮源性肿瘤

B. 来源于周围神经及副神经节的肿瘤属于软组织肿瘤

C. 神经胶质瘤属于软组织肿瘤

D. 软组织肿瘤存在中间性肿瘤

E. 间皮瘤可视为软组织肿瘤

6. 下列关于结节性筋膜炎的叙述，正确的是

A. 结节性筋膜炎是一种炎症性病变

B. 起源于浅筋膜，也可以发生于血管及颅骨

C. 好发于青壮年

D. 最常见于上肢前臂

D. 易误诊为肉瘤

E. 病程短，多不超过 3 个月

7. 下列关于韧带样纤维瘤病的说法，正确的是

A. 常浸润性生长，易复发

B. 归属于良性肿瘤

C. 可发生于肠系膜

D. 大多见于生育期经产妇

E. 其发生与外伤、遗传及内分泌异常有关

## 六 案例分析题

（1~4 题共用题干）

患者，男性，51 岁。左胸腔肿块，无疼痛，生长缓慢，直径约 6cm，界限清楚，有部分包膜。镜下肿瘤有分化良好的梭形细胞，细胞稀少区和丰富区交替分布，两者之间有粗的玻璃样变性的胶原和分枝状血管分隔。免疫组织化学：CD34 和 CD99 阳性。

1. 该患者最可能是

A. 间皮瘤

B. 平滑肌瘤

C. 孤立性纤维性肿瘤

D. 血管肉瘤

E. 血管肌成纤维细胞瘤

F. 滑膜肉瘤

2. 此病最常发生在

A. 四肢、头颈部

B. 胸膜

C. 胸壁

D. 纵隔、心包

E. 腹膜后和腹腔　　F. 胃肠道

3. 下列关于此病的说法，错误的是
   A. 可发生于身体任何部位
   B. 多见于中年人
   C. 肿瘤界限不清，无明显包膜
   D. 镜下病变无固定结构，典型病变梭形细胞增生，核空泡状
   E. 肿瘤的形态和生物学行为无明显相关性
   F. CD34 阳性

4. 下列关于此病的说法，错误的是
   A. 大多数病例 CD99 阳性　　B. 大多数病例 CD34 阳性
   C. 不同程度表达 EMA、BCL2　　D. SMA、desmin 可阳性
   E. S-100 强阳性　　F. 大多数病例 vimentin 阳性

## 参考答案与解析

### 一、A1 型题

1. B【解析】ALK 是间变大细胞淋巴瘤的特异性标志物，但在其他一些肿瘤中也可以表达，如炎性肌成纤维细胞瘤、横纹肌肉瘤。

2. B【解析】海绵状血管瘤较毛细血管瘤少见，出生时即存在，呈囊性扩张的薄壁血管构成，可发生于身体任何部位，根据肿瘤累及的范围，可分为局限性和弥漫性海绵状血管瘤两型，后者可累及整个肢体，或同侧躯干，或更为广泛。瘤组织不仅在皮下生长，亦常累及深部肌肉组织，在扩张的血管内，有时可有血栓形成、机化或钙化形成静脉石。光镜下可见肿瘤由扩张的、相互连接的薄壁血管构成，常有假乳头状结构。这些血管多呈小叶状分部，其外周向皮下呈局灶性扩展。内衬的内皮细胞为单层，局部显示多形性，核深染。

3. B【解析】纤维肉瘤在低倍镜下的表现：瘤细胞束状排列成“人”字形、羽毛形或鱼骨样结构，间质胶原纤维较少。分化差者，瘤细胞弥散排列，间质纤维少，血管丰富。纤维肉瘤在高倍镜下表现：分化好者，瘤细胞呈长梭形，核肥大，染色质较粗，可见核分裂象，细胞大小较一致；分化差者，瘤细胞呈短梭形，核呈圆形或不规则形，有瘤巨细胞，可见病理性核分裂象。

4. B【解析】手部的血管球瘤一般发生于指甲下面，通常称为甲下血管球瘤，患者的主要表现就是剧痛，尤其是指甲下剧痛。

5. D【解析】肿瘤的异型性决定了肿瘤的恶性程度，异型性越强，则恶性程度越高，反之亦然。大部分恶性肿瘤异型性都比较强，容易出现远处转移、局部浸润，这也是恶性肿瘤

的一个重要特点。

6. E【解析】炎性肌成纤维细胞瘤呈浸润性生长，常累及肠系膜、大网膜、小网膜。

7. D【解析】黏液脂肪肉瘤的黏液性基质非常丰富，可形成黏液湖，其边缘细胞受压呈扁平状，似淋巴管瘤或“肺水肿”。

8. D【解析】横纹肌瘤是一种由骨骼肌分化的间叶组织良性肿瘤，分为心脏横纹肌瘤和心外横纹肌瘤，心外横纹肌瘤是一种少见的良性肿瘤，又可分为成年型横纹肌瘤、胎儿型横纹肌瘤、生殖道横纹肌瘤、横纹肌样间叶错构瘤等类型。

9. C【解析】胚胎型横纹肌瘤好发于 3 岁以下婴幼儿的头颈部；病变界限清楚，多位于黏膜下，也可发生于肌肉组织内。

10. C【解析】肉芽组织型血管瘤的瘤组织内毛细血管呈分叶状。

11. D【解析】髓脂肪瘤最常见于肾上腺，很少发生于其他器官。

12. C【解析】脂肪瘤样脂肪肉瘤好发于皮下，也可以发生在内脏等深部组织，多呈局限性，由相对成熟的增生的脂肪组织构成，与良性脂肪瘤相比，细胞大小有显著性差异。脂肪细胞核有局灶异型性以及核深染有助于诊断。软组织肿瘤 WHO 分类中，将非典型脂肪瘤性肿瘤/分化好脂肪肉瘤，列为具有局部侵袭性的中间性脂肪细胞肿瘤的分类方法。

13. E【解析】脂肪母细胞瘤是一种少见的孤立性肿瘤，大多发生于婴儿，80%发生于 3 岁以前。

14. E【解析】参见 A1 型题第 8 题解析。

15. A【解析】上皮样平滑肌瘤是一种非常罕见的子宫肌瘤，主要发生于子宫。

16. D【解析】腺泡状软组织肉瘤是一种恶性肿瘤，以四肢深部肌肉或筋膜多见，这种肿瘤早期症状不明显。

17. A【解析】黏液性肿瘤是较少见的软组织肿瘤，肉眼均呈黏液样外观，大多数无明确界线，可延及周围邻近组织，主要发生于成年人，尤以女性多见，常发生的部位为骨骼、肌内、关节旁及皮肤。关节旁黏液瘤是一种少见的软组织良性肿瘤，好发于大关节旁。肌内黏液瘤常发生在大腿，其次为肩部、臀部、上臂等处的大肌肉内，肿瘤完全被肌肉围绕。绝大多数肌内黏液瘤为单发，偶见多发性肌内黏液瘤。多发性肌内黏液瘤往往伴有骨的纤维结构不良（多为单发，偶见多发），二者一般都发生在相同的解剖部位，且经过很长的间隔期，在儿童生长期首先发生骨的纤维结构不良，多年后在成年期再出现多发性肌内黏液瘤。肢端纤维黏液瘤是好发于手和足的特征性软组织肿瘤，有侵犯指（趾）甲的倾向。侵袭性血管黏液瘤是罕见的软组织肿瘤，多见于女性盆腔，属于低度恶性肿瘤。

18. C【解析】肌营养不良是一种常见的肌肉疾病，其特征为肌纤维大小不等、内核增多、肌纤维退变、坏死和再生并存。与其他肌肉疾病相比，肌营养不良的特点在于同型肌成群现象较少，而肌纤维变性、坏死呈广泛分布而非阶段性分布。此外，炎症反应在肌营养不良中也相对较少见。

19. C【解析】软组织透明细胞肉瘤是一种具有黑色素细胞分化特点的肿瘤，可表达 S-100 和 HMB45，部分也可以表达神经元特异性烯醇化酶（NSE）。

**二、A2 型题**

1. B【解析】纤维肉瘤是有包膜的，但是纤维肉瘤的包膜不是特别完整。切面淡红色，质地细腻，湿润，略似新鲜鱼肉状。瘤细胞弥漫分布，瘤细胞呈鱼骨样排列，细胞多为梭形，核呈椭圆形、圆形或不规则形，核大小极不一致，核分裂象增多，病理性核分裂象颇多。间质含少量胶原纤维和较多血管。

2. C【解析】血管肌成纤维细胞瘤在外科容易被误诊为前庭大腺囊肿，镜下病理改变结合免疫组织化学结果可诊断。肿瘤向周围组织挤压呈膨胀性生长，肿瘤细胞呈梭形、卵圆形，排列成杂乱交叉的短束状，细胞间夹杂着深嗜酸性胶原纤维。变异型包括浸润性的边缘、明显的上皮样细胞、轻至重度核多形性的单核或多核巨细胞及间质中广泛分布的黏液样或玻璃样等改变。

3. B【解析】曲线形血管是黏液性纤维肉瘤的特征性表现，故可以明确病理诊断。

4. C【解析】结合发病部位及镜下特点可诊断为皮肤纤维组织细胞瘤。皮肤纤维组织细胞瘤好发于中、青年人，可发于身体任何部位，但最常见于四肢，其次是躯干，表现为缓慢性生长的孤立性小结节。经典的良性纤维组织细胞瘤有三种亚型，其中真皮纤维瘤的瘤结节位于真皮内，与表皮间多存在一薄层结缔组织间隔，被覆表皮常伴棘细胞增生、钉突延长等改变。瘤内组织细胞样细胞和血管成分相对较少，而以增生的梭形成纤维细胞样细胞为主，多呈现交织的短束状排列，并可有席纹状结构。

5. A【解析】血管球瘤是好发于指甲下的周细胞肿瘤，可以透过指甲看到肿瘤局部隆起，呈直径几毫米的浅紫色或深蓝色结节，典型症状是局部剧烈疼痛；镜下可见圆形细胞围绕小血管周围形成袖套样结构。结合发病部位疼痛表现及镜下特点可诊断为血管球瘤。

6. C【解析】脂肪肉瘤细胞向肌纤维方向分化，S-100 阳性有助于诊断。

7. B【解析】胞质内空泡和免疫组织化学有助于血管平滑肌肉瘤的诊断。

8. E【解析】葡萄状肉瘤是一种起源于婴幼儿生殖道黏膜层下组织的恶性肿瘤。该肿瘤的主要形态特征为在黏膜上皮下的多层带状细胞密集区内形成，表面常被覆盖着正常的黏膜上皮，可突出于黏膜表面或阴道口，切面呈灰红色，质地较软，容易出血和溃疡。

9. D【解析】肉芽组织型血管瘤为发生在皮肤和黏膜的息内状毛细血管瘤，表面常形成溃疡，多伴有炎症，使病变形似炎性肉芽组织。

10. D【解析】此病为淋巴管瘤，淋巴管瘤由增生的淋巴管构成，淋巴管可呈囊性扩张并互相融合，内含大量淋巴液。淋巴管瘤是一种发育畸形的血管肿瘤，遗传学异常包括单基因突变、染色体数目、结构异常等，对淋巴管瘤的发生可有促进作用。囊性淋巴管瘤大多位于颈部、腋窝和腹股沟，海绵状型还可见于口腔、躯干上部、肢体及腹部，包括肠系膜和腹膜后，发生在颈部的病变常伴有 Turner 综合征。临床表现为局限无痛性肿胀，质软，触诊有波动感。

11. C【解析】核分裂>10/10HPF 的平滑肌肿瘤为恶性，内膜间质肉瘤的 desmin 灶性阳性。

12. C【解析】上皮样血管肉瘤易被误诊为转移性低分化腺癌。注意小血管腔的形成，并结合免疫组织化学结果诊断。

13. B【解析】根据镜下特点可诊断为海绵状血管瘤。毛细血管占比例较大时才称为混合型血管瘤。

14. B【解析】镜下分叶状或结节状毛细血管为毛细血管瘤的典型表现。

15. C【解析】未分化多形性肉瘤属于未分化/未分类肉瘤的一种亚型，曾称多形性恶性纤维组织细胞瘤（此名称已弃用），多发生于老年人深部软组织，形态上常伴奇异的多核瘤巨细胞，显示明显的多形性特点，免疫组织化学染色可显示出细胞瘤向平滑肌肉瘤、脂肪肉瘤、黑色素瘤等肿瘤分化，席纹状结构和瘤巨细胞及 CD68 阳性可明确诊断。

**三、A3/A4 型题**

1. D【解析】滑膜肉瘤好发于 15～40 岁的青少年及年轻的成年人，大多数发于肢体，80%以上起源于四肢深部软组织，尤其多见于膝部周围，常见于关节及腱鞘附近。临床上一些病例呈现缓慢性生长，其肿瘤周界多较为清晰，形成纤维性假包膜；另一些病例则呈现浸润性生长。术中见肿瘤多紧密附着于邻近的腱、腱鞘或关节囊的外壁，呈实性结节状；少数病例可呈囊状。肿瘤直径通常为 3～10cm，肿瘤大者可达到 15cm 以上。切面灰白色或灰红色，鱼肉状，分化较差者可见坏死。

2. E【解析】大多数滑膜肉瘤 BCL2 阳性。

3. D【解析】韧带样瘤表现为界限不清，质硬肿物，不易发觉，微痛或无痛，有些病变为多灶性，少数病变引起关节活动下降或神经症状。病变均以一致长形纤细的梭形细胞增生为特征，周围有胶原性间质和数量不等的明显血管，细胞核无异型性。

4. D【解析】韧带样瘤最常见于产后妇女的腹壁，切除后易复发。

5. B【解析】皮肤黄色瘤好发于眼睑、四肢关节伸侧的皮肤，呈多发性对称性分布，早期为小丘疹，尔后形成结节，大小不等。镜下可见团巢状或弥漫分布的黄色瘤细胞。

6. D【解析】镜下大量含脂质的组织细胞（即泡沫细胞）是该病的特征，其发生与高脂血症有关。

7. C【解析】根据该患者的临床表现和病理检查结果，最可能的诊断是上皮样血管内皮瘤。上皮样血管内皮瘤是一种罕见的恶性肿瘤，通常发生于中年人；其临床表现比较复杂，可以在全身多个器官出现结节状病变；局部病变通常呈无痛性结节，边界不清，呈灰白或灰红色；病理学特征包括组织细胞样嗜酸性内皮细胞形成短条形、索状和实性巢状结构，细胞无明显异型性，免疫组织化学染色 CD31、CD34 阳性，而 CK 通常仅弱阳性或局灶性阳性。

8. C【解析】上皮样血管内皮瘤多起源于静脉。

9. C【解析】隆突性皮肤纤维肉瘤大多发生于中青年，发病高峰为25~45岁，男性较为多见。肿块可见于躯干、四肢近端和头颈部的真皮或皮下组织。初始表现为皮肤斑块状结节，缓慢生长，数年后生长加速，形成隆起的不规则结节。肉眼可见肿瘤位于真皮或皮下，原发性肿瘤多为单结节状肿块，复发性病变可为多结节状。质地坚实，灰白色，直径为0.5~17.0cm，平均直径5cm，部分病例因发生黏液样变性而呈胶冻样或透明状。色素性隆突性皮纤维肉瘤又称Bednar瘤，切面呈黑色。镜下由弥漫浸润性生长的短梭形细胞组成，通常呈特征性的席纹状或车辐状排列，瘤细胞核的异型性并不明显，核分裂在各病例之间不等，可为（0~10）/10HPF，肿瘤常浸润到皮下脂肪组织。

10. D【解析】隆突性皮肤纤维肉瘤是发生于皮下的低度恶性肿瘤，有明显的席纹状结构，肿物无明显包膜，表皮变薄，切除后易复发，CD34通常阳性。

11. E【解析】卡波西肉瘤病变开始于四肢远端，表现为皮肤多发性紫蓝色斑块或结节，逐渐累及肢体近端，很少累及内脏。此病变与人类免疫缺陷病毒（HIV）感染无关，但患者常感染巨细胞病毒（CMV）或人乳头状瘤病毒（HPV）。卡波西肉瘤早期皮肤病损无特征性，表现为轻微血管增生。①斑点期：见真皮浅层及附属器周围血管增生，形状不规则，可以将真皮上部网状层的胶原纤维分隔开，间质可见淋巴细胞和浆细胞浸润。②斑块期：血管增生更加弥漫，血管腔隙的轮廓呈现锯齿状。炎症细胞浸润更加明显，有大量血管外红细胞和含铁血黄素。常可以发现玻璃样小球。③结节期：梭形细胞增生明显，互相积聚成片状，形成界限清楚的结节。增生的血管呈现裂隙状，腔内含红细胞。梭形细胞内外可见玻璃样小球。④淋巴结内病变可为单灶性或是多灶性，淋巴结可以完全被肿瘤取代。内脏病变因受累器官的结构而异。

12. D【解析】锯齿状血管为其特点，该病与人类疱疹病毒8型（HHV-8）感染有关。

13. B【解析】结节性筋膜炎表现为皮下生长迅速的单个结节或肿块，病程多在1~2周，多不超过3个月。近50%的病例常伴有酸胀、触痛或轻微疼痛感。镜下可见不同程度增生的胶原纤维呈带状或束状，具有一定极向或车辐状结构；偶可见破骨细胞样巨细胞；增生活跃的成纤维细胞或肌成纤维细胞，大小一致，呈梭形，较为肥胖，可见明显的小核仁，核分裂象易见，但无病理性核分裂象，无细胞多形性及异型性。

14. A【解析】根据生长部位及镜下特点可诊断，一般表达SMA和MSA。

15. B【解析】成年型纤维肉瘤好发于30~60岁的成年人，平均年龄为40岁，男性多见。肿瘤好发于四肢，特别是股部，其次为躯干和头颈部。肉眼可见肿瘤呈圆形、卵圆形或结节状，直径多为3~8cm，可达20cm及以上，体积较小者可外被纤维性假包膜。切面呈灰白色，质地坚实，或呈灰红色鱼肉状。分化良好的纤维肉瘤，瘤细胞似成纤维细胞，异型性小，常呈特征性“人”字形排列或羽毛状排列。中等分化纤维肉瘤，核分裂象易见，可见少数瘤巨细胞。

16. B【解析】成人型纤维肉瘤的预后取决于其组织学的分级和年龄，肿瘤级别越高，预后越差。成人型纤维肉瘤易复发，并可发生远处转移，包括肺、骨等处。

17. E【解析】与成年型纤维肉瘤相比，多形性未分化肉瘤的多形性及异型性明显，常可见多核瘤巨细胞、组织细胞、黄色瘤细胞、炎症细胞等。结合题干，可诊断为多形性未分化肉瘤。

18. B【解析】血管平滑肌瘤位于皮下或真皮深层，呈球形，直径在 2cm 之内，境界清楚。切面灰白色或褐色。肿瘤由迂曲血管及分化好的平滑肌细胞束构成，瘤细胞围绕在血管壁周围，呈多层环状排列，有时可能发生黏液变性、玻璃样变性、灶性软骨化生。

19. B【解析】根据镜下特点，可以判断为来源于血管平滑肌的良性肿瘤。免疫组织化学染色时，desmin、vimentin、SMA 阳性。

20. B【解析】典型的黏液样脂肪肉瘤表现为四肢深部软组织内大的、无痛性肿物。肿瘤的体积多较大，位于股部深部肌肉内者直径可以达到 15cm 或更大，位于上肢者有时可能小于 5cm。境界清楚，多结节状，切面呈胶冻状，黄色或灰黄色，可因伴出血而呈褐色。常呈结节状或分叶状生长，结节的周边细胞相对丰富。肿瘤由圆形、卵圆形至短梭形的原始间叶细胞，大小不等的印戒样脂肪母细胞，分支状毛细血管网和黏液样基质组成。部分病例中，黏液样基质非常丰富，可以形成淋巴管瘤样或肺水肿样结构。

21. A【解析】黏液样脂肪肉瘤是由形态一致的圆形或卵圆形原始非脂源性间叶细胞、数量不等的小印戒样脂肪母细胞、突出的具有特征性分支状血管的黏液样基质组成的恶性肿瘤。因此题干中的小印戒样细胞是指脂肪母细胞。

22. B【解析】脂肪肉瘤免疫组织化学染色 S-100 阳性。

**四、B 型题**

1. D【解析】结节性筋膜炎由增生的肌成纤维细胞组成，细胞呈梭形或胖梭形，细胞排列疏松，呈“S”形或“C”形排列。

2. B【解析】增生性筋膜炎是发生于皮下的一种形成肿物的增生性病变，除有类似于结节性筋膜炎的肥胖性成纤维细胞、肌成纤维细胞增生外，尚有类似神经节细胞的大细胞。

3. C【解析】增生性肌炎在肌纤维间浸润，形成特征性“棋盘”样结构。

4. A【解析】神经源性肌萎缩肌肉活检可见肌纤维大小明显不一致，成群或散在的萎缩肌纤维，呈多角形或小圆形，未见坏死及再生纤维，可见大量核袋形成。

5. C【解析】肌营养不良肌肉活检提示肌营养不良样改变，肌纤维大小不一，脂肪结缔组织增生，可见肌纤维坏死和再生，不同程度的肌纤维变性。

6. D【解析】多发性肌炎肌肉活检可发现肌纤维变性、坏死、肌萎缩与再生，肌纤维间质炎症细胞浸润，小血管阻塞，毛细血管内皮增生等病理改变。

7. E【解析】骨化性肌炎组织检查可见肌肉组织水肿，轻度炎症，有陈旧或新鲜出血，含铁血黄素沉着，肌纤维变性、坏死，可见肌纤维断端细胞核增生如花蕾状，成纤维细胞及成骨细胞增生极为活跃，其中有形状弯曲不整的新生骨小梁形成。

8. A【解析】腺泡状横纹肌肉瘤镜下可见肿瘤均由圆形细胞构成，类似淋巴瘤，但具原始肌母细胞性分化。

9. C【解析】胚胎性横纹肌肉瘤镜下可见瘤细胞聚集在上皮细胞下形成生发层。

10. E【解析】多形性横纹肌肉瘤镜下可见以异型性明显的大圆形、多边性及梭形细胞组成，并可见体积偏大、外形不规则、胞质嗜伊红染的横纹肌母细胞，肿瘤内常见坏死灶。

## 五、X 型题

1. ABCD【解析】骨化性肌炎是一种罕见的疾病，主要表现为软组织和骨骼中的异常骨化。本病通常发生在儿童或青少年期间，男女发病率相等。病变部位多位于骨骼肌，如背部、脊柱、颈部、股四头肌；也可出现于其他部位，如肠系膜。病变为局限性、自限性，但可以累及周边骨组织。

2. ABDE【解析】参见 A3/A4 型题第 9 题及第 10 题解析。

3. ACDE【解析】孤立性纤维性肿瘤是一种间质原性肿瘤，主要发生于胸膜。镜下，由相对均一的梭形细胞和多少不等的胶原间质或偶尔的黏液性基质组成，其间肿瘤细胞和基质呈疏密不均的方式非列，肿瘤内可见较大的不规则分支状及鹿角形扩张血管，血管壁常见玻璃样变性，瘤细胞围绕血管壁呈血管外皮瘤样排列；瘤细胞密集区可呈局灶的上皮样形态，有时可见梁状排列。

4. ABCD【解析】淋巴管瘤是由扩张的淋巴管构成的海绵状/囊性良性淋巴管病变，是较常见的儿科疾病，常发于出生时和 1 岁以内，临床及病理上可分为毛细淋巴管瘤、海绵状淋巴管瘤及囊性淋巴管瘤三型。囊性淋巴管瘤大多位于头颈部、腋窝和腹股沟，海绵状型还可见于口腔、躯干上部、肢体及腹部，包括肠系膜和腹膜后。临床表现为局限无痛性肿胀，质软，触诊有波动感。血管内皮细胞不同程度表达 D2-40、CD81、CD34。单个肿瘤可以完整切除，累及多个器官的播散性淋巴管瘤病预后较差。

5. ABDE【解析】软组织是指起源于除骨骼、淋巴造血系统、神经胶质组织之外的非上皮性组织，包括纤维组织、脂肪组织、肌肉组织、脉管、腱鞘滑膜、间皮以及各实质脏器的支持组织，起源于上述组织的肿瘤定义为软组织肿瘤。

6. BCDE【解析】结节性筋膜炎多发于 20~40 岁的年轻人，10 岁以下婴幼儿和 60 岁以上老年人都比较少见；好发于上肢，特别是前臂屈侧，其次可见于躯干及头颈部（尤为儿童患者）；表现为皮下生长迅速的单个结节或肿块，病程多在 1~2 周，多不超过 3 个月。结节性筋膜炎的鉴别诊断：①黏液纤维肉瘤。②恶性纤维组织细胞瘤。③平滑肌肉瘤。④纤维肉瘤。⑤纤维组织细胞瘤。⑥肌纤维母细胞瘤、肌纤维母细胞肉瘤。⑦纤维瘤病。

7. ACDE【解析】韧带样纤维瘤具有侵袭性生长特性，手术切不净时易复发，属于中间性肿瘤，故选项 B 错误，其余选项均正确。

## 六、案例分析题

1. C【解析】孤立性纤维性肿瘤的肿块直径为 1~27cm 不等，通常为 6~8cm。肿瘤的周围界限清晰，以交替性分布的细胞丰富区和细胞稀疏区组成，梭形瘤细胞多呈无结构性或无模式样生长。

2. B【解析】孤立性纤维性肿瘤好发于胸膜，部分病例可发于胸膜外，后者以头颈部、上呼吸道、纵隔、盆腔、腹膜后和周围软组织相对较为常见。

3. C【解析】孤立性纤维性肿瘤的肿块呈类圆形或卵圆形，周围界限清晰，发生于胸膜者可带蒂，部分病例被覆纤维性假包膜。

4. E【解析】孤立性纤维性肿瘤 CD34 表达强阳性，对 CD34 的高度敏感性使其获得更为准确而一致的诊断。此肿瘤 vimentin、BCL2、STAT6 阳性，可不同程度表达 EMA（30%）、α-SMA（20%），部分区域显示弥漫的 CD99 强阳性，可局灶性或弱阳性表达 actin 和/或 desmin。CK、CD31 阴性。孤立性纤维性肿瘤可弱阳性表达 S-100。因此选项 E 错误，其余选项均正确。

淋巴组织肿瘤概述、
前体淋巴细胞肿瘤

# 第九章　淋巴造血系统疾病

成熟 B 细胞肿瘤

## 一　A1 型题

1. 下列选项中，来源于 B 淋巴细胞的恶性肿瘤是
   A. 多发性骨髓瘤
   B. 霍奇金淋巴瘤（HL）
   C. 蕈样肉芽肿病
   D. 伯基特（Burkitt）淋巴瘤
   E. 间变性大细胞淋巴瘤
2. 下列关于淋巴结反应性增生的叙述，错误的是
   A. 淋巴结内淋巴细胞和组织细胞反应性增生，使淋巴结肿大
   B. 是淋巴造血系统最常见的疾病
   C. 又称非特异性淋巴结炎
   D. 淋巴组织增生，淋巴结结构可被破坏
   E. 形态学可以表现为淋巴滤泡增生
3. 下列关于淋巴结非特异性淋巴结炎的叙述，错误的是
   A. 表现为淋巴滤泡增生、副皮质区增生或窦组织细胞增生
   B. 可表现为淋巴结的感染，如结核伴肉芽肿病变形成
   C. 淋巴结内增生的细胞无异型性
   D. 可分为急性和慢性非特异性淋巴结炎
   E. 是淋巴造血系统最常见的疾病
4. 大多数霍奇金淋巴瘤细胞来源于
   A. T 淋巴细胞
   B. 树突状细胞
   C. 组织细胞
   D. 生发中心细胞或生发中心后的 B 淋巴细胞
   E. 活化细胞
5. 下列关于淋巴结特殊感染的叙述，错误的是
   A. 由特殊的病原微生物引起
   B. 是淋巴结最常见的良性病变
   C. 有特殊的病理形态学改变
   D. 往往需要特殊的药物治疗
   E. 经特殊染色在病变组织、分泌物或体液中可能找到相关的病原微生物
6. 下列疾病中，不属于自限性疾病的是
   A. 淋巴结真菌感染
   B. 猫抓病

C. 传染性单核细胞增多症
D. 亚急性甲状腺炎
E. 组织细胞性坏死性淋巴结炎

7. 在霍奇金淋巴瘤中，按其预后由好到坏的顺序排列为
A. 混合细胞型经典型、淋巴细胞减少型经典型、结节硬化型经典型、结节性淋巴细胞为主型
B. 结节性淋巴细胞为主型、结节硬化型经典型、淋巴细胞减少型经典型、混合细胞型经典型
C. 淋巴细胞减少型经典型、混合细胞型经典型、结节硬化型经典型、结节性淋巴细胞为主型
D. 结节性淋巴细胞为主型、结节硬化型经典型、混合细胞型经典型、淋巴细胞减少型经典型
E. 结节性淋巴细胞为主型、淋巴细胞减少型经典型、混合细胞型经典型、结节硬化型经典型

8. 下列关于淋巴组织肿瘤的叙述，错误的是
A. 是原发于淋巴结和淋巴结外淋巴组织的肿瘤
B. 大多数为恶性肿瘤
C. 许多恶性淋巴瘤与病毒的潜伏感染有关
D. 是儿童、青少年最常见的恶性肿瘤之一
E. 肿瘤性增殖的细胞有 B 细胞、T 细胞、自然杀伤（NK）细胞及其前体细胞等

9. 下列细胞中，不属于髓样组织的是
A. 中性粒细胞
B. 巨核细胞
C. 红细胞
D. 自然杀伤细胞
E. 嗜酸性粒细胞

10. 霍奇金淋巴瘤的变异型 RS 细胞不包括
A. 多核巨细胞
B. 腔隙型 RS 细胞（陷窝 RS 细胞）
C. 单核型 RS 细胞（H 细胞）
D. 爆米花细胞
E. 多核性 RS 细胞

11. 下列关于淋巴瘤的叙述，错误的是
A. 指由淋巴细胞及其前体细胞构成的恶性肿瘤
B. WHO 分类将其分为霍奇金淋巴瘤、非霍奇金淋巴瘤和白血病三大类型
C. 近 10 年，其发病率在国内外均呈增高趋势
D. 可发生在淋巴结、骨髓、脾、胸腺和结外淋巴组织
E. 包括恶性淋巴瘤、淋巴细胞白血病、毛细胞白血病和多发性骨髓瘤

12. 霍奇金淋巴瘤的特点是

A. 病变常从一个淋巴结开始，逐渐向远处扩散

B. 多处浅表淋巴结同时发生

C. 常首发于淋巴结外器官

D. 最常累及深部淋巴结

E. 后期常可出现骨髓侵犯，表现为白血病

13. 有多量陷窝细胞出现的霍奇金淋巴瘤的亚型是

A. 结节硬化型
B. 混合细胞型
C. 淋巴细胞减少型
D. 富于淋巴细胞型
E. 结节性淋巴细胞为主型

14. 下列关于霍奇金淋巴瘤与非霍奇金淋巴瘤的叙述，错误的是

A. 霍奇金淋巴瘤是从一区开始逐渐向外扩散的

B. 霍奇金淋巴瘤肿瘤细胞为混合成分，恶性细胞是 RS 细胞

C. 霍奇金淋巴瘤易合并急性白血病

D. 非霍奇金淋巴瘤的肿瘤细胞为单一细胞相癌细胞

E. 非霍奇金淋巴瘤侵犯内脏多见，侵犯淋巴结外组织多见

15. 霍奇金淋巴瘤病变中最具有诊断价值的细胞是

A. 隐窝细胞
B. 霍奇金细胞
C. 镜影细胞
D. 爆米花细胞
E. 未分化型细胞

16. 可能是结节性淋巴细胞为主型霍奇金淋巴瘤（NLPHL）的癌前病变的是

A. 反应性滤泡增生
B. 生发中心进行性转化（PTGC）
C. 皮肤病性淋巴结病
D. 嗜酸性淋巴肉芽肿
E. 结节病

17. 霍奇金淋巴瘤的确诊依赖

A. 肿大淋巴结切面呈鱼肉状，质嫩
B. 局部淋巴结无痛性、进行性肿大的扩散方式
C. CT 检查
D. B 超检查
E. 切除淋巴结后的病理学检查

18. 霍奇金淋巴瘤最常发生的部位是

A. 主动脉旁淋巴结
B. 颈部和锁骨上淋巴结
C. 前纵隔淋巴结
D. 肠系膜淋巴结
E. 腹膜后淋巴结

19. 下列蕈样肉芽肿病的病理变化中，错误的是

A. 可见脑回样肿瘤细胞
B. 大多见于儿童
C. 波特里尔（Pautrier）微脓肿
D. 一般好发于皮肤

E. 可扩散到淋巴结和内脏

20. 下列情况中，属于霍奇金淋巴瘤安娜堡（Ann Arbor）分期中Ⅲ期的是

A. 病变限于膈肌的同侧两组或两组以上淋巴结

B. 扩散到淋巴结外，累及一个或多个结外器官或组织

C. 膈肌两侧的淋巴结肿大

D. 限于结外一个器官

E. 病变局限于一组淋巴结

21. 与EB病毒感染密切相关的淋巴造血系统肿瘤是

A. 滤泡性淋巴瘤　B. 慢性髓性白血病

C. NK/T细胞淋巴瘤　D. 前体B细胞性淋巴瘤

E. 套细胞淋巴瘤

22. 弥漫性非霍奇金淋巴瘤分类中属高度恶性的是

A. 淋巴浆细胞样　B. 裂细胞型

C. 小淋巴细胞性　D. 无裂细胞型

E. 混合细胞型

23. 滤泡性淋巴瘤发生的主要分子机制是

A. *BCL2*基因转位　B. *BCL2*基因缺失

C. *BCL2*基因点突变　D. *BCL2*基因扩增

E. *BCL2*基因转变成癌基因

24. 原始髓样细胞在骨内、骨膜下或其他器官内浸润聚集成肿块，称为

A. 黑色素瘤　B. 棕色瘤

C. 黄色瘤　D. 髓肉瘤

E. 转移瘤

25. 霍奇金淋巴瘤最常见的组织学类型是

A. 混合细胞型经典型霍奇金淋巴瘤（MCCHL）

B. 结节硬化型经典型霍奇金淋巴瘤（NSCHL）

C. 富于淋巴细胞型经典型霍奇金淋巴瘤（LRCHL）

D. 结节性淋巴细胞为主型霍奇金淋巴瘤（NLPHL）

E. 淋巴细胞减少型经典型霍奇金淋巴瘤（LDCHL）

26. 下列选项中，有Ph染色体标志的白血病是

A. 急性淋巴细胞白血病　B. 慢性淋巴细胞白血病

C. 急性单核细胞白血病　D. 急性粒细胞白血病

E. 慢性粒细胞白血病

27. 下列叙述中，不符合慢性粒细胞白血病的是

A. 大约90%出现Ph染色体　　B. 骨髓内大量原始粒细胞
C. 外周血白细胞数量明显增高　　D. 肝大
E. 明显脾大

28. 下列哪一种非霍奇金淋巴瘤是不属于高度侵袭的
A. Burkitt淋巴瘤　　B. 弥漫性大B细胞淋巴瘤
C. T淋巴母细胞淋巴瘤　　D. 前B细胞性急性淋巴细胞白血病
E. 前T细胞性急性淋巴细胞白血病

29. 下列关于髓系肉瘤的叙述，正确的是
A. 是原发性肝细胞癌转移到皮下，分泌单只所致
B. 胆管上皮癌为黄绿色胆汁在肝内淤积所致
C. 可为急性髓系白血病的首发表现或发生于急性髓系白血病治疗缓解后
D. 不可发生于骨髓增生性肿瘤（MPN）、骨髓异常增生综合征（MDS）患者
E. 在急性髓系白血病病程中，存在着的肿瘤性白细胞在髓外其他器官或组织中弥漫性浸润而不形成肿块的情况，可以诊断为髓系肉瘤

30. 预后最差的霍奇金淋巴瘤是
A. 富于淋巴细胞型经典型霍奇金淋巴瘤
B. 结节硬化型经典型霍奇金淋巴瘤
C. 结节性淋巴细胞为主型霍奇金淋巴瘤
D. 混合细胞型经典型霍奇金淋巴瘤
E. 淋巴细胞减少型经典型霍奇金淋巴瘤

31. 常引起巨脾的白血病是
A. 急性粒细胞白血病　　B. 急性单核细胞白血病
C. 急性淋巴细胞白血病　　D. 慢性粒细胞白血病
E. 急性红白血病

32. B淋巴细胞表面表达的CD标志不包括
A. sIg　　B. CD8
C. CD19　　D. CD20
E. CD10

33. 好发于中线面部的淋巴造血系统疾病是
A. 霍奇金淋巴瘤　　B. 浆细胞性骨髓瘤
C. NK/T细胞淋巴瘤　　D. 传染性单核细胞增多症
E. Burkitt淋巴瘤

34. 恶性淋巴瘤临床Ⅰ期指的是
A. 累及一个区域的淋巴结或结外的一个器官或部位

B. 累及膈肌一侧的两个或更多区域的淋巴结
C. 累及膈肌两侧的淋巴结区域
D. 孤立性累及淋巴结外器官或部位，并伴远隔部位的淋巴结病变
E. 累及双侧颈部淋巴结

35. 高度侵袭性淋巴瘤的特点不包括
A. 多发生于儿童和青年
B. 包括 T/B 淋巴母细胞淋巴瘤和 Burkitt 淋巴瘤
C. 肿瘤生长迅速，在发病时常已经播散
D. 一般很少累及骨髓
E. 强力化疗可使部分患者完全缓解并治愈

36. 下列关于急性淋巴母细胞白血病的叙述，正确的是
A. 患者主要是青壮年
B. 可表现为淋巴瘤和白血病共存的状态
C. 由前 B 细胞或前 T 细胞组成的惰性肿瘤
D. 前 T 细胞性急性淋巴细胞白血病很少出现纵隔肿块
E. 不会累及骨髓

37. 下列关于类白血病反应与白血病鉴别的叙述，正确的是
A. 类白血病反应时，中性粒细胞的碱性磷酸酶活性正常
B. 类白血病反应时，常有明显贫血和血小板减少
C. 白血病可出现中性粒细胞中毒性改变，胞质内有中毒性颗粒和空泡
D. 引起类白血病的原因去除后，血象可恢复正常
E. 类白血病反应时细胞内可见 Ph 染色体

38. 下列关于淋巴瘤和白血病的叙述，错误的是
A. 可互相转化
B. 为同一种肿瘤的不同时期的表现
C. 是两种不同的肿瘤
D. 受累细胞的免疫表型均一致
E. 淋巴瘤与淋巴细胞白血病有重叠

39. 弥漫性大 B 细胞淋巴瘤界定瘤细胞胞核的大小为
A. 正常淋巴细胞胞核的 3~5 倍
B. 浆细胞胞核的 2 倍以上
C. 正常淋巴细胞胞核的 3 倍以上
D. 浆细胞胞核的 3 倍以上
E. 相当于甚至超过巨噬细胞胞核 3 倍

40. 下列肿瘤中，肿瘤细胞强阳性表达 S-100 蛋白，约 1/2 病例表达 CD45，而不表达 CD21 和 CD35 也不表达 CDla 和 Langerin，这种肿瘤是
A. 滤泡树突状细胞肉瘤
B. 淋巴结转移性肿瘤
C. 指状突细胞肉瘤
D. 纤维肉瘤

E. 大细胞性淋巴瘤

41. 套细胞淋巴瘤细胞的表面标志，除 CD5 阳性外，还应有

A. CD3 阳性
B. CD4 阳性
C. CD20 阳性
D. CD30 阳性
E. CD8 阳性

42. 可出现明显脾大，且脾可重达 5 千克的白血病是

A. 急性粒细胞白血病
B. 慢性粒细胞白血病
C. 慢性淋巴细胞白血病
D. 急性淋巴细胞白血病
E. 单核细胞白血病

43. 慢性粒细胞白血病确诊时，最少见的体征是

A. 脾大
B. 肝大
C. 面色苍白
D. 胸骨压痛
E. 淋巴结肿大

44. 在我国，最常见的非霍奇金淋巴瘤类型是

A. 弥漫性大 B 细胞淋巴瘤
B. NK/T 细胞淋巴瘤
C. 霍奇金淋巴瘤
D. 滤泡性淋巴瘤
E. Burkitt 淋巴瘤

45. 下列选项中，不属于淋巴结反应性增生的镜下形态学改变的是

A. 出现淋巴滤泡的数量增多
B. 淋巴滤泡的体积增大，达正常体积的两倍以上
C. 淋巴滤泡之间的距离增宽
D. 淋巴滤泡间可见 RS 细胞
E. 淋巴结窦内组织细胞增生

46. 通过对分化群的免疫组织化学染色，不能明确

A. 淋巴细胞的类型
B. 淋巴细胞的分化阶段
C. 淋巴细胞的克隆性
D. 淋巴细胞能否产生抗体
E. 淋巴细胞的功能性亚组

47. 下列选项中，不属于 RS 细胞形态学变型的是

A. 多核瘤巨细胞
B. 陷窝细胞
C. 霍奇金（Hodgkin）细胞
D. 朗格汉斯（Langerhans）细胞
E. 爆米花细胞

48. 下列不属于类白血病反应的临床病理特点的是

A. 外周血出现形态幼稚的白细胞
B. 外周血白细胞数量显著增多
C. 外周血白细胞可检测出单克隆性
D. 可作为其他恶性肿瘤的伴随表现

E. 处理及时可以逆转

49. *C-MYC* 基因易位见于下列哪种淋巴瘤
A. NK/T 细胞淋巴瘤
B. 霍奇金淋巴瘤
C. 浆细胞性骨髓瘤
D. 传染性单核细胞增多症
E. Burkitt 淋巴瘤

50. 费城染色体（Ph 染色体）指的是
A. t（14；18）
B. t（11；14）
C. t（11；18）
D. t（14；22）
E. t（9；22）

51. 影响非霍奇金淋巴瘤预后的因素不包括
A. 是否有明确的基因易位
B. 患者的年龄
C. 恶性程度
D. 临床分期
E. 肿瘤进展时间

52. 慢性粒细胞白血病患者突然出现左上腹疼痛，首先考虑的是
A. 肠扭转
B. 肾绞痛
C. 心肌梗死
D. 急性胰腺炎
E. 脾梗死

53. 区分急性白血病与慢性白血病主要根据
A. 瘤细胞分化程度
B. 贫血、出血程度
C. 病程的长短
D. 有无巨脾出现
E. 预后

54. 患者颈部淋巴结大时，下列疾病中可能性最小的是
A. 淋巴结反应性增生
B. 淋巴结结核病
C. 恶性淋巴瘤
D. 肝细胞性肝癌转移
E. 鼻咽癌淋巴结转移

55. 下列关于绿色瘤的叙述，正确的是
A. 常伴有骨髓纤维化
B. 瘤组织暴露于空气后肉眼观呈绿色
C. 是局限性原始粒细胞肿瘤
D. 绿色瘤可发生于前列腺、睾丸、乳腺等处
E. 绿色瘤是成熟造血细胞在骨髓以外的器官或组织内聚集性增生而形成的肿块

56. 下列关于白血病的叙述，错误的是
A. 急性白血病骨髓内幼稚白细胞增多
B. 伴有贫血、血小板减少
C. 急性白血病外周血中幼稚细胞增多
D. 慢性白血病可发生急性变
E. 部分急性白血病可转变为慢性白血病

57. 急性粒细胞白血病的病变特点，不包括

A. 在骨髓内肿瘤细胞弥漫性增生，取代原骨髓造血组织
B. 其中有大量的原始细胞
C. 周围血中有白细胞质和量的变化
D. 多数患者有淋巴结肿大
E. 肿瘤细胞主要在淋巴结的副皮质区及窦内浸润

58. 下列不属于淋巴组织肿瘤的是
A. 霍奇金淋巴瘤
B. 淋巴细胞白血病
C. 绿色瘤
D. 多发性骨髓瘤
E. Burkitt 淋巴瘤

## 二 A2 型题

1. 患者，女性，40 岁。发热，右颈淋巴结肿大月余。切除淋巴结大小为 1.5cm×1.5cm×1.0cm，镜下可见淋巴滤泡增多，遍及副皮质区和髓索内，大小相近，可见生发中心扩大，内有中心细胞和中心母细胞，伴有星空现象，套区略薄，正确的诊断是
A. 卡斯尔曼（Castleman）病
B. 滤泡性淋巴瘤
C. 结节性淋巴细胞为主型霍奇金淋巴瘤
D. 生发中心进行性转化
E. 反应性滤泡增生

2. 患者，女性，25 岁。右颈单一无痛性淋巴结肿大，淋巴结大小为 2.5cm×3.0cm，活动欠佳。活体组织检查发现包膜完整，无出血及坏死。镜下可见其结构已破坏，大量的束状纤维组织增生及散在一些大细胞，其胞质丰富、透明、核大，有多个核仁，并与周围形成透明的空隙。还可见嗜酸性粒细胞、浆细胞及少量中性粒细胞。该病最可能的诊断是
A. 淋巴结转移性癌
B. 非霍奇金淋巴瘤
C. 淋巴结炎
D. 结节硬化型经典型霍奇金淋巴瘤
E. 结节性淋巴细胞为主型霍奇金淋巴瘤

3. 患者，女性，34 岁。低热，左颈部淋巴结肿大，压痛。抗感染治疗无效，实验室检查发现白细胞在正常范围，红细胞沉降率增快。淋巴结穿刺活检病理学诊断为组织细胞性坏死性淋巴结炎。曾误诊为淋巴瘤而行化疗，其主要组织学改变可能是
A. 单克隆性淋巴细胞增生，区域性坏死
B. 上皮样组织细胞结节中和中性粒细胞及核碎片
C. 大片状坏死的淋巴组织及上皮样组织细胞结节
D. 副皮质区增生，淋巴滤泡减少
E. 组织细胞增生并见细胞核碎片，其周围为转化的 T 细胞

4. 患者，女性，19 岁。右颈部淋巴结肿大，乏力，低热，消瘦。淋巴结活检的组织象是大片凝固性坏死，其周见上皮样组织细胞，偶见朗汉斯巨细胞。其病理诊断应为

A. 猫抓病
B. 结核病
C. 结节病
D. 传染性单核细胞增生症
E. 间变性大细胞淋巴瘤

5. 患者，女性，30岁。右下颌淋巴结肿大，切除完整淋巴结做病理学检查。镜下可见上皮样肉芽肿样病变，非融合状，中心有坏死，周围网状纤维胶原化。其坏死的形态是
A. 梗死
B. 凝固性坏死
C. 纤维素样坏死
D. 液化性坏死
E. 出血性坏死

6. 患者，男性，52岁。有近30年的放射线工作史。经常感冒，全身乏力，末梢血白细胞计数 $20\times10^9/L$，经骨髓穿刺涂片检查为小淋巴细胞性肿瘤。最可能的正确诊断是
A. 结节性淋巴细胞为主型霍奇金淋巴瘤累及骨髓
B. 套细胞淋巴瘤累及骨髓
C. 小淋巴细胞性淋巴瘤/慢性淋巴细胞白血病
D. 浆细胞性骨髓瘤
E. 重度感染

7. 患儿，女，9岁。纵隔肿块，CT下穿刺活检，可见弥漫增生的淋巴母细胞，其间散在有吞噬核的巨噬细胞，呈“星空现象”，诊断为T淋巴母细胞淋巴瘤。该肿瘤最特异性的标志物是
A. LCA和CD99
B. CD7和TdT
C. CD20和CD34
D. CD20和TdT
E. CD3和LCA

8. 患儿，女，14岁。右下腹回盲部包块切除。肉眼观回盲部不清，肠管增粗，长达9cm，溃疡型肿块致肠壁增厚达3.5cm，系膜淋巴结肿大。病理诊断为结外边缘区黏膜相关淋巴组织淋巴瘤，并见区域性母细胞化。其意义在于
A. 可转变成霍奇金淋巴瘤
B. 可转变成弥漫性大B细胞淋巴瘤
C. 可转变成间变性大细胞淋巴瘤
D. 可转变成组织细胞性淋巴瘤
E. 可转变成血管免疫母细胞性T细胞淋巴瘤

9. 患者，女性，16岁。下颌淋巴结肿大月余，经口服“消炎药”及外敷中药治疗无明显好转入院切除活检。淋巴结大小为2.5cm×1.8cm×1.5cm，包膜较完整，切面灰红实质性。镜下可见大小相近的滤泡样结节性增生，缺乏套区和生发中心的明、暗区，无坏死。正确的诊断是
A. 淋巴结反应性增生
B. 滤泡性淋巴瘤
C. 结节性淋巴细胞为主型霍奇金淋巴瘤
D. 生发中心进行性转化
E. 血管滤泡反应性淋巴结增生

10. 患儿，女，11 岁。右侧扁桃体肿大，切除活检。切片见黏膜溃疡，瘤细胞弥漫性增生，中等大，胞质中等量，有多个小核仁，嗜碱性，可见吞噬细胞形呈“星空”样分布，易见病理性核分裂象。免疫组织化学标志 IgM 阳性，CD5 阴性，CD10 阳性，CD23 阴性，Ki-67 阳性率>95%，BCL2、CD20、EBER 阳性。病理诊断可能是

A. 弥漫性大 B 细胞淋巴瘤
B. 伯基特淋巴瘤
C. 滤泡性淋巴瘤
D. 霍奇金淋巴瘤
E. 套细胞淋巴瘤

11. 患者，女性，40 岁。因鼻塞、咽痛就诊。查体示咽部肿胀，鼻内肿块堵塞，表面溃疡，有臭味。取活检小组织碎块，镜下可见组织坏死重，其下为小、中、大的淋巴样细胞，混有浆细胞和组织细胞，小血管破坏。明确诊断为 NK/T 细胞淋巴瘤，其最典型的免疫表型和 EBER 的表达是

A. LCA、CD20、EBER 阳性
B. CD15、C1330、EBER 阳性
C. CD56、CD2、EBER 阳性
D. CD10、BCL6、EBER 阳性
E. CD5、CD3、EBER 阳性

12. 患者，男性，65 岁。送检标本为增大的脾，质硬，切面呈弥漫的粟粒大结节，并见楔形边界不清的梗死区。镜下可见小淋巴细胞形成大小相近的结节，有的见中央动脉，结节间红髓中散在小淋巴细胞，窦索结构不清晰。免疫组织化学标志为 B 细胞表型，其诊断为

A. 急性淋巴细胞白血病
B. 急性粒细胞白血病
C. 慢性粒细胞白血病
D. 慢性淋巴细胞白血病
E. 毛细胞白血病

13. 患者，男性，45 岁。因外伤后腹痛，出冷汗，面色渐苍白，急诊入院。查体示血压下降，行剖腹探查，术中见腹腔内出血、脾损伤，故行脾切除。标本见脾门处向外达下缘不规则被膜及实质破裂，破裂处切面有凝血块，镜下出血区边缘见急性炎症。该患者应诊断为

A. 血管瘤
B. 脾梗死
C. 完全性脾破裂
D. 被膜下脾破裂
E. 淤血性脾大

14. 患者，男性，35 岁。因慢性乙型肝炎、肝硬化腹水、呕血等行脾切除。镜下组织学改变是

A. 白髓萎缩，脾窦内皮增生，髓索及小梁血管纤维化，巨噬细胞增多并有含铁血黄素沉积
B. 凝固性坏死，尚见脾结构残影，无明显出血带
C. 出血周围含铁血黄素沉着，并见肉芽组织

D. 脾小体的淋巴滤泡增生，红髓充血，各种炎症细胞浸润

E. 单一性非典型淋巴细胞增生，并见成片的坏死

15. 患者，女性，54岁。因亚急性细菌性心内膜炎左心瓣膜赘生物脱落，栓塞脾动脉，形成脾梗死。故其梗死的病理改变是

A. 出血性梗死
B. 贫血性梗死
C. 凝固性坏死
D. 液化性坏死
E. 以上都不是

16. 患者，男性，77岁。右颈部淋巴结肿大2个月，穿刺淋巴结活检，切片显示有腺癌成分。如果怀疑肺腺癌转移，应当首先选择的免疫组织化学标志物是

A. TTF-1 和 CK7
B. TTF-1 和 CK20
C. CK7 和 CK20
D. CK7 和 CDX2
E. CK7 和 CK5/6

17. 患者，女性，56岁。因腰部不适来院检查，影像学显示右侧肋骨及脊椎骨髓内多处占位性病变，进行骨髓活检，取出骨髓组织直径0.3cm、长1cm，显微镜下显示骨髓腔内可见少许弥漫灶状肿瘤细胞，无明显组织学结构，细胞中等大小，诊断首选的一线抗体组合是

A. CK、vimentin、LCA、S-100
B. desmin、CK、NSE、CD45
C. vimentin、LCA、S-100、CD34
D. desmin、CK、NSE、GFAP
E. CK、vimentin、LCA、GFAP

18. 患者，男性，75岁。因腰痛、全身乏力就诊。X线检查显示第5腰椎骨质破坏。行穿刺活检，切片可见不规则的小腺腔样结构，瘤细胞核仁显著增大。诊断为骨髓转移性肿瘤，免疫组织化学检查显示PSA、P504S过表达。确切的形态报告是

A. 胆管腺癌
B. 肺腺癌
C. 胃肠癌
D. 胰腺癌
E. 前列腺癌

19. 患儿，男，4岁。颅骨多发性溶骨性病变活检，诊断骨的嗜酸性肉芽肿，其肿瘤细胞是

A. 淋巴细胞
B. 嗜酸性粒细胞
C. 中性粒细胞
D. 成纤维细胞
E. 朗格汉斯细胞

## 三 A3/A4 型题

（1、2题共用题干）

患者，女性，26岁。左颈部一淋巴结肿大，无明显不适。查肿大淋巴结，大小为1.2cm×1.0cm×0.8cm，质实；镜下可见淋巴结结构部分被破坏，可见大量的异型细胞巢，

泡状核，细胞合体状排列，并见部分坏死。

1. 下列选项中，诊断正确的是

A. 组织细胞性坏死性淋巴结炎
B. 增殖型结核
C. 恶性淋巴瘤
D. 特异性淋巴结炎
E. 淋巴结转移癌

2. 当组织学不易判定时，应查的标志物是

A. CA125
B. CD117
C. HMB45
D. CK
E. TTF-1

（3、4 题共用题干）

患者，男性，43 岁。因右髋部疼痛走路跛行来院就诊，X 线检查显示右髂骨不规则溶骨性破坏，MRI 检查发现左肋骨、右前臂及颅骨多处溶骨性病灶。因此，行右髂骨穿刺活检，诊断为转移性癌。

3. 骨转移癌最可能的原发部位是

A. 鼻咽癌
B. 皮肤癌
C. 胰腺癌
D. 胃癌
E. 肺癌

4. 查胸部 CT 后发现右上肺内胸膜下占位性病变，最可能的肺癌类型是

A. 鳞癌
B. 腺癌
C. 大细胞癌
D. 小细胞癌
E. 腺样囊性癌

（5、6 题共用题干）

患者，女性，20 岁。右颈部淋巴结肿大 3 个月。查颈部肿块，大小约 3.5cm×3.0cm，无皮色改变，质实。

5. 对明确诊断最有意义的检查方法是

A. 切除肿块活检
B. MRI 检查
C. 肿瘤标志物血清学检查
D. 穿刺细胞学
E. 超声检查

6. 对诊断最可靠的技术方法是

A. 组织印片
B. 细胞涂片
C. 冷冻切片
D. 石蜡切片
E. 免疫标志片

（7、8题共用题干）

患者，女性，28岁。左颈部淋巴结肿大近半年，伴胸闷、咳嗽无痰、乏力、自觉消瘦。超声检查示肿大淋巴结大小为1.2cm×1.0cm×1.0cm，胸部影像学显示纵隔增宽。故行纵隔穿刺，取三条小组织。切片显示纤维组织形成大小不等的非完整结节，其中见多种炎症细胞和几个腔隙性RS细胞。

7. 为明确诊断应做免疫组织化学染色的标志物是

A. LCA、CD15、CD20
B. LCA、CD30、CD15
C. LCA、CD68、CD30
D. LCA、CD20、CD68
E. LCA、CD20、CD30

8. 在鉴别诊断中，最不可能出现的是

A. 富于T细胞的B细胞淋巴瘤
B. 转移性癌
C. 生殖细胞瘤
D. 胸腺瘤
E. 骨肉瘤

（9、10题共用题干）

患者，女性，70岁。全身乏力且消瘦3个月就诊，超声检查显示脾弥漫性明显肿大。无外伤和肿瘤史，临床怀疑是淋巴瘤，切除脾送检。

9. 如果怀疑肿瘤性病变，肉眼观察切面可见

A. 蜂窝状
B. 单房性囊肿
C. 被膜下破裂
D. 大小不等的弥漫性灰白结节
E. 多发性脓肿

10. 如果考虑恶性淋巴瘤，最常见的组织学类型是

A. 间变性大细胞淋巴瘤
B. 小淋巴细胞性淋巴瘤
C. 外周T细胞淋巴瘤
D. 淋巴浆细胞样性巴瘤
E. 边缘区B细胞淋巴瘤

## 四 B型题

（1~4题共用备选答案）

A. 可见Ph染色体
B. 可见RS细胞
C. 可见满天星现象
D. 可见原始粒细胞明显增生
E. 仅见于儿童

1. 慢性粒细胞白血病
2. 霍奇金淋巴瘤
3. 伯基特淋巴瘤

4. 急性粒细胞白血病

（5、6 题共用备选答案）

A. 结节硬化型经典型霍奇金淋巴瘤
B. 结节性淋巴细胞为主型霍奇金淋巴瘤
C. 富于淋巴细胞型经典型霍奇金淋巴瘤
D. 混合细胞型经典型霍奇金淋巴瘤
E. 以上均不是

5. 可转化为弥漫性大 B 细胞淋巴瘤的是
6. 可发生白血病转化的是

（7~9 题共用备选答案）

A. 来源于成熟 T 细胞
B. 多见于中老年人
C. 可见陷窝细胞
D. 流行于非洲地区
E. 可见大量白细胞增生，并有幼稚细胞出现

7. 滤泡性淋巴瘤
8. 伯基特淋巴瘤
9. 结节硬化型经典型霍奇金淋巴瘤

## 五 X 型题

1. 结节性淋巴细胞为主型霍奇金淋巴瘤的肿瘤细胞特点包括
A. 爆米花细胞
B. 双核 RS 细胞
C. CD20 阳性
D. CD30 弥漫阳性
E. 腔隙型细胞

2. 结节硬化型经典型霍奇金淋巴瘤的病理特点包括
A. 可见多量陷窝细胞
B. 可见典型 RS 细胞
C. 可见混合性炎症细胞反应
D. 纤维组织系带状增生
E. 纤维增生分割成结节状

3. 伯基特淋巴瘤的临床病理特点包括
A. T 细胞来源
B. 与 EB 病毒感染有关
C. 镜下可见满天星现象
D. 属高度侵袭性肿瘤
E. 可见典型 RS 细胞

4. 非霍奇金淋巴瘤（NHL）中，高度恶性的是
A. 滤泡性淋巴瘤
B. 弥漫性大 B 细胞淋巴瘤

C. 伯基特淋巴瘤
D. NK/T 细胞淋巴瘤
E. 混合细胞型

## 六 案例分析题

（1~3 题共用题干）

患者，男性，55 岁。左颈部淋巴结无痛性进行性肿大，抗感染治疗无效。无肿瘤家族史。受累淋巴结呈融合状，直径约 6cm，不活动，质硬。切除活检，肿块结节状，切面灰白质细腻，有灶状坏死。病理诊断混合型霍奇金淋巴瘤。

1. 其诊断的主要依据是
   A. 单核 RS 细胞
   B. 腔隙性 RS 细胞
   C. 淋巴细胞和组织细胞
   D. 多形性 RS 细胞
   E. 典型双核 RS 细胞
   F. 以上都不是
2. 其鉴别诊断的疾病是
   A. 传染性单核细胞增多症
   B. 间变性大细胞淋巴瘤
   C. 淋巴结结核
   D. 组织细胞性坏死性淋巴结炎
   E. 转移癌
   F. 以上都不是
3. 为明确诊断与鉴别，应查的标志物是
   A. EBER、MUM-1
   B. CD30、CD20
   C. CD15、CD3
   D. LCA、PAX5
   E. CD68、EMA
   F. 以上都是
   G. 以上都不是

# 参考答案与解析

## 一、A1 型题

1. D【解析】Burkitt 淋巴瘤是淋巴滤泡生发中心细胞 B 细胞起源的高度侵袭性肿瘤，多见于儿童和青年人。多发性骨髓瘤又称浆细胞性骨髓瘤，来源于骨髓归巢的浆细胞。HL 分为结节性淋巴细胞为主型 HL 和经典型 HL，前者起源于生发中心 B 细胞、中心母细胞分化阶段；后者 95%以上 HL 的里-施细胞（RS 细胞）起源于生发中心阶段分化的成熟 B 细胞，极少数起源于外周 T 细胞。蕈样肉芽肿病起源于外周嗜表皮的 T 细胞。间变性大细胞淋巴瘤起源于活化的成熟的细胞毒性 T 细胞。

2. D【解析】淋巴结反应性增生的正式学名为非特异性淋巴结炎，是淋巴系统中最常见的疾病，是指各种损伤和刺激常引起淋巴结内的淋巴细胞和组织细胞反应性增生，使淋巴结肿大。组织学表现为淋巴滤泡（B 细胞区）增生、副皮质区（T 细胞区）增生、窦组织细胞增生三种模式以及上述三种模式的混合存在。反应性淋巴滤泡增生易与滤泡性淋巴瘤混淆，后者的淋巴结结构破坏，滤泡大小、形状相似，界限不明显。

3. B【解析】慢性非特异性淋巴结炎时，淋巴结可呈多种形式的增生性改变，一般表现为淋巴滤泡增生、副皮质区淋巴增生和窦组织细胞增生。急性非特异性淋巴结炎可见发炎的淋巴结肿胀，呈灰红色。镜下可见淋巴滤泡增生，生发中心扩大，并有大量核分裂象。若是化脓菌感染，滤泡生发中心可能会发生坏死，形成脓肿；而当感染不太严重时，可见一些中性粒细胞在滤泡周围或淋巴窦内浸润，窦内皮细胞增生。淋巴结结核病是由结核分枝杆菌引起的淋巴结肉芽肿性炎症，属于特异性炎症。

4. D【解析】在 20 世纪 90 年代，人们采用显微切割技术对 HL 病变组织中的单个肿瘤性 RS 细胞及其变异型细胞成分进行遗传学分析，发现在大多数病例中的 RS 细胞的 *Ig* 基因均有 V（D）J 重排和体细胞超突变，该研究结果证明了 RS 细胞及其变异型是淋巴滤泡生发中心或生发中心后 B 细胞起源的理论。

5. B【解析】淋巴结内发生各种特殊感染的特点：①由特殊的病原微生物引起，如结核分枝杆菌、梅毒螺旋体、真菌等。②有特殊的病理改变，一般为肉芽肿性炎。③经特殊染色，在病变组织、分泌物或体液中可能找到相关的病原微生物。④在临床上需要特殊的药物治疗。淋巴结结核是淋巴结最常见的特殊感染，可发生在任何年龄组的人群中，但以青年女性多见。非特异性淋巴结炎不属于淋巴结特殊感染，是淋巴结最常见的良性病变。

6. A【解析】猫抓病是一种以人局部淋巴结炎为主要特征的自限性疾病。传染性单核细胞增多症主要是由 EB 病毒感染引起的急性自限性传染病。亚急性甲状腺炎通常是在病毒感染以后发生的甲状腺炎性病变，亚急性甲状腺炎属于自限性疾病。组织细胞性坏死性淋巴结炎是一种有特殊临床病理过程的自限性淋巴结疾病，现认为与人类疱疹病毒 6 型（HHV-6）有关，年轻女性多见，以顽固性发热、区域性淋巴结肿大和一过性白细胞减少为特征。

7. D【解析】霍奇金淋巴瘤中，结节性淋巴细胞为主型预后最好，5 年生存率为 94.3%；结节硬化型和混合细胞型预后次之；淋巴细胞减少型预后最差，5 年生存率仅 27.4%。

8. B【解析】淋巴组织肿瘤指来源于淋巴细胞及其前体细胞的恶性肿瘤（选项 B 错误），包括淋巴瘤、淋巴细胞白血病、毛细胞白血病和浆细胞肿瘤等。淋巴瘤可原发于淋巴结和结外淋巴组织，是人类较为常见的恶性肿瘤，可分为霍奇金淋巴瘤和非霍奇金淋巴瘤两大类。淋巴瘤也是儿童最常见的恶性肿瘤之一。由于淋巴细胞是机体免疫系统的主要成分，故淋巴瘤也是机体免疫系统的免疫细胞发生的一类恶性肿瘤，发生肿瘤性增殖的细胞有淋巴细胞（B 细胞、T 细胞和自然杀伤细胞）及其前体细胞等。

9. D【解析】髓样祖细胞可分化为多种细胞，不包括自然杀伤细胞。

10. A【解析】RS变异型细胞包括陷窝细胞、爆米花细胞（LP细胞）、木乃伊细胞、单核型RS细胞、多核型RS细胞。

11. B【解析】淋巴组织肿瘤可分为霍奇金淋巴瘤和非霍奇金淋巴瘤两大类，选项B错误。

12. A【解析】霍奇金淋巴瘤临床上病变往往从一个或一组淋巴结开始，逐渐由邻近的淋巴结向远处扩散。

13. A【解析】陷窝细胞是特殊的RS细胞，该细胞体积大，单核、核呈多叶状，有多个小核仁。胞质丰富、浅染。在福尔马林固定的组织中，胞质常收缩，细胞似位于空间或陷窝中，此种细胞出现在结节硬化型霍奇金淋巴瘤中。

14. C【解析】霍奇金淋巴瘤特点：①临床上病变往往从一个或一组淋巴结开始，逐渐由邻近的淋巴结向远处扩散。原发于结外淋巴组织的少见。②瘤组织成分多样，但都含有一种独特的瘤巨细胞即RS细胞。RS细胞来源于B淋巴细胞。主要并发多脏器功能损害，个别可转化为白血病。

15. C【解析】镜影细胞在诊断霍奇金淋巴瘤上具有重要意义，称为诊断性RS细胞。

16. B【解析】结节性淋巴细胞为主型霍奇金淋巴瘤常可侵犯颈部、腋窝或腹股沟淋巴结，大多数患者表现为Ⅰ期或Ⅱ期病变。一些患者的活检主要表现为进行性生发中心转化，但是大多数PTGC患者不进展为NLPHL。胸腺侵犯罕见。

17. E【解析】霍奇金淋巴瘤的确诊主要依赖病变组织的病理学检查，因此病变淋巴结手术活检或深部组织的粗针穿刺活检尤为重要。

18. B【解析】霍奇金淋巴瘤病变主要发生在淋巴结，以颈部淋巴结和锁骨上淋巴结最为常见，其次是纵隔、腹膜后、主动脉旁淋巴结。

19. B【解析】蕈样肉芽肿病多发于40~60岁，男女比例约为2∶1，选项B错误，其余各项均正确。

20. C【解析】霍奇金淋巴瘤Ann Arbor分期如下。①Ⅰ期：单个淋巴结区域受侵犯，或者单个结外器官局限部位受侵犯。②Ⅱ期：在膈肌同侧两组或多组淋巴结受侵犯，或膈同侧的一组或多组淋巴结受侵犯，伴有邻近器官的局限部位受侵犯。③Ⅲ期：膈肌两侧淋巴结同时受侵犯，或伴有局限性结外器官部位受侵犯，或伴有脾受侵犯，或伴有局限性结外器官及脾均受侵犯，或伴有局限性结外器官及脾均受侵犯。④Ⅳ期：在淋巴结、脾和咽淋巴环之外，一个或多个结外器官或组织受广泛侵犯，伴或不伴淋巴结肿大。肝和/或骨髓受累均属Ⅳ期。

21. C【解析】与EB病毒感染密切相关的淋巴瘤是NK/T细胞淋巴瘤。该肿瘤绝大多数发生于淋巴结外，尤其是鼻腔和上呼吸道，侵袭性强，是一种高度恶性的肿瘤。

22. D【解析】弥漫性非霍奇金淋巴瘤分类中以无裂细胞型恶性程度最高。

23. A【解析】肿瘤的生长取决于细胞增殖与细胞死亡的比例，调节细胞凋亡的基因在滤泡性淋巴瘤的发生中起重要作用。*BCL2* 基因表达 BCL2 蛋白，BCL2 蛋白抑制细胞凋亡，BAX 蛋白促进细胞凋亡。在大多数滤泡性淋巴瘤中，有特征性染色体转位 t（14；18）。18 号染色体断裂点为 18q21，是抗凋亡基因 *BCL2* 所在部位，这一转位造成 BCL2 蛋白过度表达，细胞过度增殖引起肿瘤。

24. D【解析】髓系肉瘤是由可伴或不伴有成熟分化的原始或幼稚髓系细胞在骨髓以外的解剖部位形成的肿块。由于粒细胞肉瘤的新鲜组织肉眼观常呈淡绿色，而在暴露于日光后，绿色迅速消退，但用还原剂（过氧化氢或亚硫酸钠）可使其绿色重现，故也被称为绿色瘤。

25. B【解析】结节硬化型经典型霍奇金淋巴瘤（NSCHL）约占 CHL 的 40%~70%，多见于青年妇女，发病高峰年龄在 15~34 岁。

26. E【解析】90%以上的慢性粒细胞白血病出现 Ph 染色体。

27. B【解析】①骨髓内出现大量原始粒细胞（>30%）为急性粒细胞白血病或慢性粒细胞白血病急性变特征，并非慢性粒细胞白血病特征。②慢性粒细胞白血病时，外周血白细胞计数明显升高，常常超过 $100\times10^9$/L。③脾大是慢性粒细胞白血病最突出的临床表现之一。慢性粒细胞白血病患者可有肝大，但明显大者少见。④90%以上的慢性粒细胞白血病出现 Ph 染色体，由于该染色体首次在美国费城发现，故又称费城染色体，显带分析为 t（9；22）。

28. B【解析】Burkitt 淋巴瘤是一种高度侵袭性的非霍奇金淋巴瘤。T 淋巴母细胞淋巴瘤是一种高度侵袭性淋巴瘤，多见于老年人。前 B 细胞性急性淋巴细胞白血病和前 T 细胞性急性淋巴细胞白血病都可能发生侵袭性真菌感染。

29. C【解析】髓系肉瘤是髓系原始细胞在骨髓以外的器官或组织内聚集增生而形成的肿块，有时因瘤组织含有原卟啉或绿色过氧化物酶，在新鲜时肉眼观呈绿色，而当暴露于日光后，绿色快速消退，如果用还原剂（如过氧化氢或亚硫酸钠）可使绿色重现，因此也称绿色瘤，选项 A、B 不是髓系肉瘤的特征，因此选项 A、选项 B 错误。髓系肉瘤可为急性髓系白血病的首发表现或发生于急性髓系白血病治疗缓解后，选项 C 正确。在急性髓系白血病病程中，存在着的肿瘤性白细胞在髓外其他器官或组织中弥漫性浸润而不形成肿块的情况，不诊断髓肉瘤，选项 E 错误。该肿瘤也可发生于 MPN、MDS 患者，选项 D 错误。

30. E【解析】淋巴细胞减少型经典型霍奇金淋巴瘤：淋巴细胞数量明显减少，RS 细胞较多，纤维组织及多形性细胞多，预后最差。

31. D【解析】慢性粒细胞白血病可以出现巨脾。

32. B【解析】在免疫表型上，CD2、CD3、CD4、CD7 和 CD8 是 T 细胞及其肿瘤的标志；CD10、CD19、CD20 和 sIg 是 B 细胞及其肿瘤的标志；而 CD16 和 CD56 是 NK 细胞的标志。

33. C【解析】NK/T 细胞淋巴瘤最常见于面部中线（鼻及腭），也可见于皮肤、软组织、胃肠道、睾丸等。

34. A【解析】恶性淋巴瘤临床分期如下。①Ⅰ期：病变仅限于一个淋巴结区（Ⅰ）或淋巴结外单一器官（ⅠE)。②Ⅱ期：病变累及横膈同一侧两个或更多的淋巴结区（Ⅱ）或病变局限侵犯淋巴结以外器官及横膈同侧一个以上的淋巴结区（ⅡE)。③Ⅲ期：横膈两侧淋巴结病变（Ⅲ)，同时可伴脾累及（Ⅲs）或伴结外器官或组织的局部侵犯（ⅢE)。④Ⅳ期：病变累及淋巴结、脾、咽淋巴环，伴有一个或多个结外器官或组织的广泛受累，如骨髓、肺、肝。

35. D【解析】高侵袭性淋巴瘤是一种生长迅速、症状明显、恶性程度很高的淋巴瘤，在 Burkitt 淋巴瘤和 T 淋巴母细胞淋巴瘤中更常见，这类淋巴瘤是一种比较常见的高度侵袭性淋巴瘤。与其高度侵袭有关，如果不治疗，这种类型的淋巴瘤会迅速发展，甚至死亡。高度侵袭性淋巴瘤主要发生在儿童和青年，腹部受累多见。

36. B【解析】急性淋巴母细胞白血病/淋巴瘤（ALL）是淋巴母细胞来源的一类高侵袭性肿瘤，包括 B 淋巴母细胞白血病/淋巴瘤（B-ALL）和 T 淋巴母细胞白血病/淋巴瘤（T-ALL)。急性 B 淋巴母细胞白血病常见于儿童，临床上以广泛骨髓累及和外周血白细胞数量增加为特征；而 B 淋巴母细胞淋巴瘤则较少见。T-ALL 则相对多见于青年人，临床上以局部包块为主要表现，常有纵隔（胸腺）的占位性病变，B-ALL 常表现白血病征象，少有形成局部包块；而 T-ALL 常以病变局部肿块（淋巴瘤）为主要表现或首发症状，但也常伴有白血病征象。

37. D【解析】类白血病反应有以下特点可协助鉴别：①引起类白血病反应的原因去除后，血象可以恢复正常。②一般无明显贫血和血小板减少。③粒细胞有严重中毒性改变，胞质内有中毒性颗粒和空泡等。④嗜中性粒细胞的碱性磷酸酶活性和糖原皆明显增多，而粒细胞白血病时，两者均显著减少。⑤慢性粒细胞白血病时可出现特征性的 Ph 染色体，类白血病反应时则无。

38. C【解析】淋巴瘤可能转化为白血病。淋巴瘤和白血病是有一定区别的，淋巴瘤主要是淋巴造血系统的恶性肿瘤，白血病通常是指骨髓外周血出现了恶性的血液肿瘤细胞的一种状态，两者是不一样的，淋巴瘤主要表现为无痛性淋巴结肿大。

39. A【解析】弥漫性大 B 细胞淋巴瘤是一种大 B 淋巴细胞弥漫性恶性增生性疾病，瘤细胞胞核的大小为正常淋巴细胞胞核的 3~5 倍。

40. C【解析】指状突细胞肉瘤罕见，形态学表现与滤泡树状突细胞肉瘤无法区别。免疫组织化学染色：此肿瘤细胞强阳性表达 S-100 蛋白，约 1/2 病例表达 CD45，而不表达 CD21 和 CD35，也不表达 CDla 和 Langerin，可进行区别。

41. C【解析】套细胞淋巴瘤起源于 B 淋巴细胞，因此除 CD5 阳性外，常表达 B 细胞标志，如 CD10、CD19、CD20。CD3 和 CD4 阳性是 T 细胞标志。

42. B【解析】慢性粒细胞性白血病（CML）慢性期最显著的体征是脾大，即所谓“巨脾”。往往就医时就已达脐或脐下，质地坚实，平滑、无压痛，属于高度脾大。

43. E【解析】慢性粒细胞白血病确诊时常见脾大，亦可有胸骨压痛、肝大和轻度贫血引起的面色苍白，但不像淋巴细胞白血病那样容易侵犯淋巴结，很少有淋巴结肿大。

44. A【解析】弥漫性大 B 细胞淋巴瘤是非霍奇金淋巴瘤（NHL）的最常见类型，占所有病例的 30%以上。

45. D【解析】淋巴结反应性增生是一种非特异性且常见的免疫反应，通常由感染、药物或其他免疫刺激引起，其镜下形态学改变包括淋巴滤泡数量增多、体积增大，淋巴滤泡之间距离增宽和淋巴结窦内组织细胞增生。但是，RS 细胞不是淋巴结反应性增生的典型形态学改变，在此处不属于淋巴结反应性增生的镜下形态学改变。因此，选项 D 是正确答案。

46. C【解析】淋巴细胞的克隆性需要进行抗原受体基因及其蛋白产物的分析，其可区别反应性（多克隆性）和肿瘤性（单克隆性）淋巴增生。分化群的免疫组织化学染色可明确淋巴细胞的类型（如 B 细胞、T 细胞）、分化阶段（不成熟 T/B 细胞、成熟 T/B 细胞、成熟浆细胞等）、能否产生抗体及功能性亚组。

47. D【解析】典型的 RS 细胞是一种直径 20～50μm 或更大的双核或多核的瘤巨细胞。陷窝细胞是特殊的 RS 细胞，体积大，单核，核呈多叶状，有多个小核仁。Hodgkin 细胞也是 RS 细胞形态学变型。Langerhans 细胞是一种树突状细胞，在正常情况下，散在分布于皮肤、口腔、阴道及食管黏膜，也存在于淋巴结、骨髓、胸腺及脾脏等处。Langerhans 细胞直径约 12μm，细胞表面有小的突起，胞质丰富，核形状不规则，往往有核沟或者呈分叶状。爆米花细胞属于变异型的 RS 细胞。

48. C【解析】类白血病反应是一种非恶性反应性增生，可作为其他恶性肿瘤的伴随表现，其临床病理特点为外周血白细胞数量显著增多、形态幼稚、可见异型性，但这些变化不具有单克隆性。因此，选项 C 不属于类白血病反应的临床病理特点。

49. E【解析】Burkitt 淋巴瘤是一种高度侵袭性的非霍奇金淋巴瘤，主要来源于 B 淋巴细胞，常有第 8 号染色体 *MYC* 基因的易位。

50. E【解析】90%以上的慢性粒细胞白血病出现 Ph 染色体，由于该染色体首次在美国费城发现，因此也被称为费城染色体，显带分析为 t（9；22）。

51. A【解析】患者的性别、年龄、ECOG 评分、恶性程度、临床分期、最大肿瘤直径、结外受累部位数、有无 B 症状、血清乳酸脱氢酶（LDH）水平、血清 $\beta_2$ 微球蛋白水平、疗效及肿瘤进展时间（TTP）等都会影响非霍奇金淋巴瘤预后。

52. E【解析】慢性粒细胞白血病患者突发左上腹剧痛，可能出现了脾梗死。

53. A【解析】区别急、慢性白血病的主要根据是白血病细胞的分化程度。急性白血病的细胞分化停滞在较早阶段。多为原始细胞和早期幼稚细胞；慢性白血病的细胞停滞在较晚的阶段，多为较成熟幼稚细胞和成熟细胞。

54. D【解析】相对其余选项，肝细胞性肝癌转移到颈部淋巴结的可能性小。肝的淋巴引流：肝膈面的浅淋巴管注入膈上淋巴结和肝淋巴结，部分淋巴管注入腹腔淋巴结和胃左淋巴结。冠状韧带内的部分淋巴管注入胸导管。肝脏面浅淋巴管注入肝淋巴结。深淋巴管注入肝淋巴结、腹腔淋巴结和膈上淋巴结。肝细胞性肝癌注入颈部淋巴结的可能性小。

55. D【解析】在骨髓的急性粒细胞白血病出现之前，在颅骨和眼眶周围、皮肤、淋巴结、胃肠道、前列腺、睾丸、乳腺等处，可出现局限性的粒细胞肿瘤，称为粒细胞肉瘤。粒细胞肉瘤新鲜组织肉眼观常呈淡绿色，而在暴露于日光后，绿色迅速消退，但用还原剂（过氧化氢或亚硫酸钠）可使其绿色重现，故也被称为绿色瘤。粒细胞肉瘤是幼稚造血细胞在骨髓以外的器官或组织内聚集性增生而形成的肿块。

56. E【解析】急性白血病不可能转变成慢性白血病。相反，很多慢性白血病可以转变为急性发作。

57. D【解析】急性粒细胞白血病瘤细胞弥漫增生，取代原骨髓组织，广泛浸润全身各组织和器官，通常不形成肿块；白细胞总数达 $100\times10^9$/L 以上（约半数病例可在此值下），并可以见大量原始细胞；淋巴结通常不肿大，部分轻度肿大者，镜下结构破坏不明显。急性髓性白血病脏器浸润特点：肿瘤细胞主要在淋巴结的副皮质区及窦内浸润，在脾红髓浸润，以及肝窦内浸润。

58. C【解析】绿色瘤不是淋巴组织肿瘤。绿色瘤就是粒细胞性肉瘤，属于髓系白血病，是幼稚粒细胞在骨髓外部位形成的局限性实体性肿瘤。

**二、A2 型题**

1. E【解析】反应性滤泡增生是淋巴结最常见的非特异性增生，提示 B 细胞免疫功能活跃，可见于各种感染和免疫系统的疾病。其组织形态应与相似的良恶性疾病鉴别，尤其滤泡性淋巴瘤易与之混淆，故须注意淋巴滤泡的结构，是否存在反应中心和套区，中心内细胞的构成是否为多克隆性，有无亮区和暗区等。免疫组织化学检查有助于判定良恶性，可做 CD21、BCL2、Ki-67 等标志。

2. D【解析】结节硬化型经典型霍奇金淋巴瘤以年轻女性多见，好发于颈部及锁骨上淋巴结。组织学特点：粗大的胶原纤维分隔病变的淋巴结为大小不等的结节，至少有一个结节被胶原条索包绕，霍奇金淋巴瘤 RS 细胞形态如同陷窝细胞。

3. E【解析】组织细胞性坏死性淋巴结炎又称菊池（Kikuchi）病，应与肿瘤和非肿瘤性坏死、良恶性疾病的淋巴组织增生鉴别。其组织学表现如下：①有或无明显的淋巴结破坏。②有或无明显的皮质区坏死。③病变周围转化的淋巴细胞有异型并可见核分裂象，偶见病理性核分裂象。因此要抓住病变的特点，有坏死时常在包膜下向深部扩展；无明显坏死时，找细胞核碎片；由于组织细胞增生且略大，故应注意吞噬碎核、淋巴细胞、红细胞等；易见核分裂象，故注意增生的转化性淋巴细胞多在坏死区边缘部分。最后一点是见不到急性炎症细胞反应。

4. B【解析】根据患者的症状和淋巴结活检的结果，可以考虑到引起淋巴结肿大的可能性较大的疾病是结核。结核病是由结核分枝杆菌感染引起的慢性传染病，其主要特点是发生于全身各个部位的干酪样坏死和纤维化。在本例中，大片凝固性坏死、上皮样组织细胞、朗汉斯巨细胞的存在提示可能为结核病。

5. C【解析】根据病理描述，淋巴结组织中出现中心有坏死、周围网状纤维胶原化和上皮样肉芽肿样病变的特征，其坏死的形态应为纤维素样坏死（选项 C）。纤维素样坏死属于干酪样坏死，由结核分枝杆菌等细菌感染所致。在镜下观察时，坏死区呈黄色或灰白色，呈酥沫状，质地较软，容易形成空洞。

6. C【解析】在 WHO 分类中，B 细胞慢性淋巴细胞白血病（B-CLL）和小淋巴细胞性淋巴瘤为同一疾病的不同时相。该病好发于成年人，男性多见，肿瘤侵及骨髓和周围血液，伴或不伴有淋巴结的累及，肿瘤为弥漫性小淋巴细胞增生，其周围可见由幼稚淋巴细胞和副免疫母细胞组成的增殖中心。免疫组织化学标志为 CD5 和 CD23 表达、CD10 不表达，12 号染色体三体型。

7. B【解析】T 淋巴母细胞淋巴瘤好发于儿童，瘤细胞稍大于小淋巴细胞，弥漫排列，其间可见“星空现象”，且易见病理性核分裂象。该肿瘤最有价值的标志物是末端脱氧核苷酸转移酶（TdT），多数瘤细胞表达 CD10 以及 T 细胞分化抗原（如 CD2、CD3、CD4、CD5、CD7、CD8）。细胞遗传学检测显示，该肿瘤 90%以上患者有染色体异常。

8. B【解析】胃肠道发生的结外边缘区 B 细胞淋巴瘤常有感染和自身免疫病病史，属惰性淋巴瘤，以边缘区 B 细胞为主，单核细胞、小淋巴细胞和浆细胞混杂，有两个常见的特点，一是肿瘤细胞可侵入反应性淋巴滤泡，称“滤泡植入”；二是肿瘤细胞侵入腺体，称“淋巴上皮病变”。该肿瘤的免疫表型特征是肿瘤性的边缘区 B 细胞特征性地表达 IgM，CD5、CD10、CD23、细胞周期蛋白 D（Cylin D）均不表达，临床工作中常将此特征用作该类淋巴瘤的诊断参考和与其他小淋巴细胞淋巴瘤的鉴别。随着大细胞的增多，可转变为高侵袭性的弥漫性大 B 细胞淋巴瘤。

9. B【解析】淋巴结以结节样增生为特征的疾病，需要分辨是肿瘤性增生还是反应性增生。滤泡性淋巴瘤是无生发中心的肿瘤性滤泡，表达 CD10 和 BCL2，反应性的滤泡中心不表达 BCL2，这是一个很有鉴别诊断意义的标志物。由于肿瘤性滤泡是由中心细胞和中心母细胞组成，因此应与其他小细胞的淋巴瘤鉴别。该型淋巴瘤随着分级的增高，中心母细胞数量的增多，可转化为弥漫性大 B 细胞淋巴瘤。

10. B【解析】伯基特淋巴瘤好发于儿童，常见于淋巴结外器官，与 EB 病毒的感染有关。组织学属中等大细胞淋巴瘤，表达 B 细胞和滤泡中心的标志物，注意“星空”现象，较易见病理性核分裂象为特征，且细胞核增殖指数可达 100%（Ki-67），反映了高侵袭性的生物学特点。原位杂交检测 EB 病毒编码的小 RNA 阳性。

11. C【解析】在 WHO 分类中，NK/T 细胞淋巴瘤为特指的 T 细胞淋巴瘤，好发于成年人的中线面部（即鼻和腭部）。临床见黏膜坏死，镜下主要是非典型的淋巴细胞增生，同时伴多种炎症细胞浸润，以小血管的侵犯为特征，其特殊的免疫表型是 CD2、CD3、CD43 表达，尤其是 CD56 表达，EB 病毒原位杂交检测阳性。

12. D【解析】慢性淋巴细胞白血病是外周 B 细胞肿瘤，又称小淋巴细胞性淋巴瘤，好发于老年男性，肿瘤可侵犯骨髓和周围血液，故外周血白细胞计数可超过 $10\times10^9$个/L，小淋巴细胞大于 60%，脾可受累，明显增大。免疫标志有助于诊断。

13. C【解析】脾破裂根据病因不同分为外伤性和病理性两类，后者称自发性脾破裂。外伤性脾破裂大体上又分被膜下和完全性，尤其是临床上非开放性腹外伤的脾破裂。如果脾破裂发生在被膜下，可表现为腹痛而一段时间后出现休克的症状和体征，病理学检查应注意标本是否有完整的被膜，即有无小的裂痕或裂隙，表面如有凝血块应查其下是否有破裂处。镜下破裂早期见急性炎症反应，而延迟性切脾者可见破裂处多有含铁血黄素沉着或肉芽组织。自发性破裂者，因病因不同，其组织学改变也不同。

14. A【解析】患者因慢性乙型病毒性肝炎、肝硬化腹水、呕血等原因行脾切除手术，镜下组织学改变为白髓萎缩、脾窦内皮增生、髓索及小梁血管纤维化、巨噬细胞增多并有含铁血黄素沉积。这是脾切除后常见的病理变化，主要与脾在体内的重要功能有关，如过滤、储存、清除血液中的老旧红细胞和细菌。

15. C【解析】凝固性坏死不仅见于结核，有时也见于肿瘤。而脾梗死是贫血性梗死，镜下贫血性梗死是凝固性坏死，脾的结构尚见残影，边界明显，出血带不明显，最终机化，表面呈锥形凹陷瘢痕。

16. A【解析】肺腺癌和消化道腺癌中晚期易发生颈部淋巴结转移，因为治疗方案的不同，需要明确判断癌的来源，通常肺腺癌表达 TTF-1、CK7 和 Napsin A，而消化道腺癌表达 CK20、CDX2 和 Villin。

17. A【解析】CK、vimentin、LCA、S-100 分别是上皮组织、间叶组织、淋巴组织和神经组织的标记物，用这四种免疫组织化学可以基本确定肿瘤的来源，然后应用二线和三线抗体进一步的诊断。

18. E【解析】前列腺癌是西方国家最常见的老年男性肿瘤，易出现骨转移。前列腺癌是隐匿癌，以转移灶为首发症状，因原发灶小，无明显局部症状，不易被发现。在骨穿刺活检中，如果见到小腺泡或不规则小腺体，肿瘤细胞的核仁明显，应做相关免疫组织化学检查，易于明确诊断。

19. E【解析】骨的嗜酸性肉芽肿是组织细胞性肿瘤，多见于儿童，病变可发生于任何骨，以颅骨最为常见。肿瘤性组织细胞中朗格汉斯细胞是肿瘤细胞，混杂数量不等的嗜酸性细胞、淋巴细胞、浆细胞和中性粒细胞。该病呈惰性，可自发性消退，也可经放疗治愈，注意与浆细胞性骨髓瘤鉴别。

**三、A3/A4 型题**

1. E【解析】淋巴结转移癌是癌转移到淋巴结上并出现淋巴结肿大。淋巴结转移癌的病理特点：从大体上，淋巴结比较固定，比较硬；在镜下，正常的淋巴结结构已经被破坏，淋巴结内出现了成团、成巢或成片的异型上皮细胞。

2. D【解析】鼻咽癌的原发灶隐匿，超过50%的患者以转移灶的形式被发现，最常见的是同侧颈部淋巴结，临床无明显其他症状，应取活组织检查。切片上在淋巴组织中可见成片不规则的非角化上皮巢，应做CK标志，可明确淋巴结内是否有上皮细胞的存在。

3. E【解析】骨骼是易于发生转移癌的器官，骨转移常见于肺癌、乳腺癌、肾癌、前列腺癌、卵巢癌等。鼻咽癌常转移到骨，但肺癌的发病率远高于鼻咽癌，故骨转移癌最可能的原发部位是肺癌。

4. B【解析】肺内胸膜下占位性病变，可能是周围型肺癌，周围型肺癌最常见的病理类型是腺癌。

5. A【解析】切除肿块进行活检，可以作出明确的组织病理学诊断。

6. D【解析】年轻女性，颈部单个淋巴结无痛性肿大，无明显的伴随症状。查体示肿块超过3cm，且质实，无红肿。临床为明确诊断可做超声检查，但最后仍应取活组织检查，最好能将肿块切除。鉴于肿块略大，也可做局部活检。在几种常用的病理学技术中，以组织石蜡切片最为可靠，并应辅以免疫标记，此例切除肿块活检诊断为淋巴细胞减少型经典型霍奇金淋巴瘤，化疗后缓解。

7. B【解析】结节硬化型经典型霍奇金淋巴瘤可做LCA、CD30、CD15等相关诊断及鉴别标志。

8. E【解析】结节硬化型经典型霍奇金淋巴瘤约占霍奇金淋巴瘤的60%，是最常见的经典型霍奇金淋巴瘤中的一个类型，其形态是由胶原化的纤维将肿瘤细胞分隔成结节，在多种炎症细胞中，可见腔隙型RS细胞，又称陷窝细胞。该病好发于年轻女性，常累及纵隔，预后相对较好，诊断应与该部位形态相似的大细胞非霍奇金淋巴瘤、转移性分化差的癌、胸腺瘤及生殖细胞瘤鉴别，故可做CD30、CD15等相关诊断及鉴别标志。

9. D【解析】如果怀疑淋巴瘤病变，肉眼观察可见切面有大小不等的灰白结节或弥漫浸润。

10. E【解析】边缘区B细胞淋巴瘤属于血液系统的恶性肿瘤范畴，血液系统淋巴瘤分为霍奇金和非霍奇金淋巴瘤。边缘区B细胞淋巴瘤属于非霍奇金淋巴瘤，这种淋巴瘤属于惰性淋巴瘤范围。

**四、B型题**

1. A【解析】慢性粒细胞白血病可见Ph染色体，Ph染色体是t（9；22）。

2. B【解析】霍奇金淋巴瘤的特点是出现RS细胞。

3. C【解析】Burkitt淋巴瘤是一种高度恶性的B淋巴细胞肿瘤。镜下特点为肿瘤细胞较为一致，中等大小，核圆形或椭圆形，有2~5个核仁，常见核分裂象为其特征性表现，一旦肿瘤细胞死亡，即被散在的巨噬细胞吞噬，瘤细胞间有散在的巨噬细胞吞噬核碎片，形成“满天星”图像。

4. D【解析】急性粒细胞白血病时，在骨髓和其他造血组织中，任何一类异常原始或幼稚细胞过度增生，并释放至外周血液中，造成骨髓中其他细胞生成繁殖受抑制和各器官的白血病细胞浸润。

5. B【解析】在霍奇金淋巴瘤中，只有结节性淋巴细胞为主型霍奇金淋巴瘤可转化为弥漫性大 B 细胞淋巴瘤，为侵袭性非霍奇金淋巴瘤。

6. E【解析】霍奇金淋巴瘤大约 10% 累及骨髓，不发生白血病转化。

7. B【解析】滤泡性淋巴瘤大多见于中老年人，中位年龄为 59 岁。

8. D【解析】伯基特淋巴瘤流行于中非地区，在美国占儿童淋巴瘤的 30%。非洲流行的类型常表现为颌骨或颧骨迅速增大。

9. C【解析】结节硬化型经典型霍奇金淋巴瘤的肿瘤细胞为陷窝细胞，散在分布。

## 五、X 型题

1. AC【解析】结节性淋巴细胞为主型霍奇金淋巴瘤不常见，病变淋巴结呈现深染的模糊不清的结节状构象，由大量小 B 淋巴细胞和一些组织细胞构成。在结节内，典型 RS 细胞难觅，常见的是多分叶核的爆米花细胞。结节性淋巴细胞为主型霍奇金淋巴瘤的特点是 CD20 阳性、CD30 阴性、CD15 阴性。

2. ACDE【解析】结节硬化型经典型霍奇金淋巴瘤（NSCHL）组织学特征：肿瘤细胞为陷窝细胞，散在分布；粗大的胶原纤维束分隔病变的淋巴结为大小不等的结节，嗜酸性粒细胞与中性粒细胞常常较多。

3. BCD【解析】伯基特淋巴瘤是可能来源于滤泡生发中心细胞的、高度恶性的 B 细胞肿瘤，多发生于非洲儿童，男性发病多于女性，在我国多见于儿童和青年人。EB 病毒相关肿瘤的组织学特点是由弥漫性的、中等大小的淋巴样细胞组成，瘤细胞间有散在的巨噬细胞吞噬碎片，形成所谓满天星图像。伯基特淋巴瘤通常是 B 细胞来源，选项 A 错误；RS 细胞在霍奇金淋巴瘤中出现，与伯基特淋巴瘤无关，选项 E 错误。

4. BCD【解析】弥漫大 B 细胞淋巴瘤是 NHL 中最常见的类型，几乎占所有病例的 1/3。这类淋巴瘤占以前临床上的“侵袭性”或“中高度恶性”淋巴瘤的大多数病例。Burkitt 淋巴瘤是一种高度恶性的非霍奇金淋巴瘤。NK/T 细胞淋巴瘤是一类临床特征独特具高度恶性的非霍奇金淋巴瘤，通常预后差，侵袭性强，易复发转移。

## 六、案例分析题

1. AE【解析】MCCHL 较为常见。淋巴结的结构破坏，肿瘤细胞与各种炎症细胞混合存在，典型双核 RS 细胞及单核 RS 细胞均多见。

2. ABCE【解析】MCCHL 与淋巴结结核、传染性单核细胞增多症、非霍奇金淋巴瘤等鉴别，并应注意与转移癌鉴别。

3. F【解析】EBER 可用于检测是否存在 EB 病毒感染，可帮助诊断和鉴别混合细胞型霍奇金淋巴瘤。MUM-1是一种核转录因子，常规应用于B细胞淋巴瘤的免疫组织化学检测中，可以反映肿瘤细胞的分化状态和增殖活性，可帮助诊断和鉴别混合细胞型霍奇金淋巴瘤、间变性大细胞淋巴瘤等。CD15和CD30是嗜酸性粒细胞和T细胞上的表面标志物，在霍奇金淋巴瘤和间变性大细胞淋巴瘤等淋巴瘤亚型中常表达。CD20和CD3是B细胞和T细胞上的表面标志物，在淋巴瘤和慢性肉芽肿性炎等疾病中常被用于区分肿瘤细胞的来源和类型。LCA和PAX5是B细胞和淋巴细胞特异性的标志物，可帮助诊断和鉴别淋巴瘤及其相关疾病。CD68和EMA是单核细胞和上皮细胞上的标志物，可帮助鉴别淋巴瘤、转移癌等。

皮肤非肿瘤性疾病 1

皮肤非肿瘤性疾病 2

# 第十章　皮肤疾病

## 一　A1 型题

1. 下列选项中，不属于自身免疫性结缔组织病的是
   A. 脂膜炎　B. 硬皮病
   C. 红斑狼疮　D. 皮肌炎
   E. 银屑病
2. 下列选项中，不符合基底细胞癌特点的是
   A. 局部浸润破坏明显，常形成溃疡　B. 易发生转移
   C. 属低度恶性肿瘤　D. 好发生于老年人颜面部
   E. 对放疗敏感
3. 下列疾病中，属于常染色体显性遗传病的是
   A. 毛囊角化病　B. 湿疹
   C. 白化病　D. 红斑狼疮
   E. 结节性红斑
4. 由疣病毒感染引起的皮肤损害是
   A. 尖锐湿疣　B. 寻常疣
   C. 扁平疣　D. 传染性软疣
   E. 梅毒
5. 先天性角化性皮肤病不包括
   A. 汗孔角化病　B. 鱼鳞病
   C. 角化棘皮瘤　D. 着色性干皮病
   E. 疣状肢端角化症
6. 下列叙述中，不是鳞状细胞癌特点的是
   A. 常见于中老年人，多见于头面部日光照射部位皮肤
   B. 可继发于砷中毒或人乳头状瘤病毒（HPV）感染
   C. 异型上皮呈复层，并有正常鳞状上皮层次排列倾向
   D. 电镜下，有桥粒分化
   E. 细胞有角化，可形成角化珠

7. 下列叙述中，不属于亚急性红斑狼疮特点的是
A. 以皮肤损害为主，少累及内脏
B. 基底细胞液化变性，真皮水肿
C. 可形成皮下水疱
D. 真皮层胶原纤维和血管壁纤维素样坏死
E. 炎症细胞明显浸润
8. 脂溢性角化病的最常见发病部位是
A. 青年人躯干部
B. 青年人头面部
C. 老年人四肢
D. 老年人头面部
E. 青年人四肢
9. 下列选项中，不属于皮肤转移癌特点的是
A. 常为多发，且瘤结节大小较一致
B. 有较大的主瘤结节
C. 皮肤常无破溃
D. 位于皮下
E. 无皮肤表皮和附属器的分化形态
10. 下列选项中，属于癌前病变的是
A. 角化棘皮瘤
B. 脂溢性角化病
C. 光线性角化病
D. 硬结性红斑
E. 鲍恩病
11. 与日光照射密切相关的疾病是
A. 老年疣
B. 光线性角化病
C. 鲍恩病
D. 角化棘皮瘤
E. 色素痣
12. 下列关于疱疹样皮炎的病理特点的叙述，错误的是
A. 真皮乳头水肿，以中性粒细胞为主的炎症细胞浸润，小脓肿形成
B. 脓肿中具有核尘形成，真皮乳头部单个或多个裂隙形成
C. 具有大量嗜酸性粒细胞及单核细胞
D. 形成多发性真皮乳头顶部小脓肿
E. 基底细胞有不同程度的坏死
13. 下列选项中，不属于皮肤假性淋巴瘤特点的是
A. 多见于儿童及青壮年女性，皮损好发于面部、胸部、上肢
B. 部分可发展为真性淋巴瘤
C. 不侵犯表皮，真皮浅层有“无浸润带”，主要由淋巴细胞、组织细胞浸润，部分病例可出现淋巴滤泡样结构
D. 浸润细胞常较单一，呈“底重顶轻”状分布，可破坏皮肤附属器、血管及神经
E. 浸润细胞多位于真皮浅层，呈“顶重底轻”状，多为小灶状分布
14. 皮肤假性淋巴瘤不包括

A. 炎症性传染性软疣
B. 苯妥英钠药疹
C. 节肢动物咬伤和疥疮结节
D. 光线性类网织细胞增生症
E. 淋巴瘤样肉芽肿病

15. 恶性黑色素瘤免疫组织化学染色可呈阳性的是
A. CK
B. HMB45
C. LCA
D. EMA
E. CD117

16. 下列疾病中，易早期血行转移或淋巴道转移的是
A. 基底细胞癌
B. 鳞状细胞癌（鳞癌）
C. 恶性黑色素瘤
D. 毛母质瘤
E. 皮肤佩吉特（Paget）病

17. 来源于B细胞的淋巴瘤是
A. 塞扎里（Sezary）综合征
B. 皮肤滤泡中心淋巴瘤
C. 蕈样肉芽肿病
D. 肉芽肿样皮肤松弛症
E. 系统性大细胞间变淋巴瘤累及皮肤

18. 皮肤淋巴瘤大多数起源于
A. 组织细胞
B. T细胞
C. B细胞
D. 肥大细胞
E. 自然杀伤（NK）细胞

19. 下列关于蕈样肉芽肿病的叙述，错误的是
A. 蕈样肉芽肿病是皮肤T细胞淋巴瘤
B. 蕈样肉芽肿病最常发生于成人
C. 通常在表皮内形成芒罗（Munro）微脓肿
D. 病程进展分为红斑期、斑块期及肿瘤期3个阶段
E. 有空晕的淋巴细胞是与非蕈样霉菌病的最有力鉴别点

## 二 A2型题

1. 患者，女性，65岁。右鼻翼有一直径1.5cm的圆形斑块，部分表面有糜烂。切片可见在表皮与真皮交界处有一个实性基底细胞样细胞团块，周边呈栅栏状排列，肿瘤与真皮间有裂隙。真皮纤维化，并见区域性淋巴细胞浸润。该病变最可能的病理诊断是
A. 基底细胞癌，囊肿型
B. 基底细胞癌，表浅型
C. 基底细胞癌，结节型
D. 基底细胞癌，浸润型
E. 基底细胞癌，微结节型

2. 患者，男性，72岁。左面颊部有一直径1.5cm的浅溃疡，周围隆起、质硬。皮下有成

巢、成片状排列的细胞，丰富的嗜酸性胞质，泡状细胞核，可见明显的细胞间桥，中心角化，伴有慢性炎症细胞浸润。该患者最可能的病理诊断是

A. 基底细胞癌　　B. 鳞状细胞癌
C. 腺鳞癌　　D. 汗腺癌
E. 老年角化病

3. 患者，男性，56 岁。阴茎背侧面有一直径 1cm 的菜花样皮损。活检示鳞状上皮呈球茎状向下增生，细胞有轻微的不典型性，核分裂象少见，中性粒细胞浸润。血清学检查示抗 HPV（+）。正确的病理诊断是

A. 基底细胞癌　　B. 基底细胞乳头状瘤
C. 鳞状细胞癌　　D. 尖锐湿疣
E. 鲍恩病

4. 患者，女性，55 岁。乳头糜烂。病理学改变为表皮内有较大透亮细胞。应诊断为

A. 乳头 Paget 病　　B. 淋巴瘤
C. 恶性黑色素瘤　　D. 鲍恩病
E. 鳞状细胞癌

5. 患者，男性，35 岁。司机。臀部及大腿根内侧皮肤瘙痒伴水疱，反复抓挠后皮肤增厚。切片可见表皮内不同程度的灶性细胞间水肿和细胞水肿，有海绵形成及混合性炎症细胞浸润。应诊断为

A. 银屑病　　B. 湿疹
C. 神经性皮炎　　D. 硬皮病
E. 以上均不是

6. 患者，男性，48 岁。反复出现游走性四肢红斑结节，曾消退。近日复发，活检显示皮下呈间隔性脂膜炎，可见多核巨细胞反应和肉芽肿形成，小静脉至中等大静脉炎。诊断是

A. 结节性红斑　　B. 表浅静脉炎
C. 硬结性红斑　　D. 皮肤血管炎
E. 以上均不是

7. 患者，女性，31 岁。近日双下肢出现红斑性结节。活检见全小叶脂膜炎伴明显坏死，结核样肉芽肿，中等大小动脉和闭塞性静脉炎。有结核病史。考虑为

A. 结节性红斑　　B. 系统性红斑狼疮（SLE）
C. 皮肤血管炎　　D. 硬结性红斑
E. 以上均不是

8. 患儿，女，14 岁。右手背近示指掌指关节处有一黄豆大、半球形丘疹。病理学检查显示明显的角化过度及棘层增生，表皮向外生长呈丝状纤细突起和指状突起，少量透明角质出现在挖空细胞中，柱状角化不全覆在乳头状瘤突起上。最可能的诊断是

A. 寻常疣　　B. 尖锐湿疣
C. 传染性软疣　　D. 扁平疣
E. 以上均不是

9. 患者，男性，66岁。左侧面颊部有一大小为1.0cm×0.2cm的角化性结节，镜下见鳞状上皮角化亢进，轻度不典型增生，真皮层有慢性炎症。首先考虑的诊断是
A. 汗孔角化病　　B. 老年疣
C. 老年角化病　　D. 局限性角化亢进症
E. 以上均不是

10. 患者，女性，47岁。左肩胛部有一蚕豆大皮疹，表面溃烂，切片显示表皮角化亢进，有瘤巨细胞和胞质红染、核大而深染的异型细胞，呈灶状和散在分布，无浸润。正确的诊断是
A. 基底细胞乳头状瘤　　B. 角化棘皮瘤
C. 鳞癌　　D. 鲍恩病
E. 以上均不是

11. 患者，男性，29岁。右前胸壁处有一1.0cm、界清的结节状肿块。活检见肿瘤细胞呈索状、结节和分叶状分布，上皮细胞结节内见大量淋巴细胞。瘤细胞有两种：一种是基底细胞样细胞；另一种细胞胞质透亮、淡染，胞核呈空泡状，有小囊腔形成，内有分泌物。正确的诊断是
A. 汗囊瘤　　B. 汗孔瘤
C. 汗腺瘤　　D. 汗管瘤
E. 螺旋腺瘤

12. 患者，男性，66岁。下腹壁皮肤表面有一半圆形、直径约0.8cm结节，边界清楚，呈分叶状、假膜，无浸润。镜下可见皮脂腺小叶与表皮相连，外周有增生的嗜碱性生发细胞，分化成鳞状上皮的导管上皮增生。最可能的诊断是
A. 皮脂腺上皮瘤　　B. 皮脂腺增生
C. 皮脂腺癌　　D. 皮脂腺腺瘤
E. 皮脂腺基底细胞上皮瘤

13. 患者，女性，27岁。右小腿外侧有一直径约2.5cm结节，质实。切片见真皮和皮下大小较一致的基底细胞样细胞聚集成结节，向鳞状细胞分化，中心角化。部分细胞团退变成影细胞样，可诊断为
A. 毛根鞘瘤　　B. 毛发上皮瘤
C. 毛母质瘤　　D. 皮脂腺囊肿
E. 毛母细胞瘤

## 三 A3/A4 型题

（1、2 题共用题干）

患者，男性，22 岁。近日面部出现粟粒大小、半球形丘疹，中央有脐凹，可挤出白色物质。活检可见表皮内增生的上皮状如瓶，开口于表面；许多均质红染的圆形及类圆形胞质内包涵体位于棘细胞层至表层之间。

1. 正确的诊断是

   A. 尖锐湿疣　　B. 传染性软疣

   C. 寻常疣　　D. 扁平疣

   E. 以上均不是

2. 可能在本病中查出的病原体是

   A. 人类免疫缺陷病毒（HIV）　　B. 单纯疱疹病毒（HSV）

   C. 痘病毒　　D. 人乳头状瘤病毒（HPV）

   E. 以上均不是

（3、4 题共用题干）

患者，男性，35 岁。已婚，外阴部皮肤可见多处乳头状和菜花样皮损。活检可见表皮角化不全，棘层明显肥厚，基底层细胞增生，表皮内有挖空细胞，核周有空晕且大而深染，不规则，可见双核，核膜结构不清晰。

3. 应考虑的诊断为

   A. 寻常疣　　B. 扁平疣

   C. 尖锐湿疣　　D. 传染性软疣

   E. 以上均不是

4. 为了明确诊断，可进一步检查

   A. HPV-2、HPV-4　　B. HIV

   C. HPV-6、HPV-11　　D. HPV-16、HPV-18

   E. 以上均不是

（5、6 题共用题干）

患者，男性，42 岁。右下腹部皮肤表面有一小丘疹，半年内长至 2cm×1cm 大小结节，中央有凹陷，形成假溃疡。镜下：棘上皮角化、增生肥厚；角化亢进形成脐凹状角质坑，低倍镜下呈火山口样，增生病变边缘整齐并有唇样边缘，基底平整无浸润。

5. 最可能的诊断为

   A. 分化型鳞状细胞癌　　B. 脂溢性角化病

C. 老年角化病　　D. 角化棘皮瘤
E. 以上均不是

6. 最可能的发展趋势是
A. 易癌变　　B. 可自愈
C. 不易转变为淋巴瘤　　D. 易转变为淋巴瘤
E. 以上均不是

（7、8 题共用题干）

患者，男性，73 岁。左侧鼻翼旁有一 0.5cm×0.3cm 浅棕色微隆起斑块，表面有油腻感鳞屑，切片可见基底细胞增生，鳞状上皮角化亢进，可呈乳头状瘤样增生，无浸润生长。

7. 最可能的诊断是
A. 老年角化病　　B. 基底细胞乳头状瘤
C. 脂溢性角化病（老年疣）　　D. 鲍恩病
E. 以上均不是

8. 本病的发展转归最可能是
A. 易癌变　　B. 可自愈
C. 不易转变为鳞癌　　D. 易转变为鳞癌
E. 以上均不是

（9~11 题共用题干）

患者，女性，66 岁。额部头皮下有一直径 1.5cm 硬结节，表面破溃流脓，病变为基底细胞样细胞增生呈大的分叶结构，边缘有栅栏状细胞核突向网状真皮；分叶结构伴有囊肿；较小的基底细胞小叶被疏松纤维黏液间质连接，形成器官样形态。

9. 根据以上信息，可初步诊断为
A. 鲍温病　　B. 基底细胞癌
C. 老年角化病　　D. 脂溢性角化病
E. 以上均不是

10. 此病的好发于
A. 头面部　　B. 四肢
C. 躯干部　　D. 日光照射部位
E. 以上均是

11. 此病的诱发因素是
A. 接触离子辐射　　B. 接触砷
C. 接触紫外线照射　　D. 皮肤白皙，易晒伤

E. 以上均是

(12~14 题共用题干)

患者，男性，71 岁。数月前右侧颈部有一片湿疹样皮损，近日发现皮损处长成斑块，后破溃。活检可见脑回样小淋巴细胞在真皮浅层内增生，成簇的小淋巴细胞浸润表皮内层，形成小脓肿，免疫组织化学 CD3、CD45RO 阳性。

12. 此病属于
 A. 假性淋巴瘤
 B. 苔藓样浸润
 C. T 细胞淋巴瘤
 D. B 细胞淋巴瘤
 E. 浆细胞瘤
13. 最可能的诊断是
 A. 肉芽肿性皮肤松弛症
 B. 淋巴瘤样丘疹病
 C. 蕈样肉芽肿病
 D. 原发性皮肤间变性大细胞淋巴瘤
 E. 以上均不是
14. 此病累及血液，则为
 A. 慢性淋巴细胞白血病
 B. Sezary 综合征
 C. 蕈样肉芽肿病
 D. 急性淋巴细胞白血病
 E. 以上均不是

## 四 B 型题

(1~4 题共用备选答案)

 A. 结核分枝杆菌
 B. 麻风杆菌
 C. 痘病毒
 D. HPV-6、HPV-11
 E. HPV-2、HPV-4
1. 引起寻常疣的病原体是
2. 引起传染性软疣的病原体是
3. 引起尖锐湿疣的病原体是
4. 可能与硬结性红斑有关的病原体是

(5~9 题共用备选答案)

 A. 自身免疫病
 B. 常染色体显性遗传病
 C. 自身免疫性结缔组织病
 D. 自限性疾病
 E. 结缔组织病
5. 皮肌炎属于

6. 系统性红斑狼疮属于
7. 毛囊角化病属于
8. 毛根鞘瘤属于
9. 多发性毛发上皮瘤属于

## 五 X 型题

1. 下列选项中，属于色素痣的常见类型的是
   A. 交界痣　　B. 皮内痣
   C. 混合痣　　D. 蓝痣
   E. 晕痣
2. 下列选项中，属于神经功能障碍性皮肤病的是
   A. 单纯性痒疹　　B. 神经性皮炎
   C. 结节性痒疹　　D. 妊娠痒疹
   E. 湿疹
3. 下列叙述中，符合鲍温病的是
   A. 可发生于任何部位皮肤　　B. 多见于中老年
   C. 表皮角化亢进，棘层不规则增生　　D. 异型增生，鲍温细胞累及毛囊和皮脂腺导管
   E. 细胞有角化，可形成角化珠，并见细胞间桥分化
4. 具有苔藓样组织反应的皮肤病是
   A. 蕈样肉芽肿病　　B. 口腔黏膜白斑
   C. 苔藓样角化病　　D. 扁平苔藓
   E. 天疱疮

## 六 案例分析题

（1~3 题共用题干）

患者，男性，34 岁。右手环指甲根部外伤后局部变黑，病变处约 1.0cm×0.3cm，无破溃，无隆起。手术切除病灶，术中冷冻切片可见大小不等的梭形、不规则形细胞，富含黑色素，核仁清楚，呈浸润性生长。

1. 最先怀疑为
   A. 色素痣　　B. 恶性黑色素瘤
   C. 梅克尔（Merkel）细胞癌　　D. 鳞状细胞癌
   E. 基底细胞增生　　F. 以上都不是
2. 可明确诊断的标志物

A. S-100
B. NSE
C. CK
D. HMD45
E. 以上都是

3. 本病最可能的发展趋势是
A. 自愈
B. 短期死亡
C. 转变为癌症
D. 转变为淋巴瘤
E. 迅速转移
F. 以上均有可能

(4~6 题共用题干)

患者，女性，31 岁。已婚。无意中发现外阴部有灰白色细颗粒状突起，表面粗糙。活检见表皮增生、角化过度，空泡变性，细胞核大，双核，异型核。

4. 最先怀疑的疾病是
A. 角化病
B. 寻常疣
C. 尖锐湿疣
D. 乳头状瘤
E. 增生性疣状外阴炎
F. 假性湿疣

5. 可明确诊断的标志物是
A. HPV-6、HPV-11
B. HPV-2、HPV-4
C. HSV
D. HPV-16、HPV-18
E. EBV
F. 以上均可

6. 如果不经治疗，随着病情的发展，可能转变为
A. 卵巢癌
B. 子宫肌瘤
C. 子宫肌腺症
D. 子宫内膜癌
E. 子宫颈癌
F. 以上均不是

(7~9 题共用题干)

患者，男性，51 岁。有 20 余年射线接触史，全身乏力 2 月余，胸背部有大小不等的皮下结节，红色，微突起于皮肤表面，最大红斑直径 3.5cm，淋巴结不大。活检可见圆形淋巴样肿瘤细胞在皮下呈浸润性生长，大小不等，胞质中等淡染；肿瘤细胞在单个脂肪细胞的周边围绕；在脂肪浸润和破坏的区域有反应性组织细胞；有脉管浸润；不累及真皮及表皮。化疗后 4 年仍健在。

7. 最先考虑为
A. B 细胞淋巴瘤
B. 结节性红斑
C. 硬红斑
D. T 细胞淋巴瘤
E. 霍奇金淋巴瘤
F. 脂膜炎

8. 可能阳性的标志物是

A. CD56
B. CD4
C. CD8
D. CD20
E. EBV
F. CD3

9. 如果标志物 PanT、CD8 阳性，CD20、EBV 阴性，*TCR* 基因重排阳性，则本病最确切的诊断应是

A. T 细胞慢性淋巴细胞白血病
B. NK/T 细胞淋巴瘤
C. 间变性大细胞性淋巴瘤
D. 蕈样肉芽肿病
E. 皮下脂膜炎样 T 细胞淋巴瘤
F. 以上都不是

# 参考答案与解析

## 一、A1 型题

1. E【解析】银屑病是一种慢性炎症性复发性皮肤疾病，表现为表皮增生，棘层肥厚，表皮突下延，浅层血管周围炎，常与自身免疫性疾病伴发。

2. B【解析】基底细胞癌是最常见的皮肤恶性肿瘤，多见于老年人。70%~90%的基底细胞癌发生在前额部、脸颊、鼻侧等，癌细胞生长速度缓慢，呈局部浸润破坏，很少会发生转移。基底细胞癌刚开始呈小且蜡样光泽的结节，然后逐渐增大，中间形成溃疡。基底细胞癌对放疗敏感。

3. A【解析】毛囊角化病多为常染色体显性遗传。

4. D【解析】传染性软疣俗称“水瘊子”，是由痘病毒中的传染性软疣病毒感染人体皮肤所致。

5. C【解析】角化棘皮病即角化棘皮瘤，是一种鳞状细胞增生性肿瘤。

6. C【解析】鲍恩病为皮肤的原位癌。鲍恩病的结构特点：①表皮棘层肥厚。②全层细胞排列紊乱。③鳞状上皮高度不典型性，即核大小、形态和染色深浅不均。④可见角化不良细胞。⑤基底膜完整。

7. E【解析】亚急性红斑狼疮是一种自身免疫病，可累及多个系统和器官，但以皮肤损害为主。其皮肤特点包括基底细胞液化变性、真皮水肿、皮下水疱形成、真皮层胶原纤维和血管壁纤维素样坏死等，其中没有明显的炎症细胞浸润。

8. D【解析】脂溢性角化病主要见于 50 岁以上的老年人，50 岁以下发病者并非少见。皮损常为多发性，可出现于任何部位，以头面、躯干及上肢最常见。

9. B【解析】皮肤转移癌最常见部位为胸腹部，其次是头颈部，四肢少见。皮肤转移癌易发于与原发瘤靠近的部位：肺癌转移至胸壁，胃肠道癌转移至腹壁，肾癌转移至下背部。

多数转移瘤大小较一致，但种植性转移形成的瘤结节常大小不等。皮下转移癌一般会在皮下形成结节或硬块，可为单发，也可为多发，皮肤表面可伴有溃疡等改变。

10. C【解析】光线性角化病又称老年角化病、日光性角化病，是一种癌前病变，危害较大。

11. B【解析】老年角化病是长期日光照射或电离辐射刺激导致的，以表皮角化过度为主的疾病，发病与日光照射有关。

12. C【解析】基本病变是真皮乳头的炎症性损害。表现为真皮乳头水肿，以中性粒细胞为主的炎症细胞浸润，小脓肿形成；脓肿中具有核尘形成，真皮乳头部单个或多个裂隙形成，相邻乳头裂隙互相融合形成大的表皮下裂隙或大疱。炎症细胞主要为中性粒细胞，具有少量嗜酸性粒细胞及单核细胞，裂隙及疱腔内可有浆液及纤维素渗出。较为特殊的病变是形成多发性真皮乳头顶部小脓肿。少数病例真皮浅层可见血管炎病变。也可见基底细胞有不同程度的坏死，基底细胞也可松解。

13. D【解析】浸润细胞单一，呈“底重顶轻”状分布，可破坏皮肤附属器、血管及神经，这是真性淋巴瘤的特点。

14. E【解析】淋巴瘤样肉芽肿病是一种累及淋巴结外血管中心性或血管破坏性淋巴组织增生性疾病；由 EB 病毒（EBV）阳性的 B 细胞组成，混杂许多 T 细胞；主要累及肺，1/3患者出现皮损，部分患者发展成淋巴瘤，故不属于假性淋巴瘤范畴。

15. B【解析】恶性黑色素瘤（MM）进行染色，少色素性 MM 均呈 S-100、vimentin 和 HMB45 阳性。

16. C【解析】恶性黑色素瘤的恶性程度很高，易发生早期血行转移或淋巴道转移。

17. B【解析】皮肤滤泡中心淋巴瘤是原发于皮肤的 B 细胞淋巴瘤，为皮肤生发中心细胞肿瘤性增生所致。

18. B【解析】皮肤淋巴瘤大多数起源于 T 细胞。

19. C【解析】蕈样肉芽肿病又称蕈样霉菌病，其最重要的诊断标准是波特里尔（Pautrier）微脓肿（3~5 个异型淋巴细胞在表皮内聚集）、淋巴细胞小表皮凝聚、不均衡的亲表皮现象。

**二、A2 型题**

1. B【解析】结合该患者的体征和镜下病理改变即可诊断为基底细胞癌。肿瘤细胞存在于表皮与真皮交界处，即为表浅型。

2. B【解析】皮下浸润的细胞，核有空泡、细胞间桥和角化珠是鳞状细胞癌诊断的要点。

3. C【解析】结合该患者的症状、体征和镜下病理改变即可诊断，尤其是鳞状上皮呈球茎状向下增生。

4. A【解析】乳头 Paget 病的诊断要点是乳头病变及镜下可见表皮内较大透亮细胞呈巢

状排列，佩吉特细胞来源于乳腺导管上皮。

5. B【解析】结合临床表现及镜下海绵形成的特点即可诊断湿疹。

6、7 A、D【解析】结合典型的病程及镜下病理改变，即可诊断结节性红斑。此病应与硬结性红斑相鉴别，后者为全小叶脂膜炎，且坏死重，有明显干酪性坏死和结核性肉芽肿形成，病灶内无结核分枝杆菌，但近年有用 PCR 检测出结核分枝杆菌 DNA 的文献，提示硬红斑可能合并结核分枝杆菌潜在感染。

8. A【解析】结合症状、体征和特征性的病理学形态改变可诊断为寻常疣。尖锐湿疣通常较小，表面较光滑；传染性软疣则常见于口腔黏膜、眼睑等处，不太可能出现于手背等部位；扁平疣多见于面部、手背等处，且形态呈扁平而多数分布。

9. C【解析】老年角化病好发于日光暴露处，且多见于面颊、额、鼻等部位，镜下见鳞状上皮角化亢进、轻度不典型增生、真皮层慢性炎症。汗孔角化病表现为毛囊旁有黄色丘疹或囊肿，且无炎症反应；老年疣通常呈乳头状突起，且与人乳头状瘤病毒感染有关；局限性角化亢进症则表现为多个圆形或卵圆形、大小不一的角质块状或扁平状丘疹，常分布在手、足等处。因此，正确答案为选项 C。

10. D【解析】该患者的临床表现和病理特点与鲍恩病相符。鲍恩病是一种向表皮内侵犯的非侵入性鳞癌前病变，常见于老年人皮肤的暴露部位。临床特征为皮肤上出现单个或多个病变，呈红色斑块或鳞屑状，大小不等；病变可发生溃烂，形成糜烂或脓疱。病理特点为表皮角化增生、基底层异型增生和鳞状细胞原位癌，但不累及真皮层。鲍恩病虽然为非侵入性病变，但如果不进行治疗，有可能会发展为鳞癌。

11. E【解析】螺旋腺瘤多发生于成年人，多发生于面部和躯干上部，也可累及其他部位，为孤立性结节状；镜下可由两种细胞组成，大量淋巴细胞散在于肿瘤结节内是其特点之一。

12. D【解析】皮脂腺腺瘤老年人多发，男性发病稍多。根据体征和镜下病理改变即可诊断。

13. C【解析】根据题干所提供的信息，可以考虑为毛母质瘤。毛母质瘤是一种罕见的皮肤肿瘤，来源于发育不全或异常的毛母质细胞。其主要特征是形成实体瘤，由生长迅速且呈浸润性生长的毛母质细胞构成。病灶通常表现为单个或多个结节，大小和形态各异，可以单发或多发，常见于头皮、面颊、眼眶等处，也可发生在身体其他部位。在组织学上，毛母质瘤呈鳞状上皮化生和内皮样结构，由表皮细胞、基底细胞、色素细胞、毛乳头和白细胞构成。此外，瘤细胞还会表现出间变性和坏死等现象，所以病灶中出现影细胞样变化也是毛母质瘤的特征之一。选项 C 正确。

**三、A3/A4 型题**

1. B【解析】传染性软疣为多发性、米粒到豌豆大有蜡样光泽的半圆形丘疹，丘疹中心常有脐样小凹。病变在充分发展时，可以从其中挤出凝乳状物质。最终病变自行排出凝乳状物而痊愈，无瘢痕形成。活检可见上皮呈向下分叶状、梨状、颈瓶样或杯状增生。结节主要由棘层肥厚向下伸入真皮形成，棘层上层及颗粒层有明显细胞内包涵体形成；包涵体呈现均一性红染，称为软疣小体，小体边缘有的尚可见棘细胞或颗粒层细胞的残存胞质，初期包涵体较红染，较成熟的包涵体成为无定形嗜碱性颗粒物质。镜下包涵体内有病毒颗粒。软疣小体数量较多，通常充满于上皮向下增生形成的杯状小囊内。

2. C【解析】传染性软疣与痘病毒科的传染性软疣病毒感染有关。

3. C【解析】尖锐湿疣初起为淡红色小丘疹；随后增大、增多，呈粉红、灰白或灰褐色丘疹，或者形成乳头状、鸡冠状、菜花状赘生物；有痒感、异物感、压迫感或疼痛；触之容易出血。活检可见表皮疣状、乳头状增生（以疣状为主），或扁平状增生、增厚；弥漫性角化不全，一定程度的核异型；上皮角增宽、延长，呈假上皮瘤样或乳头状瘤样增生；棘层细胞较多核分裂象，呈上皮内瘤变；浅、中棘层可见挖空细胞（散在或聚集），细胞大，核大、可 2 个或多个、深染、边缘不齐呈现毛毛虫样，核周空晕，空晕内显丝、带状胞质，胞核呈现 HPV-6、HPV-11 原位杂交阳性。

4. C【解析】由低危型人乳头状瘤病毒（HPV-6、HPV-11）感染引起的，肉眼为乳头状或菜花样，镜下见挖空细胞。女性感染高危型人乳头状瘤病毒（HPV-16、HPV-18）则有癌变的可能。

5. D【解析】角化棘皮瘤质硬、半球形隆起的结节，粉红色，直径为 0.5~2.0cm，结节顶部呈火山口样、火盆状或杯状，中央凹陷形成假溃疡，凹陷内有角质栓形成。肿瘤组织增生，周边界限清楚，呈现唇样边缘、火盆样，盆底界限亦清楚，内盛大量角化物质。表皮增生或是呈假上皮瘤样增生。增生的上皮团中多为角化性棘细胞，并在周边有一层基底样细胞，分化较好。少数细胞团具有一定异型性，有假角化珠形成。病变同时向外、向内扩展，向内生长的上皮向下扩展成心形，直接嵌入皮下脂肪组织内。真皮内常伴有炎症细胞浸润。

6. B【解析】角化棘皮瘤多见于中、老年，易与鳞癌混淆，为自限病程。

7. C【解析】脂溢性角化病又称老年疣，根据形态特点分为以下几类。①过度角化型：最常见，以角化过度和乳头状瘤样增生为主要特点。②棘细胞增生型：基底细胞和棘细胞增生明显，表皮内可见黑色素颗粒及较多的角囊肿。③腺样型：不常见，基底细胞显著增生，伸入真皮内，瘤细胞相互连接成网或腺样。④激惹型：由病变局部受刺激所致，角化亢进，基底细胞增生活跃，见鳞状上皮旋涡形成。部分病例鳞状上皮可呈假瘤样增生，基底部常有炎症细胞浸润。

8. B【解析】老年疣也称老年斑或脂溢性角化症，是一种良性增生性的疾病，通常不会引起癌变或扩散到其他部位。老年疣属于比较常见的生理现象，不会自愈，但对健康的危害不大，无须特殊处理。

9. B【解析】基底细胞癌是一种由多潜能基底样细胞异常增生而成的皮肤恶性肿瘤。组织病理学显示基底细胞样细胞组成大的分叶结构，边缘有栅栏状细胞核，突向网状真皮或更深；分叶可以伴有囊肿黏液退变或具有腺样（筛状）形态。

10. A【解析】基底细胞癌多见于老年人，好发于头、面、颈、手背等处，尤其好发于面部较突出的部位。

11. E【解析】皮肤基底细胞癌又称基底细胞上皮瘤，是起源于皮肤表皮基底细胞的一种恶性肿瘤。该病主要发生于皮肤白皙以及容易晒伤的人群，好发于头面、颈、手背等暴露部位，多见于中年以上人群，发病原因尚不明确，可能与机体癌细胞生成机制起主要作用有关，紫外线照射、离子辐射以及饮用含有砷的水可能诱发基底细胞癌变。

12. C【解析】根据临床表现和镜下病理改变，应诊断为蕈样肉芽肿病，属于皮肤 T 细胞淋巴瘤。

13. C【解析】皮损病程为湿疹、斑块、破溃，典型的镜下病理改变和免疫组织化学结果均提示为 T 细胞淋巴瘤中的蕈样肉芽肿病。

14.【解析】蕈样肉芽肿病累及血液时即为 Sezary 综合征。

**四、B 型题**

1. E【解析】寻常疣的发生，其致病菌为人乳头状瘤病毒，主要为 HPV-2 和 HPV-4。

2. C【解析】引起传染性软疣的病原体为传染性软疣病毒，为 DNA 病毒，属于痘病毒科。

3. D【解析】HPV-6、HPV-11 是引起尖锐湿疣的主要病原体。

4. A【解析】硬结性红斑多是结核分枝杆菌直接侵犯皮肤或其他脏器结核病灶累及皮肤引起的皮肤损害。

5. C【解析】皮肌炎和多发性肌炎都属于特发性炎症性疾病，是一组病因不明的、以横纹肌为主要病变的非化脓性炎症性疾病，属于自身免疫性结缔组织病。

6. A【解析】系统性红斑狼疮是自身免疫病。

7. B【解析】毛囊角化病为常染色体显性遗传病。

8. B【解析】毛根鞘瘤属于常染色体显性遗传病。

9. B【解析】多发性毛发上皮瘤是一种常染色体显性遗传的皮肤附属器肿瘤。

**五、X 型题**

1. ABCD【解析】晕痣是一种小的、境界清楚的对称性丘疹样色素性病变，周围环绕脱色素区，似“光晕”，故不是色素痣的常见类型。

2. ABCD【解析】湿疹属于变态反应性皮肤病，其余选项都属于神经功能障碍性皮肤病。

3. ABCD【解析】鲍恩病可累及任何年龄，中老年人较多；可发生于任何部位的皮肤，好发于日光暴露的部位（如颜面、头颈及四肢远端），也可累及口腔、鼻、咽、女阴和肛门等黏膜。组织病理学表现为表皮细胞排列不规则，伴表皮角化亢进，棘层不规则增生。真皮乳头被压缩成细带状，鲍温细胞可累及毛囊和皮脂腺导管，表皮各层可见非典型性细胞，为异型增生。细胞有角化，可形成角化珠，并见细胞间桥分化，常见于浸润癌。鲍恩病为原位鳞状细胞癌，肿瘤仅局限于表皮层，通常病程缓慢，迁延数年甚至数十年保持原位癌状态。

4. ABCD【解析】天疱疮为表皮棘层松解性水疱性皮肤病。

**六、案例分析题**

1. B【解析】恶性黑色素瘤（黑色素瘤）是皮肤较常见的高度恶性肿瘤，通常单发，可发于皮肤、黏膜及内脏等多种部位。部分可由色素痣恶变而来。遵循 ABCD 原则，即不对称性、不规则的边界、不均匀的颜色及直径大于 6mm。

2. ACD【解析】恶性黑色素瘤有时形态学表现为多形性。S-100、HMB45、MelanA、SOX10 是诊断恶性黑色素瘤的较特异的免疫组织化学标志物。

3. BE【解析】恶性黑色素瘤的主要特性是恶性程度高、生长快、转移早，一般发现时已是晚期，因此预后较差。

4. C【解析】参见 A3/A4 型题第 3 题解析。

5. A【解析】尖锐湿疣主要由感染 HPV-6、HPV-11 所致。

6. E【解析】已婚女性及典型的肉眼和镜下病理改变均提示尖锐湿疣。尖锐湿疣预后很好，经积极治疗多数可在 1 年内消退，但如果长期不进行治疗会导致子宫颈癌。

7. D【解析】根据大小不同的结节性红斑样体征，病理切片显示为淋巴细胞增生并围绕脂肪细胞周围生长，有长期射线接触史，所以首先考虑为 T 细胞淋巴瘤。

8. BCF【解析】T 细胞淋巴瘤常表达 T 细胞标志物，如 CD4、CD8 和 CD3。

9. E【解析】皮下脂膜炎样 T 细胞淋巴瘤是一种细胞毒性 T 细胞淋巴瘤，主要累及皮下组织。肿瘤由大小不一的异型淋巴样细胞组成，肿瘤浸润脂肪小叶，通常不累及小叶间隔。具有诊断意义的特征是肿瘤细胞在单个脂肪细胞的周边围绕，免疫组织化学通常 CD8、PanT、细胞毒性分子阳性，CD20 和 EBV 阴性。

# 第十一章　口腔和颌部疾病

## 一 A1 型题

1. 最常见的涎腺肿瘤是
   A. 淋巴乳头状囊腺瘤　　B. 基底细胞腺瘤
   C. 多形性腺瘤　　D. 黏液表皮样癌
   E. 腺样囊性癌
2. 多形性腺瘤中不存在的形态结构是
   A. 导管样结构　　B. 肌上皮团块
   C. 鳞状上皮化生　　D. 角化珠
   E. 筛孔状结构
3. 下列关于多形性腺瘤的叙述，正确的是
   A. 男性多于女性　　B. 颌下腺最多
   C. 小涎腺中唇腺多见　　D. 40 岁左右多见
   E. 生长较快
4. 下列关于沃辛（Warthin）瘤的叙述，错误的是
   A. 最常见于腮腺　　B. 肿瘤界限清楚、黄褐色
   C. 生长缓慢　　D. 偶可发生恶性变
   E. 多发生于 40 岁以前
5. 最常见的涎腺恶性肿瘤是
   A. 上皮肌上皮癌　　B. 黏液表皮样癌
   C. 腺样囊性癌　　D. 腺泡细胞癌
   E. 多形性低度恶性腺癌
6. 腺样囊性癌的细胞成分主要是
   A. 腺上皮细胞和肌上皮细胞　　B. 肌上皮细胞和纤维细胞
   C. 鳞状细胞和肌上皮细胞　　D. 黏液细胞和导管内衬上皮细胞
   E. 黏液细胞和软骨样细胞
7. 下列涎腺肿瘤中，易侵犯神经的是
   A. 腺样囊性癌　　B. 腺泡细胞癌

C. 多形性腺瘤
D. 黏液表皮样癌
E. 肌上皮癌

8. 腺样囊性癌可表现为下列组织学类型，但不包括
A. 筛孔型
B. 基底细胞样型
C. 乳头型
D. 管状型
E. 实性型

9. 黏液表皮样癌的细胞组成是
A. 表皮样细胞、软骨样细胞和中间细胞
B. 表皮样细胞、腺上皮细胞和黏液细胞
C. 腺上皮细胞、黏液细胞和中间细胞
D. 表皮样细胞、黏液细胞和中间细胞
E. 黏液细胞、软骨样细胞和中间细胞

10. 下列关于黏液表皮样癌的叙述，错误的是
A. 儿童最常见的涎腺恶性肿瘤
B. 男性多于女性
C. 若发生在小涎腺，多发于腭腺
D. 最常发生于腮腺
E. 恶性程度不同

11. 高分化黏液表皮样癌的病理特点是
A. 表皮样细胞多
B. 黏液细胞占 50%以上
C. 中间细胞多
D. 中间细胞形成团块
E. 以上都不是

12. 基底细胞腺瘤的特点是
A. 绝大多数包膜不完整，易复发
B. 不会转变为基底细胞腺癌
C. 主要发生在颌下腺
D. 上皮团块或条索周边层细胞呈栅栏状排列，有明显的基底膜样结构包绕
E. 间质为黏液样组织，纤维结缔组织含量较少

13. 下列选项中，不是嗜酸性腺瘤的病理表现的是
A. 瘤细胞体积大，胞膜清晰，胞质中充满嗜酸性颗粒
B. 肿瘤细胞排列成实性小梁或腺泡样团片
C. 部分细胞体积变小，颗粒深染，核染色质密集
D. 结缔组织间质内形成淋巴滤泡
E. 电镜下瘤细胞胞质内充满扩大和变形的线粒体

14. 下列关于腺泡细胞癌的叙述，正确的是
A. 临床表现为迅速生长的肿块
B. 肿瘤主要发生于颌下腺
C. 女性明显多于男性
D. 临床表现与多形性腺瘤相似，但触之较硬
E. 腺泡细胞癌是低度恶性肿瘤

15. 下列关于腺泡细胞癌的叙述，错误的是
A. 主要发生于中老年
B. 以浆液性腺泡细胞为特征
C. 肿瘤直径多<3cm
D. 常形成微囊结构
E. 肿瘤间质中常见明显的淋巴细胞浸润

16. 牙源性囊肿最常见的类型是
A. 根尖囊肿
B. 角化囊肿
C. 含牙囊肿
D. 钙化囊肿
E. 牙龈囊肿

17. 下列各型成釉细胞瘤中，复发率最低的是
A. 基底细胞型成釉细胞瘤
B. 滤泡型成釉细胞瘤
C. 丛状型成釉细胞瘤
D. 棘皮瘤型成釉细胞瘤
E. 颗粒细胞型成釉细胞瘤

18. 下列关于牙瘤的叙述，错误的是
A. 牙瘤是一种发育性异常而非真性肿瘤
B. 牙瘤是牙源性肿瘤中最常见的类型
C. 发生于下颌骨的牙瘤略多于上颌骨
D. 可以分为组合型与混合型 2 个亚型
E. 一般多发生于 20 岁之前

## 二 A2 型题

1. 患者，男性，52 岁。腮腺区渐进性肿块 2 年，界限清楚，活动，与皮肤无粘连，活动度良好。肿块呈结节状，表面光滑，触之质硬。镜下可见肿瘤性上皮细胞形成不规则的腺管样结构或实性条索，还可见黏液样组织和软骨样组织，各种结构之间无明显界限。病理诊断为
A. 腺样囊性癌
B. 黏液表皮样癌
C. 多形性腺瘤
D. 肌上皮瘤
E. 恶性多形性腺瘤

2. 患者，男性，51 岁，左腮腺区无痛性肿块数年。镜下可见肿瘤由上皮和淋巴样组织组成，细胞排列成假复层，上皮成分形成不规则囊腔，间质中淋巴细胞密集，并形成淋巴滤泡。病理诊断为
A. 肌上皮瘤
B. 多形性腺瘤
C. 基底细胞腺瘤
D. 嗜酸性腺瘤
E. 腺淋巴瘤

3. 患者，女性，52 岁，腮腺区无痛渐进性肿物 1 年，近日出现疼痛。镜下可见肿瘤由黏液细胞、鳞状细胞和体积较小、核深染的细胞组成，形成大小不等的囊性腔隙，有黏液聚积及间质炎症反应。最可能的病理诊断是

A. 黏液表皮样癌
B. 多形性腺瘤
C. 腺样囊性癌
D. 单形性腺瘤
E. 肌上皮瘤

4. 患者，男性，62 岁。腮腺区无痛性包块 2 年，近 3 个月肿物区有疼痛和麻木感，包块质硬，与周围组织粘连，不活动。镜下可见肿瘤组织内腺管样上皮、软骨样组织和黏液样组织，其中上皮细胞成分丰富，核多形性，瘤体组织侵犯包膜。病理诊断是
A. 多形性腺瘤
B. 癌在多形性腺瘤中
C. 腺泡细胞癌
D. 腺样囊性癌
E. 腺癌

5. 患儿，男性，8 岁，镜下见囊肿无衬里上皮，下唇囊肿直径约 0.5cm，由炎性肉芽组织包绕，其中见大量泡沫细胞。最可能的病理诊断是
A. 甲状舌管囊肿
B. 黏液囊肿
C. 鼻唇囊肿
D. 鳃裂囊肿
E. 表皮样囊肿

## 三 A3/A4 型题

（1、2 题共用题干）

患者，女性，33 岁。因左下颌区无痛性肿胀 1 年就诊，不伴左下颌疼痛。临床检查见左下颌角明显膨隆，皮肤温、色均正常，无波动感。口内左磨牙区龈颊沟丰满，舌侧膨隆明显，触之有乒乓球感，黏膜无破溃。组织病理学见肿瘤上皮形成上皮岛，中心由多边形或角形细胞疏松连接类似成釉器星网状层，星网状区常发生囊性变，上皮岛周边细胞核极性倒置。

1. 该患者最有可能的诊断是
A. 角化囊肿
B. 成釉细胞瘤
C. 颌骨骨髓炎
D. 颌骨中心性癌
E. 骨肉瘤

2. 可能的组织类型是
A. 滤泡型
B. 颗粒细胞型
C. 丛状型
D. 棘皮瘤型
E. 基底细胞型

（3、4 题共用题干）

患者，男性，41 岁。腮腺无痛性肿物 4 年，近半年明显增大就诊。镜下见瘤细胞呈梭形和浆细胞样，两种细胞同时存在，这些细胞聚集成条索或团块，导管样结构少见。

3. 该患者最可能的病理诊断是
   A. 多形性腺瘤
   B. 基底细胞腺瘤
   C. Warthin 瘤
   D. 腺泡细胞癌
   E. 肌上皮瘤
4. 在鉴别诊断时，需要与该疾病鉴别的是
   A. 淋巴上皮囊肿
   B. 淋巴上皮涎腺炎
   C. 浆细胞瘤
   D. 基底细胞腺瘤
   E. 嗜酸性腺瘤

（5、6 题共用题干）

患者，女性，57 岁。硬腭部出现一小的包块，约 1cm，偶有轻微不适。镜下可见肿瘤细胞排列成圆形、卵圆形或不规则的上皮团块；呈筛孔状排列，筛孔中心为黏液样组织，嗜酸性染色。

5. 该患者的病理诊断为
   A. 腺淋巴瘤
   B. 黏液表皮样癌
   C. 肌上皮瘤
   D. 多形性腺瘤
   E. 腺样囊性癌
6. 鉴别诊断不包括
   A. 涎腺导管癌
   B. 基底细胞腺癌
   C. 上皮-肌上皮癌
   D. 多形性低度恶性腺癌
   E. 米库利奇（Mikulicz）病

（7、8 题共用题干）

患者，女性，51 岁。以颊黏膜粗糙感、反复刺激性疼痛就诊。查体：双颊黏膜及下唇红有网状白纹，右颊及唇红损害区有少量充血区。组织活检：棘层细胞增厚、上皮表面不角化、基底细胞排列紊乱。

7. 该患者最可能的诊断是
   A. 盘状红斑狼疮
   B. 多形性红斑
   C. 口腔黏膜扁平苔藓
   D. 白色水肿
   E. 白色角化病
8. 在鉴别诊断时，最需要与该疾病鉴别的是
   A. 盘状红斑狼疮
   B. 口腔溃疡
   C. 多形性红斑
   D. 白色海绵状痣
   E. 白色水肿

## 四 B 型题

（1~5 题共用备选答案）

A. 肿瘤组织内可见到淀粉样物质钙化，呈同心圆样沉积

B. 瘤细胞呈交错排列的纤维结缔组织，其内散在牙源性上皮团

C. 囊肿衬里上皮为一薄层复层鳞状上皮，无上皮钉突。基底细胞层界限清楚，棘层较薄

D. 肿瘤内牙釉质、牙本质、牙骨质和牙髓排列如同正常牙

E. 巨细胞多分布于出血灶周围，由纤维结缔组织构成间质

1. 牙源性钙化上皮瘤可见
2. 牙源性角化囊肿可见
3. 组合性牙瘤可见
4. 牙源性纤维瘤可见
5. 巨细胞性牙龈瘤可见

## 五 X 型题

1. 下列关于口腔黏膜白斑的叙述，正确的是

A. 直径不小于 5mm 的白色斑块　　B. 最常发生于峡部黏膜

C. 伴非典型增生者须手术治疗　　D. 均应视为癌前病变

E. 表现为黏膜上皮表层过度角化

2. 多形性腺瘤的病理表现包括

A. 上皮和肌上皮细胞形成片块、密集排列　　B. 上皮和肌上皮细胞形成条索

C. 与黏液样或软骨样组织混合　　D. 鳞状化生

E. 包膜完整、厚薄一致

3. Warthin 瘤的细胞成分主要包括

A. 立方状基底细胞　　B. 高柱状上皮细胞

C. 嗜酸性上皮细胞　　D. 暗细胞

E. 淋巴细胞

4. 下列关于 Warthin 瘤的叙述，正确的是

A. 上皮成分形成乳头状和囊状结构

B. 肿瘤由上皮和淋巴样组织组成

C. 上皮细胞排列成假复层

D. 立方状细胞自基底膜达腺腔表面，镶嵌于高柱状细胞之间

E. 高柱状细胞与基底膜相连，镶嵌于立方状细胞之间

5. 下列关于牙龈瘤的叙述，正确的是

A. 菌斑和牙石是主要病因
B. 常发生于牙间组织
C. 80%发生于前牙区
D. 术后有复发倾向
E. 组织学特点与复发之间有明显的相关关系

6. 成釉细胞瘤的临床表现主要包括

A. 男性患者占绝大多数
B. 触之有乒乓球感
C. 渐进性颌骨膨大
D. X 线可为单囊或多囊性透射影
E. 肿瘤区牙齿移位、松动

7. 成釉细胞瘤的组织学分型包括

A. 丛状型
B. 滤泡型
C. 梭形细胞型
D. 基底细胞型
E. 棘皮瘤型

## 参考答案与解析

**一、A1 型题**

1. C【解析】涎腺多形性腺瘤约占所有涎腺肿瘤的 60%，是最常见的涎腺肿瘤，大小涎腺均可发生，约 80%发生在腮腺，10%发生在颌下腺。

2. E【解析】多形性腺瘤是一种最常见的涎腺良性肿瘤，通常具有多种不同形态的结构，包括导管样结构、肌上皮团块、鳞状上皮化生、角化珠等。导管样结构是指在肿瘤组织中形成像涎腺导管一样的细长管状结构；肌上皮团块是由肌上皮细胞聚集而成的圆形或椭圆形团块；鳞状上皮化生则是指肿瘤组织中出现鳞状上皮细胞，这是一种非常罕见的结构；角化珠是一种角化过程中形成的圆形或半球形结构，通常由一层层覆盖的角质细胞构成。而筛孔状结构并不是多形性腺瘤的典型表现，可能存在于其他类型的肿瘤中，例如淋巴瘤、转移性癌。

3. D【解析】多形性腺瘤的好发年龄为 30~60 岁，平均发病年龄为 40 岁，也可见于儿童和老年人，男女皆可发病，女性和男性发病比例约为 2∶1。临床上发病部位以腮腺最多见，其次是腭腺及颌下腺，肿瘤生长缓慢。小涎腺肿瘤约占所有涎腺肿瘤的 10%，半数以上发生于腭部。

4. E【解析】淋巴乳头状囊腺瘤通常在 50 岁以上的中老年人中发生，且女性患病率略高于男性。该肿瘤最常见于腮腺，也可发生于其他涎腺，如颌下腺、舌下腺。淋巴乳头状囊腺瘤的肿瘤界限清楚，质地柔软，切面呈黄褐色。其生长速度较慢，大多数情况下是良性

的，但偶尔也会发生恶性变。

5. B【解析】黏液表皮样癌是儿童和成人最常见的涎腺恶性肿瘤。

6. A【解析】腺样囊性癌由腺上皮细胞和肌上皮细胞构成。

7. A【解析】腺样囊性癌易浸润周围神经而引起疼痛和神经麻痹，导致相应功能障碍，甚至成为患者就医的主要症状。

8. C【解析】腺样囊性癌根据其组织学形态可以分为管状型、筛孔型、实性型、基底细胞样型，但无乳头型的排列。

9. D【解析】黏液表皮样癌由表皮样细胞、黏液细胞和中间细胞构成不规则的癌巢。

10. B【解析】黏液表皮样癌是儿童及成人最常见的涎腺恶性肿瘤，女性较男性多见，一半以上发生于大涎腺，最常发生于腮腺，其余发生于颌下腺；在小涎腺肿瘤中，黏液表皮样癌多见于腭腺。黏液表皮样癌依据分化程度可表现不同的恶性程度。

11. B【解析】高分化黏液表皮样癌中，黏液细胞占50%以上；而低分化黏液表皮样癌中，黏液细胞则不足10%，在所有口腔颌面部恶性肿瘤中，黏液表皮样癌所占百分比大约为3.8%。

12. D【解析】基底细胞腺瘤好发于腮腺，肿瘤界限清楚，与周围组织无粘连，活动，生长缓慢，有完整的包膜，术后复发者比较少见。组织结构排列：肿瘤细胞上皮呈团块或条索，周边层细胞呈栅栏状排列，有明显的基底膜样结构包绕，间质为纤维结缔组织，黏液含量极少。仅有选项D是正确的。

13. D【解析】嗜酸性腺瘤的组织病理特征为瘤细胞体积大，圆形或多边形，胞膜清晰，胞质中充满嗜酸性颗粒。核圆呈空泡状，有一至多个核仁，核分裂象少。有时部分细胞似受挤压而导致体力变小，颗粒深染，核染色质密集，形成所谓暗细胞，与相应之亮细胞形成鲜明对照。肿瘤细胞排列成实性小梁或腺泡样团片，有时呈腺管状，腔内通常无内含物。有少量结缔组织间质，偶见淋巴细胞，但通常不形成淋巴滤泡。电镜下，可见瘤细胞胞质内充满扩大和变形的线粒体。

14. E【解析】腺泡细胞癌是低度恶性肿瘤，肿块生长缓慢，发生部位以腮腺最多，儿童至老年均可发病，从10岁至70岁，发病年龄的分布相当平均，女性较男性稍多见。肿瘤多为圆形，实质性，可有结节，质地中等或稍偏硬，少数呈囊性改变。

15. A【解析】腺泡细胞癌的发病年龄分布均匀，儿童至老年人均可发病。

16. A【解析】牙源性囊肿是牙齿发育障碍或病变所导致的囊肿，主要包括根尖囊肿、含牙囊肿、角化囊肿。根尖囊肿是牙源性囊肿中最常见的类型，由根尖肉芽肿、慢性炎症的刺激引起，牙周膜内的上皮残余增生。

17. C【解析】滤泡型、棘皮瘤型、基底细胞型及颗粒细胞型较易复发，从状型处于肿瘤发展的早期，恶性程度较低，即使用简单刮除术的复发率也不高，故选项C正确。

18. C【解析】牙瘤是牙源性肿瘤中最常见类型，多发生于20岁之前，平均发病年龄为

14岁；牙瘤被认为是牙体组织的错构或发育畸形，不是真正的肿瘤；发生在上颌骨的牙瘤稍多于下颌骨，依成分不同分为组合型与混合型2个亚型。

**二、A2型题**

1. C【解析】肿瘤生长缓慢，无痛，呈圆形，表面光滑呈结节状，结合组织病理表现，可诊断为多形性腺瘤。

2. E【解析】腺淋巴瘤由腺上皮和淋巴成分构成。肿瘤形成较多的囊样腔隙，内有假复层排列的腺上皮衬覆，间质中有大量的淋巴细胞，并形成淋巴滤泡。

3. A【解析】黏液表皮样癌多发生在40~50岁，女性多发，在大涎腺肿瘤中，90%发生在腮腺，结合组织病理改变即可诊断。

4. B【解析】癌在多形性腺瘤中是来自多形性腺瘤中的上皮性恶性肿瘤，多见于60岁以上的老年人，生长迅速，局部有疼痛与麻木感，结合肿瘤肉眼和镜下改变即可诊断。

5. B【解析】黏液囊肿可以分为黏液外渗型和黏液潴留型囊肿。黏液潴留型囊肿由分泌导管破裂，黏液渗出至结缔组织中引起，常见于儿童及青年人，最为常见的好发部位是下唇黏膜，也见于颊黏膜、口底及舌腹部；表现为圆顶形，波动性蓝色无蒂的损害，体积可大可小。潴留型囊肿由远端导管堵塞，导管扩张引起，易发于老年人，好发于口底、颊黏膜或上唇。外渗型黏液囊肿为肉芽组织围绕1个或多个含黏液的腔隙；而潴留型黏液囊肿则是充满黏液的囊腔，内衬柱状、立方或扁平上皮，有的可有乳头状突起。

**三、A3/A4型题**

1. B【解析】依据临床表现特点、组织病理表现和部位可诊断。成釉细胞瘤多发生于青壮年，以下颌骨体及下颌骨角部为常见；生长缓慢，初期无自觉症状，逐渐发展可使颌骨膨大，造成畸形，左右面部不对称。如肿瘤侵犯牙槽突时，可使牙松动、移位或脱落；肿瘤继续增大时，可使颌骨外板变薄，甚至吸收，这时肿瘤可以侵入软组织内。肿瘤的侵犯可以影响下颌骨的运动度，甚至可能发生吞咽、咀嚼和呼吸障碍。

2. A【解析】滤泡型成釉细胞瘤形成孤立性上皮岛，上皮岛中心部细胞类似于成釉器的星网状层，上皮岛周边围绕一层立方状或柱状细胞，类似于成釉细胞或前成釉细胞，细胞核呈栅栏状排列并远离基底膜，即极性倒置。上皮岛中央的星网状区常发生囊性变。上皮岛内呈现广泛的鳞状化生和肿瘤细胞发生广泛颗粒样变性的改变见于其他类型的成釉细胞瘤。

3. E【解析】肌上皮瘤较为少见，多发于腮腺，腭部小涎腺次之，表现为无痛性肿物，生长缓慢，活动度好。瘤细胞多呈现梭形和浆细胞样，部分呈现透明状或上皮样；浆细胞样细胞为多边形，胞质丰富，充满嗜酸性均质样物，核多偏位。梭形细胞呈现梭形或星形，核居中，核膜薄，染色质细，核两端的胞质内含有嗜酸性微小颗粒或原纤维样物。

4. C【解析】由于浆细胞型肌上皮瘤细胞在形态上与浆细胞相似，故需要鉴别；浆细胞瘤免疫蛋白抗体和乌纳染色（甲基绿-派洛宁染色）阳性；肌上皮瘤（以浆细胞为主型）肌动蛋白、肌球蛋白和 S-100 蛋白等染色阳性。

5. E【解析】根据腺样囊性癌好发于硬软腭交界处，肿瘤有压痛，结合组织病理学改变诊断为腺样囊性癌。

6. E【解析】腺样囊性癌在诊断时应与基底细胞腺癌、涎腺导管癌、上皮-肌上皮癌、多形性低度恶性腺癌进行鉴别。Mikulicz 病又称良性淋巴上皮病变，是炎症性改变。

7. C【解析】本题题干所述“双颊黏膜及下唇红有网状白纹”符合扁平苔藓对称、多部位发生、好发于颊黏膜的特点，但下唇红网状白纹也不能排除盘状红斑狼疮的可能。结合组织病理表现、皮损的表现特点和部位可诊断口腔黏膜扁平苔藓。除选项 C 外，其余选项的皮损特点都与本题口腔黏膜病损的联系相去甚远。

8. A【解析】扁平苔藓的特征性病损是黏膜白色角化条纹，多形渗出性红斑和口腔溃疡不出现此病损，首先可排除；白色海绵状痣和白色水肿虽然是白色病损，但不是角化病损，亦可排除。

**四、B 型题**

1. A【解析】牙源性钙化上皮瘤镜下见肿瘤由多边形上皮细胞组成，并常见清晰的细胞间桥。纤维性间质常见退变。上皮细胞排列呈片状或岛状。瘤细胞边界较清晰，胞质微嗜酸性。胞核圆形或卵圆形，核仁清楚。有的胞核较大，有时见双核或多核。核多形性明显，但核分裂象罕见，这一点可与恶性肿瘤相鉴别。有时瘤细胞胞质透明，呈灶性聚集。肿瘤组织内常见一种特征性圆形嗜酸性均质物质，分布于细胞之间，特殊染色（如刚果红染色）证实这种物质为淀粉样物质。淀粉样物质内常发生钙化，钙化物呈同心圆沉积。

2. C【解析】牙源性角化囊肿发生于牙列区或下颌第三磨牙后，有薄层囊壁和角化的 5~8 层无钉突复层鳞状上皮衬里。

3. D【解析】组合性牙瘤患者年龄较小，好发于上颌切牙-尖牙区。X 线显示形态及数目不一的牙样物堆积在一起。镜下见肿物由许多牙样结构组成，这些牙样结构虽然不同于正常牙，但牙釉质、牙本质、牙骨质和牙髓的排列如同正常牙。

4. B【解析】牙源性纤维瘤由交错编织的纤维结缔组织组成，其内散在牙源性上皮细胞条索或团块，似牙周膜的上皮剩余。上皮细胞团、索的中央区不见星网状层，可见牙骨质小体和钙化。

5. E【解析】巨细胞性牙龈瘤镜下见由纤维结缔组织构成，其中见大量成纤维细胞、纤维细胞和多核巨细胞，有出血灶并可见巨噬细胞和炎症细胞。

**五、X 型题**

1. ABCE【解析】口腔黏膜白斑是黏膜上皮过度角化所致的白色斑块，并不都发生癌变，只有伴异型增生者易癌变，一般认为舌腹和口底部的白斑较易癌变。

2. ABCD【解析】多形性腺瘤肉眼观察有包膜，但不完整。

3. ABCE【解析】Warthin 瘤由腺上皮和淋巴样组织组成。上皮细胞排列成双层，内层为高柱状细胞，具有颗粒状、嗜伊红的胞质；外层细胞呈立方形、多角形或圆形，核空泡状，淡染，可见核仁；有时可见上皮细胞呈鳞状化生，偶见黏液细胞、皮脂腺细胞和纤毛柱状上皮细胞；间质有许多淋巴细胞密集排列成大小不等的团块，或形成具有生发中心的淋巴滤泡。暗细胞不是肿瘤组织成分。

4. ABCE【解析】Warthin 瘤的组织学表现为淋巴样组织和胞质嗜伊红染色的腺上皮细胞形成囊样间隙，是其独特的组织病理表现。腺上皮排列成假复层：高柱状细胞面向囊腔面，含有深染的、致密的细胞核，排列一致并接近腔面；内层由立方状和多角形细胞组成。

5. ABCD【解析】牙龈瘤是机械刺激及慢性炎症刺激形成的增生物，根据病理组织结构不同，可分为肉芽肿型、纤维型及血管型三类，好发于前牙区唇颊侧牙龈。手术切除应包括齿槽突及受累牙齿的拔除，否则易复发。但组织学特点与复发之间无明显的相关关系。

6. BCDE【解析】成釉细胞瘤患者性别无明显差异，男女发病率相近，发病年龄范围很广，多数病例诊断时患者年龄为 30~60 岁，20 岁以下患者少见。

7. ABDE【解析】成釉细胞瘤由上皮和纤维结缔组织组成，可呈现组织类型有滤泡型、丛状型、颗粒细胞型、基底细胞型、棘皮瘤型、韧带型。备选答案中仅选项 C 不符合成釉细胞瘤组织学分型。

# 第十二章　心血管系统疾病

## 一 A1 型题

1. 克山病时心脏的病变特点是
   A. 心肌出现严重的灶状变性、坏死
   B. 心肌坏死灶分布与冠状动脉无关
   C. 弥漫性间质纤维化
   D. 心壁内膜无附壁血栓形成
   E. 以上都不是
2. 动脉粥样硬化早期病变中，最早进入内膜下的细胞是
   A. 平滑肌细胞
   B. 中性粒细胞
   C. 淋巴细胞
   D. 单核细胞
   E. 成纤维细胞
3. 动脉粥样硬化病灶中的泡沫细胞源自
   A. 血液中的单核细胞和淋巴细胞
   B. 血管内皮细胞和血管壁平滑肌细胞
   C. 血管壁平滑肌细胞和浆细胞
   D. 血液中的单核细胞和血管壁平滑肌细胞
   E. 血液中的单核细胞和血管内皮细胞
4. 卵圆孔附近继发孔缺损见于
   A. 房间隔缺损
   B. 法洛（Fallot）四联症
   C. 室间隔缺损
   D. 动脉导管未闭
   E. 大血管移位
5. 下列选项中，不属于扩张型心肌病心肌组织镜下特点的是
   A. 小灶性硬化性肌溶解
   B. 心肌细胞呈均匀性肥大
   C. 核形不整，出现沟裂
   D. 胞质空泡变性、嗜酸性变
   E. 核大、深染
6. 主动脉粥样硬化病变部位常见于
   A. 胸主动脉
   B. 主动脉弓
   C. 升主动脉
   D. 腹主动脉
   E. 降主动脉
7. 动脉瘤指的是
   A. 动脉发生的恶性瘤
   B. 血管壁的局限性异常扩张

C. 发生于动脉的良性瘤
D. 动脉内血栓形成并机化
E. 动脉血管破裂形成的血肿

8. 下列关于肥厚型心肌病特征的叙述，错误的是
A. 左心室流出道受阻
B. 心腔扩张
C. 心脏肥大
D. 室间隔不匀称肥厚
E. 舒张期充盈异常

9. 主动脉右移骑跨于室间隔上方的先天性心脏病见于
A. 室间隔缺损
B. 房间隔缺损
C. Fallot 四联症
D. 动脉导管未闭
E. 非纠正型大血管移位

10. 脑动脉粥样硬化最常见的发生部位是
A. 大脑中动脉
B. 大脑中动脉及威利斯（Willis）环
C. 大脑前动脉
D. 大脑后动脉
E. 基底动脉大脑后动脉

11. 下列不属于动脉粥样硬化（AS）脂纹期特征的是
A. 与高脂血症关系密切
B. 镜下主要为胆固醇结晶
C. 为动脉粥样硬化的早期病变
D. 肉眼呈黄色帽针头大的斑点或条纹
E. 病变可进一步演变为纤维斑块

12. 急性感染性心内膜炎的特点不包括
A. 常发生于原来已有病变的心瓣膜上
B. 可致瓣膜糜烂、穿孔或破裂
C. 常是致病力强的化脓菌引起的脓毒血症的并发症之一
D. 主要侵犯二尖瓣或主动脉瓣
E. 瓣膜表面常形成巨大的、松脆的含细菌的赘生物

13. 心肌梗死时最主要的病变是
A. 凝固性坏死
B. 心肌溶解坏死
C. 充血、出血和炎症反应
D. 出现肉芽组织
E. 形成瘢痕

14. 冠状动脉粥样硬化病变最常累及的部位是
A. 左冠状动脉前降支
B. 左冠状动脉旋支
C. 左冠状动脉主干
D. 右冠状动脉主干
E. 右冠状动脉后降支

15. 下列选项中，与动脉粥样硬化发病关系最为密切的是
A. 甘油三酯（TG）
B. 高密度脂蛋白（HDL）

C. 低密度脂蛋白（LDL）　D. 高密度脂蛋白胆固醇（HDL-C）
E. 极低密度脂蛋白（VLDL）

16. 下列关于原发性高血压的叙述，错误的是
A. 高血压晚期的肾常为颗粒性固缩肾　B. 高血压可继发糖尿病
C. 高血压常引起左心室肥大　D. 高血压引起下肢坏疽
E. 脑出血是高血压的主要致死原因

17. 心肌梗死最常见于
A. 左心房　B. 右心房
C. 左心室前壁、心尖部和室间隔前 2/3　D. 左心室侧壁和膈面
E. 左心室后壁、室间隔后 1/3 和右心室

18. 下列关于动脉粥样硬化症的叙述，错误的是
A. 粥样硬化易发生在主动脉前壁　B. 大脑中动脉易受累
C. 冠状动脉左前降支易受累　D. 可引起肾固缩
E. 下肢动脉比上肢动脉易受累

19. 下列关于扩张型心肌病的叙述，错误的是
A. 20~50 岁多见　B. 女性患者多于男性
C. 进行性心脏肥大　D. 心肌收缩力下降
E. 心腔扩张

20. 左心室向心性肥厚见于
A. 冠心病　B. 高血压
C. 二尖瓣关闭不全　D. 二尖瓣狭窄
E. 感染性心内膜炎

21. 下列选项中，不属于动脉粥样硬化症危险因素的是
A. 高胆固醇血症　B. 甲状腺功能亢进
C. 吸烟　D. 糖尿病
E. 高血压

22. 下列因素中，与动脉粥样硬化的发生关系最密切的是
A. 高脂血症　B. 高血压
C. 病毒感染　D. 吸烟
E. 遗传因素

23. 下列关于动脉粥样硬化症的叙述，正确的是
A. 主动脉脂纹仅见于中年以上人群　B. 脂纹以主动脉前壁多见
C. 粥瘤内泡沫细胞均来自单核细胞　D. 氧化低密度脂蛋白具有细胞毒性
E. 粥瘤内胶原由成纤维细胞形成

24. 引起冠状动脉性心脏病最常见的原因是

A. 风湿性冠状动脉炎
B. 冠状动脉梅毒
C. 冠状动脉痉挛
D. 冠状动脉畸形
E. 冠状动脉粥样硬化

25. 下列关于动脉粥样硬化不稳定性斑块的叙述，正确的是

A. 纤维帽厚
B. 炎症细胞少
C. 脂质核心小（<40%）
D. 多引起不稳定型心绞痛
E. 不易破裂

26. 下列选项中，粥样斑块中不常见到的是

A. 胶原纤维
B. 胆固醇结晶
C. 中性粒细胞
D. 坏死物质
E. 泡沫细胞

27. 下列关于动脉粥样硬化的叙述，错误的是

A. 冠状动脉粥样硬化好发于右冠状动脉前降支
B. 脑动脉粥样硬化可以引起脑梗死和脑出血
C. 主动脉粥样硬化主要累及全身大中动脉
D. 颈动脉粥样硬化斑块最多见于颈总动脉分叉处
E. 肾动脉粥样硬化可以造成动脉粥样硬化性固缩肾

28. 恶性高血压的病变特征是

A. 大动脉粥样硬化
B. 细动脉玻璃样变
C. 脑出血
D. 小动脉内膜增生
E. 增生性小动脉硬化和坏死性细动脉炎

29. 下列选项中，不符合动脉粥样硬化症特征的是

A. 可形成夹层动脉瘤
B. 腹主动脉病变常最典型
C. 内膜下脂质沉着伴有纤维组织增生
D. 病变主要累及全身小动脉
E. 泡沫细胞可来源于血液和血管壁

30. 下列选项中，与动脉粥样硬化的发病率呈负相关的是

A. TG
B. 总胆固醇（TC）
C. VLDL
D. HDL
E. LDL

31. 下列关于风湿病的叙述，错误的是

A. 与 A 组乙型溶血性链球菌感染有关
B. 抗原-抗体交叉反应是其发生的主要机制
C. 好发于心脏、关节及皮肤等

D. 累及全身结缔组织的一种非化脓性炎症
E. 基本病变分为渗出期、坏死期、增生期及愈合期

32. 下列选项中，不是动脉粥样硬化斑块继发改变的是
A. 斑块内出血
B. 溃疡形成
C. 血栓形成
D. 化脓
E. 斑块钙化

33. 心肌梗死后，肉眼能辨认病灶的最早时间是
A. 1~3 小时
B. 6 小时后
C. 12 小时后
D. 24 小时后
E. 4 天后

34. 风湿性心内膜炎最常累及
A. 肺动脉瓣
B. 主动脉瓣
C. 三尖瓣
D. 二尖瓣
E. 左心房后壁

35. 下列关于动脉粥样硬化性固缩肾的叙述中，错误的是
A. 病变严重时可发生肾组织梗死
B. 不会引起高血压
C. 部分肾组织萎缩，纤维组织增生
D. 病变可累及单侧，亦可累及双侧
E. 受累肾出现大的凹痕

36. 急进性高血压肾损害的特点不包括
A. 肾小球入球动脉壁纤维素样坏死
B. 肾小球入球小动脉硬化
C. 肾小球毛细血管丛节段性坏死
D. 血管壁呈洋葱皮样
E. 坏死性细动脉炎

37. 风湿性关节炎属于
A. 化脓性炎
B. 纤维素性炎
C. 肉芽肿性炎
D. 出血性炎
E. 浆液性炎

38. 动脉粥样硬化最常累及
A. 毛细血管
B. 全身中小静脉
C. 全身小静脉
D. 全身细小动脉
E. 肌弹力型动脉

39. 原发性高血压主要病理生理是
A. 肾素分泌过多
B. 心排血量升高
C. 交感神经兴奋性增加
D. 周围血管阻力增加
E. 血管内皮细胞过多分泌内皮素

40. 风湿性心肌炎的特征性病变是
A. 结缔组织的黏液变性
B. 小瘢痕形成
C. 阿绍夫（Aschoff）小体形成
D. 结缔组织的纤维素样坏死
E. 弥漫性浆液性炎

41. 心肌梗死发生在左室侧壁时，其相应的血管病变部位在
A. 左冠状动脉
B. 右侧支
C. 左旋支
D. 左前降支
E. 右冠状动脉后降支

42. 原发性良性高血压的特征性病变是
A. 细、小动脉的纤维蛋白样坏死
B. 细、小动脉的粥样硬化斑
C. 细、小动脉的硬化
D. 细、小动脉痉挛
E. 以上都不是

43. 下列关于亚急性感染性心内膜炎的叙述，正确的是
A. 大多由铜绿假单胞菌感染所致
B. 通常发生于原来无病变的心内膜
C. 瓣膜闭锁缘上见成排小疣状白色血栓赘生物
D. 可导致瓣膜溃疡、穿孔和/或腱索断裂
E. 很少导致瓣膜关闭不全

44. 下列关于心内膜下心肌梗死的叙述，错误的是
A. 梗死范围仅累及心室壁内侧 2/3 的心肌
B. 梗死灶常表现为小灶状坏死
C. 梗死灶不规则地分布于左心室四周
D. 梗死波及肉柱及乳头肌
E. 严重的坏死灶融合引起环状梗死

45. 良性高血压晚期可以引起
A. 颗粒性固缩肾
B. 肾盂积水
C. 瘢痕性固缩肾
D. 肾动脉狭窄
E. 肾贫血性梗死

46. 患有金黄色葡萄球菌败血症时，最可能引起的心内膜炎是
A. 急性感染性心内膜炎
B. 急性风湿性心内膜炎
C. 亚急性感染性心内膜炎
D. 慢性风湿性心内膜炎
E. 系统性红斑狼疮性心内膜炎

47. 心肌梗死最常见的原因是
A. 冠状动脉粥样硬化伴血栓形成
B. 冠状动脉痉挛

C. 冠状动脉栓塞
D. 主动脉炎症引起的冠状动脉口闭塞
E. 冠状动脉粥样硬化斑块内出血

48. 原发性高血压心脏失代偿期的特征是
A. 心脏增大，左心室缩小
B. 左心室向心性肥大
C. 左心室扩张
D. 左心室肉柱及乳头肌增粗
E. 以上都不是

49. 主动脉粥样硬化最危险的并发症是
A. 斑块破裂
B. 斑块内出血
C. 血栓形成
D. 动脉瘤破裂
E. 钙化

50. 原发性高血压时，细动脉可逆性病理改变是
A. 血管纤维化
B. 血管腔狭窄
C. 血管痉挛
D. 内膜下蛋白性物质沉积
E. 血管壁平滑肌萎缩

51. 原发性高血压的脑出血，血管破裂常发生于
A. 大脑上动脉
B. 脑基底动脉
C. 大脑中动脉
D. 大脑下动脉
E. 豆纹动脉

52. 心脏重量增大，左心室厚度显著增厚，左心室流出道主动脉瓣下方间隔球形隆起致流出道受阻见于
A. 扩张型心肌病
B. 肥厚型心肌病
C. 酒精性心肌病
D. 限制型心肌病
E. 克山病

53. 原发性高血压最常累及的血管是
A. 全身中小静脉
B. 全身小静脉
C. 大动脉
D. 全身细小动脉
E. 肌弹力型动脉

54. 急进性高血压时，增生性小动脉硬化及坏死性细动脉炎主要发生在
A. 大脑
B. 肾
C. 脾
D. 心
E. 肾上腺

55. 梅毒性主动脉炎时的病变应为
A. 病变主要累及腹主动脉
B. 常形成夹层动脉瘤
C. 内膜表面粥样斑块
D. 主动脉瓣膜正常

E. 左心室肥大和扩张

56. 良性高血压最具有特征性的血管病变是

A. 细动脉的玻璃样变
B. 细小动脉内膜炎
C. 细动脉的纤维素性坏死
D. 动脉粥样硬化
E. 动脉中层钙化

57. 急进性高血压患者最常见的死亡原因是

A. 尿毒症
B. 脑出血
C. 心力衰竭
D. 动脉瘤形成
E. 以上都不是

58. 梅毒性主动脉炎一般可见

A. 内膜层变薄
B. 内膜深层见较多泡沫细胞
C. 弹性纤维和平滑肌多发性灶状破坏和小瘢痕形成
D. 外膜滋养血管缺如，其他正常
E. 中膜平滑肌显著增生变厚

59. 恶性高血压最具有特征性的病变是

A. 细动脉的玻璃样变
B. 细动脉的纤维素性坏死
C. 动脉粥样硬化
D. 细小动脉内膜炎
E. 动脉中层钙化

60. 下列不属于原发性高血压的心脏向心性肥大特点的是

A. 左心室腔不扩张或缩小
B. 左心室壁增厚达 1.5~2.0cm
C. 左心室乳头肌及肉柱增粗
D. 左心室腔扩张
E. 心脏增大、重量增加

61. 好发于左心房，肉眼呈球形、息肉样、分叶状或绒毛状的心脏常见肿瘤是

A. 横纹肌瘤
B. 软组织肉瘤
C. 黏液瘤
D. 间皮瘤
E. 恶性淋巴瘤

62. 下列选项中，不符合原发性良性高血压病变特点的是

A. 脾中央动脉硬化
B. 冠状动脉粥样硬化
C. 脑细小动脉硬化
D. 眼底动脉硬化
E. 肾入球小动脉硬化

63. 心内膜下心肌梗死的特点不包括

A. 梗死仅累及心室侧壁内侧 1/3 的心肌
B. 常为多发性、小灶性
C. 病变常波及乳头肌、肉柱
D. 严重者可致环状梗死

E. 坏死区呈楔形改变

64. 下列选项中，属于假性动脉瘤的是
A. 动脉粥样硬化性动脉瘤
B. 细菌性动脉瘤
C. 梅毒性动脉瘤
D. 外伤性动脉瘤
E. 先天性脑动脉瘤

65. 下列关于高血压脑病的叙述，错误的是
A. 脑内可有微小动脉瘤形成
B. 脑内可有小软化灶形成
C. 脑出血是常见的致死原因
D. 基底核、内囊是出血的常见部位
E. 脑动脉栓塞常见

66. Aschoff 小体的形态特点不包括
A. 主要由 Aschoff 细胞构成
B. 中央常见干酪样坏死
C. 多呈梭形
D. 伴有淋巴细胞、巨噬细胞浸润
E. 最后演变为瘢痕

67. 主动脉中膜内出血并致其分离形成中膜内假血管腔，应称为
A. 假性动脉瘤
B. 真性动脉瘤
C. 梭形动脉瘤
D. 夹层动脉瘤
E. 蜿蜒状动脉瘤

68. 急性风湿性心内膜炎心内膜赘生物的特点不包括
A. 灰白色、粟米大小、串珠状排列
B. 位于瓣膜闭锁缘
C. 本质为白色血栓
D. 脱落后常引起多脏器梗死
E. 反复发作导致瓣膜病

69. 下列关于结节性多动脉炎病变的叙述，正确的是
A. 小动脉内膜和中膜及致全层纤维素样坏死
B. 动脉壁的坏死被肉芽肿取代，肉芽肿长期存在
C. 大量淋巴细胞和浆细胞浸润管壁全层
D. 后期炎症消退，管腔恢复正常
E. 管壁上常见上皮样细胞和朗汉斯巨细胞

70. 高血压失代偿期心脏病变的主要表现是
A. 左心室向心性肥大
B. 左心室离心性肥大
C. 左心室肌收缩力加强
D. 左心室乳头肌明显增粗
E. 心肌出现弥漫性纤维化

71. 在风湿病的病理诊断中，最有意义的病变是
A. 心包脏层纤维蛋白性渗出
B. 心肌纤维变性、坏死
C. 结缔组织内 Aschoff 小体形成
D. 炎症细胞浸润

E. 结缔组织基质黏液变性

72. 全身中、小动脉壁坏死性炎症，病灶动脉走行呈结节状分布，应考虑是

A. 结节性多动脉炎
B. 血栓性血管炎
C. 血栓闭塞性脉管炎
D. 动脉粥样硬化
E. 细菌性动脉炎

73. 良性高血压晚期会引起

A. 继发性颗粒性固缩肾
B. 肾凹陷性瘢痕
C. 原发性颗粒性固缩肾
D. 肾水变性
E. 肾盂积水

74. 风湿性心肌炎时，Aschoff 小体最多见于

A. 心肌细胞之间
B. 心内膜下结缔组织
C. 心肌间质血管旁
D. 心包脏层血管旁
E. 以上都不是

75. 病因未明的下肢中等动脉和静脉内皮细胞增生，伴血栓形成，管壁纤维素样坏死和中性粒细胞、淋巴细胞浸润的血管病变，应考虑是

A. 结节性多动脉炎
B. 高血压动脉病变
C. 血栓闭塞性脉管炎
D. 细菌性动脉炎
E. 动脉粥样硬化

76. 高血压病的发病因素不包括

A. 精神长期紧张
B. 高钠饮食
C. 遗传因素
D. 吸烟
E. 细动脉长期痉挛

77. 风湿性心内膜炎心内膜之赘生物的实质是

A. 增生的肉芽组织
B. 风湿性肉芽肿
C. 机化的瘢痕
D. 混合血栓
E. 白色血栓

78. 下列关于血栓性静脉炎病变的叙述，错误的是

A. 多累及盆腔静脉、髂静脉、股静脉、下腔静脉、门静脉等
B. 常由局部感染蔓延至静脉
C. 静脉管壁呈现炎症
D. 管腔内血栓形成
E. 管腔内血栓难以机化和再通

79. 典型的风湿肉芽肿不包括

A. 纤维样坏死
B. 泡沫细胞

C. 淋巴细胞　　D. Aschoff 细胞
E. 浆细胞

80. 急性细菌性心内膜炎形成的赘生物的特点不包括
A. 呈菜花状或息肉状　　B. 其深部有细菌团
C. 污秽、灰黄色，质松脆　　D. 赘生物基底部常 Aschoff 小体
E. 脱落后可导致多脏器梗死

81. 慢性肺源性心脏病（慢性肺心病）的病理诊断标准是右心室壁厚度
A. 肺动脉瓣左下方 6cm 处>8mm　　B. 肺动脉瓣左下方 5cm 处>8mm
C. 肺动脉瓣左下方 4cm 处>7mm　　D. 肺动脉瓣左下方 3cm 处>6mm
E. 肺动脉瓣左下方 2cm 处>5mm

82. 下列关于风湿性心内膜炎的叙述，错误的是
A. 瓣膜赘生物可发生机化　　B. 瓣膜赘生物附着牢固，不易脱落
C. 瓣膜赘生物由白色血栓形成　　D. 瓣膜赘生物内含有细菌
E. 风湿性心内膜炎最常累及二尖瓣

83. 急性感染性心内膜炎的特点不包括
A. 多发生于有病变的心脏　　B. 主要累及二尖瓣或主动脉瓣
C. 常是脓血症的并发症之一　　D. 可致瓣膜糜烂、穿孔或破裂
E. 瓣膜表面常形成巨大、松脆的含菌赘生物

84. 慢性肺源性心脏病发病的中心环节在于
A. 慢性支气管炎加重　　B. 长期肺气肿
C. 继发性肺结核　　D. 肺部病变致肺动脉压升高
E. 心力衰竭

85. 慢性风湿性心瓣膜病最常见的联合瓣膜损伤是
A. 二尖瓣和三尖瓣　　B. 二尖瓣、主动脉瓣和三尖瓣
C. 主动脉瓣和三尖瓣　　D. 二尖瓣和主动脉瓣
E. 主动脉瓣和肺动脉瓣

86. 引起亚急性细菌性心内膜炎的最常见病原体是
A. 金黄色葡萄球菌　　B. 铜绿假单胞菌
C. 乙型溶血性链球菌　　D. 肠球菌
E. 甲型溶血性链球菌

87. 心瓣膜闭锁缘上可见成排细小的白色血栓性赘生物，见于
A. 慢性风湿性心内膜炎　　B. 亚急性感染性心内膜炎
C. 急性风湿性心内膜炎　　D. 急性感染性心内膜炎
E. 系统性红斑狼疮性心瓣膜炎

88. 下列关于风湿病的叙述，错误的是
A. 心脏病变对机体影响最重
B. 与溶血性链球菌感染有关
C. 属于变态反应性疾病
D. 常导致关节畸形
E. 皮下结节和环形红斑有助于临床诊断

89. 与亚急性细菌性心内膜炎无关的病变是
A. 心瓣膜赘生物
B. 脾大
C. 皮肤环形红斑
D. 肾梗死
E. 皮肤黏膜出血点

90. 慢性缩窄性心包炎多见于
A. 胶原病性心包炎
B. 结核性心包炎
C. 真菌性心包炎
D. 化脓性心包炎
E. 尿毒症心包炎

91. 下列关于风湿性心内膜炎的叙述，正确的是
A. 瓣膜赘生物牢固相连
B. 受累瓣膜易穿孔
C. 瓣膜赘生物内有细菌
D. 受累瓣膜以三尖瓣为主
E. 赘生物位于房室瓣的心室面

92. 亚急性细菌性心内膜炎的赘生物的特点不包括
A. 多发生于原有病变的瓣膜上
B. 外观污秽、灰黄色，质松脆，易脱落
C. 赘生物单个或多个，呈息肉状或菜花状
D. 赘生物如粟粒，灰白色，成串珠状、单行排列
E. 赘生物脱落引起动脉性栓塞和血管炎

93. 原发性心肌病的类型不包括
A. 扩张型心肌病
B. 风湿性心肌病
C. 肥厚型心肌病
D. 克山病
E. 限制型心肌病

94. 下列关于慢性风湿性心脏瓣膜病的叙述，错误的是
A. 瓣膜硬化
B. 瓣叶互相粘连
C. 瓣膜增厚蜷曲
D. 腱索增粗缩短
E. 瓣膜穿孔

95. 二尖瓣狭窄与二尖瓣关闭不全的共同病变不包括
A. 右心房肥大
B. 左心室肥大
C. 左心房肥大
D. 右心室肥大
E. 体循环淤血

96. 下列关于动脉粥样斑块基本成分的叙述，正确的是
A. 内膜表面树皮样皱纹
B. 内膜深部为大量富含脂质的坏死物质及钙化
C. 中膜大量淋巴细胞和浆细胞浸润
D. 中膜弹力纤维和平滑肌多发性、灶状破坏
E. 外膜滋养血管壁增厚，周围有大量淋巴细胞和浆细胞浸润

97. 下列关于慢性心瓣膜病的叙述，错误的是
A. 大多由风湿性和亚急性细菌性心内膜炎引起
B. 表现为瓣膜口狭窄和/或瓣膜关闭不全
C. 二尖瓣最常受累，其次是主动脉瓣
D. 可以引起血流动力学和心脏的变化
E. 一般不会同时累及 2 个以上的瓣膜

98. 慢性风湿性心瓣膜病最常见的联合瓣膜病变是
A. 主动脉瓣和肺动脉瓣　　B. 三尖瓣和肺动脉瓣
C. 二尖瓣和三尖瓣　　D. 二尖瓣和主动脉瓣
E. 三尖瓣和主动脉瓣

99. 二尖瓣狭窄首先引起的变化是
A. 右心室肥大、扩张　　B. 左心室肥大、扩张
C. 左心房肥大、扩张　　D. 右心房肥大、扩张
E. 肺淤血、水肿

100. 二尖瓣狭窄患者的临床表现不包括
A. 呼吸困难　　B. 咳粉红色泡沫痰
C. 颈静脉怒张　　D. 水冲脉
E. 肝淤血、肝大

101. 下列选项中，一般不引起左室壁心肌广泛坏死的是
A. 克山病　　B. 冠状动脉粥样硬化
C. 二尖瓣狭窄　　D. 白喉性心肌炎
E. 柯萨奇病毒性心肌炎

102. 主动脉瓣关闭不全患者的临床表现不包括
A. 主动脉瓣区收缩期杂音　　B. X 线检查示心脏增大
C. 脉压增大　　D. 股动脉枪击音
E. 水冲脉

103. 亚急性感染性心内膜炎最常见的病因是
A. 肠球菌　　B. 病毒

C. 乙型溶血性链球菌　　D. 甲型溶血性链球菌
E. 金黄色葡萄球菌

104. 下列病变可以引起右心室肥大，但不包括
A. 二尖瓣狭窄　　B. 三尖瓣狭窄
C. 二尖瓣关闭不全　　D. 主动脉瓣狭窄
E. 主动脉瓣关闭不全

105. 下列有关于亚急性感染性心内膜炎的叙述，错误的是
A. 常发生在有病变的瓣膜上　　B. 常为甲型溶血性链球菌感染
C. 病变瓣膜常发生溃疡　　D. 赘生物不易脱落
E. 病程较长

106. 扩张型心肌病的特点不包括
A. 心脏重量增加　　B. 各心腔明显扩张
C. 心内膜增厚　　D. 二尖瓣相对关闭不全
E. 各心腔未见明显扩张

107. 下列关于急性感染性心内膜炎的叙述，错误的是
A. 病变为单纯血栓性疣状心内膜炎　　B. 赘生物易脱落
C. 常为金黄色葡萄球菌感染　　D. 主要侵犯二尖瓣和主动脉瓣
E. 病程短

108. 肥厚型心肌病的病变特点不包括
A. 心室肌肥厚　　B. 心脏增大
C. 心室腔明显扩张　　D. 心内膜增厚
E. 镜下心肌细胞明显肥大

109. 肥厚型心肌病的病变特点是
A. 常伴有附壁血栓形成　　B. 两侧心室肥大，4个心腔扩张
C. 心肌细胞异常肥大，排列方向紊乱　　D. 弥漫性心肌间质纤维化
E. 以上都不是

110. 下列选项中，符合限制型心肌病的病变是
A. 心内膜纤维化　　B. 心肌间质纤维化
C. 心肌细胞变性坏死　　D. 心肌细胞呈漩涡状排列
E. 心肌间质内淋巴细胞浸润

111. 透壁性心肌梗死后，最易合并心脏破裂的时间是
A. 1~2天　　B. 2~3天
C. 4~7天　　D. 7天后
E. 2周内

112. 限制型心肌病的病变特点不包括
A. 心室腔增大
B. 心尖部病变严重
C. 心室内膜纤维化、增厚
D. 附壁血栓形成
E. 心内膜下心肌萎缩、变性

113. 下列选项中，符合原发性心肌病的是
A. 冠状动脉硬化引起的心肌病变
B. 炎症性心肌病变
C. 原因不明的心肌病
D. 高血压引起的心肌病变
E. 甲状腺功能减退引起的心肌病变

114. 下列关于主动脉粥样硬化的叙述，错误的是
A. 可以引起动脉血流障碍
B. 病变多位于主动脉后壁和各分支开口处
C. 可以引起主动脉瓣膜病
D. 可以引起夹层动脉瘤
E. 可以继发溃疡及血栓形成

115. 下列关于病毒性心肌炎的叙述，错误的是
A. 一般由柯萨奇 B 组病毒感染引起
B. 病毒通过 B 淋巴细胞介导引起炎症反应
C. 心肌细胞变性、坏死
D. 心肌间质内炎症细胞浸润
E. 晚期有明显的间质纤维化

116. 下列疾病中，以右心室肥大与扩张为主要表现的是
A. 原发性高血压
B. 冠状动脉性心脏病
C. 风湿性心脏病
D. 慢性肺源性心脏病
E. 肥厚型心肌病

117. 脑动脉粥样硬化时，不易发生的是
A. 继发脑血栓形成
B. 动脉瘤形成
C. 延髓性麻痹
D. 脑萎缩
E. 大脑中动脉病变

118. 病毒性心肌炎的特点不包括
A. 心肌间质内炎症细胞浸润
B. 常累及心瓣膜
C. 病毒可直接损伤心肌细胞
D. 心肌细胞变性、坏死
E. 晚期有明显的间质纤维化，伴心肌肥大及心腔扩张

## 二 A2 型题

1. 患者，男性，63 岁。近来在轻微运动时感到胸痛，休息数分钟后可获得缓解。这一情况持续数月，疼痛发作的频率和持续时间都没有加重。此患者的诊断是
A. 稳定型心绞痛
B. 变异型心绞痛
C. 不稳定型心绞痛
D. 不典型心绞痛

E. 老年性支气管哮喘

2. 死者，男性，19 岁。在体育课上打篮球时突然死亡。尸检提示该死者室间隔有不对称性增厚。显微镜下表现为该处纤维结缔组织增生，纤维束排列紊乱，核大深染。该患者最可能的病因是

A. 肥厚型心肌病　　B. 限制型心肌病
C. 扩张型心肌病　　D. 心内膜纤维化
E. 风湿性心脏病

3. 患者，男性，64 岁。突发气促合并低血压，同时测得颈静脉压力增高，心音遥远低沉。该三联征提示

A. 主动脉夹层动脉瘤　　B. 心脏压塞
C. 闭锁性心包炎　　D. 右心衰竭
E. 心肌梗死

## 三 A3/A4 型题

（1、2 题共用题干）

患者，男性。8 岁时曾患扁桃体炎，20 天后红细胞沉降率增快、血中白细胞增多，前臂皮肤出现环形红斑；听诊心音未见明显改变，经过治疗后痊愈。40 岁前曾有数次咽部感染，在咽部感染治疗过程中，听诊主动脉瓣区可闻及吹风样杂音，时有心绞痛现象。45 岁时，拔牙后发热持续 2 个月，听诊时心脏杂音有时因体位变化而变动，超声检查见心瓣膜有赘生物，间断超声图像显示赘生物大小有变化。

1. 患者 40 岁所患疾病，根据当时临床检查，应考虑为

A. 感染性心内膜炎　　B. 二尖瓣瓣膜病
C. 高血压心脏病　　D. 主动脉瓣瓣膜病
E. 冠心病

2. 该患者 45 岁时所患疾病，应考虑是

A. 感染性心内膜炎　　B. 高血压心脏病
C. 二尖瓣瓣膜病　　D. 主动脉瓣瓣膜病
E. 冠心病

（3、4 题共用题干）

患者，男性，50 岁。1 年前曾出现过 2 次阵发性心前区疼痛和压迫感，持续数分钟后自然缓解，症状消失后曾去医院检查，心电图未见异常。20 天前与朋友饮酒至深夜，酒醉后回家，凌晨 1 时突然口吐白沫、四肢抽搐、昏迷不醒，急送医院抢救治疗半小时。1 小时后患者呼吸、心搏停止，临床死亡。病理解剖时见，冠状动脉多个分支有斑块性病变，斑块呈

新月形，偏心位，使管腔不同程度狭窄，前降支狭窄达 76%，右冠状动脉主干与左旋支的狭窄分别达 70% 和 60%；显微镜检查示心肌纤维组织增生，心肌细胞无明显病变，血管周围较重。

3. 该死者 1 年前出现的症状是因患有
   A. 隐性冠心病　　B. 心绞痛
   C. 高血压　　D. 心肌梗死
   E. 心肌纤维化
4. 死者死亡的直接原因是
   A. 心绞痛　　B. 冠心病
   C. 心肌梗死　　D. 冠状动脉性猝死
   E. 心肌纤维化

## 四 B 型题

（1、2 题共用备选答案）
   A. 心包内纤维蛋白性炎症　　B. 关节病变
   C. 心肌内阿绍夫小体　　D. 心内膜纤维化
   E. 瓣膜变硬、变形
1. 对风湿病最有诊断意义的病变是
2. 对风湿患者造成最严重危害的病变是

（3~5 题共用备选答案）
   A. 虎斑心　　B. 绒毛心
   C. 梨形心　　D. 球形心
   E. 靴形心
3. 二尖瓣关闭不全时，心脏形态是
4. 二尖瓣狭窄时，心脏形态是
5. 风湿性心包炎时，心脏形态是

（6~10 题共用备选答案）
   A. 主动脉瘤形成　　B. 细动脉玻璃样变性
   C. 小动脉化脓性栓塞　　D. 细动脉纤维素样坏死
   E. 阿绍夫小体形成
6. 良性高血压的特点是
7. 恶性高血压的特点是

8. 急性感染性心内膜炎的特点是
9. 风湿病的特点是
10. 动脉粥样硬化的特点是

（11、12 题共用备选答案）
A. 病因不明
B. 埃可病毒
C. 腺病毒
D. 流感病毒
E. 柯萨奇病毒
11. 病毒性心肌炎最常见的致病因子是
12. 孤立性心肌炎的病因是

（13～17 题共用备选答案）
A. 阿绍夫细胞
B. 镜影细胞
C. 心衰细胞
D. 上皮样细胞
E. 泡沫细胞
13. 动脉粥样硬化症可见
14. 结核病可见
15. 风湿性心肌炎可见
16. 长期慢性肺淤血可见
17. 霍奇金淋巴瘤可见

（18～21 题共用备选答案）
A. 常为柯萨奇病毒感染
B. 流感病毒
C. 心肌及其间质内多发小脓肿形成
D. 心肌间质内小血管旁见 Aschoff 小体
E. 心肌内灶性坏死，周围炎症细胞浸润，并见大量多核巨细胞
18. 细菌性心肌炎可见
19. 病毒性心肌炎可见
20. 孤立性心肌炎可见
21. 风湿性心肌炎可见

（22～25 题共用备选答案）
A. 本来正常的瓣膜发生穿孔

B. 瓣膜闭锁缘粟粒状赘生物
C. 室间隔缺损
D. 在已有病变的心瓣膜上形成较大、易脱落的赘生物
E. 瓣膜增厚、变硬、卷曲、缩短

22. 风湿性心内膜炎可见
23. 亚急性细菌性心内膜炎可见
24. 急性感染性心内膜炎可见
25. 瓣膜关闭不全可见

（26~29 题共用备选答案）
A. 虎斑心
B. 梨形心
C. 绒毛心
D. 靴形心
E. 球形心

26. 主动脉瓣狭窄可见
27. 二尖瓣关闭不全可见
28. 风湿性心外膜炎可见
29. 二尖瓣狭窄可见

## 五 X 型题

1. 在动脉粥样硬化的早期病变中，有大量的泡沫细胞存在，这些细胞的来源包括
A. 内皮细胞
B. 平滑肌细胞
C. 单核巨噬细胞
D. 成纤维细胞
E. 淋巴细胞

2. 高血压可以引起的脑内病变主要包括
A. 脑水肿
B. 脑梗死
C. 脑出血
D. 脑内微小动脉瘤
E. 高脂血症

3. 下列选项中，动脉粥样硬化的主要危险因素主要包括
A. 高脂血症
B. 高血压
C. 吸烟
D. 糖尿病
E. 脑水肿

4. 脑动脉粥样硬化时，脑组织可以发生
A. 萎缩
B. 软化
C. 梗死
D. 出血

E. 颅内高压

5. 亚急性感染性心内膜炎可以引起

A. 心瓣膜变形
B. 无菌性梗死
C. 局灶性肾小球肾炎
D. 奥斯勒（Osler）结节
E. 罗特（Roth）斑

6. 病毒性心肌炎的常见病原体主要包括

A. 柯萨奇病毒
B. 埃可病毒
C. 流行性感冒病毒
D. EB 病毒
E. 腺病毒

7. 动脉粥样硬化斑块的继发性病变主要包括

A. 斑块内出血
B. 斑块破裂
C. 血栓形成
D. 动脉瘤形成
E. 脓肿

8. 纤维素样坏死可见于

A. 风湿病
B. 纤维素性炎症
C. 恶性高血压
D. 大叶性肺炎
E. 甲状腺功能减退

9. 良性高血压时，血压持续性升高是因为

A. 小动脉壁发生玻璃样变性
B. 细动脉发生玻璃样变性
C. 细动脉发生纤维素样坏死
D. 小动脉内膜因纤维增生而增厚
E. 小动脉内膜纤维化

10. 典型的风湿小体构成成分有

A. 成纤维细胞
B. 阿绍夫细胞
C. 纤维素样坏死
D. 上皮样细胞
E. 淋巴细胞

11. 下列关于动脉粥样硬化的叙述，正确的是

A. 可形成夹层动脉瘤
B. 腹主动脉最为严重
C. 内膜下脂质沉着伴有纤维组织增生
D. 病灶可伴发钙化
E. 病灶可伴出血和血栓形成

12. 下列关于风湿病的叙述，正确的是

A. 常有动脉炎
B. 常有细菌性栓塞小脓肿
C. 常有皮下结节及环形红斑
D. 常导致关节畸形
E. 皮下结节和环形红斑有助于临床诊断

13. 有肉芽肿形成的心肌炎是

A. 特发性巨细胞性心肌炎
B. 细菌性心肌炎
C. 病毒性心肌炎
D. 风湿性心肌炎
E. 白喉性心肌炎

14. 二尖瓣狭窄可引起的心肺变化有
A. 左心房肥大扩张
B. 左心室肥大扩张
C. 右心房肥大扩张
D. 慢性肺水肿
E. 肺淤血

15. 肥厚型心肌病的特点是
A. 心室肌肥厚
B. 心室显著扩张
C. 心内膜增厚
D. 心肌细胞肥大
E. 心脏增大

16. 与动脉粥样硬化有密切关系的脂蛋白包括
A. LDL
B. OX-LDL
C. HDL
D. 乳糜微粒 CM
E. VLDL

## 六 案例分析题

（1~3 题共用题干）

死者，男性，53 岁。10 年前，自觉头痛，去医院检查。血脂检查示甘油三酯和低密度脂蛋白升高；血压检查示收缩压 150mmHg，舒张压 100mmHg；其他血液检查指标和心电图均正常。经降血压和降血脂药治疗，血压稳定期间，收缩压 140mmHg，舒张压 90mmHg；血脂改变不明显；其他血液检查指标和心电图未见异常。2 个月前头晕、头痛加重去医院检查，血脂仍然较高；血压检查示收缩压 180mmHg，舒张压 120mmHg；其他血液检查指标和心电图未见异常。1 个月前，与邻居吵架，相互间有推搡动作，患者突然晕倒、面色苍白、四肢抽搐，家属呼之不醒，急送医院抢救。查体时昏迷不醒，一侧瞳孔散大，后来另一侧瞳孔也散大，抢救 2 小时无效，呼吸、心搏停止而死亡。

1. 根据病情应首先考虑死者患有
A. 良性高血压
B. 症状性高血压
C. 恶性高血压
D. 脑动脉粥样硬化
E. 冠心病

2. 与死者死亡疾病相关的血管病变主要是
A. 大动脉粥样硬化
B. 脑动脉粥样硬化
C. 冠状动脉粥样硬化
D. 细、小动脉硬化
E. 细、小动脉纤维素样坏死

3. 导致死者直接死亡的原因是

A. 脑水肿　　B. 脑梗死

C. 脑软化　　D. 脑出血

E. 冠状动脉性猝死

## 参考答案与解析

### 一、A1 型题

1. A【解析】克山病在病理学上以心肌的变性、坏死及修复后形成瘢痕为特点。临床上常有急性或慢性心功能不全表现。

2. D【解析】单核细胞黏附并迁入内膜、血小板黏附及中膜平滑肌细胞（SMC）迁入内膜等一系列变化，促进动脉粥样硬化发生。

3. D【解析】动脉粥样硬化病灶中的泡沫细胞源自血管内皮细胞和血管壁平滑肌细胞。当动脉壁受损时，血液中的低密度脂蛋白（LDL）会进入血管壁并被氧化成为氧化低密度脂蛋白，这会使血管内皮细胞产生黏附分子，从而吸引单核细胞进入血管壁。单核细胞在血管壁内分化成巨噬细胞，并摄取了大量的氧化低密度脂蛋白，最终转化为泡沫细胞。

4. A【解析】继发孔缺损通常也被称为房间隔缺损。房间隔缺损是先天性心脏病中常见的类型之一。在胚胎期间沟通左、右心房的孔道，称卵圆孔。房间隔缺损是心房间隔在形成上发生障碍。一般缺损较大，多在卵圆孔附近称第二孔（继发孔）型缺损，或在房间隔的前下方称第一孔（原发孔）型缺损。

5. B【解析】扩张型心肌病：光镜下，部分心肌细胞肥大、伸长，核大、深染，核型不整；肌质水肿并可见空泡变性、嗜碱性变及小灶状液化性肌溶解。

6. D【解析】主动脉粥样硬化最常见的病变部位是腹主动脉，因为腹主动脉是主动脉中直径最大的一段，也是血流速度较慢的一段，这使得胆固醇等血脂易于在腹主动脉壁内积累而形成动脉粥样硬化斑块。升主动脉、主动脉弓等其他部位也可能发生动脉粥样硬化，但相对较少见。

7. B【解析】动脉瘤是由于动脉壁的病变或损伤，管壁在高压血流冲击下形成局限性动脉血管异常扩张或膨出。

8. B【解析】肥厚型心肌病是以左心室显著肥大、室间隔不对称性肥厚、舒张期充盈受损及左心室流出道受阻为特征的一种心肌病。

9. C【解析】Fallot 四联症是成人最常见的发绀型先天性心脏病，该病四个典型特征是室间隔缺损、右心室流出道梗阻（肺动脉口狭窄）、主动脉骑跨、右心室肥厚。其中，主动脉右移骑跨于室间隔之上仅见于 Fallot 四联症。

10. B【解析】脑动脉粥样硬化病变最常见于基底动脉、大脑中动脉和 Willis 环。病变动脉呈不同程度的管腔狭窄，并可因继发改变加重管腔狭窄甚至闭塞。

11. B【解析】脂斑与脂纹期是 AS 早期病变，动脉内膜上出现帽针头大小斑点及 1～2mm 宽、长短不一的黄色条纹，不隆起或稍微隆起于内膜表面。镜下见主要由吞噬脂质的泡沫细胞聚集形成。

12. A【解析】急性感染性心内膜炎主要由致病力强的化脓菌（如金黄色葡萄球菌、溶血性链球菌、肺炎球菌）引起，常为严重化脓性感染（如急性化脓性骨髓炎、痈、产褥感染）引起败血症时的重要并发症。病变大都发生在原来正常的心瓣膜，最常单独侵犯二尖瓣或主动脉瓣。主要病变为心瓣膜的急性化脓性炎，瓣膜因组织破坏而发生溃疡、穿孔，甚至破裂瓣膜表面常形成巨大赘生物，赘生物呈灰黄色，质地松软，极易脱落引起栓塞。由于栓子内含有大量化脓菌，故由栓塞引起的梗死灶常形成继发性脓肿，造成感染进一步扩散。

13. A【解析】心肌梗死是由于冠状动脉供血急剧减少或中断使相应的心肌出现严重而持续性缺血所致心肌坏死，常表现为凝固性坏死。此外还可见梗死灶周围充血、出血和炎症反应；心肌也可溶解坏死，梗死第 7 天长出肉芽组织，逐渐形成瘢痕。

14. A【解析】冠状动脉粥样硬化最常发生于左冠状动脉的前降支，其次为右冠状动脉主干，再次为左冠状动脉主干和左旋支。

15. C【解析】目前认为，氧化 LDL 是最重要的致粥样硬化因子，而 HDL 具有抗氧化作用，防止 LDL 的氧化。

16. B【解析】原发性高血压不会导致糖尿病。原发性高血压主要是因为长期的血压升高，会导致各种高血压的并发症，如冠心病、心力衰竭、脑血管病。糖尿病并不是由原发性高血压引起的，糖尿病的发生与遗传和环境因素、胰岛素抵抗等有明显的关系。

17. C【解析】典型的心肌梗死发生的部位与闭塞的冠状动脉支供血区一致。依次为左心室前壁、心尖部、室间隔前 2/3（相当于左冠状动脉前降支的供血区，约占全部心肌梗死的 50%），左心室后壁、室间隔后 1/3 及右心室（相当于右冠状动脉供血区，约占全部心肌梗死的 25%）。此外，心肌梗死还见于左心室后壁，相当于左冠状动脉左旋支的供血区域。

18. A【解析】主动脉粥样硬化好发于主动脉后壁及其分支开口处，以腹主动脉病变最为严重，依次为胸主动脉、主动脉弓和升主动脉。

19. B【解析】扩张型心肌病约占心肌病的 90%，发病年龄在 20～50 岁，男性多于女性。

20. B【解析】高血压时，由于血压持续升高，外周阻力增加，左心室因压力负荷增加而发生代偿性肥大。由于左心室壁增厚，代偿能力强，心脏重量可达 400g 以上，有的可以达 800g 以上（正常心脏重量男性约 260g，女性约 250g）。左心室壁厚可达 1. 5～2. 0cm（正常 1. 0cm 以内），乳头肌和肉柱明显增粗、变圆，但心腔不扩张，相对缩小，称向心性肥厚。当晚期失代偿时，逐渐出现心腔扩张，称为离心性肥厚。

21. B【解析】动脉粥样硬化是多因素共同作用引起的，发病机制复杂，目前尚未完全阐明。其主要危险因素有高血压、高脂血症和大量吸烟，还有糖尿病、肥胖、遗传因素等。

22. A【解析】动脉粥样硬化和血脂高有密切的关系，血脂高时，血管内皮损伤，脂质沉积在血管内壁会形成斑块，导致动脉粥样硬化。

23. D【解析】据尸检观察，9岁以下儿童的主动脉脂纹检出率约10%，选项A错误。肉眼观，主动脉的脂纹常见于其后壁及分支开口处，选项B错误。粥瘤内泡沫细胞可来自单核细胞，也可来自平滑肌细胞，选项C错误。氧化低密度脂蛋白具有细胞毒性，选项D正确。粥瘤内胶原由平滑肌细胞形成，选项E错误。

24. E【解析】冠状动脉性心脏病（CHD）简称冠心病，是指由狭窄性冠状动脉疾病而引起的心肌供血不足所造成的缺血性心脏病。由于其最常见的病因是冠状动脉粥样硬化引起的冠状动脉管腔狭窄，因此把CHD视为冠状动脉粥样硬化性心脏病的同义词。

25. D【解析】不稳定型心绞痛属于冠心病心绞痛，指冠状动脉粥样硬化的斑块破裂或糜烂，产生血管表面的血栓，造成远端血管栓塞，或者是冠脉血管痉挛引起的一系列临床症状。

26. C【解析】粥样斑块是纤维斑块深层组织因营养不良而发生的坏死、崩解，这些崩解物质与脂质混合成为粥糜样物质，是AS典型病变。肉眼观：动脉内膜面见灰黄色斑块，既向内膜表面隆起，又向深部压迫中膜。切面见纤维帽的下方，有多量黄色粥糜样物。光镜下：在玻璃样变性纤维帽的深部，有大量粉红染的无定形物质，实为细胞外脂质及坏死物，其中可见胆固醇结晶（HE切片中为针状空隙）及钙化。底部及周边部可见肉芽组织、少量泡沫细胞和淋巴细胞浸润。粥瘤处SMC受压萎缩，弹性纤维破坏，该处中膜变薄。外膜可见毛细血管新生、结缔组织增生及淋巴细胞、浆细胞浸润。

27. A【解析】冠状动脉总共有三个分支，分别是左前降支、左回旋支、右冠状动脉。冠状动脉粥样硬化最常累及的冠脉分支是左前降支。

28. E【解析】恶性高血压又称急进性高血压，病变特征为增生性小动脉硬化和坏死性细动脉炎，主要累及肾。增生性小动脉硬化主要表现为动脉内膜显著增厚，伴有SMC增生，胶原纤维增多，致血管壁呈层状洋葱皮样增厚，管腔狭窄。肾的坏死性细动脉炎主要累及入球动脉，动脉内膜和中膜发生纤维素样坏死。

29. D【解析】动脉粥样硬化是心血管系统中最常见的疾病之一。动脉粥样硬化主要累及大、中弹性动脉和肌性动脉。

30. D【解析】HDL具有很强的抗动脉粥样硬化作用，与动脉粥样硬化的发病率呈负相关。

31. E【解析】风湿病的病变发展过程大致可分为三期，即变质渗出期、增生期和纤维化期（瘢痕期）。

32. D【解析】动脉粥样硬化斑块是慢性炎症过程的产物，随着时间的推移，可能会发生斑块内出血、溃疡形成、血栓形成、斑块钙化等继发改变。其中，斑块内出血可以导致急性缺血性事件，如心肌梗死或中风。溃疡形成则使得血管壁变薄并易于破裂，从而促进血栓形成。血栓形成可能会导致急性缺血性事件，如心肌梗死或中风。斑块钙化则意味着斑块的稳定，对急性事件的风险有保护作用。化脓并不是动脉粥样硬化斑块继发改变。

33. B【解析】肉眼观，心肌梗死灶形状不规则。一般于梗死 6 小时后肉眼才能辨认，梗死灶呈苍白色；8~9 小时后呈黄色或土黄色，干燥，较硬，失去正常光泽。梗死后第 4 天，在梗死灶周边出现明显充血、出血带。2~3 周后由于肉芽组织增生而呈红色。梗死 5 周后，梗死灶逐渐被瘢痕组织取代，呈灰白色（陈旧性梗死灶）。

34. D【解析】风湿性心内膜炎主要侵犯心瓣膜，其中二尖瓣最常受累，主动脉瓣、三尖瓣和肺动脉瓣一般不被累及，偶尔侵犯腱索和左心房壁内膜。故正确答案为 D。

35. B【解析】动脉粥样硬化性固缩肾通常是由良性肾小动脉硬化症导致，是高血压肾损害的一种常见类型。

36. B【解析】参见 A1 型题第 28 题解析。

37. E【解析】风湿性关节炎多见于成人，特征为游走性、反复发作性关节炎，最常侵犯膝、踝、肩、腕和肘等大关节。病变主要为关节滑膜的浆液性炎。

38. E【解析】动脉粥样硬化的好发部位主要是体循环系统的大型肌弹力型动脉（如主动脉）和中型肌弹力型动脉（以冠状动脉和脑动脉累及最多，肢体各动脉、肾动脉、各肠系膜动脉次之，下肢受累多于上肢），而极少累及肺循环动脉。

39. D【解析】血管内皮细胞过多分泌内皮素是高血压的发病原因或机制，而周围血管阻力增加是高血压的主要表现。

40. C【解析】风湿性心肌炎主要累及心肌间质结缔组织。心肌小动脉近旁的结缔组织发生纤维素样坏死，继而形成 Aschoff 小体。

41. C【解析】心肌梗死的好发部位与冠状动脉粥样硬化的好发部位有关。约 50%的心肌梗死发生在左室前壁、心尖部、室间隔前 2/3，这些部位是前降支供血区；约 25%心肌梗死发生在左室后壁、室间隔后 1/3、右室，相当于右冠状动脉主干供血区域；少数心肌梗死发生在左室侧壁，为左旋支供血区域。

42. C【解析】原发性良性高血压动脉系统病变期主要表现为细、小动脉硬化。

43. D【解析】亚急性感染性心内膜炎主要由毒力相对较弱的甲型溶血性链球菌引起，常侵犯二尖瓣和主动脉瓣；病变特点是常在有病变的瓣膜上形成赘生物，赘生物呈息肉状或菜花状，质松脆、易破碎、脱落，受累瓣膜易变形，发生溃疡、穿孔和/或腱索断裂可致瓣膜口狭窄或关闭不全。

44. A【解析】心内膜下心肌梗死的特点是坏死主要累及心室壁内层 1/3 的心肌，并波及肉柱和乳头肌。

45. A【解析】良性高血压晚期可引起心、脑、肾等重要脏器的病变，肾病变主要表现为原发性颗粒性固缩肾。

46. A【解析】急性感染性心内膜炎多为全身严重感染的一部分，起病急，进展快，50%以上由金黄色葡萄球菌感染引起。

47. A【解析】血栓形成是梗死发生最常见的原因，如冠状动脉、脑动脉粥样硬化合并血栓形成时引起心肌梗死和脑组织梗死。

48. C【解析】左心室肥厚及扩张在代偿的作用下逐渐形成，高血压起病几年到十几年后是其高发时间，依据心功能变化情况分为心功能代偿期、失代偿期。代偿期左心室壁向心性肥大，失代偿期左心室壁离心性肥大。

49. D【解析】备选参考均为主动脉粥样硬化的并发症，但动脉瘤的形成最为危险，因其破裂可发生致命性大出血。

50. C【解析】原发性高血压时细动脉可逆性病理改变是血管痉挛。在高血压患者中，由于自主神经系统失调、内皮细胞功能异常等原因，细动脉平滑肌细胞易出现过度收缩和痉挛，导致血管阻力增加，从而使血压升高。然而，这种血管痉挛是可逆的，在血压得到控制后，血管痉挛也可随之消失。其他选项如血管纤维化、血管腔狭窄、内膜下蛋白性物质沉积和血管壁平滑肌萎缩都是与高血压相关的病理改变，多数属于不可逆的改变。

51. E【解析】原发性高血压是脑出血的常见病因之一。在原发性高血压患者中，脑出血通常发生在小动脉和微小动脉内，其中以豆纹动脉最为常见。豆纹动脉是大脑皮层下血管系统的一部分，主要分布在基底节和丘脑周围区域，是脑出血的常见发病部位之一。相对而言，大脑上、中、下动脉和脑基底动脉的脑出血发生率较低。

52. B【解析】备选答案均为心肌病。扩张型心肌病以进行性的心肌增大，心腔扩张和收缩能力下降为特征。肥厚型心肌病以心肌肥大、非对称性室间隔肥厚、舒张期顺应性下降及左心室充盈受阻为特征。限制型心肌病以一侧或双侧心室充盈受限和舒张期容量降低为特征。酒精性心肌病以长期过量饮酒或反复大量酗酒后出现心脏扩大和心力衰竭为特征。克山病是一种以心肌的变性坏死及修复后的瘢痕形成为病变特点的地方性心肌病。

53. D【解析】原发性高血压累及全身细小动脉，最常累及肾入球小动脉，表现为细动脉硬化（玻璃样变性）。

54. B【解析】恶性高血压又称急进性高血压，可由良性高血压病恶化而来，也有时病即为急进性。急进性高血压病理变化特征性的病变是增生性小动脉硬化和坏死性细动脉炎，主要累及肾。

55. E【解析】梅毒性主动脉炎时，主动脉瓣病变的特点是瓣叶之间绝无粘连，故关闭不全而不伴有狭窄，这是和风湿性主动脉瓣病变不同之处。主动脉瓣关闭不全可使左心室异常肥大和扩大，以致心脏重量达千克左右，乃有“牛心”之称。

56. A【解析】细动脉硬化是高血压最具特征性的血管病变，表现为细动脉的玻璃样变性，最具诊断意义的是肾入球动脉和视网膜动脉的玻璃样变性。

57. A【解析】急进性高血压发生后一两个月就可能引发视网膜渗出、出血，视神经乳头水肿，甚至视网膜剥离，出现视力模糊，严重者很快失明，肾损害出现早且最为显著，常有持续性蛋白尿、血尿、管型尿，很快出现尿毒症，多数患者因尿毒症死亡，也可死于脑血管意外或心力衰竭。

58. C【解析】梅毒性主动脉炎见于三期梅毒，往往在原发感染后十余年才出现。病变特点是主动脉滋养血管周围有淋巴细胞、浆细胞和单核细胞浸润。中膜有粟粒状树胶样肿形成，并可见弹性纤维和平滑肌多发性灶状破坏。晚期形成多数小瘢痕。内膜则见高度纤维化。肉眼观，主动脉内膜表面呈典型的树皮样外观。

59. B【解析】恶性高血压又称急进性高血压，病理上以细、小动脉管壁的纤维素样坏死和增生性小动脉硬化为特征。

60. D【解析】原发性高血压患者心脏病变：长期高血压可引起心脏病变，称为高血压心脏病，主要表现为左心室肥大，由于血压持续升高，外周阻力增加，左心室因压力性负荷增加而发生代偿性肥大，由于左心室代偿能力很强，所以在相当长的时间内，心脏不断增大进行代偿. 心脏重量增加可达 400g 以上，有的可达 800g 以上，左心室壁增厚，可达 1.5～2.0cm；乳头肌和肉柱增粗变圆；但心腔不扩张，相对缩小，称向心性肥大，光镜下心肌细胞增粗、变长，有较多分支；细胞核增大，深染蓝色，形状不整。病变继续发展，肥大的心肌因供血不足而收缩力降低，发生失代偿，渐出现心脏扩大，称离心性肥大。

61. C【解析】心脏原发性肿瘤极少见，相对常见的一种为黏液瘤，多见于左心房，单发。肉眼观察示肿瘤大小不等，多为分叶状、息肉状或绒毛状，淡黄色，呈半透明胶冻状，质软易碎。

62. B【解析】良性高血压根据病变进程可分为三期，具体如下。①功能紊乱期：为高血压早期病变，表现为全身细、小动脉间歇性痉挛，血管痉挛时血压升高，当血管痉挛缓解后，血压可恢复到正常水平。②细动脉硬化：表现为细动脉玻璃样变性，是良性高血压最主要的病变特征，最易累及肾小球入球小动脉、视网膜中央动脉和脾中央动脉。③内脏病变期：为高血压晚期病变，由于细、小动脉硬化的进一步发展，许多器官可受累，其中最主要的是心、肾、脑和视网膜。

63. E【解析】心内膜下心肌梗死仅累及心室壁内侧 1/3 的心肌，并波及肉柱及乳头肌。常多发性小灶状坏死，不规则地分布于左心室四周，严重时病灶扩大融合累及整个心内膜下肌，呈环状坏死。

64. D【解析】假性动脉瘤是指由于动脉壁的破损或缺损，在动脉周围形成的血管扩张。根据选项，只有外伤性动脉瘤属于假性动脉瘤的范畴。动脉粥样硬化性动脉瘤、细菌性动脉瘤和梅毒性动脉瘤都是真性动脉瘤，而先天性脑动脉瘤则是由胚胎发育异常导致的血管畸形引起的。

65. E【解析】高血压时，由于脑细、小动脉硬化造成局部组织缺血，毛细管壁通透性增加，可发生脑水肿，临床表现为头痛、头晕、呕吐；由于细、小动脉硬化和痉挛，供血区脑组织缺血而发生多数小坏死灶，光镜下，梗死灶组织液化坏死；脑出血是高血压最严重的并发症，常发生于基底节、内囊。脑出血可由于脑血管细、小动脉硬化使血管壁变脆，当血压突然升高时，引起破裂性出血；亦可由于血管壁弹性下降，局部膨出形成小动脉瘤和微小动脉瘤，破裂出血。

66. B【解析】Aschoff 小体体积颇小，一般显微镜下才能看见，多发生于心肌间质、心内膜下和皮下结缔组织；心外膜、关节和血管等处少见。在心肌间质内者多位于小血管旁，略呈圆形或梭形，其中心部为纤维素样坏死灶，周围有各种细胞成分，具体如下。①Aschoff 细胞：胞质丰富，嗜碱性，核大，呈卵圆形、空泡状。染色质集中于核的中央，核的横切面状似枭眼；纵切面上，染色质状如毛虫。②Aschoff 巨细胞：含有1~4个泡状的核，与（Anitschkow）细胞相似，胞质嗜碱性。以上两种细胞的来源尚有争论，但现代标记技术证明其为巨噬细胞源性。③小体内还有少量淋巴细胞（主要为T细胞）和个别中性粒细胞。此期经过为2~3个月。

67. D【解析】主动脉夹层分离指主动脉腔内血液从主动脉内膜撕裂处进入主动脉中膜分离，沿主动脉长轴方向扩展形成主动脉壁的二层分离状态，又称主动脉壁间动脉瘤或主动脉夹层动脉瘤。

68. D【解析】病变初期，受累瓣膜肿胀，瓣膜内出现黏液样变性和纤维素样坏死，浆液渗出和炎症细胞浸润。病变瓣膜表面，尤以瓣膜闭锁缘上形成单行排列、直径为1~2mm的疣状赘生物。这些赘生物呈灰白色、半透明状，附着牢固，不易脱落。

69. A【解析】结节性多动脉炎是一类原因不明的，主要侵犯中、小动脉的一种坏死性血管炎。本病是一种自身免疫病。常累及肾、心、肝、胃肠道。受累肌动脉呈节段性结节，动脉壁全层炎症细胞（中性粒细胞、嗜酸性粒细胞）浸润，小动脉内膜和中膜甚至全层纤维素样坏死，继而肉芽组织形成，致动脉壁增厚，管腔狭窄。

70. B【解析】心脏病变主要表现为左心室肥大，由于血压持续升高，外周阻力增加，左心室因压力性负荷增加而发生代偿性肥大。由于左心室代偿能力很强，所以在相当长时间内，心脏不断肥大进行代偿，左心室壁增厚，乳头肌和肉柱增粗变圆，但心腔不扩张，称向心性肥大。病变继续发展，肥大的心肌因供血不足而收缩力降低，发生失代偿，逐渐出现心脏扩张，称离心性肥大。

71. C【解析】风湿小体是由纤维素样坏死、成团的风湿细胞及伴随的淋巴细胞及浆细胞共同构成的特征性肉芽肿，为风湿病的特征性病变，并提示有风湿活动。

72. A【解析】结节性多动脉炎是一组主要侵犯中、小肌动脉的以呈节段性炎症和坏死为特征，伴受累血管的供血组织发生继发性缺血。

73. C【解析】良性高血压晚期可累及肾，严重时可发生肾功能衰竭，引发原发性颗粒性固缩肾。

74. C【解析】参见 A1 型题第 66 题解析。

75. C【解析】血栓闭塞性脉管炎病因未明，多累及中等大的动脉和静脉，特别是下肢的血管，发生复发性炎症和血栓形成，引起循环障碍，出现间歇性跛行和肢体坏疽。早期为小动脉的一些节段发生内膜炎，管壁发生纤维素样坏死，伴有中性粒细胞浸润，可出现多核巨细胞，管腔因并发血栓形成而闭塞。病变逐渐累及较大的动脉段。动脉中膜和外膜亦有炎症细胞浸润，病变常累及伴行的静脉。

76. D【解析】高血压病的发病因素有遗传因素、精神长期或反复处于紧张状态、高钠饮食、细动脉长期收缩痉挛。

77. E【解析】风湿性心内膜炎又称疣状心内膜炎，其心内膜疣赘物呈灰白色半透明，附着牢固，一般不易脱落，镜下示疣赘物为由血小板和纤维素构成的白色血栓。

78. E【解析】在血栓形成后的 5 天内，即有成纤维细胞侵入，形成新的肉芽组织，进而机化，以及出现新的血管形成和再通。

79. B【解析】风湿病增生期或肉芽肿期可见风湿小体，即阿绍夫小体，是由纤维素样坏死、成团的风湿细胞及伴随的淋巴细胞及浆细胞共同构成的特征性肉芽肿。为风湿病的特征性病变，并提示有风湿活动。

80. D【解析】急性感染性心内膜炎常发生在原无病变的瓣膜，赘生物体积巨大、松脆、含大量细菌，破碎后引起含菌性栓塞和继发性脓肿；亚急性细菌性心内膜炎常发生在原有病变的瓣膜，赘生物呈息肉状或菜花状、污秽灰黄色，质松脆易破碎脱落，其深部有细菌团，赘生物脱落引起动脉性栓塞和血管炎。

81. E【解析】通常以肺动脉瓣下 2cm 处右心室前壁厚度超过 5mm（正常为 3～4mm）作为病理诊断肺心病的形态标准。

82. D【解析】风湿性的内膜炎时，心瓣膜赘生物由血小板和纤维蛋白构成，伴小灶状的纤维素样坏死，其周围可出现少量的 Aschoff 细胞。

83. A【解析】急性感染性心内膜炎常发生于原无病变的瓣膜，由溃疡和息肉状赘生物形成。

84. D【解析】慢性肺源性心脏病发病的主要环节就是肺动脉高压，主要是由于肺部感染诱发的肺内毛细血管结构改变，体液因子发生变化，使肺血管阻力逐渐增加，肺动脉血管重塑。长期慢性缺氧、呼吸性酸中毒也会使肺血管收缩、痉挛，进而导致慢性肺源性心脏病。

85. D【解析】慢性风湿性心瓣膜病常侵犯心瓣膜，其中二尖瓣最常被累及，其次为二尖瓣和主动脉瓣同时受累。三尖瓣和肺动脉瓣一般不被累及。腱索和左心房壁内膜有时也可被侵犯。

86. E【解析】亚急性细菌性心内膜炎又称亚急性感染性心内膜炎，是由甲型溶血性链球菌等致病菌感染引起的，经常侵犯二尖瓣和主动脉瓣。

87. C【解析】在心瓣膜闭锁缘上成排细小的白色血栓性赘生物形成为风湿性心内膜炎的病变特点。风湿性心内膜炎的早期（急性期）表现为疣状心内膜炎（即在心瓣膜闭锁缘上形成单行排列的小的赘生物）。慢性风湿性心内膜炎则由于瓣膜赘生物的反复机化而形成心瓣膜病。

88. D【解析】关节、肌肉、肌腱等处的疼痛是风湿病最常见的症状，主要表现为关节疼痛。类风湿关节炎没有完全得到控制，病变再进一步的发展，可导致关节畸形。

89. C【解析】亚急性细菌性心内膜炎瓣膜的损害可造成瓣膜口狭窄和/或闭锁不全，导致心力衰竭。赘生物可碎裂脱落形成栓子，引起动脉栓塞。栓塞最多见于脑，其次为肾、脾和心，并可引起相应部位的梗死。也可因微栓塞引起局灶性肾小球肾炎或弥漫性肾小球肾炎。部分患者，由于皮下小动脉炎，于指（趾）末节腹面、足底或大、小鱼际处，出现红紫色、微隆起、有压痛的小结节，称欧氏小结。此外细菌和毒素的持续作用，致患者有长期低热、脾大、白细胞增多、贫血及血培养阳性等败血症的表现。

90. B【解析】慢性缩窄性心包炎时，由于心包腔内渗出物机化和瘢痕形成，致心脏舒张期充盈受限，严重影响心排血量。慢性缩窄性心包炎多继发于结核性心包炎、化脓性心包炎和出血性心包炎，以结核性心包炎多见。

91. A【解析】风湿性心内膜炎时，在瓣膜闭锁缘上有单行排列的，直径为 1～2mm 的疣状赘生物，故此种心内膜炎又称疣状心内膜炎。疣赘物呈灰白色半透明，附着牢固，一般不易脱落。

92. D【解析】亚急性感染性心内膜炎病变主要累及二尖瓣和主动脉瓣。常在原有病变的瓣膜或缺损的间隔上形成赘生物。赘生物单个或多个，体积较大或大小不一，菜花状或息肉状。严重时，瓣膜可发生溃疡、穿孔和腱索断裂。赘生物呈污秽灰黄色，质松脆易碎裂、脱落。

93. B【解析】在临床上，心肌病分为原发性和继发性，以原发性心肌病更为多见，原发性心肌病包括扩张型心肌病、肥厚型心肌病、限制型心肌病。以往克山病也归为原发性心肌病。

94. E【解析】慢性风湿性心瓣膜病是风湿性炎症反复发作引起瓣膜的纤维化所导致的，其最常受累的瓣膜是二尖瓣，约占 70%。风湿热可以导致二尖瓣瓣叶纤维化、增厚、僵硬和钙化，瓣膜交界处或瓣叶游离缘粘连融合、腱索或乳头肌融合、增厚和缩短，从而导致二尖瓣狭窄；还可以使瓣叶缩短、变硬、变形，腱索粘连、融合、变粗等，导致二尖瓣关闭不全。

95. B【解析】二尖瓣狭窄和二尖瓣关闭不全均是发生在二尖瓣的病变，单纯性二尖瓣狭窄不累及左心室。

96. B【解析】动脉粥样硬化特点是受累动脉从内膜开始出现含胆固醇的脂肪，形成粥样斑块。随着斑块的扩大和增多，造成动脉管径变窄，使血流受阻，甚至堵塞，引起血栓形成。胆固醇和胆固醇酯是构成粥样斑块的主要成分，此外还可见到坏死及钙化。

97. E【解析】慢性瓣膜病的发生主要与风湿性心内膜炎和感染性心内膜炎有关，其次是主动脉粥样硬化、主动脉梅毒累及主动脉瓣等。病变可累及 1 个瓣膜，也可累及 2 个以上瓣膜或先后受累。

98. D【解析】联合瓣膜病是指 2 个或 2 个以上的瓣膜病变同时存在。临床上，风湿性心脏病最常见的是二尖瓣狭窄合并主动脉瓣关闭不全。

99. C【解析】二尖瓣狭窄后，先是左心房代偿性肥大与扩张，之后由持久的肺循环压力增大引起右心室代偿性肥大与扩张。

100. D【解析】二尖瓣狭窄的临床表现主要是看二尖瓣狭窄的程度，如果是中度以上的狭窄，症状可能比较典型，早期主要出现劳累性的呼吸困难或呼吸费力，表现为在剧烈的运动或过度劳累的情况下，患者感觉呼吸费力或呼吸困难。随着病变的加重，在休息状态下，患者也会出现呼吸困难的症状，严重的甚至出现端坐呼吸、不能平卧、咳粉红色泡沫痰等急性肺淤血的表现，而且后期还会出现右心负担加重，导致右心功能不全，表现为双下肢水肿，胃肠道淤血，肝大、颈静脉怒张、腹水，甚至胸腔积液。

101. C【解析】克山病、冠状动脉粥样硬化、病毒性心肌炎、中毒性心肌炎均有可能引起左室壁心肌细胞广泛变性坏死，而二尖瓣狭窄一般不会引起左室壁心肌细胞广泛坏死。

102. A【解析】主动脉关闭不全在听诊时，在主动脉瓣区可闻及舒张期杂音。由于舒张期主动脉部分血液反流，舒张压下降，故脉压增大。患者可出现水冲脉、血管枪击音及毛细血管搏动现象。

103. D【解析】甲型溶血性链球菌是引起亚急性感染性心内膜炎最常见的致病菌。金黄色葡萄球菌是引起急性感染性心内膜炎最常见的致病菌。

104. B【解析】由于多数三尖瓣狭窄患者合并二尖瓣狭窄，故心电图亦常示两侧心房肥大，无右心室肥大的表现。

105. D【解析】亚急性感染性心内膜炎由甲型溶血性链球菌等引起，最常侵犯二尖瓣和主动脉瓣，特点为在病变的瓣膜上形成赘生物，质松脆，易破碎脱落，瓣膜易变形穿孔。

106. E【解析】扩张型心肌病时，肉眼观，病理变化包括心脏重量增加，可达 500～800g 或更重，两侧心腔明显扩张，心室壁略厚或正常，二尖瓣和三尖瓣可因心室扩张致关闭不全，偶尔也会出现心内膜增厚。

107. A【解析】急性感染性心内膜炎又称急性细菌性心内膜炎，主要是由致病力强的化脓菌（如金黄色葡萄球菌、溶血性链球菌、肺炎球菌）引起，主要侵犯二尖瓣和主动脉瓣，引起急性化脓性心瓣膜炎，在受累的心瓣膜上形成赘生物。赘生物主要由脓性渗出物、血栓、坏死组织和大量细菌菌落混合而成。赘生物易脱落，形成细菌栓子，可引起心、脑、肾、脾等器官的感染性梗死和脓肿。此病起病急，病程短，病情严重，患者多在数日或数周内死亡。

108. C【解析】肥厚型心脏病是一类由常染色体显性遗传造成的原发性心肌病，以心室壁非对称型肥厚、心室腔缩小、左心室血液充盈受阻为主要特征。

109. C【解析】肥厚型心肌病的特点是室间隔不匀称肥厚，心肌细胞异常肥大、排列方向紊乱，以及收缩期二尖瓣向前移动等。

110. A【解析】限制型心肌病最主要的变化就是心内膜及心内膜下的心肌细胞纤维化，而且这种纤维化的程度很广泛，会限制心脏的正常收缩与舒张活动。

111. E【解析】心脏破裂为透壁性梗死灶向外破裂；多出现于梗死后 2 周内；心室内血液自破裂处流入心包腔，造成心包腔填塞，引起猝死。

112. A【解析】限制型心肌病以心室充盈受限制为特点；典型病变为心室内膜和内膜下心肌进行性纤维化，导致心室壁顺应性降低，心腔狭窄；因此又称心内膜心肌纤维化。

113. C【解析】原发性心肌病是一种原因不明的心肌疾病，不包括病因明确的或继发于全身疾病的特异性心肌病。原发性心肌病可分为扩张型性心肌病、肥厚型心肌病和限制性心肌病 3 种，其中以扩张型心肌病和肥厚型心肌病较为常见。

114. D【解析】主动脉粥样硬化病变好发于主动脉后壁及其分支开口处，病变严重程度依次为腹主动脉、胸主动脉、主动脉弓和升主动脉。严重者主动脉内膜广泛受累，弥漫分布不同发展阶段的病变，常见溃疡、血栓形成、钙化、出血等继发性改变。由于主动脉管腔大，粥样斑块所致管腔狭窄的症状并不明显，但其继发病变常可导致严重后果。粥样物质和血栓脱落可引起栓塞。主动脉瘤主要见于腹主动脉，破裂可发生致命性大出血。有的病例主动脉根部内膜病变重，累及主动脉瓣，使瓣膜增厚、变硬，甚至钙化，形成主动脉瓣膜病。

115. B【解析】病毒性心肌炎是指嗜心肌性病毒感染引起的心肌非特异性间质性炎症性病变，可为流行发病，在病毒流行感染期，约有 5% 患者发生心肌炎。常见病毒是柯萨奇 B 组病毒，其次是埃可病毒和腺病毒，还有流感病毒、风疹病毒、巨细胞病毒、肝炎病毒等。病毒直接导致心肌细胞损伤，也可以通过 T 细胞介导的免疫反应间接引起心肌细胞的损伤。

116. D【解析】慢性肺源性心脏病是由肺部疾病、胸廓畸形或肺血管病变引起的肺动脉高压，导致以右心室肥大、扩张为主的心脏病。

117. C【解析】脑动脉粥样硬化最常累及颈内动脉起始部、基底动脉、大脑中动脉和 Willis 环，可引起脑血栓形成、动脉瘤形成、脑萎缩和脑梗死。

118. B【解析】病毒性心肌炎主要侵犯心肌；也可累及心包，此时称为病毒性心肌心包炎；累及心瓣膜者甚为少见。

**二、A2 型题**

1. A【解析】稳定型心绞痛是预后较好的一种疾病，患者的症状是劳累时出现胸痛，休息数分钟后可缓解，平时轻体力活动时没有心绞痛发作。

2. A【解析】肥厚型心肌病的特征性变化是非对称性室间隔肥厚，显微镜下的组织学表现主要为心肌细胞肥大、排列紊乱。肥大的心肌细胞彼此呈旋涡状或无序排列，单个细胞的直径及长度呈现多样性，心肌细胞的细胞核大小和形状也可能呈现多样性。

3. B【解析】心脏压塞的典型表现为 Beck 三联征，即低血压、心音低弱以及颈静脉怒张。心包积液的存在导致心脏血液回流受阻，且心排血量也明显下降，进而出现低血压。由于回心血量受阻，周围静脉血管内的压力升高，从而出现外周颈静脉怒张。由于心包积液的存在，在心脏听诊时心音常常低钝、减弱，声音听起来感觉很遥远。

**三、A3/A4 型题**

1. D【解析】患者在风湿病基础上，主动脉瓣听诊区闻及吹风样杂音，并有心绞痛症状；此时表明患者主动脉瓣瓣膜出现狭窄或关闭不全。主动脉瓣狭窄：左心室收缩时，排血受阻，致主动脉区收缩期吹风样杂音，出现心绞痛。主动脉瓣关闭不全：舒张压下降，心肌缺血而发生心绞痛。因此，无论是主动脉瓣狭窄还是主动脉瓣关闭不全，均可出现主动脉瓣区听诊时吹风样杂音，并可出现心绞痛现象。

2. A【解析】45 岁时，拔牙后发热持续 2 个月，提示患者在慢性心瓣膜病基础上又有感染性疾病发生。感染性病变累及心瓣膜出现大、软和易碎（可变动方向及脱落）的赘生物（血栓），听诊时心脏杂音有时因体位变化而变动，超声检查见心瓣膜有赘生物。间断超声图像显示赘生物大小有变化。由于赘生物易脱落和血栓再形成，超声图像显示赘生物大小有变化。上述临床症状和体征表明，该患者此时患有感染性心内膜炎。

3. B【解析】1 年前临床表现提示患者已有心绞痛症状，所列的其他几种疾病的临床表现与心绞痛表现不同。

4. D【解析】猝死是外表似乎健康的人因为内在的病变而发生急速、出人意料的死亡。从发病到死亡的时间，一般以 24 小时为限，有的仅在几十秒内即死亡。猝死对医学界来说属于不太明确的疾病。心源性猝死有多种病因，冠心病是最常见的病因。对该患者进行病理解剖时发现了冠状动脉多个分支有斑块性病变，且前降支狭窄达 76%，右冠状动脉主干与左旋支的狭窄分别达 70% 和 60%，这些都是冠心病的表现。患者在饮酒过后突然出现口吐白沫、四肢抽搐、昏迷不醒等症状，提示可能发生了心律失常或心搏骤停，导致其在 1 小时后死亡。因此，可以判断其死亡原因是冠状动脉性猝死。

**四、B 型题**

1. C【解析】风湿病是一种与 A 族乙型溶血性链球菌感染有关的变态反应性疾病，主要侵犯结缔组织，以形成风湿小体（阿绍夫小体）为病理特征。

2. E【解析】由于风湿病反复发作，瓣膜增厚变形、变硬，交界处机化粘连，腱索增粗缩短，可出现瓣膜口狭窄或关闭不全，称为慢性心瓣膜病，引起血液循环障碍甚至心力衰竭。

3. D【解析】“球形心”是指二尖瓣关闭不全时，随着血流动力学变化，后期 4 个心腔均肥大、扩张。X 线检查示左右心房、心室均肥大、扩张，称为“球形心”。

4. C【解析】“梨形心”是指二尖瓣狭窄时，各心腔随着血流动力学的变化，其形态也发生改变。当狭窄严重时，左心室甚至轻度缩小，左心房、右心室、右心房均肥大、扩张，心脏形态是“三大一小”。X 线检查显示为倒置的“梨形心”。

5. B【解析】“绒毛心”是指纤维素性心包炎使大量渗出的纤维素黏附在心包脏层，在心脏搏动的影响下形成无数绒毛状物，称为“绒毛心”。

6. B【解析】良性高血压又称缓进型高血压，约占原发性高血压的 95%，病程长，进程缓慢，可达十余年或数十年。良性高血压最具特征的病变是细动脉玻璃样变性。

7. D【解析】恶性高血压血管病变严重，细动脉多为纤维素样坏死，小动脉呈增生性动脉内膜炎，呈葱皮样。

8. C【解析】急性感染性心内膜炎的主要病变为心瓣膜的急性化脓性炎，瓣膜因组织破坏而发生溃疡、穿孔，甚至破裂；瓣膜表面常形成巨大赘生物，赘生物呈灰黄色，质地松软，极易脱落引起栓塞。

9. E【解析】风湿病增生期或肉芽肿期，在心肌间质、心内膜下和皮下结缔组织中，可见具有特征性的肉芽肿性病变，称为阿绍夫小体。

10. A【解析】动脉粥样硬化是引起主动脉瘤的主要原因。动脉粥样硬化使动脉壁缺血从而导致中层坏死，进而损伤血管壁，且动脉粥样硬化容易产生腔内血栓，腔内血栓的产生引起主动脉局部缺氧和炎症，导致血管壁内膜和中膜的不完整变薄，形成动脉夹层假腔血栓，血栓诱导形成促炎性细胞因子的激活和释放，传导至血管壁，进而促使主动脉瘤的形成。

11. E【解析】很多病毒感染均可能累及心脏。柯萨奇病毒、埃可病毒、脊髓灰质炎病毒、流感病毒、腺病毒等均可引起心肌炎，但以柯萨奇 B 组病毒最常见。

12. A【解析】孤立性心肌炎是一类病因不明、限于心肌的炎性病变，多见于 20~50 岁的中青年。

13. E【解析】动脉粥样硬化症的脂纹期、斑块期的病灶内均可见泡沫细胞。

14. D【解析】上皮样细胞主要见于结核病，吞噬了结核分枝杆菌的巨噬细胞，体积增大逐渐变为上皮样细胞，最后聚集在一起而形成了朗汉斯巨细胞。

15. A【解析】风湿性心肌炎主要累及心肌间质结缔组织，常表现为灶状间质性心肌炎，间质水肿，在间质血管附近可见阿绍夫小体和少量的淋巴细胞浸润。病变反复发作时，阿绍夫小体机化形成小瘢痕。

16. C【解析】左心衰竭肺淤血时，有些巨噬细胞吞噬了红细胞并将其分解，胞质内形成含铁血黄素，此时这种细胞称为心衰细胞。如急性肺淤血时，肺泡腔中可见肺泡巨噬细胞吞噬红细胞形成的心衰细胞。但并不是所有肺淤血都能见心衰细胞，只有左心衰竭引起的肺淤血才能见到。

17. B【解析】最典型的 RS 细胞的双叶核面对面的排列，形成所谓的镜影细胞，在诊断霍奇金淋巴瘤上具有重要意义，故称为诊断性 RS 细胞。

18. C【解析】细菌性心肌炎由细菌引起，常表现为心肌间质内多发性小脓肿。

19. A【解析】多种病毒均可引起病毒性心肌炎，临床上以柯萨奇 B 组病毒最常见。

20. E【解析】特发性巨细胞性心肌炎的病理特点是心肌内有灶性坏死及肉芽肿形成。病灶中央部可见红染、无结构的坏死物，周围有淋巴细胞、浆细胞、单核细胞和嗜酸性粒细胞浸润，混有较多的多核巨细胞。

21. D【解析】在心肌间质内的 Aschoff 小体多位于小血管旁。纤维素样坏死，成团的风湿细胞及伴随的淋巴细胞、浆细胞等共同构成了特征性肉芽肿即 Aschoff 小体，其可小到由数个细胞组成大到近 1cm，以致肉眼观可见。

22. B【解析】风湿性心内膜炎病变主要累及二尖瓣，特征性病理为瓣膜闭锁缘上的疣状赘生物，该物质是由于瓣膜启闭过程中摩擦，受损，导致变性、脱落，从而使胶原暴露，吸引血小板的聚集、黏附、沉积，形成血栓。

23. D【解析】亚急性细菌性心内膜炎又称亚急性感染性心内膜炎由甲型溶血性链球菌等引起，最常侵犯二尖瓣和主动脉瓣。本病特点：在病变的瓣膜上形成赘生物，质松脆，易破碎脱落，瓣膜易变形穿孔。

24. A【解析】急性感染性心内膜炎多发生在本来正常的心内膜上，多单独侵犯主动脉瓣或侵犯二尖瓣。

25. E【解析】瓣膜关闭不全是指心瓣膜关闭时不能完全闭合，使一部分血流反流。瓣膜关闭不全可由瓣膜增厚、变硬、卷曲、缩短引起，或瓣膜破裂和穿孔引起，亦可因腱索增粗、缩短和与瓣膜粘连而引起。

26. D【解析】主动脉瓣狭窄的主要病变为左心室肥大，故心脏呈靴形。

27. E【解析】二尖瓣关闭不全与二尖瓣口狭窄相比，除瓣膜的变化不同外，还有左心室代偿性肥大和失代偿后出现的肌源性扩张。X 线检查：左心室肥大，心脏呈球形。

28. C【解析】风湿性心外膜炎主要是心外膜浆液性或纤维素性渗出性病变。大量浆液渗出可形成心外膜积液，如纤维素渗出为主时，由于受心脏不停跳动的牵拉在心外膜表面形成绒毛状称为“绒毛心”，临床上可听到心包摩擦音。严重者可形成缩窄性心外膜炎（心包炎）。

29. B【解析】“梨形心”是影像学上的词汇，是描述胸部 X 线片上心外形的，左心房扩大导致的心脏外形呈梨形改变，称为“梨形心”。因其常见于二尖瓣狭窄，故又称二尖瓣型心脏。

## 五、X 型题

1. BC【解析】泡沫细胞是动脉粥样硬化斑块中出现的特征性病理细胞，主要是血液中的单核巨噬细胞及血管平滑肌细胞吞噬脂质形成。

2. ABCD【解析】脑水肿、脑梗死和脑出血都由高血压引起，而脑内微小动脉瘤是脑出血的病理基础。

3. ABCD【解析】动脉粥样硬化的主要危险因素有高血压、高脂血症和大量吸烟，还有糖尿病、肥胖、遗传因素等。

4. ABCD【解析】脑动脉粥样硬化可使动脉管腔狭窄，脑组织因长期供血不足而发生萎缩。管腔狭窄常继发血栓形成而导致管腔阻塞，脑组织缺血而发生梗死、脑软化。脑动脉粥样硬化病变可形成小动脉瘤，当血压突然升高时，可破裂出血。

5. ABCDE【解析】亚急性感染性心内膜炎可引起心瓣膜变形（容易脱落）、无菌性梗死、局灶性肾小球肾炎（微栓塞引起）、Osler 结节（皮下小动脉炎）、Roth 斑（漏出性出血）。

6. ABC【解析】很多病毒感染均可能累及心脏。病毒性心肌炎的常见病毒主要有柯萨奇病毒、埃可病毒、流感病毒。

7. ABCD【解析】动脉粥样硬化的继发病变：①斑块内出血。②斑块破裂。③血栓形成。④钙化。⑤动脉瘤形成。⑥血管管腔狭窄。

8. AC【解析】纤维素样坏死可见于系统性红斑狼疮、风湿病、结节性多动脉炎、超急性和急性排斥反应、肾小球肾炎等变应性疾患，也可见于恶性高血压、消化性溃疡的小血管壁。

9. AB【解析】良性高血压又称缓进型高血压。早期多无症状，往往是偶然发现。开始表现为全身细动脉和小动脉痉挛，呈间断性，血压亦处于波动状态，其后血压呈持续性升高。

10. ABC【解析】镜下可见风湿小体的中央为纤维素样坏死，周围是增生的组织细胞即风湿细胞（阿绍夫细胞）、成纤维细胞和少量浸润的炎症细胞。

11. ABCDE【解析】动脉粥样硬化也可形成夹层动脉瘤，但较少见。主动脉粥样硬化以腹主动脉病变最为严重，依次是胸主动脉、主动脉弓和升主动脉。脂质代谢障碍为动脉粥样硬化的病变基础，其特点是受累动脉病变从内膜开始，一般先有脂质和复合糖类积聚、出血及血栓形成，进而有纤维组织增生及钙质沉着，并有动脉中层的逐渐蜕变和钙化，导致动脉壁增厚变硬、血管管腔狭窄。

12. ACE【解析】常见风湿病有类风湿关节炎、强直性脊柱炎、系统性红斑狼疮、干燥综合征、白塞综合征、系统性硬化、皮肌炎、骨关节炎、痛风、结节性多动脉炎等。急性风湿病时，皮肤可出现环形红斑和皮下结节，具有诊断意义。

13. AD【解析】特发性巨细胞性心肌炎病变特点是心肌内有局灶性坏死及肉芽肿形成。风湿性心肌炎在心肌间质结缔组织内可见到典型的风湿性肉芽肿。

14. ACDE【解析】二尖瓣狭窄时血流动力学的变化：首先是左心房进入左心室的血流受阻，左心房过度充盈，引起左心房代偿性肥大和扩张，这是二尖瓣狭窄早期的突出改变。左心房压力升高，必然使肺静脉及肺毛细血管压力升高，引起肺淤血和肺水肿。肺静脉压力的升高，反射性地引起肺小动脉收缩，长期收缩导致硬化，使肺动脉压力升高。久之，右心室肥大与扩张。右心室代偿失调后，三尖瓣相对关闭不全，导致右心房肥大和扩张，最后右心衰竭，上、下腔静脉回流受阻，引起全身静脉淤血。

15. ACDE【解析】肥厚型心肌病的特点是心室肌肥厚，且以室间隔不匀称肥厚尤为突出，心肌细胞异常肥大，心室腔狭窄，二尖瓣（主瓣）及主动脉瓣下方之心内膜增厚。肉眼观，两侧心室显著肥大，心脏重量增加，为正常平均心脏重量的 1~2 倍。绝大多数病例的室间隔厚度大于左室游离壁，肥厚可为局限性，可累及心基底部（主动脉瓣下）、室间隔中部或心尖区。收缩期二尖瓣向前移动与室间隔接触的结果，可导致二尖瓣增厚和主动脉瓣下心内膜纤维化。在心力衰竭发生之前，左心室一般不扩张。

16. ABDE【解析】脂蛋白是一类复合物，由各种脂质和蛋白质组成，其主要功能是运转外源和内源性的脂类物质到血液中。脂蛋白代谢过程中包括五种脂蛋白，即：乳糜微粒（CM）、极低密度脂蛋白（VLDL）中间密度脂蛋白（IDL）、低密度脂蛋白（LDL）和高密度脂蛋白（HDL）。目前认为氧化 LDL（OX-LDL）是最重要的致粥样硬化因子，HDL 可防止 AS 的发生，若一种或几种脂蛋白的结构和代谢发生异常，则可能引起 AS。

**六、案例分析题**

1. A【解析】原发性高血压是一种原因未明的、以体循环动脉血压升高［收缩压≥140mmHg 和/或舒张压≥90mmHg］为主要表现的独立性全身疾病。以全身细动脉硬化为基本病变，常引起心、肾、脑和眼底病变并有相应的临床表现。原发性高血压分缓进型（良性）高血压和急进型（恶性）高血压两型。缓进型高血压多见于中老年人，多数病程漫长，症状显隐不定，进展缓慢。本例中年发病，病程 10 年，血压时而缓解，呈缓慢升高，符合良性高血压。

2. D【解析】因为良性高血压的基本病变是全身细、小动脉硬化，其他病变均不符合。

3. D【解析】患者发病后昏迷不醒，一侧瞳孔散大，后来另一侧瞳孔也散大是脑出血的表现。且本题所有选项中，脑出血最容易导致患者急性死亡。

# 第十三章 呼吸系统疾病

## 一 A1 型题

1. 腺泡中央型肺气肿主要的发病机制是
   A. $\alpha_1$-抗胰蛋白酶缺乏
   B. 小气道不完全阻塞
   C. 肺泡中性粒细胞浸润
   D. 炎症实化灶附近功能代偿
   E. 周围肺组织纤维化牵拉
2. 肺组织切片检查，光镜下可见细支气管上皮细胞脱落，腔内有脓性渗出物，周围肺泡腔内亦有多少不等的脓性渗出物，应诊断为
   A. 大叶性肺炎红色肝样变期
   B. 大叶性肺炎灰色肝样变期
   C. 大叶性肺炎溶解消散期
   D. 小叶性肺炎
   E. 慢性肺淤血
3. 下列关于大叶性肺炎的叙述，错误的是
   A. 由肺炎链球菌感染引起的化脓性炎
   B. 患者常有胸痛及咳铁锈色痰
   C. 炎症以纤维素渗出为主
   D. 炎症不破坏肺泡壁结构
   E. 病变分为充血水肿期、红色肝样变期、灰色肝样变期和溶解消散期
4. 下列选项中，不符合支气管扩张症特点的是
   A. 多发生于叶及段等大支气管
   B. 支气管壁的炎症损伤是主要发病基础
   C. 常并发肺脓肿和肺气肿
   D. 可导致肺心病
   E. 临床表现为咳大量脓痰及反复咯血
5. 下列选项中，与慢性阻塞性肺疾病有关的因素是
   A. 肺水肿
   B. 气管的急性炎症
   C. 肺淤血
   D. 肺实质与小气道的损害
   E. 中央型肺癌
6. 最能反映大叶性肺炎病变本质的是
   A. 肺的急性渗出性炎症
   B. 主要由肺炎链球菌引起的以肺泡内弥漫性纤维素渗出为主的炎症
   C. 肺肉质变
   D. 病变从肺泡开始

E. 累及整个肺大叶的炎症

7. 大叶性肺炎患者出现明显发绀等缺氧症状时的病理基础是

A. 充血水肿期
B. 红色肝样变期
C. 溶解消散期
D. 灰色肝样变期
E. 合并肺肉质变

8. 发生支气管扩张症的最主要的原因是

A. 支气管周围肺纤维化
B. 先天性支气管发育畸形
C. 气管管腔阻塞或狭窄
D. 支气管周围肺组织实变
E. 支气管壁支撑结构破坏

9. 下列选项中，不符合大叶性肺炎病变特点的是

A. 病变区肺泡腔内充满纤维素、中性粒细胞及红细胞
B. 肺脏层胸膜可见充血、水肿、表面纤维素渗出
C. 肺组织常无坏死、肺泡壁结构未遭破坏
D. 病变弥漫时细支气管可发生坏死
E. 可以合并肺脓肿

10. 慢性支气管炎管壁浸润的炎症细胞主要是

A. 中性粒细胞
B. 巨噬细胞
C. 淋巴细胞
D. 嗜碱性粒细胞
E. 嗜酸性粒细胞

11. 大叶性肺炎的主要致病菌是

A. 金黄色葡萄球菌
B. 肺炎链球菌
C. 流感嗜血杆菌
D. 肺炎杆菌
E. 溶血性链球菌

12. 下列选项中，不属于慢性阻塞性肺疾病共同特征的是

A. 呼气阻力增加
B. 肺组织实变
C. 小气道受损害
D. 肺实质受损害
E. 肺功能不全

13. 关于大叶性肺炎，下列说法不正确的是

A. 病变常累及肺大叶的全部或大部
B. 主要由肺炎链球菌引起的以肺泡内纤维素渗出为主的炎症
C. 肺泡腔内渗出物为大量红细胞、中性粒细胞和巨噬细胞
D. 肺泡壁结构通常不被破坏
E. 脏层胸膜纤维素渗出

14. 下列关于大叶性肺炎充血水肿期病变的叙述，错误的是

A. 纤维素穿过肺泡间孔相互连接成网　B. 挤压切面可见淡红色浆液流出
C. 肺叶充血、肿胀，呈暗红色　D. 大量浆液渗出于肺泡腔
E. 肺泡腔见少量红细胞、中性粒细胞

15. 下列关于支气管哮喘的叙述，正确的是
A. 管壁的嗜酸性粒细胞浸润　B. 是肺的化脓性炎症
C. 管壁的中性粒细胞浸润　D. 管壁平滑肌细胞萎缩
E. 发作时常表现为吸气性呼吸困难

16. 下列选项中，符合慢性肺源性心脏病演进的是
A. 支气管肺炎→代偿性肺气肿→慢性肺源性心脏病（慢性肺心病）
B. 肺癌阻塞、压迫支气管→肺气肿→慢性肺心病
C. 间质性肺炎→间质性肺气肿→慢性肺心病
D. 大叶性肺炎→肺肉质变→慢性肺心病
E. 慢性支气管炎→阻塞性肺气肿→慢性肺心病

17. 可并发肺肉质变的肺部疾病是
A. 间质性肺炎　B. 支气管肺炎
C. 肺脓肿　D. 大叶性肺炎
E. 病毒性肺炎

18. 支气管扩张症的发病基础是
A. 支气管的炎症损伤和管腔阻塞　B. 肺免疫功能障碍
C. 支气管旁淋巴组织增生　D. 肺内胰蛋白酶水平增高
E. 病原微生物感染

19. 下列选项中，累及呼吸性细支气管的肺气肿类型是
A. 肺大疱　B. 腺泡周围型
C. 全腺泡型　D. 不规则型
E. 间质性肺气肿

20. 下列关于大叶性肺炎灰色肝样变期病变的叙述，错误的是
A. 纤维素穿过肺泡间孔相互连接成网
B. 肺泡腔内纤维素渗出增多，纤维素网中有大量中性粒细胞
C. 挤压切面可见淡红色浆液流出
D. 病变肺叶为灰白色，质实如肝
E. 肺泡壁毛细血管受压，充血消退，呈贫血状态

21. 下列选项中，慢性支气管炎最常见的并发症是
A. 肺炎　B. 肺脓肿
C. 肺气肿和慢性肺心病　D. 支气管扩张

E. 肺结核

22. 大叶性肺炎患者缺氧症状减轻见于

A. 充血水肿期　　B. 红色肝样变期

C. 灰色肝样变期　　D. 肺肉质变

E. 溶解消散期

23. 引起肺气肿最重要的原因是

A. 吸烟　　B. 尘肺

C. 小气道感染　　D. 慢性阻塞性细支气管炎

E. 空气污染

24. 小儿小叶性肺炎常见的最严重的并发症是

A. 肺脓肿　　B. 脓胸

C. 脓毒败血症　　D. 急性心力衰竭

E. 支气管破坏导致的支气管扩张

25. 与 $\alpha_1$-抗胰蛋白酶缺乏有关的肺气肿类型是

A. 腺泡中央型　　B. 全腺泡型

C. 代偿性肺气肿　　D. 腺泡周围型

E. 肺大疱

26. 大叶性肺炎的合并症不包括

A. 肺肉质变　　B. 肺褐色硬化

C. 脓胸　　D. 感染性休克

E. 化脓性胸膜炎及脓胸

27. 肺肉质变是由于

A. 肺内肉瘤细胞弥漫浸润

B. 肺内大片渗出物未能及时清除，而肉芽组织长入

C. 肺内慢性长期淤血，纤维增生

D. 肺内癌组织浸润实变呈肉质样

E. 肺病变时，肺部弥漫性纤维化

28. 小叶性肺炎的病变特点是

A. 各病灶病变表现较一致　　B. 病变呈灶状，多见于双肺上叶

C. 以细支气管为中心的化脓性炎　　D. 以细支气管为中心的浆液性炎

E. 病变多累及一个肺叶或一肺段

29. 下列选项中，肺部疾病纤维素渗出最多的是

A. 慢性支气管炎　　B. 支气管哮喘

C. 大叶性肺炎　　D. 间质性肺炎

E. 小叶性肺炎

30. 最能反映小叶性肺炎病变特点的是

A. 主要由肺炎链球菌引起的、以肺泡内弥漫性纤维素渗出为主的炎症

B. 以细支气管为中心的化脓性炎症

C. 病变从肺泡开始

D. 累及整个肺大叶的炎症

E. 肺肉质变

31. 下列关于大叶性肺炎的说法，错误的是

A. 主要由肺炎链球菌引起的

B. 造成整个肺大叶的破坏

C. 咳铁锈色痰

D. 纤维素性炎

E. 好发于青壮年

32. 下列选项中，不符合小叶性肺炎的是

A. 多发生在儿童及年老体弱者

B. 支气管壁破坏较为严重，易合并支气管扩张

C. 常见的致病菌是葡萄球菌、肺炎链球菌等

D. 病变可累及整个肺大叶

E. 病变以肺小叶为单位，呈灶状散在分布

33. 支气管炎上皮容易发生的化生是

A. 鳞状上皮化生

B. 移行上皮化生

C. 柱状上皮化生

D. 杯状上皮化生

E. 黏液上皮化生

34. 大叶性肺炎灰色肝样变期的临床表现与红色肝样变期不同的是

A. 开始出现肺实变体征

B. 胸痛消失

C. 重新出现湿啰音

D. 病变区阴影密度渐减低，透亮度渐增加

E. 缺氧状况有改善

35. 肺气肿是末梢肺组织因含气量过多伴肺泡间隔破坏，肺组织弹性减弱，导致肺体积膨大、通气功能降低的一种疾病状态，主要累及

A. 气管和左、右支气管

B. 肺内细小支气管

C. 呼吸性细支气管及远端肺组织

D. 终末细支气管

E. 局限于肺泡

36. 下列关于喉癌扩散的叙述，错误的是

A. 破坏甲状软骨

B. 较早发生淋巴道转移

C. 累及甲状腺

D. 累及气管

E. 可累及食管

37. 大叶性肺炎并发肺肉质变主要是由于
A. 巨噬细胞渗出过多
B. 中性粒细胞渗出过少
C. 巨噬细胞渗出过少
D. 纤维蛋白原渗出过少
E. 中性粒细胞渗出过多

38. 下列选项中，不符合肺肉质变的因素是
A. 蛋白酶不足
B. 肺泡腔内纤维素多
C. 单核细胞渗出过多
D. 中性粒细胞渗出过少
E. 肺泡内纤维素渗出物不能被完全分解吸收清除

39. 大叶性肺炎患者咳出的铁锈色痰常出现在
A. 充血水肿期
B. 红色肝样变期
C. 灰色肝样变期
D. 溶解消散期
E. 病变恢复期

40. 下列选项中，不是大叶性肺炎最常见并发症的是
A. 肺脓肿
B. 脓胸
C. 感染性休克
D. 胸膜炎
E. 支气管扩张症

41. 下列关于小叶性肺炎病变的叙述，错误的是
A. 病变起始于肺泡
B. 病变起始于细支气管
C. 以细支气管为中心的化脓性炎症
D. 病灶大小不等，直径多为0.5~1.0cm
E. 病灶中央常见炎症性的细支气管

42. 根据肿瘤在肺内的发生部位，肺癌肉眼类型可以分为
A. 表浅型和浸润型
B. 特发型和家族型
C. 巨块型、多结节型和弥漫型
D. 中央型、周围型、弥漫型和胸膜型
E. 息肉型、菜花型和浸润型

43. 小叶性肺炎不会发生
A. 肺脓肿
B. 心力衰竭
C. 呼吸衰竭
D. 肺肉质变
E. 支气管扩张

44. 病理组织学诊断病毒性肺炎的重要依据是
A. 以细支气管为中心的化脓性炎症
B. 肺泡腔内大连纤维素渗出
C. 病毒包涵体，有可肯定诊断，没有不能否定
D. 炎症沿支气管、细支气管壁及其周围、小叶间隔及肺泡间隔分布
E. 肺泡腔内透明膜形成

45. 下列选项中，最能反映小叶性肺炎的病变特点的是
A. 病灶多位于背侧及下叶
B. 病变累及小叶范围
C. 病灶相互融合或累及全叶
D. 肺内各病灶病变表现不一样
E. 细支气管及周围肺泡化脓性炎

46. 确诊肺炎支原体肺炎的根据是
A. 起病急，剧烈的干性咳嗽
B. 多为儿童和青年
C. 病变表现为间质性炎症
D. 肺泡壁内无渗出物
E. 痰、鼻分泌物的病原体培养阳性

47. 肺部疾病痊愈时，容易完全恢复组织原来结构及功能的疾病是
A. 慢性支气管炎
B. 大叶性肺炎
C. 病毒性肺炎
D. 小叶性肺炎
E. 慢性肺气肿

48. 下列关于病毒性肺炎的叙述，错误的是
A. 炎症从支气管、细支气管开始沿肺间质发展
B. 病毒性肺炎是上呼吸道病毒感染向下蔓延所致
C. 肺泡腔内可出现脓性渗出物
D. 肺组织可出现灶性坏死
E. 多核巨细胞内可查见病毒包涵体

49. 下列5组肺癌呈现神经内分泌肿瘤相关标志物阳性的是
A. 鳞状细胞癌（鳞癌）、腺癌、类癌
B. 腺癌、类癌和小细胞癌
C. 肉瘤样癌、肺母细胞瘤和大细胞癌
D. 大细胞癌、小细胞癌和鳞状细胞癌
E. 类癌、小细胞癌和大细胞神经内分泌癌

50. 下列选项中，易形成透明膜的肺炎是
A. 大叶性肺炎
B. 小叶性肺炎
C. 肺炎支原体肺炎
D. 麻疹性肺炎
E. 呼吸道合胞病毒性肺炎

51. 慢性支气管炎患者咳痰多的病变基础是
A. 黏膜充血、水肿
B. 上皮鳞状化生
C. 支气管黏膜上皮变性、坏死、脱落
D. 黏膜下腺体肥大、增生，浆液腺泡黏液腺化生
E. 管壁各层大量炎症细胞浸润

52. 慢性支气管炎的病理变化是
A. 慢性特异性炎
B. 浆液性炎

C. 卡他性炎　　D. 化脓性炎
E. 慢性非特异性炎

53. 下列关于麻疹性病毒性肺炎的叙述，错误的是
A. 多核巨细胞是由巨噬细胞互相融合而成
B. 肺泡腔内表面形成透明膜
C. 肺泡腔内出现浆液性纤维蛋白性渗出物
D. 上皮细胞胞质或胞核内可见病毒包涵体
E. 有巨细胞肺炎之称

54. 慢性支气管炎导致支气管扩张症的主要病变基础是
A. 支气管腔内渗出物堵塞　　B. 肺不张
C. 支气管黏膜上皮的损伤　　D. 肺组织纤维化
E. 支气管结构的破坏

55. 肺癌中最常见的组织学类型是
A. 大细胞癌　　B. 鳞状细胞癌
C. 腺癌　　D. 小细胞癌
E. 肉瘤样癌

56. 对肺癌早期诊断最有价值的检查是
A. 血液学检查　　B. X 线检查
C. 纤维支气管镜检查　　D. CT 检查
E. 临床早期症状的发现

57. 下列关于慢性支气管炎的说法，错误的是
A. 40 岁以上男性多见　　B. 可伴喘息症状
C. 常见反复咳嗽、咳痰　　D. 常伴发作性呼气性呼吸困难
E. 可进展为慢性肺心病

58. 下列选项中，不符合病毒性肺炎的是
A. 常见病因是流感病毒　　B. 可有透明膜形成
C. 上皮细胞内可见病毒包涵体　　D. 以中性粒细胞浸润为主
E. 间质性肺炎

59. 肺气肿的病变发生于
A. 支气管　　B. 终末细支气管
C. 管径<2mm 的小支气管　　D. 呼吸性细支气管及远端肺组织
E. 肺泡

60. 常引起副肿瘤综合征的肺癌是
A. 腺癌　　B. 鳞状细胞癌

C. 肉瘤样癌
D. 小细胞癌
E. 大细胞癌

61. 下列选项中，不符合大叶性肺炎灰色肝样变期形态特点的是
A. 病变肺叶仍肿胀
B. 肺泡腔内充满大量中性粒细胞和纤维蛋白性渗出物
C. 切面呈颗粒状
D. 肺泡壁毛细血管扩张充血
E. 胸膜表面可有纤维蛋白性渗出

62. 确诊肺炎支原体肺炎的依据是
A. 患者多为儿童和青年
B. 起病急，多有发热、头痛、咽痛及剧烈干咳
C. 病变呈间质性炎，肺泡腔内可无渗出物
D. X 线检查肺部呈段性分布的纹理增加及网状阴影
E. 痰液培养发现支原体

63. 下列选项中，与肺肉质变关系最密切的因素是
A. 肺泡腔内有大量红细胞
B. 单核细胞渗出过多
C. 细菌毒力过强
D. 中性粒细胞渗出过少
E. 病程太长

64. 下列选项中，不符合军团菌肺炎特点的是
A. 传染源是人、水源
B. 常见于军队
C. 属纤维素性化脓性炎
D. 缺乏特异性症状和体征
E. 病死率较高

65. 急性呼吸窘迫综合征发病机制中最关键的是
A. 呼吸膜损伤
B. 肺泡活性物质合成和分泌减少
C. 血氧含量下降
D. 小动脉壁纤维蛋白样坏死
E. 微血管内血栓形成

66. 肺内囊性病变，囊壁内被覆假复层柱状纤毛上皮，囊壁内有腺体、软骨和平滑肌，并伴有弥漫的淋巴细胞浸润，未见炭末沉着，应当考虑为
A. 支气管肺炎
B. 慢性支气管炎
C. 囊性支气管扩张
D. 先天性支气管源性囊肿
E. 慢性纤维空洞性肺结核

67. 肺瘢痕癌在组织学上多数为
A. 类癌
B. 小细胞未分化癌
C. 鳞癌
D. 腺癌

E. 大细胞未分化癌

68. 慢性支气管炎患者咳痰通常为

A. 咳铁锈色痰
B. 咳黏液脓痰
C. 咳黏液泡沫痰
D. 咳血丝痰
E. 咳黄绿色脓痰

69. 肺鳞癌起源于

A. 支气管壁腺体上皮细胞
B. 大支气管黏膜上皮细胞
C. 肺泡上皮细胞
D. 细支气管上皮细胞
E. 支气管壁亲银细胞

70. 常伴呼吸道黏膜上皮细胞鳞状化生的肺疾病是

A. 支气管哮喘
B. 慢性支气管炎
C. 大叶性肺炎
D. 支气管扩张症
E. 小叶性肺炎

71. 病毒性肺炎属于

A. 纤维素性肺炎
B. 出血性肺炎
C. 化脓性肺炎
D. 间质性肺炎
E. 肺泡性炎

72. 支气管扩张症最重要的病变基础是

A. 支气管相关淋巴组织显著增生
B. 支气管壁因炎症遭到破坏
C. 肺纤维化
D. 肺不张和肺实变
E. 支气管发育畸形

73. 下列选项中，不符合小叶性肺炎特点的是

A. 多由化脓性细菌引起
B. 好发于老人、儿童、久病卧床者
C. 以细支气管为中心的纤维素性炎
D. 常作为其他疾病的并发症出现
E. 病灶可相互融合

74. 下列选项中，不属于慢性支气管炎常见并发症的是

A. 支气管扩张症
B. 肺气肿
C. 支气管肺炎
D. 肺结核
E. 肺心病

75. 慢性支气管炎引起的肺气肿的类型是

A. 代偿性肺气肿
B. 老年性肺气肿
C. 全腺泡型肺气肿
D. 肺大疱
E. 腺泡中央型肺气肿

76. 早期硅结节中的细胞是

A. 单核细胞　　B. 淋巴细胞
C. 巨噬细胞　　D. 成纤维细胞
E. 嗜酸性粒细胞

77. 急性呼吸窘迫综合征最有诊断意义的病变是
A. 肺泡壁充血水肿　　B. 透明膜形成
C. 部分肺泡萎缩　　D. 毛细血管内中性粒细胞聚集
E. 肺泡腔充满水肿液

78. 硅沉着病的特征性病变是
A. 胸膜纤维化　　B. 肺质地变硬
C. 肺门淋巴结肿大　　D. 肺气肿
E. 硅结节形成和肺纤维化

79. 最易合并胸膜间皮瘤的疾病是
A. 肺结核　　B. 石棉沉着病
C. 硅沉着病　　D. 煤矿工人肺尘埃沉着病
E. 肺间质纤维化

80. 与慢性阻塞性肺疾病有关的因素是
A. 气管的急性炎症　　B. 肺淤血
C. 肺水肿　　D. 肺实质与小气道的损害
E. 中央型肺癌

81. 下列关于慢性肺心病的叙述，错误的是
A. 凡是能够导致肺循环阻力增加的疾病都可引慢性起肺心病
B. 慢性支气管炎是最常见的原发疾病
C. 慢性肺心病发生的关键环节是肺动脉高压
D. 间质性肺炎引起肺间质纤维化，不可并发慢性肺心病
E. 右心肥大、扩张是其病变特点

82. 转移癌最常转移的部位是
A. 心　　B. 肝
C. 肺　　D. 肾
E. 脑

83. 在组织学上，下列对慢性肺源性心脏病的叙述，错误的是
A. 心肌细胞肥大，核大深染　　B. 心肌间质可发生胶原纤维增生
C. 部分心肌纤维可发生萎缩　　D. 心肌细胞增生，数目增加
E. 部分心肌细胞可发生细胞质溶解

84. 可以导致慢性不可逆性气道阻塞的肺疾病是

A. 病毒性肺炎
B. 大叶性肺炎
C. 硅沉着病
D. 支气管扩张症
E. 慢性支气管炎

85. 呈肺炎样外观的肺癌最可能的组织类型是
A. 黏液癌
B. 瘢痕癌
C. 小细胞癌
D. 腺癌
E. 附壁型肺癌

86. 慢性支气管炎最常见的并发症是
A. 肺炎
B. 肺气肿和心脏病
C. 肺脓肿
D. 肺结核
E. 支气管扩张症

87. 可能来源于Ⅱ型肺泡上皮细胞的肺癌是
A. 肉瘤样癌
B. 小细胞癌
C. 大细胞癌
D. 腺癌
E. 鳞癌

88. 下列关于韦格纳（Wegener）肉芽肿病的叙述，正确的是
A. 常累及泌尿、生殖器官、肺组织，很少累及皮肤和关节
B. 常合并肺癌
C. 基本病变是肺间质肺泡水肿
D. 是系统性、坏死性血管炎，常累及肺和上呼吸道
E. 基本病变是嗜酸性肉芽肿形成

89. 肺癌的淋巴道转移最早的部位是
A. 纵隔淋巴结
B. 锁骨上淋巴结
C. 颈部淋巴结
D. 支气管肺门淋巴结
E. 腋窝淋巴结

90. 下列关于支气管哮喘镜下病理变化的描述，错误的是
A. 黏液栓中常可见夏科-莱登（Charcot-Leyden）结晶
B. 支气管壁平滑肌增生肥大
C. 黏膜上皮脱落，黏液腺增生
D. 支气管壁大量肥大细胞及嗜碱性粒细胞浸润
E. 病变支气管壁充血、水肿及黏液分泌增加

91. 引起新生儿呼吸窘迫综合征的主要原因是
A. 羊水吸入性肺炎
B. 过期产新生儿
C. 过度吸氧
D. 34 周胎龄早产儿

E. 难产造成颅脑损伤

92. 下列关于肺朗格汉斯细胞组织细胞增生症的叙述，错误的是

A. 又称肺组织细胞增生症 X

B. 病因明确，属于自身免疫病

C. 朗格汉斯细胞 S-100 免疫组织化学染色阳性

D. 病变由朗格汉斯细胞、嗜酸性粒细胞、淋巴细胞、浆细胞等组成

E. 病变可以是多量嗜酸性粒细胞集聚成为嗜酸性肉芽肿

93. 构成细胞性硅结节的细胞是

A. 吞噬硅尘的中性粒细胞

B. 吞噬硅尘的巨噬细胞

C. 成纤维细胞

D. 血管内皮细胞

E. 淋巴细胞

94. 下列选项中，与支气管扩张症发生无关的是

A. 支气管壁的炎性损伤，管壁平滑肌、弹力纤维及软骨破坏，管壁弹性减弱

B. 咳嗽时支气管腔内压力增高

C. 支气管黏膜鳞状化生

D. 支气管周围肺组织炎症及纤维化对管壁牵拉

E. 肺囊性纤维化

95. 确诊肺炎支原体肺炎的根据是

A. 起病急，剧烈的干性咳嗽

B. 多为儿童和青年

C. 病变表现为间质性炎症

D. 肺泡壁内无渗出物

E. 痰、鼻分泌物的病原体培养阳性

96. 下列关于肺内错构瘤的叙述，错误的是

A. 一般多见于成人，往往不引起症状

B. 肿瘤成分可由成熟软骨、脂肪、平滑肌及黏液样纤维结缔组织组成

C. 瘤组织内充满炭末成分

D. 个别可有钙化和固化

E. 有的可见支气管腺体混杂在瘤组织中

97. 易并发肺肉质变的肺部疾病是

A. 间质性肺炎

B. 小叶性肺炎

C. 大叶性肺炎

D. 病毒性肺炎

E. 干酪样肺炎

98. 支气管扩张症指的是

A. 多发生在细小支气管的管腔扩张

B. 多发生在大支气管的管腔扩张

C. 多发生在支气管或小支气管的持久性不可复性管腔扩张

D. 多发生在中小支气管的持久性不可复性管腔扩张

E. 多发生在细小支气管的持久性不可复性管腔扩张

99. 诊断病毒性肺炎的主要依据是

A. 病毒包涵体　　B. 透明膜形成

C. 病变在肺间质　　D. 肺间质淋巴细胞浸润

E. 支气管和肺泡上皮增生形成多核巨细胞

100. 下列选项中，可以确诊支气管扩张症的是

A. 慢性咳嗽、咳痰　　B. 肺部湿啰音

C. 反复咯血　　D. 支气管造影或高分辨率 CT 检查

E. 肺广泛纤维化

101. 下列疾病中，不会引起肺气肿的是

A. 支气管扩张症　　B. 大叶性肺炎

C. 慢性支气管炎　　D. 支气管哮喘

E. 肺尘埃沉着病

102. 慢性支气管炎患者黏液性痰的主要病理基础是

A. 黏液腺增生、肥大，浆液腺黏液化　　B. 支气管壁平滑肌肥大

C. 支气管上皮发生鳞状上皮化生　　D. 支气管壁充血、水肿

E. 杯状细胞增多

103. 肺腺癌的常见特点是

A. 肿瘤生长较慢，但转移较早，多为中央型，与吸烟史无关

B. 肿瘤生长迅速，转移较早，多为中央型，与吸烟史有关

C. 肿瘤生长较慢，转移较晚，多为中央型，有吸烟史

D. 女性发病多于男性，多为周围型，与吸烟无关

E. 男性发病多于女性，多为周围型，有吸烟史

104. 支气管扩张症的特征性病变是

A. 支气管呈圆柱状或囊状扩张　　B. 肺广泛纤维化

C. 支气管周围淋巴组织明显增生　　D. 支气管黏膜鳞状上皮化生

E. 老年性肺气肿

105. 下列关于硅沉着病（硅肺）的叙述，正确的是

A. 吸入 $SiO_2$ 尘粒越大，密度越高，致病力越强

B. 硅肺性空洞是合并结核病的结果

C. 早期硅结节是一种肉芽肿性病变

D. 早期病变出现于两肺下叶和背侧

E. 根据肺缩小程度决定硅肺分期

106. 肺鳞癌常见特点为

A. 肿瘤生长迅速，转移较早，多为中央型，与吸烟史有关

B. 肿瘤生长较慢，转移较晚，多为中央型，与吸烟有关

C. 肿瘤生长较慢，但转移较早，多为中央型，与吸烟史无关

D. 患者女多于男，多为周围型，与吸烟无关

E. 患者男多于女，多为周围型，与吸烟有关

107. 小叶中央型肺气肿病变主要累及

A. 管径<2mm 的小支气管　　B. 各级支气管

C. 呼吸性细支气管　　D. 从终末细支气管至肺泡

E. 肺泡管、肺泡囊

108. 支气管哮喘发作的病变基础是

A. 支气管黏膜水肿、炎症细胞浸润　　B. 支气管黏膜上皮杯状细胞增多、黏液腺增生

C. 细支气管痉挛和黏液栓阻塞　　D. 支气管壁平滑肌肥大，基底膜增厚变性

E. 支气管内继发细菌感染

109. 在我国，最常引起肺源性心脏病（肺心病）的疾病是

A. 支气管扩张症　　B. 小叶性肺炎

C. 肺结核病　　D. 慢性支气管炎伴肺气肿

E. 大叶性肺炎

110. 肺癌血行转移最常见的器官是

A. 脑　　B. 肝

C. 骨　　D. 脾

E. 肾上腺

111. 下列关于肺炎支原体肺炎的叙述，正确的是

A. 大多发生在儿童，属于间质性肺炎，病灶有明显实变

B. 多发生在老人，是肺泡性肺炎，病灶有明显实变

C. 大多发生在青少年，属于间质性肺炎，病灶无明显实变

D. 多发生在老人，是间质性肺炎，病灶无明显实变

E. 大多发生在儿童，属于肺泡性肺炎，病灶有明显实变

112. 肺癌脑转移属于

A. 血行转移　　B. 淋巴道转移

C. 直接蔓延　　D. 种植转移

E. 以上都不可能

113. 下列关于肺气肿的说法，正确的是

A. 病变是不可逆的

B. $\alpha_1$-抗胰蛋白酶缺乏是肺气肿最常见的病因

C. 肺活量减少是肺功能降低的主要表现

D. 呼气容易吸气难

E. 仅限于肺泡弹性减低及膨胀

114. 肺气肿最重要的病变基础是

A. 慢性阻塞性细支气管炎和细支气管周围炎

B. 肺结核

C. 小气道感染

D. 大叶性肺炎

E. 空气污染

115. 下列选项中，慢性肺心病不具备的是

A. 慢性阻塞性肺疾病　　B. 肺动脉高压

C. 肺动脉硬化　　D. 右心室心肌肥大

E. 肺动脉主干栓塞

116. 与 $\alpha_1$-抗胰蛋白酶缺乏有关的肺气肿类型是

A. 腺泡中央型肺气肿　　B. 全腺泡型肺气肿

C. 代偿性肺气肿　　D. 腺泡周围型肺气肿

E. 间质性肺气肿

117. 下列选项中，二尖瓣狭窄晚期的特点是

A. 肺心病　　B. 肺褐色硬变

C. 咳大量脓痰　　D. 肺梗

E. 肺弥漫性纤维化

118. 支气管扩张症的特征性病变是

A. 支气管周围淋巴组织明显增生　　B. 肺广泛纤维化

C. 支气管呈圆柱状或囊状扩张　　D. 支气管黏膜鳞状上皮化生

E. 肺气肿

119. 下列肺肿瘤中，属于神经内分泌肿瘤的是

A. 腺癌　　B. 鳞癌

C. 大细胞癌　　D. 小细胞癌

E. 癌肉瘤

120. 腺泡周围型肺气肿的病变主要累及

A. 各级支气管　　B. 较大支气管

C. 肺泡管、肺泡　　D. 从呼吸性细支气管至肺泡

E. 呼吸性细支气管

121. 硅沉着病最易并发

A. 肺气肿　　B. 肺癌

C. 肺褐色硬化　　D. 肺结核

E. 肺炎

122. 下列选项中，属于硅沉着病特点的是

A. 肺心病　　B. 肺褐色硬变

C. 咳大量脓痰　　D. 肺梗死

E. 肺弥漫性纤维化

123. 形成纤维性硅结节的细胞主要是

A. 淋巴细胞　　B. 巨噬细胞

C. 成纤维细胞　　D. 中性粒细胞

E. 嗜碱性粒细胞

124. 病毒性肺炎的主要诊断依据是

A. 淋巴细胞、单核细胞浸润　　B. 肺毛细血管床减少、闭塞

C. 肺泡性肺炎　　D. 肺泡壁毛细血管扩张、充血

E. 上皮细胞内病毒包涵体

125. 一侧颈部淋巴结转移性低分化鳞癌的原发部位最可能是

A. 乳腺　　B. 鼻咽部

C. 甲状腺　　D. 胃

E. 肝

126. 下列选项中，支气管黏膜上皮出现鳞状上皮化生常属于的改变是

A. 癌前期改变　　B. 不典型增生

C. 不完全再生　　D. 分化不良

E. 适应性改变

127. 整个大叶呈现肺炎样外观的肺癌类型是

A. 大细胞癌　　B. 小细胞癌

C. 黏液癌　　D. 附壁结构型腺癌

E. 瘢痕癌

128. 下列关于胸腺肿瘤的叙述，正确的是

A. 胸腺类癌不属于神经内分泌肿瘤

B. 胸腺肿瘤是纵隔最罕见的肿瘤

C. 好发于儿童，多为前上纵隔肿物

D. 免疫组织化学在肿瘤性胸腺上皮细胞上呈细胞角蛋白（CK）阴性

E. 胸腺肿瘤一般由肿瘤性胸腺上皮和非肿瘤性淋巴细胞组成

129. 慢性肺心病发病的主要环节是

A. 慢性支气管炎
B. 慢性阻塞性肺气肿
C. 肺血管床减少
D. 肺纤维化
E. 肺循环阻力增加及肺动脉高压

130. 下列选项中，符合肺小细胞癌的是

A. 与吸烟关系不密切
B. 可伴有异位激素分泌
C. 起源于化生的上皮细胞
D. 5 年生存率高
E. 发病率在肺癌中占首位

131. 腺泡中央型肺气肿病变主要累及

A. 终末细支气管
B. 肺泡囊
C. 肺泡
D. 肺泡管
E. 呼吸性细支气管

132. 下列关于慢性阻塞性肺气肿肉眼观表现的描述，错误的是

A. 表面有肋骨压痕
B. 色灰白
C. 体积膨胀
D. 切面蜂窝状
E. 柔软弹性增强

133. 肺气肿时肺泡间隔的病变主要是

A. 炎症
B. 纤维化
C. 破坏
D. 变窄
E. 水肿

134. 肺石棉沉着病的主要病变是

A. 大量淋巴细胞、单核细胞浸润
B. Ⅱ型肺泡细胞增生
C. 小动脉炎
D. 肺气肿
E. 间质弥漫性纤维化及石棉小体

135. 下列选项中，不符合肺炎支原体肺炎叙述的是

A. 可以引起整个呼吸道感染
B. 大多伴有发热、头痛、咽痛及剧烈性干咳
C. 胸膜一般不受累
D. 肺间质内淋巴、单核细胞浸润
E. 肺泡不受累

136. 下列关于硅沉着病的叙述，错误的是

A. 肺内广泛纤维化
B. $SiO_2$微粒越大，致病力越强
C. 肺内有硅结节形成
D. 肺门淋巴结内硅结节形成
E. 易合并肺结核

137. 病毒性肺炎的肉眼特点是

A. 小叶融合性病变
B. 网状或不规则斑片状病变
C. 大叶性病变
D. 结节状病变
E. 渗出性病变

138. 构成细胞性硅结节的主要细胞是
A. 血管内皮细胞
B. 成纤维细胞
C. 纤维细胞
D. 吞噬硅尘的巨噬细胞
E. 淋巴细胞

139. 确诊肺炎支原体肺炎的可靠依据是
A. 组织学检查
B. X 线检查
C. 病原学检查
D. 支原体感染状况检查
E. CT 检查

140. 最易合并胸膜间皮瘤的疾病是
A. 肺结核
B. 石棉沉着病（石棉肺）
C. 硅沉着病
D. 农民肺
E. 肺间质纤维化

141. 病毒性肺炎具有诊断价值的组织学特点是
A. 细胞质内和细胞核内出现包涵体
B. 肺泡上皮细胞增生
C. 肺泡腔内浆液渗出
D. 肺间质中单核、淋巴细胞浸润
E. 肺间质纤维化

142. 硅沉着症最早期的病变出现于
A. 双肺上叶
B. 肺门淋巴结
C. 双肺下叶
D. 脾
E. 胸膜

143. 支气管扩张症常合并
A. 肺结核
B. 弥漫性肺气肿
C. 肺肉质变
D. 肺脓肿
E. 大叶性肺炎

144. 下列关于慢性肺心病的说法，不正确的是
A. 简称心脏病
B. 年龄越大，患病率越高
C. 常由慢性阻塞性肺疾病引起
D. 年轻人发病较多
E. 多在寒冷季节发病

145. 周围型细胞癌主要发生于
A. 肺泡上皮
B. 肺泡囊及肺泡管
C. 主支气管或肺叶支气管
D. 肺段及亚肺段支气管

E. 呼吸性细支气管

146. 肺癌沿淋巴道转移时，首先转移到

A. 纵隔淋巴结
B. 颈部淋巴结
C. 锁骨上淋巴结
D. 肺门淋巴结
E. 腋窝淋巴结

147. 引起硅沉着病的最主要的是

A. 直径 1~2μm 的硅尘颗粒
B. 直径 4μm 的硅尘颗粒
C. 直径 6μm 的硅尘颗粒
D. 直径 8μm 的硅尘颗粒
E. 直径 10μm 的硅尘颗粒

148. 下列关于肺癌的说法，不正确的是

A. 男性较多
B. 大细胞癌多发生于大支气管
C. 肺癌血行转移发生较早
D. 肺腺癌常发生于较小支气管上皮
E. 小细胞癌恶性程度最高

149. 下列关于大细胞癌病理的叙述，不正确的是

A. 实性团块状
B. 体积大
C. 胞质少
D. 胞质透明
E. 核分裂象多见

150. 下列关于肺癌的叙述，正确的是

A. 腺癌最多见
B. 小细胞癌多呈弥漫型
C. 鳞状细胞癌多有吸烟史
D. 周围型多为鳞癌
E. 腺癌多为中央型

151. 下列选项中，不符合硅肺各期病变特点的是

A. 早期病变累及周围肺组织
B. Ⅰ期硅肺累及肺门部
C. Ⅱ期硅肺累及全肺 1/3 下列
D. Ⅲ期硅肺累及肺的大部分，硅结节密集融合成块
E. Ⅲ期硅肺胸膜明显增厚

152. 急性呼吸窘迫综合征发病机制中最关键的是

A. 呼吸膜损伤
B. 小动脉壁纤维蛋白样坏死
C. 肺泡活性物质合成和分泌减少
D. 血氧含量下降
E. 微血管内血栓形成

153. Ⅰ期硅肺的表现为

A. 硅结节在血管壁内多见
B. 硅结节不可能在淋巴系统
C. 硅结节在肺组织
D. 硅结节主要局限于淋巴系统

E. 硅结节没有出现

154. 鼻咽癌最常转移的部位是

A. 肝
B. 骨
C. 肺
D. 同侧颈淋巴结
E. 对侧颈淋巴结

155. 硅肺对人的危害主要是

A. 造成肺纤维化影响气体交换
B. 造成肺慢性肺心病、右心衰竭
C. 并发肺结核
D. 晚期常合并肺癌
E. 合并肺脓肿

156. 下列关于多器官功能衰竭肺衰竭（成人呼吸窘迫综合征）的叙述，不正确的是

A. 起病急
B. 以进行性呼吸窘迫为特征
C. 多继发于严重的全身感染
D. 以低氧血症为特征
E. 预后良好

157. 肺癌中恶性程度最高的是

A. 腺癌
B. 鳞癌
C. 细支气管肺泡癌
D. 小细胞癌
E. 大细胞癌

158. 鼻咽癌最好发于鼻咽部的

A. 咽隐窝
B. 外侧壁
C. 前壁
D. 顶部
E. 前壁和咽隐窝

159. 下列选项中，不符合鼻咽癌特征的是

A. 多起源于鼻咽部柱状上皮
B. 癌组织有迅速向深部浸润生长的倾向
C. 最多见于鼻咽外侧壁
D. 晚期常经淋巴道、血行转移至颈部淋巴结及肺、骨、肝等处
E. 常破坏颅底骨，并侵入颅内

160. 鼻咽癌最常见的组织学类型是

A. 角化型鳞状细胞癌
B. 基底样鳞状细胞癌
C. 小细胞癌
D. 腺癌
E. 非角化型鳞状细胞癌

161. 下列不属于中央型肺癌特点的是

A. 发生于主支气管或叶支气管
B. 为肺癌最常见的大体类型
C. 常不伴支气管狭窄
D. 肺门部肿块

E. 镜下多为鳞状细胞癌

162. 肺鳞癌主要起源于

A. 肺泡上皮细胞　　B. 大支气管黏膜上皮细胞
C. 支气管壁腺体上皮细胞　　D. 细支气管上皮细胞
E. 支气管壁亲银细胞

## 二 A2 型题

1. 某尸检，发现其肺体积增大边缘钝圆，色灰白，质软而缺乏弹性，指压后遗留压痕。则该死者死因可能是

A. 肺癌　　B. 硅沉着病
C. 肺结核　　D. 肺气肿
E. 以上都不可能

2. 患者，男性，44 岁。因高热、咳嗽、咳大量脓痰入院。X 线检查显示液平面的空腔。手术切除病变肺组织，巨检可见病变中央呈囊腔状，腔内含黄色脓液；镜下腔壁可见大量变性坏死中性粒细胞，如下图所示，可诊断为

A. 大叶性肺炎　　B. 肺脓肿
C. 小叶性肺炎　　D. 肺结核
E. 肺癌

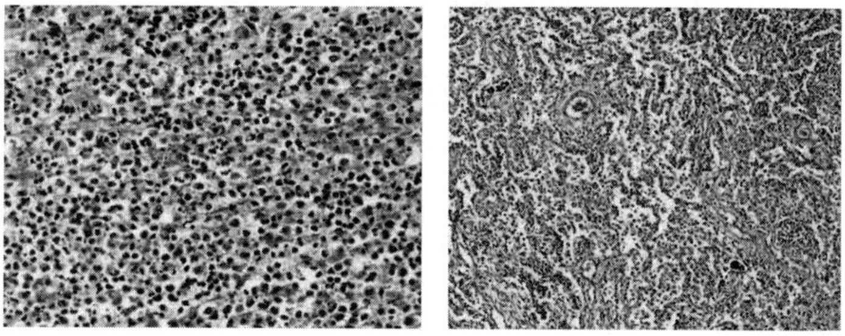

3. 患儿，女，2 岁。发病 2 天，发热、咳嗽、咳痰，痰液往往为黏液脓性或脓性。听诊肺部可闻及散在的湿啰音。X 线检查示双肺散在不规则斑片状阴影。镜下见病灶散在，并伴有肺泡结构破坏和中性粒细胞浸润，应考虑是

A. 肺气肿　　B. 大叶性肺炎
C. 病毒性肺炎　　D. 硅沉着病
E. 小叶性肺炎

4. 患者，男性，63 岁。胸痛、咳嗽、咳血痰 2 个月。胸部 X 线片见右上肺周边一直径 5cm 结节状阴影，边缘毛刺状。应首先考虑

A. 肺结核球
B. 周围型肺癌
C. 肺脓肿
D. 团块状硅结节
E. 肺肉质变

5. 患儿，男。临床出现发热，并伴有咳嗽，胸透见双肺叶散在边缘不清的小点状阴影，诊断为小叶性肺炎，其病变主要表现为
A. 细支气管出血性炎
B. 支气管的急性浆液性炎
C. 肺泡的纤维素性炎
D. 肺泡的出血性炎
E. 支气管和肺泡的化脓性炎

6. 患者，男性，28 岁。骤起畏寒、胸痛、高热、咳嗽、咳铁锈色痰。最有可能是
A. 小叶性肺炎
B. 病毒性肺炎
C. 肺炎支原体肺炎
D. 大叶性肺炎
E. 军团菌性肺炎

7. 患者，女性，44 岁。其丈夫吸烟多年，右侧胸痛 3 个月；X 线片示右肺靠近胸膜处有一个直径 4cm 的球形阴影，与周围肺组织界清，同时右肺淋巴结肿大。请判断该女士可能患有
A. 肺鳞状细胞癌
B. 肺腺癌
C. 小细胞癌
D. 大细胞癌
E. 瘢痕癌

8. 患者，男性，21 岁。2 天前路上遇暴雨全身淋透，回家后即发冷、寒战、体温 39.8℃，伴胸痛、咳嗽、咳铁锈色痰。查体：左肺下叶叩诊浊音，听诊可闻及支气管呼吸音。X 线检查可见左肺下叶大片致密阴影。其最可能患有
A. 急性自发性气胸
B. 支气管肺炎
C. 肺脓肿
D. 大叶性肺炎
E. 病毒性肺炎

9. 患者，男性，42 岁。咳嗽、咳痰带血、胸痛。右侧胸锁乳突肌上段前缘出现无痛性肿块，质硬，应首先考虑为
A. 淋巴瘤
B. 淋巴结结核
C. 胃癌颈淋巴结转移
D. 鼻咽癌颈淋巴结转移
E. 肺癌颈淋巴结转移

10. 患者，男性，60 岁。有多年吸烟史，刺激性干咳半年。X 线片示右肺门处不规则分叶状巨大阴影，边界不清。最可能的诊断是
A. 小叶性肺炎
B. 大叶性肺炎
C. 原发性肺结核
D. 慢性纤维空洞性肺结核
E. 肺鳞状细胞癌

11. 患者，女性，70 岁。因脑血栓卧床 1 年余。时有咳嗽，咳黄色黏痰，经抗生素治疗症状可减轻，但近 2 个月咳嗽、咳黄色黏脓痰明显加重。查体：患者慢性病容，发热，双肺下叶可闻及湿啰音。X 线片可见双肺不规则小片状模糊阴影，下叶和背侧的片状阴影较大。该病例肺组织疾病最大可能是

A. 支气管扩张
B. 大叶性肺炎
C. 融合性小叶性肺炎
D. 慢性支气管炎
E. 肺气肿

12. 患者，女性，62 岁。咳嗽、咳痰 10 年余。查体：可平卧，桶状胸，双肺少量湿啰音，剑突下可见收缩期搏动，三尖瓣区可听见收缩期杂音，肝、脾不大，下肢无水肿。其诊断可能是

A. 慢性支气管炎、肺气肿
B. 慢性支气管炎
C. 慢性支气管炎、肺气肿、肺源性心脏病代偿期
D. 慢性支气管炎、肺源性心脏病、右心衰竭
E. 慢性支气管炎、支气管扩张症

13. 患者，女性，40 岁。平日体质弱，因胃溃疡、胃出血行胃大部切除术，术后第 5 天开始出现咳嗽、咳黏液脓痰。查体：双肺下叶背侧听诊可闻湿啰音。X 线片示双肺下叶散在不规则斑点状模糊阴影。其诊断可能是

A. 慢性支气管炎
B. 大叶性肺炎
C. 支气管扩张症
D. 病毒性肺炎
E. 支气管肺炎

14. 患者，男性，62 岁。长期咳嗽 10 年，近期咳脓痰、痰中带少许血丝 1 月余。查体：桶状胸，胸廓饱满，双肺叩诊呈过清音。X 线片可见肺野边缘透光度增强，血管影增粗。其诊断最可能是

A. 肺脓肿
B. 肺结核病
C. 支气管扩张症
D. 周围型肺癌
E. 慢性阻塞性肺气肿

15. 患者，男性，72 岁。30 余年吸烟史。半年前咳嗽、咳痰、发热。X 线检查显示整个右肺下叶不均匀阴影。经抗感染治疗 3 周，咳痰、发热症状减轻，但仍有咳嗽，且为干咳。再次行 X 线检查可见右肺门处不规则分叶状巨大阴影，边界不清。支气管镜活检，显微镜下见细胞呈巢状排列，少部分细胞巢中央有层状角化物，细胞间可见细胞间桥。最可能的诊断是

A. 肺鳞状细胞癌
B. 小叶性肺炎
C. 大叶性肺炎
D. 慢性纤维空洞性肺结核

E. 肺结核

16. 患者，男性，46岁。20年吸烟史。5年前每当气候转凉即开始咳嗽，咳白色黏痰，直至天气转暖后好转不咳。近1来咳嗽发作频繁，但干咳少痰，其可能原因为

A. 支气管哮喘

B. 支气管扩张症

C. 慢性支气管炎患者支气管黏膜和腺体萎缩

D. 肺癌广泛转移

E. 肺气肿合并慢性肺源性心脏病

17. 患者，男性，56岁。有咳嗽、咳痰带血、胸痛等症状5月余。患者吸烟近40年，每天2~3盒。X线检查示左下肺周边见一大小3cm×5cm、边界毛糙的致密阴影。该患者胸痛最可能的原因是

A. 肿瘤压迫阻塞支气管可引起局限性肺气肿、肺感染

B. 肿瘤压迫阻塞支气管可引起局限性肺萎陷

C. 肿瘤压迫阻塞支气管可引起肺感染

D. 合并肺脓肿

E. 肿瘤侵及胸膜

18. 患者，男性，50岁。咳嗽、痰中带血半年。X线片示右肺门肿大呈不规则致密阴影，重复拍片检查见肿块生长较快。纤维支气管镜活检发现右支气管主干内有隆起于黏膜的肿物，肿物活检显微镜下见瘤细胞短梭形或多角形，胞质极少，密集成群排列；免疫组织化学染色CgA阳性；电镜下瘤细胞胞质内见神经内分泌颗粒。该肿瘤可能是

A. 肺小细胞癌

B. 大细胞癌

C. 肺鳞状细胞癌

D. 典型的类癌

E. 肺腺癌

19. 患者，男性，52岁。30年吸烟史。支气管镜活检可见鳞状上皮和支气管腺体，此种病理变化属于

A. 支气管黏膜化生

B. 支气管黏膜萎缩

C. 支气管黏膜肥大

D. 支气管鳞状细胞癌

E. 支气管腺癌

20. 死者，男性。慢性咳嗽、咳痰反复发作20余年，痰多呈白色黏液样，有时为黄脓痰，近半年咳痰偶带血丝，逐渐发展为气喘不能平卧。查体：桶状胸，腹部膨隆，腹水阳性，后因呼吸循环衰竭抢救无效死亡。尸检见腹腔内350ml淡黄色积液，肺组织弹性减弱。显微镜下：支气管黏膜上皮脱落，管壁淋巴细胞、单核细胞浸润，部分呈囊状扩张，部分支气管呈圆柱状，累积段支气管下叶。该病例最有可能的病变发展过程是

A. 慢性支气管炎，病毒性肺炎，肺气肿，肺源性心脏病

B. 慢性支气管炎，小叶性肺炎
C. 慢性支气管炎，支气管扩张症，肺气肿，肺源性心脏病
D. 慢性支气管炎，肺气肿，肺癌，肺源性心脏病
E. 慢性支气管炎，大叶性肺炎，肺气肿，肺源性心脏病

21. 患儿，男，3岁半。发热、咳嗽多日，近日因气促、发绀入院。血常规：白细胞计数 $19.6\times10^9/L$，中性粒细胞占比0.85。X线检查：左肺下叶有片状浓淡不匀阴影，双肺下叶散在灶状阴影。该患儿可能患有
A. 小叶性肺炎　B. 肺炎支原体肺炎
C. 病毒性肺炎　D. 大叶性肺炎
E. 支气管扩张症

22. 患者，女性，38岁。慢性咳嗽、咳痰10余年，每年冬季咳嗽、咳痰明显，常咳出大量黄色黏痰，有时痰中带血，有时咳出恶臭黄绿色痰。查体：结核菌素试验阴性，肺可闻及湿啰音，无明显呼吸困难和胸廓变形；肝、脾不大，无发热。最可能的诊断是
A. 慢性支气管炎，支气管扩张症　B. 肺结核
C. 慢性支气管炎合并肺气肿　D. 慢性支气管炎合并心力衰竭
E. 慢性支气管炎，小叶性肺炎

23. 患者，男性，64岁。因骨折卧床数月。近1年常咳嗽，并咳黄色黏脓痰。查体：双肺下叶可闻及湿啰音。X线片示双肺下叶不规则散在小片状模糊阴影。最有可能的诊断是
A. 慢性支气管炎　B. 小叶性肺炎
C. 大叶性肺炎　D. 支气管扩张症
E. 支气管哮喘

24. 死者，男性，63岁。有石英粉厂工作经历30年，因慢性肺源性心脏病致呼吸衰竭、心力衰竭而死亡。尸检见双肺组织内明显的灰白色结节样病变，肺门淋巴结肿大，伴有结节样病变，较大的结节中心部有坏死，并形成空洞。结节镜下表现为同心圆排列的玻璃样变性的胶原纤维呈漩涡状排列，中央部有坏死，边缘可见上皮样细胞，周围肺组织内肺泡间隔可见纤维组织增生。该患者确切的病理诊断是
A. 肺结核　B. 肺硅沉着病
C. 硅肺结核病　D. 肺脓肿
E. 肺结核伴肺纤维化

25. 患者，男性，65岁。慢性咳嗽，咳白色黏液泡沫痰，每年秋冬发作，持续3个月左右。下列选项中，不符合该患者疾病的主要病理变化的是
A. 支气管黏膜及管壁充血、水肿　B. 黏膜下腺体肥大、增生
C. 肉芽肿的形成　D. 管壁淋巴细胞、浆细胞浸润
E. 支气管黏膜上皮纤毛粘连、倒伏，甚至脱落

26. 患者，女性，36岁。流产后3个月。近期出现咳嗽、咳痰，偶尔出现痰中带血；后因阴道流血不止行刮宫术，病理报告为绒毛膜癌。肺部影像学显示双肺多灶状阴影，肺组织内首先考虑的病变为
A. 小叶性肺炎
B. 急性肺水肿
C. 绒毛膜癌肺转移
D. 病毒性肺炎
E. 慢性支气管炎
27. 患者，女性，35岁。咳嗽、咳痰10年，间歇咯血。查体：左下肺背部闻及湿啰音，杵状指阳性。诊断应首先考虑
A. 慢性肺脓肿
B. 慢性支气管炎
C. 支气管扩张症
D. 肺结核
E. 先天性肺囊肿
28. 死者，男性，40岁。高空工作时不慎坠下，造成脊椎骨折及骨盆骨折；患者意识一直清醒，以失血性休克和骨折入院，急诊手术，手术进行顺利。但术后第二天开始，患者出现呼吸困难，并呈进行性加重，最终死于急性呼吸衰竭。尸检时，肺组织见全肺叶实变，双肺重量增加。显微镜下：肺泡间隔毛细血管扩张充血，肺泡腔内充满水肿液，部分肺泡腔内有透明膜形成。间质有出血，偶见小血管内有透明血栓，其病理诊断应为
A. 骨折后肺脂肪栓塞
B. 手术后麻醉药物的副作用
C. 手术后肺动脉血栓栓塞
D. 创伤性成人呼吸窘迫综合征
E. 失血性休克引起的休克肺
29. 患者，男性，26岁。酗酒后突然起病，寒战，体温39.5℃，3天后感到胸痛、咳嗽，咳铁锈色痰。X线检查示左肺下叶有大片密实阴影。其可能患有
A. 小叶性肺炎
B. 急性支气管炎
C. 病毒性肺炎
D. 肺脓肿
E. 大叶性肺炎
30. 患者为大叶性肺炎发病后第5~6天。肉眼观察示肺叶质实，切面干燥粗糙，纤维素渗出显著增多，提示病变处于
A. 痊愈期
B. 溶解消散期
C. 红色肝样变期
D. 灰色肝样变期
E. 充血水肿期
31. 患者诊断为大叶性肺炎，咳铁锈色痰、胸痛、呼吸困难及发绀，有肺实变体征；X线检查示大片致密阴影；实验室检查可检出多量肺炎链球菌。提示病变处于
A. 充血水肿期
B. 红色肝样变期
C. 灰色肝样变期
D. 溶解消解期
E. 合并肺肉质变时

32. 患者病变肺叶肿胀，切面呈颗粒状肺泡腔内充满大量的纤维蛋白和中等量红细胞，应诊断为

A. 大叶性肺炎溶解消散期
B. 大叶性肺炎充血渗出期
C. 大叶性肺炎灰色肝样变期
D. 大叶性肺炎红色肝样变期
E. 大叶性肺炎，分期困难

## 三 A3/A4 型题

（1、2 题共用题干）

患者，女性，37 岁。足月妊娠，因高龄孕妇和怀疑胎儿宫内窒息行剖宫产。术后安返病房。术后第 2 日患者感觉右下肢疼痛，医生建议卧床休息。第 3 日下午起床去厕所时突然摔倒，出现呼吸困难，意识丧失，抢救无效死亡。

1. 该病例最有可能的死亡原因是

A. 剖宫产术后感染
B. 肺动脉血栓栓塞
C. 急性心肌梗死
D. 羊水栓塞
E. 脑血管意外

2. 该病例大体和显微镜下最具诊断意义的病理改变是

A. 右肺动脉主干内见一圆柱状物，阻塞血管腔，显微镜下证实为血栓
B. 弥漫性肺泡腔内充满淡粉染水肿液和明显心衰细胞
C. 肺泡腔内大量胎粪和角化物质等羊水成分
D. 左心室前壁大面积心肌细胞坏死
E. 蛛网膜下腔出血

（3~5 题共用题干）

死者，女性，22 岁。妊娠 9 月余。临床诊断腹水，胎儿畸形，羊水过多。引产时胎头娩出、胎肩尚未娩出时，死者突然惊叫一声，血压、脉搏测不到，抢救无效死亡。

3. 引起死者死亡最可能的原因是

A. 肺动脉血栓栓塞
B. 引产时出血性休克
C. 肺小动脉广泛羊水栓塞
D. 引产时发生急性心肌梗死
E. 引产时发生脑血管意外

4. 该病例大体和显微镜下最具诊断意义的病理改变是

A. 右肺动脉主干内有圆柱状物，阻塞血管腔，显微镜下证实为血栓
B. 左心室前壁和心尖部广泛的心肌梗死
C. 脾被膜皱缩，含血量明显减少，肝小叶中央静脉周围肝细胞凝固性坏死
D. 肺内各级血管和肺泡间隔毛细血管内可见明显角化物等羊水成分

E. 蛛网膜下腔出血

5. 该病例尸检时见肺门根部周围组织有数个针尖大小的出血点，左心室前、后脏层心包有多数针尖大小出血点，左前降支中段附近出血点较多，多处出血的主要原因考虑为

A. 急性肺血管栓塞、乏氧
B. 急性心肌梗死
C. 冠状动脉粥样硬化
D. 引产创伤引起
E. 蛛网膜下腔出血

（6~8 题共用题干）

患者，男性，72 岁。患慢性支气管炎近 20 年，经常咳嗽、咳痰，每年入冬时咳嗽、咳痰加重，并有近 40 年的吸烟史。近 2 年自觉上楼时费力，感觉气短；近 1 个月休息时亦觉胸闷、呼吸困难。入院查体：桶状胸，胸廓呼吸运动减弱；叩诊呈过清音，心浊音界缩小，肝浊音界下降；听诊呼吸音减弱，呼气延长。

6. 该患者所患疾病是

A. 急性细支气管炎
B. 慢性支气管炎合并肺气肿
C. 石棉沉着病
D. 肺癌
E. 间质性肺炎

7. 该患者肺组织显微镜下不应出现的病变是

A. 肺泡间隔断裂
B. 肺泡高度扩张
C. 肺泡间隔胶原纤维增生
D. 肺大疱形成
E. 肺小动脉内膜增厚

8. 与本病例的发病机制有关的因素是

A. 小气道的狭窄、阻塞导致通气障碍
B. 细支气管周围炎使肺泡壁破坏、弹性减弱
C. $\alpha_1$-抗胰蛋白酶缺乏
D. 长期吸烟或伴有肺感染
E. 以上因素均与本病有关

（9、10 题共用题干）

患者，男性，36 岁。既往体健。4 天前遇大雨、全身淋湿后，第 2 天开始发热。高热 3 天，咳铁锈色痰，伴胸痛。查体：右肺下叶叩诊浊音，听诊可闻及支气管呼吸音。X 线检查见大片致密阴影。细菌学检查：铁锈色痰中检出多量肺炎链球菌，诊断为大叶性肺炎。

9. 此患者肺组织的形态学表现是

A. 肺泡间隔内毛细血管弥漫性扩张充血，肺泡腔内无液体渗出
B. 肺泡间隔内毛细血管弥漫性扩张充血，肺泡腔充满纤维素及大量红细胞，其间夹有少量中性粒细胞和巨噬细胞
C. 肺泡间隔内毛细血管受压，血流量明显减少

D. 肺泡间隔内毛细血管受压，肺泡腔充满大量红细胞

E. 肺泡间隔内毛细血管受压，肺泡腔内少量变性、坏死的中性粒细胞

10. 该患者肺组织病变进展最有可能处于

A. 灰色肝样变期　　B. 红色肝样变期

C. 充血水肿期　　D. 溶解消散期

E. 肺肉质变期

（11、12 题共用题干）

患者，男性，71 岁。石棉厂退休工人。胸痛、咳嗽和气短 1 年余就诊。胸部 X 线检查见右胸占位性病变。入院手术，术中见脏层胸膜为一片厚层、乳白色质硬的组织，包裹部分肺组织。术后病理检查显微镜下：瘤细胞呈双向分化，部分细胞呈立方形，形成乳头状、片状，部分区域有假腺泡结构，细胞体积大，细胞可见明显的异型，也可见少部分梭形细胞。

11. 病理诊断考虑为

A. 腺癌　　B. 恶性间皮瘤

C. 错构瘤　　D. 肺大细胞癌

E. 肺小细胞癌

12. 该肿瘤呈阴性染色的免疫组织化学标志物是

A. CK5/6　　B. 波形蛋白（vimentin）

C. 降钙素（calretinin）　　D. 间皮素（mesothelin）

E. 癌胚抗原（CEA）

## 四 B 型题

（1~3 题共用备选答案）

A. 纤维素性炎　　B. 化脓性炎

C. 肉芽肿性炎　　D. 间质性肺炎

E. 出血性炎

1. 肺结节病属于

2. 小叶性肺炎属于

3. 大叶性肺炎属于

（4~8 题共用备选答案）

A. 是慢性非特异性炎

B. 由肺炎链球菌等细菌感染引起的呈大叶性分布的肺部急性炎症

C. 病因不明，可能为自身免疫病，病变进展可致弥漫性肺间质纤维化

D. 由化脓菌感染引起，病变起始于细支气管，并向周围或末梢肺组织发展，主要发生于小儿和年老体弱者

E. 是坏死性肺炎

4. 小叶性肺炎
5. 大叶性肺炎
6. 病毒性肺炎
7. 特发性间质性肺炎
8. 慢性支气管炎

（9、10题共用备选答案）

A. 以浆液渗出为主的炎症
B. 以纤维蛋白渗出为主的炎症
C. 以淋巴细胞渗出为主的炎症
D. 以中性粒细胞渗出为主的炎症
E. 以嗜酸性粒细胞渗出为主的肺炎

9. 大叶性肺炎是
10. 小叶性肺炎是

（11～14题共用备选答案）

A. 肺泡上皮增生，细胞内包涵体形成
B. 支气管腺体肥大、增生，黏膜上皮杯状细胞增多
C. 细支气管及周围肺泡化脓性炎
D. 急性纤维素性或纤维素性出血性炎
E. 肺组织高度纤维化

11. 慢性支气管炎的特点是
12. 病毒性肺炎的特点是
13. 硅沉着病的特点是
14. 小叶性肺炎的特点是

（15～18题共用备选答案）

A. 细支气管壁及肺泡间隔弹力纤维支架破坏和细支气管不完全阻塞
B. 急、慢性支气管炎及细支气管周围炎
C. 支气管壁因炎症而遭破坏
D. 支气管腺体肥大增生，黏膜上皮杯状细胞增多
E. 肺泡间隔内毛细血管扩张、充血

15. 慢性支气管炎时，患者通气与换气功能障碍，导致缺氧的重要环节是

16. 慢性支气管炎时，患者咳痰病变基础是
17. 慢性阻塞性肺气肿的发生主要由于
18. 支气管扩张症引起肺源性心脏病的原因是

（19~22 题共用备选答案）

A. 代偿性肺气肿　　B. 腺泡中央型肺气肿
C. 间质性肺气肿　　D. 腺泡周围型肺气肿
E. 全腺泡型肺气肿

19. 外伤引起肺泡及细支气管破裂可发生
20. 慢性支气管炎引起
21. $\alpha_1$-抗胰蛋白酶缺乏可发生
22. 肺叶切除或胸膜成形术后可发生

（23~26 题共用备选答案）

A. 肺实变体征　　B. 反复咯血
C. 频繁咳嗽，但无痰　　D. 桶状胸
E. 湿啰音

23. 支气管扩张症的特点是
24. 小叶性肺炎的特点是
25. 大叶性肺炎灰色肝样变期的特点是
26. 肺气肿的特点是

（27~30 题共用备选答案）

A. 多属周围型
B. 多属中央型
C. 表现为癌细胞核大，空泡状，核仁明显
D. 表现为癌组织巢状排列，癌细胞短梭状
E. 呈神经内分泌分化的特征性生长方式

27. 肺鳞状细胞癌
28. 肺燕麦细胞癌（小细胞癌）
29. 肺腺癌
30. 肺大细胞癌

（31、32 题共用备选答案）

A. 结节性肺炎
B. 纤维素性炎症
C. 间质性炎症
D. 巨细胞性肺炎
E. 化脓性炎症

31. 病毒性肺炎的特点是
32. 麻疹性肺炎的特点是

（33～36 题共用备选答案）

A. 呼吸性细支气管
B. 管径小于 2mm 的中等大小的支气管
C. 肺泡
D. 各级支气管
E. 管径大于 2mm 的中等大小的支气管

33. 支气管扩张症累及部位是
34. 腺泡中央型肺气肿累及部位是
35. 慢性支气管炎病变部位是
36. 大叶性肺炎的起始部位是

（37～40 题共用备选答案）

A. 肺褐色硬变
B. 慢性肺源性心脏病
C. 咳大量脓痰
D. 肺梗死
E. 肺结节变性

37. 慢性支气管炎可导致
38. 二尖瓣狭窄晚期的特点是
39. 下肢静脉血栓会引起
40. 支气管扩张症的特点是

（41～43 题共用备选答案）

A. 肺泡壁毛细血管充血
B. 大量纤维素渗出
C. 蛋白溶解酶将大量纤维素溶解
D. 纤维素渗出及毛细血管充血均有
E. 肺内实质病灶消失

41. 大叶性肺炎充血水肿期可见
42. 大叶性肺炎红色肝样变期可见
43. 大叶性肺炎灰色肝样变期可见

（44、45 题共用备选答案）

A. 支气管肺炎
B. 大叶性肺炎红色肝样变期
C. 病毒性肺炎
D. 肺结核
E. 肺癌

44. 听诊时可闻及湿啰音的是
45. 咳出铁锈色痰的是

（46、47 题共用备选答案）

A. 肺组织被肉芽组织取代
B. 支气管扩张
C. 支气管哮喘
D. 肺动脉高压
E. 肺脓肿形成

46. 慢性肺源性心脏病可出现
47. 大叶性肺炎并发肺肉质变可出现

（48~50 题共用备选答案）

A. 呼吸性细支气管呈囊状扩张
B. 肺泡管、肺泡囊扩张
C. 肺泡破裂融合形成的局限型肺气肿
D. 肺膜下、小叶间隔形成串珠样气泡
E. 病变累及全小叶可见

48. 腺泡中央型肺气肿可见
49. 腺泡周围型肺气肿可见
50. 间质性肺气肿可见

## 五 X 型题

1. 累及肺小叶的肺炎包括
A. 坠积性肺炎
B. 麻疹后肺炎
C. 吸入性肺炎
D. 肺炎支原体肺炎
E. 支气管肺炎

2. 累及呼吸性细支管的肺气肿类型包括
A. 腺泡中央型肺气肿
B. 全腺泡型肺气肿
C. 腺泡周围型肺气肿
D. 间质性肺气肿
E. 不规则型肺气肿

3. 引起小气道通气功能下降的疾病包括
A. 大叶性肺炎
B. 呼吸窘迫综合征
C. 慢性支气管炎
D. 支气管哮喘

E. 支气管扩张症

4. 慢性肺源性心脏病右心衰竭时可出现

A. 腹水
B. 脾大
C. 槟榔肝
D. 肺褐色硬化
E. 双肺底湿啰音

5. 鼻咽癌转移的特点是

A. 常早期出现咽后壁淋巴结转移
B. 多数患者以颈部肿块为首发症状
C. 血行转移少
D. 颈部出现无痛性硬结
E. 耳前淋巴结为最常见转移部位

6. 慢性支气管炎可导致

A. 支气管扩张症
B. 支气管管腔狭窄
C. 肺气肿
D. 支气管性哮喘
E. 肺出血性梗死

7. 鼻咽癌的特点是

A. 早期就可发现鼻咽部明显肿块
B. 以未分化性非角化型鳞癌最为多见
C. 未分化癌大多来自黏膜上皮的亲银细胞
D. 往往早期发生淋巴道转移
E. 头痛、耳鸣

8. 可引起肺源性心脏病的疾病有

A. 间质性肺炎所致肺间质纤维化
B. 反复发作的慢性细支气管炎及细支气管周围炎
C. 阻塞性肺气肿
D. 支气管扩张症
E. 慢性纤维空洞性肺结核

9. 硅沉着病对人的危害在于

A. 引起慢性肺源性心脏病
B. 并发肺结核
C. 引起肺纤维化影响气体交换
D. 晚期常发肺癌
E. 合并肺脓肿

10. 慢性支气管炎的典型病变有

A. 黏膜腺体肥大增生
B. 支气管壁内嗜酸性粒细胞浸润
C. 杯状细胞增生
D. 平滑肌肥大
E. 支气管内有多量泡沫细胞

11. 中央型肺癌的组织学类型是

A. 肉瘤样癌　　B. 小细胞癌
C. 肺鳞癌　　D. 腺癌
E. 大细胞癌

12. 下列关于大叶性肺炎的叙述，正确的是
A. 病变开始于细支气管　　B. 属于纤维素性炎症
C. 胸膜表面光滑　　D. 通常为各种病毒感染引起
E. 病变肺叶切面呈颗粒状

13. 下列关于小叶性肺炎的叙述，错误的是
A. 严重者形成融合性支气管性肺炎
B. 急性化脓性炎症
C. 大多见于幼儿、体弱老人及久病卧床者
D. 常见并发症为肺肉质变
E. 大多发生在青壮年

14. 硅肺结核病的特点包括
A. 硅肺结核病比单纯结核病发展更快
B. 硅肺结核病形成的空洞常呈圆形，单个，直径大，位于肺叶上部
C. 硅肺结核病时，硅肺病变和结核病变可合并存在，也可分开
D. 硅沉着病使纤毛-黏液排送系统功能降低，易感染结核分枝杆菌
E. 易形成空洞

15. 下列关于急性呼吸窘迫综合征病因的叙述，正确的是
A. 硅沉着病　　B. 肺挫伤
C. 肺严重感染　　D. 羊水栓塞
E. 用一般的吸氧法可缓解早期的呼吸窘迫

16. 支气管扩张症的特点主要有
A. 支气管壁结构（平滑肌、弹力纤维、软骨）破坏
B. 支气管扩张不会发生肺组织弥漫性纤维化
C. 常后并肺脓肿
D. 支气管黏膜上皮常有鳞状化生
E. 大多在先天性支气管发育畸形的基础上发生

17. 小叶性肺炎与大叶性肺炎的不同之处在于
A. 多见于小儿、体弱老人和久病卧床者　　B. 双肺可见散在实变病灶
C. 为化脓性炎　　D. 常由各种病毒感染引起
E. 可发生肺肉质变

18. Ⅲ期硅肺的病变包括

A. 弥漫性纤维化
B. 硅结节形成
C. 肺气肿
D. 胸膜增厚
E. 可有硅肺性空洞形成

19. 大叶性肺炎哪期可在肺渗出物中检出肺炎链球菌
A. 红色肝样变期
B. 充血水肿期
C. 灰色肝样变期
D. 溶解消散期
E. 肺肉质变

20. 硅肺病变特点主要有
A. 早期形成细胞性硅结节
B. 晚期形成纤维性硅结节
C. 胸膜纤维化
D. 肺门淋巴结硅结节形成最早
E. 硅结节中央部常发生坏死和钙化

21. 慢性阻塞性肺疾病引起肺动脉高压的主要机制是
A. 肺小动脉壁增厚
B. 肺小动脉收缩
C. 肺血管床减少
D. 肺无效腔增大
E. 肺小动脉痉挛

22. 麻疹性肺炎可见
A. 浆液渗出较多，肺泡透明膜形成
B. 细支气管肺泡上皮增生，多核巨细胞形成
C. 细胞质内和胞核内包涵体
D. 肺间质淋巴细胞浸润，常有淋巴滤泡形成
E. 肺间质明显纤维化

23. 肺癌可伴有
A. 肺萎缩
B. 肺肉质变
C. 局限性肺气肿
D. 弥漫性肺纤维化
E. 部分肿瘤细胞质内有神经内分泌颗粒

24. 慢性肺源性心脏病的主要特点是
A. 肺淤血
B. 肺动脉高压
C. 左心室肥大扩张
D. 右心室肥大扩张
E. 肺动脉主干栓塞

25. 慢性支气管炎呼吸道黏膜上皮的病理变化是
A. 上皮细胞纤毛增多
B. 鳞状上皮化生
C. 上皮细胞变性
D. 上皮细胞坏死
E. 细胞纤毛变短

26. 小叶性肺炎的并发症包括
A. 肺脓肿
B. 脓毒血症
C. 支气管扩张症
D. 肺肉质变

E. 呼吸衰竭

27. 下列选项中，符合小细胞肺癌特点的是
A. 多发生于肺周边部
B. 分化程度低，恶性度高
C. 细胞小，排列密集，由结缔组织加以分隔
D. 部分肿瘤细胞质内有神经内分泌颗粒
E. 又称燕麦细胞癌

28. 下列选项中，属于肺泡性肺炎的是
A. 大叶性肺炎　B. 小叶性肺炎
C. 羊水吸入性肺炎　D. 手术后肺炎
E. 肺炎支原体肺炎

29. 下列关于支气管哮喘的叙述，正确的是
A. 管壁中性粒细胞浸润　B. 由呼吸道变态反应引起
C. 以支气管可逆性发作性痉挛为特征　D. 黏液腺增生，杯状细胞增多
E. 管壁平滑肌增生、肥大

30. 下列关于支气管哮喘的叙述，正确的是
A. 诱发哮喘的变应原可以是花粉、尘埃、动物毛屑等
B. 严重病例常合并慢性支气管炎
C. 镜下可见支气管壁平滑肌增生、肥大
D. 发作时引起呼气性呼吸困难常伴有哮鸣音
E. 哮喘发作时症状不会自行缓解，均须治疗才能缓解

31. 下列关于肺气肿后果的说法，正确的是
A. 自发性气胸　B. 呼吸衰竭
C. 全心衰竭　D. 慢性肺源性心脏病
E. 右心衰竭

32. 下列关于肺癌的扩散转移的说法，正确的是
A. 血行转移以脑、骨及肾上腺多见　B. 小细胞癌生长迅速，转移较早
C. 大细胞癌转移早而广泛　D. 周围型肺癌可直接侵犯胸膜
E. 肺鳞状细胞癌可直接侵犯胸膜

33. 下列选项中，符合大叶性肺炎的是
A. 多由肺炎链球菌引起　B. 属于浆液性炎
C. 可继发肺脓肿　D. 以肺泡炎症为主
E. 可继发肺肉质变

34. 下列关于肺气肿病变的肉眼观察的叙述，正确的是

A. 质较硬
B. 灰白色
C. 膨大、边缘钝圆
D. 指压后的压痕不易消退
E. 可形成大囊泡或肺大疱

35. 下列关于硅沉着病的叙述，错误的是
A. 直径大于 5μm 的硅尘颗粒致病性强
B. 硅酸导致巨噬细胞损伤
C. 硅结节内无免疫球蛋白
D. 纤维性结节是早期病变
E. 胸膜常无病变

36. 下列选项中，符合腺泡中央型肺气肿的是
A. 慢性细支气管炎是本型肺气肿发生的主要原因
B. 病变累及肺腺泡的各个部位
C. 与 $\alpha_1$-抗胰蛋白酶缺乏症无关
D. 肺腺泡中央区的呼吸性细支气管呈囊状扩张
E. 肺泡管、肺泡囊变化并不明显

37. 下列关于肺癌叙述，正确的是
A. 可分为中央型、周围型和弥漫型 3 种类型
B. 中央型肺癌最为常见
C. 周围型肺癌可侵犯胸膜
D. 隐匿性肺癌已有淋巴结转移
E. 肺腺癌是周围型肺癌最常见的类型

38. 下列选项中，符合硅沉着病病理变化的是
A. 易并发肺结核
B. 可引起肺间质纤维化
C. 早期硅结节在肺实质内
D. 硅结节中央可发生坏死
E. 硅结节由呈同心环状胶原纤维组成

39. 肺大疱的病变特点包括
A. 直径超过 2cm 的大囊泡
B. 常单个位于胸膜下
C. 常见于全腺泡型肺气肿
D. 小叶间隔破坏
E. 破裂后可引起自发性气胸

40. 下列关于肺癌致霍纳（Horner）综合征，正确的是
A. 肿块侵犯颈交感神经
B. 肿块侵犯颈神经根
C. 患侧瞳孔扩大
D. 患侧上睑下垂
E. 胸壁皮肤无汗

41. 下列关于纵隔常见肿瘤的叙述，正确的是
A. 胸腺瘤、恶性淋巴瘤多可见于前纵隔与上纵隔
B. 甲状腺病变、甲状旁腺腺瘤多见于前纵隔

C. 生殖细胞肿瘤多见于后纵隔

D. 中纵隔常见心脏肿瘤

E. 后纵隔多见于神经源性肿瘤

42. 下列关于硅沉着病致病因子的叙述，正确的是

A. 直径大于 5μm 的硅尘颗粒能被吸入肺泡，引起病变

B. 硅尘颗粒分散度愈高，被吸入机会愈多

C. 较大的硅尘颗粒被阻留于上呼吸道，并被清除掉

D. 吸入肺泡的硅尘颗粒首先引起肺淋巴系统病变

E. 吞噬硅尘后的巨噬细胞溶酶体膜破裂

43. 下列关于肺癌的肉眼类型的叙述，正确的是

A. 中央型肺癌起源于主支气管或叶支气管

B. 周围型肺癌起源于段以下支气管

C. 弥漫型肺癌起源于细支气管

D. 弥漫型肺癌亦可起源于肺泡上皮

E. 中央型肺癌早期就有淋巴结转移

44. 下列关于肺源性心脏病的叙述，正确的是

A. 多由慢性阻塞性肺气肿引起　　B. 持续性肺动脉高压是发病基础

C. 大循环淤血　　D. 肺淤血

E. 肺肌型小动脉壁增厚

45. 下列关于肺腺癌的叙述，正确的是

A. 患者常有大量吸烟史　　B. 肿块常位于胸膜下

C. 女性患者多见　　D. 发生淋巴结转移较中央型肺癌较晚

E. 常常累及胸膜

46. 下列关于肺心病病变的叙述，正确的是

A. 心尖钝圆、肥厚，主要由右心室构成　B. 肺动脉圆锥膨隆

C. 心脏横径增大，形成横位心　　D. 右心室向心性肥大

E. 右心室内乳头肌和肉柱显著增粗

47. 下列关于硅沉着病病因的叙述，正确的是

A. 硅沉着病是长期吸入大量游离二氧化硅引起的

B. 长期从事开矿、坑道作业的工人容易患此病

C. 脱离硅尘作业后，此病不继续发展

D. 肺的清除力与是否发病相关

E. 脱离硅尘作业后，病情可继续发展

48. 下列关于肺心病组织学病变的叙述，正确的是

A. 心肌细胞肥大，核大、深染
B. 部分心肌纤维可发生萎缩
C. 心肌间质可发生胶原纤维增生
D. 心肌细胞增生，数目增多
E. 部分心肌纤维可发生肌质溶解

49. 下列选项中，符合喉鳞状细胞癌特点的是
A. 通常发生于吸烟者
B. 大多发生于男性
C. 大多见于中老年人
D. 通常早期发生血行转移
E. 浸润型喉癌转移率高

50. 肺癌的副肿瘤综合征包括
A. 类癌综合征
B. 低血糖
C. 肺性骨关节病
D. 类库欣综合征
E. 肌无力综合征

51. 下列关于鼻咽未分化性鳞状细胞癌的临床病理特征的叙述，正确的是
A. 癌细胞呈实性片状或不规则巢状
B. 呈现淋巴上皮样癌
C. 对放射治疗不敏感
D. 细胞质丰富，细胞界限不清楚，呈合体状
E. 细胞核大，呈空泡状

## 六 案例分析题

（1~3 题共用题干）

死者，女，5岁。1周前受凉发热，咳嗽、咳痰；先是咳黏液，近2天咳嗽、咳痰加重，咳脓痰，并伴有呼吸困难。查体：体温39℃，脉搏156次/分，呼吸24次/分。急性病容，呼吸急促，面色苍白，口唇发绀，鼻翼扇动。听诊可闻及双肺散在中、小水泡音。心音低钝，心率156次/分，心律齐。实验室检查：白细胞计数 $20\times10^9$/L。X线检查：左、右肺下叶散在分布的灶状阴影。入院后经积极治疗症状未见减轻，之后患者很快出现了肝、脾大，病情逐渐加重，抢救无效死亡。尸检主要见左、右肺下背叶侧，肺表面和切面均见多灶状和小片分布的实变病灶。肝、脾和肾增大，被膜紧张。显微镜下：气管和左、右主支气管壁弥漫性炎症细胞浸润，以中性粒细胞为主。肺内实变病灶可见细支气管壁充血、水肿、中性粒细胞浸润，管腔内有大量脓细胞和渗出物，其周围肺泡腔内充满纤维素、水肿液和大量变性、坏死的中性粒细胞，部分区域病灶相互融合成片。肝小叶中央静脉和肝窦扩张淤血、脾淤血明显和肾髓质血管明显扩张淤血。

1. 从临床病史和尸检病理所见，该病例所患疾病有
A. 急性支气管炎
B. 支气管哮喘
C. 小叶融合性肺炎
D. 支气管扩张症

E. 大叶性肺炎　　F. 肺间质纤维化

2. 本病例尸检时肝、脾和肾增大。显微镜下：肝、脾和肾明显淤血。提示该病例有
   A. 急性右心衰竭　　B. 慢性左心衰竭
   C. 体循环淤血　　D. 右心排血量增多
   E. 有效循环血容量增加　　F. 肺间质纤维化

3. 本病例直接死亡的原因是
   A. 急性支气管炎致呼吸衰竭
   B. 小叶融合性肺炎致呼吸衰竭
   C. 小叶性肺炎，肺间质纤维化致呼吸衰竭
   D. 小叶融合性肺炎并发感染性休克
   E. 小叶融合性肺炎引起急性心力衰竭
   F. 肺间质纤维化致呼吸衰竭

## 参考答案与解析

### 一、A1 型题

1. B【解析】肺泡性肺气肿病变发生在肺腺泡内，因其常合并有小气道的阻塞性通气障碍，故也称阻塞性肺气肿。根据发生部位和范围，又将其分为腺泡中央型肺气肿、腺泡周围型肺气肿、全腺泡型肺气肿。

2. D【解析】小叶性肺炎又称支气管肺炎，病变多以细支气管为中心，受累细支气管和末梢肺组织壁充血水肿、中性粒细胞浸润，黏膜上皮细胞坏死脱落，腔内见中性粒细胞、脓细胞、脱落的肺泡上皮，故选 D。

3. A【解析】大叶性肺炎是主要由肺炎链球菌引起的以肺泡内弥漫性纤维素渗出为主的炎症，病变通常累及肺大叶的全部或大部。

4. A【解析】支气管扩张症是以肺内小支气管管腔持久性扩张伴管壁纤维性增厚为特征的慢性呼吸道疾病。

5. D【解析】慢性阻塞性肺部疾病是一组肺实质和小气道受损后，主要表现为慢性、反复发作性肺气道阻塞，并伴随临床上呼吸困难为特征的疾病。

6. B【解析】大叶性肺炎是主要由肺炎链球菌（占 90% 以上）引起的以肺泡内弥漫性纤维素渗出为主的病变，病变通常累及一个肺段或全部。

7. B【解析】大叶性肺炎红色肝样变期一般为发病后的 3~4 天进入此期。肉眼观，受累肺叶进一步肿大，质地出现发绀等缺氧症状及呼吸困难。

8. E【解析】支气管扩张症多继发于慢性支气管炎、麻疹和百日咳后的支气管肺炎及肺

结核病等。因反复感染，特别是化脓性炎症常导致管壁平滑肌、弹力纤维和软骨等支撑结构破坏；同时受支气管壁外周肺组织慢性炎症所形成的纤维瘢痕组织的牵拉及咳嗽时支气管腔内压的增加，最终导致支气管壁持久性扩张。

9. D【解析】大叶性肺炎是主要由肺炎链球菌感染引起的以肺泡内弥漫性纤维素性渗出为主要特征的纤维素性炎症，病变通常累及一个肺段或大部。小叶性肺炎常以细支气管为病变中心，故又称支气管炎。

10. C【解析】慢性支气管炎各级支气管壁浸润各种炎症细胞，以浆细胞、淋巴细胞为主，有时可见嗜酸性粒细胞。

11. B【解析】大叶性肺炎最常见的致病菌是肺炎链球菌，这种细菌在正常情况下寄生在人体的呼吸道表面，当身体的抵抗力下降时，这种细菌就会过度繁殖，从而导致疾病发生。

12. B【解析】慢性阻塞性肺疾病是一组慢性气道阻塞性疾病的统称，共同特点是肺实质与小气道受损伤导致慢性气道阻塞、呼气阻力增加以及肺功能不全。

13. C【解析】大叶性肺炎以肺泡腔内弥漫性纤维素渗出为特点，病变不同阶段可伴有红细胞、中性粒细胞等渗出。

14. A【解析】大叶性肺炎充血水肿期主要见于发病后1~2天。肉眼观，肺叶肿胀、充血，呈暗红色，挤压切面可见淡红色浆液溢出。镜下，肺泡壁毛细血管扩张充血，肺泡腔内可见浆液性渗出物，其中见少量红细胞、中性粒细胞、肺泡巨噬细胞。渗出物中可检出肺炎链球菌，此期细菌可在富含蛋白质的渗出物中迅速繁殖。选项A为红色肝样变期特点。

15. A【解析】支气管哮喘的病理变化中，管壁各层均可见嗜酸性粒细胞、单核细胞、淋巴细胞和浆细胞浸润，选项A正确，选项C、选项D错误。支气管哮喘是一种由各种内、外因素作用引发呼吸道变态反应引起的以支气管可逆性发作性痉挛为特征的慢性阻塞性炎性疾病，选项B错误。临床表现为反复发作的伴有哮鸣音的呼气性呼吸困难、咳嗽、胸闷等症状，选项E错误。

16. E【解析】肺心病是肺源性心脏病的简称，是老年常见病。具体地说，就是慢性支气管炎反复发作，发展成为阻塞性肺气肿，最后导致肺心病。本病演变的三个阶段如下：慢性支气管炎→阻塞性肺气肿→慢性肺心病。

17. D【解析】肺肉质变即机化性肺炎，属于大叶性肺炎的并发症。肺肉质变主要见于某些患者中性粒细胞渗出过少，其释出者的蛋白酶不足以及时溶解和消除肺泡腔内的纤维素等渗出物，则由肉芽组织予以机化（取代）。肉眼观病变部位肺组织变成褐色肉样纤维组织，称肺肉质变。

18. A【解析】支气管扩张症的基础是支气管壁的炎性损伤和支气管阻塞。炎症造成阻塞，阻塞又导致感染，互相影响，破坏了管壁的平滑肌、弹力纤维，甚至软骨，从而削弱管壁的支撑结构，引起支气管扩张症。

19. C【解析】全腺泡型肺气肿病变累及肺腺泡各个部位，从呼吸性细支气管、肺泡管、肺泡囊至肺泡均呈弥漫性扩张。

20. C【解析】大叶性肺炎灰色肝样变期是在发病后的第5~6天，肉眼观察见病变肺叶仍肿大，但充血消退，由红色逐渐转变为灰白色，质实如肝，故称灰色肝样变期。

21. C【解析】慢性支气管炎的常见并发症有慢性阻塞性肺气肿、慢性肺源性心脏病、呼吸衰竭等。

22. C【解析】大叶性肺炎灰色肝样变期的症状有咳嗽、咳脓性痰，缺氧症状减轻，仍有发热、乏力、胸痛等表现。

23. D【解析】慢性阻塞性肺气肿是多种因素引起的。慢性阻塞性肺气肿最常见的病因是慢性支气管炎，其次是支气管哮喘、支气管扩张症、职业性肺病（如硅尘沉着病、肺尘埃沉着病等）；此外，长期吸烟、大气污染、长期吸入有害化学气体和粉尘等，都是引起慢性气道阻塞，进而发展成为肺气肿的原因。

24. D【解析】小叶性肺炎是一种以肺泡和小叶间质炎症为主的肺部疾病，常见于2岁以下的幼儿。小叶性肺炎最常见的并发症是支气管炎和支气管扩张，但这些并发症非常少会导致患者死亡。相比之下，小叶性肺炎合并急性心力衰竭的患者死亡率较高。急性心力衰竭通常是由于小叶性肺炎引起呼吸窘迫，导致肺动脉压力升高、心脏负荷加重，从而触发心力衰竭。

25. B【解析】$\alpha_1$-抗胰蛋白酶是一种能够抑制胰蛋白酶活性的物质，如果体内缺乏$\alpha_1$-抗胰蛋白酶，则容易导致肺泡内的弹性纤维受到胰蛋白酶的损伤而破坏，从而引发肺气肿。

26. B【解析】大叶性肺炎并发症如下。①肺肉质变：亦称机化性肺炎，因病变肺组织呈褐色肉样外观而得名。②胸膜肥厚和粘连：大叶性肺炎时病变常累及局部胸膜伴发纤维素性胸膜炎，若胸膜及胸膜腔内的纤维素不能被完全溶解吸收而发生机化，则致胸膜增厚或粘连。③肺脓肿及脓胸：当病原菌毒力强大或机体抵抗力低下时，由金黄色葡萄球菌和肺炎链球菌混合感染者，易并发肺脓肿，并常伴有脓胸。④败血症或脓毒败血症：严重感染时，细菌侵入血液大量繁殖并产生毒素所致。⑤感染性休克：见于重症病例，是大叶性肺的严重并发症。

27. B【解析】肺肉质变是由于肺内炎性病灶中的中性粒细胞渗出过少，释放的蛋白酶量不足以溶解渗出物中的纤维素，大量未能被溶解吸收的纤维素即被肉芽组织取代而机化。

28. C【解析】小叶性肺炎的病变特点是肺内散在分布大小不等的以细支气管为中心的化脓性炎症。常散布于两肺各叶，尤以背侧和下叶病灶较多。病灶大小不等，直径多在1cm左右（相当于肺小叶范围），形状不规则，色暗红或带黄色。因各病灶发展阶段不同，故病变表现及严重程度均不一致，病变愈合后因病灶内纤维素渗出少而中性粒细胞多，故不形成肺肉质变。

29. C【解析】大叶性肺炎主要由肺炎链球菌引起，病变累及一个肺段以上肺组织，是以肺泡内弥漫性纤维素渗出为主的急性炎症。

30. B【解析】参见A1型题第28题解析。

31. B【解析】大叶性肺炎主要由肺炎链球菌引起，病变累及一个肺段及以上肺组织，是以肺泡内弥漫性纤维素渗出为主的急性炎症。病变起于局部肺泡，并迅速蔓延至一个肺段或整个肺叶，故此得名。多种细菌可引起大叶性肺炎，但绝大多数为肺炎链球菌。细菌在肺泡繁殖并引起炎症浸润和渗出。肺炎链球菌一般不引起肺组织结构破坏，病变消散后通常不留痕迹。少数患者因免疫机制不全，渗出的纤维蛋白吸收不完全，导致消散延迟，极少数可演变成机化性肺炎。

32. D【解析】小叶性肺炎主要由化脓性细菌引起，以肺小叶为病变单位的急性化脓性炎症，病变常以细支气管为中心。

33. A【解析】气管支气管上皮在反复受化学性刺激性气体或慢性炎症损害而反复再生时，就有可能发生鳞状上皮化生，这是一种适应性反应，通常仍是可复性的，但若刺激持续存在，则有可能成为常见的支气管鳞状细胞癌的基础。

34. E【解析】大叶性肺炎灰色肝样变期缺氧状况有所改善，临床症状开始减轻，痰液由铁锈色逐渐变成黏液脓性痰，X线及体征表现与红色肝样变期相似。

35. C【解析】肺气肿是各种原因引起的呼吸性细支气管、肺泡管、肺泡囊和肺泡过度充气膨胀，进而引起的肺组织弹性减弱、容积增大的疾病。

36. B【解析】喉癌转移一般发生较晚，常经淋巴道转移至颈淋巴结，多见于颈总动脉分叉处淋巴结。

37、38 B、C【解析】参见A1型题第17题解析。

39. C【解析】大叶性肺炎灰色肝样变期，肺泡腔内的红细胞被巨噬细胞吞噬、崩解后，形成含铁血黄素随痰液咳出，致使痰液呈铁锈色。

40. E【解析】大叶性肺炎最常见并发症有感染性休克、败血症、肺肉质变、肺脓肿和脓胸。肺脓肿由受累肺组织坏死液化而形成，在胸膜病变严重的时后，会发展成纤维素性化脓性胸膜炎，甚至脓胸。

41. A【解析】小叶性肺炎的病变特征是以细支气管为中心的肺组织化脓性炎症，选项A错误。

42. D【解析】选项A，表浅型和浸润型指肺癌病变的深度。选项B，特发型和家族型指肺癌的发病原因。选项C，巨块型、多结节型和弥漫型是指肺癌在影像学上的表现形式。选项D，中央型、周围型和弥漫型指肺癌在肺内的位置。中央型肺癌多发生于支气管周围区域；周围型肺癌多发生于肺组织的外周区域；而弥漫型肺癌则没有明显的局部病变，常以呼吸道狭窄、胸腔积液等为主要表现。选项E，息肉型、菜花型和浸润型指肺癌肉眼形态的表现。只有选项D是根据肿瘤在肺内的发生部位分类的。

43. D【解析】小叶性肺炎并发症较常见的有呼吸功能不全、心力衰竭、脓毒血症、支气管扩张症、肺脓肿、脓胸等。肺肉质变即机化性肺炎，属于大叶性肺炎的并发症。

44. C【解析】病理组织学诊断依据为病毒包涵体。病毒包涵体特点：上皮细胞胞质内或胞核内，圆形或椭圆形，约红细胞大小，嗜酸性或嗜碱性染色，其周围可见清晰的透明晕。有可肯定诊断，没有不能否定。

45. E【解析】小叶性肺炎是以肺小叶为单位的灶状急性化脓性炎症。病灶多以细支气管为中心，双肺出现散在分布的多发性实变，尤以双肺小叶及背侧较多。病灶互相融合成片。本题要选择最能反映病变特征的，故选 E。

46. E【解析】肺炎支原体肺炎不易与病毒性肺炎鉴别，但可由患者痰液、鼻分泌物及咽拭子培养出肺炎支原体而诊断。

47. B【解析】因大叶性肺炎是肺泡腔内以纤维蛋白渗出为主的急性炎症，肺泡壁结构不受破坏，当肺泡腔内渗出物溶解消散时，肺组织可完全恢复正常结构和功能。

48. C【解析】病毒性肺炎镜下通常表现为肺泡间隔显著增宽，肺泡壁毛细血管扩张充血、间质水肿及淋巴细胞、单核细胞浸润；肺泡腔内一般无渗出物或仅有少量浆液。

49. E【解析】肺癌的主要组织学分型如下。①来源于支气管上皮的癌。②来源于细支气管上皮和Ⅱ型肺泡细胞的癌。③来源于神经内分泌细胞的癌。④来源于支气管黏膜下分泌腺的癌。其中，来源于神经内分泌细胞的癌可呈现神经内分泌肿瘤相关标志物阳性，包括类癌、非典型类癌、大细胞神经内分泌癌和小细胞癌。因此本题答案为 E。

50. D【解析】由流感病毒、麻疹病毒和腺病毒引起的肺炎，其肺泡腔内渗出的浆液性渗出物常浓缩并受空气挤压，形成薄层红染的膜状物贴附于肺泡内表面，即透明膜形成。

51. D【解析】慢性支气管炎的患者，其支气管上皮细胞出现变性坏死，上皮再生修复时，杯状细胞增多，同时，黏膜下腺体增生，浆液腺的黏液腺化生，分泌的黏液潴留在支气管内形成痰液，使患者咳痰增多。

52. E【解析】慢性支气管炎是由感染或非感染因素引起的气管、支气管黏膜及其周围组织的慢性非特异性炎症。

53. A【解析】病毒性肺炎时，细支气管上皮和肺泡上皮增生、肥大，并可融合形成多核巨细胞，故称为巨细胞肺炎，常见于麻疹性病毒性肺炎。

54. E【解析】支气管扩张症的发病因素是支气管的慢性炎症堵塞气管，导致气管组织结构破坏，进而引起的病理性改变。

55. B【解析】肺癌的组织学类型主要包括鳞状细胞癌、腺癌、神经内分泌癌和大细胞癌，其中鳞状细胞癌最常见，占 50%~70%。

56. C【解析】纤维支气管镜检查是早期诊断肺癌的最重要手段，能确定病灶部位、肿瘤侵袭范围和细胞类型，对选择手术方式，制定放、化疗方案及判断预后有重要的指导作用。

57. D【解析】慢性支气管炎常见于中老年人群，主要临床特征为反复发作的咳嗽、咳痰或伴有喘息症状，且症状每年至少持续 3 个月，连续 2 年以上。病情持续多年者常并发严重影响健康的肺气肿及慢性肺源性心脏病。

58. D【解析】病毒性肺炎常表现为肺泡间隔显著增宽，肺泡壁毛细血管扩张充血、间质水肿及淋巴细胞、单核细胞浸润。

59. D【解析】肺气肿是指终末细支气管远端的气道组织弹性减退，过度膨胀、充气和肺容积增大或伴有肺泡壁和细支气管破坏的病理状态。

60. D【解析】小细胞肺癌（SCLC）是最常见的易伴发副肿瘤综合征的恶性肿瘤。SCLC 相关性副肿瘤综合征可出现内分泌与神经等系统临床表现。

61. D【解析】灰色肝样变期镜下见肺泡腔内渗出大量的纤维蛋白，相邻肺泡纤维蛋白丝经肺泡间孔互相连接的现象更为多见；纤维蛋白网中有大量中性粒细胞，因肺泡壁毛细血管受压迫，肺泡腔内很少见到红细胞。此期肺泡虽仍不能充气，但病变肺组织内因肺泡间隔毛细血管受压，血流量显著减少，使静脉血氧含量不足反而减轻，故缺氧状况得以改善。

62. E【解析】肺炎支原体肺炎是由肺炎支原体感染引起的肺部急性炎症。肺炎支原体肺炎的确诊方法是痰液中或支气管灌洗液中培养分离出肺炎支原体。

63. D【解析】参见 A1 型题第 17 题解析。

64. B【解析】军团菌肺炎于 1976 年首次暴发流行于参加费城退伍军团会议的人员，故而得名，并非指常见于军队。

65. A【解析】急性呼吸窘迫综合征发病的共同基础是肺泡和毛细血管的急性损伤。肺损伤可以是直接的，如肺炎、误吸、毒气的吸入、胸部创伤等导致物理化学性损伤，而更多见的则是间接性肺损伤。

66. D【解析】先天性肺囊肿的囊壁厚薄不一，直径多在 2～10cm，由柱状或假复层纤毛上皮细胞组成，如果发生感染则可为扁平上皮所覆盖，部分为炎症肉芽组织；外层有弹力纤维、平滑肌纤维、黏液腺、软骨组织及结缔组织。部分肺囊肿找不到黏液腺及软骨，但有明确的柱状及假复层纤毛上皮细胞等组织结构，这是因为囊肿发生在肺泡的末梢支气管的缘故，故仍应诊断为先天性支气管源性肺囊肿。因囊肿无呼吸通气功能，囊壁组织内无炭末色素沉着，此为先天性囊肿的特征，易与后天囊肿鉴别。

67. D【解析】肺瘢痕癌是一种继发于肺基础性疾病的恶性肿瘤，是瘢痕组织内及其周围的细支气管-肺泡上皮异型增生和癌变的一种特殊类型的周围型肺癌。其组织学分型多为腺癌，但其中少数亦可为鳞癌，分型大多属于周围型。

68. C【解析】咳铁锈色痰是大叶性肺炎的特征；咳血丝痰可见于多种肺部疾病，肺癌早期可以表现为咳血丝痰；慢性支气管炎时，因支气管黏膜受炎症刺激及分泌的黏液增多而出现咳嗽，咳白色黏液泡沫痰；小叶性肺炎可表现为咳黏液脓痰；化脓性细菌感染时，常咳黄绿色脓痰。

69. B【解析】肺鳞癌是起源于大支气管黏膜上皮细胞的非小细胞肺癌，通常发生在中央部位。

70. B【解析】慢性支气管炎病理变化：早期，病变常限于较大的支气管，随病情进展逐渐累及较小的支气管和细支气管。主要病变：①呼吸道黏液-纤毛排送系统受损，纤毛柱状上皮变性、坏死、脱落，再生的上皮杯状细胞增多，并发生鳞状上皮化生。②黏膜下腺体增生肥大和浆液性上皮发生黏液腺化生，导致分泌黏液增多。③管壁充血水肿，淋巴细胞、浆细胞浸润。④管壁平滑肌断裂、萎缩（喘息型者，平滑肌束增生、肥大），软骨可变性、萎缩或骨化。

71. D【解析】病毒性感染和支原体感染都属于间质性肺炎，病毒性肺炎常常为上呼吸道病毒感染向下蔓延所致。

72. B【解析】支气管扩张症因反复感染，特别是化脓性炎症，常导致管壁平滑肌、弹力纤维和软骨等支撑结构破坏；同时受支气管壁外周肺组织慢性炎症所形成的纤维瘢痕组织的牵拉及咳嗽时支气管腔内压的增加，最终导致支气管壁持久性扩张。

73. C【解析】由化脓性细菌引起的以肺小叶为病变单位，以细、小支气管为病变中心的急性化脓性炎症称为小叶性肺炎，选项 C 错误。

74. D【解析】慢性支气管炎常有以下三种并发症。①阻塞性肺气肿：慢性支气管炎为阻塞性肺气肿的基础性疾病，而阻塞性肺气肿又为慢性支气管炎的最常见的并发症，两者关系密切，阻塞性肺气肿在功能代偿期间虽有肺动脉高压及右心肥大，但无心力衰竭表现，若进一步加重会并发肺心病，诱发心力衰竭。②支气管肺炎：慢性支气管炎蔓延至支气管周围肺组织中就发生支气管肺炎，这时患者有寒战、发热、咳嗽增剧，痰量增加且呈脓性等症状，实验室检查可见血白细胞计数及中性粒细胞占比升高，X 线检查可见双肺下野有斑点或小片状阴影。③支气管扩张症：慢性支气管炎反复发作支气管黏膜充血、水肿，形成溃疡，管壁纤维增生，管腔或多或少变形，或扩张，或狭窄。

75. E【解析】在肺气肿类型中，常见的类型为腺泡中央型肺气肿，以中老年吸烟者或有慢性支气管炎病史者多见。

76. C【解析】硅结节的形成过程大致分为三个阶段：①细胞性结节，由吞噬硅尘的巨噬细胞局灶性聚积而成，巨噬细胞间有网状纤维，这是早期的硅结节。②纤维性结节，由成纤维细胞、纤维细胞和胶原纤维构成。③玻璃样结节，玻璃样变性从结节中央开始，逐渐向周围发展，往往在发生玻璃样变性的结节周围又有新的纤维组织包绕。镜下，典型的硅结节由呈同心圆状或旋涡状排列的、已发生玻璃样变性的胶原纤维构成。结节中央往往可见内膜增厚的血管。

77. B【解析】急性呼吸窘迫综合征时，肺透明膜形成，可伴有肺间质纤维化，进而导致以肺容积减少、肺顺应性降低和严重通气/血流比例失调为主的病理生理改变。

78. E【解析】硅沉着病的基本病变是肺及肺门淋巴结内硅结节形成和肺间质弥漫性纤维化。

79. B【解析】石棉沉着病易并发恶性胸膜间皮瘤和肺癌。石棉具有致癌性，据统计，石棉肺并发肺癌者高达12%～17%，尤其以并发恶性胸膜间皮瘤者多见。

80. D【解析】慢性阻塞性肺疾病是一组以肺实质与小气道受到病理损伤后，导致慢性不可逆性气道阻塞、呼气阻力增加、肺功能不全为共同特征的肺疾病的统称。

81. D【解析】肺源性心脏病（简称肺心病）主要是支气管-肺组织或肺动脉血管病变所致肺动脉高压引起的心脏病。间质性肺炎长期并发肺动脉高压，而引起肺心病。

82. C【解析】肺是其他部位原发癌症最易转移的部位之一，据统计，20%～30%的癌症患者会出现肺转移，因为肺对于全身循环的血液拥有非常广泛的接触面积，还是淋巴系统的重要组成部分。

83. D【解析】慢性肺源性心脏病的心脏病理变化主要为右心室的改变，镜下观心肌细胞肥大、增宽，核增大着色深，也可见因缺氧而出现肌纤维萎缩、肌浆溶解、横纹消失，间质水肿和胶原纤维增生等病变。

84. E【解析】慢性支气管炎中期，流速多为正常，但有些小气道功能发生异常。随着病情加重，气道狭窄，阻力增加，常规通气功能检查可有不同程度的异常。缓解期，大多恢复正常。随着疾病发展，气道阻力增加，成为不可逆性气道阻塞。

85. E【解析】呈肺炎样外观的肺癌，一般呈附壁样生长方式。附壁结构属于肺腺癌的一种组织学亚型，因其影像学类似于肺炎样改变，而且容易与肺炎相混淆。

86. B【解析】慢性支气管炎最常见的并发症如下。①肺气肿：反复的支气管炎症会造成肺泡管肺泡囊等气腔增大过度膨胀，而气道弹性减退，从而造成肺气肿。②慢性肺源性心脏病：由于慢性支气管炎合并阻塞性肺气肿，对肺动脉血管产生了影响，导致肺动脉血管阻力加大，肺动脉压增高，从而使心脏扩张，并发肺源性心脏病。

87. D【解析】腺癌细胞产生于细支气管上皮的纤毛细胞、黏液细胞或柱状细胞，或产生于Ⅱ型肺泡细胞。

88. D【解析】Wegener肉芽肿是一种系统性、坏死性肉芽肿血管炎，主要累及上、下呼吸道及肾，也常累及全身小动脉、静脉及毛细血管而产生相应的临床表现。

89. D【解析】肺癌的淋巴道转移：一般最早转移到支气管旁或同侧的肺门淋巴结，还可以转移到同侧纵隔淋巴结、隆突下淋巴结以及对侧的纵隔淋巴结、对侧肺门淋巴结、同侧和对侧的锁骨上淋巴结等。

90. D【解析】支气管哮喘时，支气管管壁各层均可见嗜酸性粒细胞、淋巴细胞和浆细胞浸润，选项D错误。

91. D【解析】新生儿呼吸窘迫综合征又称新生儿肺透明膜病，系指因肺表面活性物质不足导致进行性肺不张，出生后不久即出现进行性呼吸困难、发绀、呼气性呻吟、吸气性三凹征和呼吸衰竭。主要见于早产儿，胎龄越小，发病率越高，胎龄37周者<5%、32～34周者为15%～30%、小于28周者为60%～80%。此外，糖尿病母亲婴儿、剖宫产儿、双胎的第

二婴和男婴，新生儿呼吸窘迫综合征的发病率也高。

92. B【解析】肺朗格汉斯细胞组织细胞增生症是一组罕见的疾病，由于朗格汉斯细胞异常增生、浸润，导致肺部结节、囊样改变，最终导致肺纤维化。本病主要累及20~40岁的吸烟人群，病因不明，亦无特异性治疗。

93. B【解析】硅结节形成的初始阶段是由吞噬硅尘的巨噬细胞聚集组成，继而成纤维细胞增生，使之发生纤维化。

94. C【解析】支气管扩张症病因及发病机制：支气管扩张症多继发于慢性支气管炎、麻疹和百日咳后的支气管肺炎及肺结核病等。因反复感染，特别是化脓性炎症，常导致管壁平滑肌、弹力纤维和软骨等支撑结构破坏；同时受支气管壁外周肺组织慢性炎症所形成的纤维瘢痕组织的牵拉及咳嗽时支气管腔内压的增加，最终导致支气管壁持久性扩张。此外，先天性及遗传性支气管发育不全或异常时，因支气管壁的平滑肌、弹力纤维和软骨薄弱或缺失，管壁弹性降低易致支气管扩张，如巨大气管支气管扩张症。常染色体隐性遗传性胰腺囊性纤维化病常合并肺囊性纤维化，患者因末梢肺组织发育不良，细小支气管常呈柱状及囊性扩张，且腔内有黏液栓塞，故常继发肺部感染和间质纤维化。

95. E【解析】肺炎支原体是一种介于细菌和病毒之间的、具有某些细菌特性的微小病原体。痰、鼻分泌物及咽拭子培养出肺炎支原体可确诊肺炎支原体肺炎。

96. C【解析】错构瘤是支气管和肺的瘤样畸形，较常见，一般见于成年人，男性为多，往往不引起症状，大多在体检时偶然发现；通常为单个，也可为多个。大体上肿瘤边界清楚，与肺组织之间常有纤维性包膜分离，质地较硬，大小不等。显微镜下，瘤组织主要由呈岛状分布的成熟软骨组成，其间杂乱混有脂肪、平滑肌组织和黏液样纤维组织，并见纤毛上皮或无纤毛的呼吸上皮内衬的不规则裂隙或腺样结构，有的可见支气管壁腺体混杂其中。软骨成分可钙化。肿瘤组织内无炭末沉着是错构瘤的特征。

97. C【解析】肺肉质变是大叶性肺炎的一种病理表现，也就是其并发症，即机化性肺炎，主要是受到了主要由肺炎链球菌感染引起的肺部炎症反应。

98. C【解析】支气管扩张症是支气管或小支气管持久不可复性扩张，并伴有长期反复感染的肺部慢性疾病。病变特点是支气管的慢性化脓性炎症。

99. A【解析】病毒性肺炎常为上呼吸道感染病毒向下蔓延所致，引起该类肺炎的常见病毒有流感病毒，其次为呼吸道合胞病毒、腺病毒、副流感病毒、麻疹病毒、单纯疱疹病毒、巨细胞病毒等。在上皮细胞和多核巨细胞胞质或胞核内可见病毒包涵体，这是诊断病毒性肺炎的主要根据。

100. D【解析】支气管造影是确诊支气管扩张症的影像学检查，因其为创伤性检查，现已被高分辨率CT检查取代。

101. B【解析】大叶性肺炎时，由于炎症未破坏肺泡壁结构，无组织坏死，故最终肺组织可完全恢复正常的结构和功能。

102. A【解析】慢性支气管炎的患者，其支气管上皮细胞出现变性坏死，上皮再生修复时，杯状细胞增多，同时，黏膜下腺体增生，浆液腺的黏液腺化生，分泌的黏液潴留在支气管内形成痰液，使患者咳痰增多。

103. D【解析】腺癌是女性肺癌最常见的类型，多为非吸烟者。肺腺癌通常发生于较小支气管上皮，故大多数（65%）为周围型肺癌。肿块通常位于胸膜下，境界不甚清晰，常累及胸膜（77%）。腺癌伴纤维化和瘢痕形成较多见，有人称此为瘢痕癌，并认为是对肿瘤出现的间质胶原纤维反应。

104. A【解析】支气管扩张症的病变特征：肉眼观，病变的支气管可呈囊状或圆柱状扩张，病变可局限于一个肺段或肺叶，也可累及双肺，以左肺下叶最多见。扩张的支气管、细支气管可呈节段性扩张，也可连续延伸至胸膜下，扩张的支气管数目多少不等，多者肺切面可呈蜂窝状。扩张的支气管腔内可见黏液脓性渗出物或血性渗出物，若继发腐败菌感染可带恶臭，支气管黏膜可因萎缩而变平滑，或因增生肥厚而呈颗粒状。

105. C【解析】硅肺是由长期吸入大量二氧化硅粉尘微粒引起的。硅尘粒子愈小，分散度愈高，在空气中的沉降速度愈慢，被吸入的机会愈多，致病作用亦愈强，选项A错误。硅肺早期的病变，不是循气道蔓延，而是硅尘被肺巨噬细胞吞噬后，沿淋巴道首先到达肺门淋巴结，引起淋巴结的病变。肺内病变与淋巴回流受阻有关。因此与一般吸入引起的以肺下叶，尤其是背侧为重的病变分布不同，选项D错误。硅肺性空洞是融合成团块状的硅结节中央由于缺血、缺氧从而发生坏死、液化而成，并非合并结核病的结果。后者若出现空洞，则称硅肺结核性空洞，选项B错误。早期硅结节是由吞噬硅尘的巨噬细胞局灶性聚积而成，所以是一种肉芽肿性病变，选项C正确。根据肺内硅结节的数量、大小、分布范围及肺纤维化程度，将硅肺分为三期，选项E错误。

106. B【解析】肺鳞癌又称肺鳞状上皮细胞癌，包括梭形细胞癌，是最常见的类型，占原发性肺癌的40%~51%。肺鳞癌多见于老年男性，与吸烟有密切关系。肺鳞癌以中央型肺癌多见，并有气管腔内生长的倾向，肺鳞癌早期常引发支气管狭窄或阻塞性肺炎。肺鳞癌生长缓慢，转移晚，手术切除机会较多，5年生存率较高，肺鳞癌对放疗、化疗不如小细胞癌敏感。

107. C【解析】小叶中央型肺气肿，是终末细支气管或一级呼吸性细支气管炎症导致管腔狭窄，其远端的二级呼吸性细支气管呈囊状扩张，其特点是囊状扩张的呼吸性细支气管位于二级肺小叶的中央区。

108. C【解析】哮喘发作时，由于细支气管痉挛和黏液栓的阻塞，可导致呼气性呼吸困难、喘息、胸闷，伴有喘鸣音，反复发作可引起胸廓变形及肺气肿。

109. D【解析】慢性肺源性心脏病在我国常见，患病率接近0.5%。最常引起肺心病的是慢性阻塞性肺疾病，其中以慢性支气管炎并发阻塞性肺气肿最常见，占80%~90%。

110. A【解析】肺癌脑转移的发生率较高，肺癌脑转移是肿瘤细胞通过血行转移至脑部并沉淀，在适当的环境下，形成的脑的转移瘤。

111. C【解析】肺炎支原体肺炎是由肺炎支原体引起的一种急性间质性肺炎，寄生于人体的支原体有数十种，但仅有肺炎支原体对人体致病，引起呼吸道感染。儿童和青少年发病率较高，秋、冬季发病较多。病变主要发生于肺间质，故病灶实变不明显，常呈节段性分布。

112. A【解析】肺癌脑转移就是肺癌细胞通过血液流动转移到脑部，是肺癌晚期的表现。血行转移最常见的部位有骨、肝、脑，其次为肾上腺、皮下组织等。

113. B【解析】考核要点是肺气肿的发病原因及特点。肺气肿的发病原因：①阻塞性通气障碍。②细支气管支撑组织破坏。③$\alpha_1$-抗胰蛋白酶水平降低。故选项 B 正确。

114. A【解析】细支气管因管壁薄，炎症易向管壁周围组织及肺泡扩展，导致细支气管周围炎，而且还可发生纤维闭塞性细支气管炎，是引起慢性阻塞性肺气肿的病变基础。

115. E【解析】慢性肺源性心脏病是由慢性肺部疾病引起的，以心脏功能和结构改变为特点的综合征。常见的原发性肺部疾病包括慢性阻塞性肺疾病、肺纤维化等。长期肺部疾病导致氧供减少和二氧化碳排出障碍，使得肺动脉压力升高，最终导致右心室负荷加重和右心室功能失代偿，形成慢性肺源性心脏病。选项 E 是急性肺栓塞的一种类型，根据其定义不属于慢性肺源性心脏病范畴，其余选项都是慢性肺源性心脏病的常见临床表现。

116. B【解析】全腺泡型肺气肿发生可能与遗传性 $\alpha_1$-抗胰蛋白酶缺乏有关，呼吸性细支气管、肺泡管、肺泡囊和肺泡都扩张，含气小囊布满肺腺泡内。

117. B【解析】肺褐色硬化：长期的左心衰竭和慢性肺淤血，会引起肺间质网状纤维胶原化和纤维结缔组织增生，使肺质地变硬，加之大量含铁血黄素的沉积，肺呈棕褐色，称为肺褐色硬化。二尖瓣狭窄肺充盈增多，肺淤血，可见肺褐色硬化。

118. C【解析】支气管扩张症是指支气管出现的持久性扩张。肉眼观，多累及一个或多个肺段，Ⅲ～Ⅳ级小支气管。病变支气管可呈圆柱状或囊状扩张，可使肺呈蜂窝状。扩张的管腔内见黄绿色或血性渗出物。周围肺组织萎陷、纤维化和肺气肿。

119. D【解析】小细胞癌是一种低分化的神经内分泌肿瘤。由此可见，小细胞神经内分泌癌就是小细胞癌。

120. D【解析】腺泡周围型肺气肿：又称隔旁肺气肿，呼吸性细支气管基本正常，而远端位于其周围的肺泡管和肺泡囊扩张，若肺泡间隔破坏严重，气囊腔融合形成直径超过 1cm 的大囊泡而形成大泡性肺气肿，多见于肺边缘胸膜下。

121. D【解析】肺结核是硅肺常见的严重并发症，高达 20%～50% 硅肺患者并发肺结核，并且随着硅肺病期的进展而增加，Ⅰ～Ⅱ期并发肺结核者为 10%～30%，Ⅲ期达 50%～90%。硅肺直接死因中肺结核占 45%。硅肺并发肺结核时，会相互促进，加速恶化。常出现发热等毒性症状，咯血是症状之一。痰中可找到结核分枝杆菌。

122. E【解析】硅沉着病的病理特点是早期以肺门淋巴结病变为主，肺组织内有硅结节形成和弥漫性间质纤维化。

123. C【解析】硅结节形成的初始阶段是由吞噬硅尘的巨噬细胞聚集组成，继而成纤维细胞增生，使之发生纤维化。

124. E【解析】病毒性肺炎主要表现为肺间质的炎症，显微镜下通常表现为肺泡间隔明显增宽，其内血管扩张充血，淋巴细胞、单核细胞浸润，肺泡腔内一般无渗出物或仅有少量浆液。细支气管上皮和肺泡上皮可增生、肥大，可形成多核巨细胞，增生的上皮细胞和多核巨细胞内可见病毒包涵体，检查时发现病毒包涵体是病理组织学诊断病毒性肺炎的重要依据。

125. B【解析】当颈部或胸腹腔部位存在肿瘤细胞时，可能会通过淋巴道转移至颈部淋巴结，引起颈部淋巴结肿大等相应症状。颈部淋巴结转移癌约占颈部恶性肿瘤总数的3/4。肿瘤细胞起源的地方称为原发灶，而这些颈部淋巴结转移癌的原发灶绝大部分在头颈部，尤其以鼻咽癌和甲状腺癌的转移最为多见。

126. E【解析】气管支气管上皮在反复受化学性刺激性气体或慢性炎症损害而反复修复再生时，就有可能发生鳞状上皮化生，这是一种适应性反应，通常仍是可复性的，但若持续存在，则有可能成为常见的支气管鳞状细胞癌的基础。

127. D【解析】弥漫型附壁结构型腺癌常累及数叶或双肺，部分呈肺炎样，故称肺炎样型，呈一个或多个叶、段的实变，常合并多叶段的小斑片影或腺泡样结节，并常可见支气管气相和空泡征后两型，也常合并称弥漫型。

128. E【解析】几乎所有的胸腺瘤都发生在成人，儿童十分少见，选项C错误。胸腺瘤的常见部位是前上纵隔，偶见于后纵隔、颈部、甲状腺内、肺门、肺内、胸膜，发生在胸膜者呈间皮瘤的形态，选项B错误。胸腺类癌具有一定的临床病理特征，是胸腺的神经内分泌细胞来源，其形态特征及生物学行为与身体其他部位的类癌相似，尤其是前肠部位来源的类癌，选项A错误。胸腺上皮细胞CK和上皮膜抗原（EMA）多阳性，选项D错误。几乎所有的胸腺瘤都是由肿瘤性上皮和非肿瘤性淋巴细胞混合组成，选项E正确。

129. E【解析】慢性肺源性心脏病发病的主要环节就是肺动脉高压，主要是由于肺部感染诱发的肺内毛细血管结构改变，体液因子发生变化，使肺血管阻力逐渐增加，肺动脉血管重塑，长期慢性缺氧、呼吸性酸中毒也会使肺血管收缩、痉挛，进而导致慢性肺源性心脏病。

130. B【解析】肺小细胞癌起源于神经内分泌细胞，与吸烟关系密切，可伴有异位激素分泌，恶性度高，转移早，5年生存率低。

131. E【解析】腺泡中央型肺气肿病变累及肺泡的中央部分，呼吸性细支气管最明显，呈囊状扩张，而肺泡管、肺泡囊变化不明显。

132. E【解析】慢性阻塞性肺气肿肉眼观表现：肺体积显著膨大，表面可见肋骨压痕，肺组织柔软而缺乏弹性，色灰白，切面因肺气肿类型不同，所见囊腔的大小、分布的部位及范围均有所不同，累及部位肺组织呈蜂窝状，捻发音增强。

133. C【解析】肺气肿是末梢肺组织（呼吸性细支气管、肺泡管、肺泡囊和肺泡）因含气量过多伴肺泡间隔破坏，肺组织弹性减弱，导致肺体积膨大、通气功能降低的一种疾病状态，是支气管和肺部疾病最常见的并发症。

134. E【解析】石棉沉着病又称石棉肺，病变特点是肺间质弥漫性纤维化，石棉小体形成及脏胸膜肥厚，壁胸膜形成胸膜斑。肺部病变以双肺下叶为著。

135. E【解析】肺炎支原体肺炎可影响整个呼吸道，引起支气管炎和肺炎，病变常累及肺叶组织，下肺叶较常见，但也偶尔累及双肺，气管和支气管肺泡腔可有黏液渗出，胸膜一般不受累。

136. B【解析】硅尘颗粒的大小是致病的重要因素，一般认为，硅尘颗粒直径>5μm 者经过上呼吸道时易附着于黏膜表面，大多数被黏液-纤毛排送系统清除出体外；而硅尘颗粒直径<5μm 者则可被吸入肺内直达肺泡，并被聚集于肺泡间隔或支气管周围的巨噬细胞吞噬，形成早期硅肺的细胞性结节。硅尘颗粒越小致病力越强，其中以直径 1~2μm 者致病性最强。

137. B【解析】病毒性肺炎是由病毒感染引起的肺部疾病。根据临床和影像学表现，病毒性肺炎的肉眼特点主要为网状或不规则斑片状病变，选项 B 正确。这些病变通常分布在两肺的外带和下叶。此外，还可能出现渗出性病变，如肺泡渗出、肺泡壁增厚。其余选项中，小叶融合性病变是指肺实质纤维化后的表现，通常与慢性肺疾病相关；大叶性病变一般由细菌感染引起，常见于克雷伯菌感染；结节状病变通常由肿瘤引起，如原发性肺癌、转移性肺癌。

138. D【解析】肺内巨噬细胞在吞噬硅尘过程中被激活和损伤，激活和崩解的巨噬细胞可释放多种炎症介质，促使更多的巨噬细胞增生和聚集。因而早期硅结节是由吞噬硅尘的巨噬细胞聚集而成。

139. C【解析】肺炎支原体肺炎的检查主要有血常规、病原学检查、胸部 X 线检查，这些检查中有代表意义的指标为血白细胞计数、肺炎支原体抗体以及 X 线检查的肺部表现。血常规一般白细胞计数和分类计数可能不高。病原学检查血清支原体抗体 IgM 是支原体感染后最早出现的特异性抗体，一般发病后 1~2 天即可出现阳性结果。因此，病原学检查有利于早期临床诊断，是目前诊断支原体感染采用的首选方法。

140. B【解析】石棉肺易并发恶性胸膜间皮瘤和肺癌，亦可并发胃癌、喉癌者。石棉具有致癌性，据统计，石棉肺并发肺癌者高达 12%~17%，尤其以并发恶性胸膜间皮瘤者多见。

141. A【解析】在增生的上皮细胞和多核巨细胞内可见病毒包涵体。病毒包涵体呈圆形或椭圆形，其周围常有一圈清晰的透明晕，其在细胞内出现的位置常因感染病毒的种类不同而异；腺病毒、单纯疱疹病毒和巨细胞病毒感染时，病毒包涵体位于上皮细胞的核内并呈嗜碱性；呼吸道合胞病毒感染时，位于胞质且呈嗜酸性；麻疹肺炎时，胞核和胞质内均可见病毒包涵体。检出病毒包涵体是病理组织学诊断病毒性肺炎的重要依据。

142. B【解析】硅尘进入肺泡后，被巨噬细胞吞噬，然后进入淋巴系统，到达肺门淋巴结。首先引起肺门淋巴结的纤维组织增生，形成硅结节。随着尘细胞的不断堆积，造成淋巴管的阻塞及淋巴液的淤滞，逆流至胸膜下淋巴管，从而引起肺泡间隔和血管、支气管周围尘细胞聚集，发生纤维化，产生硅结节。

143. B【解析】支气管扩张症是一种慢性气道疾病，其主要特征是气道的异常扩张和破坏，导致呼吸困难、咳嗽、咳痰等症状。而弥漫性肺气肿则是一种肺部疾病，其主要特征是肺泡壁的破坏和肺组织的气肿，导致呼吸功能减退等症状。由于支气管扩张和弥漫性肺气肿都与肺部气道和肺泡结构的破坏有关，因此二者经常同时存在，并且相互影响。其余选项虽然也可能与支气管扩张症相关，但并不是其常见的并发症。

144. D【解析】慢性肺源性心脏病简称肺心病，发病年龄多在 40 岁以上，且随年龄增长，患病率增高，多在寒冷季节发病。最常引起肺心病的是慢性阻塞性肺疾病。

145. D【解析】周围型细胞癌起源于肺段或其远端支气管，在靠近肺膜的肺周边部形成孤立的结节状或球形癌肿块，直径通常在 2~8cm，与支气管的关系不明显。

146. D【解析】肺癌沿淋巴道转移时，首先转移到肺门淋巴结，以后为支气管肺淋巴结，进而转移到纵隔、锁骨上、腋窝、颈部淋巴结。

147. A【解析】硅肺是长期吸入大量含游离二氧化硅（$SiO_2$）粉尘微粒所引起的以肺纤维化为主要病变的全身性疾病。病因：直径小于 5μm 的硅尘颗粒，硅尘颗粒越小致病力越强，其中以直径 1~2μm 者致病性最强。

148. C【解析】肺癌淋巴道转移常发生较早，且扩散速度较快；癌组织首先转移到支气管旁、肺门淋巴结，再扩散到纵隔、锁骨上、腋窝及颈部淋巴结。肺癌血行转移常见于脑、肾上腺、骨等器官和组织。

149. C【解析】大细胞癌多发生于大支气管，肿块常较大。镜下见癌组织常呈实性团块或片状，或弥漫分布；癌细胞体积大，胞质丰富，通常均质淡染，也可呈颗粒状或胞质透明。核圆形、卵圆形或不规则形，染色深，异型明显，核分裂象多见。

150. C【解析】鳞状细胞癌为肺癌中最常见的类型之一，其中 80%~85% 为中央型肺癌。患者绝大多数为中老年男性，且大多有吸烟史，选项 A、选项 D 错误，选项 C 正确。小细胞癌多为中央型，选项 B 错误。肺癌多为周围型肺癌，选项 E 错误。

151. A【解析】硅肺的病理特点是早期以肺门淋巴结病变为主，肺组织内有硅结节形成和弥漫性间质纤维化。

152. A【解析】急性呼吸窘迫综合征是在严重感染、休克、创伤、烧伤等疾病过程中，肺毛细血管内皮细胞和肺泡上皮细胞炎症性损伤造成的弥漫性肺泡损伤，导致的急性低氧性呼吸功能不全或衰竭。

153. D【解析】硅肺的分期和病变特点如下。①Ⅰ期硅肺：硅结节主要局限在淋巴系统。②Ⅱ期硅肺：硅结节数量增多、体积增大，可散于全肺，但仍以肺门周围中、下肺叶较密集，总的病变范围不超过全肺的1/3。③Ⅲ期硅肺（重症硅肺）：硅结节密集融合成块。新鲜肺标本可竖立不倒，切开有砂粒感。入水下沉。

154. D【解析】鼻咽癌最常见的转移部位是颈部的淋巴结。这种转移的肿大淋巴结一般质地比较硬，触摸按压没有疼痛，活动度偏差。

155. A【解析】硅肺是一种严重的职业病，由含二氧化硅的粉尘吸入肺内导致胶原纤维沉积，肺组织纤维化，使肺泡失去作用，影响气体交换，严重者可以致残或致死。

156. E【解析】成人呼吸窘迫综合征是指全身遭受严重创伤、感染及肺内严重疾患时出现的一种以进行性呼吸窘迫和低氧血症为特征的急性呼吸衰竭综合征。本病起病急，预后极差，病死率高达50%~60%。

157. D【解析】小细胞癌占全部肺癌类型的10%~20%。患者多为中老年男性，且与吸烟密切相关。这是肺癌中恶性程度最高的一种类型，生长迅速，转移早，存活期大多不超过1年。

158. D【解析】鼻咽癌是鼻咽部的恶性肿瘤，好发于鼻腔与口咽之间的鼻咽部，以顶部最常见，侧壁、前壁次之，底部最少。

159. C【解析】鼻咽癌最常发生于鼻咽顶部，其次是外侧壁和咽隐窝，前壁最少见；也可同时发生于两个部位，如顶部和侧壁，选项C错误。

160. E【解析】非角化性癌为鼻咽癌中最常见的类型，且与EB病毒感染关系密切，有未分化型和分化型两种形态学亚型。

161. C【解析】中央型肺癌发生于主支气管或叶支气管等大支气管，早期病变气管壁可弥漫增厚或形成息肉状或乳头状肿物突向管腔，导致支气管狭窄或闭塞。

162. B【解析】肺鳞癌又称肺鳞状上皮细胞癌，主要表现为支气管黏膜柱状上皮细胞受慢性刺激和损伤、纤毛丧失、基底细胞鳞状化生、不典型增生和发育不全，最易突变成癌。

**二、A2型题**

1. D【解析】根据尸检结果，该死者死因可能是肺气肿。肺气肿时，肺的体积显著增大，色灰白，边缘钝圆，柔软而缺乏弹性，指压后压痕不易消退。

2. B【解析】根据该患者临床表现和检查，最可能诊断为肺脓肿。肺脓肿临床以高热、咳嗽、咳大量脓性或臭味痰为特征。诊断要点：①突发畏寒，高热，咳嗽，大量腥臭脓痰。②血白细胞计数及中性粒细胞计数增高。③胸部X线检查示大片浓密阴影，中间有脓腔及液平面。

3. E【解析】小叶性肺炎主要发生于儿童、体弱老人及久病卧床者。临床表现为发热、咳嗽、咳痰等，听诊肺部可闻及散在的湿啰音。X线检查可见肺内散在不规则小片状或斑点状模糊阴影。

4. B【解析】根据该患者临床症状及X线片表现，应首先考虑为周围型肺癌。周围型肺癌起源于肺段或其远端支气管，在靠近肺膜的肺周边部形成孤立的结节状或球形癌肿块，直径通常在2~8cm，与支气管的关系不明显。毛刺征是周围型肺癌的主要影像学表现。

5. E【解析】小叶性肺炎主要由化脓性细菌引起，是以肺小叶为病变单位的急性化脓性炎症。病变常以细支气管为中心，故又称支气管肺炎。

6. D【解析】该患者最有可能诊断为大叶性肺炎。大叶性肺炎多见于青壮年，临床起病急，主要症状为寒战、高热、咳嗽、胸痛、呼吸困难和咳铁锈色痰，有肺实变体征及外周血白细胞增多等。

7. B【解析】根据该患者临床表现及X线片表现，可判断该患者可能患有肺腺癌并伴有淋巴结转移。肺腺癌是女性肺癌最常见的类型，多为被动吸烟者。肺腺癌通常发生于较小支气管上皮，故大多数为周围型腺癌。肿块通常位于胸膜下，境界不甚清晰，常累及胸膜(77%)。

8. D【解析】该患者寒战、高热、胸痛、咳嗽、咳铁锈色痰，提示可能患有大叶性肺炎。左肺下叶叩诊浊音，听诊可闻及支气管呼吸音，X线检查见左肺下叶大片致密阴影，提示大叶性肺炎处于红色肝样变期。

9. E【解析】该患者咳嗽、咳痰带血、胸痛，为肺癌的临床症状，颈部淋巴结转移可以在颈部触及肿大质硬的包块，因此应首先考虑为肺癌颈淋巴结转移。

10. E【解析】右肺门处不规则分叶状巨大阴影，边界不清，提示为中央型肺癌。患者为男性，并有多年吸烟史，因此最可能诊断为肺鳞癌。

11. C【解析】小叶性肺炎临床上由于炎性渗出物刺激支气管黏膜，患者常有咳嗽、咳痰，痰多为黏液脓性。因病灶内细支气管及肺泡腔内含有多量渗出物，使肺泡通气减少而引起缺氧，故有呼吸困难和发绀。因病灶散在分布，一般无实变体征，由于病变区肺泡腔内含有渗出液，故听诊可闻及湿啰音，X线检查可见双肺散在的灶状阴影。严重者病灶融合成大片，称融合性小叶性肺炎。

12. C【解析】患者咳嗽、咳痰10年余，双肺有少量湿啰音，慢性支气管炎可以确定。患者查体有桶状胸，考虑已存在肺气肿。剑突下可见收缩期搏动，三尖瓣区可听到收缩期杂音，提示为右心室扩大的临床征象。慢性支气管炎肺气肿患者出现右心室扩大，应考虑已合并肺心病。但患者可平卧，肝、脾不大，下肢无水肿，表明目前无右心衰竭，心功能属代偿期。

13. E【解析】支气管肺炎的诊断比较简单，一般有发热、咳嗽、呼吸急促的症状，肺部听诊闻及中、细湿啰音和/或胸部影像学有肺炎的改变，均可诊断为支气管肺炎。

14. E【解析】“桶状胸”为肺气肿患者特有的体征，晚期阻塞性肺气肿X线表现为双肺野透光度增加，容积增大。

15. A【解析】该患者最可能诊断为肺鳞状细胞癌。鳞状细胞癌为肺癌中常见的类型之一，其中80%~85%为中央型肺癌。患者绝大多数为中老年男性且大多有吸烟史。该型多发生于段以上大支气管，纤维支气管镜检查易发现。组织学上鳞状细胞癌可分为角化型、非角化型和基底细胞样型。角化型癌巢中有角化珠形成，常可见细胞间桥；非角化型无角化珠形成，细胞间桥也很难见到；基底细胞样型是癌细胞较小，质少，基底细胞样形态，且癌巢周边的癌细胞呈栅栏状排列。

16. C【解析】慢性支气管炎是40岁以上男性人群的常见疾病之一，临床上以反复发作咳嗽、咳痰或伴有喘息症状为特征，且症状每年持续约3个月，连续2年以上。患者因支气管黏膜的炎症和分泌物增多，而出现咳嗽、咳痰症状，痰一般呈白色黏液泡沫状。在急性发作期，咳嗽加重，并出现黏液脓性或脓性痰。支气管痉挛或支气管狭窄及黏液、渗出物阻塞引起喘息。检查时，双肺可闻及哮鸣音、干湿啰音。有的患者因黏膜和腺体萎缩（慢性萎缩性支气管炎），分泌物减少，痰量减少甚或无痰。

17. E【解析】肺癌患者有30%左右会出现胸痛的表现，早期会出现胸部隐隐的不适感，中晚期肺癌侵及壁胸膜、胸壁，肋骨转移、胸膜转移，会出现固定的持续的胸痛。

18. A【解析】肺小细胞癌患者多为中老年男性，且与吸烟密切相关。小细胞癌多为中央型，常发生于大支气管，向肺实质浸润生长，形成巨块。镜下，癌细胞小，常呈圆形或卵圆形，似淋巴细胞，但体积较大；也可呈梭形，胞质少，似裸核，核仁不明显，染色质呈粉尘状，癌细胞呈弥漫分布或呈片状、条索状排列，以往称燕麦细胞癌；有时也可围绕小血管形成假菊形团结构。电镜下，66%~90%病例的癌细胞胞质可见神经分泌颗粒，免疫组织化学染色显示癌细胞对神经内分泌标志［如NSE、CgA、突触素（Syn）及Leu-7］呈阳性反应，CK亦可显示阳性。

19. A【解析】本题考核化生的概念。支气管镜活检可见鳞状上皮和支气管腺体，后者是支气管的正常结构，而鳞状上皮则不是支气管的正常组成成分，说明原来的支气管假复层纤毛柱状上皮转变为鳞状上皮，此种病理变化称为支气管黏膜的鳞状上皮化生。支气管黏膜鳞状上皮化生常见于吸烟者和有慢性支气管炎及支气管扩张症患者。本患者有30年吸烟史，很可能同时存在慢性支气管炎，发生支气管黏膜鳞状上皮化生就不足为怪了。

20. C【解析】肺气肿常继发于其他阻塞性肺疾病，最常见的是慢性支气管炎。“桶状胸”是肺气肿患者特有的体征，肺气肿后期由于肺内毛细血管床受压数量减少，最终导致肺源性心脏病，表现为右心衰竭和体循环淤血。本病例患者慢性咳嗽、咳痰反复发作20余年，痰多呈白色黏液样提示有慢性支气管炎；逐渐发展为气喘不能平卧，表明肺阻塞性疾病进一步加重；近半年咳痰偶带血丝提示可能有支气管扩张症；临床发现“桶状胸”表明已发展成肺气肿；近日腹部膨隆，腹水阳性提示有体循环淤血，符合右心衰竭的表现。尸检所见支气管黏膜上皮脱落，管壁淋巴细胞、单核细胞浸润，支气管部分呈圆柱状、部分呈囊状扩张，累及段支气管以下可诊断为慢性支气管炎，支气管扩张症。肺组织弹性减弱，腹腔内有350ml淡黄色积液，支持肺气肿和右心衰竭。因此，本病例病变发作过程为慢性支气管炎，支气管扩张症，肺气肿，肺源性心脏病。

21. A【解析】小叶性肺炎多发生于小儿、体弱老人及久病卧床者。X 线检查可见肺内散在不规则小片状或斑点状模糊阴影，白细胞计数明显升高、粒细胞增多、血清 C 反应蛋白升高时有助于细菌性肺炎的诊断。

22. A【解析】慢性支气管炎多发生在中年以上的患者，在气候多变的冬、春季节，咳嗽、咳痰明显，多为白色黏液痰，少有脓性痰。痰量不多，无反复咯血史，双肺底有散在细的干湿啰音。支气管扩张症多继发于慢性支气管炎、麻疹和百日咳后的支气管肺炎及肺结核等，扩张的支气管管腔内常含有黏液脓性或黄绿色脓性渗出物，若继发腐败菌感染可散发恶臭，偶有血性分泌物。

23. B【解析】久病卧床者可见小叶性肺炎，发热、咳嗽和咳痰是最常见的症状。支气管黏膜受炎症及渗出物的刺激可引起咳嗽；痰液往往为黏液脓性或脓性，同时原发疾病常常症状加重。因病变常呈小灶性分布，故肺实变体征不明显，胸部 X 线检查则可见肺内散在不规则小片状或斑点状模糊阴影。由于病变部位细支气管和肺泡腔内含有渗出物，故听诊可闻及湿啰音。

24. C【解析】该患者最可能的病理诊断是硅肺结核病。硅肺结核病是一种由吸入二氧化硅尘埃引起的疾病，其典型表现为肺间质性纤维化及肺内结节样病变。而该患者的尸检和结节镜下表现均与硅肺结核病相符，且有长期石英粉厂工作史，因此答案为选项 C。

25. C【解析】根据该患者临床表现，最可能诊断为慢性支气管炎。慢性支气管炎病理变化：早期，病变常限于较大的支气管，随病情进展逐渐累及较小的支气管和细支气管。慢性支气管炎主要病变：①呼吸道黏液-纤毛排送系统受损，纤毛柱状上皮变性、坏死、脱落，再生的上皮杯状细胞增多，并发生鳞状上皮化生。②黏膜下腺体增生肥大和浆液性上皮发生黏液腺化生，导致分泌黏液增多。③管壁充血水肿，淋巴细胞、浆细胞浸润。④管壁平滑肌断裂、萎缩（喘息型者，平滑肌束增生、肥大），软骨可变性、萎缩或骨化。

26. C【解析】肺是绒毛膜癌最常见的转移部位。患者出现咯血、胸痛、憋气等症状，胸部 X 线片见转移阴影，重点关注病史，应考虑为绒毛膜癌肺转移。

27. C【解析】支气管扩张症早期常无阳性体征。病情严重或继发感染时，病变部位可闻及固定而持久的湿啰音。慢性病例可有杵状指（趾）、发绀。

28. D【解析】成人呼吸窘迫综合征是指由全身遭受严重创伤、感染等因素导致的一种以进行性呼吸窘迫为特征的急性呼吸衰竭综合征，主要病理表现为肺泡间隔毛细血管扩张充血，肺泡腔内充满水肿液和肺泡腔内透明膜形成，有时可见小血管内有透明血栓，其中肺泡腔内透明膜形成是病理组织学诊断成人呼吸窘迫综合征的重要依据，因此本题答案为 D。

29. E【解析】大叶性肺炎好发于青壮年男性和冬、春季节，常见诱因有受寒、淋雨、醉酒或全身麻醉手术后、镇静药过量等。早期咳嗽多不重，无痰，以后可见咳铁锈色痰，病程 1 周后尚可闻及湿啰音。胸部 X 线片典型改变为一个肺叶或肺段的大片阴影，均匀致密，右上叶或左下叶最为多见，可伴有胸腔积液。

30. D【解析】大叶性肺炎灰色肝样变期见于发病后的第5~6天。肉眼观察：肺叶肿胀，质实如肝，切面干燥粗糙，由于此期肺泡壁毛细血管受压而充血消退，肺泡腔内的红细胞大部分溶解消失，而纤维素渗出显著增多，故实变区呈灰白色。镜下：肺泡腔渗出物以纤维素为主，纤维素网中见大量中性粒细胞，红细胞较少。肺泡壁毛细血管受压而呈贫血状态。渗出物中肺炎链球菌多已被消灭，故不易被检出。

31. B【解析】大叶性肺炎红色肝样变期见于发病后的第3~4天。临床表现为咳铁锈色痰、胸痛、呼吸困难及发绀，肺实变体征；X线检查可见大片致密阴影；实验室检查可检出多量肺炎链球菌。

32. D【解析】大叶性肺炎红色肝样变期，肉眼观可见病变肺叶肿胀、重量增加，呈暗红色，质实如肝；切面呈粗糙颗粒状，病变部位的胸膜上可见纤维蛋白性渗出物被覆。镜下见肺泡壁毛细血管扩张充血，肺泡腔内充满大量纤维蛋白和中等量红细胞，并有一定数量的中性粒细胞和少量巨噬细胞。

**三、A3/A4型题**

1. B【解析】肺动脉栓塞是猝死的病因之一，主要表现为突然呼吸困难而死亡；最常见的栓子为血栓栓子，主要来源于下肢深静脉；多发生于手术后1周内，特别是盆腔手术后。这类患者的盆腔及股静脉容易发生血栓，在未机化前，且患者活动、大便等用力过大的情况下，血栓脱落可引起栓塞。本病例为盆腔手术患者，术后第3天起床活动，突然出现呼吸困难，抢救无效死亡。故符合肺动脉血栓栓塞死亡。

2. A【解析】肺动脉血栓栓塞尸检时，多在右肺动脉主干内见血栓栓子。

3. C【解析】羊水栓塞是由羊水及其成分进入子宫静脉，随血液循环至肺静脉形成栓塞所致，一般发生在产程或产后数小时，患者表现为呼吸困难、抽搐等。

4. D【解析】羊水栓塞的镜下证据是在小动脉和毛细血管内发现羊水成分，即角化上皮、胎毛、胎脂、胎粪和黏液。

5. A【解析】羊水成分进入血管产生大量内源性介质，其中，血管内皮素是人冠状动脉和肺动脉强有力的收缩剂，可导致出血现象。

6. B【解析】慢性支气管炎持续多年常可并发肺气肿。肺气肿的主要症状是气短、胸闷，并可出现缺氧、酸中毒。肺气肿的典型体征为胸廓前后径增大，呈“桶状胸”，胸廓呼吸运动减弱；叩诊呈过清音，心浊音界缩小，肝浊音界下降；语音震颤减弱；听诊时呼吸音减弱，呼气延长，用力呼吸时双肺底可闻及湿啰音和散在的干啰音。

7. C【解析】肺气肿的镜下主要病理变化：肺泡扩张，肺泡间隔变窄，肺泡孔扩大，肺泡间隔断裂，扩张的肺泡融合为较大囊腔。肺毛细血管床明显减少，肺小动脉内膜纤维性增厚，小支气管和细支气管可见慢性炎症。

8. E【解析】肺气肿是慢性肺阻塞性疾病之一，最常继发于慢性支气管炎。因炎症使小支气管和细支气管管壁结构遭受破坏及以纤维化为主的增生性改变，导致管壁增厚、管腔狭窄；同时，黏液性渗出物的增多和黏液栓的形成进一步加剧小气道的通气障碍，$\alpha_1$-抗胰蛋白酶水平降低患者的肺气肿发病率较比一般人高15倍。

9. B【解析】结合该患者临床表现及检查结果，该患者此时可能处于大叶性肺炎红色肝样变期。大叶性肺炎红色肝样变期镜下见肺泡间隔内毛细血管仍处于扩张充血状态，而肺泡腔内则充满纤维蛋白及大量红细胞，其间夹杂少量中性粒细胞和巨噬细胞。

10. B【解析】该患者高热3天，咳铁锈色痰，叩诊浊音，胸部X线检查见大片致密阴影，最有可能处于红色肝样变期。

11. B【解析】恶性间皮瘤老年男性多见，很多人有石棉接触史。显微镜下细胞呈双向分化，即呈上皮样细胞和间叶性细胞的特点。

12. E【解析】恶性间皮瘤免疫组织化学常呈CK5/6、calretinin、mesothelin、HBMB-1阳性，CEA阴性；而腺癌呈CEA阳性。

**四、B型题**

1. C【解析】肺结节病属于一种非干酪性肉芽肿。国内较少见，有明显的地区性。

2. B【解析】小叶性肺炎属于化脓性炎，是以肺小叶为单位的一些灶性的化脓性的炎，由于病灶多位于细支气管中心，所以称为支气管肺炎。

3. A【解析】大叶性肺炎、白喉和急性细菌性痢疾都是典型的纤维素性炎。发生于肺的纤维素性炎见于大叶性肺炎，除了有大量纤维蛋白渗出，还可见大量中性粒细胞。

4. D【解析】小叶性肺炎主要由化脓菌感染引起，病变起始于细支气管，并向周围或末梢肺组织发展，形成以肺小叶为单位、呈灶状散布的肺化脓性炎。因其病变以支气管为中心，故又称支气管肺炎。

5. B【解析】大叶性肺炎是由肺炎双球菌等细菌感染引起的呈大叶性分布的肺部急性炎症。

6. E【解析】如果出现病毒性肺炎以后，患者没有得到及时的救治或治疗不当，就会导致病情进一步加重，之后会慢慢延伸到胸膜腔而出现脓胸。如果病情继续扩散，那么患者就有可能诱发一些严重的疾病，包括胸膜炎、心内膜炎、心包炎、关节炎等，严重的患者还有可能引发肺组织坏死。

7. C【解析】特发性间质性肺炎又称特发性肺间质纤维化（IPF），本病确切的病因和发病机制不明，可能与自身免疫、遗传因素和病毒感染有关。目前多认为特发性肺间质纤维化是一种自身免疫病，其根据是本病常常与一些自身免疫病（如类风湿性关节炎、硬皮病、系统性红斑狼疮）同时发生，而且在这些疾病中，肺部发生的病变与IPF的病变极其相似。

8. A【解析】慢性支气管炎简称慢支，是气管、支气管黏膜及其周围组织的慢性非特异性炎。

9. B【解析】大叶性肺炎是肺泡内以纤维蛋白渗出为主的急性炎症，又称纤维素性肺炎。病变起始于局部肺泡，并迅速波及整个或多个肺叶。

10. D【解析】小叶性肺炎是以中性粒细胞渗出（吞噬细菌变为脓细胞）为主，伴有不同程度坏死的急性化脓性炎症。

11. B【解析】慢性支气管炎是由感染或非感染因素引起的，气管、支气管黏膜及其周围组织的慢性非特异性炎症。其病理特点是支气管黏膜上皮杯状细胞增多，黏液腺体肥大增生，浆液腺黏液腺化生，使腺体增生、黏液分泌增多，从而咳痰多。

12. A【解析】增生的上皮细胞内可见病毒包涵体，这是诊断病毒性肺炎的重要依据。

13. E【解析】硅沉着病的基本病变是肺组织内硅结节形成和肺弥漫性间质纤维化。硅结节是硅沉着病的特征性病变。

14. C【解析】小叶性肺炎是细支气管及其所属或邻近肺泡的急性化脓性炎症。病变呈多发性灶性分布，病变范围相当于一个小叶，从细支气管开始，经细支气管炎而延及所属肺泡，或引起细支气管周围炎后波及肺泡，故称小叶性肺炎，又称支气管肺炎。

15. B【解析】慢性支气管炎起病初期，病变发生于大、中型支气管，通气和换气障碍不明显。由于炎症损伤呼吸道纤毛黏液排送系统，降低局部免疫力，细菌长驱直入，使疾病反复发作而不容易治愈。支气管炎反复发作使病变逐渐加重，同时又逐级向纵深发展蔓延，终而累及细支气管，引起细支气管炎及细支气管周围炎，导致阻塞性通气障碍及换气障碍。受累的细支气管愈多，病变愈重，后果也愈严重。因而急、慢性细支气管炎和细支气管周围炎是发生通气与换气障碍，导致缺氧、肺气肿、肺心病等症状及合并症的重要环节。

16. D【解析】腺体增生肥大，分泌功能亢进，慢性支气管炎黏液腺泡明显增多，腺管扩张，浆液腺和混合腺体相应减少，有的腺体几乎全为黏液腺体所占据。杯状细胞也明显增生，慢性支气管炎的腺体厚度与支气管壁厚度之比（Reid 指数）增至 0.5 以上（正常为 0.4 以下），Reid 指数越大，提示炎症越严重，腺体越肥大而支气管腔越狭小。增生肥大的腺体分泌机能亢进，黏液分泌量增多，因此患者每日痰量增多。

17. A【解析】正常时，细支气管和肺泡壁上的弹力纤维具有支撑作用，并通过回缩力排出末梢肺组织内的残余气体。长期的慢性炎症破坏了大量的弹力纤维，使细支气管和肺泡的回缩力减弱；而阻塞性肺通气障碍使细支气管和肺泡长期处于高张力状态，弹性降低，使残气量进一步增多。

18. C【解析】支气管扩张症是由于支气管炎症时气道堵塞，造成支气管壁破坏，引起支气管异常持久性扩张。慢性重症患者常伴严重的肺功能障碍，出现气促、发绀、杵状指等，晚期可并发肺动脉高压和慢性肺源性心脏病。

19. C【解析】间质性肺气肿：因外伤、疾病导致肺内压急骤升高，肺泡壁或细支气管壁破裂，空气进入肺间质而形成。

20. B【解析】腺泡中央型肺气肿多见于中老年吸烟者或有慢性支气管炎病史者；病理表现为位于肺腺泡中央区的呼吸性细支气管呈囊状扩张，肺泡管、肺泡囊变化不明显。

21. E【解析】$\alpha_1$-抗胰蛋白酶先天性缺乏患者，血清中此酶浓度显著低于正常人，肺内的弹力组织受到蛋白水解酶的破坏，患者在青壮年时即可发生肺气肿，通常为全腺泡型肺气肿。

22. A【解析】肺切除后遗留较大的胸内残腔时，易导致胸腔感染和支气管胸膜瘘。此外，残腔的存在促使同侧及对侧肺发生代偿性肺气肿，易导致残留病变的复发或恶化。

23. B【解析】支气管扩张症患者多数有反复咯血，血量不等，咯出的血如不能排出则容易继发感染，加重病情。

24. E【解析】小叶性肺炎又称支气管肺炎，多见于小儿、老人、体弱多病者或久病卧床者；临床表现为发热、咳嗽、咳痰等；听诊肺部可闻及散在的湿啰音。

25. A【解析】大叶性肺炎灰色肝样变期可见肺泡腔内充满中性粒细胞和纤维素，肺泡壁毛细血管受压，肺组织呈贫血状。肉眼见病变肺叶仍肿胀呈灰白色，质实如肝，故称灰色肝样变期。

26. D【解析】“桶状胸”是肺气肿引起的，为肺气肿的明显特征之一。随着肺气肿病情加重，人体内肺内气体会增加，随后会导致胸口被压迫，胸廓无法继续左右扩大，会前后扩大，导致“桶状胸”。

27. B【解析】鳞状细胞癌为肺癌中最常见的类型，约占肺癌手术切除标本的60%以上，其中80%~85%为中央型肺癌。

28. D【解析】小细胞癌光镜下，癌细胞小而呈短梭形或淋巴细胞样，胞质少，形似裸核。癌细胞密集成群排列，由结缔组织加以分隔，有时癌细胞围绕小血管排列成团。

29. A【解析】肺腺癌通常发生于较小支气管上皮，故大多数为周围型肺癌，肿块通常位于胸膜下，境界不甚清晰，常累及胸膜。

30. C【解析】大细胞癌由多角形细胞构成，排列成实性细胞巢，核空泡状，核仁明显，胞质中等程度丰富，细胞边界清楚，细胞排列紧密或疏松。

31. C【解析】病毒性肺炎表现为间质性肺炎。肉眼观，病变常不明显，肺组织因充血、水肿而体积轻度增大。

32. D【解析】麻疹病毒可引起巨细胞肺炎，还可合并细菌性肺炎，常为金黄色葡萄球菌、肺炎链球菌等引起，要依靠痰培养检查诊断。

33. E【解析】支气管扩张症病变肺切面可见支气管呈圆柱状或囊状扩张，常累及段支气管以下及直径大于2mm的中、小支气管，有时可累及肺内各段支气管，使肺呈蜂窝状。

34. A【解析】腺泡中央型肺气肿多见于中老年吸烟者或有慢性支气管炎病史者，其病变特点是位于肺腺泡中央的呼吸性细支气管呈囊状扩张，而肺泡管和肺泡囊扩张不明显。

35. D【解析】慢性支气管炎病变常限于较大的支气管，随病情进展逐渐累及较小的支气管和细支气管。

36. C【解析】大叶性肺炎主要由肺炎链球菌感染引起，病变起始于肺泡，并迅速扩展至整个或多个肺叶的纤维素性炎。

37. B【解析】肺源性心脏病是由于急性肺动脉栓塞，肺循环阻力急剧增加，使右心室负荷加重，最后导致右心衰竭的一类心脏病。其常见病因主要有慢性支气管炎、支气管哮喘并发慢性阻塞性肺气肿，占80%~90%；其次为支气管扩张症、肺结核、硅肺、慢性肺间质纤维化、胸廓畸形、胸膜肥厚等。

38. A【解析】二尖瓣狭窄是一种常见的心脏病，晚期可能导致肺褐色硬变。由于左心室血液流量受限，血液回流到肺部会导致肺静脉压力升高，进而引起肺淤血和出血性渗出。长期存在的肺淤血会导致肺泡壁细胞吞噬血红蛋白，形成含铁血黄素沉着，最终发展为肺褐色硬变。

39. D【解析】中央型下肢静脉血栓患者，如不及时治疗，血栓有可能向上或通过交通静脉蔓延到深静脉，造成深静脉血栓。栓子一旦脱落，会引发肺梗死。

40. C【解析】支气管扩张症主要的临床特点是慢性咳嗽，咳大量黄脓痰，伴有咯血。

41. A【解析】大叶性肺炎充血水肿期主要见于发病后的1~2天。肉眼观察，肺叶肿胀、充血，呈暗红色，挤压切面可以见到淡红色的浆液渗出。镜下观察，肺泡壁毛细血管扩张、充血，肺泡腔内可以见到浆液性渗出物，其中可以见到少量的红细胞、嗜中性粒细胞、肺泡巨噬细胞，渗出物中可以检出肺炎链球菌。在此期中，细菌可在富含蛋白质的渗出液中迅速增殖。

42. D【解析】大叶性肺炎红色肝样变期，镜下可见肺泡壁毛细血管显著扩张充血，肺泡腔内充满纤维素、红细胞和少量中性粒细胞，致使肺组织实变。肉眼可见病变肺叶肿大，质实如肝，暗红色，故称红色肝样变期。

43. B【解析】大叶性肺炎灰色肝样变期，肺泡腔内有大量纤维素渗出，使肺实变。

44. A【解析】湿啰音系气流通过有稀薄分泌物的支气管，引起液体震动或水泡破裂而产生的；特点为断续而短暂，多见于吸气相；分为粗湿啰音、中湿啰音、细湿啰音、捻发音；主要见于支气管病变、感染性或非感染性肺部炎症、肺水肿、肺泡出血。

45. B【解析】咳出铁锈色痰是大叶性肺炎比较典型的临床表现，主要见于大叶性肺炎红色肝样变期。

46. D【解析】肺源性心脏病简称肺心病，是呼吸系统疾病导致右心室结构和/或功能改变的疾病，肺血管阻力增加和肺动脉高压是其中的关键环节。

47. A【解析】由于肺泡内渗出的中性粒细胞数量少或功能缺陷，释放蛋白溶解酶不足以使渗出的纤维素完全溶解而被吸收清除，由肉芽组织机化，使病变组织呈褐色肉样纤维组织，称为肺肉质变。

48. A【解析】腺泡中央型肺气肿时，位于肺小叶中央区的呼吸性细支气管呈囊状扩张，而肺泡管、肺泡囊变化不明显。

49. B【解析】腺泡周围型肺气肿：肺腺泡远侧端的肺泡管和肺泡囊扩张，而近侧的呼吸性细支气管基本正常。

50. D【解析】间质性肺气肿是肺气肿的一种类型。肋骨骨折、胸壁穿透伤或剧烈咳嗽引起肺内压急剧增高等，均可导致细支气管或肺泡间隔破裂，使空气进入肺间质形成间质性肺气肿。气体可出现在胸膜下、肺小叶间隔，也可沿细支气管壁和血管周的组织间隙扩散至肺门、纵隔形成串珠状气泡，甚至可在上胸部和颈部皮下形成皮下气肿。

**五、X 型题**

1. ABC【解析】小叶性肺炎主要由细菌感染引起，常见致病菌有葡萄球菌、肺炎链球菌、流感嗜血杆菌、铜绿假单胞菌、大肠埃希菌等。这些细菌通常是口腔或上呼吸道内致病力较弱的常驻菌，往往在某些诱因影响下致病，如在患传染病、营养不良、恶病质、慢性心力衰竭、昏迷、麻醉、手术后等情况下，机体抵抗力下降，呼吸系统的防御功能受损，细菌得以入侵、繁殖，发挥致病作用，引起支气管肺炎。因此，支气管肺炎常是某些疾病的并发症，如麻疹后肺炎、手术后肺炎、吸入性肺炎、坠积性肺炎。

2. AB【解析】肺泡性肺气肿病变发生在肺腺泡内，因其常合并有小气道的阻塞性通气障碍，故又称阻塞性肺气肿，根据发生部位和范围又将其分为以下 3 种类型。①腺泡中央型肺气肿：位于肺腺泡中央的呼吸性细支气管呈囊状扩张，而肺泡管和肺泡囊扩张不明显。②腺泡周围型肺气肿：又称隔旁肺气肿，腺泡的呼吸性细支气管基本正常，而远侧端位于其周围的肺泡管和肺泡囊扩张。③全腺泡型肺气肿：其发生可能与遗传性 $\alpha_1$-抗胰蛋白酶缺乏有关，呼吸性细支气管、肺泡管、肺泡囊和肺泡都扩张，含气小囊布满肺腺泡内。若肺泡间隔破坏严重，气肿囊腔融合形成直径超过 1cm 的较大囊泡，则称囊泡性肺气肿。

3. CD【解析】小气道通气功能障碍指的是在做肺功能检测时，发现直径<2mm 的气道出现通气功能减退，引起这种情况的常见疾病包括慢性咳嗽、慢性支气管炎、慢性阻塞性肺疾病、支气管哮喘等。

4. ABC【解析】慢性肺源性心脏病发展缓慢，除原有肺部疾病的临床症状和体征外，逐渐出现的呼吸功能不全（呼吸困难、气短、发绀）和右心衰竭（心悸、心率增快、全身淤血、肝大、脾大、下肢水肿、腹水、槟榔肝等）为其主要临床表现。

5. ABD【解析】鼻咽黏膜固有膜内淋巴组织丰富，富含淋巴管网，故早期常发生淋巴道转移。癌细胞经咽后壁淋巴结转移至颈上深部淋巴结，患者常在胸锁乳头肌后缘上 1/3 和 2/3 交界处皮下出现无痛性硬结，并有 50%以上的患者以此作为首发症状而就诊。此时，原发病灶尚小，其相关症状缺如或不明显。颈部淋巴结转移一般发生在同侧，对侧极少发生，后期可双侧都受累。若相邻淋巴结同时受累，则可融合成巨大肿块。

6. ABC【解析】阻塞性肺气肿为慢性支气管炎最常见的并发症，慢性支气管炎反复发作，支气管黏膜充血，水肿，形成溃疡；管壁纤维增生；管腔变形，扩张或狭窄，扩张部分多呈柱状变化。

7. BDE【解析】鼻咽癌临床症状为鼻出血、鼻塞、耳鸣、听力减退、复视、偏头痛、颈部淋巴结肿大等。鼻咽黏膜固有膜内淋巴组织丰富，富含淋巴管网，故鼻咽癌早期常发生淋巴道转移。未分化性非角化型鼻咽癌是鼻咽癌的病理分型，也是鼻咽癌最常见的类型。

8. ABCDE【解析】最常引起肺心病的是慢性阻塞性肺疾病，其中又以慢性支气管炎并发阻塞性肺气肿最常见，占 80%～90%，其后依次为支气管哮喘、支气管扩张症、肺尘埃沉着病、慢性纤维空洞性肺结核、肺间质纤维化等。

9. ABC【解析】硅肺的基本病变是硅结节的形成和肺组织的弥漫性纤维化影响气体交换。硅肺并发症如下。①肺结核病：硅肺患者易并发结核病，称硅肺结核病。②慢性肺源性心脏病。③肺部感染和阻塞性肺气肿。

10. AC【解析】慢性支气管炎病理变化：①呼吸道黏液-纤毛排送系统受损，纤毛柱状上皮变性、坏死脱落，再生的上皮杯状细胞增多，并发生鳞状上皮化生。②黏膜下腺体增生肥大和浆液性上皮发生黏液腺化生，导致分泌黏液增多。③管壁充血水肿，淋巴细胞、浆细胞浸润。④管壁平滑肌断裂、萎缩（喘息型者，管壁平滑肌束增生、肥大），软骨可变性、萎缩或骨化。

11. BCE【解析】发生于肺段支气管以上的肺癌称为中央型肺癌，主要病理类型为鳞癌、小细胞癌、大细胞癌。

12. BE【解析】大叶性肺炎是主要由肺炎链球菌引起的、以肺泡内弥漫性纤维素渗出为主的炎症，病变通常累及肺大叶的全部或大部，选项 A 错误、选项 B 正确。95%以上的大叶性肺炎由肺炎链球菌引起，尤以Ⅲ型者毒力最强。此外，肺炎杆菌、金黄色葡萄球菌、溶血性链球菌、流感嗜血杆菌也可引起大叶性肺炎，选项 D 错误。因大叶性肺炎常并发纤维素性胸膜炎，患者有胸痛，听诊可闻及胸膜摩擦音，选项 C 错误。大叶性肺炎大体观：病变肺叶肿大，重量增加，色暗红，质实如肝，切面呈粗颗粒状，选项 E 正确。

13. DE【解析】小叶性肺炎多发生于小儿、体弱老人及久病卧床者，选项 E 错误。小叶性肺炎的并发症远较大叶性肺炎多，较常见的有呼吸功能不全、心力衰竭、脓毒血症、支气管扩张症、肺气肿、肺脓肿、脓胸等，选项 D 错误。

14. ACE【解析】硅肺结核病时，硅肺病变和结核病变可分开存在，也可混合存在。硅肺结核病的病变比单纯硅肺和单纯肺结核的病变发展更快，累及范围更广，更易形成空洞。

15. BCD【解析】严重的肺或全身感染，颅脑损伤，严重创伤，骨折时的脂肪栓塞，输血、输液过量过快，弥散性血管内凝血，吸入刺激性气体，氧中毒，长期使用呼吸机，体外循环，镇静药过量，昏迷或全身麻醉后误吸，烧伤，胰腺炎，尿毒症，腹膜炎，粟粒型结核，以及淹溺、子痫、羊水栓塞等，均可引起呼吸窘迫综合征。

16. ACD【解析】支气管扩张症镜下，支气管壁明显增厚，黏膜上皮增生伴鳞状上皮化生，可有糜烂及小溃疡形成。黏膜下血管扩张充血，淋巴细胞、浆细胞甚至中性粒细胞浸润，管壁腺体、平滑肌、弹力纤维和软骨不同程度遭受破坏、萎缩或消失，代之以肉芽组织或纤维组织。邻近肺组织常发生纤维化及淋巴组织增生。患者常因支气管引流不畅或痰不易咳出而胸闷、闭气，炎症累及胸膜者可出现胸痛，少数患者尚可合并肺脓肿、脓胸及脓气胸。

17. ABC【解析】小叶性肺炎多见于小儿、体弱老人及久病卧床者，大叶性肺炎多见于青壮年。小叶性肺炎的病变特征是以细支气管为中心的肺组织化脓性炎症，肉眼观察，双肺表面和切面散在分布灰黄色质实病灶，以下叶和背侧多见。大叶性肺炎的病变性质为肺泡腔内的纤维素性炎，常发生于单侧肺，多见于左肺或右肺下叶，也可同时或先后发生于两个或多个肺叶。

18. ACE【解析】Ⅲ期硅肺（重症硅肺）：随着病变发展，淋巴液逆流更明显，双肺内硅结节密集且互相融合成肿瘤样团块，病变范围往往超过全肺的2/3，肺间质弥漫性纤维化显著。团块状结节的中央有的可以发生坏死、液化而形成硅肺性空洞。硅结节间肺组织有明显的肺气肿改变。

19. AB【解析】大叶性肺炎由肺炎链球菌感染引起，典型的病变经过为充血水肿期、红色肝样变期、灰色肝样变期和溶解消散期。充血水肿期和红色肝样变期可检出肺炎链球菌；到了灰色肝样变期，患者的其他临床症状开始减轻，由于机体的特异性抗体已形成，渗出物中肺炎链球菌多已消失，因而痰液中不易检出细菌。发病后1周左右进入溶解消散期，此时机体的防御功能显著增强，肺炎链球菌消失殆尽。

20. ABCD【解析】硅结节是硅肺的特征性的病灶。早期硅结节又称细胞性硅结节，由吞噬了硅尘的巨噬细胞聚集而成。巨噬细胞在淋巴结内，所以早期硅结节出现在肺门淋巴结。随着病情进一步发展，细胞性结节逐渐发生纤维化和玻璃样变，呈旋涡状排列，形成纤维性硅结节。胸膜上也可形成硅结节，胶原纤维大量增生并发生玻璃样变性。胸膜纤维化引起胸膜增厚、粘连。

21. ABC【解析】慢性阻塞性肺疾病是吸入有害气体导致的慢性肺部疾病，常引起肺动脉高压，其引起肺动脉高压的主要机制如下。①肺小动脉壁增厚：慢性阻塞性肺疾病可造成肺内炎症反应、纤维化、肺泡破坏等，使肺小动脉壁增厚和重构，从而导致肺血管阻力增加。②肺小动脉收缩：慢性阻塞性肺疾病患者体内一氧化氮合成减少，可导致肺血管舒张功能异常，从而引起肺小动脉的收缩，使肺血管阻力进一步增加。③肺血管床减少：慢性阻塞性肺疾病可导致肺泡壁的破坏和肺实质结构的改变，从而使肺血管床减少，肺血流量降低，肺循环阻力增加，产生肺动脉高压。

22. ABC【解析】有些病毒性肺炎（如流感病毒、麻疹病毒、腺病毒引起的肺炎）肺泡腔渗出较明显，渗出物凝结成一层红染的膜样物，贴附于肺泡内表面，即透明膜形成，支气管上皮和肺泡上皮也可增生，甚至出现多核巨细胞。麻疹性肺炎的主要病变特点是在间质性肺炎的基础上，形成肺泡壁透明膜，并有较多的多核巨细胞，故又称巨细胞肺炎。在增生的上皮细胞和多核巨细胞的胞质和胞核内可以见到病毒包涵体，这种病毒包涵体对于病毒性肺炎具有诊断意义。

23. AC【解析】肺癌是生长在气管、支气管、细支气管及肺泡组织的一种恶性肿瘤，目前是我国发病率最高、死亡率最高的一种恶性肿瘤。局限性肺气肿或肺萎缩由癌组织压迫支气管形成。

24. BD【解析】肺动脉血管或胸廓的慢性病变引起肺组织结构和功能异常，致肺血管阻力增加，肺动脉压力增高，使右心扩张、肥大，伴或不伴右心衰竭的心脏病。我国绝大多数肺心病患者是在慢性支气管炎或肺气肿基础上发生的。

25. BCDE【解析】慢性支气管炎呼吸道黏膜上皮的病理变化：支气管上皮细胞变性、坏死、脱落，后期出现鳞状上皮化生，纤毛变短、粘连、倒伏、脱失。

26. ABCE【解析】小叶性肺炎经及时有效的治疗，多数可以痊愈。但婴幼儿和老年体弱者预后较差，可并发心力衰竭、呼吸衰竭、脓毒血症、肺脓肿及脓胸。支气管破坏严重且病程较长者，可导致支气管扩张症。

27. BCDE【解析】小细胞肺癌又称燕麦细胞癌，是肺癌中分化最低、恶性程度最高的类型，多发生于肺中央部，生长迅速，转移较早。光镜下，癌细胞小且呈短梭形或淋巴细胞样，胞质少，形似裸核，癌细胞密集成群排列，由结缔组织加以分隔，有时癌细胞围绕小血管排列成团。电镜观察超微结构，瘤细胞胞质中含有典型的轴样神经内分泌颗粒，但颗粒的量多少不等，并证明与5-羟色胺（5-HT）及促肾上腺皮质激素（ACTH）有关。

28. ABCD【解析】大叶性肺炎、小叶性肺炎、羊水吸入性肺炎和手术后肺炎属于肺泡性肺炎。病毒性感染和支原体性感染都属于间质性肺炎，因为病变累及肺间质。

29. BCDE【解析】支气管哮喘是一种由呼吸道变态反应引起的以支气管可逆性发作性痉挛为特征的慢性阻塞性炎性疾病。肉眼可见肺因过度充气而膨胀，支气管管腔内可见黏液栓。镜下表现为支气管黏膜上皮局部脱落，黏膜下水肿，黏液腺增生，杯状细胞增多，管壁平滑肌增生、肥大。管壁各层均可见嗜酸性粒细胞、单核细胞、淋巴细胞和浆细胞浸润。在管壁及黏液栓中常可见嗜酸性粒细胞的崩解产物夏科-莱登结晶。

30. ABCD【解析】支气管哮喘是支气管感染的一种疾病，常由吸入花粉、灰尘、动物毛屑等物质引起，选项A正确。临床表现为反复发作的伴有哮鸣音的呼气性呼吸困难、咳嗽或胸闷等症状，选项D正确。症状可自行缓解或经治疗后缓解，选项E错误。支气管哮喘严重病例常合并慢性支气管炎，并导致肺气肿和慢性肺源性心脏病，选项B正确。镜下见黏膜上皮局部脱落，基底膜显著增厚及玻璃样变，黏膜下水肿，黏液腺增生，杯状细胞增多，管壁平滑肌增生、肥大，选项C正确。

31. ABDE【解析】肺气肿若控制不好，常会引起以下后果。①自发性气胸：是由于胸膜下肺大疱破裂，空气进入胸膜腔所致。②呼吸衰竭：严重的肺气肿可影响肺的通气和换气功能，诱发呼吸衰竭。③慢性肺源性心脏病和右心衰竭：肺气肿可造成低氧血症，二氧化碳潴留，肺泡毛细血管床破坏，导致肺动脉高压，增加心脏负荷，诱发右心衰竭。

32. ABCD【解析】肺癌血行转移常见于脑、肾上腺、骨等器官和组织，也可见于肝、肾、甲状腺、皮肤等处，选项A正确。小细胞癌生长迅速，转移较早，存活期大多不超过1

年，选项B正确。大细胞癌恶性程度高，生长迅速，转移早而广泛，选项C正确。中央型肺癌常直接侵犯纵隔、心包及周围血管，或沿支气管向同侧甚至对侧肺组织蔓延，周围型肺癌可直接侵犯胸膜并侵入胸壁，选项D正确、选项E错误。

33. ACDE【解析】大叶性肺炎是主要由肺炎链球菌引起的、病变累及一个肺段以上肺组织的、以肺泡内弥漫性纤维素渗出为主的急性炎症，受累肺组织坏死、液化形成肺脓肿，当胸膜病变严重时，可发展成纤维素性化脓性胸膜炎，甚至脓胸。当炎症反应不能及时控制时，肺部病变可进一步扩大、累及整个肺叶，导致肺肉质变。

34. BCDE【解析】肉眼观，气肿肺体积增大，呈膨大状态，边缘钝圆，色泽变浅，呈灰白色，肺弹力减弱，表面常有肋骨压痕，肺组织较为柔软，指压后压痕不易消退。切面肺结构似海绵状，可见含气囊泡形成，扩张的细支气管及肺泡易观察到，正常时凭肉眼不能辨认肺泡空腔，当末梢气道及肺泡扩张大小超过1mm，肉眼上即可辨认，可判断为肺气肿。严重者扩张的气道或肺泡腔直径大于1cm者，可称为肺大疱，是气道成囊性扩张所致，这种大疱常位于胸膜下，可形成自发性气胸或间质性肺气肿。

35. ACDE【解析】硅肺是由硅粉尘引起的尘肺。直径小于5μm的硅尘颗粒致病性强，硅尘被巨噬细胞吞噬，并形成硅酸导致巨噬细胞损伤，通过免疫损伤引起疾病。硅结节是硅肺的特征性病变，开始为细胞性硅结节，逐渐演变为纤维性硅结节。硅结节内有免疫球蛋白沉积。硅肺晚期胸膜增厚。

36. ACDE【解析】全腺泡型肺气肿多见于先天性$\alpha_1$-抗胰蛋白酶缺乏，腺泡中央型肺气肿多见于吸烟、慢性支气管炎，腺泡周围型肺气肿常见于瘢痕附近。腺泡中央型肺气肿位于肺腺泡中央区的呼吸性细支气管呈囊状扩张，肺泡管、肺泡囊变化不明显。

37. ABCE【解析】肺癌的肉眼形态多种多样，根据其部位和形态可分为3种主要类型：中央型、周围型和弥漫型，选项A正确。中央型肺癌是起源于肺段及肺段以上的支气管黏膜上皮或腺体、位于肺门附近的肺部恶性肿瘤，是肺癌最常见的一种类型，选项B正确。周围型肺癌发生淋巴结转移常较中央型肺癌晚，但可侵犯胸膜，选项C正确。隐匿性肺癌无局部淋巴结或远处转移，选项D错误。周围型肺癌最常见的组织学类型为腺癌，属于非小细胞癌，选项E正确。

38. ABDE【解析】二氧化硅（矽）粉尘引起的肺尘埃沉着病称硅沉着病。直径小于5μm的硅尘颗粒，特别是直径1~2μm的硅尘颗粒致病力最强。硅沉着病的主要病理变化是硅结节和肺间质纤维化，硅结节由呈同心环状胶原纤维组成。早期硅结节主要局限于淋巴系统，逐渐发展累及肺组织，硅结节互相融合为大的结节，中央可出现坏死。肺结核、慢性肺源性心脏病是常见的并发症。

39. ABDE【解析】肺大疱是局灶性肺泡破坏，小叶间隔也遭破坏，形成直径超过2cm的大囊泡，常单个孤立位于脏胸膜下。肺大疱突然增大破裂，可产生自发性气胸，而引起严重呼吸困难，也可出现类似心绞痛的胸痛。

40. ABDE【解析】Horner 综合征通常表现为瞳孔缩小而非扩大，选项 C 错误，其余选项均正确。

41. ABDE【解析】前纵隔肿瘤一般包括胸腺瘤、胸腺囊肿、生殖细胞肿瘤、甲状腺病变、甲状旁腺腺瘤、淋巴瘤、副神经节瘤，以及血管瘤等病变；中纵隔常见肿瘤有淋巴结肿瘤、畸胎瘤、心包囊肿等；后纵隔肿瘤常见的有神经源性肿瘤、主动脉瘤等。

42. BCDE【解析】硅尘颗粒愈小，分散度愈高，在空气中的沉降速度愈慢，被吸入的机会就愈多，致病作用亦愈强，选项 B 正确。一般来说，直径大于 5μm 的硅尘颗粒往往被阻留在上呼吸道，并可被呼吸道的防御装置清除，选项 C 正确。直径小于 5μm 的硅尘颗粒才能被吸入肺泡，并进入肺泡间隔，引起病变，选项 A 错误。硅肺早期主要表现为肺门淋巴结肿大，选项 D 正确。硅肺是由于巨噬细胞中的溶酶体缺乏分解硅尘的酶，而硅尘却能破坏溶酶体的膜，使其中的水解酶释放出来，破坏细胞结构导致肺受损，选项 E 正确。

43. ABCD【解析】中央型肺癌即起源于主支气管、肺叶支气管的肺癌，靠近肺门，选项 A 正确。周围型肺癌即起源于段以下支气管的肺癌，选项 B 正确。弥漫型肺癌起源于细支气管及肺泡上皮，在肺内弥漫性生长，表现为双肺弥漫分布的结节或斑片状病灶，选项 C、选项 D 正确。中央型肺癌通常晚期才会出现淋巴结转移，选项 E 错误。

44. ABCE【解析】最常引起肺心病的是慢性阻塞性肺疾病，其中又以慢性支气管炎并发阻塞性肺气肿最常见，选项 A 正确。肺源性心脏病的病变基础为肺动脉高压，选项 B 正确。肺源性心脏病引起的右心衰竭可导致大循环淤血，选项 C 正确。肺心病一般不会引起肺淤血，其引起肺淤血主要是因为左心衰竭，选项 D 错误。除原有的慢性支气管炎、肺气肿、肺间质纤维化等病变外，肺心病时肺内主要病变是肺小动脉的变化，表现为肌型小动脉中膜肥厚、内膜下出现纵行肌束，无肌性细动脉肌化，选项 E 正确。

45. BCDE【解析】肺腺癌女性患者相对多见，多为非吸烟者，选项 A 错误、选项 C 正确。肺腺癌通常发生于较小支气管上皮，故大多数为周围型肺癌，肿块通常位于胸膜下，境界不甚清晰，常累及胸膜，选项 B、选项 E 正确。肺腺癌有时早期即发生血行转移，发生淋巴转移则较中央型肺癌较晚，选项 D 正确。

46. ABCE【解析】肺心病心脏方面的表现主要是右心室肥厚，心腔扩张，扩张的右心室使心脏的横径增大，并将左心室心尖区推向左后方，形成横位心，心尖主要由右心室构成，心尖钝圆、肥厚，心脏重量增加，右心室前壁肺动脉圆锥显著膨隆，肥厚的右心室内乳头肌和肉柱显著增粗，室上嵴增粗，肺动脉圆锥处心肌壁增厚。在电镜下会发现心肌细胞肥大、增宽，核增大，出现肌纤维萎缩、横纹消失的情况。

47. ABDE【解析】硅沉着病是肺尘埃沉着病中最为常见的一种类型，由长期吸入大量含有游离二氧化硅粉尘引起，是以肺部广泛的结节性纤维化为主的疾病，选项 A 正确。长期从事开矿、采石、坑道作业的工人容易患此病，选项 B 正确。硅沉着病病程进展缓慢，即使脱离硅尘接触后，肺部病变仍继续发展，选项 C 错误、选项 E 正确。吸入硅尘多，超过肺的清除能力或肺清除能力减弱，成为硅尘在肺内沉积的重要原因，选项 D 正确。

48. ABCE【解析】肺心病镜下可见右心室壁心肌细胞肥大，核增大、深染；也可见缺氧引起的心肌纤维萎缩、肌质溶解、横纹消失，以及间质水肿和胶原纤维增生等。因为心肌再生能力很弱，负荷增加时，是以心肌细胞肥大来适应，而不是以细胞增生和数目增多来克服增高的阻力。

49. ABCE【解析】最常见的喉癌为喉鳞状细胞癌，多见于中老年男性。本癌的发生与吸烟、酗酒、长期吸入有害物质及乳头状瘤病毒感染等因素有关。浸润型喉癌转移率高，而呈疣状生长的高分化鳞癌（喉疣状癌）则很少转移。

50. ACDE【解析】肺癌副肿瘤综合征包括类癌综合征、肺性骨关节病、肌无力综合征、类库欣综合征等。低血糖不是一种独立的疾病，而是多种原因引起的血葡萄糖浓度过低综合征。发生低血糖的原因包括营养不良性低血糖、肝源性低血糖、肾性低血糖、自身免疫性疾病所致低血糖、反应性低血糖、内分泌疾病所致低血糖、非胰岛细胞瘤（胰腺外肿瘤）所致低血糖等。

51. ABDE【解析】未分化性鳞状细胞癌有两种形态学表现，具体如下。①为泡状核细胞癌：癌细胞呈片状或不规则巢状分布，境界不如分化性癌清晰。癌细胞胞质丰富，境界不清，常呈合体状。细胞核大，圆形或卵圆形，空泡状，有 1~2 个大而明显的核仁，核分裂象少见。癌细胞或癌巢间有较多淋巴细胞浸润。该型占鼻咽癌总数的 10%左右，对放射治疗敏感。②未分化鳞癌：癌细胞小，胞质少，呈小圆形或短梭形，弥漫分布，无明显的巢状结构，此型易与恶性淋巴瘤及其他小细胞性肿瘤（如未分化横纹肌肉瘤、神经母细胞瘤）混淆，必要时可分别做细胞角蛋白（CK）、白细胞共同抗原（LCA）、结蛋白（desmin）和神经微丝蛋白（NF）等的免疫组织化学染色或电镜检查来鉴别。

**六、案例分析题**

1. AC【解析】患者有发热、咳嗽、咳痰、呼吸困难等症状，听诊双肺散在中、小水泡音。显微镜下气管和左、右主支气管壁弥漫性炎症细胞浸润，符合急性支气管炎的临床特征。尸检所见左、右肺下背叶侧肺表面和切面均见多灶状和小片分布的实变病灶，肺内实变病灶可见细支气管壁充血、水肿、中性粒细胞浸润，管腔内有大量脓细胞和渗出物，其周围肺泡腔内充满纤维素、水肿液和大量变性、坏死的中性粒细胞，部分区域病灶相互融合成片。这些特点符合小叶性肺炎，伴部分小叶融合性肺炎。

2. AC【解析】患者面色苍白，口唇发绀，心音低钝，心率快。入院后出现了肝、脾大。尸检肝、脾和肾增大，被膜紧张。显微镜下肝小叶中央静脉和肝窦淤血、脾淤血明显，以及肾髓质血管明显扩张淤血，均表明患者有右心衰竭引起的体循环淤血。

3. E【解析】本病经过：上呼吸道感染，发展为急性气管炎、小叶性肺炎；病情加重形成小叶融合性肺炎，最终导致急性心力衰竭，引起死亡。

大肠炎症性病变

# 第十四章　消化系统疾病

## 一　A1 型题

1. 癌变率较高的大肠病变是
   A. 波伊茨-耶格（Peutz-Jeghers）息肉
   B. 绒毛状腺瘤
   C. 炎性息肉
   D. 增生性息肉
   E. 幼年性息肉
2. 乙型肝炎病毒（HBV）携带者的发病机制是
   A. 机体免疫反应不足，仅能杀灭和破坏一部分病毒
   B. 机体免疫反应过强，感染病毒量多、毒力强
   C. 机体免疫反应过强，感染病毒量少、毒力弱
   D. 机体处于免疫耐受期
   E. 机体免疫反应正常，感染病毒量多、毒力强
3. 胃体慢性萎缩性胃炎的病变是
   A. 壁细胞化生
   B. 黏液分泌细胞化生
   C. 主细胞化生
   D. 亲银细胞化生
   E. 嗜酸细胞化生
4. 目前诊断胃肠道间质瘤（GIST）时，下列免疫组织化学检测中，最重要的是
   A. CD34 和 CD117
   B. Dog-1 和 CD34
   C. CD117 和 Dog-1
   D. S-100 和 CD117
   E. SMA 和 CD34
5. 急性普通型肝炎的病变性质是
   A. 以肝细胞坏死为主的炎症
   B. 以肝细胞增生为主的炎症
   C. 以肝细胞变性为主的炎症
   D. 以门管区渗出为主的炎症
   E. 以门管区间质增生为主的炎症
6. 胃癌最主要的转移途径是
   A. 直接转移
   B. 淋巴道转移
   C. 腹腔内种植性转移
   D. 血行转移
   E. 神经转移

7. 萎缩性胃炎与浅表性胃炎最主要的不同在于
A. 胃固有腺萎缩
B. 病变部位
C. 炎症细胞浸润的深度
D. 黏膜厚变
E. 炎症细胞浸润的程度

8. 羽毛样变性可见于
A. 胆汁性肝硬化
B. 重度慢性肝炎
C. 门脉性肝硬化
D. 淤血性肝硬化
E. 酒精性肝炎

9. 下列关于胃恶性淋巴瘤的叙述，错误的是
A. 属于惰性淋巴瘤
B. 绝大多数为T细胞来源
C. 肉眼呈巨块型、溃疡型和弥漫浸润型
D. 多见于胃窦部和胃体部
E. 原发和继发均可发生

10. 肝细胞质内出现的嗜酸性透明小体可见于
A. 重度慢性肝炎
B. 酒精性肝炎
C. 门脉性肝硬化
D. 胆汁性肝硬化
E. 淤血性肝硬化

11. 大肠癌的好发部位依次为
A. 直肠、乙状结肠、盲肠、升结肠、横结肠、降结肠
B. 盲肠、直肠、乙状结肠、横结肠、升结肠、降结肠、盲肠
C. 盲肠、直肠、升结肠、降结肠、乙状结肠、横结肠、盲肠
D. 升结肠、乙状结肠、直肠、盲肠
E. 升结肠、直肠、盲肠、横结肠

12. 慢性胃溃疡的大体形态通常是
A. 2cm 以内圆形溃疡，贲门侧边缘耸直状
B. 2cm 以上较浅溃疡，边缘整齐
C. 2cm 以上火山口或不规则溃疡
D. 2cm 以上较不规则溃疡，底部不平
E. 2cm 以内圆形溃疡，幽门侧边缘耸直状

13. 门脉性肝硬化最严重的并发症是
A. 腹水
B. 食管下段静脉曲张
C. 肝性脑病
D. 睾丸萎缩
E. 脾大

14. 伴有恶性贫血的慢性胃炎是
A. 巨大肥厚性胃炎
B. 慢性浅表性胃炎

C. 慢性萎缩性胃炎 A 型　　D. 疣状胃炎

E. 慢性萎缩性胃炎 B 型

15. 早期食管癌指的是

A. 未发生转移的癌

B. 病变长度小于 3cm，未发生淋巴结转移

C. 局限于黏膜层，不论是否发生淋巴结转移

D. 局限于上皮层内的癌

E. 局限于黏膜或黏膜下层，无淋巴结转移

16. 急性重型肝炎与亚急性重型肝炎肉眼观形态主要区别是

A. 有无再生结节形成　　B. 肝体积缩小的程度

C. 肝包膜皱缩的程度　　D. 出血程度

E. 肝实质黄染的程度

17. 胃溃疡病最常见的并发症是

A. 幽门狭窄　　B. 穿孔

C. 癌变　　D. 粘连

E. 出血

18. 下列关于肝硬化腹水形成原因的叙述，不正确的是

A. 抗利尿激素、醛固酮水平升高　　B. 肝细胞合成凝血酶原减少

C. 肝淋巴液外溢　　D. 肝细胞合成的清蛋白减少

E. 门静脉高压

19. 下列关于假膜性结肠炎的叙述，正确的是

A. 假膜脱落后常引起溃疡和肠穿孔

B. 假膜由黏液、纤维素和中性粒细胞构成

C. 主要见于青壮年

D. 与服用广谱抗生素无关

E. 假膜不易脱落

20. 下列病变中，不属于假小叶特点的是

A. 肝细胞排列紊乱，有不同程度的疏松化、气球样变及坏死

B. 肝细胞广泛凋亡，大量凋亡小体形成

C. 中央静脉缺如

D. 可有两个以上中央静脉

E. 出现门管区

21. 进展期大肠癌的肉眼形态不包括

A. 溃疡型　　B. 扁平隆起型

C. 隆起型　　D. 浸润型
E. 胶样型

22. 下列选项中，一般不是肝硬化引起门静脉高压原因的是
A. 纤维组织压迫中央静脉
B. 门静脉与肝动脉之间形成异常吻合支
C. 肝动脉与肝静脉之间形成异常吻合支
D. 血管床减少
E. 假小叶压迫小叶下静脉

23. 结肠癌最常转移到
A. 肺　　B. 椎骨
C. 肝　　D. 脑
E. 前列腺

24. 胃溃疡的病变部位最常见于
A. 胃前壁　　B. 胃大弯
C. 胃小弯近贲门处　　D. 胃后壁
E. 胃小弯近幽门处

25. 下列符合肝细胞点状坏死特点的是
A. 肝细胞核碎裂为小点状的坏死　　B. 形成嗜酸性小体
C. 破坏界板的坏死　　D. 伴有严重脂肪变性的坏死
E. 坏死灶仅累及几个肝细胞

26. 下列选项中，不能原发于胃组织的是
A. 移行细胞癌　　B. 鳞癌
C. 神经内分泌瘤　　D. 腺癌
E. 淋巴瘤

27. 目前认为结直肠癌发生的机制有四条通路，下列不属于目前认为的通路的是
A. 腺瘤腺癌顺序　　B. 锯齿状病变通路
C. 溃疡性结肠炎相关的结直肠癌通路　　D. 幼年性息肉病-癌途径
E. 家族性腺瘤性息肉病途径

28. 十二指肠溃疡病变主要表现为
A. 后壁溃疡易穿孔　　B. 溃疡位置多为十二指肠降部
C. 溃疡大小多为 1cm 以上　　D. 前壁溃疡易出血
E. 多为饥饿时疼痛

29. 无淋巴结转移的癌是
A. 早期胃癌　　B. 大肠黏膜内肿瘤

C. 胰腺癌　　D. 肺鳞癌
E. 早期食管癌

30. 下列选项中，无明显的假小叶形成的肝硬化类型是
A. 坏死后肝硬化　　B. 门脉性肝硬化
C. 血吸虫肝硬化　　D. 酒精性肝硬化
E. 肝炎后肝硬化

31. 下列关于缺血性肠病的叙述，正确的是
A. 营养不良是主要病因　　B. 结肠脾曲最常受累
C. 好发于儿童　　D. 很少引起肠梗死
E. 可见裂隙状溃疡

32. 胃溃疡和十二指肠溃疡穿孔后最严重的后果是
A. 穿孔后引起胃和十二指肠周围脓肿形成
B. 穿孔后引起小网膜急性炎症
C. 穿孔后引起肠粘连
D. 穿孔后引起弥漫性腹膜炎
E. 穿孔后不与腹腔相通而进入邻近器官

33. 胃癌癌细胞主要起源于胃腺的
A. 颈部的干细胞　　B. 底部的基底细胞
C. 主细胞　　D. 壁细胞
E. 黏液细胞

34. 下列疾病中，门静脉高压最为明显的是
A. 血吸虫肝硬化　　B. 胆汁性肝硬化
C. 淤血性肝硬化　　D. 门脉性肝硬化
E. 坏死后肝硬化

35. 肝硬化的特征性病变是
A. 肝细胞增生　　B. 纤维组织增生
C. 小胆管增生　　D. 假小叶形成
E. 肝细胞坏死

36. 下列因素中，与肝细胞癌的发生无关的是
A. 亚硝胺类化合物　　B. 寄生虫
C. 乙型肝炎病毒　　D. 青霉菌
E. 黄曲霉素

37. 与胃癌的组织学发生无关的是
A. 胃黏膜大肠型肠上皮化生　　B. 胃腺颈部的干细胞过度增生

C. 胃黏膜上皮鳞状上皮化生　　D. 胃黏膜腺体重度非典型增生
E. 胃小凹底部的干细胞过度增生

38. 慢性胃溃疡底部瘢痕组织中的小动脉内膜炎可以导致
A. 溃疡容易癌变　　B. 溃疡不易愈合
C. 动脉破裂出血　　D. 动脉血栓栓塞
E. 溃疡容易穿孔

39. 病毒性肝炎的基本病变为
A. 以溃疡为主的炎症　　B. 细胞异型性增生
C. 以增生为主的炎症　　D. 以变质为主的炎症
E. 以坏死为主的炎症

40. 怀疑肝癌时，下列诊断方法中最可靠的是
A. 腹水细胞学检查　　B. 放射性核素扫描
C. 超声检查　　D. 甲胎蛋白（AFP）检测
E. 肝穿刺活体组织检查

41. 下列选项中，支持门脉性肝硬化的是
A. 结节大小相仿，纤维分隔薄而均匀　　B. 结节大小不等，纤维分隔厚薄不均
C. 肝呈细颗粒状，深绿色　　D. 树枝状纤维组织将肝分割为粗大结节
E. 肝内散在多个大结节

42. 下列大肠癌的肉眼分型中，多见于青年人且预后较差的是
A. 乳头状型　　B. 溃疡型
C. 蕈伞型　　D. 隆起型
E. 胶样型

43. 早期胃癌确切的含义是
A. 肿瘤直径小于1cm，侵及黏膜下层以上
B. 肿瘤直径小于1cm，无淋巴结转移
C. 癌组织未侵及黏膜下层，无淋巴结转移
D. 癌组织浸润超过黏膜下层，有淋巴结转移
E. 癌组织浸润仅限于黏膜层或黏膜下层，无论是否有淋巴结转移

44. 肝肾综合征常发生在
A. 轻度慢性肝炎　　B. 中度慢性肝炎
C. 重度慢性肝炎　　D. 急性肝炎
E. 急性重型肝炎

45. 下列关于大肠癌的叙述，正确的是
A. 类癌由腺瘤癌变而来　　B. 盲肠癌最多见

C. 少数产生癌胚抗原（CEA） D. Dukes D 期有远隔器官转移
E. 未分化癌多见

46. 下列选项中，支持胃的恶性溃疡的病变特征是
A. 边缘整齐，不隆起 B. 溃疡呈圆形、椭圆形
C. 底部较平坦 D. 皱襞向溃疡集中
E. 火山口状，底部凹凸不平

47. 急性普通型肝炎的病变特点是
A. 以弥漫的肝细胞变性为主 B. 以肝细胞坏死为主
C. 以汇管区渗出和纤维化为主 D. 以肝细胞增生为主
E. 以汇管区间质增生为主

48. 与肝硬化时对雌激素破坏减少无关的症状是
A. 蜘蛛痣 B. 鼻出血
C. 月经过多 D. 男性乳腺发育
E. 睾丸萎缩

49. 慢性胃溃疡的肉眼形态通常是
A. 溃疡长轴与胃小弯长轴平行 B. 圆形溃疡，贲门侧边缘耸直
C. 溃疡表浅 D. 烧瓶状溃疡
E. 溃疡长轴与胃小弯长轴垂直

50. 胃黏膜活检报告为肠上皮化生，很可能是
A. 胃溃疡病 B. 慢性肥厚性胃炎
C. 轻度浅表性胃炎 D. 慢性萎缩性胃炎
E. 胃癌

51. 肝细胞弥漫性细胞水肿主要见于
A. 亚急性重型肝炎 B. 急性重型肝炎
C. 酒精性肝炎 D. 急性普通型肝炎
E. 慢性肝炎

52. 大肠癌从哪一期起已有淋巴结转移
A. A 期 B. $B_1$期
C. $B_2$期 D. $C_1$期
E. $C_2$期

53. 下列选项中，与食管癌发生无关的因素是
A. 食用过热饮食 B. 食物中含较多亚硝酸盐
C. 反流性食管炎 D. 食管痉挛
E. 缺少微量元素

54. 下列选项中，最易引起阑尾穿孔的阑尾炎类型是
A. 急性坏疽性阑尾炎
B. 急性单纯性阑尾炎
C. 急性蜂窝织炎性阑尾炎
D. 慢性阑尾炎
E. 慢性阑尾炎急性发作

55. 重度肝细胞碎片状坏死及桥接坏死主要见于
A. 急性重型肝炎
B. 亚急性重型肝炎
C. 轻度慢性肝炎
D. 重度慢性肝炎
E. 急性普通型肝炎

56. 溃疡型胃癌与胃溃疡在病理形态上最主要的区别是
A. 溃疡底部可见坏死组织
B. 溃疡处有癌细胞
C. 溃疡周围可伴有萎缩性胃炎
D. 溃疡可深达肌层
E. 溃疡合并穿孔

57. 导致肝硬化的 DNA 病毒是
A. 甲型肝炎病毒（HAV）
B. HBV
C. 丁型肝炎病毒（HDV）
D. 丙型肝炎病毒（HCV）
E. 戊型肝炎病毒（HEV）

58. 阑尾炎系膜静脉血栓形成易见于
A. 急性单纯性阑尾炎
B. 急性坏疽性阑尾炎
C. 急性蜂窝织炎性阑尾炎
D. 慢性阑尾炎
E. 慢性阑尾炎急性发作

59. 慢性肝炎时出现毛玻璃样肝细胞的原因是
A. 滑面内质网内有大量乙型肝炎表面抗原（HBsAg）颗粒
B. 粗面内质网内有大量 HBsAg 颗粒
C. 高尔基复合体内有大量 HBsAg 颗粒
D. 核糖体增多
E. 线粒体肿胀

60. 下列关于慢性胃溃疡的大体特点的叙述，正确的是
A. 溃疡可深达肌层或浆膜层
B. 溃疡底部凹凸不平
C. 溃疡边缘隆起
D. 溃疡周围黏膜皱襞中断
E. 常为单个，溃疡直径多在 5cm 以上

61. 按照发病率递减的顺序，食管癌好发部位依次为
A. 食管各段分布相等
B. 食管中段、上段、下段
C. 食管上段、下段、中段
D. 食管下段、中段、上段
E. 食管中段、下段、上段

62. 复合性溃疡指的是
A. 胃溃疡合并慢性胃炎
B. 胃癌有溃疡形成
C. 胃溃疡合并幽门梗阻
D. 胃和十二指肠同时有慢性溃疡
E. 胃溃疡合并穿孔、出血

63. 最常引起肝硬化的肝炎类型是
A. 急性重型肝炎
B. 亚急性重型肝炎和慢性肝炎
C. 亚急性重型肝炎
D. 慢性肝炎
E. 急性重型肝炎和慢性肝炎

64. 下列关于急性单纯性阑尾炎的说法，不正确的是
A. 重型阑尾炎
B. 中性粒细胞浸润
C. 纤维素渗出
D. 炎性水肿
E. 阑尾黏膜病变较重

65. 下列关于阑尾腺癌的叙述，正确的是
A. 是肠道比较常见的恶性肿瘤
B. 只发生于阑尾根部
C. 镜下形态与大肠腺癌相似
D. 不引起阑尾黏液囊肿
E. 阑尾原发性腺癌比阑尾类癌多见

66. 急性普通型肝炎最常见的结局是
A. 肝硬化
B. 慢性活动性肝炎
C. 逐渐恢复
D. 急性肝衰竭
E. 肝细胞癌

67. 肝重量减轻最明显的肝炎是
A. 急性普通型肝炎
B. 急性重型肝炎
C. 中度慢性肝炎
D. 亚急性重型肝炎
E. 重度慢性肝炎

68. 胆囊炎或胆管炎最常见致病菌是
A. 伤寒沙门菌
B. 葡萄球菌
C. 大肠埃希菌
D. 链球菌
E. 真菌

69. 下列选项中，符合亚急性重型肝炎病变特点的是
A. 肝细胞广泛变性及点状坏死
B. 肝细胞弥漫性大片坏死，再生不明显
C. 肝细胞弥漫性大片坏死伴结缔组织增生及肝细胞再生
D. 肝细胞碎片状坏死伴结缔组织增生及肝细胞再生
E. 肝细胞异型增生

70. 胆囊结石最常见的类型是
A. 胆固醇性结石
B. 草酸盐结石
C. 色素性结石
D. 混合性结石
E. 尿酸盐结石

71. 食管黏膜内癌的特点是
A. 可有淋巴结转移
B. 属于早期癌
C. 5年生存率低于75%
D. 全部为鳞状细胞癌
E. 多发生于食管上段

72. 我国门脉性肝硬化的常见原因是
A. 慢性酒精中毒
B. 病毒性肝炎
C. 毒物中毒
D. 药物中毒
E. 营养缺乏

73. 最易演变为坏死后肝硬化的肝炎是
A. 急性普通型肝炎
B. 急性重型肝炎
C. 亚急性重型肝炎
D. 重度慢性肝炎
E. 轻度慢性肝炎

74. 肝内胆管结石最为常见的类型是
A. 尿酸盐结石
B. 胆固醇性结石
C. 混合性结石
D. 色素性结石
E. 草酸盐结石

75. 大肠息肉状病变中，癌变率较高的是
A. 腺瘤性息肉
B. 炎性息肉
C. 幼年性息肉
D. 增生性息肉
E. 绒毛状腺瘤

76. 发展为门脉性肝硬化最常见的病毒性肝炎类型是
A. 急性重型肝炎
B. 慢性活动性肝炎
C. 急性普通型肝炎
D. 慢性持续性肝炎
E. 急性黄疸性肝炎

77. 下列肝炎中，与肝硬化形成关系最密切的是
A. 轻度慢性肝炎
B. 急性重型肝炎
C. 重度慢性肝炎
D. 急性普通型肝炎
E. 急性甲型病毒性肝炎

78. 在我国大肠癌的病理分期中，侵入深肌层，但未穿出肌层的大肠癌指的是
A. $A_1$期
B. $A_2$期

C. B 期　　D. C 期

E. $A_3$期

79. 髓质型食管癌的主要肉眼形态特征是

A. 形成明显的环形狭窄　　B. 形成深达肌层的溃疡

C. 切面灰白色，质地硬韧　　D. 呈蘑菇状突入食管腔

E. 切面灰白色，质地较软

80. 肝硬化时，蜘蛛痣发生的原因是

A. 低蛋白血症　　B. 雌激素增多

C. 门静脉压力增高，侧支循环形成　　D. 血管内压增高

E. 肝功能不全，凝血功能障碍

81. 胃癌常见的组织学类型不包括

A. 透明细胞癌　　B. 管状腺癌

C. 黏液腺癌　　D. 印戒细胞癌

E. 乳头状腺癌

82. 肝细胞内出现透明小体见于

A. 门脉性肝硬化　　B. 淤血性肝硬化

C. 坏死后肝硬化　　D. 酒精性肝硬化

E. 胆汁性肝硬化

83. 胃癌癌细胞穿透浆膜脱落于腹膜上形成的转移瘤称为

A. 远处转移　　B. 接触性转移

C. 种植性转移　　D. 肿瘤直接蔓延

E. 移植性转移

84. 对诊断胰岛细胞瘤无意义的免疫组织化学染色结果是

A. 生长抑素（SS）阳性　　B. 胰高血糖素（GLU）阳性

C. 胃泌素（GAS）阳性　　D. 胰岛素（INS）阳性

E. 前列腺特异性抗原（PSA）阳性

85. 下列选项中，不符合腹膜恶性间皮瘤特点的是

A. 大多见于 40 岁以上男性

B. 其发生与接触石棉粉尘有关

C. 临床表现为腹膜不规则增厚或形成大小不一的结节

D. 组织学上以混合型最多见

E. 免疫组织化学染色对病理诊断具有重要意义

86. 引起急性胰腺炎的原因不包括

A. 暴饮暴食　　B. 胆道蛔虫

C. 胆石症
D. 大量饮酒
E. 营养不良

87. 慢性肝炎时出现的毛玻璃样肝细胞，在电镜下的主要变化是
A. 线粒体大量增生
B. 滑面内质网大量增生
C. 粗面内质网大量增生
D. 高尔基复合体肥大增生
E. 溶酶体数目增多

88. 门脉性肝硬化形成过程中的基本病理变化是
A. 肝细胞变性、坏死，肝细胞再生，肝弥漫性纤维化
B. 肝细胞变性、坏死，肝纤维化
C. 肝内胆管上皮增生，肝纤维化
D. 肝细胞变性，肝纤维化
E. 肝细胞再生，肝纤维化

89. 药物引起的肝细胞损伤性病变不包括
A. 肝细胞坏死
B. 肝细胞淤胆导致羽毛状变性
C. 肝细胞脂肪变性
D. 肝细胞内出现拉塞尔（Russell）小体
E. 肝细胞内出现毛玻璃样包涵体

90. 下列选项中，不是急性胰腺炎临床表现的是
A. 持续性腹痛
B. 血清淀粉酶升高
C. 休克
D. 血清碱性磷酸酶活性增高
E. 血清钙、钾、钠离子水平下降

91. 下列选项中，不是进展期食管癌的肉眼类型的是
A. 糜烂型
B. 缩窄型
C. 溃疡型
D. 髓质型
E. 蕈伞型

92. 胃癌的转移特点不包括
A. 晚期经门静脉转移至肝
B. 经淋巴道扩散至肝门淋巴结
C. 经淋巴道转移至左锁骨上淋巴结
D. 种植性转移至大网膜淋巴结
E. 种植性转移至卵巢

93. 下列关于酒精性肝病的叙述，错误的是
A. 肝体积增大
B. 脂肪肝是酒精性肝病最常见的病变
C. 肝细胞脂肪变最早出现在小叶周边区肝细胞
D. 酒精性肝硬化是酒精性肝病的最终病变
E. 单纯的脂肪肝常无症状

94. 下列关于急性胰腺炎的叙述，错误的是
   A. 水肿性病变多局限于胰尾
   B. 出血性病变多局限于胰尾
   C. 水肿性胰腺肿大、变硬，充血、水肿及中性粒细胞等炎症细胞浸润
   D. 出血性有散在钙皂形成
   E. 出血性胰腺呈大片凝固性坏死
95. 阑尾炎最重要的发病原因是
   A. 阑尾腔内含大量细菌
   B. 机体抵抗力下降
   C. 阑尾周围炎症蔓延
   D. 阑尾腔内阻塞并感染
   E. 饭后剧烈运动
96. 慢性萎缩性胃炎最具特征的病理变化是
   A. 假幽门腺化生
   B. 肠上皮化生
   C. 黏膜变薄、腺体减少
   D. 腺体异型增生
   E. 胃酸减少
97. 慢性酒精中毒引起的最严重的肝损害是
   A. 酒精性肝炎
   B. 脂肪肝
   C. 肝萎缩
   D. 合并病毒性肝炎
   E. 酒精性肝硬化
98. 下列关于急性水肿性胰腺炎的叙述，错误的是
   A. 病变多局限在胰头
   B. 可发生局限性脂肪坏死
   C. 可转变为急性出血性胰腺炎
   D. 胰腺肿大、变硬，充血、水肿及中性粒细胞等炎症细胞浸润
   E. 预后较好
99. 早期食管癌诊断的必要条件是
   A. 无明显临床症状
   B. 浸润深度未到达肌层，无淋巴结转移
   C. 癌变直径小于 1.0cm
   D. 无淋巴结转移
   E. 钡餐检查可见局限性僵硬
100. 早期胃癌最常见的肉眼类型是
   A. 表浅平坦型
   B. 表浅凹陷型
   C. 隆起型
   D. 表浅型
   E. 凹陷型
101. 肝硬化时，与肝假小叶形成无关的是
   A. 肝细胞变性坏死
   B. 肝细胞再生形成结节

C. 纤维结缔组织增生
D. 肝窦内皮细胞窗减少
E. 淋巴细胞和单核细胞浸润

102. 下列关于急性出血性胰腺炎的叙述，错误的是
A. 常见散在钙皂
B. 以广泛出血坏死为特征
C. 胰腺肿大，质软呈暗红色，分叶结构消失
D. 胰腺组织大片液化性坏死，伴大量出血
E. 预后较差

103. 克罗恩（Crohn）病的病变特点不包括
A. 淋巴滤泡形成
B. 淋巴管扩张
C. 肉芽肿形成
D. 黏膜水肿并有裂隙状溃疡
E. 肉芽肿中心可发生干酪样坏死

104. 进展期胃癌最常见的肉眼类型为
A. 溃疡型
B. 息肉型
C. 浸润型
D. 革囊胃
E. 胶样癌

105. 下列选项中，属于原发性胆汁性肝硬化病因的是
A. 慢性酒精中毒
B. 病毒性肝炎
C. 慢性非化脓性胆管炎
D. 脂肪肝
E. 血吸虫感染

106. 下列关于慢性胰腺炎的病理变化，错误的是
A. 胰腺间质纤维组织增生，胰管扩张
B. 腺泡和胰腺组织萎缩、消失
C. 胰管内偶见结石形成
D. 胰腺呈结节状，质地较硬
E. 胰腺实质广泛性坏死、出血

107. 下列关于食管癌的叙述，错误的是
A. 多见于食管中段
B. 早期即可出现明显的吞咽困难
C. 主要为鳞状细胞癌
D. 腺癌的发生与巴雷特（Barrett）食管有关
E. 晚期可经血行转移至肝和肺

108. 胃癌的最主要转移途径是
A. 血行转移
B. 淋巴道转移
C. 腹腔内种植
D. 直接蔓延
E. 消化道内转移

109. 下列选项中，不是肝硬化假小叶病变特点的是
A. 假小叶内肝细胞排列规整
B. 小叶中央静脉缺如、偏位或多个

C. 肝细胞团内出现汇管区
D. 增生的纤维组织分隔包绕肝细胞团
E. 增生的纤维间隔中可见新生的小胆管

110. 慢性胰腺炎患者最不可能出现的情况是
A. 肥胖
B. 糖尿病
C. 胰腺假囊肿
D. 胰腺癌
E. 脂肪泻

111. 下列关于 Crohn 病病变的叙述，错误的是
A. 病变主要累及结肠
B. 病变肠壁可发生粘连
C. 病变呈节段性分布
D. 肠系膜淋巴结肿大
E. 病变肠黏膜高度水肿如鹅卵石

112. 胃肠道癌血行转移最常见于
A. 骨
B. 肝
C. 肺
D. 脑
E. 肾

113. 与国际形态分类法中的大结节性肝硬化相对应的是
A. 门脉性肝硬化
B. 胆汁性肝硬化
C. 淤血性肝硬化
D. 酒精性肝硬化
E. 坏死后肝硬化

114. 下列疾病中，不会引起休克的是
A. 坏疽性胆囊炎
B. 急性出血性胰腺炎
C. 坏疽性阑尾炎
D. 急性重症型胆管炎
E. 急性水肿性胰腺炎

115. 下列关于食管平滑肌瘤，错误的是
A. 食管平滑肌瘤是食管最常见的良性肿瘤
B. 多来源于食管内环肌
C. 通常见于食管下 1/3
D. 肿块境界清楚
E. 可见大量核分裂象

116. 革囊胃指的是
A. 范围较大的溃疡型胃癌
B. 胃癌弥漫浸润型
C. 胃黏液腺癌
D. 胃癌伴扩张
E. 胃溃疡广泛瘢痕形成

117. 下列选项中，符合门脉性肝硬化特点的是
A. 结节大小相仿，纤维间隔薄而均匀

B. 结节呈细颗粒状，深绿色
C. 结节大小不等，纤维间隔厚薄不均
D. 结节不明显
E. 肝内散在多个粗大结节

118. 胰头癌早期扩散的主要方式是
A. 经门静脉转移到肝
B. 直接蔓延至胆总管和十二指肠
C. 腹腔内种植性转移
D. 经血行转移至肺
E. 经淋巴道转移至腹腔淋巴结

119. 下列关于十二指肠壶腹周围癌的叙述，错误的是
A. 起源于十二指肠乳头表面黏膜上皮
B. 肉眼肿瘤呈硬结状、溃疡型或分支细密的乳头状
C. 也可来源于胆总管远端 1/3 的黏膜上皮
D. 可伴有表浅溃疡形成
E. 鳞状细胞癌是其常见的组织学类型

120. 慢性胃炎组织病理学变化不包括
A. 慢性炎症改变
B. 萎缩
C. 炎症活动性
D. 肠化生
E. 异型增生

121. 坏死后肝硬化的主要特点是
A. 以汇管区纤维组织增生为主，假小叶不完整
B. 又称 hennec 肝硬化
C. 又称小结节性肝硬化
D. 正常肝小叶结构被破坏，可见碎片状坏死
E. 肝明显变形，结节大小悬殊

122. 胰腺最常见的恶性肿瘤是
A. 鳞状细胞癌
B. 印戒细胞癌
C. 腺鳞癌
D. 导管腺癌
E. 肉瘤样癌

123. 慢性胃溃疡病的病变最好发于
A. 胃大弯近幽门部
B. 胃小弯近幽门部
C. 胃大弯及胃底部
D. 胃体部
E. 胃小弯近贲门部

124. 发生癌变可能性较大的病变是
A. 浅表性胃炎
B. 慢性萎缩性胃炎

C. 肥厚性胃炎　　D. 十二指肠溃疡
E. 胃应激性溃疡

125. 下列选项中，对区别门脉性肝硬化与坏死后肝硬化没有帮助的是
A. 纤维间隔的厚薄　　B. 假小叶的大小
C. 纤维间隔内炎症细胞浸润的轻重　　D. 小胆管增生的程度
E. 肝细胞坏死的多少

126. 胆囊最常见的恶性肿瘤是
A. 鳞状细胞癌　　B. 黏液腺癌
C. 腺癌　　D. 腺鳞癌
E. 印戒细胞癌

127. 下列关于肠扭转的叙述，错误的是
A. 为肠袢及其系膜扭转所致　　B. 可引起肠坏死
C. 可引起肠梗阻　　D. 可形成弥漫性腹膜炎
E. 通常继发于肠套叠

128. 在胃癌 HE 染色切片中，癌细胞弥漫浸润于黏膜下层及肌层，有大量淡蓝色无结构的物质，其中漂浮小堆癌细胞，部分癌细胞核偏于一侧，细胞质内亦有上述物质。根据该切片表现，应诊断为
A. 髓样癌　　B. 黏液腺癌
C. 低分化腺癌　　D. 硬癌
E. 未分化癌

129. 胆汁性肝硬化的特点不包括
A. 可见羽毛状坏死　　B. 假小叶不完全
C. 肝细胞淤胆明显　　D. 肝表面结节细小或不明显
E. 可见碎片状坏死

130. 下列选项中，不属于胰腺癌临床表现的是
A. 腹水　　B. 黄疸进行性加重
C. 血清碱性磷酸酶活性升高　　D. 疼痛
E. 血清糖类抗原 19-9（CA19-9）升高

131. 确认食管原发性腺癌的原则是
A. 癌组织排列成腺腔样结构
B. 癌组织周围有肠上皮化生
C. 癌组织完全位于并局限于食管-胃交界以上
D. 癌组织内可见较多病理性核分裂象
E. 癌组织浸润食管壁肌层

132. 下列胃癌组织学类型中，分化最好的是
A. 印戒细胞癌
B. 管状腺癌
C. 髓样癌
D. 黏液癌
E. 硬癌
133. 肝硬化时，蜘蛛痣发生的主要原因是
A. 胆色素代谢障碍，皮下胆色素沉积
B. 肝功能不全，血小板减少，小灶状皮下出血
C. 侧支循环建立
D. 对雌激素的灭活作用减弱，小动脉末梢扩张
E. 低蛋白血症，皮下局部水肿
134. 直肠癌最常见的症状是
A. 肠梗阻
B. 贫血
C. 体重减轻
D. 排便习惯改变
E. 黏液血便
135. 下列关于梅克尔憩室的叙述，错误的是
A. 一般好发于小肠
B. 是一种先天性畸形
C. 大多发生于肠系膜同侧的肠壁
D. 憩室的腔与肠腔相通
E. 憩室壁内可见到异位的胃组织
136. 下列关于消化性溃疡的几层结构的描述，错误的是
A. 炎性渗出层
B. 肉芽组织层
C. 异型细胞层
D. 坏死层
E. 瘢痕层
137. 下列选项中，不属于门静脉高压表现的是
A. 腹水
B. 淤血性脾大
C. 食管静脉曲张
D. 胃肠道淤血
E. 黄疸
138. 下列检查对原发性胰腺癌的诊断，最有价值的是
A. 血清酸性磷酸酶活性升高
B. 血清 AFP 升高
C. 血清 CEA 升高
D. 血清 CA19-9 升高
E. 血清谷丙转氨酶活性升高
139. 下列关于食管胃交界肿瘤的叙述，错误的是
A. 横跨食管胃交界的鳞状细胞癌
B. 多见于胃食管反流性疾病及 Barrett 食管的人群
C. 横跨食管胃交界的腺癌

D. 也可发生小细胞癌

E. 常存在 *TP*53 突变

140. 直肠癌最常见的症状是

A. 体重减轻　　B. 排便习惯与粪便性状改变

C. 肠梗阻　　D. 黏液血便

E. 贫血

141. 易发展成肝细胞性肝癌的病变是

A. 色素性肝硬化　　B. 病毒性肝炎、肝硬化

C. 淤血性肝硬化　　D. 胆汁性肝硬化

E. 酒精性肝硬化

142. 下列关于胰腺癌的叙述，不准确的是

A. 以胰头部最多见　　B. 60%的患者有 *K-RAS* 基因突变

C. 以腺癌最常见　　D. 吸烟是重要的危险因素

E. 大多发病隐匿

143. 下列关于小肠类癌病变特点的叙述，错误的是

A. 多位于回肠　　B. 来源于肠嗜铬细胞

C. 类癌细胞较大且形态不一致　　D. 肿瘤多位于黏膜深层或黏膜下层

E. 切面为淡黄色结节状

144. 大肠息肉中癌变率较高的是

A. 炎性息肉　　B. 管状腺瘤

C. 绒毛状腺瘤　　D. 幼年性息肉

E. 增生性息肉

145. 下列关于细菌性肝脓肿的叙述，错误的是

A. 可因肝外伤时细菌直接感染引起　　B. 可由于细菌沿胆道上行性感染引起

C. 病变严重能形成膈肌下脓肿　　D. 脓肿内容物呈果酱样

E. 其他部位感染灶的细菌经血行感染至肝

146. 下列关于梗阻性黄疸的叙述，错误的是

A. 是胰头癌最重要的临床表现　　B. 具有诊断特异性

C. 往往呈进行性加重　　D. 可以出现在慢性胰腺炎患者

E. 大部分患者出现黄疸时已属中晚期胰腺癌

147. 下列关于急性胃炎的叙述，错误的是

A. 病因常较明确

B. 服用小剂量阿司匹林能够有效地预防急性胃炎的发生

C. 镜下可见黏膜充血水肿

D. 有灶性出血及浅表溃疡形成

E. 可见中性粒细胞浸润

148. 原发性肝癌最常见的组织类型是

A. 未分化癌　B. 胆管上皮癌

C. 肝细胞癌　D. 混合性肝癌

E. 类癌

149. 原发性肝癌指的是

A. 仅发生于胆管上皮的癌

B. 仅发生于肝细胞的癌

C. 发生于肝细胞和肝内胆管上皮的癌

D. 发生于肝细胞和肝外胆管上皮的癌

E. 发生于肝内纤维结缔组织的恶性肿瘤

150. 下列关于反流性食管炎的叙述，错误的是

A. 反流性食管炎的改变与病因、持续时间和病程的长短有关

B. 组织学上表现为鳞状上皮的重度异型增生

C. 可见基底细胞增生

D. 长期病变可形成 Barrett 食管

E. 上皮层嗜酸性粒细胞浸润是反流性食管炎的早期病变

151. 下列选项中，不符合胰岛增生的叙述是

A. 可发生于各年龄组　B. 出现自发性低血糖

C. 胰岛 B 细胞肥大、增生　D. 胰岛数量增多、体积增大

E. 新生儿胰岛细胞增生与母亲胰岛增生有关

152. 与原发性肝细胞癌发生无关的因素是

A. HCV 感染　B. HBV 感染

C. 华支睾吸虫感染　D. 黄曲霉素

E. 亚硝胺类化合物

153. 下列关于 Barrett 食管的叙述，错误的是

A. 内镜下可表现为齿状线上方数厘米处食管黏膜呈橘红色

B. 组织学上可见鳞状上皮被柱状上皮所取代，若出现杯状细胞便可确诊

C. Barrett 食管发生食管腺癌的危险性与病灶大小有关

D. 胃食管反流是 Barrett 食管形成的主要原因

E. Barrett 食管容易发生鳞状细胞癌

154. 慢性浅表性胃炎肉眼主要表现为

A. 胃黏膜皱襞变浅甚至消失　B. 胃黏膜变薄

C. 胃黏膜下小血管清晰
D. 最常见于幽门
E. 胃黏膜充血水肿，呈淡红色

155. 诊断恶性胰岛细胞瘤最可靠的指征是
A. 病理性核分裂象
B. 侵犯包膜
C. 淋巴结转移
D. 出现大片坏死
E. Ki-67 高表达

156. 下列关于食管癌的叙述，错误的是
A. 鳞状细胞癌多见
B. 食管上段最常见
C. 可见原位癌
D. 亚硝胺与食管癌发生有关
E. 可以多灶发生

157. 与胃癌预后关系不大的因素是
A. 是否侵犯淋巴结
B. 肿瘤的颜色
C. 组织学类型
D. 肿瘤的浸润深度
E. 肿瘤间质内淋巴细胞及浆细胞浸润的程度

158. 下列关于 Peutz-Jeghers 息肉病的说法，错误的是
A. 是一种家族性遗传性疾病
B. 息肉可分布于整个胃肠道，以小肠最多见
C. 口唇周围和颊黏膜等处出现色素斑
D. 常见于老年人
E. 肠道息肉可多达几十到上百个，大小不等

159. 急性普通型肝炎的病变特点是
A. 以肝细胞坏死为主
B. 以肝细胞变性为主
C. 以肝细胞增生为主
D. 以汇管区渗出为主
E. 以汇管区间质增生为主

160. 早期肝癌，指的是癌结节
A. 单个有包膜
B. 单个且最大直径在 3cm 以下，或 2 个癌结节的合计最大直径在 3cm 以下
C. 界限清楚
D. 微小而多个
E. 瘤体内无继发性改变

161. 慢性萎缩性胃炎与慢性浅表性胃炎最主要的区别是
A. 炎症细胞的多少
B. 病变范围
C. 病变部位
D. 胃固有腺体是否减少，是否肠上皮化生
E. 以上都不是

162. 诊断慢性浅表性胃炎最有意义的是
A. 黏膜浅层有嗜酸性粒细胞和中性粒细胞浸润
B. 黏膜浅层有溃疡形成
C. 黏膜浅层有淋巴细胞浸润和上皮坏死脱落
D. 黏膜浅层有炎症细胞浸润和腺体增生
E. 黏膜浅层有淋巴细胞、浆细胞浸润伴黏膜固有腺体消失

163. 下列关于克罗恩病的叙述，错误的是
A. 在临床上常呈慢性经过
B. 因病变局限且呈节段性分布，故称为局限性肠炎
C. 病变主要累及回肠末端，其次为结肠，消化道其他处则不发生
D. 肠黏膜高度水肿
E. 有裂隙状溃疡形成

164. 肝癌最早的转移方式是
A. 门静脉转移
B. 脾静脉转移
C. 肝静脉转移
D. 种植性转移
E. 淋巴道转移

165. 慢性浅表性胃炎肉眼所见主要是
A. 胃黏膜薄而平滑
B. 胃黏膜皱襞变平或消失
C. 透过胃黏膜可见黏膜下血管
D. 胃黏膜失去正常光泽
E. 以上都不是

166. 下列关于急性出血性坏死性肠炎的叙述，错误的是
A. 黏膜表面有假膜形成
B. 主要见于儿童
C. 出血坏死呈节段性分布
D. 多发生于空肠和回肠
E. 可见水肿及炎症细胞浸润

167. 嗜酸性胃肠炎的特点是
A. 肠壁内嗜酸性粒细胞弥漫浸润
B. 又称嗜酸性肉芽肿
C. 外周血嗜酸性粒细胞明显减少
D. 患者不伴有变态反应症状
E. 可引起化脓性腹膜炎

168. 肝细胞癌患者最有诊断意义的血清学指标是
A. γ-谷氨酰转肽酶
B. 碱性磷酸酶
C. 甲胎蛋白
D. 癌胚抗原
E. 酸性磷酸酶

169. 下列因素中，一般与慢性胃炎无关的是
A. 自身免疫损伤
B. 十二指肠液反流

C. 幽门螺杆菌感染
D. 长期慢性刺激
E. 胃食管反流

170. 下列关于嗜酸性胃炎的叙述，错误的是
A. 外周血嗜酸性粒细胞增高和血清 IgE 升高
B. 即为过敏性胃炎
C. 胃壁全层有大量嗜酸性粒细胞浸润
D. 多见于中年妇女，主要症状为腹痛，常有幽门梗阻症状
E. 类固醇激素治疗有效

171. 胃溃疡的并发症最常见的是
A. 出血
B. 癌变
C. 幽门狭窄
D. 穿孔
E. 腹膜炎

172. 肝转移性肿瘤最常见的原发肿瘤是
A. 甲状腺癌
B. 肺癌
C. 胃癌和大肠癌
D. 皮肤和食管鳞癌
E. 前列腺癌和乳腺癌

173. 慢性萎缩性胃炎 B 型表现为
A. 血清壁细胞抗体阳性
B. 胃酸分泌过多
C. 恶性贫血
D. 胃窦黏膜糜烂、出血
E. 以上都不是

174. 溃疡病急性穿孔后最严重的后果是
A. 引起急性弥漫性腹膜炎
B. 引起胃和十二指肠周围脓肿形成
C. 引起小网膜急性炎症
D. 引起肠粘连
E. 引起慢性包裹性腹膜炎

175. 下列关于无功能性胰岛细胞瘤的叙述，错误的是
A. 镜下形态同功能性胰岛细胞瘤
B. 肿瘤多为较大结节
C. 不出现内分泌异常症状
D. 免疫组织化学染色不出现有关激素的表达
E. 发生转移者为恶性

176. 下列关于肝母细胞瘤的叙述，错误的是
A. 肿瘤多位于肝右叶
B. 主要发生于儿童
C. 常合并肝硬化
D. 瘤细胞可表现为胎儿性肝细胞
E. 见髓外造血现象

177. 下列选项中，对诊断慢性肥厚性胃炎最有意义的是
A. 黏液分泌腺泡明显增生，伴有淋巴细胞浸润

B. 腺体与腺体间有明显的结缔组织增生

C. 胃黏膜表层上皮细胞异型生长，表面有绒毛状突起

D. 黏膜肥厚，腺体增生、肥大，腺管延长，腺体间有淋巴细胞浸润等

E. 腺体变短并有囊性扩张

178. 下列关于慢性萎缩性胃炎的叙述，正确的是

A. 主要病变是黏膜腺体萎缩

B. 主要由大肠埃希菌引起

C. 慢性萎缩性胃炎根据病因的不同可进一步分为 A、B、C、D 四型

D. 胃黏膜呈橘红色

E. 现认为慢性萎缩性胃炎 B 型、C 型与免疫因素有关

179. 肝细胞桥接坏死见于

A. 急性重型肝炎　　B. 亚急性重型肝炎

C. 慢性活动性肝炎　　D. 慢性持续性肝炎

E. 急性普通型肝炎

180. 下列选项中，不发生在肝的病变是

A. 血管瘤　　B. 囊肿

C. 血管肉瘤　　D. 绿色瘤

E. 脓肿

181. 下列细菌中，与慢性萎缩性胃炎 B 型的发病有关的是

A. 大肠埃希菌　　B. 幽门螺杆菌

C. 葡萄球菌　　D. 链球菌

E. 青霉菌

182. 下列胃炎中，易发生肠上皮化生继而发生癌变的是

A. 急性感染性胃炎　　B. 慢性萎缩性胃炎

C. 慢性肥厚性胃炎　　D. 慢性浅表性胃炎

E. 急性刺激性胃炎

183. 可能并发结肠癌的寄生虫病是

A. 蛔虫病　　B. 阿米巴病

C. 钩端螺旋体病　　D. 血吸虫病

E. 蛲虫病

184. 病变局部可见大量泡沫细胞的疾病是

A. 胆石症　　B. 胆囊癌

C. 胆囊炎　　D. 胆囊息肉

E. 胆囊腺瘤

185. 慢性萎缩性胃炎最主要的病变是
A. 杯状细胞化生
B. 帕内特细胞化生
C. 腺体数量减少或消失
D. 假幽门腺化生
E. 胃黏膜内淋巴细胞、浆细胞浸润
186. 最易引起大出血的消化性溃疡发生于
A. 胃小弯近幽门处
B. 胃底
C. 胃小弯近贲门处
D. 十二指肠球部前壁
E. 十二指肠球部后壁
187. 门静脉高压的体征不包括
A. 腹水
B. 脾大
C. 黄疸
D. 胃肠淤血
E. 食管下段静脉曲张
188. 胆囊癌与肝外胆管癌的共同特点是
A. 多为腺癌
B. 多为低分化鳞癌
C. 多为高分化鳞癌
D. 多为腺鳞癌
E. 多为小细胞癌
189. 克罗恩病的好发部位是
A. 口腔
B. 胃
C. 食管
D. 回肠末端
E. 结肠
190. 下列关于慢性萎缩性胃炎病变特点的叙述，正确的是
A. 不发生癌变
B. 胃体部黏膜弥漫性病变
C. 血清抗壁细胞抗体阳性
D. 常伴有恶性贫血
E. 胃窦部黏膜病变严重
191. 双侧卵巢发生肿瘤转移形成卵巢克鲁肯贝格（Krukenberg）瘤时，其原发肿瘤主要是
A. 肠型胃腺癌
B. 肠腺癌
C. 肠印戒细胞癌
D. 胃印戒细胞癌
E. 胃腺癌
192. 下列选项中，不符合急性胰腺炎临床特点的是
A. 可引起休克
B. 血清 $Ca^{2+}$、$K^{+}$及 $Na^{+}$浓度降低
C. 血清及尿中淀粉酶和脂肪酶水平升高
D. 可合并急腹症
E. 血清碱性磷酸酶活性升高
193. Krukenberg 瘤指的是
A. 胃黏液癌种植转移至膀胱上
B. 肺癌种植转移至胸膜上

C. 胃黏液癌种植转移至腹膜上
D. 胃黏液癌种植转移至肠壁上
E. 胃黏液癌种植转移至卵巢上

194. 下列关于慢性萎缩性胃炎的叙述，错误的是
A. 黏膜内可见纤维组织增生
B. 大量淋巴细胞和浆细胞浸润
C. 病变处胃黏膜变薄
D. 常出现鳞状上皮化生
E. 化生后可导致癌变

195. 肝细胞性肝癌最常见的转移部位是
A. 骨
B. 肝内
C. 肺
D. 肝门区淋巴结
E. 脑

196. 急性出血性坏死性胰腺炎的主要病变特点是
A. 腺泡及胰岛萎缩消失伴纤维化
B. 胰腺间质充血水肿伴少量中性粒细胞浸润
C. 胰腺组织大片出血、坏死，中性粒细胞浸润，胰腺外可有脂肪坏死
D. 仅见胰腺周围脂肪钙皂形成
E. 胰腺间质多量淋巴、巨噬细胞浸润伴明显纤维化

197. 下列关于阑尾炎的叙述，错误的是
A. 临床上表现为转移性右下腹痛、体温增高、呕吐等
B. 细菌感染和阑尾腔阻塞是阑尾炎发病的两个主要因素
C. 急性单纯性阑尾炎一般阑尾浆膜面炎症较重
D. 急性化脓性阑尾炎常由急性单纯性阑尾炎发展而来，阑尾壁各层均有大量中性粒细胞浸润
E. 急性坏疽性阑尾炎是一种重型阑尾炎，常引起穿孔

198. 与胃溃疡相比，下列关于十二指肠溃疡的叙述，正确的是
A. 十二指肠溃疡一般在餐后半小时出现疼痛
B. 十二指肠溃疡较浅且容易愈合
C. 十二指肠溃疡不容易穿孔
D. 十二指肠溃疡比胃溃疡大
E. 十二指肠溃疡不易癌变

199. 下列肝细胞坏死的病变中，可以经过完全再生修复的是
A. 桥接坏死
B. 灶状坏死
C. 大块坏死
D. 碎片坏死
E. 碎片坏死和桥接坏死

200. 下列选项中，不符合慢性胰腺炎病理特点的是

A. 胰腺质地变硬
B. 间质纤维组织增生
C. 腺泡萎缩、导管扩张
D. 胰腺组织广泛坏死
E. 可形成假囊肿

201. 胃溃疡的肉眼病变特点不包括
A. 圆形或椭圆形
B. 深达肌层或浆膜层
C. 直径一般大于 2cm
D. 溃疡通常只有一个
E. 溃疡边缘整齐，底部干净、光滑

202. 萎缩性胃炎区别于浅表性胃炎的最主要特点是
A. 炎症细胞浸润的深度
B. 临床表现
C. 浸润炎症细胞的类型
D. 胃黏膜固有层腺体萎缩
E. 病变部位

203. 下列色素中，可引起肝细胞羽毛状坏死的是
A. 含铁血黄素
B. 脂褐素
C. 胆色素
D. 钙化
E. 黑色素

204. 下列关于胰腺黏液性囊性肿瘤的叙述，错误的是
A. 黏液性囊腺癌囊壁上皮细胞异型性明显，形成无纤维血管轴心的不规则乳头或分支乳头
B. 黏液性囊腺瘤囊壁被覆单层柱状黏液上皮，可形成乳头
C. 交界性黏液性囊腺瘤囊壁上皮表现为轻度不典型增生
D. 黏液性囊腺瘤好发于胰体、尾部
E. 黏液性囊腺瘤组织结构与卵巢黏液性囊腺瘤极其相似

205. 下列关于消化性溃疡的结局和合并症的叙述，错误的是
A. 完全再生愈合
B. 穿孔
C. 幽门梗阻
D. 出血
E. 癌变

206. 下列关于消化道溃疡性病变的叙述，错误的是
A. 急性溃疡可累及黏膜下层下列，可由物理因素等引起
B. 急性应激性溃疡常继发于休克、烧伤等
C. 胃溃疡周围可有肠上皮化生
D. 消化性溃疡以十二指肠和胃溃疡最多见
E. 十二指肠溃疡易癌变，不易穿孔

207. 与大肠癌发生密切相关的是
A. 幼年性息肉
B. 增生性息肉

C. 化生性息肉　　D. 炎性息肉
E. Peutz-Jeghers 综合征

208. 胰腺实性-假乳头状瘤的特点不包括
A. 孤立性肿物，体积通常较大　　B. 为良性肿瘤，不会发生转移
C. 多见于年轻女性　　D. 瘤细胞多角形，核呈锯齿状，常见核沟
E. 间质可见泡沫细胞，并可发生钙化或骨化

209. 复合性溃疡指的是
A. 胃和回肠同时发生溃疡　　B. 胃和空肠同时发生溃疡
C. 胃和十二指肠同时发生溃疡　　D. 胃和结肠同时发生溃疡
E. 胃和食管同时发生溃疡

210. 慢性肥厚性胃炎最主要的诊断依据是
A. 肌层肥厚　　B. 固有层结缔组织增生
C. 淋巴滤泡形成　　D. 黏膜增厚，腺体肥大增生
E. 腺体肠上皮化生

211. 急性普通型肝炎的典型病变是
A. 肝细胞广泛脂肪变性伴点状坏死　　B. 肝细胞广泛水样变性伴点状坏死
C. 肝细胞广泛脂肪变性伴碎片状坏死　　D. 肝细胞广泛水样变性伴桥接坏死
E. 肝细胞内广泛脂肪变性伴大片坏死

212. 下列选项中，不符合胰腺导管癌病变特点的是
A. 癌组织含不等量的黏液　　B. 肿瘤质较硬，切面可呈黄白色
C. 间质通常较少　　D. 常侵犯神经
E. 可出现破骨细胞样巨细胞

213. 胃溃疡的特点不包括
A. 易反复发作，并呈慢性经过
B. 溃疡直径多在 2cm 以内，边缘整齐，切面呈斜置的漏斗状
C. 比十二指肠溃疡多见
D. 多见于胃窦部
E. 患者有周期性腹上区疼痛、反酸、嗳气等症状

214. 影响胃肠道间质瘤预后的决定性指标是
A. 微血管密度和 Ki-67 标志指数　　B. 肿瘤细胞的异型性
C. 黏膜层和浆膜层浸润　　D. 肿瘤大小及核分裂象数目
E. 坏死及瘤栓形成

215. 下列肝硬化的病变中，符合假小叶的是
A. 肉眼见肝内大小不等的结节

B. 再生的肝细胞所形成的结节

C. 广泛增生的纤维组织包绕的肝细胞结节

D. 异型增生肝细胞所形成的结节

E. 排列正常的肝细胞索形成的肝细胞结节

216. 下列选项中，不符合胰腺腺泡细胞癌病变特点的是

A. 常形成较大结节样肿物，切面分叶状

B. 多位于胰头部，易引起梗阻性黄疸

C. 瘤细胞呈腺泡状排列，瘤细胞顶端呈 PAS 染色阳性，黏液染色阴性

D. 免疫组织化学染色 $\alpha_1$-AAT、$\alpha_1$-AACT、CK8 及 CK18 呈阳性

E. 起源于胰腺末梢腺泡上皮，不含内分泌细胞

217. 下列关于食管癌病因的叙述，正确的是

A. 人乳头状瘤病毒（HPV）感染　B. 环境中钼、硒、锌等较低

C. 长期反流性食管炎　D. 亚硝胺类化合物含量高

E. 以上均是

218. 下列因素中，与胃溃疡的发生不相关的是

A. 幽门螺杆菌感染　B. O 型血人群发病率高

C. 过度紧张　D. 吸烟可诱发溃疡的发生

E. 高盐饮食

219. 下列病变中，与大肠癌的发生关系不密切的是

A. 增生性息肉　B. 管状绒毛状腺瘤

C. 家族性腺瘤性息肉病　D. 溃疡性结肠炎

E. 绒毛状腺瘤

220. 下列关于胃泌素瘤的叙述，错误的是

A. 多发生于胰腺　B. 反复引起胃溃疡

C. 也可发生于十二指肠及胃窦部　D. 胃泌素瘤属于良性肿瘤

E. 良恶性鉴别主要依据是否有转移及远处扩散

221. 下列选项中，不属于中晚期食管癌大体类型的是

A. 糜烂型　B. 髓质型

C. 缩窄型　D. 溃疡型

E. 蕈伞型

222. 胃肠道间质瘤源自

A. 胃肠道黏膜上皮细胞　B. 胃肠道原始间叶细胞

C. 胃肠道平滑肌细胞　D. 固有层结缔组织

E. 黏膜下层结缔组织

223. 下列关于慢性萎缩性胃炎A型的叙述，错误的是
A. 与幽门螺杆菌（Hp）感染有关
B. 北欧多见，我国有少数病例报道
C. 患者血清中存在壁细胞抗体和内因子抗体
D. 可伴有其他自身免疫性疾病，如桥本甲状腺炎、白癜风等
E. 患者胃酸分泌减少

224. 下列关于功能性胰岛细胞瘤临床特点的叙述，错误的是
A. 高胰岛素血症
B. 佐林格-埃利森（Zollinger-Ellison）综合征
C. 莱特勒-西韦病（Letterer-Siwe）综合征
D. 惠普尔（Whipple）三联症
E. 高胃泌素血症

225. 下列关于慢性胃炎病理的叙述，错误的是
A. 胃黏膜可出现黏膜肌层增厚、淋巴滤泡形成、纤维组织增生
B. 组织学上表现为炎症、萎缩和化生
C. 开始时呈灶性分布，随病程发展逐渐融合
D. 病理活检诊断通常报告4种变量：炎症、活动性、肠化生、Hp
E. 一般胃窦重于胃体，小弯侧重于大弯侧

226. 慢性消化性溃疡病的发病机制不包括
A. 胃窦部G细胞分泌胃泌素亢进
B. 胃的壁细胞分泌胃酸增多
C. 胆汁过多排入十二指肠
D. 迷走神经兴奋性降低
E. 遗传因素

227. 下列关于各型肝炎细胞坏死程度的叙述，错误的是
A. 急性重型肝炎——大片状坏死
B. 慢性持续性肝炎——灶状坏死
C. 慢性活动性肝炎——碎片状及桥接坏死
D. 急性普通型肝炎——点状坏死
E. 亚急性重型肝炎——灶状及桥接坏死

228. 下列选项中，不符合胰岛细胞瘤病变的是
A. 大多为单发结节
B. 瘤细胞排列成岛状、巢状、腺泡状
C. 可有包膜
D. 间质富含血窦
E. 依据HE染色细胞的形态特点也可将其进行功能分型

229. 下列关于胃肠道间质瘤（GIST）的叙述，错误的是
A. 多数发生于胃，部分发生于小肠，较少发生于结直肠及食管

B. 大体上主要表现为弥漫浸润性肿物
C. GIST 来源于可以分化为卡哈尔（Cajal）间质细胞的祖细胞
D. 肿瘤的大小和核分裂象数量与风险程度呈正相关
E. 约 95%病例 CD117 阳性

230. 胃肠道最常见的间叶性肿瘤是
A. 纤维瘤
B. 淋巴管瘤
C. 脂肪瘤
D. 胃肠道间质瘤
E. 血管瘤

231. 早期大肠癌指的是
A. 局限于黏膜层的癌
B. 无淋巴结转移的癌
C. 侵及浅肌层的癌
D. 直径小于 2cm 的癌
E. 局限于黏膜层及黏膜下层的癌

232. 最常见的胰岛细胞瘤是
A. 胰岛素瘤
B. 胃泌素瘤
C. 胰高血糖素瘤
D. 生长抑素瘤
E. 胰血管活性肠肽瘤

## 二 A2 型题

1. 患儿，男，5 岁。近来常出现腹痛、腹泻，时有呕吐，进行性消瘦。影像学显示胰腺区有一分叶状肿物，界限较清楚；血清 AFP 升高；术中见胰头部一较大肿物。病理学检查：肿物 10cm×8cm×6cm，界清；切面见出血、囊性变。镜下见瘤细胞排列成腺泡状、腺样结构，部分区域呈实性巢团状排列，细胞大小较一致；瘤组织内可见鳞状细胞巢和原始上皮成分，可见纤细的纤维间隔。免疫组织化学染色：$\alpha_1$-AAT 及 AFP 阳性。该患儿所患肿瘤最可能为
A. 胰腺癌
B. 胰腺囊腺瘤
C. 胰腺实性-假乳头状瘤
D. 胰母细胞瘤
E. 胰岛细胞瘤

2. 患者，女性，25 岁。因急性肠梗阻送至急症室就诊。该患者有 8 个月黏液脓血便和腹痛史。体温 38℃，呼吸 32 次/分，触诊有腹部压痛。CT 检查可见横结肠肿胀。实验室检查可见中度贫血，粪便常规见红细胞和白细胞。该患者最可能的诊断是
A. 腺癌
B. 神经内分泌肿瘤
C. 假膜性肠炎
D. Crohn 病
E. 溃疡性结肠炎

3. 患者，男性，35 岁。因粪便性状及排便习惯改变就诊，肠镜检查见其大肠黏膜面布满大

小不等的息肉样新生物，新生物数百个。患者父亲也有同样的消化道疾病，并于 10 年前死于大肠癌。该患者最有可能的基因突变是

A. *APC*　　B. *C-MYC*

C. *p*53　　D. *DCC*

E. *RAS*

4. 患者，男性，56 岁。B 超检查可见肝内多个结节病变，血中甲胎蛋白水平正常，肝内结节穿刺镜下发现结节内细胞呈柱状，细胞核多形，核质比例大，细胞排列成腺腔样结构。该患者首先考虑为

A. 肝细胞癌　　B. 肺癌肝转移

C. 结肠癌肝转移　　D. 食管癌肝转移

E. 膀胱癌肝转移

5. 患者，男性，55 岁。常规肠镜检查发现一个直径约 0.4cm 的息肉样突起，表面光滑，质地软，遂行肠镜下息肉摘除。病理切片可见腺上皮细胞数增多，核细长，如笔杆状，排列呈腺管状结构，部分腺体上皮呈假复层，有轻度异型性。最可能的诊断为

A. 管状腺瘤　　B. 增生性息肉

C. 绒毛状腺瘤　　D. Peutz-Jeghers 息肉

E. 炎性息肉

6. 患者，男性，44 岁。进食后消化不良、胃灼热 5 年，3 年前因食管反流接受质子泵抑制药治疗。内镜活检可见食管及胃黏膜固有层中少量淋巴细胞及浆细胞浸润，鳞状上皮轻度增生，腺体上皮核质比例增大，笔杆状核，可见杯状细胞。根据内镜活检情况，该患者可能会发展为

A. 贲门失弛缓症　　B. 腺癌

C. Barrett 食管　　D. 贲门炎

E. 食管憩室

7. 患儿，男，3 岁。被推入急诊科，急性病容，表现为胸骨后疼痛、吞咽困难、流涎。生命体征平稳。患儿母亲叙述患儿曾喝下用于洁厕的清洁液。该患儿的食管最可能出现的理改变是

A. 凋亡　　B. 凝固性坏死

C. 玻璃样变性　　D. 脂肪坏死

E. 液化性坏死

8. 患者，女性，40 岁。10 年来反酸、嗳气、上腹部饱胀，伴有规律性上腹痛，进食后加重。胃镜检查：胃窦小弯侧可见溃疡。不支持消化性溃疡诊断的是

A. 溃疡呈椭圆形　　B. 溃疡直径 2cm 以内

C. 溃疡周围黏膜皱襞中断，结节状肥厚　　D. 溃疡边缘整齐

E. 溃疡底部平坦

9. 患者，男性，64 岁。吞咽困难 8 个月，体重下降 8kg。内镜检查发现食管下段不规则狭窄。活检显示一些异型性明显的细胞，呈腺样排列。最可能的诊断是

A. 腺癌　　B. 食管痉挛

C. 硬皮病　　D. 平滑肌瘤

E. 鳞状细胞癌

10. 患者，男性，62 岁。吞咽困难 5 周。内镜检查可见食管中段不规则狭窄。活检显示一些异型性明显的细胞，呈巢团状排列，细胞多角形，异型性明显，胞质丰富，灶区可见细胞间桥。最可能的诊断是

A. 腺上皮化生　　B. 腺癌

C. 鳞状细胞癌　　D. 恶性黑色素瘤

E. 移行细胞癌

11. 患者，女性，23 岁。既往体健，因“反复高热、昏迷，皮肤、巩膜黄染 1 周”入院。查体示中度黄疸。实验室检查示清蛋白下降（29.3g/L），谷草转氨酶（GOT）及 GPT 明显升高（分别为 1200U/L 及 1800U/L），碱性磷酸酶升高（300U/L）。入院后状态进行性恶化，很快出现肝性脑病和肝肾综合征。最可能的原因是

A. 肝外胆管梗阻　　B. 急性肝炎

C. 原发性胆汁性硬化　　D. 重度慢性肝炎

E. 肝细胞大片坏死

12. 患者，男性，41 岁。因“右上腹痛，寒战，高热（38.7℃）”入院。既往史：2 周前做过阑尾切除术。查体：肝大及右上腹触痛。实验室检查：白细胞计数 $28\times10^9$/L，血清清蛋白、GPT 及胆红素均正常，碱性磷酸酶轻度升高。最可能的诊断是

A. 急性胆囊炎　　B. 急性肝炎

C. 肝外胆管梗阻　　D. 弥漫性腹膜炎

E. 肝脓肿

13. 患者，男性，40 岁。反复上腹部疼痛、腹泻、黑便 15 天入院。胃镜检查见十二指肠多发溃疡；腹部 CT 可见肝左外叶、肝右叶类圆形稍低密度灶，胰腺尾部见约 4cm×4cm 大小的低密度影。术中可见肝表面多个直径为 0.5～1.5cm 大小的结节，胰尾部触及一包块，行胰尾切除，肝表面结节活检。病理检查：肿物 4cm×4cm，边界尚清，切面肿瘤组织见坏死；镜下瘤细胞多为柱状，排列成小腺管样、菊形团或假菊形团状。肝内结节组织形态与胰腺肿物相似。免疫组织化学：胃泌素阳性、胰高血糖素阴性、胰岛素阴性、胰多肽阴性、生长抑素（少数阳性）、血管活性肠肽（VIP）阴性。该病例的病理诊断确切的是

A. 胰腺恶性肿瘤　　B. 胃泌素瘤

C. 恶性胰岛细胞瘤　　D. 肝转移癌

E. 恶性胃泌素瘤并发肝转移

14. 腹水患者，其腹水具有如下特征：高密度，呈混浊黄色，静置后凝固。镜检含多量白细胞及纤维蛋白原。最可能的疾病是

A. 右心衰竭　　B. 门静脉高压

C. 化脓性腹膜炎　　D. 低蛋白血症

E. 结节性肝硬化

15. 患者，男性，30岁。因“疲乏无力、反复高热9个月”入院。自患病以来，患者发现皮肤、巩膜逐渐黄染，腹部触痛，尿色变深。查体：皮肤、巩膜黄染，肝轻度增大。实验室检查：血清总胆红素轻度增高（35μmol/L），清蛋白水平下降（25g/L）。血清学检测：乙型肝炎核心抗体阳性，乙型肝炎表面抗原（HBsAg）及乙型肝炎e抗原阳性。肝活检可见汇管区周围较多淋巴细胞浸润，并见纤维隔分隔包绕肝细胞形成假小叶。最可能的诊断是

A. 酒精性肝炎　　B. 急性乙型肝炎病毒感染

C. 慢性乙型肝炎病毒感染　　D. 继发于乙型肝炎病毒感染的亚急性重型肝炎

E. 继发于乙型肝炎病毒感染的急性重型肝炎

16. 患者，女性，49岁。以“反复黄疸16年”入院。患者16年前无明显诱因出现巩膜黄染，体重下降。间断腹痛、腹胀，多次检查胃镜正常。保肝治疗无明显效果。4年前出现牙龈出血，双下肢水肿。查体：皮肤、巩膜轻度黄染。总胆红素增高。血清学检测示肝炎病毒标志均阴性，抗线粒体抗体阳性。肝穿刺活检显示胆小管上皮细胞水肿，坏死，周围有淋巴细胞浸润，并见不完全分割型肝硬化形成。

最可能的诊断是

A. 肝外胆管梗阻　　B. 自身免疫性肝炎

C. 原发性胆汁性肝硬化　　D. 肝豆状核变性

E. 血色病

17. 患者，男性，38岁。慢性活动性肝炎病史10年。近3年双下肢水肿，腹胀5个月，黑便3天。查体：巩膜稍黄，颜面部有蜘蛛痣。有少量腹水。脾肋缘下三指，肝未触及。肝穿刺活检可见大小较一致的假小叶形成，其周围的纤维间隔较窄且宽窄较一致。患者最可能患有

A. 门脉性肝硬化　　B. 胆汁性肝硬化

C. 坏死后肝硬化　　D. 血吸虫肝硬化

E. 酒精性肝硬化

18. 患者，男性，25岁。因急性肠梗阻送至急诊室。查体：体温38.1℃，呼吸32次/分，触诊有腹部压痛，发现右下腹包块。腹腔镜见小肠广泛狭窄，并见一处肠瘘。该患者最

可能的诊断是

A. 腺癌　　B. 假膜性肠炎

C. Crohn 病　　D. 神经内分泌肿瘤

E. 溃疡性结肠炎

19. 患者，男性，29 岁。3 年前食欲缺乏，乏力，恶心，皮肤、巩膜黄染，肝区疼痛。肝功能检查：GOT 100U/L，血清总胆红素 308μmol/L。HBsAg 阳性。肝穿刺诊断为急性普通型肝炎，经治疗好转。近半年又出现乏力、肝区隐痛，GOT 60～80U/L。符合该患者疾病的叙述是

A. 肝细胞亚大片坏死　　B. 肝细胞灶状坏死

C. 肝细胞碎片坏死　　D. 肝细胞桥接坏死

E. 肝细胞大片坏死

20. 患者，男性，50 岁。因“腹部肿胀，体重下降，上腹部疼痛 3 周”入院。既往有肝血吸虫病病史。查体：肝未触及。腹部 CT 可见肝内见一分叶状低回声团块。肝穿刺活检显示纤维组织增生，在增生的纤维组织中见排列不规则的腺管，并可见病理性核分裂象。最可能的诊断是

A. 血管肉瘤　　B. 肝内胆管细胞癌

C. 胆囊癌　　D. 肝细胞性肝癌

E. 肠腺癌转移

21. 患者，女性，67 岁。周期性上腹部疼痛 10 年，进食后比空腹疼痛明显。近半年疼痛减轻，但变为持续性隐痛，黑便 2 个月。胃镜活检诊断为癌，患者手术标本最可能的表现是

A. 胃壁内息肉状肿物

B. 胃小弯近幽门部有一个 3cm 的溃疡，周边部黏膜隆起，皱襞中断

C. 胃小弯近幽门部有一个 2cm 的溃疡，底部平坦

D. 十二指肠球部溃疡

E. 胃贲门部有一个 3cm 的溃疡

22. 患者，男性，55 岁。发现“乙肝标志物阳性”近 30 年。1 个月前发现皮肤、巩膜黄染，表面高低不平，肝明显增大，质地较硬。查血 AFP 升高。X 线胸片发现肺内多发性占位。最可能的诊断是

A. 肝硬化，肺转移性肝癌　　B. 肝硬化，肝转移性肺癌

C. 肝炎后肝硬化，合并肝癌　　D. 胆汁性肝硬化，合并肝癌及肺转移癌

E. 肝硬化，肺癌合并肝癌（双原发癌）

23. 患者，女性，25 岁。转移性右下腹痛 1 天，伴恶心、呕吐。急诊入院检查。体温 38.6℃，血液检查示中性粒细胞计数 $18\times10^9$/L，右下腹压痛、反跳痛明显。患者的疾病

诊断最可能是

A. 异位妊娠　　B. 急性阑尾炎

C. 肠系膜淋巴结炎　　D. 卵巢囊肿蒂扭转

E. 卵巢滤泡破裂

24. 患者，女性，15岁。因“疲乏无力，腹痛，皮肤、巩膜黄染2个月”入院。查体：双手震颤，动作不协调及轻度黄疸。眼科检查可见角膜周围出现绿褐色环。该患者可能患有遗传性的肝代谢性疾病，请问这种疾病是哪种成分过量沉积导致的

A. 铜　　B. 铅

C. 铁　　D. 镁

E. 糖原

25. 患者，女性，56岁。10余年来反酸、上腹部饱胀，伴有规律性上腹痛，空腹发作，夜间更重，进食可缓解。胃镜检查，十二指肠球部可见直径约1cm的圆形溃疡。不符合该疾病并发症的叙述是

A. 易发生穿孔　　B. 易引起幽门梗阻

C. 易发生出血　　D. 可修复愈合

E. 易发生癌变

26. 患者，男性，60岁。因“腹部肿胀6个月”入院。平时吸烟、喝咖啡、饮酒。查体：腹部膨隆，肝肋下2cm。肝穿刺活检可见肝细胞弥漫脂肪变性。如果该患者戒酒，病变会如何发展

A. 发展为肝细胞癌　　B. 发展为肝硬化

C. 保持不变　　D. 发展为酒精性肝炎

E. 逐渐恢复正常

27. 患者，男性，46岁。10余年来反酸、嗳气、上腹部饱胀，伴有规律性上腹痛，空腹发作，夜间更重，进食可缓解。胃镜检查：十二指肠球部可见直径约1cm的圆形溃疡。不符合该病病因的叙述是

A. 胃酸分泌过多　　B. 女性易发生

C. 幽门螺杆菌感染　　D. 黏膜屏障受破坏

E. 胆汁反流

28. 患者，男性，34岁。因腹痛入院，诉上腹部周期性疼痛、反酸、嗳气。行胃钡剂透视见胃窦小弯侧有一直径2cm溃疡，边缘整齐，溃疡周围黏膜呈放射状。该患者最可能的诊断是

A. 胃腐蚀性炎症　　B. 胃黏膜糜烂

C. 胃溃疡　　D. 溃疡型胃癌

E. 刺激性溃疡

29. 患者，女性，27岁。近2周食欲缺乏，乏力，恶心，皮肤、巩膜黄染，肝区疼痛。肝功能检查：GPT 110U/L，血清总胆红素301μmol/L。HBsAg阳性。肝穿刺检查，组织学改变包括库普弗细胞增生，弥漫性肝细胞水肿，局灶性肝细胞脂肪变性，肝小叶内淋巴细胞浸润，肝细胞点灶状坏死，病变符合

A. 轻度慢性肝炎　　B. 急性普通型肝炎
C. 肝细胞桥接坏死　　D. 中度慢性肝炎
E. 亚急性重型肝炎

30. 患者，男性，50岁。乙型病毒性肝炎病史多年，近来出现食欲缺乏、呕血及腹水，且可见腹壁静脉明显扩张。最可能的诊断为

A. 急性胃炎　　B. 慢性萎缩性胃炎
C. 溃疡性结肠炎　　D. 慢性胃溃疡
E. 门静脉高压

31. 对某患者行肝穿刺检查后发现，肝小叶界板破坏、界板肝细胞呈片状坏死、崩解，伴有大量炎症细胞浸润。肝小叶中央静脉和汇管区间及两个中央静脉之间的肝细胞出现明显坏死，该患者最可能的诊断是

A. 轻度慢性肝炎　　B. 急性普通型肝炎
C. 重度慢性肝炎　　D. 急性重型肝炎
E. 亚急性重型肝炎

32. 患儿，男，6岁。结肠内见一单发性息肉，呈红色颗粒状，表面较光滑，根部见一短细蒂，切面见多个含有黏液的小囊。最可能的诊断是

A. 增生性息肉　　B. 家族性息肉病
C. 幼年性息肉　　D. 腺瘤性息肉
E. Peutz-Jeghers 息肉

33. 患者，男性，43岁。吞咽困难，食物易反流。内镜检查未发现食管和胃异常。食管测压试验显示蠕动波消失，吞咽时食管下段括约肌无法松弛，食管内压增高。最可能的诊断是

A. 贲门失弛缓症　　B. 食管狭窄
C. Barrett 食管　　D. 马洛里-魏斯（Mallory-Weiss）综合征
E. Schatzki 环

## 三　A3/A4 型题

（1、2题共用题干）

患者，女性，22岁。因“发热，乏力，尿色茶褐色2周”入院。查体发现轻度肝大，巩膜黄染及右上腹的触痛。血清间接胆红素升高。GOT 及 GPT 水平明显增高（分别是

400U/L 及 392U/L），血清清蛋白及球蛋白水平正常。血清中抗甲型肝炎病毒抗体 IgM 阳性，抗乙型肝炎病毒抗体 IgG 阳性，抗丙型肝炎病毒抗体阴性。

1. 该患者最可能的诊断是
   A. 急性甲型肝炎病毒感染　　B. 急性乙型肝炎病毒感染
   C. 急性丙型肝炎病毒感染　　D. 自身免疫性肝炎
   E. 慢性乙型肝炎病毒感染
2. 如果该患者做肝穿刺活检，最可能的病理叙述是
   A. 气球样变、碎片状坏死及嗜酸性小体
   B. 广泛肝细胞胞质疏松化、气球样变、嗜酸性小体及点状坏死
   C. 广泛嗜酸性变及灶状坏死
   D. 嗜酸性小体及桥接坏死
   E. 广泛脂肪变性及细胞萎缩

（3、4 题共用题干）

患者，男性，45 岁。饮酒 20 余年，每次饮用 2~3 两白酒及多少不等的啤酒。体检时发现肝大。GPT 及 GOT 水平均升高。肝穿刺组织学可见肝细胞内有马洛里（Mallory）小体，肝细胞脂肪变性明显，可见灶状肝细胞坏死。

3. 该患者最可能患有的疾病是
   A. 酒精性肝病　　B. 急性普通型肝炎
   C. 淤血性肝硬化　　D. 急性重型肝炎
   E. 肝脓肿
4. 如果病因没有去除，肝病变继续发展可能会发展为
   A. 大结节性肝硬化　　B. 小结节性肝硬化
   C. 多结节型原发性肝癌　　D. 混合结节性肝硬化
   E. 巨块型肝癌

（5、6 题共用题干）

死者，女性，22 岁。3 天来黄疸、高热、嗜睡。查体：皮肤、巩膜黄染，肝肋下未触及，肝区叩击痛。既往身体健康。入院 1 周后，因胃肠道大出血昏迷，进而死亡。

5. 该患者的诊断可能是
   A. 坏死后肝硬化　　B. 胆汁性肝硬化
   C. 门脉性肝硬化　　D. 急性重型肝炎
   E. 亚急性重型肝炎
6. 此时尸检，肝不会出现的病变是

A. 肝广泛变性坏死，甚至全小叶坏死
B. 肝窦明显扩张充血及出血
C. 肝内多量巨噬细胞及淋巴细胞浸润
D. 残存的肝细胞再生明显
E. 肉眼呈黄红色、质软

（7~9 题共用题干）

患者，男性，61 岁。急诊室查体发现患者卫生状态极差，并闻到酒味，巩膜黄染，双手震颤，蜘蛛痣，肝掌，脐周静脉曲张，脾大及腹水。血液检查显示 GPT、GOT、碱性磷酸酶及胆红素水平均有不同程度升高。入院后，患者呕血一次。

7. 最可能的诊断是
A. 急性胃炎　B. 急性酒精性肝炎
C. 肝硬化　D. 脂肪肝
E. 肝癌

8. 腹水形成的病理机制是
A. 醛固酮分泌减少　B. 高氮质血症
C. 管壁通透性变小　D. 血浆胶体渗透压升高
E. 门静脉系统流体静压升高

9. 患者入院后治疗效果欠佳，并逐渐呼之不应，陷入昏睡状态。下列实验室检查中，可以用于验证肝性脑病的指标是
A. 碱性磷酸酶　B. 谷丙转氨酶
C. 血氨　D. 凝血酶原时间
E. 尿素氮

（10、11 题共用题干）

患者，男性，左锁骨上淋巴结肿大。活检发现，肿大淋巴结内有较多黏液湖形成，黏液湖中可见腺管状或乳头状排列的癌细胞。淋巴结内可见大量异型细胞排列成腺腔样，部分细胞胞质内有大量黏液并将细胞核挤向一侧，呈印戒样。

10. 淋巴结内病变可能是
A. 未分化癌　B. 管状腺癌
C. 鳞状细胞癌　D. 黏液腺癌
E. 印戒细胞癌

11. 淋巴结内病变最可能源自
A. 肺　B. 胃

C. 鼻咽
D. 食管
E. 结肠

（12~14题共用题干）

患者，男性，53岁。餐后上腹饱胀不适，无规律性上腹隐痛1年余。胃镜检查见胃窦部黏膜苍白，黏膜皱襞变细，可见蓝色血管纹，取少量组织做活检。

12. 胃镜所取组织在显微镜下主要表现为
A. 胃黏膜浅层有大量淋巴细胞和浆细胞浸润
B. 胃黏膜内有大量嗜酸性粒细胞浸润
C. 胃黏膜内有大量中性粒细胞浸润
D. 胃固有腺体减少、肠上皮化生及慢性炎症细胞浸润
E. 胃固有腺增生并伴有少量慢性炎症细胞浸润

13. 与该患者发病关系最为密切的病原体可能是
A. 白念珠菌
B. 金黄色葡萄球菌
C. 幽门螺杆菌
D. 溶血性链球菌
E. 大肠埃希菌

14. 该患者如不治疗，可能出现的最严重后果是
A. 胃溃疡
B. 胃出血
C. 幽门狭窄
D. 胃癌
E. 胃穿孔

（15、16题共用题干）

患者，男性，60岁。5年前胸骨后灼痛并伴有吞咽困难，食管镜活检诊断为Barrett食管。由于未接受正规治疗，近几个月吞咽困难加重，甚至进流食也有困难，有时出现食物反流，再次进行食管镜检查。

15. 首次食管镜诊断为Barrett食管的依据是
A. 食管黏膜内出现胃黏膜柱状上皮化生
B. 溃疡长轴与食管纵轴垂直
C. 病变处为苍白色
D. 溃疡表浅，未累及肌层
E. 食管黏膜萎缩

16. 第二次食管镜检查最可能出现的结果是
A. 食管高分化鳞癌
B. 食管低分化鳞癌
C. 食管未分化癌
D. 食管腺癌
E. 食管腺鳞癌

（17、18 题共用题干）

患者，男性，36 岁。半年来经常上腹部疼痛，有烧灼感，饥饿时及夜间疼痛更明显，就餐后疼痛减轻。昨晚与朋友聚餐时饮用 2 两白酒后突然腹痛加剧，难以忍受。查体：患者表情痛苦，全腹有明显压痛、反跳痛，以上腹部最为明显，腹壁肌紧张明显。

17. 患者最可能的诊断是
   A. 急性胰腺炎
   B. 十二指肠溃疡穿孔
   C. 慢性胃溃疡穿孔
   D. 胃应激性溃疡
   E. 急性阑尾炎穿孔

18. 该病变部位最可能是在
   A. 十二指肠前壁
   B. 胃大弯近幽门部
   C. 十二指肠后壁
   D. 胃小弯近幽门部
   E. 阑尾根部

（19、20 题共用题干）

患者，女性，42 岁。做阑尾切除手术时，发现阑尾尖端有一直径 0.9cm 的灰白色肿物，质硬，界限清楚，但无包膜，经甲醛固定后肿物呈淡黄色。在显微镜下发现，肿物内瘤细胞大小较一致，呈立方形或矮柱状，细胞排列成实性或条索，电镜下见电子密度高的神经分泌颗粒。

19. 首先考虑的诊断是
   A. 阑尾腺瘤
   B. 阑尾囊肿
   C. 阑尾神经内分泌肿瘤
   D. 化脓性阑尾炎
   E. 阑尾脂肪瘤

20. 对明确诊断具有帮助的检查是
   A. CEA 免疫组织化学染色
   B. CK 免疫组织化学染色
   C. 黏液染色
   D. NSE 免疫组织化学染色
   E. 脂肪染色

（21~23 题共用题干）

患者，男性，50 岁。从青年时期开始，时常有腹痛及腹泻，近 3 个月出现便血及腹部包块。腹腔手术见结肠壁明显增厚。镜下可见增厚的结肠内正常腺体被破坏，具有明显异型性的细胞围成腺腔样结构，可见核分裂象。这些腺腔样结构侵犯到深肌层内，但未穿透肠壁，无淋巴结转移。

21. 该患者最可能的诊断是
   A. 结肠腺癌
   B. 结肠鳞状细胞癌

C. 结肠黏液腺癌
D. 结肠印戒细胞癌
E. 结肠腺鳞癌

22. 该患者应属于 Dukes 分期的
A. $A_1$期
B. $A_2$期
C. $A_3$期
D. B 期
E. C 期

23. 该患者目前所患疾病可能与下列疾病有关，但不包括
A. 慢性肠血吸虫病
B. 溃疡性结肠炎
C. 家族性多发性大肠息肉病
D. 慢性细菌性痢疾
E. 绒毛乳头状腺瘤

（24、25 题共用题干）

患者，女性，33 岁。近来感到腹部不适，时有腹痛。胰腺影像学显示囊、实性占位性病变。术中见肿物位于胰尾部，包膜完整，呈囊实性。术后大体见肿物扁椭圆形，大小约 8cm×7cm×5cm，表面光滑；切面实性，暗红色，有出血、囊性变区。镜下见肿瘤细胞成片状或形成假乳头状排列，可见核沟；实性区散在有泡沫细胞，并见多核异物巨细胞。

24. 该患者病理诊断为
A. 导管内乳头状腺瘤
B. 腺泡细胞癌
C. 实性-假乳头状瘤
D. 导管内乳头状癌
E. 破骨细胞样巨细胞未分化癌

25. 该病例免疫组织化学染色不能出现的结果是
A. $\alpha_1$-抗糜蛋白酶阳性
B. $\alpha_1$-抗胰蛋白酶阳性
C. NSE 阳性
D. vimentin 阳性
E. desmin 阳性

（26~28 题共用题干）

患者，女性，45 岁。因下腹痛和腹泻日渐加重入院。行剖腹探查术，见大网膜下部有直径约 8cm 的扁平肿块，余腹膜上散在有多数小结节。子宫及附件正常，消化道未见肿瘤。肿瘤组织镜下观察，呈现腺管、乳头状结构，并可见有大小不等的腺管样腔隙，被覆单层扁平上皮或立方上皮，瘤细胞体积较大，胞质呈嗜酸性，核呈泡状。部分区域瘤细胞增生活跃，聚集成堆，细胞异型性明显，可见较多病理性核分裂象。免疫组织化学染色：HBME-1 强阳性、calretinin 阳性、CK 阳性、CEA 阴性。

26. 该患者病理诊断是
A. 胃肠道腺癌腹膜转移
B. 腹膜交界性浆液性肿瘤

C. 卵巢癌腹膜种植
D. 腹膜恶性间皮瘤
E. 腹膜间皮增生

27. 该肿瘤的组织学类型应属于
A. 高分化腺癌
B. 上皮样型（高分化）
C. 混合型
D. 上皮样型（低分化）
E. 肉瘤样型

28. 此肿瘤高分化时，需要鉴别的疾病是
A. 间皮增生
B. 纤维肉瘤
C. 鳞状细胞癌
D. 腺癌
E. 乳头状癌

（29、30 题共用题干）

患者，女性，26 岁。因便中带血，腹部绞痛 9 个月就诊。3 周前，患者左膝关节红肿、疼痛。查体：体温 38℃，呼吸 32 次/分，血压 130/90mmHg，腹部触诊发现左下腹部疼痛。实验室检查示中度贫血，粪便常规可见红细胞和白细胞。肠镜检查发现结肠广泛发红，出血，散在黏膜糜烂。取活检病理示见腺体数量减少，可见分支状腺体及腺体结构扭曲，可见隐窝脓肿及隐窝周围炎。

29. 该患者最可能的诊断是
A. 腺瘤
B. 假膜性肠炎
C. 溃疡性结肠炎
D. Crohn 病
E. 腺癌

30. 该患者最可能发生的并发症是
A. 腺癌
B. 肠扭转
C. 肠瘘
D. 肉芽肿性淋巴结炎
E. 肠壁全层炎

## 四　B 型题

（1、2 题共用备选答案）

A. 胃黏膜固有腺萎缩，由淋巴组织取代
B. 胃体固有腺上皮被黏液分泌细胞取代
C. 胃黏膜上皮部分由鳞状上皮代替
D. 胃固有腺上皮被杯状细胞和帕内特细胞代替
E. 胃小凹腺体有不典型增生

1. 胃黏膜肠上皮化生表现为

2. 假幽门腺化生表现为

（3~7 题共用备选答案）

A. 因阻塞造成的胰腺导管高度扩张

B. 多发性，单房或多房，薄层纤维囊壁内面衬覆单层非黏液性扁平或矮立方状上皮

C. 为胰腺炎症或创伤所引发的局部组织坏死、液化所致纤维性包裹

D. 囊壁内可见虫卵结节

E. 囊内含黏液，囊内壁衬覆单层高柱状黏液上皮，可见乳头形成

3. 假性囊肿可见

4. 潴留性囊肿可见

5. 寄生虫性囊肿可见

6. 先天性囊肿可见

7. 黏液性囊腺瘤可见

（8、9 题共用备选答案）

A. 胃黏膜有较多的淋巴细胞、浆细胞浸润

B. 胃黏膜内有大量中性粒细胞浸润

C. 胃黏膜内有大量嗜酸性粒细胞浸润

D. 胃固有腺减少或黏膜表面上皮肠上皮化生及慢性炎症细胞浸润

E. 胃固有腺增生并少量慢性炎症细胞浸润

8. 慢性浅表性胃炎的基本病变是

9. 慢性萎缩性胃炎的基本病变是

（10~12 题共用备选答案）

A. 癌组织未侵及肌层，可有或无淋巴结转移

B. 无明显症状，癌组织未侵及肌层，无淋巴结转移

C. 癌结节直径不超过 3cm

D. 癌肿直径在 5cm 以内

E. 高级别上皮内瘤变

10. 早期食管癌的特点是

11. 早期胃癌的特点是

12. 早期肝癌的特点是

（13~15 题共用备选答案）

A. 肠壁黏膜高度水肿，呈鹅卵石状，黏膜有裂隙状溃疡

B. 黏膜表面有假膜形成

C. 溃疡呈环状，与肠的长轴垂直

D. 肠黏膜可出现大片坏死并形成大的溃疡

E. 溃疡与正常黏膜相间存在

13. 克罗恩病的病理改变为

14. 慢性溃疡性结肠炎的病理改变为

15. 细菌性痢疾的病理改变为

（16~19 题共用备选答案）

A. 胃黏膜内有大量嗜酸性粒细胞浸润

B. 胃黏膜表面上皮和腺窝上皮内大量淋巴细胞浸润

C. 胃黏膜出血

D. 黏膜深部的胃体腺或幽门腺囊性扩张

E. 嗜酸性肉芽肿形成

16. 淋巴细胞性胃炎可见

17. 慢性囊性胃炎可见

18. 出血性胃炎可见

19. 嗜酸细胞性胃肠炎可见

（20~23 题共用备选答案）

A. 点状坏死

B. 碎片状坏死或桥接坏死

C. 嗜酸性变

D. 大片肝细胞坏死并肝细胞结节状再生

E. 大片坏死

20. 急性普通型病毒性肝炎镜下见

21. 慢性中度病毒性肝炎镜下见

22. 急性重型肝炎镜下见

23. 亚急性重型肝炎镜下见

（24、25 题共用备选答案）

A. 与 HPV 感染有关

B. 可见挖空细胞

C. 多由直肠腺癌直接蔓延形成

D. 属于小细胞癌

E. 与痔有关

24. 肛管腺癌
25. 肛周皮肤疣状癌

（26~28 题共用备选答案）

A. 少见，不合并肝硬化
B. 多位于肝右叶，不合并或合并轻度的肝硬化
C. 最多见，常发生在较重肝硬化的肝内
D. 少见，常发生在肝硬化基础上
E. 多位于肝左叶，常合并肝硬化

26. 原发性肝癌巨块型
27. 原发性肝癌多结节型
28. 原发性肝癌弥漫型

（29~31 题共用备选答案）

A. 大肠黏膜异型增生的腺上皮突破基底膜，但未穿过黏膜肌层到达黏膜下层
B. 大肠黏膜异型增生的腺上皮穿过黏膜肌层而到达黏膜下层
C. 大肠黏膜异型增生的腺上皮未突破基底膜
D. 黏膜上皮黏液分泌亢进
E. 黏膜固有膜内出现脂肪细胞岛

29. 高级别上皮内瘤变是
30. 上皮内瘤变是
31. 大肠癌是

（32、33 题共用备选答案）

A. 肝细胞点灶状坏死
B. 肝细胞亚大片坏死
C. 肝细胞碎片状坏死
D. 肝细胞桥接坏死
E. 肝细胞大片坏死

32. 急性重型肝炎的病理特点是
33. 急性普通型肝炎的病理特点是

（34~36 题共用备选答案）

A. 胃黏膜固有腺体内出现淋巴滤泡
B. 胃黏膜上皮内出现鳞状上皮细胞
C. 化生的柱状上皮细胞分泌硫酸黏液，杯状细胞分泌涎酸黏液

D. 化生的柱状上皮细胞形似胃小凹上皮细胞，分泌涎酸黏液
E. 化生的上皮内含有吸收细胞、杯状细胞和帕内特细胞

34. 完全型肠上皮化生可见
35. 胃型化生可见
36. 结肠型化生可见

（37、38 题共用备选答案）

A. 临床上出现吞咽困难等症状，癌组织侵犯到肌层
B. 临床上无明显症状，癌组织局限在黏膜层或黏膜下层
C. 癌灶直径在 2cm 以内
D. 癌灶直径在 1cm 以内
E. 有淋巴结转移

37. 早期食管癌的定义是
38. 中晚期食管癌的定义是

（39~42 题共用备选答案）

A. 阑尾壁有纤维组织增生
B. 阑尾黏膜上皮非典型增生
C. 阑尾壁内炎症细胞浸润，各层均见出血、坏死
D. 阑尾全层弥漫性中性粒细胞浸润
E. 黏膜层和黏膜下层充血、水肿，较多中性粒细胞浸润

39. 急性单纯性阑尾炎可见
40. 急性蜂窝织炎性阑尾炎可见
41. 急性坏疽性阑尾炎可见
42. 慢性阑尾炎可见

（43、44 题共用备选答案）

A. 血行转移 B. 淋巴道转移
C. 直接蔓延 D. 种植性转移
E. 胃肠道管腔内转移

43. 直肠癌转移到肝是
44. 胃癌转移到盆腔是

（45~47题共用备选答案）

A. 肝体积缩小，表面不平，有浅沟纹构成微隆的分区，严重者可形成粗大突起的结节
B. 晚期肝萎缩不明显，肝表面平滑或呈现细颗粒状
C. 晚期肝体积缩小，表面呈现小结节状
D. 肝体积增大，表面隆起，切面外翻，边缘变钝
E. 肝体积缩小，表面有较大且大小不等的结节

45. 门脉性肝硬化的病理表现是
46. 坏死后肝硬化的病理表现是
47. 胆汁性肝硬化的病理表现是

（48~52题共用备选答案）

A. 可能是肝细胞性肝癌的癌前病变
B. 多单发，结节中心常有结缔组织瘢痕
C. 瘤细胞分化好，无汇管区或中央静脉
D. 由小管状结构构成
E. 呈弥漫性微小结节，结节周围无纤维间隔

48. 肝细胞腺瘤
49. 肝局灶性结节性增生
50. 肝结节性再生性增生
51. 肝腺瘤性增生
52. 肝胆管腺瘤

（53、54题共用备选答案）

A. 病变以回肠下段最为常见且明显
B. 发生在阑尾者最为多见，其次为小肠
C. 病变主要累及回肠末端
D. 病变以空肠及回肠最为多见且严重
E. 病变部位以直肠、乙状结肠为主

53. 溃疡性结肠炎的病变特征是
54. 克罗恩病的病变特征是

## 五 X型题

1. 下列关于Barrett食管的叙述，正确的是
A. 是柱状上皮取代食管下段鳞状上皮　　B. 常见于慢性反流性食管炎

C. 常见于化脓性食管炎　　D. 可发生溃疡

E. 胃食管反流症状较其他反流性疾病重

2. 中晚期食管癌的类型包括

A. 溃疡型　　B. 蕈伞型

C. 髓质型　　D. 缩窄型

E. 平坦型

3. 常与急性胃炎发生有关的因素是

A. 暴饮暴食　　B. 过度饮酒

C. 过量应用肾上腺皮质激素　　D. 长期服用水杨酸制剂

E. 幽门螺杆菌感染

4. 下列关于慢性萎缩性胃炎 A 型的叙述，正确的有

A. 常合并恶性贫血　　B. 血中可有抗内因子抗体

C. 较易发生癌变　　D. 病变在胃窦部

E. 多发生在胃体和胃底部

5. 胃溃疡时，溃疡底部的镜下所见是

A. 坏死组织　　B. 炎性渗出物

C. 肉芽组织　　D. 瘢痕组织

E. 肉芽肿形成

6. 胃溃疡的病理特点主要包括

A. 好发于胃小弯近幽门

B. 溃疡底部由炎性渗出物、坏死组织、肉芽组织及瘢痕组织等构成

C. 溃疡边缘有黏膜肌层与肌层粘连

D. 溃疡底部的神经节细胞及神经纤维常发生变性

E. 溃疡底部的神经节细胞及神经纤维常发生断裂

7. 溃疡病可发生于

A. 十二指肠　　B. 胃

C. 空肠　　D. 梅克尔憩室

E. 食管

8. 慢性消化性溃疡的并发症包括

A. 溃疡底破溃穿孔　　B. 溃疡处膨出憩室形成

C. 溃疡边缘黏膜增生癌变　　D. 溃疡刺激贲门弛缓不能

E. 溃疡底小动脉破溃出血

9. 十二指肠溃疡比胃溃疡

A. 小　　B. 浅

C. 易癌变　　D. 易穿孔
E. 胃酸分泌低

10. 克罗恩病的并发症包括
A. 腹腔积脓　　B. 肠穿孔及瘘管形成
C. 慢性肠梗阻　　D. 病变肠管与邻近肠管或腹壁粘连
E. 口腔溃疡

11. 急性重型肝炎的主要死因是
A. 消化道大出血　　B. 肝功能衰竭
C. 急性肾衰竭　　D. 黄疸
E. 弥散性血管内凝血（DIC）

12. 急性普通型病毒性肝炎的主要病变特征是
A. 肝细胞细胞质疏松化　　B. 肝细胞气球样变
C. 肝细胞点状坏死　　D. 肝细胞嗜酸性变
E. 肝细胞嗜酸性小体出现

13. 引起肝硬化的常见原因包括
A. 病毒性肝炎　　B. 慢性酒精中毒
C. 胆汁淤积　　D. 慢性肝淤血
E. 药物中毒

14. 门静脉高压的临床表现包括
A. 脾大　　B. 肝大
C. 黄疸　　D. 腹水
E. 脐周静脉曲张

15. 门脉性肝硬化患者的死亡原因可以是
A. 腹膜炎　　B. 上消化道出血
C. 黄疸　　D. 肝性脑病
E. 腹水

16. 门脉性肝硬化腹水形成的原因包括
A. 门静脉系统静脉压升高　　B. 血浆胶体渗透压升高
C. 血中醛固酮、抗利尿激素水平升高　　D. 低蛋白血症
E. 肝静脉内血栓形成

17. 肝硬化时，假小叶具有的特点包括
A. 假小叶内肝细胞索排列尚正常
B. 假小叶内可无中央静脉
C. 假小叶内中央静脉偏位或有两个以上中央静脉

D. 假小叶内可见到汇管区

E. 假小叶内以中性粒细胞浸润为主

18. 下列因素中，与肝细胞癌发生关系密切的有

A. 黄曲霉素污染的食物
B. 坏死后肝硬化
C. 华支睾吸虫感染
D. 肝细胞不典型增生
E. 杂色曲霉菌毒素

19. 下列疾病中，易发生穿孔的是

A. 伤寒
B. 胃癌
C. 细菌性痢疾
D. 十二指肠溃疡
E. 肝癌

20. 肝硬化的病理组织学变化包括

A. 假小叶形成
B. 纤维组织增生
C. 肝细胞弥漫大片坏死
D. 淋巴细胞浸润
E. 肝细胞再生

21. 病毒性肝炎中常见的肝细胞变化包括

A. 胞质疏松化
B. 气球样变
C. 嗜酸性坏死
D. 溶解坏死
E. 点状坏死

22. 早期食管癌包括

A. 原位癌
B. 黏膜内癌
C. 黏膜下癌
D. 浸润肌层的癌
E. 鳞状细胞癌

23. 肝硬化时，门静脉高压症形成的原因包括

A. 小叶下静脉受压
B. 肝动脉与门静脉异常吻合支形成
C. 中央静脉及肝窦受压
D. 肝静脉阻塞
E. 肝内血管床减少

24. 急性重型肝炎的病理特点是

A. 肝细胞点状坏死
B. 肝体积明显缩小
C. 肝质地柔软
D. 肝细胞再生不明显
E. 呈黄色或红褐色

25. 大肠癌的癌前病变包括

A. 大肠管状腺瘤
B. 家族性腺瘤性息肉病
C. 溃疡性结肠炎
D. 绒毛状腺瘤
E. 增生性息肉

26. 在大肠癌发生发展中，起重要作用的基因包括
A. *RET*
B. *RAS*
C. *APC*
D. *p53*
E. *DCC*

27. 在大肠癌发生发展中，常见的失活抑癌基因包括
A. *p53*
B. *APC*
C. *DCC*
D. *PDGF*
E. *RAS*

28. 下列选项中，符合早期胃癌诊断的包括
A. 肿瘤直径小于2cm
B. 肿瘤局限于黏膜层
C. 肿瘤累及肌层
D. 肿瘤累及黏膜下层
E. 无淋巴结转移

29. 下列关于肝细胞癌的叙述，正确的是
A. 常经血行转移
B. 常与周围肝组织分界明显
C. 可呈腺管样结构
D. 可呈团块状结构
E. 种植性转移少见

30. 原发性肝癌的组织学类型包括
A. 鳞癌
B. 胆管细胞癌
C. 混合细胞型肝癌
D. 未分化癌
E. 腺癌

31. 与胃癌发生有关的疾病或病变包括
A. 萎缩性胃炎
B. 胃溃疡
C. 黏膜上皮不典型增生
D. 黏膜肠上皮化生
E. 胃黏膜脱垂

32. 丙型病毒性肝炎除了一般病毒性肝炎的病理特点外，其相对特异的镜下特点还包括
A. 碎屑样坏死
B. 凋亡小体
C. 汇管区淋巴滤泡形成
D. 肝细胞脂肪变性明显
E. 周围有大量淋巴细胞浸润

33. 下列关于食管炎的叙述，正确的是
A. 反流性食管炎为胃液反流引起的化学性损伤所致
B. 感染性食管炎主要由化脓菌感染引起
C. 慢性反流性食管炎有可能发展为食管癌
D. 慢性食管炎可由吸烟引起
E. 慢性食管炎时淋巴细胞浸润明显

34. 下列关于大肠腺瘤的叙述，错误的是

A. 其直径多大于 1cm　　B. 伴发上皮内瘤变时有可能恶变

C. 恶变率与肿瘤大小无关　　D. 重度异型增生腺瘤相当于早期癌

E. 结节状腺瘤最多见

35. 慢性食管炎的病变特点包括

A. 黏膜表面鳞状上皮的基底细胞增生并超过全层的 1/6

B. 上皮层或固有膜内淋巴细胞及浆细胞浸润

C. 固有膜充血、水肿

D. 浸润的淋巴细胞可形成淋巴滤泡

E. 鳞状上皮化生为柱状上皮

36. 胃的癌前病变和癌前疾病包括

A. 胃黏膜上皮的非典型增生　　B. 慢性胃溃疡

C. 慢性肥厚性胃炎　　D. 慢性萎缩性胃炎 B 型

E. 胃的急性应激性溃疡

37. 胆汁性肝硬化的病变特点包括

A. 肝细胞显著脂肪变性　　B. 肝呈绿色

C. 含有胆汁的肝细胞呈羽毛状坏死　　D. 有胆汁湖形成

E. 门管区可有以中性粒细胞或淋巴细胞为主的慢性炎症细胞浸润

38. 结肠癌的特点包括

A. 好发生于直肠和乙状结肠交界处

B. 多见于中老年人

C. 肿块可向肠腔内突出，表面形成溃疡

D. CEA 是常见的肿瘤标志物

E. 早期易发生血行转移

39. 下列关于反流性食管炎的叙述，正确的是

A. 本质上属于化学性因素引起的慢性炎症

B. 临床症状的严重程度总是与组织学改变程度平行

C. 局部黏膜充血及溃疡

D. 可形成 Barrett 食管

E. 可导致食管环状纤维化和狭窄

40. 下列关于肝硬化的叙述，正确的是

A. 可出现腹水

B. 可出现蜘蛛痣

C. 可出现男性女性化

D. 引起肝硬化的原因被消除后，肝的正常结构可以恢复

E. 可出现胃肠道出血

41. 下列关于先天性巨结肠的叙述，正确的是

A. 扩张的肠管肌层肥厚，肌间神经丛的神经节细胞数量正常

B. 扩张的肠管肌层肥厚，肌间神经丛的神经节细胞减少或缺如

C. 扩张的肠管肌层肥厚，但副交感神经纤维的数量和形态均正常

D. 扩张段远侧端肠壁副交感神经的数量增加且直径增大

E. 扩张段远侧端肠壁肌间神经丛的神经节细胞减少或缺如

42. 原发性肝癌肉眼的类型包括

A. 巨块型

B. 弥漫型

C. 小肝癌

D. 混合细胞型

E. 多结节型

43. 下列关于 Barrett 食管的叙述，正确的是

A. 主要见于成人

B. 发生于食管下段

C. 可由胃食管反流引起

D. 其发生与遗传无关

E. 可发生癌变

44. 关于消化性溃疡形态特征，下列叙述正确的是

A. 表层以红色坏死组织和炎性渗出为主

B. 坏死组织下是大量新生毛细血管和成纤维细胞

C. 溃疡周围见大量异型细胞增生

D. 底层瘢痕内可见闭塞性动脉内膜炎

E. 溃疡整齐，不隆起

45. 下列关于痔的说法，正确的是

A. 妊娠可诱发痔的形成

B. 由痔静脉丛淤血引起

C. 主要症状有便血、疼痛、痔块脱出

D. 以齿状线为界分为内痔和外痔

E. 可发生癌变

46. 下列关于大肠癌的叙述，正确的是

A. 患者多为老年人，但中青年人发病率在逐渐上升

B. 在我国其发病率在消化道癌中仅次于胃癌

C. 患者常有贫血、消瘦、排便习惯改变

D. 梗阻常见于盲肠及升结肠癌，而降结肠癌及直肠癌往往不发生梗阻

E. 有时出现腹部肿块及肠梗阻症状

47. 肛门恶性黑色素瘤的特点包括

A. 多发生于肛管上部

B. 通常为多发

C. 可呈粉红色
D. 瘤细胞常含有黑色素
E. 预后与肿瘤大小和浸润深度关系密切

48. 下列关于胃癌的叙述，正确的是
A. 好发于胃窦小弯侧
B. 可与生活饮食习惯有关
C. 溃疡型胃癌溃疡直径常<2cm
D. 晚期可转移至左锁骨上淋巴结
E. 癌组织浸润超过黏膜下层或浸润胃壁全层

49. 溃疡性结肠炎的特点包括
A. 病因不明确
B. 肠黏膜隐窝小脓肿形成
C. 溃疡可融合沟通
D. 腺上皮可见不典型增生
E. 易修复，不会癌变

50. 胃溃疡的肉眼病变特点包括
A. 溃疡通常只有一个
B. 直径一般大于 2. 5cm
C. 呈圆形或椭圆形
D. 溃疡边缘整齐，底部平坦、洁净
E. 深达肌层或浆膜层

51. 病毒性肝炎的基本病变包括
A. 细胞水肿
B. 嗜酸性变
C. 玻璃样变性
D. 点状坏死
E. 溶解坏死

52. 下列关于慢性溃疡性结肠炎的叙述，正确的有
A. 可见假息肉形成
B. 可见黏膜隐窝小脓肿
C. 肠镜下见鹅卵石征
D. 又称中毒性巨结肠
E. 病变常累及全消化道

53. 早期胃癌的肉眼形态包括
A. 表浅隆起型
B. 表浅凹陷型
C. 凹陷型
D. 隆起型
E. 浸润型

54. 局限性肠炎的病变包括
A. 肠黏膜下层增厚、水肿
B. 上皮样细胞
C. 干酪样坏死
D. 肠壁各层大量淋巴细胞、单核细胞及中性粒细胞浸润
E. 裂隙状溃疡

55. Barrett 食管的病理改变包括
A. 病变区呈橘红色及天鹅绒样
B. 常常与食管腺癌共存

C. 病变呈岛状或舌状突起　D. 食管黏膜被覆柱状上皮
E. 食管黏膜中有柱状上皮存在即可诊断

56. 胃溃疡的特点包括
A. 周期性上腹痛、反酸、嗳气等症状　B. 比十二指肠溃疡多见
C. 易反复发作，呈慢性经过　D. 多见于胃窦部
E. 溃疡直径多在2.0cm以内，边缘整齐

57. 下列关于消化道类癌特点的叙述，正确的是
A. 最常见于阑尾，其次为小肠
B. 多来自肠黏膜腺体的Kultschitzky细胞
C. 癌细胞较小，为圆形或多边形，形态较一致
D. 胞质内含有嗜天青颗粒
E. 胞质颗粒内含5-羟色胺

58. 下列关于假小叶的叙述，正确的是
A. 肝细胞异型性显著　B. 肝细胞索排列紊乱
C. 中央静脉偏位或缺如　D. 可见汇管区
E. 体积大小不等

59. 下列选项中，属于局限性肠炎并发症的是
A. 慢性肠穿孔及瘘形成　B. 肠腔狭窄
C. 腹腔内脓肿　D. 病变肠管与腹壁粘连
E. 癌变

60. 下列关于急性胆囊炎表现的叙述，正确的是
A. 常在进食油腻食物后出现　B. 多有胆囊结石病史
C. 腹痛位于右上腹　D. 麦氏点压痛
E. 腹痛程度常随体位改变而改变

61. Crohn病的镜下病变包括
A. 黏膜下层增厚、水肿，淋巴管扩张
B. 黏膜下淋巴组织高度增生，并有淋巴滤泡形成
C. 黏膜面有裂隙状溃疡形成
D. 黏膜下层可形成肉芽肿，由上皮样细胞及多核巨细胞组成
E. 肉芽肿中心有干酪样坏死

62. 下列选项中，符合肠系膜炎性肌纤维母细胞瘤特点的是
A. 由细菌感染引起　B. 临床可出现血小板增多症
C. 肿瘤为良性、不复发和转移　D. 肿物呈结节状或分叶状，直径为3~13cm
E. 肿瘤内见大量增生的纤维结缔组织和慢性炎症细胞

63. 下列选项中，属于溃疡型胃癌肉眼形态特点的是
A. 呈火山口状
B. 直径多大于 2cm
C. 溃疡通常较深
D. 边缘不规则，隆起
E. 底部凹凸不平
64. 急性胆囊炎的临床转归是
A. 急性化脓性胆囊炎
B. 蜂窝织炎性胆囊炎
C. 坏疽性胆囊炎
D. 胆囊癌
E. 慢性胆囊炎
65. 下列关于阑尾类癌的叙述，正确的是
A. 在肠道类癌中，阑尾类癌所占比例最多
B. 阑尾部位类癌多见于中青年
C. 大多数表现为类癌综合征
D. 类癌体积较小，直径一般不超过 3.5cm
E. 手术切除后很少复发
66. 下列关于特发性腹膜后纤维化的叙述，正确的是
A. 原因不明，可能与细胞免疫过程有关
B. 临床可引起肾盂积水
C. 腹膜后出现扁平的灰白色纤维肿块，可包裹、压迫腹膜后器官
D. 病变早期表现为特异性炎症
E. 病变晚期纤维化，炎症细胞少见
67. 下列关于 Crohn 病的叙述，正确的是
A. 有裂隙状溃疡形成
B. 因病变局限且呈节段性分布，故又称局限性肠炎
C. 在临床上常呈慢性经过
D. 肠黏膜高度水肿
E. 病变主要累及回肠末端，其次为结肠，消化道其他处则不发生
68. 下列关于早期食管癌的叙述，正确的是
A. 常无明显临床症状
B. 可以是黏膜下癌
C. 可以是原位癌
D. 可以侵及浅肌层
E. 可以是黏膜内癌
69. 下列关于慢性胆囊炎的叙述，正确的是
A. 可为急性胆囊炎反复发作迁延所致
B. 黏膜多发生萎缩
C. 各层组织中均有中性粒细胞浸润
D. 常伴有明显纤维化
E. 可以发生癌变

70. 下列关于急性重型肝炎的病变，正确的是
A. 肝细胞广泛坏死
B. 肝窦扩张充血及出血
C. 网状支架塌陷
D. 淋巴细胞及巨噬细胞浸润
E. 可见明显的肝细胞再生结节
71. 构成胆道结石的化学成分包括
A. 胆色素
B. 胆固醇
C. 黏液物质
D. 尿酸盐
E. 钙盐
72. 下列关于阑尾黏液性肿瘤的说法，正确的是
A. 可表现为类似阑尾炎的症状和体征
B. 阑尾扩张呈充满黏液的囊状
C. 囊壁内表面被覆增生和不典型增生的黏液柱状上皮
D. 可并发形成黏液囊肿，囊壁可破裂
E. 瘤细胞可侵犯血管发生血行转移
73. 腹膜交界性浆液性肿瘤的特点包括
A. 受累腹膜常呈颗粒状、小结节状或弥漫性粘连
B. 组织学形态与卵巢的交界性浆液性肿瘤极其相似
C. 瘤细胞呈现较明显的异型性，核分裂象易见
D. 镜下常可见到砂粒体或间质增生反应
E. 在诊断该肿瘤前，首先应除外卵巢肿瘤的腹膜种植
74. 食管癌直接浸润可引起的继发性病变包括
A. 颈部淋巴结肿大，内见癌组织
B. 肺脓肿
C. 脓胸
D. 大咯血（大出血）
E. 食管气管瘘
75. 下列关于自身免疫性肝炎病变的叙述，正确的是
A. 肉眼形态与其他肝炎无明显区别
B. 光镜下与病毒性肝炎相似
C. 镜下可见界板肝细胞变性和坏死
D. 坏死细胞周围可见明显的中性粒细胞浸润
E. 最终可形成肝硬化
76. 食管发生的肿瘤类型包括
A. 腺鳞癌
B. 横纹肌肉瘤
C. 恶性黑色素瘤
D. 鳞状细胞癌
E. 浸润性导管癌
77. 下列关于胰腺癌叙述，正确的是
A. 患者年龄多在 60~80 岁

B. 可发生于胰腺头部、体部、尾部或累及整个胰腺

C. 以胰尾部最多见

D. 男性多于女性

E. 大部分病例有 *K-RAS* 基因突变

78. 胰腺癌的临床表现包括

A. 疼痛　B. 黄疸

C. 腹水　D. 血清中碱性磷酸酶升高

E. CEA 阳性

## 六 案例分析题

（1~3 题共用题干）

患者，男性，53 岁。多年来每天饮白酒半斤以上。近 1 年自觉疲乏无力，食欲缺乏，右上腹隐痛。1 天前与家人吵架后一口饮下 8 两白酒，突然呕血约 500ml，急诊入院。查体：轻度脾大，少量腹水。B 超显示，肝表面不光滑，肝实质不均匀，可见结节状改变，肝体积缩小。

1. 肝可出现的病理改变包括

A. 肝表面弥漫性的小结节　B. 有假小叶形成

C. 肝细胞脂肪变性　D. 可见 Mallory 小体

E. 小叶中央静脉和肝窦扩张充血　F. 肝包膜皱缩、增厚，中性粒细胞浸润

2. 出现腹水的原因是

A. 门静脉高压　B. 肝合成清蛋白功能下降

C. 侧支循环形成　D. 血中醛固酮和抗利尿激素水平升高

E. 血管通透性增大　F. 胃肠淤血

3. 发生呕血的原因是

A. 食管下段静脉丛曲张破裂出血　B. 食管上段静脉丛曲张

C. 脐周静脉丛曲张　D. 直肠静脉丛曲张

E. 肝硬化合并胃溃疡　F. 肝硬化合并急性胰腺炎

# 参考答案与解析

### 一、A1 型题

1. B【解析】绒毛状腺瘤是大肠腺瘤性息肉常见的病理分型之一，属于一种癌前病变，

癌变率很高，可以达到50%。

2. D【解析】乙型病毒性肝炎的免疫耐受期即病毒携带的状态，此时病毒与机体共处，互相无明显的影响，肝功能也没有明显的损害，生化指标基本正常。

3. B【解析】慢性萎缩性胃炎中，胃黏液分泌细胞逐渐增生，导致黏液分泌细胞化生。这种变化是由于胃体部位缺乏胃酸和胃蛋白酶，损伤胃黏膜屏障，进而导致黏液分泌细胞的增生和黏液分泌增加。因此，答案为选项B。

4. C【解析】诊断胃肠道间质瘤（GIST）时，免疫组织化学检测肿瘤细胞CD117和Dog-1强阳性，另外CD34和PDGFRA也可阳性。

5. C【解析】急性普通型肝炎可分为黄疸型和无黄疸型，病变以肝细胞变性为主，其中以肝细胞胞质疏松化和气球样变、肝细胞嗜酸性变和嗜酸性小体形成为主。坏死病变较轻，表现为肝小叶内散在的点状坏死。黄疸型急性普通型肝炎坏死灶稍多、稍重，可见毛细胆管腔内胆栓形成。

6. B【解析】胃癌的扩散和转移大概可以分为直接浸润、血行转移、腹膜种植性转移、淋巴道转移4个途径，其中淋巴转移是胃癌的主要转移途径。

7. A【解析】慢性萎缩性胃炎是以胃黏膜固有腺萎缩（数量减少、功能减低）为其突出病变特征，常伴有肠上皮化生及炎性反应。

8. A【解析】胆汁性肝硬化第二期，胆小管增生期，胆小管由于慢性炎症的进行性破坏，代之以纤维组织，多数汇管区难以发现小叶间胆管，但有不典型小胆管增生，此期仍可见肉芽肿。肝小叶周围毛细胆管极度扩张，含浓缩胆栓，毛细胆管破裂，形成胆湖，其周围肝细胞肿胀，胞质疏松呈透亮网状，即羽毛样变性。

9. B【解析】恶性淋巴瘤可原发于胃，也可以是其他部位淋巴瘤侵犯胃所致；多发于胃窦和胃体部，其次是贲门、小弯、幽门或全胃；肉眼观可呈巨块型、溃疡型和弥漫浸润型；好发结外边缘区B细胞淋巴瘤，属于惰性淋巴瘤。

10. B【解析】病毒性肝炎或酒精性肝病时，在变性的肝细胞质内出现嗜酸性包涵体样物，称为马洛里（Mallory）小体，是中间丝蛋白或其他蛋白积聚所致。

11. A【解析】大肠癌的好发部位以直肠最多见（50%），其余依次为乙状结肠（20%）、盲肠及升结肠（16%）、横结肠（8%）、降结肠（6%）。

12. A【解析】胃溃疡绝大多数发生于胃小弯近幽门处，尤其多见于胃窦部，少数见于胃大弯和胃底部。溃疡多数为单个，呈圆形或椭圆形，直径多在2cm以内，边缘整齐，贲门侧边缘呈耸直状或潜掘状，幽门侧边缘呈阶梯状或斜坡状，常穿过黏膜下层并深达肌层或浆膜层，甚至穿透胃壁形成胃穿孔。溃疡底部通常较平坦，其周围黏膜皱褶因底部瘢痕的收缩牵拉呈放射状向溃疡集中。

13. C【解析】肝性脑病（肝昏迷）是门脉性肝硬化最严重的后果，系肝功能极度衰竭的表现，是肝硬化患者死亡的又一重要原因。

14. C【解析】慢性胃炎根据病理变化的不同，可分为以下四类：慢性浅表性胃炎、慢性萎缩性胃炎、慢性肥厚性胃炎、疣状胃炎。其中慢性萎缩性胃炎分为A、B两型。而只有慢性萎缩性胃炎A型因血清维生素$B_{12}$水平降低，会常有恶性贫血，其余胃炎无恶性贫血发生。

15. E【解析】早期食管癌的癌组织局限于黏膜或黏膜下层，未累及肌层，无淋巴结转移。肉眼见上黏膜可无明显变化，或仅出现轻度糜烂，或呈颗粒状、微小乳头状突起。

16. A【解析】急性重型肝炎：肝细胞呈大块坏死或亚大块坏死或桥接坏死，坏死肝细胞占2/3以上。亚急性重型肝炎：肝细胞呈亚大块坏死，坏死面积小于1/2，肝细胞再生甚至形成再生结节。

17. E【解析】胃溃疡最常见的并发症是胃出血，溃疡本身多由黏膜损伤引起，如果病情得不到控制，溃疡进一步加大加深，很有可能会造成胃黏膜下小血管破裂而引起出血表现。

18. B【解析】腹水形成的原因较复杂，主要如下：①门静脉高压，导致肠壁及肠系膜等处的毛细血管内压升高，大量液体漏入腹腔。②肝细胞受损，清蛋白合成减少，引起低蛋白血症，导致血浆胶体渗透压降低。③肝灭活激素作用降低，血中醛固酮、抗利尿激素因灭活减少而水平高，导致水、钠潴留。肝细胞合成凝血酶原减少易引起出血，与肝硬化腹水的形成无关。

19. B【解析】假膜性结肠炎由梭状芽孢杆菌产生的毒素引起，常与服用广谱抗生素有关，多发生于儿童或年老体弱者。肉眼表现为不连续的黏膜黄白色斑块，脱落后形成溃疡。镜下假膜由黏液、纤维素和中性粒细胞构成。假膜下的黏膜腺体可扩张，固有层充血、水肿及炎症细胞浸润。

20. B【解析】假小叶内肝细胞索排列紊乱，肝细胞有不同程度的疏松化、气球样变及坏死；中央静脉缺如、偏位或出现两个以上中央静脉，部分假小叶内可见门管区结构。假小叶内可见再生肝细胞，甚至结节状增生的肝细胞团。

21. B【解析】早期大肠癌的大体分型：①息肉隆起型。②扁平隆起型。③扁平隆起伴溃疡型。进展期大肠癌的大体分型：①隆起型。②溃疡型。③浸润型。④胶样型。

22. C【解析】肝硬化引起门静脉高压的原因：①原小叶结构破坏，血管减少，肝窦闭塞，中央静脉玻璃样变性及管腔闭塞，导致门静脉回流发生障碍。②假小叶形成，广泛纤维组织增生，压迫小叶下静脉，使其扭曲、闭塞，肝窦内的血液流出受阻。③门静脉与肝动脉之间形成异常的吻合支，压力高的肝动脉血液流入门静脉。

23. C【解析】肝是结直肠癌最常见的转移位点，发生转移的结直肠癌患者中，30%～40%播散仅限于肝内。

24. E【解析】胃溃疡可以发生在胃的任何部位，多位于胃小弯近幽门腺部，在组织学上，溃疡多发生在幽门腺区（胃窦）和泌酸腺区（胃体）交界的幽门腺区一侧。

25. E【解析】肝细胞点状坏死特点：肝小叶内散在的灶状肝细胞坏死，每个坏死灶仅累及1个或几个肝细胞，同时该处伴以炎症细胞浸润，多见于急性病毒性肝炎。

26. A【解析】移行细胞癌的好发部位为膀胱侧壁和三角区近输尿管开口处，单发或多发，大小不等。癌组织常浸润至膀胱壁肌层深部，并可浸润到邻近器官，如前列腺、精囊、子宫、腹膜后组织。

27. E【解析】目前认为的结直肠癌发生机制的四条通路如下。①经腺瘤癌变：即腺瘤腺癌顺序。②锯齿状病变通路：增生性息肉病、锯齿状腺瘤的恶变。③溃疡性结肠炎相关的结直肠癌通路：上皮增生阶段就有*p*53基因的改变。④幼年性息肉病-癌途径。

28. E【解析】饥饿时疼痛通常与十二指肠溃疡等因素有关的，因为空腹时，胃内酸度增高，胃酸直接刺激溃疡面就会引起疼痛。

29. E【解析】早期食管癌是指局限于黏膜层的原位癌，或者肿瘤虽然侵及了黏膜固有层、黏膜肌层或黏膜下层，但没有突破至食管的肌层及纤维外膜，没有区域淋巴结的转移及其他远处的转移。

30. C【解析】虫卵随门静脉血流到达肝汇管区，形成急、慢性血吸虫卵结节，继而纤维化，导致血吸虫肝硬化，但无明显的假小叶形成是其特点。

31. B【解析】缺血性肠病多发生于50岁以上人群，主要病因有动脉硬化、糖尿病、血管手术、胶原病等。缺血性肠病是一种节段性疾病，病变可累及大肠各部，但结肠脾曲由于血供相对不足而最常受累，表现为梗死。大体上可见溃疡和纤维化。镜下可见溃疡及底部的肉芽组织，含铁血黄素丰富；小血管腔内可见透明血栓；缺乏裂隙状溃疡、淋巴滤泡和肉芽肿，但有隐窝脓肿形成。急性期可见黏膜表面有中性粒细胞和纤维素渗出、出血及黏膜坏死。愈合期可见黏膜固有层纤维组织增多。

32. D【解析】胃穿孔一般较十二指肠穿孔严重。溃疡穿孔后，胃内容物流入腹腔，迅速引起腹膜炎，常产生剧烈腹痛，随后产生脓毒感染及中毒性休克，若不及时抢救，可危及生命。

33. A【解析】胃癌主要发生自胃腺颈部和胃小凹底部的干细胞。部分长期未治愈的慢性胃疾病（如慢性萎缩性胃炎、胃息肉、胃溃疡病）经肠上皮化生、异型增生、癌变而形成胃癌。

34. A【解析】门静脉高压最显著的肝硬化是血吸虫肝硬化，血吸虫主要寄生于肠系膜下静脉与直肠痔上静脉内，虫卵沉积于肠壁黏膜下层，沿着门静脉流至肝内分支，故病变以肝与结肠最显著。

35. D【解析】肝硬化时各种因素导致肝细胞损伤，发生变性坏死，进而肝细胞再生和纤维结缔组织增生，增生的纤维组织使汇管区-汇管区或汇管区-肝小叶中央静脉之间纤维间隔相互链接，包绕再生结节或将残留肝小叶重新分割，改建成为假小叶，形成肝硬化典型形态改变。

36. B【解析】肝癌的病因尚未完全清楚，主要与以下因素有关：HBV、HCV 感染，肝硬化，黄曲霉菌、青霉菌等真菌，亚硝胺类化合物。

37. C【解析】胃黏膜不发生鳞状上皮化生，鳞状上皮化生常见于气管和支气管黏膜。当此处黏膜上皮时间受化学性刺激气体或慢性炎症损害而反复再生时，可能出现化生，即由原来的纤毛柱状上皮转化为鳞状上皮。

38. B【解析】慢性胃溃疡底部瘢痕组织中的小动脉因炎症刺激常有增殖性动脉内膜炎，使小动脉管壁增厚，管腔狭窄或有血栓形成，因而可造成局部血供不足，妨碍组织再生，使溃疡不易愈合。

39. D【解析】病毒性肝炎是由肝炎病毒引起的，以肝实质细胞变质为主的炎症。

40. E【解析】肝穿刺活体组织检查临床上已广泛应用于肝炎、脂肪肝、肝癌等疾病的诊断，此法操作简单、安全、穿刺针在肝内停留时间较短。

41. A【解析】门脉性肝硬化的特点是结节大小相仿，纤维间隔薄而均匀。坏死后肝硬化的特点是结节大小不等，纤维间隔厚薄不均。

42. E【解析】胶样型大肠癌的肿瘤外观及切面均呈半透明胶冻状。镜下为黏液腺癌或弥漫浸润的印戒细胞癌。此型较少见，主要发生于直肠，多见于青年人，预后较差。

43. E【解析】目前国际上公认的早期胃癌分类方法是日本内视镜学会提出的，指癌组织浸润深度仅限于黏膜层或黏膜下层，而不论有无淋巴结转移，也不论癌灶面积大小。

44. E【解析】肝肾综合征（HRS）是重症肝病患者在无肾原发病变的情况下发生的一种进行性功能性肾衰竭，常并发于重型肝炎和肝硬化晚期。

45. D【解析】大肠癌以直肠和乙状结肠最为多见，作为高分化和中分化腺癌，并多产生 CEA；少数为类癌，是由亲银细胞发生的；未分化癌少见，Dukes D 期大肠癌伴有远隔器官转移。

46. E【解析】胃的恶性溃疡呈火山口状，底部凹凸不平，周围黏膜中断、结节状肥厚，溃疡直径常大于 2cm。

47. A【解析】急性普通型肝炎肉眼可见肝大，质地软，表面光滑。镜下主要表现为肝细胞弥漫性的变性，以细胞水肿为主，肝细胞坏死轻微，可见点状坏死和嗜酸性小体，汇管区内炎症细胞轻度浸润。

48. B【解析】由于肝硬化时性激素紊乱，雌激素增加，雄激素减少，男性可见乳房发育、睾丸萎缩，女性会出现月经紊乱、乳房缩小，以及蜘蛛痣、肝掌等。

49. B【解析】慢性胃溃疡呈圆形或椭圆形，直径多在 2cm 以内，边缘整齐，贲门侧边缘呈耸直状或潜掘状，幽门侧边缘呈阶梯状或斜坡状，常穿过黏膜下层并深达肌层或浆膜层，甚至穿透胃壁形成胃穿孔。溃疡底部通常较平坦，其周围黏膜皱襞因底部瘢痕的收缩牵拉呈放射状向溃疡集中。

50. D【解析】慢性萎缩性胃炎时，胃固有腺体减少，常伴有肠上皮化生，其肠化生范围越广，程度越重，则发生胃癌的概率越高。

51. D【解析】急性普通型肝炎镜下可见肝细胞出现广泛的变性，且以细胞水肿为主，肝细胞坏死轻微，肝小叶内可见点状坏死与嗜酸性小体。

52. D【解析】大肠癌改良 Dukes 分期具体如下。①A 期：大肠癌病灶局限于黏膜或黏膜下层。②$B_1$期：病变超过肌层，但未超过浆膜层，无淋巴结转移。③$B_2$期：病变穿透肠壁全层，无淋巴结转移。④$C_1$期：有区域淋巴结转移，但肠系膜血管旁淋巴结尚无转移。⑤$C_2$期：肠系膜血管旁淋巴结有转移。(6) D 期：有远处转移。

53. D【解析】食管癌的发生与饮食习惯、环境因素及遗传因素有关。长期食用过热、过硬饮食，食物中亚硝酸盐含量过高，以及缺乏钼等微量元素均可以诱发食管癌。此外，反流性食管炎可导致食管黏膜的长期损伤和炎症，可能诱发食管癌。

54. A【解析】坏疽性阑尾炎是阑尾已局部或全部因血供障碍导致阑尾管壁坏死或部分坏死的急性阑尾炎。坏死部分呈暗红色或紫黑色，易发生穿孔，形成弥漫性腹膜炎。

55. D【解析】不同类型的病毒性肝炎肝细胞坏死的范围和分布不同。急性普通型肝炎主要以点状坏死为主；轻度慢性肝炎也以点状坏死为主，偶见轻度碎片状坏死；重度慢性肝炎可见重度的碎片状坏死和大范围的桥接坏死；急性重型肝炎表现为肝细胞的大片坏死。

56. B【解析】尽管从肉眼形态也可对良恶性溃疡进行鉴别，但两者最重要的区别是溃疡型胃癌时溃疡处有癌细胞，而胃溃疡没有。

57. B【解析】在各型肝炎病毒中，乙型肝炎病毒（HBV）是导致肝硬化的 DNA 病毒。

58. B【解析】阑尾炎按病理分型有单纯性阑尾炎、化脓性阑尾炎、阑尾穿孔、坏疽性阑尾炎和包裹性阑尾炎。其中，坏疽性阑尾炎就是由于炎症，阑尾出血、水肿，阑尾静脉内形成血栓，使阑尾坏死。

59. A【解析】毛玻璃样肝细胞多见于 HBsAg 携带者及慢性肝炎患者的肝组织。这些细胞内含大量 HBsAg，电镜下为线状或小管状积存在内质网池内。在 HBsAg 阳性肝炎时，肝细胞内滑面内质网明显增生，在其管道内形成 HBsAg。由于滑面内质网的大量增生，这种肝细胞在光学显微镜下呈毛玻璃样外观。

60. A【解析】参见 A1 型题第 12 题解析。

61. E【解析】食管癌的好发部位如下。①食管上段：发病率较低，易累及周围脏器，不易手术，治疗较困难。②食管中段：发病率较高，占所有食管癌的 40%～50%，手术治疗较容易。③食管下段：发病率仅次于中段，手术治疗较容易。

62. D【解析】复合性胃十二指肠溃疡是指胃和十二指肠同时存在的黏膜炎症与坏死性病变深达或穿透黏膜肌层，这种溃疡占消化性溃疡病患者的 5%左右。

63. D【解析】肝硬化是一种晚期肝病，常由不同类型的肝炎引起。根据调查，最常导致肝硬化的肝炎类型是慢性肝炎，包括乙型、丙型、戊型等病毒性肝炎，以及酒精性肝炎等。急性重型肝炎、亚急性重型肝炎等其他类型的肝炎也可能导致肝硬化，但发生率相对较低。

64. A【解析】急性单纯性阑尾炎为早期的阑尾炎，病变以阑尾黏膜或黏膜下层较重。阑尾轻度肿胀，浆膜面充血、失去正常光泽。黏膜上皮可出现缺损，并有中性粒细胞浸润和纤维素渗出。黏膜下各层有炎性水肿。

65. C【解析】阑尾原发性腺癌比类癌少见，可发生于阑尾任何部分，镜下所见与大肠腺癌基本相同。阑尾黏液腺癌可引起阑尾黏液囊肿。

66. C【解析】急性普通型肝炎大多在半年内逐渐恢复，由于点状坏死灶内的肝细胞索网状纤维支架保持完整而不塌陷，所以再生的肝细胞可完全恢复原来的结构和功能；部分病例（多为乙型、丙型病毒性肝炎）恢复较慢，须0.5~1.0年；有的病例则发展为慢性肝炎，其中乙型病毒性肝炎有5%~10%、丙型病毒性肝炎约70%可转变成慢性肝炎。

67. B【解析】急性普通型肝炎时，肝大，重量增加。急性重型肝炎时，大量肝细胞溶解坏死，导致肝体积明显缩小，重量明显减轻，又称急性黄色或红色肝萎缩。亚急性重型肝炎时肝体积也减小，但是因为既有肝细胞的大片坏死，又有肝细胞的再生，因此肝重量减轻程度不如急性重型肝炎。中度和重度慢性肝炎时，肝细胞不是大片坏死，而是碎片状坏死和桥接坏死，因此肝重量减轻程度也不如急性重型肝炎。

68. C【解析】胆管炎致病菌主要是革兰阴性杆菌，以大肠埃希菌最多见。本病起病急剧、凶险，是我国胆石症患者死亡的主要原因之一。

69. C【解析】亚急性重型肝炎时肝体积缩小，包膜皱缩，质地软硬不一，局部可见大小不一的结节。镜下的特点是既有肝细胞的大片坏死，又有肝细胞结节状再生，可见明显的炎症细胞浸润及结缔组织增生，常可转变为坏死后肝硬化。

70. A【解析】胆囊结石可以分为胆固醇性结石、胆色素性结石及混合性结石，其中胆固醇性结石呈现黄白色，主要由胆固醇形成，胆囊结石以这种类型多见，约占80%。

71. B【解析】无论哪期的食管癌，均多发生于食管中下段。食管早期癌多为原位癌或黏膜内癌。黏膜内癌是指浸润深度不超出黏膜固有层的癌，无淋巴结转移，5年生存率在90%以上，绝大部分为鳞状细胞癌。

72. B【解析】门脉性肝硬化在不同的国家和地区，常见病因不同。在欧美，病因以酒精中毒为多见；在我国病因以病毒性肝炎常见。

73. C【解析】病毒性肝炎多由乙型、丙型亚急性重型肝炎病程迁延数月至一年以上，逐渐转变成坏死后肝硬化。

74. D【解析】肝内胆管结石是指肝管分叉部以上原发性胆管结石，绝大多数是以胆红素钙为主要成分的色素性结石。

75. E【解析】某些伴有肠黏膜增生的慢性肠疾病，如绒毛状腺瘤、肠息肉状腺瘤、慢性溃疡性结肠炎，由于黏膜上皮过度增生而发展为癌。

76. B【解析】慢性病毒性肝炎，尤其是乙型慢性活动性肝炎，是肝硬化的主要原因，其中大部分发展为门脉性肝硬化。

77. C【解析】急性普通型肝炎以肝细胞弥漫性变性为主，点状坏死的肝细胞能完全再生修复。轻度慢性肝炎时也可见点状坏死，汇管区有慢性炎症细胞浸润和少量纤维组织增生，但小叶结构完整。中度慢性肝炎时肝细胞变性及坏死较明显，出现中度碎片状坏死和桥接坏死；有纤维间隔形成但大部分小叶结构完整。重度慢性肝炎以重度碎片状坏死和桥接坏死为主要表现，出现肝细胞不规则再生，纤维间隔分割正常肝小叶，最终可发展为肝硬化。急性甲型病毒性肝炎可以自愈，而且痊愈得很彻底，很少会反复，也很少会引起肝硬化。

78. E【解析】我国大肠癌的分期中，$A_1$期为黏膜内癌以及黏膜下癌，$A_2$期为侵及浅肌层的癌，$A_3$期为侵入深肌层的癌，B 期为穿透肠壁侵犯浆膜和邻近器官的癌，C 期为伴有淋巴结转移的癌。

79. E【解析】中晚期（进展期）食管癌肉眼形态主要有髓质型、蕈伞型、溃疡型和缩窄型。髓质型癌最多见，癌组织质软，似脑髓，色灰白。蕈伞型癌呈扁圆形或蘑菇状突向食管腔。溃疡型癌表面有深达肌层的溃疡，底部凹凸不平。缩窄型癌组织质地硬，癌组织内有明显的结缔组织增生并浸润食管全周，使局部食管壁呈环形狭窄。

80. B【解析】患者发生肝硬化后肝功能受损，容易导致一些激素水平的代谢异常，如果雌激素的水平明显升高，就可能会导致蜘蛛痣的发生，这也是肝硬化出现蜘蛛痣最主要的原因。

81. A【解析】胃癌按照组织病理学分类，可以分为管状腺癌、乳头状腺癌、黏液腺癌、印戒细胞癌、混合癌五种类型。

82. D【解析】酒精性肝硬化是由长期大量摄入酒精引起的一种慢性肝病，其特征是广泛的肝细胞坏死和纤维化。在酒精性肝硬化的组织病理学检查中，可以观察到肝细胞内多个大小不等、圆形或卵圆形、无结构的透明小体。这些小体主要是由蛋白质沉积而成，被称为酒精性透明小体。

83. C【解析】发生在体腔内器官的恶性肿瘤，当肿瘤蔓延至器官表面时，瘤细胞可脱落，经体腔种植在体腔内各器官的表面甚至侵入其下生长，形成多数转移瘤，称为种植性转移，如胃癌细胞破坏胃壁侵及浆膜后可脱落种植至大网膜、腹膜甚至卵巢等处。

84. E【解析】INS、GLU、GAS 及 SS 均为胰岛细胞瘤可分泌的激素性抗原，所以免疫组织化学染色均可出现阳性结果。而 PSA 主要用于前列腺癌的辅助诊断，在胰岛细胞瘤时不会出现阳性表达。

85. D【解析】腹膜恶性间皮瘤多见于中年以上男性，部分患者与接触石棉粉尘有关，表现为腹膜壁层和胃肠道浆膜面多发性结节或腹膜壁不规则增厚，伴大小不等的肿块形成。组织学上分为上皮样型、肉瘤样型及二者混合型，其中以上皮样型为常见。免疫组织化学染色对病理诊断具有重要意义，即 CK、vimentin、calretinin、HBME-1 及 AMAD-2 阳性，CEA 阴性。

86. E【解析】急性胰腺炎病因及发病机制如下。①十二指肠壶腹部阻塞：胆总管和胰管共同开口于十二指肠壶腹部，该处因胆石、蛔虫、壶腹部括约肌痉挛及十二指肠乳头水肿等发生阻塞时，胆汁可反流入胰管内，将无活性的胰蛋白酶原激活成胰蛋白酶，引起胰腺的出血、坏死。②胰液分泌亢进：暴饮暴食、酒精刺激等均可使胰液分泌增加，导致胰管内压力增高，胰腺小导管及腺泡破裂，释放内源性活性物质，激活胰蛋白酶原等，从而引起胰腺的出血、坏死。

87. B【解析】参见 A1 型题第 59 题解析。

88. A【解析】门脉性肝硬化发病机制：在上述因素作用下，肝细胞反复变性、坏死，一方面导致坏死区内成纤维细胞和肝星状细胞增生并产生胶原纤维，同时坏死区网状纤维支架受到破坏而塌陷，网状纤维互相融合使肝细胞呈结节状再生；另一方面，汇管区的成纤维细胞增生，产生的纤维向肝小叶内延伸，与肝小叶内增生的胶原纤维连接，形成纤维间隔包绕原有的或再生的肝细胞，形成假小叶，最终使肝小叶结构改变、纤维组织异常增多和肝内血液循环异常改建而形成肝硬化。

89. D【解析】药物引起急性肝损伤时可见肝细胞点状坏死、亚大块坏死甚至大块坏死；淤胆及肝细胞羽毛状变性。慢性肝损伤时与慢性病毒性肝炎相似，还形成脂肪肝、色素沉积、毛玻璃样包涵体等。除以上的肝细胞损伤性病变外，还可见急慢性胆管炎、肝内外静脉阻塞性病变，有些药物还可诱发肿瘤形成和脂褐素沉积。Russell 小体是免疫球蛋白在浆细胞胞质内蓄积所致，而不是发生在肝细胞。

90. D【解析】急性胰腺炎的临床表现：腹痛，休克，肾衰竭，腹膜炎，腹腔积血，血、尿中淀粉酶和脂肪酶水平升高，血中钙、钾、钠离子水平降低，不出现血清碱性磷酸酶活性升高。

91. A【解析】进展期食管癌的肉眼类型包括溃疡型、蕈伞型、髓质型、缩窄型。糜烂型是早期食管癌的肉眼类型。

92. D【解析】胃癌的转移途径如下。①淋巴道转移：是最主要的转移途径，首先转移到局部淋巴结，最常见于幽门下胃小弯的局部淋巴结。进一步扩散到腹主动脉旁淋巴结、肝门或肠系膜根部淋巴结而到达肝。转移到胃大弯淋巴结的肿瘤可进一步扩散到大网膜淋巴结。晚期可经胸导管转移到左锁骨上淋巴结。②血行转移：晚期经门静脉转移到肝，其次是肺、骨及脑。③种植性转移：胃癌特别是胃黏液癌细胞浸润至浆膜后可脱落到腹腔，种植于腹腔及盆腔器官的浆膜上。种植在卵巢表面时形成转移性黏液癌，称 Krukenberg 瘤。虽然胃癌可种植于大网膜上，但大网膜淋巴结转移则是淋巴道转移所致。

93. C【解析】酒精性脂肪肝是酒精性肝病最常见的病理变化，与其他原因的脂肪肝在形态上基本相似，小叶中央区肝细胞脂肪变性明显，约 1/3 的病例合并轻到中度肝纤维化。如继续酗酒，汇管区周围的纤维组织可向四周伸展，对肝细胞进行分割包绕，导致小结节性肝硬化形成，酒精性肝硬化又称拉埃内克（Laennec）肝硬化。磷中毒时，小叶周边区肝细胞脂肪变性更明显。

94. B【解析】急性水肿性胰腺炎病变多局限于胰尾部。急性出血性胰腺炎较少见且发病急剧，病变以广泛的胰腺坏死、出血为特征，伴有轻微炎症反应，病情及预后均较水肿性病变严重。

95. D【解析】阑尾炎是一种常见病。细菌感染和阑尾腔的阻塞是阑尾炎发病的两个主要因素。在阑尾黏膜发生损害之后，腔内细菌侵入阑尾壁而引起阑尾炎。

96. C【解析】参见 A1 型题第 3 题解析。

97. E【解析】慢性酒精中毒：长期大量饮酒，酒精的中间代谢产物乙醛对肝的直接损害，经脂肪肝发展为肝硬化是酒精性肝硬化的主要发病机制。

98. A【解析】急性水肿型胰腺炎较多见，病变常局限在胰尾。肉眼见胰腺肿大、变硬、淡灰色或淡红色。

99. B【解析】所有的备选答案均为早期食管癌的特点，但是早期食管癌诊断的要点是肿瘤未侵犯肌层且无淋巴结转移。

100. E【解析】在早期胃癌中，隆起型最少见，占 5.4%左右；凹陷型最常见，占 48.2%~65.5%；表浅型居于二者之间。

101. E【解析】在各种因素引起肝细胞反复变性和坏死后，肝细胞再生，肝内纤维组织增生。广泛增生的胶原纤维一方面向小叶内伸展，分割肝小叶；另一方面与肝小叶内的纤维组织连接成纤维间隔分割原有的或再生的肝细胞团，形成假小叶。肝硬化时肝窦内皮细胞之间的窗区减少，阻碍了肝细胞和血浆之间的物质交换，加重了肝细胞的损伤，促进假小叶的形成。炎症细胞浸润与假小叶的形成无关。

102. D【解析】急性胰腺炎镜下可见胰腺组织大片凝固性坏死，细胞结构不清，间质小血管壁也有坏死，故有大量出血。在坏死胰腺组织的四周，可见少量炎症细胞。

103. E【解析】Crohn 病的病变主要累及回肠末端，其次为结肠、直肠等处。因病变呈节段性，故又称节段性或局限性肠炎。肉眼可见病变呈节段性，病变之间的黏膜正常。肠管变硬、增粗；肠黏膜高度水肿，皱襞成块状增厚如鹅卵石样外观；水肿黏膜之间可见裂隙状溃疡；所形成的肠穿孔和内瘘可引起肠粘连；肠系膜水肿、变硬，肠系膜淋巴结肿大。镜下可见淋巴细胞浸润及淋巴滤泡形成，淋巴管高度扩张；溃疡狭长，可深达肌层；可见非干酪样坏死性肉芽肿，具有诊断意义。

104. A【解析】中、晚期胃癌（进展期胃癌）主要是溃疡型胃癌，癌组织坏死脱落形成溃疡，溃疡一般比较大，边界不清，多呈皿状或隆起如火山口状，底部凹凸不平。

105. C【解析】病毒性肝炎、慢性酒精中毒、营养不良所致脂肪肝、血吸虫感染、有毒物质（如四氯化碳）等因素可引起肝细胞弥漫性损害，长期作用，反复发作，可导致肝内广泛的胶原纤维增生，形成假小叶，最终引起肝硬化。慢性非化脓性胆管炎是原发性胆汁性肝硬化的病因。

106. E【解析】慢性胰腺炎肉眼观：胰腺质硬、结节状；切面见纤维结缔组织增生，胰管扩张，管内偶见结节；可有假囊肿形成。慢性胰腺炎镜下：胰腺小叶周围及腺泡间纤维增生及广泛纤维化，胰腺、腺泡萎缩、消失；间质淋巴细胞、浆细胞浸润。

107. B【解析】早期食管癌临床上无明显症状，钡餐检查显示食管基本正常或仅管壁轻度局限性僵硬。组织学上主要为鳞状细胞癌。腺癌主要由发生于食管下段的 Barrett 食管引起，少数来自食管上段的异位胃黏膜和食管黏膜固有腺体。

108. B【解析】胃癌的扩散和转移大概可以分为直接浸润、血行转移、腹膜种植性转移、淋巴道转移 4 个途径，其中淋巴转移是胃癌的主要转移途径。

109. A【解析】假小叶的形成方式有两种：①增生的纤维组织分割原来的肝小叶，包绕成大小不等的圆形或类圆形的肝细胞团而成。其中肝细胞排列紊乱，可有变性、坏死及再生的肝细胞；中央静脉常缺如、偏位或有两个以上中央静脉。②增生的纤维组织包绕再生的肝细胞结节而形成。肝细胞排列紊乱，再生的肝细胞体积大，核大且深染，或有双核；包绕假小叶的纤维间隔宽窄较一致，内有少量淋巴细胞和单核细胞浸润，并可见小胆管增生。

110. A【解析】慢性胰腺炎的典型病例可出现五联征，即上腹部疼痛、胰腺钙化、胰腺假性囊肿、糖尿病和脂肪泻，这些均由慢性胰腺炎患者的胰腺内分泌以及外分泌功能受损引起。慢性胰腺炎是胰腺癌发生的危险因素之一，腹痛加重或明显消瘦时，应警惕胰腺癌的存在。慢性胰腺炎尤其是形成脂肪泻的患者会出现进行性消瘦，并非肥胖。

111. A【解析】克罗恩病又称局限性肠炎，是一种病因未明的、主要侵犯消化道的全身性疾病；病变主要累及回肠末端，其次为结肠、回肠近端、空肠等处。

112. B【解析】胃癌血行转移多发生在胃癌的晚期，常经门静脉转移至肝，也可转移到肺、脑、骨等器官。

113. E【解析】国际上依据大体形态学的特点，将肝硬化分为小结节性肝硬化、大结节性肝硬化和混合结节性肝硬化三种类型。酒精性肝硬化和门脉性肝硬化相当于小结节性肝硬化，淤血性肝硬化相当于混合结节性肝硬化，坏死后性肝硬化相当于大结节性肝硬化，胆汁性肝硬化相当于混合结节性肝硬化。

114. E【解析】急性水肿性胰腺炎又称急性间质性胰腺炎，为急性胰腺炎常见的一种。急性水肿性胰腺炎症状较轻，多为自限性，病死率很低，3~5 天可缓解，一般不伴有休克的症状。

115. E【解析】平滑肌瘤是最常见的食管良性肿瘤，多来源于食管内环肌，常见于食管下 1/3。大体观，肿瘤界限清楚，切面灰白。镜下须与平滑肌肉瘤进行鉴别，主要鉴别标准是平滑肌肉瘤内有大量的核分裂象。

116. B【解析】革囊胃是指肿瘤广泛浸润胃壁，导致胃壁弥漫增厚变硬，胃腔变小，状如皮革，因此称为革囊胃。

117. A【解析】门脉性肝硬化的病理特点如下。①肉眼观：早、中期肝体积正常或略增大，质地正常或稍硬。后期肝体积缩小，重量减轻。肝硬度增加，表面呈颗粒状或小结节状，大小相仿，最大结节直径不超过 1.0cm，切面见小结节周围为纤维组织条索包绕，纤维间隔薄而均匀。结节呈黄褐色（脂肪变性）或黄绿色（淤胆）弥漫分布于全肝。②镜下观：假小叶形成。正常肝小叶结构被破坏，由广泛增生的纤维组织将肝小叶分割包绕成大小不等、圆形或椭圆形肝细胞团，称假小叶。假小叶内肝细胞排列紊乱，肝细胞较大，核大染色较深，常出现双核肝细胞。小叶中央静脉缺如、偏位或有两个以上，有时还可见被包绕进来的汇管区。假小叶外周增生的纤维结缔组织中有多少不等的慢性炎症细胞浸润，并常压迫、破坏细小胆管，引起小胆管内淤胆。

118. B【解析】胰头癌早期可直接蔓延至邻近组织和器官，如胆管、十二指肠；稍后转移至胰头旁及胆总管旁淋巴结。

119. E【解析】十二指肠壶腹周围癌来源于胆总管远端 1/3 的黏膜上皮、主胰管的黏膜上皮、十二指肠乳头表面的黏膜上皮、十二指肠乳头部的腺体或壶腹部共同管的黏膜上皮。肉眼表现为小硬结赘生物型、溃疡型或乳头状息肉型。镜下可为腺癌、乳头状癌、黏液腺癌、髓样癌，偶见鳞状细胞癌。

120. E【解析】慢性胃炎组织病理学变化主要包括 5 项组织学变化，即 Hp、慢性炎症改变、炎症活动性、萎缩、肠化生。若出现异型增生，则可能导致癌变。

121. E【解析】坏死后肝硬化是在肝细胞大片坏死基础上形成的，相当于大结节性和混合结节性肝硬化。肝体积缩小，变硬，以左叶为著，结节大小悬殊，切面纤维间隔较宽且厚薄不均，癌变率高。

122. D【解析】胰腺的导管腺癌是胰腺癌的主要肿瘤类型，占 80%~90%。从病理学角度讲，导管腺癌是指癌的组织中可见导管上皮来源的细胞成分。

123. B【解析】本题考查胃溃疡的好发部位。肉眼观，胃溃疡多位于胃小弯侧，愈近幽门愈多见，尤其多见于胃窦部，少见于胃底及胃大弯侧。

124. B【解析】慢性萎缩性胃炎是慢性胃炎疾病发展过程中的一个阶段，如任其继续发展，常伴有肠上皮化生、不典型增生，可能导致癌变。

125. D【解析】门脉性与坏死后肝硬化病变的区别包括假小叶的大小、纤维间隔的厚薄、炎症细胞浸润的轻重和肝细胞坏死的多少，不包括小胆管增生的程度。

126. C【解析】胆囊恶性肿瘤指的就是人体器官胆囊的癌变。胆囊癌是腹部常见的恶性肿瘤，好发于年长女性，病理类型主要是腺癌，其次是鳞癌，患者常常合并慢性胆囊炎和胆囊结石。

127. E【解析】肠扭转指肠袢及其系膜发生扭转，导致肠管发生梗阻。通常是因为肠袢及其系膜过长，系膜根部附着处过窄或粘连收缩等原因，当肠内容重量突然增加及体位突然改变时，即可诱发肠扭转。除梗阻外，当肠袢扭转超过 180°时，还可因系膜血管受压而引起肠管出血和坏死，甚至引起穿孔导致弥漫性腹膜炎。而肠套叠是指一段肠管套入另一段肠管内，不会引起肠扭转。

128. B【解析】黏液腺癌也称黏液结节型腺癌、黏液癌或腺样癌，此癌最大的组织学特点是形成黏液湖，可见癌细胞漂浮于黏液中。一般肿瘤中有超过50%胞外黏液成分。

129. E【解析】胆汁性肝硬化是由胆道阻塞、胆汁淤积引起的肝硬化，分原发性和继发性两种。肝缩小不明显，质中等度硬，表面较光滑呈细小结节或无明显结节，颜色呈深绿色或绿褐色。假小叶呈不完全分割型。继发性胆汁性肝硬化镜下见肝细胞明显淤胆而变性坏死。坏死肝细胞肿大，胞质疏松呈网状，核消失，称网状或羽毛状坏死。假小叶周围结缔组织的分割包绕不完全。

130. C【解析】疼痛是胰腺癌的主要症状，无论癌位于胰腺头部还是体尾部，均有疼痛。黄疸是胰腺癌（特别是胰头癌）的重要症状。腹水一般出现在胰腺癌的晚期，多为癌的腹膜浸润、扩散所致。血液肿瘤标志物检查示胰腺癌血清中CEA、CA19-9升高。

131. C【解析】确认食管原发性腺癌的原则是肿瘤完全位于并局限于食管-胃交界（鳞、柱状上皮交界的齿状线）以上。

132. B【解析】管状腺癌最接近于起源组织，分化最好。其他四种胃癌组织学类型和起源组织在组织和细胞形态上关联不大。

133. D【解析】蜘蛛痣是肝功能障碍的表现，是肝内雌激素灭活障碍导致体内雌激素水平升高，小动脉末梢扩张所致，常出现在患者的颈胸部及面部。

134. E【解析】黏液血便为直肠癌患者最常见的临床症状，80%～90%患者在早期即出现便血，多为癌肿表面破溃、附于粪便表面所致。

135. C【解析】梅克尔憩室是小肠最常见的发育异常，1/3患者伴有其他先天性异常。憩室多发生于回肠距回盲瓣80cm处的肠系膜对侧缘，憩室的腔与肠腔相通。憩室壁内可有异位的胃、十二指肠的黏膜或胰腺。

136. C【解析】溃疡底部由内向外分四层，具体如下。①渗出层：由少量炎性渗出物（白细胞、纤维素等）覆盖。②坏死层：为一层坏死组织。③肉芽组织层：可见较新鲜的肉芽组织层。④瘢痕组织层：由肉芽组织移行为陈旧瘢痕组织，瘢痕底部小动脉管壁增厚，管腔狭窄或有血栓及血栓机化。

137. E【解析】黄疸不是门静脉高压引起的，而是与肝细胞坏死和毛细胆管淤胆有关。

138. D【解析】CA19-9是一种黏蛋白型糖类蛋白肿瘤标志物，目前被认为是胰腺癌特异性最高的一种肿瘤标志物。

139. A【解析】横跨食管和胃交界处的腺癌被称为食管胃交界肿瘤。发生在食管胃交界处的鳞状细胞癌，即使横跨食管胃交界，仍被认为是远端食管癌。食管胃交界肿瘤的发生主要与反流性食管炎及Barrett食管肠上皮化生密切相关，组织学类型除腺癌外，也可出现腺鳞癌、小细胞癌等。

140. B【解析】结直肠癌有五个最常见症状，具体如下。①排便习惯与粪便性状改变，这个是本病最早出现的症状，多表现为排便次数增加、腹泻、便秘、黏液脓血便。②腹痛，多表现为定位不确切的持续性隐痛。③腹部包块，大多是肿瘤本身引起的。④肠梗阻症状，主要表现为持续性腹部绞痛，阵发性加重，同时会有腹胀和排便排气减少。⑤全身症状，比如贫血、消瘦、乏力，晚期患者还可以出现肝大、水肿、腹水等。

141. B【解析】一般肝癌多见于大结节性肝硬化，而大结节性肝硬化往往多数由病毒性肝炎引起，从而断定肝炎、肝硬化、肝癌三者之间的密切关系。

142. B【解析】胰腺癌多见于 60~80 岁人群，吸烟可使患病风险加倍，发病男性多于女性。约 90%的患者出现 *K-RAS* 基因点突变，也可有 *C-MYC* 过度表达和 *p*53 基因突变。

143. C【解析】小肠类癌来源于肠嗜铬细胞，多发生在成年人，主要累及回肠，其次是十二指肠，可引起类癌综合征。肿瘤表面的黏膜常常是完整的，通常为黏膜下层浸润，也可扩展到肌层。甲醛固定后，肿瘤呈淡黄色，镜下可见肿瘤由具有小圆形细胞核的形态单一的实性细胞巢组成。肿瘤可表达 5-羟色胺等物质，还可分泌多种肽类激素，如 P 物质、胃泌素。

144. C【解析】绒毛状腺瘤是大肠腺瘤性息肉常见的病理分型之一，属于一种癌前病变，癌变率很高，可以达到 50%。

145. D【解析】细菌性肝脓肿是由逆行性感染、血源性感染或直接感染引起的化脓性炎症，常为多个，脓液为黄白色，除组织坏死液化外，脓肿内有大量中性粒细胞浸润。阿米巴肝脓肿时，脓肿内容物呈果酱样。

146. B【解析】梗阻性黄疸具有典型的声像图表现，超声可作出较准确的诊断，部分少见病例及病因诊断仍不具有特异性，单从声像图判断困难，还须结合临床综合分析进行鉴别。

147. B【解析】急性胃炎常有明确的病因，如过量服用阿司匹林、过度饮酒、重度吸烟、服强酸或强碱；创伤、外科手术等引起的应激性反应；缺血和休克等。镜下表现为黏膜充血、水肿，中性粒细胞浸润及灶性出血，黏膜表面可见浅表溃疡形成。

148. C【解析】原发性肝癌的组织学类型有肝细胞癌、胆管上皮癌、混合性肝癌，其中肝细胞癌最多见，是由肝细胞发生的肝癌。

149. C【解析】原发性肝癌是由肝细胞或肝内胆管上皮细胞发生的恶性肿瘤，简称肝癌。

150. B【解析】反流性食管炎在组织学表现为特殊型柱状上皮、贲门型上皮或胃底型上皮。内镜下典型表现为粉红带灰白的食管黏膜呈现胃黏膜的橘红色，分布可为环形、舌形或岛状。

151. E【解析】胰岛增生见于各年龄组，可无病症或出现自发性低血糖、高胰岛素血症。新生儿胰岛细胞增生与母亲糖尿病等所致胰岛功能低下有关，而非母亲胰岛增生所致。

152. C【解析】肝细胞癌的发病因素有乙型及丙型肝炎病毒感染、肝硬化、真菌及其毒素、亚硝胺类化合物等。华支睾吸虫主要寄生于肝内胆管，可导致胆管上皮不典型增生，部分可进展为胆管癌，肝实质细胞一般无明显改变。

153. B【解析】Barrett 食管是指食管下段黏膜的复层鳞状上皮被单层柱状上皮所替代的一种病理现象，而杯状细胞不应作为诊断 Barrett 食管的必要条件。

154. E【解析】慢性浅表性胃炎多见于胃窦部，肉眼形态为黏膜充血水肿，组织学表现为黏膜浅层淋巴细胞和浆细胞浸润及固有腺体保持完整，可见上皮坏死脱落形成糜烂。选项A、选项 B、选项 C 皆为慢性萎缩性胃炎的特点。

155. C【解析】大多胰岛细胞瘤为单发良性肿瘤，仅仅有 10%～20%为恶性，其诊断取决于肿瘤的浸润和转移，尤其是肝和淋巴结转移。

156. B【解析】食管癌以食管中段最多见（约 50%）、食管下段次之（约 30%）、食管上段最少（约 20%）。

157. B【解析】影响胃癌预后的因素主要有胃癌的发病部位、扩散转移、侵犯深度、肿瘤大小及类型、淋巴结转移的多少、胃旁淋巴滤泡增生等。

158. D【解析】Peutz-Jeghers 息肉病又称黑斑息肉病，是 Peutz-Jeghers 综合征的肠道表现，是常染色体显性遗传病，多见于儿童和青少年。肉眼表现为皮肤、黏膜色素斑和肠息肉病两部分。色素斑多见于唇、口周围区、颊黏膜、眼、鼻孔、指甲下区等，呈深褐色或黑色，表面平滑。息肉可分布于整个胃肠道，以小肠最多见，多达几十到上百个，大小不等。镜下见色素斑处鳞状上皮黑色素细胞数量增多伴黑色素堆积。肠道息肉内腺体排列紊乱，由吸收细胞、杯状细胞、帕内特细胞和神经内分泌细胞组成，间质由增生的平滑肌束构成，属于错构瘤性质。

159. B【解析】急性普通型肝炎可分为黄疸型和无黄疸型。病变以肝细胞变性为主，其中以肝细胞胞质疏松化和气球样变、肝细胞嗜酸性变和嗜酸性小体形成为主。

160. B【解析】早期肝癌又称小肝癌，指单个癌结节最大直径小于 3cm，或两个癌结节合计最大直径小于 3cm 的原发性肝癌。

161. D【解析】慢性萎缩性胃炎是慢性胃炎的一种类型，呈局限性或广泛性的胃黏膜固有腺萎缩常伴有肠上皮化生及炎性反应。慢性浅表性胃炎的基本病变是上皮细胞变性，小凹上皮增生与固有膜内炎症细胞浸润，有时可见到表面上皮及小凹上皮的肠上皮化生，不伴有固有腺体减少。

162. C【解析】慢性浅表性胃炎镜下病变主要位于黏膜浅层即黏膜上三分之一，呈灶状或弥漫分布，胃黏膜充血、水肿、表浅上皮坏死脱落，固有层有淋巴细胞、浆细胞浸润。

163. C【解析】克罗恩病是一种病因未明的、主要侵犯消化道的全身性疾病。病变主要累及回肠末端，其次为结肠、回肠近端、空肠等处。病变呈节段性，由正常黏膜分隔，故又称为局限性肠炎。镜下其肠壁各层可见大量淋巴细胞、巨噬细胞与浆细胞浸润。约半数以上病例出现结核样肉芽肿，但无干酪样坏死改变。本病呈慢性经过，经治疗后可缓解，但常复发。

164. A【解析】肝癌转移最早在肝内进行，易侵犯门静脉及分支并形成癌栓，脱落后在肝内引起多发性转移灶。如门静脉干支有癌栓阻塞，可引起或加重原有门静脉高压，形成顽固性腹水。

165. E【解析】慢性浅表性胃炎肉眼观察，病变表现为胃黏膜充血、水肿，呈淡红色，可伴有点状出血和糜烂，表面可有灰黄或灰白色黏液性渗出物覆盖。

166. A【解析】出血性坏死性肠炎多见于儿童，以大段小肠出血和坏死为特征。多见于空肠和回肠，肠管增粗，呈紫褐色，黏膜出血、水肿。镜下肠黏膜坏死，黏膜下层高度水肿、增厚，血管扩张，片状出血。部分小血管壁纤维素样坏死和微血栓形成。黏膜表面有假膜形成是假膜性结肠炎的病变特点。

167. A【解析】嗜酸性胃肠炎痛变位于胃和小肠，常伴有明显的外周血嗜酸性粒细胞增多和血清 IgE 升高，其发生可能与变态反应有关。肉眼可见黏膜表面不规则斑块隆起。镜下主要表现为肠壁内嗜酸性粒细胞弥漫浸润，伴有其他炎症细胞和小血管增生、内皮肿胀。有些病例还有坏死性肉芽肿和血管炎。当炎症累及浆膜时，可引起嗜酸性腹膜炎和腹水。

168. C【解析】肝细胞癌患者的甲胎蛋白阳性率为 70%～90%。诊断标准：甲胎蛋白>500μg/L 持续 1 个月，或>200μg/L 持续 2 个月而无肝病活动证据，并排除妊娠和生殖腺胚胎瘤者，应高度怀疑肝癌。通常甲胎蛋白浓度与肿瘤的大小有关联，但个体差异较大。

169. E【解析】胃食管反流是指胃内容物反流至食管内，虽然也会对食管黏膜产生化学损伤而引起炎症反应，但与慢性胃炎的发生没有直接关系，选项 E 错误，其余选项均正确。

170. B【解析】过敏性胃肠炎由饮食不当、消化道过敏、胃肠黏膜损伤等引起，一般来说会出现腹痛、腹泻、腹胀、便秘、黏液便等临床症状。嗜酸性胃肠炎是一种原因不明的疾病，其特征为胃肠道有弥漫或局限性嗜酸粒细胞浸润，常伴有周围血的嗜酸粒细胞增多症。本病的病因不清楚，少数患者有哮喘、食物过敏或变应性疾病家族史，但大部分患者并无变应性疾病病史。

171. A【解析】胃溃疡病的并发症按发病率由高到低的顺序如下。①出血：溃疡底部血管破裂可引起呕血和黑便。②穿孔：引起急性弥漫性腹膜炎。③幽门狭窄：瘢痕收缩引起幽门狭窄，患者出现呕吐。④癌变。

172. C【解析】转移性肝癌的最常见原发癌为大肠癌、乳腺癌和胃癌。女性转移性肝癌最常见原发癌为大肠癌、乳腺癌和妇科肿瘤。男性转移性肝癌最常见原发癌为大肠癌、胃癌和鼻咽癌。

173. E【解析】慢性萎缩性胃炎 B 型病变多见于胃窦部，呈多灶性分布，血清壁细胞抗体阴性，血清胃泌素多正常，胃酸分泌正常或轻度减低，无恶性贫血，较易并发胃癌，这是一种单纯性萎缩性胃炎。

174. A【解析】溃疡病急性穿孔是指溃疡病的消化道病变发展到一定程度，出现了胃或十二指肠黏膜及下层层次的穿透损伤所致急性腹膜炎。如果穿孔后未能及时处理，可引起急性弥漫性腹膜炎，是一种最严重的后果，也是患者生命威胁的主要原因。此时，细菌、毒素、炎症介质等会大量进入腹腔内，刺激腹膜产生炎症反应，导致腹腔内脏器粘连、功能障碍等情况，甚至危及生命。

175. D【解析】无功能性胰岛细胞瘤的特点：临床上无明显内分泌异常症状。肿瘤多较大，实性或囊实性；镜下形态与功能性胰腺内分泌肿瘤相同。免疫组织化学染色时，瘤细胞可不同程度地表达有关激素。发生转移者为恶性。

176. C【解析】肝母细胞瘤是肝细胞癌的特殊类型之一，为最常见的小儿肝恶性肿瘤，主要发生于3岁以下幼儿，也可见于新生儿甚至胎儿。肉眼观察：肿瘤以肝右叶多见，常为单发，肿瘤一般体积较大，有时可占据整个肝，呈扩张性或浸润性生长。肿块一般界限明显，切面呈灰黄色，可见散在出血与坏死灶。显微镜下：组织上将肝母细胞瘤分为纯上皮性型及上皮与间叶结构混合型。或根据上皮性细胞的分化程度分为胎儿型、胚胎型及间变型。髓外造血多见于胎儿型中，以成红细胞为主，也可见巨核细胞。

177. D【解析】肥厚性胃炎（又称巨大肥厚性胃炎）常发生在胃底和胃体部，镜下可见腺体肥大增生，腺管延长，有时增生的腺体可穿过黏膜肌层。黏膜表面黏液分泌细胞增多，分泌增多。黏膜固有层炎症细胞浸润不显著。

178. A【解析】慢性萎缩性炎主要发生于胃窦部，与幽门螺杆菌感染有关。大体可见胃黏膜明显变薄，呈灰白色或灰黄色。黏膜皱襞减少甚至消失，黏膜光滑，黏膜下血管分支清晰可见。镜下除淋巴细胞和浆细胞浸润黏膜全层、淋巴滤泡形成外，主要是胃黏膜固有腺体萎缩，并出现肠上皮和假幽门腺化生，肠上皮化生与胃癌有关。慢性萎缩性胃炎A型属于自身免疫性疾病。

179. C【解析】肝细胞坏死带出现在肝小叶中央静脉之间称为肝细胞桥接坏死，常见于慢性活动性肝炎。

180. D【解析】绿色瘤见于急性单核细胞白血病时的骨髓。本题备选答案中除绿色瘤外，其余均可发生在肝。

181. B【解析】慢性萎缩性胃炎B型又称多灶萎缩性胃炎，是慢性萎缩性胃炎的一种类型，主要由幽门螺杆菌感染引起，而且大多由幽门螺杆菌感染引起的慢性浅表性胃炎发展而来。

182. B【解析】慢性萎缩性胃炎胃固有腺体减少，常伴有肠上皮化生，其肠化生范围越广，程度越重，则发生胃癌的概率越高。

183. D【解析】结肠癌流行与血吸虫病的流行区域呈正相关，一般在由血吸虫引起的肠道炎性改变中，一部分会发生癌变。

184. D【解析】胆囊息肉多为胆固醇息肉，息肉内含有大量吞噬胆固醇的泡沫细胞。

185. C【解析】慢性萎缩性胃炎的病理变化比较复杂，但是以胃黏膜固有腺体萎缩为其突出病变。主要表现在胃黏膜固有腺的数量减少，功能减低，还伴有炎症细胞浸润、上皮增生及化生等。

186. E【解析】十二指肠上部近侧与幽门相连接的一段肠管，长约 2. 5cm，由于其肠壁管径大，黏膜面光滑平坦，无环状襞，临床常称此段为十二指肠球，是十二指肠溃疡及其穿孔的好发部位，绝大多数十二指肠溃疡患者的溃疡穿孔发生在球部前壁，而后壁容易引起大出血。

187. C【解析】各种原因如果使门静脉血流受阻、血液淤滞，门静脉系统的压力就会超出正常值，并出现一系列症状，表现为脾大和脾功能亢进，食管胃底静脉曲张和呕血、腹水等，这就是所谓的门静脉高压。

188. A【解析】胆囊癌大多数为腺癌，其余为鳞癌和腺鳞癌。肝外胆管癌多为腺癌，鳞癌和腺鳞癌较少见。

189. D【解析】克罗恩病是一种全身可见的病变，但好发部位主要是回盲部末端、回肠末端。

190. E【解析】慢性萎缩性胃炎可增加胃癌的风险，逐渐发展为不典型增生、原位癌、浸润性癌，选项 A 不正确。慢性萎缩性胃炎主要表现为胃黏膜局部或弥漫性病变，包括胃底、胃体和/或胃窦部位，选项 B 不正确。血清抗壁细胞抗体阳性提示自身免疫性胃炎的可能性，并非所有患者都有这种情况，选项 C 不正确。慢性萎缩性胃炎在临床上不会导致恶性贫血，选项 D 不正确。慢性萎缩性胃炎主要累及胃窦部，引起黏膜炎症、变性、干酪样坏死、上皮细胞异型增生等病变，严重者可导致胃窦部萎缩和萎缩性胃炎相关的胃癌。

191. D【解析】晚期胃印戒细胞癌和胃黏液癌浸润至浆膜层时，可脱落到腹腔，种植于腹壁及腹腔器官浆膜上，可在卵巢形成 Krukenberg 瘤。

192. E【解析】急性胰腺炎的临床表现包括腹痛，休克，肾衰竭，腹膜炎，腹腔积血，血、尿淀粉酶和脂肪酶水平升高，血中钙、钾、钠离子水平降低，不出现血清碱性磷酸酶活性升高。

193. E【解析】Krukenberg 瘤是卵巢转移性黏液癌，恶性程度高，是胃癌经过转移扩散的方式种植到卵巢形成的转移性癌。

194. D【解析】慢性萎缩性胃炎时，由于腺体的萎缩，胃镜下可以看到黏膜苍白，可见花斑样或网状血管纹暴露，往往同时有肠上皮化生现象。

195. B【解析】肝细胞性肝癌首先在肝内蔓延和转移，另外还可以出现远处转移，如肺。

196. C【解析】急性出血性坏死性胰腺炎的病变表现为胰腺组织大片出血、坏死及中性粒细胞等炎症细胞浸润，胰腺内外脂肪组织坏死。腺泡及胰岛萎缩消失伴纤维化是慢性胰腺炎的改变，而选项 A、选项 D 虽然在急性胰腺炎时均可出现，但不是出血性坏死性胰腺炎的病变特点。故正确答案是选项 C。

197. C【解析】急性单纯性阑尾炎为早期的阑尾炎，病变以阑尾黏膜或黏膜下层较重。阑尾轻度肿胀、浆膜面充血、失去正常光泽。黏膜上皮可见一个或多个缺损，并有嗜中性粒细胞浸润和纤维素渗出。黏膜下各层有炎性水肿。

198. E【解析】十二指肠溃疡多发生在球部，溃疡直径多在 1cm 以下，溃疡较浅，但因肠壁较薄故较胃溃疡而更易穿孔，尤其是前壁溃疡。十二指肠后壁溃疡易发生大出血。十二指肠溃疡几乎不癌变，夜间疼痛明显；而胃溃疡的胃痛节律性没有十二指肠溃疡明显，可恶变为癌。

199. B【解析】在各种肝损伤中，如果仅引起肝细胞灶状坏死，只要损伤因素撤除，可以经过完全再生修复，达到肝的结构和功能的完全修复。

200. D【解析】慢性胰腺炎肉眼观，胰腺呈结节状萎缩，质硬。切面见胰腺间质纤维组织增生，胰管扩张，管内偶见结石形成。有时胰腺组织坏死液化，被纤维组织包绕形成假囊肿。镜下，胰腺腺泡和胰岛逐渐萎缩、坏死消失，间质大量纤维组织增生呈广泛纤维化，并有淋巴细胞和浆细胞浸润。

201. C【解析】胃溃疡多位于胃小弯，愈近幽门处愈多见，尤多见于胃窦部。溃疡常一个，呈圆形或椭圆形，直径多在 2cm 以内。溃疡边缘整齐，状如刀切，底部平坦、洁净，通常穿越黏膜下层，深达肌层甚至浆膜层。

202. D【解析】慢性浅表性胃炎的主要病理改变为胃黏膜的炎症细胞浸润。慢性萎缩性胃炎的病理改变虽然也伴随有炎症细胞的浸润，但往往会出现特征性的胃黏膜固有层腺体萎缩。

203. C【解析】继发性胆汁性肝硬化长期胆管阻塞，胆汁淤积，镜下见肝细胞明显淤胆而变性坏死，坏死肝细胞肿大，细胞胞质疏松呈网状，核消失，称为网状或羽毛状坏死。因此，引起肝细胞羽毛状坏死的是胆色素。

204. C【解析】交界性黏液性囊腺瘤囊内壁衬覆上皮细胞呈中度非典型增生。黏液性囊腺瘤当其上皮有中度非典型增生时，即上皮复层，部分核增大，部分极性消失时称为交界性黏液性囊腺瘤。

205. A【解析】渗出物及坏死组织逐渐被吸收、排出，已被破坏的肌层不能再生，由底部的肉芽组织增生形成瘢痕组织修复，同时周围黏膜上皮再生覆盖溃疡面而愈合。

206. E【解析】十二指肠溃疡因肠壁较薄更易发生穿孔，穿孔后由于胃肠内容物漏入腹腔而引起腹膜炎。若穿孔发生在胃后壁，胃肠内容物则漏入小网膜囊。

207. E【解析】Peutz-Jeghers 综合征（PJS）又称黑斑息肉综合征。PJS 是发生胃肠道肿瘤和胃肠外肿瘤的高危因素，胃肠道肿瘤以大肠癌多见，其次为胃癌，而 PJS 尽管临床上以小肠息肉多见，但小肠癌少见。

208. B【解析】胰腺实性-假乳头状瘤是一类低度恶性的肿瘤，可存在一些少见的组织学变异，如出现高级别恶性肿瘤或肉瘤样癌的区域，临床上表现为强侵袭性生物学行为，预后较差。

209. C【解析】复合性溃疡是指同时发生在胃和十二指肠的溃疡。如果胃部同时发生两个以上溃疡，称为多发性胃溃疡。十二指肠同时发生两个以上的溃疡，称为十二指肠多发溃疡。

210. D【解析】慢性肥厚性胃炎又称梅内特里耶（Menetrier）病，病变常发生在胃底和胃体部。大体主要特点是黏膜皱襞粗大加深变宽，呈脑回状；黏膜皱襞上可见横裂。镜下可见黏膜全层增厚，腺体肥大增生，腺管延长，腺窝（小凹）变深。黏膜表面黏液分泌细胞数量增多；黏膜深层腺体常呈囊性扩张并深入黏膜下层。固有膜水肿及慢性炎症细胞浸润。

211. B【解析】急性普通型肝炎镜下可见肝细胞出现广泛的变性，且以细胞水肿为主，肝细胞坏死轻微，肝小叶内可见点状坏死与嗜酸性小体。

212. C【解析】导管腺癌占胰腺癌的 80%~90%，主要由分化不同程度的导管样结构的腺体构成，伴有丰富的纤维间质。

213. C【解析】十二指肠溃疡较胃溃疡多见，前者约占 70%，后者占 25%，胃和十二指肠溃疡并存的复合性溃疡只占 5%。

214. D【解析】影响胃肠道间质瘤预后的决定性指标是肿瘤大小及核分裂象数目。非决定性指标包括肿瘤细胞异型性、微血管密集排列、黏膜层和浆膜层浸润、脉管和神经浸润、瘤栓形成、坏死、Ki-67 标志指数，以及基因突变位点和方式等。

215. C【解析】假小叶的病理特点：肝硬化时正常肝小叶结构破坏，被假小叶取代。假小叶是指由广泛增生的纤维组织分割原来的肝小叶并包绕成大小不等的圆形或类圆形的肝细胞团。

216. E【解析】胰腺是由许多组织组成的器官，包括胰腺腺泡、胰腺的胰腺导管细胞、内分泌细胞。胰腺腺泡细胞癌临床比较少见，肿块多位于胰头，易引起梗阻性黄疸。一般表现为体积较大、边界清楚、分叶状、切面软纤黄或粉红色，可伴有出血或坏死，肿瘤实质丰富，间质较少。瘤细胞呈腺泡状排列，瘤细胞顶端呈 PAS 染色阳性，黏液染色阴性。免疫组织化学染色 $\alpha_1$-AAT、$\alpha_1$-AACT、CK8 及 CK18 呈阳性。

217. E【解析】食管癌的病因和发病机制如下。①亚硝胺类化合物：亚硝胺类化合物能引起多种动物食管癌；高发区居民胃液中含有亚硝胺，饮水和食品中亚硝胺的含量显著高于低发区。②真菌：某些真菌产生的毒素可诱发动物食管鳞癌，高发区居民食用发酵、霉变食物较普遍。③微量元素：我国食管癌高发区环境中钼、硒、锌、镁等较低，它们的缺乏影响组织修复。④饮食及不良习惯：食物中缺乏维生素，进食过快过烫、粗硬食物，长期饮酒和吸烟，咀嚼槟榔等与食管癌有关。⑤慢性刺激：贲门失弛缓症、食管裂孔疝、长期严重的反流性食管炎、Barrett 食管等长期刺激可发生食管癌。⑥遗传：食管癌有家族聚集倾向。⑦人乳头状瘤病毒：该病毒可能与鳞状细胞癌发生有关。⑧癌基因：存在癌基因激活和抑癌基因失活的现象，但未发现特定的基因变化。

218. E【解析】高盐饮食不仅能引起高血压，还能加重胃溃疡，但不作为胃溃疡的发病因素。

219. A【解析】增生性息肉属于一种良性的息肉类型，虽然存在着一定的异型增生和癌化的风险，但其与大肠癌的直接关系并不密切。管状绒毛状腺瘤是常见的一种小肠息肉，在大肠内较少见。其具有较高的癌变风险，成为早期大肠癌的主要前驱病变之一。家族性腺瘤性息肉病是一种常染色体显性遗传疾病，患者在青少年时期就会产生大量的息肉。这些息肉存在非常高的癌变风险，可导致家族性大肠癌的发生。溃疡性结肠炎是一种慢性的肠道炎症性疾病，其长期慢性炎症刺激可能增加大肠癌的风险。绒毛状腺瘤是一种较常见的大肠息肉，具有一定的癌变风险，是大肠癌发生的一个常见前驱病变。

220. D【解析】胃泌素瘤的病变特点是分泌胃泌素，导致患者反复的胃溃疡形成；好发于胰体、胰尾，也见于十二指肠或胃窦部，偶见于卵巢、肠系膜、肝和胰旁淋巴结；60%为恶性，转移或侵及邻近器官或组织为主要恶性依据。

221. A【解析】中晚期食管癌是指癌组织浸润到固有肌层，按照大体形态可分为髓质型、蕈伞型、溃疡型和缩窄型 4 种类型。

222. B【解析】胃肠道间质瘤是一类独立的、来源于胃肠道原始间叶组织的、非定向分化的肿瘤，由不同数量的梭形细胞和上皮细胞组成，占胃肠道间叶来源肿瘤的大部分。

223. A【解析】慢性萎缩性胃炎 A 型是自身免疫功能紊乱造成的，这种自身免疫功能紊乱可引起壁细胞受损，胃腺体被破坏而发生萎缩，胃酸分泌减少，并逐渐发展为慢性萎缩性胃炎 A 型。而慢性萎缩性胃炎 B 型主要与幽门螺杆菌感染、物理损伤、化学因素等有关，胃酸分泌正常或增多。

224. C【解析】功能性胰岛细胞瘤临床特点：出现高胰岛素血症、高胃泌素血症，并可出现 Whipple 三联症、Zollinger-Ellison 综合征、Verner-Morrison 综合征等，而 Letterer-Siwe 综合征是组织细胞增生症。

225. D【解析】慢性胃炎组织学分级标准：有 5 种形态学变量要分级（Hp、慢性炎症、活动性、萎缩和肠化生），分成无、轻度、中度和重度 4 级（或 0、+、++、+++）。

226. C【解析】消化性溃疡病的发病机制包括胃酸和胃蛋白酶对于胃肠黏膜的消化作用及正常胃肠黏膜保护性机制之间的失衡。具体因素如下。①幽门螺杆菌感染：幽门螺杆菌感染能促进胃黏膜 G 细胞增生和胃泌素分泌，导致胃酸分泌增加。幽门螺杆菌易黏附到表达 O 型血抗原的细胞上，因此 O 型血人群可能更易患胃溃疡病。②黏膜抗消化能力降低：当胃黏液分泌不足或黏膜上皮受损时，胃黏膜的抗消化能力降低，胃液中的氢离子逆向弥散入胃黏膜，导致溃疡病形成。长期服用非甾体抗炎药如阿司匹林等、吸烟都可破坏胃黏膜防御屏障。③胃液对胃壁组织的自我消化作用。④神经内分泌功能失调：精神过度紧张或忧虑可导致自主神经功能紊乱，迷走神经功能亢进可促进胃酸分泌增多，引起十二指肠溃疡；而迷走神经兴奋性降低则促进胃溃疡形成。⑤与遗传因素有关。消化性溃疡病的发生与胆汁过多排入十二指肠无关。

227. E【解析】亚急性重型肝炎镜下可见肝细胞坏死不如急性重型肝炎广泛和严重，组织中既可见大片状坏死，又可见较多的肝细胞再生结节，失去原有的小叶结构与功能；坏死区可见大量的炎症细胞浸润及明显的纤维组织增生；小叶周边部小胆管增生并可见淤胆及胆栓形成。

228. E【解析】胰岛细胞瘤的肉眼特点：多为单发结节，直径多为1~3cm，部分有包膜。镜下瘤细胞排列成岛状、巢状、小梁状、腺泡状等，瘤细胞周围间质血窦丰富。依据免疫组织化学染色显示瘤细胞胞质内呈阳性的激素，将肿瘤分为胰岛素瘤、胃泌素瘤、胰高血糖素瘤、胰血管活性肠肽瘤、生长抑素瘤及类癌。而胰岛细胞瘤在HE染色切片上不能区别细胞的种类，因此不能进行功能分型。

229. B【解析】胃肠道间质瘤病变特点：最常见于胃，其次为小肠，少数可发生于大肠与食管及胃肠道以外（如网膜、肠系膜、盆腔、腹膜后）。表现为圆形肿物，大多数肿瘤没有完整的包膜，可伴随囊性变、坏死和局灶性出血。其侵袭性行为的危险度与肿瘤大小、核分裂象及发生部位相关。镜下，70%的胃肠道间质瘤呈现梭形细胞，20%为上皮样细胞，胃肠道间质瘤的免疫组织化学的诊断特征是细胞强阳性表达CD117，还可表达Dog-1，60%~70%的胃肠道间质瘤CD34阳性。

230. D【解析】胃肠间质瘤是胃肠道最常见的一类起源于胃肠道间叶组织的肿瘤，好发年龄为50岁以上，儿童罕见。

231. E【解析】早期大肠癌即癌瘤局限于大肠黏膜及黏膜下层，且无淋巴结转移。

232. A【解析】胰岛素瘤是最常见的功能性胰岛细胞瘤，是一种以分泌大量胰岛素而引起发作性低血糖症候群为特征的疾病，为器质性低血糖症较常见的病因。

**二、A2型题**

1. D【解析】胰母细胞瘤的特点：常发生于儿童（1~8岁），多为男童。表现为腹部肿块，并伴有腹痛、腹泻、呕吐、消瘦；血清AFP可升高；影像学显示上腹部胰腺区分叶状肿物，多位于胰头、胰体。病理学特点：孤立性实性大肿物，直径为7~12cm，界限清楚，切面常见出血、囊性变；光镜下，瘤细胞较一致，呈腺泡状、腺样或实性排列，腺腔内少量PAS阳性物，瘤组织中常散在鳞状细胞巢和原始上皮成分，多少不等的核分裂象，可见纤细的纤维性间质；免疫组织化学染色$\alpha_1$-AAT及AFP可阳性。而该患儿的临床和肿瘤病理学特点均符合此瘤的特点。

2. E【解析】该患者腹部压痛、横结肠水肿、贫血，粪便检查中发现白细胞、红细胞，提示最有可能为溃疡性结肠炎。溃疡性结肠炎是一种原因不明的慢性结肠炎症。临床上有腹痛、腹泻、黏液血便等症状。

3. A【解析】在遗传因素中，结直肠癌可分为遗传性和非遗传性（散发性）两类。与遗传因素有关的结直肠癌主要有两类：家族性腺瘤性息肉病（FAP）癌变、林奇综合征，后者又称遗传性非息肉病性结直肠癌（HNPCC）。前者癌变主要与 *APC* 基因发生突变有关，多在 10～20 岁形成腺瘤性息肉，在 40 岁左右发生癌变。林奇综合征，是常染色体显性遗传性疾病，为 DNA 错配修复基因突变所致，包括 *MLH*1、*MSH*2、*MSH*6 和 *PMS*2。

4. C【解析】从血中甲胎蛋白水平正常及结节内细胞呈腺腔样排列两方面，可以排除原发于肝的肝细胞癌，同时提示此结节为转移癌且为腺癌。转移性肝癌主要来自胃癌和大肠癌，其次为乳腺癌和肺癌。结肠癌最易转移到肝，其主要组织学类型为腺癌。膀胱癌癌细胞组织学上不排列为腺腔样结构，因此答案为 C。

5. A【解析】根据该患者镜检结果和病理切片，最可能诊断为管状腺瘤。管状腺瘤是圆形或椭圆形的息肉，表面光滑或有分叶，质地软，大小不一，但大部分直径<1cm。大多数有蒂。组织学表现为多数管状腺腺体，未成熟细胞分布于腺体的所有水平。可有不同程度的间叶样变，有时也有少量乳头增生。其癌变率为 1%～5%。

6. B【解析】Barrett 食管是指食管远端出现柱状上皮化生（鳞状上皮被柱状上皮取代）。食管反流是 Barrett 食管形成的主要原因。Barrett 食管本身并不产生症状，患者的症状主要由反流性食管炎及其伴随病变引起，最常见的症状为反酸、胃灼热，其次为胸骨后疼痛和上腹痛。肉眼观，Barrett 食管黏膜呈不规则形的橘红色、天鹅绒样改变，在灰白色正常食管黏膜的背景上呈补丁状、岛状或环状分布。可继发糜烂、溃疡、食管狭窄和裂孔疝。光镜下，Barrett 食管黏膜由类似胃黏膜或小肠黏膜的上皮细胞和腺体所构成。Barrett 黏膜的柱状上皮细胞兼有鳞状上皮和柱状上皮细胞的超微结构和细胞化学特征。

7. B【解析】该患儿喝下的用于洁厕的清洁液为强酸化学腐蚀剂，可引起食管黏膜的凝固性坏死，早期症状为流涎、呕吐、发热、吞咽疼痛和困难，以及胸骨后和剑突下疼痛。

8. C【解析】肉眼观，胃溃疡多位于胃小弯侧，愈近幽门愈多见，尤其多见于胃窦部，少见于胃底及胃大弯侧。溃疡常为一个，呈圆形或椭圆形，直径多在 2cm 以内。溃疡边缘整齐，状如刀切，底部平坦、洁净，通常穿越黏膜下层，深达肌层甚至浆膜层。由于胃的蠕动，一般溃疡的贲门侧较深，其边缘耸直为潜掘状。溃疡的幽门侧较浅，作阶梯状，即局部胃壁各层相继呈阶梯状显露。溃疡周围的胃黏膜皱襞因受溃疡底瘢痕组织的牵拉而呈放射状向溃疡集中。

9. A【解析】食管腺癌多发生于食管下段，早期体征不明显，晚期因患者进食困难，营养状况日趋恶化，可出现贫血、消瘦、营养不良、失水、恶病质等。在诊断腺癌时，必须具备两条病理组织学特点：①肿瘤细胞异型性明显。②形成腺体结构。

10. C【解析】鳞状细胞癌多发生于食管中下段，中晚期常表现为吞咽困难。食管的鳞状细胞癌是一种具有鳞状细胞分化的恶性上皮性肿瘤，其显微镜下特点表现为角质细胞样细胞之间存在细胞间桥，或伴有角化。

11. E【解析】肝细胞大片坏死可导致以下情况：①胆红素大量入血引起严重的肝细胞性黄疸。②凝血因子合成障碍导致明显的出血倾向。③肝功能衰竭，对各种代谢产物的解毒功能出现障碍，出现肝性脑病。④由于胆红素代谢障碍及血循环障碍，还可诱发肾功能衰竭，称肝肾综合征。

12. E【解析】该患者阑尾炎手术后出现的并发症系肝脓肿。肝脓肿的主要表现是寒战、高热、肝区疼痛和肝大，实验室检查可见白细胞计数增高，明显核左移，可有贫血。碱性磷酸酶轻度升高提示肝脓肿。

13. E【解析】因肿瘤发生在胰腺，病理学形态特点符合胰岛细胞瘤，结合免疫组织化学染色结果及临床有十二指肠多发溃疡，故该患者的诊断应是胃泌素瘤。患者肝表面多个结节病灶，经病理证实与胰腺肿瘤为同一类型肿瘤，因此可断定此肝病变为胰腺胃泌素瘤转移所致，故应选择E。

14. C【解析】渗出液含有较多的血浆蛋白，故比重高，易自凝，外观混浊。题干中涉及的体液符合渗出液特点。而渗出液必然由炎症导致，所以选项C符合要求。

15. C【解析】慢性HBV感染一般是指血清HBsAg持续阳性6个月以上。由于肝细胞损伤，实验室检查显示血清转移酶、胆红素可有不同程度升高，清蛋白减低或清蛋白与球蛋白比例异常，凝血酶原活力下降。皮肤、巩膜黄染为血清中胆红素升高导致的黄疸，是乙肝常见的症状。

16. C【解析】原发性胆汁性肝硬化少见，原因不明，血液中可检测到自身抗体，可能与自身免疫有关，可由肝内慢性非化脓性胆管炎引起，多发生于中年及老年妇女。临床表现为长期梗阻性黄疸、肝大、胆汁刺激引起的皮肤瘙痒等。

17. A【解析】坏死后肝硬化时假小叶周围的纤维间隔较宽，且宽窄不一；胆汁性肝硬化和血吸虫肝硬化不形成明显假小叶；酒精性肝硬化应当有酗酒史。此患者有病毒性肝炎史，伴有门静脉高压症状，肝穿刺活检可见大小较一致的假小叶形成，其周围的纤维间隔较窄且宽窄较一致，符合门脉性肝硬化的特点。

18. C【解析】克罗恩病又称局限性肠炎，是一种与自身免疫有关的、主要侵犯消化道的、以非干酪样坏死性肉芽肿形成为特点的全身性疾病。好发于15~30岁，病变主要累及回肠末端，其次为回盲部结肠、回肠近端、空肠等。该病常迁延不愈，临床上主要表现为腹泻、腹痛、溃疡、瘘管、腹部包块、肠梗阻等症状，亦可出现肠外病变，如口腔黏膜溃疡、游走性多关节炎、原发性硬化性胆管炎等。

19. C【解析】肝细胞碎片坏死为发生在肝小叶的散在分布的片灶状坏死，肝小叶界板往往受到破坏，常见于中度慢性肝炎。

20. B【解析】肝内胆管细胞癌较少见，由肝内胆管上皮发生。常呈腺管结构，癌细胞与胆管上皮细胞相似，腺腔内可有黏液。此型较少合并肝硬化，可继发于华支睾吸虫病。CT诊断准确性高，平扫肝内见无数小灶状坏死区形成的低密度病灶，内可见分支状扩张胆管影。

21. B【解析】周期性上腹疼痛及进食后比空腹更疼痛的病史，提示患者曾患有胃溃疡；

黑便说明患者有便血；胃镜活检结果提示良性溃疡恶变为溃疡型胃癌。溃疡型胃癌时溃疡多不规则或呈火山口状；直径常>2cm；较浅，底部有时高出胃黏膜；边缘不规则，隆起；底部凹凸不平，可见出血和坏死；周围黏膜皱襞中断或增粗呈结节状。

22. C【解析】肝炎、肝硬化、肝癌，是病毒性肝炎发展至肝癌的三部曲，此患者的乙型病毒性肝炎病史达 30 年之久，近 1 个月出现肝硬化的临床表现（肝表面高低不平，肝明显大，质较硬），X 线片发现肺内多发性占位，同时 AFP 升高，说明患者已发展为肝癌，并有通过肝静脉转移转移至肺的可能。

23. B【解析】阑尾炎是一种常见病，临床上常表现为转移性右下腹疼痛、体温升高，呕吐和末梢血中性粒细胞增多等现象。根据病程可分为急性和慢性两种。

24. A【解析】肝豆状核变性又称威尔逊病，是位于 13 号染色体的隐性基因传递的遗传性疾病，家族性多发。患者多为儿童及青少年。本病的特点是铜代谢障碍，铜不能正常排出而蓄积于各器官，首先累及肝，之后累及中枢神经系统。铜也可蓄积于角膜，在角膜周出现绿褐色环。肝病变：在肝细胞中可见脂褐素、铜结合蛋白、铁等沉着。铜或铜结合蛋白可由组织化学染色检出。本病可伴发急、慢性肝炎及肝硬化等病变。

25. E【解析】癌变多发生于长期胃溃疡患者，癌变率一般小于 1%。癌变来自溃疡边缘的黏膜上皮或腺体，因不断受到破坏及反复再生，在此过程中，细胞在某种致癌因素作用下发生癌变。十二指肠溃疡几乎不发生癌变。

26. E【解析】酒精在人体内主要是通过肝进行代谢，长期饮酒的人易引起肝细胞脂肪变性。肝细胞脂肪变性是可复性损伤，在去除诱因后可逐步恢复正常。

27. B【解析】十二指肠溃疡较胃溃疡多见，常反复发作，呈慢性经过。患者多为成人，男性多于女性。

28. C【解析】上腹疼痛伴反酸、嗳气为消化性溃疡的典型表现，结合胃钡剂透视见胃窦小弯侧有一直径 2cm 溃疡，所以诊断为胃溃疡。

29. B【解析】该患者的表现包括食欲缺乏、乏力、恶心、黄疸、肝区疼痛，肝功能检查和 HBsAg 检测结果提示为乙型病毒性肝炎。根据这些表现和肝穿刺检查结果，该患者最可能患的是急性普通型肝炎。

30. E【解析】从病史可以看出，该患者已由肝炎发展为肝硬化。肝硬化导致的门静脉高压可引起腹水及侧支循环形成。侧支循环开放后形成的食管静脉丛曲张可破裂引起呕血，脐周静脉丛可扩张。

31. C【解析】根据肝细胞坏死及纤维化程度，慢性肝炎可分为以下三型。①轻度慢性肝炎：有点状坏死，偶见轻度碎片状坏死，肝小叶结构完整，汇管区周围少量纤维组织增生。②中度慢性肝炎：肝细胞变性坏死明显，出现中度碎片状坏死及特征性的桥接坏死；肝小叶内有纤维间隔形成，但小叶结构大部分保存。③重度慢性肝炎：肝细胞坏死严重且广泛，可见大量碎片状坏死及大范围桥接坏死。坏死区出现肝细胞不规则结节状再生；小叶周边与小叶内肝细胞坏死区形成纤维条索连接，纤维间隔分割肝小叶结构，可致早期肝硬化。若在慢性肝炎的基础上出现新的大片坏死，则有可能转变为重型肝炎。

32. C【解析】幼年性息肉是儿童最常见的大肠息肉，但有 1/3 发生于成人。息肉表面常较光滑，切面有多个小囊，囊内有黏液。镜下可见腺体囊性扩张，囊内有黏液，上皮细胞无异型性，与大肠癌的关系不大。家族性息肉病的息肉成百上千地布满整个结肠直肠，多数为管状腺瘤，易癌变。增生性息肉体积小，腺上皮向腺腔突出，使腺腔纵切面呈锯齿状，横切面呈星芒状；腺上皮无异型性，可演变为混合型增生型腺瘤性息肉和锯齿状腺瘤，两者可恶变为腺癌。少数 Peutz-Jeghers 息肉可伴发大肠癌。腺瘤性息肉包括管状腺瘤、绒毛状腺瘤、管状-绒毛状腺瘤，可恶变为癌，尤其是绒毛状腺瘤，其恶变率高达 30%～70%。

33. A【解析】贲门失弛缓症又称贲门痉挛或巨食管，是由贲门生理性括约肌不能松弛，食管下段痉挛收缩，近端食管扩张，失去正常的蠕动节律所致。患者多表现为吞咽困难、疼痛和食管反流。镜下表现为食管肌层内神经节细胞减少或完全缺如，有髓鞘的神经纤维脱鞘和断裂，小的神经纤维大量丢失。黏膜、黏膜下层和肌层有不同程度的炎症反应。长期贲门失弛缓症可以发生癌变，但发生率极低。

**三、A3/A4 型题**

1. A【解析】甲肝的常见症状有乏力、食欲缺乏、精神不振、呕吐、恶心、腹痛、尿黄等，部分病例可出现黄疸。血清抗 HAV 抗体 IgM 阳性见于甲型病毒性肝炎患者。血清抗 HAV 抗体 IgM 是 HAV 急性感染的标志，在感染的早期即已出现，是早期诊断甲型病毒性肝炎的依据。

2. B【解析】甲型病毒性肝炎病理改变特点以：急性肝炎病变为主，也可引起淤胆型肝炎和重型肝炎。甲型病毒性肝炎主要病理变化如下。①肝细胞变性坏死：最常见者为早期肝细胞气球样变，伴有肝细胞嗜酸性变及嗜酸性小体形成，致肝窦消失，引起肝小叶内肝细胞排列紊乱。肝小叶中央静脉周围的肝细胞呈溶解性坏死。②门管区见以大单核细胞和淋巴细胞为主的炎症细胞浸润。③库普弗细胞增生。病变为可逆性，黄疸消退 1～2 个月后恢复正常。无黄疸型病变程度较轻。点状坏死常见于急性普通型肝炎，碎片状坏死常见于慢性肝炎，桥接坏死见于较重的慢性肝炎。

3. A【解析】从患者的饮酒史及肝穿刺组织学特点可以看出，此患者的诊断为酒精性肝炎。

4. B【解析】长期大量饮酒（一般为每日摄入乙醇 80g 达 10 年以上），乙醇及其代谢产物（乙醛）的毒性作用，引起酒精性肝炎，继而可发展为酒精性肝硬化，即为小结节性肝硬化。

5. D【解析】急性重型肝炎患者起病急，病变发展迅猛，病死率极高，且多在短期内死亡，死因主要是肝性脑病，其次是消化道大出血、肾衰竭、弥散性血管内凝血（DIC）等。

6. D【解析】急性重型肝炎的病理变化：肉眼观察，肝体积显著缩小，尤以左叶明显，质量通常减至600~800g，被膜皱缩，质地柔软；切面呈黄色或红褐色，部分区域呈红黄相同的斑纹状，故又称急性黄色肝萎缩或急性红色肝萎缩。镜下，肝细胞广泛坏死，肝窦明显扩张、充血并出血，库普弗细胞增生肥大，吞噬活跃；小叶内及汇管区有大量以淋巴细胞和巨噬细胞为主的炎症细胞浸润，残留的肝细胞很少有再生现象。

7. C【解析】肝硬化晚期会出现不同程度的门静脉高压和肝功能障碍表现，如黄疸、蜘蛛痣、肝掌。

8. E【解析】腹水为淡黄色透明的漏出液。腹水形成的原因较复杂，主要有以下几点：①门静脉高压，导致肠壁及肠系膜等处的毛细血管流体静压升高，大量液体漏入腹腔。②肝细胞受损，清蛋白合成减少引起低蛋白血症，导致血浆胶体渗透压降低。③肝灭活激素作用降低，血中醛固酮、抗利尿激素因灭活减少而水平增高，导致水、钠潴留。

9. C【解析】肝性脑病是肝疾病晚期肝严重衰竭引起的、以脑组织损伤为特点的严重并发症，主要为肠内含氮物质不能在肝内解毒而形成氨中毒所致，是肝硬化的主要死亡原因之一。血氨升高在肝性脑病诊断中具有重要的价值。

10. D【解析】从病变描述可以看出，淋巴结内是黏液腺癌。黏液腺癌的癌组织由恶性上皮细胞和细胞外“黏液池”或“黏液湖”组成，可见癌细胞漂浮于黏液中。一般肿瘤中有超过50%胞外黏液成分。

11. B【解析】黏液腺癌可能来自胃或大肠，鼻咽、肺及食管较少出现黏液腺癌。胃癌主要经淋巴道转移，首先转移到局部淋巴结，常见于幽门下胃小弯的局部淋巴结。进一步转移到腹主动脉旁淋巴结、肝门或肠系膜根部淋巴结，晚期可经胸导管转移到左锁骨上淋巴结。

12. D【解析】根据胃镜检查结果可以得知患者患有慢性萎缩性胃炎。慢性萎缩性胃炎镜下可见胃固有腺体减少，常伴有肠上皮化生，其肠化生范围越广，程度越重，则发生胃癌的概率越高。

13. C【解析】幽门螺杆菌感染会对胃黏膜造成破坏，导致胃黏膜的功能下降，表现为萎缩性胃炎。

14. D【解析】少数胃癌由萎缩性胃炎发展而来的，在萎缩性胃炎的基础上，发生腺上皮异型增生到癌是一个渐进的过程，因此一旦确诊慢性萎缩性胃炎，一定要给予足够的重视，积极治疗。

15. A【解析】Barrett 食管是指食管下段的复层鳞状上皮被单层柱状上皮（腺上皮）所替代，出现胃腺上皮或肠腺上皮化生。Barrett 食管主要见于成人，主要病因是胃食管反流，具有遗传倾向。内镜检查可见该段食管正常苍白的鳞状上皮黏膜变成橙红色，黏膜充血、水肿呈斑块状或补丁状突起，可继发溃疡，其长轴与食管纵轴平行，可深达肌层。

16. D【解析】光镜下可见病变处食管黏膜由类似胃黏膜或小肠黏膜的上皮细胞和腺体所构成，易恶变为腺癌，多为高、中分化的管状或乳头状腺癌。

17. B【解析】从患者在饥饿和夜间时上腹部疼痛加剧的特点，可以推测为十二指肠溃疡，而非胃溃疡。在饮酒这一诱因作用下患者出现了急腹症表现，可以判断溃疡发生了穿孔。

18. A【解析】穿孔位于十二指肠前壁时，内容物及消化液直接进入腹腔，引起急性腹膜炎；如穿孔位于十二指肠后壁，由于紧贴邻近器官，易受粘连限制或被包裹在网膜囊内，则表现为慢性穿孔。

19. C【解析】根据该患者的病理描述，首先考虑为阑尾神经内分泌肿瘤，肿瘤位于阑尾尖端黏膜下，结节状，直径多数为0.1~1.5cm，少数超过2cm。质硬呈灰白色，界限不清楚，没有包膜，可伴有充血、水肿、渗出等炎症反应。肿瘤较大时可发生溃疡、糜烂、出血。

20. D【解析】免疫组织化学染色神经内分泌标志物在阑尾神经内分泌肿瘤可有多种表达，显示神经元特异性烯醇化酶（NSE）、嗜铬素、蛋白基因产物9.5、5-羟色胺、钙结合蛋白-D28k呈阳性反应。NSE敏感性高，但特异性差，宜作诊断筛选指标。

21. A【解析】从手术标本的镜下特点可以看出，结肠内病变为结肠腺癌，癌组织已经浸润到深肌层。

22. C【解析】结肠癌 $A_1$ 期时癌仅限于黏膜下层，$A_2$ 期时肿瘤侵犯肌层，$A_3$ 期时肿瘤侵犯深肌层；B期时肿瘤侵犯整个肌层、浆膜层甚至累及相邻的器官或组织，但无转移；C期为处于B期的肿瘤但有淋巴结转移；D期时肿瘤有远处转移。

23. D【解析】有一些肠道疾病与癌有关，包括溃疡性结肠炎、混合性增生性腺瘤性息肉或锯齿状腺瘤、血吸虫性息肉、绒毛状腺瘤、家族性多发性大肠息肉病等。而慢性细菌性痢疾与结肠癌无关。

24. C【解析】胰腺实性-假乳头状瘤多见于年轻女性，临床上可出现腹部不适、腹痛。影像学显示囊、实性占位病变；此瘤多为良性，少数病例发生转移。形态学特点：孤立性肿物，较大（平均直径为8~10cm），分界清，切面实性，常有出血、坏死、囊性变。镜下：瘤细胞片状聚集，或围绕纤细的纤维血管轴心呈假乳头状排列，瘤细胞为小或中等大小多角形细胞；核染色质匀细，常有核沟或呈锯齿状；实性区可散在泡沫细胞或围绕胆固醇裂隙的异物巨细胞；间质结缔组织透明变性，可钙化甚至骨化。

25. E【解析】免疫组织化学染色：$\alpha_1$-抗胰蛋白酶阳性，$\alpha_1$-抗糜蛋白酶阳性，NSE阳性，vimentin阳性。而desmin通常表达于肌组织。因此，本题的正确答案是E。

26. D【解析】该患者从临床症状及病理学检查结果看，符合恶性间皮瘤的诊断。

27. B【解析】上皮样型恶性间皮瘤主要由上皮样细胞构成，依据细胞形态和排列特点分为以下几类：①高分化者，瘤细胞排列成腺管、乳头状结构或腺管样腔隙，胞质常嗜酸性，核呈泡状。②分化较差者，为小圆形或多边形细胞排列成条索、丛状或片状，腺管、乳头状结构不明显。③未分化者，瘤细胞小圆形，大小较一致，核偏向一侧（呈浆细胞样）

或胞质含空泡（呈印戒细胞样）。而该肿瘤镜下瘤细胞形态特点符合上皮样型（高分化）。

28. A【解析】高分化上皮样型恶性间皮瘤应特别注意与间皮增生鉴别。

29. C【解析】根据该患者的体征和检查，最有可能诊断为溃疡性结肠炎。溃疡性结肠炎患者以 20~40 岁多见，病变多累及直肠、乙状结肠。可逆行向近端发展，累及回肠末端。临床上有腹痛、腹泻、黏液脓血便等症状，缓解与发作交替进行。

30. A【解析】溃疡性结肠炎并发症少见，可发生肠穿孔、癌变（随着病程延长，癌变风险增加，一般患病 20 年以上癌变风险可达 10%~20%）和中毒性巨结肠（部分暴发型病例，病变广泛累及全结肠，以及肌间神经丛损伤，可导致肠蠕动功能丧失而发生麻痹性扩张，形成中毒性巨结肠）。

**四、B 型题**

1. D【解析】慢性胃炎时，胃黏膜上皮转变为含有帕内特细胞或杯状细胞的小肠或大肠黏膜上皮组织，称为肠上皮化生，是一种比较常见的现象。

2. B【解析】慢性萎缩性胃炎在胃体和胃底部腺体的壁细胞和主细胞消失，为类似幽门腺的黏液分泌细胞所取代，称为假幽门腺化生。

3. C【解析】胰腺假性囊肿常在病后 3~4 周形成，为胰液和液化的坏死组织在胰腺内或其周围包裹所致。

4. A【解析】潴留性黏液囊肿被认为是涎腺导管受阻塞，涎液潴留致导管扩张形成囊性病损。

5. D【解析】寄生虫性囊肿：①棘球蚴、蛔虫、华支睾吸虫和阿米巴原虫等引起的胰腺慢性炎症，可致胰腺导管阻塞，形成囊肿。②囊壁内可见虫卵、虫体或寄生虫性肉芽肿。

6. B【解析】囊肿一般是先天性疾病，多发生在肝和肾上，常见多发性囊肿，可单房或多房，病理可见薄层纤维囊壁内面衬覆单层非黏液性扁平或矮立方状上皮。

7. E【解析】黏液性囊腺瘤肉眼观，囊性肿块大小不一，一般直径为 15~30cm，甚至 50cm 以上，小者直径仅 1cm。圆或卵圆形，表面光滑，常为多房性，内含浓稠黏液。囊内壁光滑，很少有乳头。镜下上皮为单层高柱状黏液上皮，胞质含清亮黏液，核位于基底部，大小形状比较一致，染色质纤细，无明显核仁，亦无核分裂象。间质为纤维结缔组织。

8. A【解析】慢性浅表性胃炎中，胃黏膜层主要表现为以淋巴细胞和浆细胞为主的慢性炎症细胞浸润，嗜酸性粒细胞偶尔可见，此外，胃固有层还可以出现充血、水肿、糜烂、出血等多种征象。

9. D【解析】慢性萎缩性胃炎是指胃黏膜上皮遭受反复损伤，导致固有腺萎缩（数量减少，功能下降），常伴有肠上皮化生、不典型增生及炎性反应。

10. B【解析】早期食管癌的病理特征：早期食管癌临床无明显症状。病变局限，多为原位癌或黏膜内癌，未侵犯肌层，无淋巴结转移。

11. A【解析】早期胃癌被定义为肿瘤侵及黏膜层或黏膜下层，未侵及肌层或以下，无论病灶大小和有无淋巴结转移。

12. C【解析】早期肝癌是指单个癌结节最大直径不超过3cm或两个癌结节合计最大直径不超过3cm的原发性肝癌。

13. A【解析】克罗恩病病变呈节段性分布，病灶间黏膜正常。早期黏膜见鹅口疮样小溃疡及裂隙状溃疡。溃疡间的黏膜下层高度水肿而增厚，使黏膜呈鹅卵石样改变。严重者溃疡可致肠穿孔及瘘管形成（分内、外两种），与周围器官发生粘连。后期病变处肠壁因伴纤维化变厚、变硬，常致肠腔狭窄。

14. D【解析】溃疡性结肠炎是一种原因不明的慢性结肠炎症。病变多从直肠开始，可累及结肠各段，表现为多发性糜烂或表浅小溃疡并可累及黏膜下层。病变进一步发展，可出现大片坏死并形成大的溃疡。残存的肠黏膜充血、水肿并增生形成息肉样外观，称假息肉。镜下，固有膜内可见中性粒细胞、淋巴细胞、浆细胞及嗜酸性粒细胞浸润，继而有广泛溃疡形成。可见隐窝炎及隐窝脓肿。本病有癌变的可能。

15. B【解析】细菌性痢疾简称菌痢，是志贺菌属引起的一种假膜性肠炎，以大量纤维素渗出形成假膜为特征。

16. B【解析】淋巴细胞性胃炎指胃黏膜的表面上皮和腺窝上皮内有大量成熟的淋巴细胞，固有层中有淋巴滤泡形成，有时可发展成假性淋巴瘤。

17. D【解析】囊性胃炎是慢性胃炎的一种类型，比较少见，其特点是在炎症基础上黏液腺呈囊性扩张导致黏膜及黏膜下囊肿形成。

18. C【解析】出血性胃炎一般由糜烂性胃炎导致。由急性胃黏膜病变导致的胃黏膜出血，是上消化道出血的重要病因之一。

19. A【解析】嗜酸细胞性胃肠炎（EG）系指胃壁和/或肠壁以嗜酸性粒细胞浸润为特征，伴或不伴有外周血嗜酸性粒细胞增高的一种少见疾病。

20. A【解析】急性普通型病毒性肝炎：肉眼观，肝体积增大，质软，表面光滑。镜下，肝细胞体积增大并广泛变质，以细胞水肿为主，表现为胞质疏松化和气球样变，可有淤胆，可见点状坏死和嗜酸性小体；肝窦受压狭窄；汇管区及肝小叶内有轻度炎症细胞浸润。黄疸型坏死灶稍多、稍重，肝细胞及毛细胆管淤胆，可见胆栓形成。

21. B【解析】慢性普通型病毒性肝炎根据炎症、坏死及纤维化程度分为轻、中、重三种类型，中度慢性表现为重度的碎片状坏死与大范围的桥接坏死。

22. E【解析】急性重型肝炎肝细胞坏死广泛、严重，肝细胞索解离，肝细胞溶解，出现弥漫性大片坏死。

23. D【解析】亚急性重型肝炎多数是由急性重型肝炎迁延而来或一开始病变就比较缓和呈亚急性经过。少数病例可能由普通型肝炎恶化而来。病变特点为既有大片的肝细胞坏死，又有肝细胞结节状再生。

24. C【解析】肛管腺癌是一种来自肛腺的恶性肿瘤，占肛管癌的15%，部分是低位直肠癌的延伸。

25. A【解析】肛周皮肤疣状癌与 HPV 感染密切相关。HPV 感染是导致肛门区域癌症的主要原因之一，尤其是 HPV-16 和 HPV-18 型感染。肛周皮肤疣状癌是一种罕见的恶性肿瘤，通常起源于肛门附近的皮肤或黏膜组织，临床表现为局部皮肤增生、结节或溃疡等。在镜下观察时，可观察到异常的角化和细胞形态学改变，如细胞核大而异型、核质比失调，但并不是所有情况下都有挖空细胞出现。

26. B【解析】原发性肝癌巨块型肿瘤为一实体巨块，圆形，直径常大于 15cm，多位于肝右叶内。质地较软，中心部常有出血坏死。

27. C【解析】原发性肝癌多结节型最多见，常发生与肝硬化的肝内。瘤结节多个散在，圆形或椭圆形，大小不等，直径由数毫米到数厘米，有的相互融合成较大的结节。被膜下的瘤结节向表面隆起，切面呈褐绿色，有时见出血。

28. D【解析】原发性肝癌弥漫型：癌组织在肝内弥漫分布，无明显的结节或形成极小结节；常发生在肝硬化基础上，少见。

29. C【解析】大肠黏膜异型增生腺上皮细胞未突破基底膜（限于表面上皮层和腺体内）时，宜称为高级别上皮内瘤变，不宜称为原位癌。

30. A【解析】大肠黏膜异型增生的腺上皮细胞突破基底膜、浸润固有膜，但尚未穿越黏膜肌层到达黏膜下层者，并无转移危险，宜称为上皮内瘤变。

31. B【解析】大肠黏膜异型增生的腺上皮穿过黏膜肌层到达黏膜下层时，可诊断为大肠癌。

32. E【解析】急性重型肝炎的特点：肝细胞大片坏死，显微镜下肝内一片荒凉，仅有少数残存得肝细胞。

33. A【解析】急性普通型肝炎时肝细胞坏死的特点是嗜酸性小体及点状坏死，还有肝细胞气球样变和广泛疏松化，这是因为肝炎病毒侵犯肝细胞使细胞大量增加，机体免疫力下降导致肝表面呈碎屑状坏死，同时损害肝细胞，使得肝细胞出现炎性反应出现广泛性水肿、坏死等变化过程。

34. E【解析】按化生上皮功能，肠上皮化生可分为完全性或不完全性肠上皮化生。前者与小肠黏膜吸收细胞相似，有刷状缘，不分泌黏液，具有帕内特细胞、杯状细胞和吸收细胞，含蔗糖酶、海藻糖酶、亮氨酸基肽酶和碱性磷酸酶；而不完全性肠上皮化生刷状缘不明显，微绒毛发育不全，胞质内有黏液分泌颗粒，含蔗糖酶，但氨基肽酶和碱性磷酸酶活性低，无海藻糖酶。

35. D【解析】不完全型化生（Ⅱ型化生）又分为胃型化生（Ⅱa 型）和结肠型化生（Ⅱb 型），其中，胃型化生的柱状上皮细胞形似胃小凹上皮细胞，分泌涎酸黏液。

36. C【解析】结肠型化生的柱状上皮细胞分泌硫酸黏液，杯状细胞分泌涎酸黏液。结肠型化生与肠型胃癌关系密切。

37. B【解析】早期食管癌临床上无明显症状，病变范围较为局限，浸润深度多为原位癌、黏膜内癌或黏膜下癌，未侵犯肌层，无淋巴结转移。

38. A【解析】中晚期食管癌会出现一些吞咽困难的症状。进行性吞咽困难随着肿瘤浸润肌层侵犯食管全周堵塞管腔，病变段食管丧失弹性且形成不规则狭窄通道，症状日渐严重，由开始不能进普食，逐渐发展至半流或流质饮食都难以下咽。

39. E【解析】急性单纯性阑尾炎时黏膜层和黏膜下层充血、水肿，小血管周围中性粒细胞浸润。

40. D【解析】蜂窝织炎性阑尾炎时各层显著淤血、水肿，大量中性粒细胞弥漫性浸润，肌层病变更明显。

41. C【解析】坏疽性阑尾炎是在化脓性炎症基础上继发静脉血栓而成，阑尾除增粗、肿胀外还呈黑紫色，各层均可见出血、坏死和炎症细胞浸润，易引起穿孔。

42. A【解析】慢性阑尾炎阑尾壁呈不同程度的纤维组织增生和慢性炎症细胞浸润，黏膜下层常见较多脂肪组织。

43. A【解析】肝是结直肠癌血行转移最主要的器官，在所有结直肠癌患者中发生率高达30%~50%，其中15%~25%患者在确诊肠癌时即合并肝转移，另有15%~25%的患者在肠癌原发灶根治性切除后发生肝转移。

44. D【解析】胃癌种植性转移指的是胃癌细胞脱落至腹腔，在腹膜或胃下方的腹腔脏器浆膜上形成种植性转移癌灶，常见转移部位是腹膜、卵巢、盆腔。

45. C【解析】门脉性肝硬化早、中期肝体积正常或略增大，质地正常或稍硬。晚期肝体积缩小，重量减轻，硬度增加，表面呈颗粒状或小结节状，结节大小相仿，最大结节直径不超过1.0cm。切面见小结节周围为纤维组织条索包绕。结节呈黄褐色（脂肪变）或黄绿色（淤胆），弥漫分布于全肝。

46. E【解析】坏死后肝硬化肉眼观，肝体积缩小，重量减轻，质地变硬。表面有较大且大小不等的结节，最大结节直径可达6cm。由于形成大小不等的结节，常使肝变形，肝左叶明显萎缩，右叶相对肥大隆起。

47. B【解析】胆汁性肝硬化肉眼见肝体积常增大，肝表面平滑或呈细颗粒状，呈绿色或绿褐色，硬度中等，切面结节较小，纤维间隔亦较细。

48. C【解析】肝细胞腺瘤镜下可见瘤细胞分化良好，但瘤细胞体积略大呈梁索状排列，无中央静脉、汇管区及小胆管等肝小叶结构。

49. B【解析】肝局灶性结节性增生，主要病理特征为病灶中央有星形瘢痕伴放射状纤维分隔，是一边界清晰、坚硬、无包膜、黄褐色的实质性肿块。多见于青年女性，单发者居多。

50. E【解析】肝结节性再生性增生：整个肝内弥漫性分布着小的肝细胞结节，结节周围没有纤维组织包围，纤维化轻微或没有纤维化，可与肝硬化区别。

51. A【解析】腺瘤样增生与肝癌的发生有密切关系，被认为是肝癌的癌前病变。

52. D【解析】肝胆管腺瘤 80%以上单发，多位于包膜下；直径一般小于 1.0cm；肿瘤组织呈小管状，管腔小，立方状上皮，常伴间质纤维化。

53. E【解析】溃疡性结肠炎是一种病因尚不十分清楚的结肠和直肠慢性非特异性炎症性疾病，病变局限于大肠黏膜及黏膜下层；病变多位于乙状结肠和直肠，也可延伸至降结肠，甚至整个结肠。

54. C【解析】克罗恩病病变同时累及回肠末段与邻近右侧结肠者最多见，约占 50%；其次为只涉及小肠者，主要见于回肠，少数见于空肠；局限在结肠者约占 20%，以右半结肠为多见。病变可同时涉及阑尾、直肠、肛门。病变在口腔、食管、胃、十二指肠者少见。

**五、X 型题**

1. ABD【解析】Barrett 食管是慢性反流性食管炎的并发症，是指食管下段的复层鳞状上皮被化生的柱状上皮替代的一种病理现象，选项 A、选项 B 正确，选项 C 错误。Barrett 可继发糜烂、溃疡、食管狭窄和裂孔疝，选项 D 正确。患有 Barrett 食管后不进行治疗，任其发展，要比反流性食管炎出现的症状更为严重，其发生癌变的概率更大，选项 E 错误。

2. ABCD【解析】中晚期食管癌的肉眼类型主要有髓质型、蕈伞型、溃疡型、缩窄型。

3. ABCD【解析】急性胃炎分类及病因如下。①急性刺激性胃炎：多为暴饮暴食所致。②急性出血性胃炎：本病发生与服用水杨酸制剂、过量应用肾上腺皮质激素及过度饮酒有关。③腐蚀性胃炎：由咽下高浓度酸、碱或腐蚀性化学剂引起。④感染性胃炎：由金黄色葡萄球菌、链球菌、大肠埃希菌等化脓菌经血行感染或直接感染侵入胃壁引起。

4. ABE【解析】慢性萎缩性胃炎 A 型与自身免疫有关，Hp 的检出率低，为 6%~16%，患者胃液和血清中可查到抗壁细胞抗体和抗内因子抗体，常有维生素 $B_{12}$吸收障碍，并伴有恶性贫血；病变多发生在胃体和胃底部，胃窦部 G 细胞因代偿性增生使血清促胃液素水平增高。轻度慢性萎缩性胃炎通过及时有效的治疗，可明显缓解症状，发生癌变的概率相对较低。

5、6 ABCD、ABCD【解析】胃溃疡绝大多数发生于胃小弯近幽门处，尤其多见于胃窦部。溃疡底部的全层胃壁有高度纤维化和动脉纤维化现象。溃疡底部由内向外可分为四层：①炎性渗出层：由炎性渗出物构成。②坏死层：由无结构的坏死组织构成；③肉芽组织层：由新生的毛细血管、成纤维细胞、炎症细胞构成。④瘢痕组织层：主要由大量胶原纤维和少量纤维细胞构成。胃溃疡边缘的胃黏膜肌层与肌层靠近并粘连在一起，以及溃疡底部有肉芽组织形成等特征，常用来作为溃疡癌变与溃疡型胃癌相鉴别的重要依据。

7. AB【解析】消化性溃疡又称溃疡病，是以胃或十二指肠形成慢性深在性溃疡胃特征的一种炎症性损伤，常见且多发。

8. AC【解析】消化性溃疡的常见并发症如下。①出血：是由溃疡侵蚀周围血管引起的出血，出血是消化性溃疡最常见的并发症，也是上消化道大出血最常见的病因。②穿孔：溃疡病灶向深部发展穿透浆膜层会并发穿孔，常常表现为急性发作的剧烈上腹痛，可以通过拍腹部 X 线平片了解是否有膈下游离气体等方法来明确诊断。③幽门梗阻：主要为十二指肠溃疡或幽门管溃疡导致，溃疡急性发作时可因为炎症水肿和幽门部痉挛引起暂时性梗阻，随着炎症的好转部分患者会缓解，慢性梗阻主要由溃疡瘢痕收缩引起，常常表现为餐后上腹饱胀、上腹痛加重，伴有恶心、呕吐。④癌变：少数胃溃疡可发生癌变，十二指肠溃疡一般不会癌变。

9. ABD【解析】十二指肠溃疡的形态与胃溃疡相似，多发生在十二指肠球部的前壁或后壁，一般较胃溃疡小且浅，肠壁较薄的十二指肠溃疡更易发生穿孔。

10. ABCDE【解析】克罗恩病并发症以肠梗阻最常见，其次为肠瘘，且以内瘘多见并形成腹腔内脓肿。克罗恩病发生肠穿孔是较少见的，这是因为受累肠管的浆膜面往往与邻近的结构粘连。约 20%的患者可有肠外表现，口腔溃疡常反复发作；眼部症状包括视物模糊、流泪、眼部烧灼感和瘙痒感、疼痛、畏光、眼结膜充血、视力下降等。

11. ABCE【解析】急性重型肝炎患者大多数在短期内死亡，死亡原因主要为肝衰竭（肝性脑病）、消化道大出血、肾衰竭、DIC 等。

12. ABCDE【解析】参见 B 型题第 20 题解析。

13. ABCDE【解析】导致肝硬化的原因有很多，如酒精、淤血、胆汁淤积、药物性或化学毒物、代谢紊乱、寄生虫感染等因素都会导致肝硬化发生。目前在中国，病毒性肝炎尤其是慢性乙型病毒性肝炎是引起门静脉性肝硬化的主要因素。

14. ADE【解析】门静脉高压的表现包括脾肿大、脾功能亢进、腹水、食管胃底静脉曲张、脐周静脉曲张（海蛇头）、痔核等。

15. BD【解析】门脉性肝硬化往往因并发症而死亡，上消化道出血为肝硬化最常见的并发症，而肝性脑病是肝硬化最常见的死亡原因。

16. ACD【解析】腹水形成的原因较复杂，主要如下：①门静脉高压，导致肠壁及肠系膜等处的毛细血管内压升高，大量液体漏入腹腔。②肝细胞受损，清蛋白合成减少引起低蛋白血症，导致血浆胶体渗透压降低。③肝灭活激素作用降低，血中醛固酮、抗利尿激素因灭活减少而水平增高，导致水、钠潴留。

17. BCD【解析】假小叶是肝硬化重要的形态学标志，特点如下：①肝细胞索排列紊乱。②小叶中央静脉变异，缺如、偏位或有 2 个以上中央静脉。③有时可见到汇管区。④假小叶内肝细胞常变性、坏死及再生。⑤肝细胞胆色素沉着，细小胆管胆汁淤积。⑥小叶间有大量纤维组织增生，其中有淋巴细胞、单核细胞浸润。

18. ABDE【解析】肝细胞癌的病因复杂，具体如下：①霉菌毒素，如黄曲霉毒素、杂色曲霉菌毒素。②肝硬化，特别是坏死后肝硬化。③乙型肝炎病毒与丙型肝炎病毒。④肝细胞不典型增生。

19. ABD【解析】胃、十二指肠溃疡向深部发展，可穿通胃或十二指肠壁，引起穿孔。

肠伤寒一般由伤寒沙门菌引起，容易导致肠黏膜溃烂，坏死，严重情况下引起穿孔。

20. ABDE【解析】参见 X 型题第 17 题解析。

21. ABCDE【解析】病毒性肝炎中常见的肝细胞变化：①胞质疏松化和气球样变。②嗜酸性变及嗜酸性坏死。③点状坏死。④溶解坏死。

22. ABC【解析】早期食管癌是指局限于食管黏膜和黏膜下层的肿瘤，不伴淋巴结转移，包括原位癌、黏膜内癌和黏膜下癌。

23. ABCE【解析】肝硬化引起门静脉高压的原因：①原小叶结构破坏，血管减少，肝窦闭塞，中央静脉玻璃样变性及管腔闭塞，导致门静脉回流发生障碍。②假小叶形成，广泛纤维组织增生，压迫小叶下静脉，使其扭曲、闭塞，肝窦内的血液流出受阻。③门静脉与肝动脉之间形成异常的吻合支，压力高的肝动脉血液流入门静脉。

24. BCDE【解析】急性重型肝炎的病理特点是肝细胞坏死严重而广泛，肝索解离，肝细胞溶解，出现弥漫性的大片坏死，残留的肝细胞再生现象不明显，肉眼观，肝体积显著缩小，以左叶为甚，质地柔软，被膜皱缩，切面呈黄色或红褐色，又称急性黄色肝萎缩或急性红色肝萎缩。

25. ABCD【解析】直肠癌的癌前病变如下。①家族性腺瘤性息肉病：在息肉基础上导致直肠癌发生。②溃疡性结肠炎：反复慢性的炎症，使组织在修复过程中产生细胞突变。③大肠腺瘤：腺瘤可分为管状腺瘤、管状绒毛状腺瘤、绒毛状腺瘤，其中绒毛状腺瘤癌变率最高。大多数结肠癌由腺瘤、腺癌途径形成。

26. BCDE【解析】大肠癌发生的分子机制尚未完全明了，但目前认为，在其发生的不同阶段，可出现多种基因异常，除少数遗传性肿瘤外，在大肠癌发生发展过程中，需要众多基因改变的相互作用，如 *APC*、*C-MYC*、*RAS*、*p*53、*p*16、*DCC*、*MCC*、*DPC*4、*BRAF* 或错配修复基因。

27. ABC【解析】大肠癌的发生与 *K-RAS* 癌基因突变和 *p*53、*APC*、*DCC* 等抑癌基因失活有关。

28. BD【解析】早期胃癌的癌组织局限于黏膜层和黏膜下层，无论是否有淋巴结转移和癌灶面积大小。早期胃癌有一些特殊表现，具体如下。①小胃癌指早期胃癌直径为 0.6~1.0cm。②微小胃癌指早期胃癌直径不超过 0.5cm。

29. ACD【解析】肝细胞癌的细胞与肝细胞相似，异型性明显，可形成实性团块状或腺管样结构，周围为血窦；经血行转移是肝细胞癌的特点；呈浸润性生长，与正常肝组织分界不清。

30. BC【解析】原发性肝癌的组织学类型主要包括肝细胞癌、胆管细胞癌和混合细胞型肝癌，其中以肝细胞癌最为常见，约占原发性肝癌的 90%。

31. ABCD【解析】与胃癌发生有关的疾病或病变主要包括胃黏膜的萎缩性病变和增生性病变。其中，萎缩性胃炎是胃黏膜最常见的病变之一，长期慢性萎缩性胃炎可导致胃黏膜上皮细胞的变性、坏死和代偿性增生，进而引起肠上皮化生，从而增加胃癌的发生风险。胃溃疡是胃黏膜局部黏膜损伤和坏死的结果，也是胃癌发生的危险因素之一。黏膜上皮不典型增生属于胃癌前病变，如果不及时治疗，可能会演变成胃癌。而胃黏膜脱垂通常被认为是一种相对良性的病变，与胃癌的发生风险没有直接关系。

32. CDE【解析】碎屑样坏死和凋亡小体是丙型病毒性肝炎与一般病毒性肝炎共同的病理特点。此外，丙型病毒性肝炎时肝细胞脂肪变性较其他类型病毒性肝炎更加明显；汇管区淋巴细胞聚集，可形成淋巴滤泡；胆管上皮细胞变性，周围有大量淋巴细胞浸润。这样严重的汇管区炎症及胆管损伤是丙型病毒性肝炎慢性化的重要标志。

33. ACDE【解析】食管炎是指由任何原因引起的食管黏膜的炎症。慢性食管炎可由刺激性食物、吸烟、食管狭窄、慢性淤血等因素引起，主要病变特点是黏膜表面的鳞状上皮基底细胞增生及上皮和固有层内淋巴细胞和浆细胞浸润。反流性食管炎为胃内容物或十二指肠液逆流入食管下段使食管黏膜损伤所致炎症，本质上属于化学性因素引起的炎症。慢性反流性食管炎可继发 Barrett 食管，进而可能发展为癌。感染性食管炎最常由白念珠菌、单纯疱疹病毒、巨细胞病毒等引起，属于机会性感染，虽然化脓菌也可引起，但非主要原因。

34. ACDE【解析】大肠腺瘤直径多小于 1cm，可以单发，也可以多发；根据腺瘤形态特点分为管状腺瘤、绒毛状腺瘤和管状绒毛状腺瘤。重度异型增生腺瘤相当于原位癌。腺瘤越大，恶变率越高，绒毛状腺瘤恶变率最高。腺瘤恶变的病理诊断依据是腺瘤伴发上皮内瘤变、黏膜内瘤变或浸润性腺癌。

35. ABCD【解析】慢性食管炎病理变化一般分Ⅲ度，具体如下。①轻度慢性食管炎：表现为基底细胞增生超过上皮全层的 1/6，乳头高度达 2/3 以上，上皮层内或乳头内有少量淋巴细胞浸润，乳头充血、水肿。但有时浸润细胞较多，不及乳头的 2/3 以上时，也可诊断。②中度慢性食管炎：除上述条件外，上皮层内或乳头内有较多炎症细胞，固有膜内有成片炎症细胞浸润。③重度慢性食管炎：除上述条件外，上皮层内有很多炎症细胞浸润。固有膜内有纤维化及大量炎症细胞浸润，主要为淋巴细胞及浆细胞，甚至有淋巴滤泡形成。

36. ABCD【解析】癌前病变是指一些易发生癌的病变，如胃黏膜上皮的非典型增生；癌前疾病是指有可能继发胃癌的独立性胃疾病，如慢性萎缩性胃炎、慢性肥厚性胃炎、胃溃疡。应激性溃疡指位于胃、十二指肠的急性表浅性黏膜糜烂和溃疡，常继发于休克、烧伤、创伤、手术、败血症等，不发生癌变。

37. BCDE【解析】胆汁性肝硬化肉眼可见肝体积常增大，表面平滑或呈细颗粒状，呈绿色或绿褐色，硬度中等，切面结节较小，纤维间隔亦较细。镜下，原发性患者病变早期汇管区小叶间胆管上皮空泡变性、坏死及淋巴细胞浸润，随后胆小管破坏、纤维组织增生并出现淤胆现象；汇管区生的纤维组织侵入肝小叶内，形成不全分割的假小叶，最终发展为肝硬化。继发性患者胆管周围常合并细菌感染而有大量中性粒细浸润，可伴发血栓性静脉炎和胆管源性脓肿。可见淤胆、胆栓及胆汁湖形成；肝细胞胞质内因明显的胆色素沉积而变性、坏死；坏死肝细胞肿大，胞质疏松呈网状，核消失，称网状或羽毛状坏死。增生的结缔组织形成不全分割的假小叶。

38. ABCD【解析】结肠癌多见于中老年人，男性多于女性，是常见的发生于结肠部位的消化道恶性肿瘤，好发于直肠与乙状结肠交界处。一般大肠癌表现为肠内肿块，局限性隆起，向肠腔内突出，表面不规则，呈息肉状或菜花样改变，经常在突出部分的表面形成溃疡。结肠癌相关的肿瘤标志物主要有癌胚抗原、CA19-9、CH24 和抗原 242（CA242）。

39. ACDE【解析】备选答案中除选项 B 外，均为反流性食管炎的特点，反流性食管炎临床症状的严重程度与组织学改变程度并不一定平行，这点与大多数疾病不同。

40. ABCE【解析】肝硬化进入到失代偿期，最常见的并发症是腹水，选项 A 正确。肝硬化患者肝功能不全时，可出现蜘蛛痣和男性女性化等表现，选项 B、选项 C 正确。肝硬化是不可逆转的肝病，通过有效的控制病毒，可以延缓或阻止肝硬化进展，但不会恢复到正常结构。胃肠道出血为肝硬化常见并发症，选项 E 正确。

41. ACDE【解析】先天性巨结肠是肠壁肌间神经丛或黏膜下神经丛缺乏神经节细胞使大肠远段缺乏协调性推进运动，进而造成近段大肠扩张。组织学检查，从结肠的某一部位起直到直肠末端的肠壁内，位于肌间神经丛和黏膜下神经丛内，正常可见到的神经节细胞完全缺如或减少，因此又称无神经节细胞症。此外，在这些神经丛内，无髓性的副交感神经纤维在数量和直径上均较正常多和大，交织成束，代替了正常的神经丛。扩张段的肠管可见肌层肥厚，黏膜呈卡他性炎，但肌间神经丛内神经节细胞正常，副交感神经纤维在数量和形态上也正常。

42. ABCE【解析】原发性肝癌肉眼形态一般可分为四种类型：小肝癌型、多结节型、弥漫型、巨块型。

43. ABCE【解析】Barrett 食管主要见于成人，是指食管下段的复层鳞状上皮被单层柱状上皮替代的一种病理现象，可伴或不伴有肠化生，属于癌前病变，是胃食管反流病的严重并发症。Barrett 食管黏膜上皮癌变机制尚未阐明，但已有研究证明，在这些上皮中存在分子遗传学改变，如 *p*53 基因的突变和过度表达。有迹象表明，Barrett 食管的发生具有遗传倾向，选项 D 不正确。

44. ABDE【解析】溃疡周围不会出现大量的异型细胞为溃疡性胃癌的特点，选项 D 错误，其余选项均正确。

45. ABCD【解析】痔为肛门和肛周静脉丛曲张所致。经常便秘、妊娠、前列腺肥大、盆腔巨大肿瘤等可使直肠静脉回流受阻，从而形成痔。齿状线以上为内痔，齿状线以下为外痔，齿状线上下均有者为混合痔。痔表面被覆鳞状上皮并可呈假上皮瘤样增生，一般不会发生癌变。临床症状有便血、痔块脱出及疼痛。

46. ABCE【解析】大肠癌发病率在消化道癌肿中仅次于胃癌和食管癌，选项 B 正确。虽然大肠癌最常见于中老年患者，但近年中青年人大肠癌的发病率有明显升高趋势，选项 A

正确。临床上患者常有贫血、消瘦、大便次数增多、黏液血便、腹痛、腹部肿块或肠梗阻等表现，选项C、选项E正确。梗阻常见于降结肠癌及直肠癌，盲肠及升结肠癌往往不发生梗阻，选项D错误。

47. ACDE【解析】肛门恶性黑色素瘤多发生于肛管上部，多为单发。瘤细胞常含有黑色素，可呈粉红色。肿瘤大小、浸润深度、临床分期和淋巴结转移是影响预后的因素。

48. ABDE【解析】胃癌好发于胃窦小弯侧，选项A正确。胃癌的发病因素包括遗传因素，有胃癌家族史的人群，其胃癌发病率会比一般人群高。另外，胃癌的发生和一些生活习惯（特别是饮食习惯）有关系，选项B正确。溃疡型胃癌溃疡直径较大，多在2.5cm以上，选项C错误。胃癌晚期可经胸导管转移至左锁骨上淋巴结，选项D正确。中晚期胃癌（进展期胃癌）是指浸润超过黏膜下层或浸润胃壁全层的胃癌，选项E正确。

49. ABCD【解析】溃疡性结肠炎病因未明。急性期结肠黏膜充血并出现点状出血，黏膜隐窝有小脓肿形成，有大量炎症细胞浸润。黏膜表面的脓肿逐渐扩大并形成溃疡，溃疡可融合并相互贯穿形成黏膜桥，残存的肠黏膜可增生形成假息肉，还可见小血管炎、血管壁纤维素样坏死和纤维素性血栓形成。晚期肠壁纤维化。静止期或消散期时，炎症细胞减少，病变处肠壁黏膜萎缩或大致正常，可见帕内特细胞化生及固有膜内脂肪细胞岛。腺上皮有不典型增生，可恶变为癌。

50. ACDE【解析】肉眼观，胃溃疡多位于胃小弯侧，愈近幽门愈多见，尤其多见于胃窦部，少见于胃底及大弯侧。溃疡常为一个，呈圆形或椭圆形，直径多在2cm以内。溃疡边缘整齐，状如刀切，底部平坦、洁净，通常穿越黏膜下层，深达肌层甚至浆膜层。

51. ABDE【解析】病毒性肝炎的基本病理变化：①肝细胞变性，有细胞水肿、脂肪变性和嗜酸性变。②肝细胞坏死，有溶解坏死、点状坏死、碎屑样坏死、桥接坏死。③淋巴细胞和单核细胞浸润。④肝细胞再生，库普弗（Kupffer）细胞增生、肥大。⑤间质反应性增生和小胆管增生。

52. ABD【解析】慢性溃疡性结肠炎病变呈连续性弥漫分布，主要累及结直肠黏膜及黏膜下层，很少深入肌层及浆膜层。最初结肠黏膜充血并出现点状出血，黏膜隐窝有小脓肿形成。脓肿逐渐扩大，局部肠黏膜表层坏死脱落，形成表浅小溃疡，并可累及黏膜下层，溃疡可扩大融合或相互穿通形成窦道。病变进一步发展，肠黏膜可出现大片坏死并形成大的溃疡。溃疡周边黏膜充血、水肿、增生，形成息肉样外观，称为假息肉。在暴发性病例中，结肠可因中毒丧失蠕动功能而发生麻痹性扩张，故有急性中毒性巨结肠之称。

53. ABCD【解析】早期胃癌肉眼上分为隆起型、表浅隆起型、表浅平坦型、表浅凹陷型、凹陷型和混合型，其中表浅平坦型最少见，而表浅凹陷型最多见。浸润型是进展期胃癌的肉眼形态。

54. ABDE【解析】Crohn病又称局限性肠炎，病变呈节段性分布，界限清楚。镜下病变特点如下。①全层受累：肠壁各层组织上可见大量淋巴细胞、单核细胞及中性粒细胞浸润，淋巴细胞聚集可形成淋巴滤泡，黏膜下层增厚、水肿，淋巴管扩张。②裂隙状溃疡形成：溃疡虽小，但可深及肌层甚至浆膜层，形成穿通性裂隙。③溃疡周围黏膜出现炎症、水肿，向表面突出。④部分病例肠壁内可出现由上皮样细胞、多核巨细胞形成的结核样肉芽肿，但肉芽肿中心不发生干酪样坏死。

55. ACDE【解析】Barrett 食管黏膜呈不规则形的橘红色、天鹅绒样改变，在灰白色正常食管黏膜的背景上呈补丁状、岛状或环状分布；可继发糜烂、溃疡、食管狭窄和裂孔疝。光镜下，Barrett 食管黏膜由类似胃黏膜或小肠黏膜的上皮细胞和腺体所构成。Barrett 黏膜的柱状上皮细胞兼有鳞状上皮和柱状上皮细胞的超微结构和细胞化学特征。食管黏膜中有柱状上皮存在即可诊断本病，可伴有或不伴有肠化生。

56. ACDE【解析】十二指肠溃疡较胃溃疡病多见，溃疡病患者的临床表现主要是周期性上腹痛、反酸、嗳气及上腹部饱胀。胃溃疡多发生于胃小弯近幽门处，尤其多见于胃窦部，少数见于胃大弯和胃底部。溃疡多数为单个，呈圆形或椭圆形，直径多在 2cm 以内，边缘整齐。本病常反复发作，呈慢性经过。

57. ABCE【解析】类癌原发肿瘤起源于黏膜腺体腺管的 Kultschitzky 细胞，常发生在消化道，最常见于阑尾，其次为小肠，多因急、慢性阑尾炎手术而偶然发现，选项 A、选项 B 正确。类癌细胞为圆形或多边形，瘤细胞较小，形态一致，核小而均匀一致，核分裂象少见，选项 C 正确。类癌细胞含有神经分泌颗粒，除可分泌 5-羟色胺外，现知尚可分泌其他肽类结构的激素，如促肾上腺皮质激素、抗利尿激素、促性腺激素、胰岛素、促胃液素、高血糖素，选项 D 错误、选项 E 正确。

58. BCDE【解析】肝硬化时，纤维组织将肝分隔为大小不等的结节，称为假小叶。其内肝细胞索排列紊乱，中央静脉偏位或缺如，可见汇管区。肝细胞异型性显著不是假小叶的特点。

59. ABCD【解析】局限性肠炎并发症：肠壁全层病变致肠腔狭窄，可发生肠梗阻；溃疡穿孔引起局部脓肿，或者穿透至其他肠段、器官、腹壁，形成内瘘或外瘘，肠壁浆膜纤维素渗出、慢性穿孔均可引起肠粘连。局限性肠炎癌变率低。

60. ABCE【解析】急性胆囊炎表现为右上腹阵发性绞痛，常在饱餐、进食油腻食物后或夜间发作，多数患者有胆囊结石病史，疼痛程度随体位改变而改变。麦氏点压痛是急性阑尾炎的常见表现。

61. ABCD【解析】参见 X 型题第 54 题解析。

62. ABDE【解析】肠系膜炎性肌纤维母细胞瘤由细菌或其他病原因子引起。临床特点表现为腹部肿块，伴有发热、红细胞沉降率加快、血小板增多症、多克隆高球蛋白血症等。肿物切除后有关症状可消失，部分病例可复发，甚至转移。病理形态特点：肿物呈结节状或分叶状，直径 3~13cm，质韧；切面灰白色或半透明。镜下肿物含有大量增生的纤维结缔组织及慢性炎症细胞。

63. ABDE【解析】溃疡型胃癌时溃疡多不规则或呈火山口状；直径常大于2cm；较浅，底部有时高出胃黏膜；边缘不规则，隆起；底部凹凸不平，可见出血和坏死；周围黏膜皱襞中断或增粗呈结节状。

64. ABCE【解析】急性胆囊炎是胆囊的炎症性疾病，属于良性病变，大多数由胆结石引起。胆囊炎经过积极有效治疗一般可以治愈，不影响生存期。如果感染继续恶化，可能导致胆囊内脓液的积聚，进而发展为急性化脓性胆囊炎，选项A正确。急性胆囊炎在某些情况下可能会发展为蜂窝织炎性胆囊炎，这种转变可能由急性胆囊炎未及时治疗或治疗不当导致，选项B正确。急性胆囊炎如果未及时治疗或治疗不当，可导致胆囊组织坏死，进而形成坏疽性胆囊炎，选项C正确。如果急性胆囊炎没有得到适当的治疗或控制，患者可能会经历从急性胆囊炎到慢性胆囊炎的临床转归，选项E正确。急性胆囊炎与胆囊癌是两种不同的疾病。急性胆囊炎本身并不直接转归为胆囊癌，长期存在的慢性胆囊炎可能会增加患胆囊癌的风险，选项D错误。

65. ABE【解析】肠道类癌以阑尾最为多见，好发于中青年人群。多发生于阑尾远端尖部，来自具有嗜银或亲银特性的Kultschitzky细胞，大多数偶发，也可因阻塞管腔造成急性阑尾炎而被发现。病变直径通常小于1cm，质地硬，呈灰白色，界限相当清楚，但无包膜。经甲醛固定后呈特征性的黄色。阑尾类癌主要表现为阑尾炎症状，很少出现类癌综合征。类癌的恶性程度取决于生物学行为，而不是组织学形态。手术切除后很少复发或转移。

66. ABCE【解析】特发性腹膜后纤维化病因不明，可能与机体对某种慢性感染和刺激灶产生非特异性反应有关，也可能与自体免疫反应、遗传因素等有关，选项A正确。本病进展期的临床表现常为邻近脏器受压或受累表现，如输尿管受压导致的肾盂积水、尿路刺激征、少尿或无尿、慢性肾衰竭、氮质血症等，选项B正确。病理特征是以腹主动脉下部为中心，有一细密的纤维组织条带，可延伸到髂总血管周围，也可延伸到下腔静脉，其上缘通常在肾动脉以下，但纤维化偶可发生在胸主动脉周围。表现为一种扁平的、坚实的灰白色纤维性斑块，分界线通常清楚，无包膜，当病变扩展时，可包裹、压迫使腹膜后间隙器官结构，但不侵犯这些结构的壁，选项C正确。特发性腹膜后的纤维化是指腹膜后的筋膜与脂肪组织的慢性非特异性炎症，逐渐演变为纤维增生性疾病，选项D错误。病变晚期纤维化，炎症细胞少见，选项E正确。

67. ABCD【解析】克罗恩病临床上常反复发作，呈慢性经过，选项C正确。病变可累及全消化道，主要累及回肠末端，其次为结肠、回肠近端、空肠等处，选项E错误。病变呈节段性，由正常黏膜分隔，故又称局限性肠炎，选项B正确。病变处肠壁变厚、变硬，肠黏膜高度水肿，选项D正确。镜下，病变复杂多样，裂隙状溃疡表面被覆坏死组织，选项A正确。

68. ABCE【解析】食管癌早期无明显临床症状，癌组织位于黏膜下层以内，同时不能有局部淋巴结转移。根据浸润深度分为以下三种。①原位癌：是指癌细胞累及上皮全层且未突破基底膜的上皮内癌。②黏膜内癌：癌组织穿透基底膜，侵入固有膜或黏膜肌层，但不穿透黏膜肌。③黏膜下癌：癌组织穿过黏膜肌层，达到黏膜下层，未侵犯肌层，无淋巴结转移。

69. ABDE【解析】慢性胆囊炎常由急性胆囊炎反复发作迁延而成。约70%的病例合并胆囊结石，黏膜多发生萎缩，胆囊壁各层有淋巴细胞和浆细胞浸润及纤维化，常伴胆固醇沉积，形成大量泡沫细胞或胆固醇息肉。胆囊壁有不同程度的增厚，有时与肝粘连，胆囊体积可缩小。慢性胆囊炎患者长期不能治愈，可能发生癌变。

70. ABCD【解析】急性重型肝炎时，肝体积显著缩小，左叶更明显，重量明显减轻，是所有类型病毒性肝炎中重量减轻最显著的。被膜皱缩，质地柔软。镜下表现为肝细胞弥漫性大片坏死，仅残留网状支架，肝窦明显扩张、充血甚至出血，可见以淋巴细胞和巨噬细胞为主炎症细胞浸润。网状支架可以塌陷，肝细胞不出现明显的再生。

71. ABCE【解析】胆石症是指胆道系统中胆汁的某些成分（胆固醇、胆色素、黏液物质、钙等）在有关因素作用下析出、凝集而形成结石。

72. ABCD【解析】阑尾黏液性肿瘤较小时没有特殊的临床症状与体征，常在合并感染时产生类似急、慢性阑尾炎的症状与体征，选项A正确。肉眼观察，阑尾增粗，扩张呈囊状，囊内充满黏液；切面可见黏液溢入肌层，甚至穿透管壁，与周围组织粘连，选项B正确。镜下，囊壁内表面被覆黏液柱状上皮，可呈现乳头状增生和不典型增生。黏液分泌过多时，囊壁的上皮细胞可因囊内压升高而突入肌层，形成黏膜疝。阑尾壁破裂时，囊内的黏液溢入腹腔，形成腹膜假黏液囊腺瘤，选项C、选项D正确。阑尾黏液性囊腺瘤通常不会发生血行转移和淋巴道转移，也不会侵入患者的脏器，选项E错误。

73. ABDE【解析】腹膜交界性浆液性肿瘤肉眼特点：①腹膜病变表浅，常呈颗粒状、小结节状或弥漫性粘连。②卵巢无肿瘤或仅见表面轻微受累及。镜下，腹膜交界性浆液性肿瘤酷似卵巢的交界性浆液性肿瘤，可分为上皮性、促结缔组织增生性和两者兼有型，具体如下。①上皮性病变：在腹膜表面形成细或粗的乳头（具有纤维组织轴心），常伴有砂粒体。②促结缔组织增生为主性病变；有明显的间质反应，瘤细胞核异型性较轻，核分裂象少见。

74. BCDE【解析】直接浸润是癌组织穿透食管壁直接侵入邻近器官。食管上段癌可侵入喉部、气管和颈部软组织，食管中段癌可侵入支气管和肺，食管下段癌主要侵入贲门、膈肌、心包等处。受浸润的器官可出现大出血、化脓性炎及脓肿、食管气管瘘等。淋巴结转移不属于直接浸润，为经淋巴道播散所致。

75. ABCE【解析】自身免疫性肝炎是因为抑制性T淋巴细胞的缺陷，导致免疫调节的紊乱和自身抗体产生，这些抗体可以损伤肝细胞。大体上与其他肝炎无明显区别，镜下与慢性病毒性肝炎相似，包括界板肝细胞的变性坏死及淋巴细胞浸润，与其他慢性肝炎不同的是病变区还常有较多浆细胞浸润。随纤维化程度的加重，最终可演变为肝硬化。

76. ABCD【解析】浸润性导管癌发生于乳腺，而其各类型肿瘤均可在食管发生。

77. ABDE【解析】胰腺癌好发年龄为60~80岁，发病男性多于女性，选项A、选项D正确。胰腺癌可发生于胰腺的头部、体部、尾部或累及整个胰腺，其中以胰腺的头部最多见，选项B正确、选项C错误。约90%的患者出现*K-RAS*基因突变，选项E正确。

78. ABCE【解析】临床上，腹痛是胰腺癌的首发症状。黄疸是胰头癌的突出表现。体尾部癌的主要症状则为因癌组织侵入腹腔神经发生的深部刺痛、因侵入门静脉产生的腹水及压迫脾静脉发生的脾大。胰腺癌时可见CEA阳性。

**六、案例分析题**

1. ABCD【解析】根据病史和体检结果，该患者可能患有酒精性肝硬化。肝可出现的病理改变是肝表面弥漫性的小结节，肝小叶正常结构破坏，而代以假小叶，肝细胞内有Mallory小体，肝细胞脂肪变性明显，可见灶状肝细胞坏死。

2. ABDE【解析】腹水为肝硬化所致，形成的机制如下：①门静脉压力升高，使门静脉回流受阻，肠壁、肠系膜毛细血管压升高，血管通透性升高而致水、电解质、血浆蛋白漏出。②小叶下静脉受压和小叶中央纤维化，使肝窦内压升高，液体自窦壁漏出。③肝硬化时肝细胞合成清蛋白功能降低，加上消化不良可形成低蛋白血症，血浆胶体渗透压减弱，促进腹水形成。④肝功能减弱，对激素的灭活作用降低，使醛固酮、抗利尿激素在肝内的破坏减少，加上腹水形成后有效循环血量减少，导致血中醛固酮、抗利尿激素水平升高而致水、钠潴留。

3. A【解析】曲张的食管下段静脉丛破裂引起大出血导致呕血。

# 第十五章　泌尿系统疾病

## 一　A1 型题

1. 引起原发性颗粒性固缩肾的最主要病变是
   A. 部分肾小球纤维化　　B. 肾间质纤维组织增生
   C. 肾间质淋巴细胞浸润　　D. 入球小动脉发生玻璃样变性
   E. 部分肾小球代偿性肥大
2. 原发性颗粒性固缩肾见于
   A. 慢性肾盂肾炎　　B. 新月体性肾小球肾炎
   C. 肾动脉粥样硬化　　D. 高血压肾病
   E. 肾梗死
3. 下列关于原发性颗粒性固缩肾的肉眼形态的叙述，错误的是
   A. 双肾表面呈细小颗粒状　　B. 双肾对称性缩小
   C. 切面小动脉壁增厚、变硬、口哆开　　D. 切面肾皮质变薄
   E. 肾表面可见多数小出血点
4. 肾小球肾炎一般以下列哪种病变为主
   A. 以变性为主　　B. 以渗出为主
   C. 以出血为主　　D. 以增生为主
   E. 以坏死为主
5. 肾透明细胞癌来源于
   A. 肾小球　　B. 肾小管
   C. 集合管　　D. 肾血管
   E. 肾淋巴管
6. 肾小管出现“甲状腺化”的形态最常见于
   A. 慢性肾盂肾炎　　B. 膀胱炎
   C. 毛细血管内增生性肾小球肾炎　　D. 急性肾盂肾炎
   E. 尿道炎
7. 目前在世界范围内最常见的原发性肾小球疾病类型是
   A. 毛细血管内增生性肾小球肾炎　　B. 新月体性肾小球肾炎

C. IgA 肾病　　D. 微小病变性肾小球病

E. 膜性肾小球肾炎

8. 下列疾病中不属于化脓性炎症的是

A. 肾小球肾炎　　B. 流行性脑脊髓膜炎

C. 肾盂肾炎　　D. 蜂窝织炎性阑尾炎

E. 小叶性肺炎

9. 引起儿童肾病综合征最常见的原发性肾小球疾病类型是

A. 毛细血管内增生性肾小球肾炎　　B. 新月体性肾小球肾炎

C. IgA 肾病　　D. 微小病变性肾小球病

E. 膜性肾小球肾炎

10. 下列有关肾良性肿瘤的叙述，错误的是

A. 肾血管平滑肌脂肪瘤多见于女性

B. 肾腺瘤有时很难与肾腺癌鉴别

C. 肾嗜酸性腺瘤肉眼中央区可纤维化富含血管

D. 肾的良性肿瘤占全部肾肿瘤的 80%

E. 若肿瘤直径>3cm、瘤细胞异型、浸润性生长常提示为恶性

11. 引起成人肾病综合征最常见的原发性肾小球疾病类型是

A. 毛细血管内增生性肾小球肾炎　　B. 新月体性肾小球肾炎

C. IgA 肾病　　D. 微小病变性肾小球病

E. 膜性肾小球肾炎

12. 与毛细血管内增生性肾小球肾炎发病关系最密切的病原体是

A. 金黄色葡萄球菌　　B. 大肠埃希菌

C. 溶血性链球菌　　D. 病毒

E. 寄生虫

13. 毛细血管内增生性肾小球肾炎的透射电镜特点是

A. 基底膜分层形成双轨现象　　B. 基底膜大量电子致密物沉积

C. 上皮下形成驼峰状电子致密物沉积　　D. 内皮下大量电子致密物沉积

E. 系膜区大量电子致密物沉积

14. 下列关于肾细胞癌的主要特点的叙述正确的是

A. 来源于肾远端肾小管上皮细胞的恶性肿瘤

B. 肉眼上肿瘤切面实性，灰白色，含少量脂质

C. 肾细胞癌最常见于肾门处

D. 肿瘤细胞胞质透明或颗粒状，间质具有丰富的毛细血管和血窦

E. 肿瘤组织内可见软骨和肌肉

15. 原发性膜性肾小球病的免疫荧光特点是 IgG 和 C3

A. 在系膜区沉积　　B. 沿着基底膜颗粒状沉积

C. 在上皮下区沉积　　D. 在内皮下区沉积

E. 沿着基底膜线状沉积

16. 毛细血管内增生性肾小球肾炎最重要的病变是

A. 毛细血管内皮细胞和系膜细胞的增生　　B. 肾小球毛细血管的纤维素样坏死

C. 肾小球内中性粒细胞浸润　　D. 肾小管上皮细胞变性

E. 间质水肿

17. 与微小病变性肾小球病发病机制关系最密切的是

A. 细菌感染　　B. 病毒感染

C. 循环免疫复合物沉积　　D. 原位免疫复合物沉积

E. 致敏 T 细胞

18. 肾细胞癌中，预后相对好的组织类型是

A. 透明细胞癌　　B. 颗粒细胞癌

C. 嫌色细胞癌　　D. 肉瘤样肾细胞癌

E. 乳头状肾细胞癌

19. 血浆置换术对下列哪种肾小球肾炎治疗最有效

A. 毛细血管内增生性肾小球肾炎　　B. Ⅰ型新月体性肾小球肾炎

C. IgA 肾病　　D. 微小病变性肾小球病

E. 膜性肾小球肾炎

20. 下列选项中是古德帕斯丘（Goodpasture）综合征的主要病变

A. 肺出血合并肾盂肾炎　　B. 肺出血合并肾小管坏死

C. 肺出血合并肾小球肾炎　　D. 肺水肿合并肾小球肾炎

E. 肺水肿合并肾盂肾炎

21. 肾细胞癌的典型临床表现是

A. 尿频、尿急、尿痛　　B. 无痛性血尿、腰痛、肾区肿块

C. 腹水　　D. 高血压

E. 血尿、蛋白尿

22. 膜性肾小球肾炎的病变特点是

A. 系膜细胞增生，系膜基质增多　　B. 基底膜呈钉突状改变

C. 毛细血管内皮细胞增生致管腔狭窄　　D. 肾小球内明显炎症细胞浸润

E. 足细胞增生

23. 慢性肾盂肾炎不会出现的病理改变是

A. 肾盂、肾盏黏膜除有炎症外，可形成瘢痕

B. 肾小管上皮萎缩、退化，管腔内有渗出物
C. 肾小球伴有不同程度纤维化
D. 肾盂、肾盏变形、狭窄，肾实质内有明显炎症病灶
E. 晚期可有单肾或双肾体积缩小

24. 临床引起成人肾病综合征最常见的肾小球肾炎的病理类型是
A. 毛细血管内增生性肾小球肾炎
B. 毛细血管外增生性肾小球肾炎
C. 膜性肾小球肾炎
D. 微小病变性肾小球病
E. 慢性硬化性肾小球肾炎

25. 急性肾盂肾炎血源性感染的特点不包括
A. 累及单侧肾
B. 伴有菌血症或败血症
C. 金黄色葡萄球菌感染最常见
D. 可发生于感染性心内膜炎患者
E. 在皮质和髓质形成小脓肿

26. 膜增生性肾小球肾炎病变特点是
A. 肾小球系膜细胞和基质弥漫增生及插入导致双轨征形成
B. 肾小球细胞数量增多致肾小球体积增大
C. 肾小球内皮细胞增生致毛细血管管腔闭塞
D. 系膜区增宽将肾小球分隔为分叶状结构
E. 新月体形成

27. 急性肾盂肾炎上行性感染的特点不包括
A. 可累及单侧或双侧肾脏
B. 伴有菌血症或败血症
C. 大肠埃希菌最常见
D. 细菌可沿输尿管周围淋巴管上行
E. 致病菌主要为革兰阴性杆菌

28. 系膜增生性肾小球肾炎的主要病变是
A. 基底膜增厚并呈双轨状
B. 基底膜呈钉突状改变
C. 系膜细胞增生，系膜基质增多
D. 内皮细胞增生
E. 系膜区由增生细胞取代

29. 下列关于慢性肾小球肾炎病理改变的叙述，错误的是
A. 形成颗粒性固缩肾
B. 肾小球广泛球性硬化伴玻璃样变性
C. 小动脉壁增厚、玻璃样变性
D. 肾小管“甲状腺化”
E. 肾间质广泛纤维化

30. 下列不是肾细胞癌特点的是
A. 是起源于近端肾小管上皮细胞的恶性肿瘤
B. 无痛性血尿、腰痛、季肋部肿物是其主要症状
C. 透明细胞癌是最常见的类型

D. 通常易发生淋巴道转移

E. 免疫组织化学：细胞角蛋白 8（CK8）、上皮膜抗原（EMA）、癌胚抗原（CEA）阳性，波形蛋白（vimentin）阴性

31. 下列哪种肾小球疾病一般不会出现肾病综合征改变的肾小球疾病是

A. 局灶性节段性肾小球硬化　　B. 膜增生性肾小球肾炎

C. IgA 肾病　　D. 微小病变性肾小球病

E. 膜性肾小球肾炎

32. 下列选项中，不符合微小病变性肾小球病特点的是

A. 光镜下肾小球病变明显

B. 大体呈“大白肾”改变

C. 电镜下脏层上皮细胞足突弥漫融合消失

D. 电镜下无电子致密物沉积

E. 肾小管上皮细胞变性

33. 膜性肾小球肾炎的典型病变是

A. 肾小球毛细血管上皮下致密物质沉积及其基底膜形成钉状突起

B. 新月体形成

C. 肾小球毛细血管丛与肾球囊粘连

D. 肾小球硬化

E. 肾小球毛细血管坏死

34. 肾原发性肿瘤中最多见的是

A. 肾尿路上皮肿瘤　　B. 肾细胞癌

C. 类癌　　D. 肾母细胞癌

E. 嗜酸性腺瘤

35. 链球菌感染后性肾炎多数属于

A. 毛细血管内增生性肾小球肾炎　　B. 新月体性肾小球肾炎

C. 膜性肾小球肾炎　　D. 膜增生性肾小球肾炎

E. 微小病变性肾小球病

36. 下列选项中，不是微小病变性肾小球病的病理改变

A. 近曲小管上皮细胞肿胀、变性

B. 电镜下脏层上皮细胞足突弥漫融合消失

C. 肾小球内细胞增生致肾小球体积增大

D. 肾小管上皮细胞内大量脂质沉积

E. 肾体积增大，颜色苍白

37. 膜增生性肾小球肾炎的组织学特点是

A. 肾小球新月体形成
B. 肾小球毛细血管内皮细胞显著增生肥大
C. 肾小球系膜细胞增生和基质增多，毛细血管基底膜弥漫增厚
D. 脏层上皮足突消失
E. 基底膜增生形成钉状突起

38. 下列关于原发性肾小球肾炎的叙述，正确的是
A. 由免疫机制引起，多属于Ⅲ型变态反应
B. 是细菌感染引起的化脓性炎症
C. 是由多种病原微生物引起的非特异性炎症
D. 是病毒引起的炎症
E. 是以肉芽肿形成为特点的一组特殊类型炎症

39. 微小病变性肾小球病电镜下肾小球特征性病变是
A. 肾小球毛细血管基底膜上皮侧可见致密沉积物
B. 肾小球系膜增生
C. 肾小球内皮细胞显著增生肥大
D. 肾小球壁层上皮细胞增生形成新月体
E. 肾小球脏层上皮细胞足突消失

40. 急进性肾小球肾炎的病理特征是
A. 基底膜弥漫性显著增厚
B. 球囊壁层上皮细胞显著增生形成新月体
C. 系膜细胞显著增生
D. 肾小球大量纤维化、玻璃样变性
E. 基底膜外侧有驼峰状免疫复合物沉积

41. 免疫荧光检查显示线型荧光者主要是
A. 微小病变性肾小球病　　B. Goodpasture 综合征
C. 膜性肾小球肾炎　　D. 膜增生性肾小球肾炎
E. 急性肾盂肾炎

42. 下列肾小球肾炎中，临床上常不表现为肾病综合征的是
A. 微小病变性肾小球病　　B. 毛细血管内增生性肾小球肾炎
C. 膜增生性肾小球肾炎　　D. IgA 肾病
E. 膜性肾小球肾炎

43. 链球菌感染后肾小球肾炎时，不常见情况是
A. 多见于儿童　　B. 明显血尿
C. 肾小球毛细血管内有链球菌菌栓　　D. 上皮下驼峰状沉积物

E. 肾小球细胞增多

44. 肾盂肾炎最常见的致病菌是

A. 变形杆菌

B. 大肠埃希菌

C. 葡萄球菌

D. 变形杆菌

E. 铜绿假单胞菌

45. 慢性肾盂肾炎与慢性肾小球肾炎临床表现不同点是前者有

A. 高血压

B. 菌尿

C. 多尿

D. 夜尿

E. 氮质血症

46. 构成肾病综合征的主要临床表现为

A. 少尿、蛋白尿、高血压、水肿

B. 血尿、蛋白尿、水肿、低血压

C. 氮质血症、高血压、水肿、高脂血症

D. 大量蛋白尿、高度水肿、高脂血症和低蛋白血症

E. 蛋白尿、水肿、低脂血症、高蛋白血症

47. 高度选择性蛋白尿见于

A. 局灶性节段性肾小球硬化

B. 膜性肾小球肾炎

C. 膜增生性肾小球肾炎

D. 脂性肾病

E. 新月体性肾小球肾炎

48. 下列关于肾盂肾炎的叙述，错误的是

A. 主要感染途径为下行性感染

B. 属于化脓性炎症

C. 好发于女性

D. 尿路梗阻为其病因之一

E. 可有腰痛和肾区叩痛、脓尿、菌尿等症状

49. 基底膜双轨现象见于

A. 膜增生性肾小球肾炎

B. 膜性肾小球肾炎

C. 微小病变性肾小球病

D. 毛细血管内增生性肾小球肾炎

E. IgA 肾病

50. 能引起急性肾小管坏死的原因是

A. 急性失血性休克

B. 金属汞急性中毒

C. 不恰当应用庆大霉素

D. 误服有机磷杀虫剂

E. 以上各项都可以

51. 尿中见中性粒细胞管型，应首先考虑

A. 慢性肾小球肾炎

B. 脂性肾病

C. 急性肾盂肾炎

D. 膜性肾小球肾炎

E. 急性膀胱炎

52. 慢性肾盂肾炎与慢性硬化性肾小球肾炎镜下主要区别是

A. 肾间质纤维化
B. 部分肾小球纤维化
C. 部分肾小球萎缩
D. 肾小球球囊周围纤维化
E. 部分肾小球代偿性肥大

53. 下列关于急性肾小管坏死叙述，错误的是

A. 可表现为弥漫性肾小管上皮细胞的凝固性坏死
B. 临床上可表现为急性肾衰竭
C. 可由急性肾缺血引起
D. 肾小管上皮细胞再生能力强，若损伤不严重，可完全恢复
E. 急性肾小管坏死病变不累及肾小球，临床上常无尿液的改变

54. 急性肾盂肾炎的并发症不包括

A. 急性肾乳头坏死
B. 尿路严重阻塞
C. 肾盂积脓
D. 肾萎缩
E. 肾周围脓肿

55. 下列不是肾囊肿性疾病的特点是

A. 是多种原因、多种表现形式的一组疾病
B. 可包括先天发育异常性和后天性肾囊肿性疾病
C. 婴儿型多囊肾表现为细长柱状囊腔，主要为扩张的集合管
D. 囊肿可表现为单个或多个含液体的囊肿
E. 包括肾肿瘤时形成的囊肿

56. 急性药物性间质性肾炎的病变不包括

A. 肾小球明显肿胀
B. 间质明显水肿
C. 肾小管可出现不同程度的变性、坏死
D. 可有淋巴细胞、巨噬细胞等炎症细胞浸润
E. 双侧肾弥漫性充血、肿胀

57. 下列关于肾动脉狭窄的叙述，错误的是

A. 大动脉炎可引起肾动脉狭窄
B. 临床上通常表现为肾性高血压
C. 病理上主要表现为肾单位的缺血性改变
D. 肾小球旁器萎缩
E. 严重者可引起肾功能障碍

58. 急进性肾小球肾炎最显著的组织学特点是

A. 新月体形成
B. 入球小动脉纤维素样坏死
C. 肾小动脉壁显著增厚
D. 间质中性粒细胞浸润

E. 基底膜分层

59. 下列关于肾肿瘤的叙述，正确的是

A. 肾小管上皮细胞发生的肿瘤均为肾细胞癌

B. 肾腺瘤是来源于肾小球脏层上皮细胞的良性肿瘤

C. 肾腺瘤与肾细胞癌有时很难鉴别

D. 肾嗜酸性腺瘤常见于儿童

E. 肾腺瘤直径通常大于 3cm，并可有浸润性生长

60. 下列情况中，进行经皮肾穿刺是最有价值的是

A. 发热，怀疑急性肾盂肾炎　　B. 前列腺增生导致肾积水

C. 怀疑为先天性多囊肾　　D. 怀疑肾囊肿

E. 系统性红斑狼疮并发急性肾衰竭

61. 下列关于肾母细胞瘤的叙述，错误的是

A. 又称维尔姆斯（Wilms）瘤　　B. 来源于肾胚基细胞的恶性肿瘤

C. 常累及双肾　　D. 多见于儿童，临床有腹部包块、腹痛及血尿

E. 镜下可见间叶组织的细胞、上皮样细胞和幼稚细胞

62. 毛细血管内增生性肾小球肾炎最常发生的临床综合征有

A. 急进性肾炎综合征　　B. 肾病综合征

C. 急性肾炎综合征　　D. 慢性肾炎综合征

E. Goodpasture 综合征

63. 毛细血管内增生性肾小球肾炎最主要的病变特点是

A. 肾小球系膜细胞和毛细血管内皮细胞增生

B. 肾球囊壁层上皮细胞增生

C. 肾小球脏层上皮细胞增生

D. 肾小球毛细血管内血栓形成及基底膜增厚

E. 肾小球内淋巴细胞浸润

64. 毛细血管内增生性肾小球肾炎与下列哪种感染关系最密切

A. 人类免疫缺陷病毒（HIV）感染　　B. 乙型肝炎病毒（HBV）感染

C. 支原体感染　　D. 链球菌感染

E. 甲型肝炎病毒（HAV）感染

65. 新月体性肾小球肾炎的主要病变是

A. 单核细胞渗出于肾球囊内

B. 中性粒细胞渗出于肾球囊内

C. 肾球囊壁层上皮细胞增生伴单核细胞渗出

D. 血管内皮细胞坏死

E. 毛细血管壁玻璃样变性

66. Ⅰ型新月体性肾小球肾炎

A. 和抗肾小球基底膜（GBM）抗体有关
B. 和免疫复合物沉积有关
C. 和免疫反应缺乏有关
D. 和细胞介导的免疫损伤有关
E. 其他发病机制

67. 慢性肾小球肾炎的主要病理特点是

A. 肾间质纤维化，肾小球和肾小管病变不明显
B. 肾小管萎缩，肾小球病变不明显
C. 偶见肾小球硬化、肾小管萎缩和肾间质纤维化
D. 大部分肾小球硬化、肾小管萎缩和肾间质纤维化
E. 肾小球、肾小管和间质病变不明显，主要为入球小动脉玻璃样变性

68. 急性肾盂肾炎最常见的致病因子是

A. 金黄色葡萄球菌
B. 大肠埃希菌
C. 链球菌
D. HIV
E. HBV

69. 肾盂肾炎最常见的感染途径是

A. 外伤性感染和血源性感染
B. 上行性感染和血源性感染
C. 外伤性感染和输血感染
D. 医源性感染和外伤性感染
E. 多途径感染

70. 急性肾盂肾炎最严重的并发症是

A. 肾周脓肿
B. 肾盂积脓
C. 肾乳头坏死
D. 瘢痕性愈合
E. 肾盂肾盏变形

71. 下列关于慢性肾盂肾炎的叙述，正确的是

A. 肉眼观双肾对称性缩小，表现为颗粒性固缩肾
B. 肉眼观双肾不对称性缩小，可有凹陷性瘢痕，肾盂、肾盏变形
C. 小血管壁常有纤维素样坏死
D. 均由急性肾盂肾炎转变而来
E. 确诊主要靠肾穿刺活检

72. 毛细血管内增生性肾小球肾炎的形态学改变是

A. 肾小球细胞数量增多
B. 内皮细胞增生
C. 系膜细胞增生
D. 单核细胞、中性粒细胞浸润
E. 以上均是

73. 下列有关肾盂恶性肿瘤的叙述，错误的是

A. 浸润性尿路上皮癌最为多见
B. 多表现为无痛性肉眼血尿
C. 肉眼表现为乳头状、息肉状或结节状
D. 低级别者癌细胞异型性大
E. 可伴有鳞状分化

74. 下列关于急性肾盂肾炎的说法，错误的是
A. 累及肾小管　　B. 累及肾小球
C. 累及肾间质　　D. 累及肾
E. 肾最常见的疾病之一

75. 膀胱炎的特点不包括
A. 急性细菌性膀胱炎，突然发病，膀胱刺激征明显
B. 慢性细菌性膀胱炎，病程迁延，可急性发作
C. 滤泡性膀胱炎，黏膜固有层内淋巴滤泡反应性增生
D. 放射性膀胱炎，通常发生于放疗后 4~6 周
E. 嗜酸细胞性膀胱炎有嗜酸性肉芽肿形成

76. 下列不属于尿路上皮癌好发部位的是
A. 肾　　B. 输尿管
C. 尿道　　D. 肾上腺
E. 膀胱

77. 下列关于膀胱炎的叙述，错误的是
A. 膀胱炎以细菌性或称非特异性膀胱炎最常见
B. 增生性膀胱炎多见于膀胱三角区
C. 嗜酸细胞性膀胱炎常见于变态反应体质患者，或与寄生虫感染有关
D. 间质性膀胱炎是一种原因明确的化脓性炎症
E. 膀胱壁内大量纤维组织增生并钙化，形成皮革性膀胱炎

78. 鹿角状结石的形成部位是
A. 肾盂、肾盏　　B. 尿道
C. 上输尿管　　D. 下输尿管
E. 膀胱

79. 下列关于膀胱发生的尿路上皮内翻性乳头状瘤的叙述，正确的是
A. 比较常见
B. 可发展为尿路上皮乳头状癌
C. 组织学上与低级别尿路上皮乳头状癌容易鉴别
D. 肿瘤细胞可有异型，常侵犯肌肉

E. 属于恶性肿瘤，手术切除后常须放疗和化疗

80. 肾脏恶性肿瘤最常见的组织学亚型是

A. 血管平滑肌脂肪瘤　　B. 肾透明细胞癌
C. 小细胞癌　　D. 鳞状细胞癌
E. 尿路上皮癌

81. 下列有关膀胱发生的尿路上皮癌的叙述，错误的是

A. 组织形态可分为低级别和高级别
B. 最常见的症状为无痛性肉眼血尿
C. 好发于膀胱侧壁和膀胱三角区
D. 术后易复发，部分复发肿瘤分化可能变差
E. 伴有鳞状分化时，可能提示预后较好

82. 尿液检查时，可提示血尿是由肾病引起的，而不是由泌尿系统其他部位的出血引起的是

A. 血凝块　　B. 白细胞管型
C. 颗粒管型　　D. 红细胞管型
E. 血红蛋白晶体

83. 下列关于膀胱尿路上皮原位癌的叙述，正确的是

A. 不属于上皮瘤变
B. 瘤细胞异型增生，浸润到黏膜下层
C. 绝大多数发生于浸润性尿路上皮癌周围
D. 发病与病毒感染相关
E. 以上各项都正确

84. 对于微小病变性肾小球病的透射电镜检查，可能出现的病变有

A. 基底膜分层形成双轨现象　　B. 基底膜大量电子致密物沉积
C. 足突广泛消失、融合　　D. 内皮下大量电子致密物沉积
E. 系膜区大量电子致密物沉积

85. 黄色肉芽肿性肾盂肾炎显微镜下可见

A. 大量淋巴细胞、小脓肿和纤维组织，无巨噬细胞
B. 异型性大的肾盂黏膜上皮细胞和少量淋巴细胞
C. 均匀一致的肾小管上皮细胞、淋巴细胞和少量中性粒细胞
D. 泡沫细胞、中性粒细胞、淋巴细胞、多核巨细胞
E. 主要为嗜酸性粒细胞、少量淋巴细胞和巨噬细胞

86. 在 IgA 肾病中，免疫荧光检查 IgA 会以哪种方式沉积

A. 系膜区沉积　　B. 沿着基底膜颗粒状沉积
C. 上皮下区沉积　　D. 内皮下区沉积

E. 沿着基底膜线状沉积

87. 在抗 GBM 抗体介导的新月体性肾小球肾炎，免疫荧光检查 IgG 会以哪种方式沉积

A. 系膜区沉积
B. 沿着基底膜颗粒状沉积
C. 上皮下区沉积
D. 内皮下区沉积
E. 沿着基底膜线状沉积

88. 肾盂肾炎最常见的致病微生物是

A. 寄生虫
B. 大肠埃希菌
C. 产气荚膜梭菌
D. 病毒
E. 支原体

89. 毛细血管内增生性肾小球肾炎高血压的发生机制主要是

A. 肾素-血管紧张素水平增高
B. 全身小动脉痉挛
C. 肾小球滤过减少，水、钠潴留
D. 肾小管重吸收增加
E. 肾小管坏死

90. 急性链球菌感染后肾小球肾炎属于

A. 膜增生性肾小球肾炎
B. 膜性肾小球肾炎
C. 新月体性肾小球肾炎
D. 毛细血管内增生性肾小球肾炎
E. 微小病变性肾小球病

91. 下列关于脂性肾病的发病机制，正确的是

A. 与高脂饮食有关
B. 与免疫复合物沉积有关
C. 与慢性肾小球肾炎有关
D. 与肾小球多聚阴离子减少有关
E. 与 B 细胞功能降低有关

92. 绝大多数能治愈的肾炎是

A. 新月体性肾小球肾炎
B. 膜增生性肾小球肾炎
C. 毛细血管内增生性肾小球肾炎
D. 膜性肾小球肾炎
E. 慢性肾盂肾炎

93. 微小病变性肾小球病在电镜下的特征性病变是

A. 肾小球系膜内见致密沉积物
B. 系膜细胞增生
C. 肾小球毛细血管基底膜上皮细胞侧见致密沉积物
D. 脏层上皮细胞足突消失、融合
E. 肾小球毛细血管壁增厚

94. 肾小球肾炎发病的主要因素是

A. 抗体介导的机制
B. 病毒感染
C. 机体免疫缺陷
D. 细菌感染

E. T细胞致敏

95. 膜性肾小球肾炎光镜病变特点主要是
A. 肾小球内皮细胞增生
B. 肾球囊壁层上皮细胞增生
C. 肾小球毛细血管壁增厚系膜细胞和基质增生
D. 脏层上皮细胞足突消失、融合
E. 肾小球毛细血管壁弥漫性增厚

96. 免疫荧光法显示IgG和C3沿毛细血管壁呈线形荧光者主要是
A. 膜性肾小球肾炎
B. 抗肾小球基底膜肾炎
C. 脂性肾病
D. 膜增生性肾小球肾炎
E. 局灶性节段性肾小球硬化

97. 免疫荧光呈线性的是
A. 膜增生性肾小球肾炎
B. 微小病变性肾小球病
C. 肺出血-肾炎综合征
D. 膜性肾小球肾炎
E. IgA肾病

98. 致密沉积物病变属于
A. 新月体性肾小球肾炎
B. 微小病变性肾小球病
C. 膜增生性肾小球肾炎
D. 膜性肾小球肾炎
E. 慢性硬化性肾小球肾炎

99. 膜性肾小球肾炎电镜下常见
A. 基底膜虫蚀样改变
B. 基底膜呈双轨征
C. 基底膜外侧有驼峰状电子致密物沉积
D. 基底膜内侧电子致密物散在沉积
E. 脏层上皮细胞足突融合

100. 肾小球集中现象是下列组织学特征的是
A. 弥漫性膜性肾小球肾炎
B. 新月体性肾小球肾炎
C. 弥漫性系膜增生性肾小球肾炎
D. 毛细血管内增生性肾小球肾炎
E. 弥漫性硬化性肾小球肾炎

101. Ⅱ型膜增生性肾小球肾炎的特点是
A. 预后比Ⅰ型肾炎好
B. 大多见于老年人
C. 患者常出现低补体血症
D. 无血尿、蛋白尿
E. 可见新月体形成

102. 链球菌感染后肾小球肾炎电镜下沉积物多存在于

A. 内皮下
B. 基底膜致密层
C. 基底膜和脏层上皮细胞间，呈驼峰状
D. 壁层上皮下
E. 基底膜和脏层上皮细胞间，被基底膜钉状突起分隔

## 二 A2 型题

1. 患者，女性，55 岁。突然出现大咯血，少尿，血肌酐、尿素氮水平升高，血抗 GBM 抗体阳性，此时行肾穿刺活检，会出现的病变是
A. 微小病变性肾小球病
B. 新月体性肾小球肾炎
C. IgA 肾病
D. 毛细血管内增生性肾小球肾炎
E. 膜性肾病

2. 患儿，男，10 岁。以“发热、咽痛 20 天，肉眼血尿 1 天”为主诉入院，入院查体：血压 150/95mmHg，双睑水肿。尿常规：蛋白质（++），红细胞（+++）。血生化：清蛋白 37.3g/L，肌酐 140μmol/L。该患儿在临床上首先应考虑的肾小球疾病是
A. 毛细血管内增生性肾小球肾炎
B. 膜性肾小球肾炎
C. 微小病变肾小球病
D. 新月体性肾小球肾炎
E. 膜增生性肾小球肾炎

3. 患儿，男，6 岁。1 周前患有呼吸道感染，经过治疗好转。近几天出现大量蛋白尿、水肿、低蛋白血症及高胆固醇血症。肾穿刺检查示肾小球和肾小管均未见明显病变，免疫荧光染色均为阴性。该患儿最有可能诊断为
A. 毛细血管内增生性肾小球肾炎
B. 膜增生性肾小球肾炎
C. 膜性肾小球肾炎
D. 微小病变性肾小球病
E. 系膜增生性肾小球肾炎

4. 患者，女性，36 岁。服用阿司匹林后出现发热、血尿、蛋白尿等症状，外周血嗜酸性粒细胞增多。肾穿刺活检 HE 染色镜下结果如右图所示，间质中纤维细胞增生，中性粒细胞及嗜酸性粒细胞浸润。则该患者最有可能诊断为

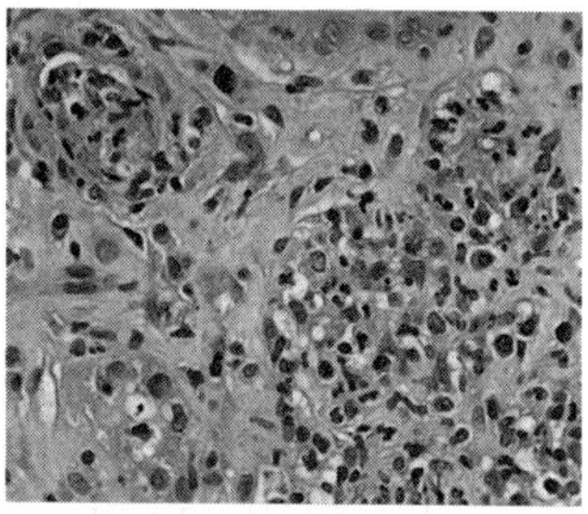

A. 急性肾小球肾炎
B. 急性肾盂肾炎
C. 药物性急性间质性肾炎
D. 慢性肾盂肾炎急性发作
E. 肾小管坏死

5. 患者，女性，26 岁。近 2 天出现尿频、尿急及尿痛，体温 38.2℃，尿培养有大肠杆菌菌群生长，使用抗生素后体温下降，症状好转。该患者最可能诊断为

A. 毛细血管内增生性肾小球肾炎
B. 子宫内膜异位
C. 尿路上皮癌
D. 急性肾盂肾炎
E. 慢性肾盂肾炎

6. 患者，男性，57 岁。在常规体检中查出镜下血尿，进一步 CT 检查发现右肾体积增大，可见直径 6cm 的占位病变。则该患者最可能诊断为

A. 血管平滑肌脂肪瘤
B. 肾细胞癌
C. 转移性癌
D. 肾母细胞瘤
E. 肾结石

7. 患者，男性，67 岁。1 周前其左后腰部曾被推挤过，之后腰部感觉不适，2 天后出现无痛性肉眼血尿，并伴有发热，近日明显消瘦、乏力。超声和 CT 显示左肾上极一个直径约 3cm 的占位病变，内有钙化。该患者最有可能诊断为

A. 肾血管平滑肌脂肪瘤
B. 肾母细胞瘤
C. 肾结核
D. 肾细胞癌
E. 婴儿型多囊肾

8. 患者，男性，76 岁。血尿 2 年，CT 检查示右侧肾盂内可见软组织密度影，肾盂肾盏受压变形，考虑为肾脏肿瘤，行右肾切除，镜下如右图所示。则该患者最有可能诊断为

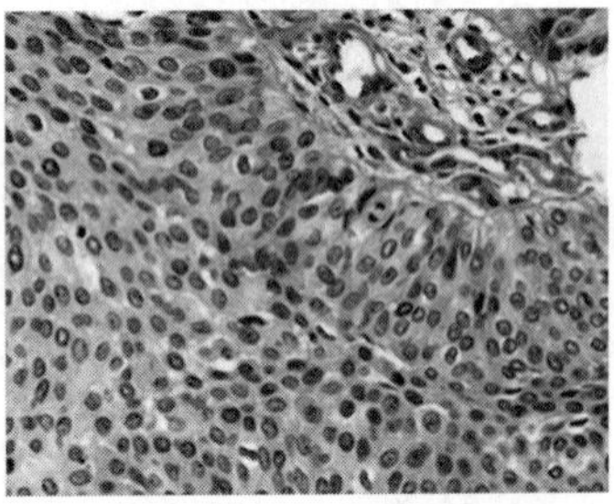

A. 右肾盂移行细胞癌Ⅰ级
B. 右肾透明细胞癌Ⅰ
C. 右肾透明细胞癌Ⅱ级
D. 右肾盂移行细胞癌Ⅱ级
E. 右肾盂移行细胞癌Ⅲ级

9. 患儿，女，8 个月。洗澡时发现腹腔巨大包块，CT 检查发现右肾巨大占位，肿块切除后在显微镜下检查见核大、深染的细胞排列成原始肾小球结构或成片分布，有不成熟的间质成分。该患儿最可能诊断为

A. 血管平滑肌脂肪瘤
B. 转移性癌
C. 肾母细胞瘤
D. 肾细胞癌
E. 肾小球肾炎

10. 患者，男性，39 岁。忽然出现少尿、血尿、咯血，肾功能检查发现肌酐和尿素氮水平显著升高，血清学检查发现存在抗 GMB 抗体。经皮肾穿刺检查可能出现的肾小球病变是

A. 基底膜呈双轨征
B. 新月体形成
C. 系膜增生
D. 基底膜显著增厚

E. 内皮细胞增生

11. 患者，女性，29 岁。孕 36 周，近来出现腰痛、发热、寒战，查体时出现肾区叩击痛，尿液检查出现大量白细胞和白细胞管型。该患者最可能诊断为

A. 子宫内膜异位　　B. 膀胱炎

C. 毛细血管内增生性肾小球肾炎　　D. 急性肾盂肾炎

E. 尿道炎

12. 患者，男性，44 岁。近来出现高度水肿、大量蛋白尿，检查示血脂增高，低蛋白血症。肾穿刺病理检查，光镜下可见弥漫性肾小球体积增大，肾小球毛细血管基底膜弥漫性增厚，嗜银染色显示基底膜钉状突起，无明显细胞增生和炎症细胞浸润；电镜观察，基底膜不同程度地增厚，肾小球脏层上皮细胞下多数排列有序的电子致密物沉积，该患者最有可能诊断为

A. 膜增生性肾小球肾炎　　B. 膜性肾小球肾炎

C. 系膜增生性肾小球肾炎　　D. 局灶性节段性肾小球硬化

E. 微小病变性肾小球病

13. 患者，女性，24 岁。在车祸中大量失血。为应对这一紧急状况，肾可能会分泌的激素是

A. 前列腺素　　B. 糖皮质激素

C. 促红细胞生成素　　D. 肾上腺素

E. 血管紧张素

14. 患者，男性，26 岁。自幼年开始出现反复的血尿，通常在上呼吸道感染或运动后发生，尿液检查发现血尿、蛋白尿，可见红细胞管型，肾功能正常。该患者最可能诊断为

A. 毛细血管内增生性肾小球肾炎　　B. IgA 肾病

C. 新月体性肾小球肾炎　　D. 微小病变性肾小球病

E. 膜性肾小球肾炎

15. 死者，男性，40 岁。行肾移植术，出现慢性排斥反应后治疗无效死亡，其肾脏镜下如右图所示。关于慢性排斥反应的叙述，下列错误的是

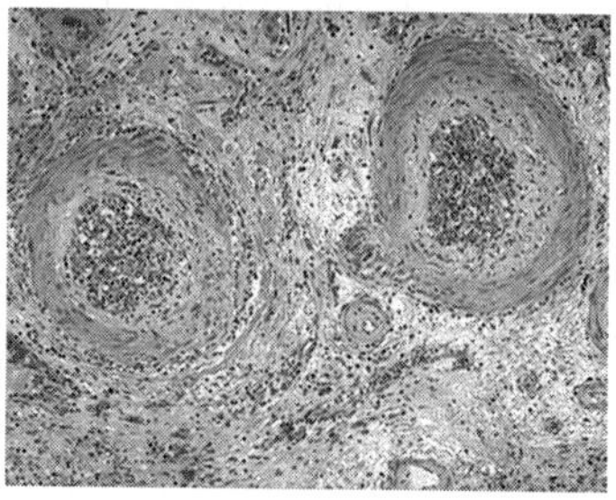

A. 其突出的病变是血管内膜纤维化

B. 肾缺血是动脉内膜纤维化引起的管腔严重狭窄

C. 肉眼观，肾体积明显缩小，并有多少不等的瘢痕

D. 镜下可见肾小球毛细管袢萎缩、纤维化、玻璃样变，肾小管萎缩

E. 患者肾功能呈进行性减退，其程度与间质纤维化和肾小球、肾小管萎缩的程度不成正比

16. 患者，男性，64 岁。临床表现为显著水肿、低蛋白血症、高脂血症、大量蛋白尿和脂尿。该患者最可能诊断为

A. 毛细血管内增生性肾小球肾炎　　B. IgA 肾病
C. 新月体性肾小球肾炎　　D. 微小病变性肾小球病
E. 膜性肾小球肾炎

17. 死者，女性，62 岁。因急性心肌梗死而死亡，生前患有慢性支气管炎、高血压病、冠心病。尸检结果可见肾病变为双肾大小不等，左肾明显缩小，表面有不规则的凹陷性瘢痕，切面皮、髓质界限不清，部分肾乳头萎缩，肾盂变形及黏膜粗糙。右肾尚好，仅体积略增大。此死者肾的病变为
A. 急性肾盂肾炎　　B. 急性肾小球肾炎
C. 慢性肾盂肾炎　　D. 动脉粥样硬化性固缩肾
E. 慢性肾小球肾炎

18. 患儿，男，8 岁。近 1 个月出现显著的面部和下肢水肿、低蛋白血症、高脂血症、大量蛋白尿及脂尿，没有发现血尿，此前没有其他病史。则该患儿最可能患有的疾病是
A. 毛细血管内增生性肾小球肾炎　　B. IgA 肾病
C. 新月体性肾小球肾炎　　D. 微小病变性肾小球病
E. 膜性肾小球肾炎

19. 患者，男性，74 岁。平日身体无任何不适，B 超检查发现左肾有直径约 5cm 的占位性病变。切除肿物后，病理检查肉眼见肿瘤界限清楚，无包膜，直径 5cm，切面均匀致密，呈红褐色；显微镜下见瘤细胞圆形或多边形，细胞质富含嗜酸性颗粒，核圆，核仁居中，呈巢状和腺泡状排列。其诊断最可能为
A. 肾细胞癌　　B. 乳头状肾细胞癌
C. 肾颗粒细胞癌　　D. 肾嗜酸细胞腺瘤
E. 透明细胞癌

20. 患儿，男，9 岁。主诉头痛、头晕不适，2 周前有过严重的喉咙痛。查体：面部水肿，血压为 180/110mmHg。尿液分析显示血尿、少量蛋白尿及少尿。则该患儿最可能诊断为
A. 毛细血管内增生性肾小球肾炎　　B. 微小病变性肾小球病
C. IgA 肾病　　D. 新月体性肾小球肾炎
E. 膜性肾小球肾炎

21. 患者，男性，60 岁。主诉有长期持续的血尿入院，并无其他症状。如果你是他的主管医生，会首先安排患者做的检查是
A. 膀胱镜　　B. 尿脱落细胞学检查
C. 肠镜　　D. 支气管镜
E. 泌尿系统的 CT 扫描

22. 患儿，男，3 岁。父母无意中发现孩子腹部稍硬。B 超检查：右肾巨大肿瘤，直径约 15cm。手术切除肿物。肉眼可见右肾上极实性圆形肿物，切面灰红色、鱼肉状、出血和囊性变。镜

下：肿瘤细胞多样，部分瘤细胞为小圆形或卵圆形细胞结节状聚集，部分细胞呈多边形或立方形，形成小管样结构，同时可见部分梭形细胞和黏液样细胞。该患儿最可能诊断为

A. 肾细胞癌　　B. 肾乳头状腺癌

C. 肾母细胞瘤　　D. 婴儿型多囊肾

E. 浸润性高级别肾尿路上皮肿瘤

23. 患者，男性，57 岁。4 年前体检时进行腹部 B 超检查发现，左肾一个孤立性占位病变，呈囊状，当时未给予任何治疗。4 年间随诊观察，占位病变生长缓慢。近 5 个月常有局部不适和尿路感染症状。手术切除病变，病理检查见一直径 4cm 的囊性病变，囊壁薄，内含黄色透明液体。在显微镜下可见囊肿压迫周围正常肾组织，囊壁内衬单层不连续的上皮细胞。该患者最可能诊断为

A. 髓质海绵肾　　B. 囊肿性肾发育不良

C. 成人型多囊肾　　D. 婴儿型多囊肾

E. 单纯性肾囊肿

24. 死者，女性，75 岁。尸体解剖中，发现其双肾体积变小，包膜皱缩，表面呈细颗粒状，镜下见散在的肾小球纤维化和玻璃样变性，肾小管萎缩伴间质纤维化，细小动脉壁显著增厚及玻璃样变性。该死者的肾功能检查正常，则她最可能患有的疾病是

A. 肾小球肾炎导致的颗粒性固缩肾　　B. 糖尿病导致的肾小球结节性硬化

C. 过敏性间质性肾炎　　D. 良性高血压导致的颗粒性固缩肾

E. 慢性肾盂肾炎

25. 患者，男性，46 岁。间歇性肉眼血尿 2 个月，右腰酸痛 10 余天。肾动脉造影检查可见右肾中下级血管丰富，有肿瘤血管染色，考虑为右肾肿瘤。行右肾切除后送病理检验，镜检如右图所示。则该患者最可能诊断为

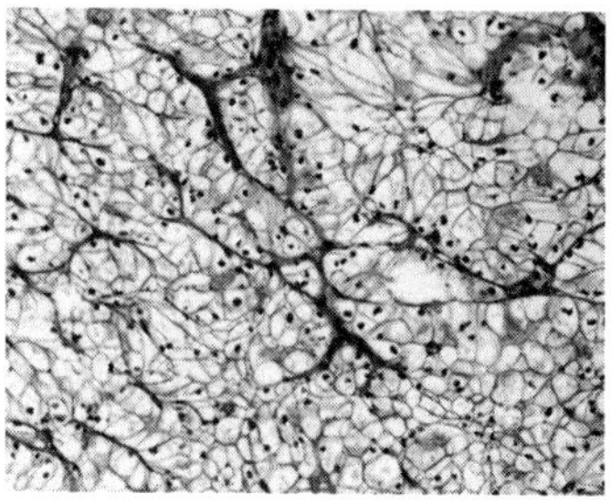

A. 右肾透明细胞癌

B. 右肾颗粒细胞癌

C. 右肾错构瘤

D. 右肾乳头状腺癌

E. 右肾母细胞瘤

26. 患者，男性，40 岁。临床表现为显著水肿、低蛋白血症、高脂血症、大量蛋白尿和脂尿，该患者最可能诊断为

A. 肾炎综合征　　B. 肾病综合征

C. Goodpasture 综合征　　D. 急进性肾炎综合征

E. 慢性肾炎综合征

27. 患者，男性，57 岁。以“发现水肿半年”为主诉入院。入院查体：血压 120/80mmHg，

双睑、下肢水肿。尿常规：蛋白质（+++），红细胞 0~1 个/高倍视野，24 小时尿蛋白定量 4.5g。血生化：清蛋白 23.6g/L，肌酐 74μmol/L，总胆固醇 8.24mmol/L，甘油三酯 4.3mmol/L。该患者最可能的肾小球病理类型是

A. 新月体性肾小球肾炎
B. 膜性肾小球肾炎
C. 毛细血管内增生性肾小球肾炎
D. IgA 肾病
E. 膜增生性肾小球肾炎

28. 患者，男性，71 岁。突然出现无痛性肉眼血尿，膀胱镜检查在近左输尿管开口处见直径约 2.5cm 的菜花样肿物，则应该患者最可能患有下列哪种病理类型的肿瘤

A. 血管平滑肌脂肪瘤
B. 小细胞癌
C. 透明细胞肾细胞癌
D. 鳞状细胞癌
E. 尿路上皮癌

29. 患者，女性，47 岁。B 超检查发现右上极肿物。CT 平扫可见右肾上极混杂密度肿物，中心呈高密度；增强扫描后病灶强化，形态规则。考虑为右肾肿瘤，患肾切除后镜检如右图所示，对该患者的正确诊断是

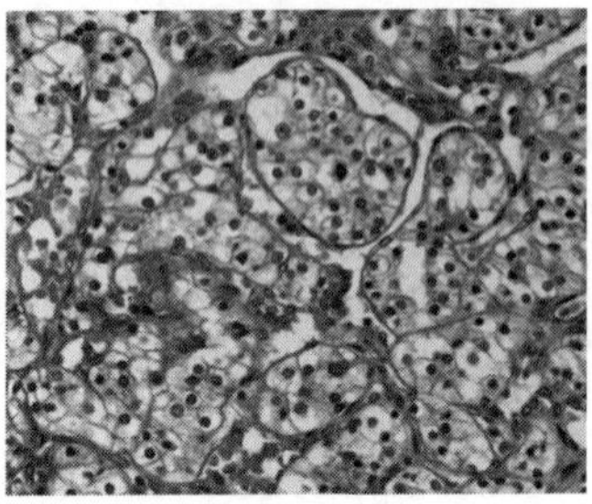

A. 右肾透明细胞癌Ⅰ级
B. 右肾透明细胞癌Ⅱ级
C. 右肾乳头状腺癌
D. 右肾颗粒细胞癌
E. 右肾错构瘤

30. 患儿，男，8 岁。肾肿瘤手术切除。病理检查可见切除的肿瘤内有间叶细胞、上皮样细胞、未分化的胚芽细胞。则该患儿最可能患有

A. 移行细胞癌
B. 肾母细胞瘤
C. 肾透明细胞癌
D. 乳头状癌
E. 鳞状细胞癌

## 三 A3/A4 型题

（1、2 题共用题干）

患者，女性，39 岁。5 年前妊娠晚期有发热、发冷，尿急、尿频、尿痛等症状，经抗生素治疗后症状消失。之后的 5 年中，时常会有发热、发冷，尿急、尿频及尿痛反复发作，发作时伴有下肢水肿，发作时检查示尿蛋白（+++），有脓细胞和白细胞管型。每次发作经过抗感染治疗，症状均可消失。近 6 个月，每次发作都伴有血肌酐和血尿素氮升高。

1. 请问该患者最可能诊断为

A. 狼疮性肾炎

B. 毛细血管内增生性肾小球肾炎
C. 毛细血管内增生性肾小球肾炎反复发作成慢性肾小球肾炎
D. 慢性肾小球肾炎
E. 急性肾盂肾炎反复发作成慢性肾盂肾炎

2. 下列肾病变特点中，与诊断不相符的是
A. 肾盂黏膜增厚
B. 间质炎症明显，主要为淋巴细胞、浆细胞、单核细胞及少量中性粒细胞浸润
C. 大量肾小管萎缩、坏死、消失，纤维结缔组织替代
D. 双肾对称缩小，表面呈现均匀的细颗粒状
E. 间质纤维结缔组织增生

## 四 B 型题

（1~3 题共用备选答案）
A. 毛细血管内增生性肾小球肾炎
B. 慢性硬化性肾小球肾炎
C. 膜性肾小球肾炎
D. 微小病变性肾小球病
E. 毛细血管外增生性肾小球肾炎

1. 基底膜钉状突起与基底膜垂直相连，形似梳齿的是
2. 基底膜外侧和脏层上皮细胞下有驼峰状电子致密物的是
3. 基底膜无明显病变的是

（4~6 题共用备选答案）
A. 大红肾
B. 大白肾
C. 固缩肾
D. 肾梗死
E. 肾盂积水

4. 毛细血管内增生性肾小球肾炎大体观呈
5. 慢性硬化性肾小球肾炎大体观呈
6. 膜性肾小球肾炎大体观呈

（7~10 题共用备选答案）
A. 肾病综合征
B. Goodpasture 综合征
C. 急性肾炎综合征
D. 慢性肾炎综合征
E. 无症状血尿、蛋白尿

7. 毛细血管内增生性肾小球肾炎表现为
8. 膜性肾小球肾炎表现为

9. 毛细血管外增生性肾小球肾炎表现为
10. 慢性硬化性肾小球肾炎表现为

（11～14 题共用备选答案）
A. 足细胞足突弥漫融合、消失
B. 新月体形成
C. 六胺银或 PAS 染色基底膜呈双轨状或分层状
D. 基底膜明显增厚，基底膜呈钉突状改变
E. 肾小球体积增大，细胞数量增多
11. 对膜性肾小球肾炎最有诊断意义的病变是
12. 对微小病变性肾小球病最有诊断意义的病变是
13. 对毛细血管外增生性肾小球肾炎最有诊断意义的病变是
14. 对膜增生性肾小球肾炎最有诊断意义的病变是

（15～17 题共用备选答案）
A. 慢性肾盂肾炎
B. 肾细胞癌
C. 急性肾小球肾炎
D. 肾母细胞瘤
E. 慢性肾小球肾炎
15. 儿童最常见的原发肾恶性肿瘤是
16. 可以分泌多种激素或激素样物质的是
17. 肾小管病变较肾小球病变出现早且程度重的是

## 五 X 型题

1. 肾小球疾病病理诊断常用的方法包括
A. 常规 HE 染色
B. PAS 染色
C. 免疫荧光
D. 透射电镜
E. Masson 三色染色
2. 毛细血管内增生性肾小球肾炎肾小球内增生的细胞成分主要为
A. 内皮细胞
B. 足细胞
C. 壁层上皮细胞
D. 系膜细胞
E. 肾小球周围的成纤维细胞
3. 下列疾病中，可以形成新月体的肾小球肾炎有
A. 毛细血管内增生性肾小球肾炎
B. 毛细血管外增生性肾小球肾炎
C. 膜性肾小球肾炎
D. 微小病变性肾小球病

E. 重症毛细血管内增生性肾小球肾炎

4. 新月体性肾小球肾炎时形成的细胞性新月体组成于

A. 增生的壁层上皮细胞　　B. 增生的成纤维细胞

C. 增生的内皮细胞　　D. 渗出的单核细胞

E. 肾小球系膜细胞

5. 肾病综合征临床表现包括

A. 大量蛋白尿　　B. 低蛋白血症

C. 严重水肿　　D. 高脂血症

E. 高血压

6. 下列选项中，可以引起颗粒性固缩肾的疾病包括

A. 慢性硬化性肾小球肾炎　　B. 慢性肾盂肾炎

C. 良性高血压　　D. 肾动脉粥样硬化

E. 新月体性肾小球肾炎

7. 慢性肾盂肾炎的临床症状包括

A. 多尿、夜尿　　B. 肾性高血压

C. 肾病综合征　　D. 晚期可有氮质血症和尿毒症

E. 菌尿

8. 下列关于肾血管平滑肌脂肪瘤的叙述，错误的是

A. 属于良性肿瘤，所有患者合并家族性结节性硬化症

B. 约占肾肿瘤的 40%以上

C. 须与脂肪肉瘤等鉴别，免疫组织化学染色常为 HMB45 阴性

D. 实为一种错构瘤，由成熟脂肪、血管和不规则平滑肌组成

E. 非常容易恶变和转移

9. 在慢性肾小球肾炎中，高血压的发生和肾分泌的下列哪些激素无关

A. 糖皮质激素　　B. 肾上腺素

C. 肾素　　D. 前列腺素

E. 血管紧张素

10. 下列关于黄色肉芽肿性肾盂肾炎的叙述，正确的是

A. 黄色肉芽肿性肾盂肾炎是一种特殊类型的慢性肾盂肾炎

B. 由大量组织细胞、泡沫细胞和多核巨细胞形成的肉芽肿

C. 其病变多累及双肾

D. 肉眼为肾髓质内局限性瘤样肿物

E. 其病因未明

11. 下列选项中，符合局灶性节段性肾小球肾炎特征的有

A. 部分肾小球毛细血管丛节段性增生
B. 病变轻者可自行消退
C. 部分肾小球囊内可形成新月体
D. 有些肾小球可全部纤维化、玻璃样变性
E. 肾小球毛细血管可发生节段性坏死、破裂

12. 下列选项中，毛细血管内增生性肾小球肾炎的病理变化包括
A. 系膜细胞增生
B. 毛细血管内皮细胞增生
C. 球囊内蛋白渗出
D. 基底膜钉状突起
E. 上皮下驼峰状沉积物

13. 在电镜观察膜性肾小球肾炎的肾小球的常见病变是
A. 上皮细胞下驼峰状沉积物
B. 基底膜呈虫蚀状
C. 上皮细胞下小丘状致密物沉积
D. 基底膜钉状突起
E. 上皮细胞肿胀、足突消失

14. 下列关于肾小球肾炎的病因及发病特点的叙述，正确的是
A. 绝大多数属于免疫复合物性肾小球肾炎
B. 致敏 T 细胞也能损伤肾小球
C. 病变先累及肾小管，然后影响肾小球
D. 可出现少尿
E. 非肾小球成分可以成为抗原

15. 新月体性肾小球肾炎的病变特点主要有
A. 肾小球毛细血管纤维蛋白样坏死
B. 肾小球系膜增多
C. 肾小球内皮细胞轻度增生
D. 肾球囊脏层上皮细胞大量增生
E. 新月体形成

16. 下列肾炎中，尿液常见脓细胞管型尿的有
A. 膜性肾小球肾炎
B. 慢性肾盂肾炎
C. 系膜增生性肾小球肾炎
D. 新月体性肾小球肾炎
E. 急性肾盂肾炎

17. 肾细胞癌常转移到
A. 主动脉旁淋巴结
B. 肝
C. 盆腔
D. 脾
E. 肺

18. 下列选项中，可以引起肾病综合征的有
A. IgA 肾病
B. 微小病变性肾小球病
C. 膜性肾小球肾炎
D. 新月体性肾小球肾炎

E. 局灶性节段性肾硬化

19. 急进性肾炎综合征的特点包括

A. 多尿　B. 低比重尿
C. 蛋白尿　D. 高血压
E. 氮质血症

20. 下列选项中，容易诱发肾盂肾炎的因素有

A. 妊娠　B. 泌尿系统结石
C. 肾盂、输尿管畸形　D. 孕酮水平大大升高
E. 前列腺增生

21. 慢性肾盂肾炎的肉眼改变主要有

A. 肾质地变硬　B. 肾体积缩小
C. 肾表面散在脓肿　D. 肾表面有不规则的瘢痕
E. 肾盂黏膜增厚

22. 肾母细胞瘤病理组织学观察可以发现其包括

A. 上皮　B. 软骨、骨
C. 肾小球样结构　D. 肌肉
E. 脂肪细胞

23. 急性肾盂肾炎的组织病理学改变主要包括

A. 中性粒细胞浸润　B. 肾小管坏死
C. 肾盂、肾盏黏膜充血、水肿　D. 肾脓肿形成
E. 肾小球血管壁纤维蛋白样坏死

24. 急性肾盂肾炎的常见并发症有

A. 败血症　B. 肾乳头坏死
C. 肾盂积脓　D. 肾小球肾炎
E. 肾周围脓肿

25. 急性肾盂肾炎的病变特点是

A. 病变主要累及肾实质和肾盂　B. 病变为急性非化脓性炎症
C. 上行性感染首先引起肾盂炎症　D. 肾表面可见脓肿
E. 血源性感染首先引起肾小管炎症

26. 下列关于毛细血管内增生性肾小球肾炎的叙述，正确的是

A. 可以发展为新月体性肾小球肾炎
B. 成人患链球菌感染后肾小球肾炎的预后较好
C. 其预后与年龄有关
D. 其预后与病因有关

E. 可以发展为慢性硬化性肾小球肾炎

27. 明显的血尿可见于

A. 毛细血管内增生性肾小球肾炎

B. 局灶性节段性肾小球肾炎

C. 膜性肾小球肾炎

D. 新月体性肾小球肾炎

E. 微小病变性肾小球病

28. 下列表现中可见于膜性肾小球肾炎的有

A. 毛细血管基底膜呈虫蚀状

B. 毛细血管基底膜呈车轨状

C. 毛细血管基底膜断裂

D. 毛细血管基底膜呈梳齿状

E. 毛细血管基底膜表面小丘状沉积物

29. 肾盂积水的病变特点有

A. 肾组织萎缩

B. 晚期累及肾小球，使肾小球滤过减少

C. 肾盂、肾盏高度扩张，呈囊状

D. 可为单侧或双侧肾同时受累

E. 早期主要累及肾小管，表现为肾浓缩功能降低

30. 急性肾小球肾炎的水肿主要是由于

A. 肾小球滤过率降低

B. 激素灭活障碍

C. 全身毛细血管通透性增加

D. 低蛋白血症

E. 高脂血症

31. 急性肾小球肾炎的大体标本常呈现

A. 大红肾

B. 蚤咬肾

C. 大白肾

D. 原发性颗粒性固缩肾

E. 继发性颗粒性固缩肾

32. Goodpasture 综合征的病变主要有

A. 肾小球内有新月体形成

B. 肾小球毛细血管袢纤维蛋白样坏死

C. 电镜下可见肾小球毛细血管基底膜局部破裂

D. 肾小球毛细血管内皮细胞增生

E. 嗜酸性粒细胞浸润

33. 肾细胞癌的特点主要包括

A. 肾上、下极多见

B. 大多呈明显浸润性生长，边界不清

C. 透明细胞癌最为常见

D. 早期即可发生血行转移

E. 癌细胞可排成乳头状或管状

34. 毛细血管内增生性肾小球肾炎镜下主要改变为

A. 肾小球囊内出现新月体
B. 肾小球系膜细胞增生
C. 免疫荧光检查为线性
D. 肾小球体积增大
E. 肾小球毛细血管内皮细胞增生

35. 弥漫性硬化性肾炎晚期的主要临床表现是
A. 尿量减少
B. 蛋白尿
C. 肾功能不全
D. 高血压
E. 贫血

36. 下列肾病中，可以出现肾小球内皮细胞肿胀增生的有
A. 膜增生性肾小球肾炎
B. 狼疮性肾炎
C. 膜性肾小球肾炎
D. 新月体性肾小球肾炎
E. 妊娠高血压综合征

37. 下列选项中，可以引起毛细血管内增生性肾小球肾炎的病原体有
A. A 族乙型溶血性链球菌
B. 乙型肝炎病毒
C. 肺炎链球菌
D. 葡萄球菌
E. 寄生虫

## 六 案例分析题

（1~3 题共用题干）

患者，女性，54 岁。因大量蛋白尿、高度水肿、高脂血症、低蛋白血症等“三高一低”症状入院。

1. 该患者肾穿刺活检 HE 染色镜下（a）和银染色镜下（b）分别如下图所示。该患者最有可能诊断为
A. 微小病变性肾小球病
B. 膜性肾小球肾炎
C. 系膜增生性肾小球肾炎
D. 膜增生性肾小球肾炎
E. 新月性肾小球肾炎
F. 毛细血管内增生性肾小球肾炎
G. 急性肾盂肾炎

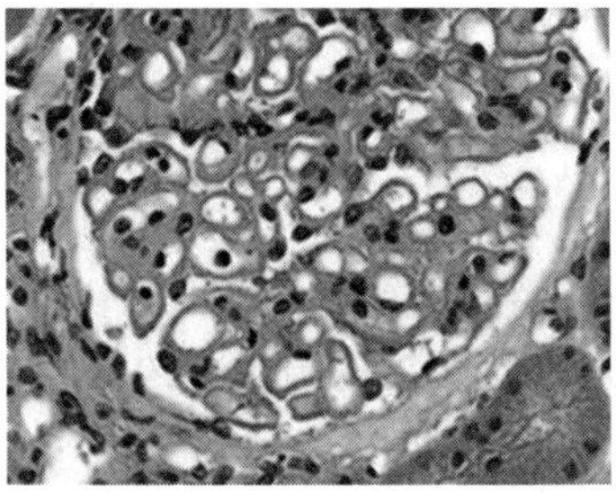

a

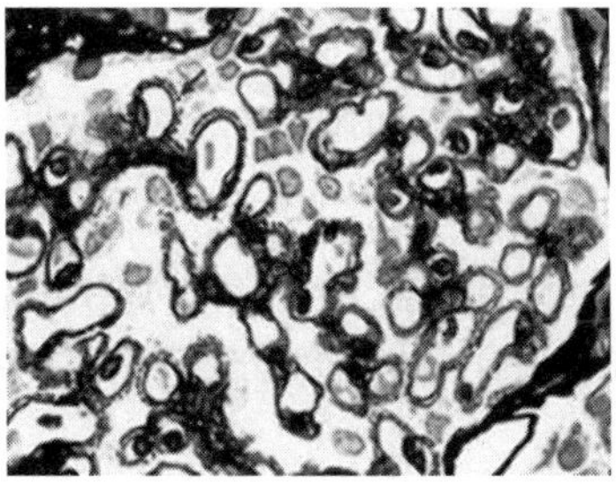

b

2. 该患者的特征性病变为
   A. 基底膜高度增厚
   B. 基底膜呈双轨征改变
   C. 新月体大量形成
   D. 系膜细胞增生，系膜区增宽
   E. 肾小球内细胞数目增多
   F. 肾间质淋巴细胞浸润
   G. 皮下形成驼峰状电子致密物沉积
3. 下列关于该型肾小球肾炎的叙述，错误的是
   A. 该型肾小球肾炎是引起成人肾病综合征最常见的原因
   B. 大部分病例原因不明，为慢性免疫复合物性肾炎
   C. 其病变主要特点是在上皮下出现免疫复合物
   D. 该肾炎肉眼观双肾肿大，色苍白
   E. 该型肾小球肾炎对激素治疗很敏感

## 参考答案与解析

**一、A1 型题**

1. D【解析】原发性颗粒性固缩肾主要由高血压引起，入球动脉玻璃样变性和肌型小动脉硬化，致病变区肾小球缺血发生纤维化、硬化和玻璃样变性。

2. D【解析】原发性颗粒性固缩肾是指肾小球硬化、玻璃样变性和系膜细胞增生，同时伴随肾小动脉壁增厚、腔内狭窄和玻璃样变性，最终导致肾小球萎缩、硬化等。此种病变通常见于高血压患者，因为高血压会损害肾小动脉和肾小球，从而引起肾功能异常。

3. E【解析】原发性颗粒性固缩肾肉眼观：双肾体积对称性缩小，色泽苍白，质地变硬，表面呈弥漫细颗粒状，切面皮质明显变薄，皮髓质纹理和交界不清，小动脉壁增厚变硬，口哆开。

4. D【解析】肾小球肾炎的病变一般以增生为主，肾小球毛细血管内皮细胞、系膜细胞和球囊壁层上皮细胞增生并肿大。内皮细胞和系膜细胞增生称为肾小球毛细血管内增生，增生严重时可致毛细血管腔狭窄、闭塞。球囊壁层上皮增生称为毛细血管外增生，增生明显时可形成新月体或环状体。

5. B【解析】肾透明细胞癌是一种恶性肿瘤，起源于肾小管，肿瘤生长呈片状、条索状、管状，形状很像肾小管组织。

6. A【解析】慢性肾盂肾炎肾间质内可见淋巴细胞、浆细胞及少许中性粒细胞浸润，纤维组织增生；部分肾小管萎缩和消失，部分肾小管扩张，腔内可见均质红染的胶样管型，形似甲状腺滤泡。

7. C【解析】IgA 肾病是最常见的一种原发性肾小球疾病，是指肾小球系膜区以 IgA 或

IgA 沉积为主，伴或不伴有其他免疫球蛋白在肾小球系膜区沉积的原发性肾小球疾病。

8. A【解析】肾小球肾炎不是化脓性炎症，一般以增生病变为主，肾小球肾炎通常与免疫因素或代谢因素有关，如各种原发性肾小球肾炎、狼疮性肾炎和紫癜性肾炎都与免疫因素有关。

9. D【解析】微小病变性肾小球病是导致肾病综合征的最常见疾病之一，好发于儿童和青少年，约占儿童原发性肾病综合征病因的 75%。

10. D【解析】肾肿瘤包含良性和恶性两部分。良性肿瘤占肾肿瘤的 10%左右，常见的是肾错构瘤、肾囊肿等；恶性肿瘤最常见的是肾细胞癌，占肾肿瘤的 80%～90%。

11. E【解析】膜性肾小球病是引起成人肾病综合征最常见的原因，在我国成人肾病综合征中占 20%～30%。在临床上，本病可分为特发性膜性肾小球病和继发性膜性肾小球病。

12. C【解析】毛细血管内增生性肾小球肾炎通常与感染有关，又称感染后肾炎，一般继发于 A 族乙型溶血性链球菌感染，是链球菌感染后引起的变态反应性疾病。

13. C【解析】毛细血管内增生性肾小球肾炎一般在疾病早期电镜下可见电子致密物沉积及细胞增生、浸润。上皮下电子致密物形成驼峰及膜内沉积为本病电镜表现的特点。

14. D【解析】肾癌又称肾细胞癌、肾腺癌，起源于近端肾小管上皮细胞，可发生于肾实质的任何部位，多见于肾上、下两极，上极更为常见。常表现单个圆形肿物，直径 3～15cm。切面通常为实性，脂质含量丰富，淡黄或灰白色，伴灶状出血、坏死、软化或钙化等改变，表现为红、黄、灰、白等多种颜色相交错的多彩特征。镜下肿瘤细胞体积较大，圆形或多边形，胞质丰富，透明或颗粒状，间质具有丰富的毛细血管和血窦。

15. C【解析】膜性肾小球病免疫荧光和电镜检查：①免疫荧光呈现高强度细颗粒状荧光，成分为 IgG 及 C3。②电镜下脏层上皮细胞肿胀，足突消失，肾小球基底膜与脏层上皮之间或肾小球基底膜内有大量的电子致密物沉积；位于增厚肾小球基底膜内的沉积物逐渐溶解吸收，形成虫蚀状空隙。

16. A【解析】毛细血管内增生性肾小球肾炎是临床最常见的肾炎类型，特征是肾小球毛细血管内皮细胞和系膜细胞增生。

17. E【解析】微小病变性肾小球病确切的发病机制目前仍未明确，主要认为其与 T 细胞功能异常有关。

18. C【解析】肾嫌色细胞癌是一种低度恶性的肾细胞癌，肾根治性切除术是治疗肾嫌色细胞癌的首选方法。相对于同期其他类型的癌，肾嫌色细胞癌预后要好。

19. B【解析】强化血浆置换疗法适用于各型新月体性肾小球肾炎，但主要适于Ⅰ型；对 Goodpasture 综合征和原发性小血管炎所致新月体性肾小球肾炎（Ⅲ型）伴有威胁生命的肺出血作用较为肯定、迅速，应首选。

20. C【解析】肺出血-肾炎综合征又称 Goodpasture 综合征，是血液中有循环抗肾小球基底膜抗体及免疫球蛋白和补体呈线样沉积于肾小球基底膜，造成肺出血伴严重进展性肾小球肾炎。

21. B【解析】肾细胞癌早期症状不明显，发现时肿瘤体积常已较大，腰痛、肾区肿块和血尿为具有诊断意义的三个典型症状。

22. B【解析】膜性肾小球肾炎光镜病变特点是毛细血管基底膜弥漫性增厚，一般没有细胞增生或炎性渗出变化。镀银染色可见毛细血管壁基底膜上形成许多钉状突起，与基底膜垂直相连，形如梳齿。

23. E【解析】慢性肾盂肾炎：肉眼观病变肾缩小、变形，表面有不规则凹陷性瘢痕。切面见肾盂变形，黏膜增厚、肾乳头萎缩，皮髓分界不清，可见厚壁小脓肿和瘢痕病灶。镜下，肾间质可见淋巴细胞、浆细胞浸润，灶状纤维组织增生。病灶内的肾小管萎缩和消失。部分肾小管腔内有浓稠、红染的胶样管型，因其分布较集中，形似甲状腺滤泡。肾小球周围纤维化。晚期局部肾小球硬化。

24. C【解析】膜性肾小球肾炎又称膜性肾病，是成人肾病综合征最常见的病理类型，可占 20~30%，主要特征性改变是肾小球毛细血管壁弥漫性增厚不伴细胞增生，病变逐渐发展会导致肾小球基底膜的弥漫性增厚伴钉突形成，容易出现血栓和栓塞并发症。

25. A【解析】肾盂肾炎血源性感染，细菌多径机体的化脓病灶侵入血管，通过血液循环到达肾而发病，双肾同时受累。常见于败血症或感染性心内膜炎，以金黄色葡萄球菌感染最为多见。切面髓质内可见黄色条纹状化脓灶，并向皮质蔓延。

26. A【解析】膜增生性肾小球肾炎又称系膜毛细血管性肾小球肾炎，可由多种致病因素导致，光镜下较常见的病理改变为系膜细胞和系膜基质弥漫重度增生，可插入肾小球基底膜和内皮细胞之间，使毛细血管袢呈“双轨征”。

27. B【解析】急性肾盂肾炎上行性感染引起的病变可为单侧性，也可为双侧性。尿道炎和膀胱炎等下尿路感染时，细菌可沿输尿管或输尿管周围淋巴管上行至肾盂、肾盏和肾间质。致病菌主要为革兰阴性杆菌，大肠埃希菌占绝大多数，其次为变形杆菌、产气荚膜梭菌、肠杆菌和葡萄球菌，也可由其他细菌引起。伴有菌血症或败血症是血源性感染特点。

28. C【解析】系膜增生性肾小球肾炎是一组以弥漫性肾小球系膜细胞增生及不同程度的系膜基质增多为主要特征的肾小球疾病。

29. D【解析】慢性肾小球肾炎为不同类型肾小球疾病发展的终末阶段，病因、发病机制及病理变化具有原肾小球疾病类型的特点。病变特点是肉眼观，双肾体积缩小，表面呈弥漫性细颗粒状；切面皮质变薄，皮髓质界限不清；肾盂周围脂肪增多；大体病变称为继发性颗粒性固缩肾。光镜下大量肾小球发生玻璃样变性和硬化，故又称慢性硬化性肾小球肾炎；肾小管萎缩或消失，间质纤维化，伴有淋巴细胞及浆细胞浸润；病变轻的肾单位出现代偿性改变，肾小球体积增大，肾小管扩张，腔内可出现各种管型。肾小管“甲状腺化”常见于慢性肾盂肾炎。

30. D【解析】肾细胞癌易发生血行转移，选项 D 错误。其他选项均为肾细胞癌特点。

31. C【解析】局灶性节段性肾小球硬化是肾病综合征病理类型之一；其他病理类型还有微小病变性肾小球病、膜性肾小球病、系膜增生性肾小球肾炎、膜增生性肾小球肾炎。IgA 肾病极少出现肾病综合征。

32. A【解析】微小病变性肾小球病光镜下，肾小球无明显病变，近端小管上皮细胞内常有不同程度的脂肪变性及水变性；间质和血管一般无明显病变，选项 A 不正确。

33. A【解析】参见 A1 型题第 24 题解析。

34. B【解析】肾细胞癌是来源于肾小管上皮细胞的恶性肿瘤，在成人原发性肾肿瘤中最多见，是最常见的肾恶性肿瘤。

35. A【解析】参见 A1 型题第 12 题解析。

36. C【解析】微小病变肾小球病病理变化：肉眼观，肾肿胀，颜色苍白。切面肾皮质因肾小管上皮细胞内脂质沉积而出现黄白色条纹。光镜下，肾小球结构基本正常，近曲小管上皮细胞内出现大量脂滴和蛋白小滴。免疫荧光检查无免疫球蛋白或补体沉积。电镜观察，肾小球基底膜正常，无沉积物，主要改变是弥漫性脏层上皮细胞足突消失，胞体肿胀，胞质内常有空泡形成，细胞表面微绒毛增多。

37. C【解析】膜增生性肾小球肾炎的组织学特点是肾小球基底膜增厚、肾小球细胞增生和系膜基质增多。

38. A【解析】原发性肾小球疾病的病因和发病机制尚不清楚，目前认为大部分肾小球疾病是Ⅲ型变态反应或免疫复合物沉积性变态反应引起的。

39. E【解析】脂性肾病电镜可见弥漫性肾小球脏层上皮细胞足突消失，细胞内高尔基器和内质网增多，并可见脂滴，细胞表面常有微绒毛形成。

40. B【解析】新月体性肾小球肾炎又称急进性肾小球肾炎，常在数周至数月内因肾衰竭而死亡，病理学特征为多数肾小球球囊壁层上皮细胞增生形成新月体。

41. B【解析】Goodpasture 综合征主要表现为Ⅰ型新月体性肾小球肾炎，免疫荧光检查为线性荧光。

42. B【解析】毛细血管内增生性肾小球肾炎多见于儿童，临床上主要表现为急性肾炎综合征，选项 B 正确。其余选项临床上常表现为肾病综合征。

43. C【解析】链球菌感染后肾小球肾炎多见于儿童，血尿为常见症状，多数患者出现镜下血尿。病变累及双肾的绝大多数肾小球。肾小球体积增大，内皮细胞和系膜细胞增生，内皮细胞肿胀，可见中性粒细胞和单核细胞浸润。毛细血管腔狭窄或闭塞，肾小球血量减少。病变严重处血管壁发生纤维素样坏死，局部出血，可伴血栓形成。部分病例伴有壁层上皮细胞增生。近曲小管上皮细胞变性。肾小管管腔内出现蛋白管型、红细胞或白细胞管型及颗粒管型。肾间质充血、水肿并有炎症细胞浸润。免疫荧光检查显示肾小球内有颗粒状 IgG、IgM 和 C3 沉积。电镜检查显示电子密度较高的沉积物，通常呈驼峰状，多位于脏层上皮细胞和肾小球基底膜之间，也可位于内皮细胞下、基底膜内或系膜区。

44. B【解析】肾盂肾炎最常见的致病菌是革兰阴性杆菌，其中以大肠埃希菌最为常见，约占全部尿路感染的 85%。

45. B【解析】慢性肾小球肾炎多数起病隐袭、缓慢，以血尿、蛋白尿、高血压、水肿为其基本临床表现。慢性肾盂肾炎发作时，以引起尿路刺激症状为主，全身症状比较轻，可能有腹痛、发热、腰痛、肾区叩击痛等表现。还有部分男性患者病情隐匿，尿检细菌阳性，称“无症状性菌尿”。少数患者可无尿路刺激症状，而以其他症状为主要的临床表现，如长期低热，血压升高，间断出现血尿、贫血、水肿等。

46. D【解析】肾病综合征的典型症状为“三高一低”，即大量蛋白尿、高度水肿、高脂血症和低蛋白血症，以及其他代谢紊乱和伴随症状。

47. D【解析】脂性肾病主要为电荷滤过屏障功能损伤，故主要表现为高度选择性蛋白尿，患者表现为肾病综合征，一般不出现血尿及高血压。90%以上的儿童脂性肾病患者对肾上腺皮质激素治疗敏感，预后好。

48. A【解析】上行性感染是肾盂肾炎最常见的感染途径。病原菌经尿道、膀胱、输尿管到达肾盂和肾间质。

49. A【解析】基底膜双轨现象见于膜增生性肾小球肾炎。该病约占原发性肾小球疾病的 10%，分为原发性和继发性两类，后者主要见于感染、自身免疫病、肿瘤、遗传性疾病等。

50. E【解析】急性肾小管坏死（ATN）的主要病因传统上分为急性肾缺血和急性肾毒性损害两大类。急性肾缺血是 ATN 最常见的类型，如胸、腹部大手术中或手术后大量出血或输血，各种原因休克与休克纠正后，体外循环心脏复跳，同种肾移植恢复肾血液循环、心脏复苏等。急性肾毒性损害的病因主要为外源性肾毒性，如药物、重金属、化学毒物、生物毒等。

51. C【解析】急性肾盂肾炎镜下，肾间质可见多发性灶状急性化脓性病变，形状不规则。病灶局部肾小管上皮不同程度变性、坏死和液化，肾小管内充满脓细胞或形成白细胞管型，因而尿中可查出脓细胞、细菌和白细胞，有的形成白细胞管型。肾间质充血、水肿，大量中性粒细胞浸润，严重者形成脓肿。

52. D【解析】慢性肾盂肾炎与慢性硬化性肾小球肾炎均可出现肾小球代偿性肥大、肾小球纤维化、肾间质纤维化及肾小球萎缩，而肾小球球囊周围纤维化为慢性肾盂肾炎的特点。

53. E【解析】急性肾小管坏死可由急性肾缺血（休克肾）和肾毒性药物或物质引起；病变表现为肾小管上皮细胞弥漫性严重变性、崩解脱落和凝固性坏死，管腔内可见崩解的细胞碎片。后期损伤的肾小管上皮细胞可再生。临床早期表现为少尿或无尿，急性肾衰竭；晚期可表现为多尿等。

54. D【解析】急性肾盂肾炎大多数患者经抗生素治疗后可痊愈；少数患者迁延不愈，

转变为慢性肾盂肾炎。病变严重者，可出现以下并发症。①肾乳头坏死：系肾乳头供血动脉发生血栓性血管炎所致，可累及单个、多个或所有肾乳头，其特征是肾锥体乳头2/3区域内出现边界清楚的灰黄或灰白色梗死灶，属凝固性坏死。②肾盂积脓：见于严重尿路梗阻，尤其是高位尿路梗阻者，脓性渗出物潴留于肾盂、肾盏内，形成积脓。③肾周围脓肿：肾内脓肿较大时，可穿破肾被膜，在肾周组织中（包括肾脂肪囊内）形成脓肿。

55. E【解析】肾囊肿性疾病是一组比较常见的疾病，包括先天发育异常性和后天性肾囊肿性疾病两大类，一般患者的囊肿可以有单个或多个，囊肿中一般含有液体或者半固体碎片。婴儿型多囊肾临床上以不同程度的肾集合管扩张、肝胆管扩张和畸形以及肝纤维化为主要特点，多伴有其他部分的畸形。

56. A【解析】急性药物性间质性肾炎是由抗生素、利尿药、非甾体抗炎药及其他药物引起的急性间质性肾炎。肉眼观察，双肾肿大，切面充血水肿，伴出血点。病变主要发生在间质，表现为严重的间质水肿、淋巴细胞和巨噬细胞浸润，并可出现大量嗜酸性粒细胞和嗜中性粒细胞。肾小管出现不同程度的变性和坏死。

57. D【解析】患者长期存在肾动脉狭窄，如果没有得到纠正就会引起缺血性肾病，最终导致肾小管萎缩。

58. A【解析】参见A1型题第40题解析。

59. C【解析】肾细胞癌来源于肾小管上皮细胞，但肾小管上皮细胞发生的肿瘤并不都是肾细胞癌，选项A错误。肾腺瘤是发生于肾实质的上皮性肿瘤，选项B错误。肾腺瘤临床上多数没有症状，一般于体检时发现，通过影像学技术（如超声、CT、磁共振成像等检查手段）难以与肾细胞癌相鉴别，选项C正确。肾嗜酸细胞腺瘤发病年龄范围较广，多发生于老年人，选项D错误。肾腺瘤通常腺瘤体积较小，多数直径在1~2cm，选项E错误。

60. E【解析】在SLE患者中，肾是最常受累的脏器。狼疮肾病理改变分6型，且随着疾病发展可发生病理转型，因此初发狼疮累及肾者，在临床中应尽量建议患者行肾穿刺明确病理改变。

61. C【解析】神母细胞瘤大多单发，7%呈单侧肾多发，5%累及双肾，偶见发生于肾外部位。

62. C【解析】毛细血管内增生性肾小球肾炎临床表现为急性肾炎综合征。本病多见于儿童，预后好；若为成人患者，预后则较差。

63. A【解析】毛细血管内增生性肾小球肾炎增生的细胞以毛细血管丛的系膜细胞和内皮细胞为主。

64. D【解析】参见A1型题第12题解析。

65. C【解析】新月体性肾小球肾炎的组织学特征是大多数肾小球囊内有新月体形成，新月体主要由新增生的壁层上皮细胞和渗出的单核细胞构成，可有中性粒细胞和淋巴细胞浸润。这些成分附着于球囊壁层，在毛细血管球外侧形成新月体形或环形结构。

66. A【解析】Ⅰ型新月体性肾小球肾炎为抗肾小球基底膜抗体引起的肾炎。免疫荧光检显示特征性的线性荧光，主要为IgG沉积，部分病例还有C3沉积。一些患者的抗GBM抗体与肺泡基底膜发生交叉反应，引起肺出血，伴有血尿、蛋白尿、高血压等肾炎症状，常发展为肾衰竭。此类病变称为肺出血-肾炎综合征。

67. D【解析】慢性肾小球肾炎到达晚期时，一般情况下，各种类型的慢性肾小球肾炎都有可能会转化为程度不等的肾小球硬化伴有肾小管萎缩、肾间质纤维化。

68. B【解析】肾盂肾炎经常由革兰阴性杆菌引起，约占70%以上，其中最常见的是大肠埃希菌，其次是变形杆菌、克雷伯菌、产气荚膜梭菌、铜绿假单胞菌等。

69. B【解析】肾盂肾炎时，病原菌多由尿道进入膀胱，上行性感染经输尿管达肾，也可经血源性感染播散到肾。

70. C【解析】急性肾盂肾炎一般在经过积极、有效的治疗后，很少会出现并发症。但是如果治疗不当，或者机体抵抗力比较弱，则可能出现并发症。肾乳头坏死是其严重并发症，主要表现为寒战、高热、剧烈腰痛或腹痛、血尿等。

71. B【解析】慢性肾盂肾炎病理表现为双肾病变通常不一致，肾体积常常缩小，表面不光滑，有肾盂、肾盏粘连、变形，肾乳头瘢痕形成，肾小管萎缩，肾间质淋巴细胞、单核细胞浸润等慢性炎症表现。因此，与之相对应的，慢性肾盂肾炎的诊断标准中，除了反复发作尿路感染病史之外，还需要具备肾外形凹凸不平且双肾大小不等，或者静脉肾盂造影见到肾盂、肾盏变形、缩窄，再加上持续性肾小管功能损害，才能够得到诊断。

72. E【解析】毛细血管内增生性肾小球肾炎的主要病理特征是肾小球毛细血管丛细胞数目的增多，以系膜细胞、内皮细胞的增生肿胀为主，伴有中性粒细胞和单核细胞的浸润。

73. D【解析】肾盂常见的恶性上皮性肿瘤包括尿路上皮癌、鳞状细胞癌和肾盂腺癌。大多数尿路癌发生在老年人，低级别者癌细胞异型性不大。

74. B【解析】肾盂肾炎是常见肾病之一，主要累及肾盂、肾间质和肾小管的化脓性炎症。

75. E【解析】嗜酸性粒细胞性膀胱炎是膀胱局部嗜酸性粒细胞发生变态反应引起的疾病，病因不清，多数认为与细菌、药物、异体蛋白及食物变应原有关；病理检查可见膀胱黏膜内有大量嗜酸性粒细胞浸润。

76. D【解析】尿路上皮癌是起源于尿路上皮的一种多源性的恶性肿瘤，包括肾盂癌、输尿管癌、膀胱癌以及尿道癌，是最常见的泌尿系统肿瘤。

77. D【解析】间质性膀胱炎是一种原因未明的临床综合征，其主要表现为尿频、尿急、夜尿，以及膀胱充盈后耻骨上区及盆腔疼痛，排尿后减轻；可能是一种自身免疫病。

78. A【解析】鹿角状结石是一种累及整个肾盏和肾盂的分枝状结石，因其形似雄鹿角而得名。

79. B【解析】尿路上皮内翻性乳头状瘤占尿路上皮肿瘤的1%以下。组织学上有两种变异型，分别为小管型和腺管型。腺管亚型在形态学上与旺炽型囊性腺性膀胱炎有重叠，内生性增生代表乳头内翻，细胞异型性小或无异型。组织学上有时与低级别尿路上皮癌不易鉴别，可进展为尿路上皮乳头状癌。本病经手术完整切除后，无须常规膀胱镜随访。

80. B【解析】肾透明细胞癌是最多见的肾脏恶性肿瘤，也是肾细胞癌中最常见的组织学亚型，占肾细胞癌的70%~80%。

81. E【解析】鳞状分化是指出现细胞间桥或角化，可见于20%~40%的膀胱尿路上皮癌，且这一比例随着肿瘤级别和分期的增加而增加。伴局灶鳞状分化的低级别尿路上皮癌相比纯粹低级别尿路上皮癌来说，复发率更高。伴鳞状分化的病例相比纯粹尿路上皮癌来说，可能疗效欠佳，且首诊多表现为进展期。

82. D【解析】尿红细胞形态检查是判断血尿来源的一种方法，如果变形红细胞居多，考虑肾小球源性血尿；如果正常红细胞形态居多，考虑肾盂、输尿管、膀胱部位的出血。

83. C【解析】膀胱尿路上皮原位癌具有明确的显著细胞异型性，细胞极性消失，明显拥挤，多形性，出现较多的核分裂象，细胞容易失黏附，绝大多数发生于浸润性尿路上皮癌周围，属于上皮内瘤变，无明显间质浸润。

84. C【解析】微小病变性肾小球病是儿童肾病综合征最常见的原因。肉眼、光镜下和免疫荧光检查均无阳性所见，肾小球基本正常。电镜所见；肾小球的上皮细胞足突广泛地融合、消失，上皮细胞间假绒毛变性。肾小管上皮内可见大量的脂质沉积。

85. D【解析】黄色肉芽肿性肾盂肾炎显微镜下可见肾组织结构破坏，其橙黄色病变组织是由炎症性大泡沫巨噬细胞、含颗粒状胞质的小巨噬细胞、中性粒细胞、淋巴细胞、浆细胞、成纤维细胞等所构成，肾盂黏膜周围可见大量中性粒细胞和坏死碎屑，偶可见异物巨细胞，泡沫细胞的胞质特别是小颗粒的单核细胞，其PAS染色呈强阳性。

86. A【解析】IgA肾病免疫荧光检查和电镜观察：系膜区可见高强度荧光团块，颗粒状IgA沉积，常伴有C3成分。

87. E【解析】Ⅰ型新月体性肾小球肾炎为抗肾小球基底膜抗体介导的新月体性肾小球肾炎，抗体IgG与肾小球基底膜原位结合形成线状沉积，并能结合和激活C3。

88. B【解析】肾盂肾炎最常见的致病菌主要是革兰阴性杆菌，其中以大肠埃希菌最为常见，约占80%以上，其次为克雷伯菌和变形杆菌。

89. C【解析】毛细血管内增生性肾小球肾炎患者常出现水肿和轻到中度高血压，主要原因是肾小球滤过率降低，水、钠潴留。

90. D【解析】急性链球菌感染后肾小球肾炎属于弥漫性毛细血管内增生性肾小球肾炎，这种类型的肾小球肾炎是临床上最常见的一种急性肾小球肾炎。

91. D【解析】脂性肾病的病因及发病机制：免疫荧光和电镜观察在肾组织内未发现有免疫复合物沉积，但患者体内可有多种淋巴因子，如血管通透性因子和不同的白介素，提示本病的发生与细胞免疫功能异常有关。这些大分子生物活性物质或许通过减少滤过膜表面的阴离子，或损伤足突裂隙膜蛋白，使肾小球基底膜电荷屏障功能障碍，出现大量小分子蛋白尿。

92. C【解析】毛细血管内增生性肾小球肾炎多见于儿童，预后好，多数患儿肾脏病变逐渐消退，症状缓解和消失。

93. D【解析】微小病变性肾小球病在光镜下，肾小球无明显变化或仅有轻度节段性系膜增生；在电镜下，弥漫性肾小球脏层上皮细胞足突消失，细胞内高尔基器和内质网增多，并可见脂滴。

94. A【解析】急性肾小球肾炎的主要发病机制为抗原抗体免疫复合物引起肾小球毛细血管炎症病变，包括循环免疫复合物和原位免疫复合物形成学说。此外，某些链球菌株可通过神经氨酸苷酶的作用或其产物（如某些菌株产生的唾液酸酶），与机体的免疫球蛋白（IgG）结合，改变其免疫原性，产生自身抗体和免疫复合物而致病。

95. E【解析】弥漫性膜性肾小球肾炎光镜下可见免疫沉积引起的弥漫性肾小球毛血管壁增厚，早期肾小球病变弥漫均匀，肾小球毛细血管袢常僵硬，毛细血管壁增厚，无明显细胞增生。

96. B【解析】由免疫复合物沉积于基底膜引起的肾炎，免疫荧光法为颗粒状荧光，如急性增生性肾小球肾炎、膜性肾小球肾炎；由抗基底膜抗体沉积引起的肾炎，免疫荧光法为均匀的、连续的线形荧光。

97. C【解析】免疫荧光法检查可见免疫球蛋白和补体沿肾小球毛细血管基底膜沉积，呈连续性线形荧光。在肺出血-肾炎综合征的患者中约 95%以上可在血液循环内检出抗肾小球基底膜抗体。

98. C【解析】膜增生性肾小球肾炎根据免疫病理和电镜表现分为Ⅰ、Ⅱ、Ⅲ型。Ⅰ型：C3 沉积于内皮下、系膜区和上皮下。Ⅱ型：可见大量电子致密物（C3）沉积于基底膜，故称为致密沉积物病。Ⅲ型：内皮上、下均有沉积物，此型少见。

99. A【解析】膜性肾小球肾炎根据光镜和电镜的不同表现分为四期：一期，光镜结构基本正常；电镜下上皮侧电子致密物较小，呈散在性分布，基底膜结构完整。二期，光镜下基底膜弥漫增厚，出现钉突；电镜下上皮侧电子致密物增多，基底膜样物质增生，向上皮侧突起形成钉突。三期，光镜下肾小球毛细血管壁弥漫性增厚，基底膜呈中空链环状，毛细血管袢有狭窄或闭塞；电镜下基底膜内有大量电子致密物沉积，呈双轨征。四期，电镜下基底膜内电子致密物开始吸收，出现电子透亮区，基底膜呈虫蚀样改变。

100. E【解析】弥漫性硬化性肾小球肾炎镜下病变：①病变弥漫累及双肾肾小球。②肾小球体积缩小，肾小球纤维化和玻璃样变性，部分肾小球代偿性肥大。③所属肾小管萎缩，消失，部分肾小管代偿性扩张。④间质纤维组织增生，淋巴细胞和浆细胞浸润。⑤肾小球集中现象。

101. C【解析】Ⅱ型膜增生性肾小球肾炎主要为补体替代途径的异常激活，临床上大部分患者血清中可检出C3肾炎因子。C3肾炎因子为一种自身抗体，可与C3转化酶结合，导致C3被持续分解，补体替代途径被异常激活。由于C3过度消耗，患者出现低补体血症。

102. C【解析】链球菌感染后肾小球肾炎电镜观察：系膜细胞和内皮细胞增生，肾小球基底膜和足细胞之间可见驼峰状电子致密物沉积。

**二、A2型题**

1. B【解析】新月体性肾小球肾炎临床表现为急进性肾炎综合征，除此之外，还反复咯血。新月体性肾小球肾炎可分为三个类型：Ⅰ型为抗肾小球毛细血管基底膜抗体介导的新月体性肾小球肾炎，血抗GBM抗体阳性，IgG沿基底膜呈线样沉积。Ⅱ型为免疫复合物介导的新月体性肾小球肾炎。Ⅲ型为少免疫沉积型，特点是肾小球内无或很少免疫球蛋白成分沉积。

2. A【解析】毛细血管内增生性肾小球肾炎多见于儿童，主要表现为急性肾炎综合征。通常于咽部等处感染后10天左右出现发热、少尿和血尿等症状。血尿为常见症状，多数患者出现镜下血尿。尿中可出现各种管型，可有轻度蛋白尿，常出现水肿和轻到中度高血压。血浆肾素水平一般不增高。

3. D【解析】引起儿童肾病综合征的肾小球肾炎有多种，微小病变性肾小球病比较常见。微小病变性肾小球病在光镜下可见少数肾小管内有脂质空泡，多数无明显病变，免疫荧光染色均为阴性；电镜下可见肾小球脏层上皮细胞的足突广泛融合、消失。

4. C【解析】药物性急性间质性肾炎是由抗生素、利尿药、非甾体抗炎药及其他药物引起的急性间质性肾炎。患者除身体其他部位出现变态反应性病变外，还可出现血尿、蛋白尿及肾衰竭。病变主要发生在间质，表现为严重的间质水肿、淋巴细胞和巨噬细胞浸润，并可出现大量嗜酸性粒细胞和嗜中性粒细胞。

5. D【解析】急性肾盂肾炎临床上，患者起病急，发热、寒战，外周血白细胞增多等，表现出急性感染性炎症的全身中毒性症状和体征。泌尿系统症状有肾区疼痛，出现尿频、尿急、尿痛等膀胱刺激症状，并可形成脓尿、菌尿和管型尿，尤其是白细胞管型的出现对诊断有重要价值。

6. B【解析】肾细胞癌常表现单个圆形肿物，直径为3~15cm。早期症状不明显，发现时肿瘤体积常已较大。间歇无痛性血尿是其主要症状，早期可仅表现为镜下血尿。腰痛、肾区肿块和血尿为对肾细胞癌具有诊断意义的三个典型症状。

7. D【解析】肾母细胞瘤是儿童肾肿瘤，婴儿型多囊肾于婴儿期发病。肾结核常有低热、盗汗和不明显尿路刺激征。肾血管平滑肌脂肪瘤女性多见，可有血尿，发病率较肾细胞癌低，而且瘤组织中无钙化。肾细胞癌好发于成年男性，早期无症状，可表现为无痛性血尿、腰痛和/或季肋肿物，肿物多位于肾上极。因此，正确答案为肾细胞癌。

8. D【解析】肾盂最常发生的肿瘤为移行细胞癌（现称为尿路上皮癌），移行细胞癌分为Ⅰ、Ⅱ、Ⅲ级，现尿路上皮癌分为低级别、高级别。移行细胞癌Ⅰ级：呈乳头状生长，细胞层次大于7层，异型性轻，乳头少有融合。移行细胞癌Ⅱ级：乳头状生长，部分乳头融合，极性紊乱，可见大而深染的异型核。移行细胞癌Ⅲ级：乳头状结构不明显，细胞异型性明显，核大、深染，核分裂象易见。

9. C【解析】肾母细胞瘤多发生于儿童，临床上主要表现为腹部肿块，往往偶然发现，肿块巨大时，可达盆腔。镜下典型的肾母细胞瘤是从胚胎性肾组织发生，由上皮性、间叶性、胚芽性组织组成，上皮分化为不规则的腺样结构或形似肾小球的团块。间叶组织占肿瘤绝大部分，包括腺体、神经、分化程度不同的横纹肌纤维、平滑肌、骨、软骨、血管、胶原结缔组织等。

10. B【解析】新月体性肾小球肾炎根据发病机制分为3种类型。其中Ⅰ型新月体性肾小球肾炎为抗肾小球基底膜抗体疾病，也就是由抗GBM抗体引起的肾炎，占所有新月体性肾小球肾炎患者的10%~20%。光镜所见与其他类型新月体性肾小球肾炎相同，有大量新月体形成，但免疫荧光检查可见特征性的IgG沿GBM线型沉积。

11. D【解析】在临床上，急性肾盂肾炎患者起病急，发热、寒战，外周血白细胞增多等，表现出急性感染性炎症的全身中毒性症状和体征。白细胞管型的出现对本病诊断有重要价值。

12. B【解析】膜性肾小球肾炎光镜观察：特征性病变为肾小球毛细血管壁弥漫性增厚，一般无炎症细胞浸润和细胞增生。早期肾小球充血增大，毛细血管扩张、管壁僵硬，部分毛细血管壁轻度增厚。随着病变进展，毛细血管壁进行性弥漫性增厚、管腔狭窄，系膜基质不同程度增多。特殊染色肾小球基底膜增厚，可见钉突形成，状如梳齿。严重病例出现肾小球硬化、肾小管萎缩、间质纤维化和球外小动脉壁增厚等。膜性肾小球肾炎电镜下，脏层上皮细胞肿胀，足突消失，肾小球基底膜与脏层上皮之间或肾小球基底膜内有大量的电子致密物沉积；位于增厚肾小球基底膜内的沉积物逐渐溶解吸收，形成虫蚀状空隙。

13. C【解析】促红细胞生成素是由肾和肝分泌的一种激素，可促进血红素生成过程中的关键酶δ-氨基-γ-酮戊酸（ALA）合成酶的合成，促进红细胞的生成。当机体血红蛋白和红细胞减低或者缺氧时，会使促红细胞生成素明显增高。

14. A【解析】毛细血管内增生性肾小球肾炎常见于儿童，常见症状为血尿。尿中可出现各种管型，可有轻度蛋白尿。

15. E【解析】慢性排斥是反复急性排斥的积累，其突出的病变是血管内膜纤维化，常累及小叶间弓形动脉。动脉内膜纤维化引起管腔严重狭窄，导致肾缺血，表现为肾小球毛细管袢萎缩、纤维化、玻璃样变性，肾小球萎缩，间质除纤维化外尚有中等量单核、淋巴细胞浸润。肉眼观，肾体积明显缩小，并有多少不等的瘢痕（“小瘢痕肾”）。包膜明显增厚并有粘连。患者肾功能呈进行性减退，其程度与间质纤维化和肾小球、肾小管萎缩的程度成正比。

16. E【解析】膜性肾小球肾炎多见于成年人，一般呈慢性进行性经过，多表现为难治性非选择性蛋白尿和肾病综合征。

17. C【解析】慢性肾盂肾炎肉眼观察，病变肾体积缩小、变形，与肾周脂肪囊粘连，表面有不规则的粗大凹陷性瘢痕灶。若双肾受累，则双肾的病变程度和分布不对称。切面见肾盂扩张或收缩变形，黏膜增厚、变硬，肾乳头萎缩。病灶部位肾皮质变薄，皮、髓质分界不清，可见慢性脓肿及机化的瘢痕。

18. D【解析】微小病变性肾小球病主要为电荷滤过屏障功能损伤，故主要表现为高度选择性蛋白尿和肾病综合征，一般不出现血尿及高血压。

19. D【解析】肾嗜酸细胞腺瘤是来源于肾集合管上皮细胞的良性肿瘤，多见于老人，平均年龄 62 岁，一般不发生恶变。肉眼：肿瘤界限清楚，无包膜；直径可达 12cm，多呈棕褐色，富含血管。镜下：瘤细胞圆形或多边形，细胞质富含嗜酸性颗粒，核圆，核仁居中，偶见核分裂象，呈巢状和腺泡状排列。间质内细胞较少，玻璃样变性。

20. A【解析】该患者有咽部感染，并伴有少尿、血尿及蛋白尿，最可能诊断为毛细血管内增生性肾小球肾炎。

21. B【解析】长期无痛性血尿提示有膀胱癌的可能，为明确诊断应首选尿脱落细胞学检查。这是一种简单易行又无创伤的检查方法，膀胱癌患者约 85%尿脱落细胞检查呈阳性，这对膀胱癌的诊断有重要价值。

22. C【解析】肾母细胞瘤大多数患者为 10 岁以下儿童，多表现为单个实性肿物，体积较大，边界清楚，可有假包膜形成。少数病例为双侧和多灶性。肿瘤质软，切面呈鱼肉状，灰白或灰红色，可有灶状出血、坏死或囊性变。镜下具有肾不同发育阶段的组织学结构，细胞成分包括间叶组织的细胞、上皮样细胞和幼稚细胞三种。上皮样细胞体积小，圆形、多边形或立方形，可形成小管或小球样结构，并可出现鳞状上皮分化。间叶细胞多为纤维性或黏液性，细胞较小，梭形或星状，可出现横纹肌、软骨、骨、脂肪等分化。胚基幼稚细胞为小圆形或卵圆形原始细胞，胞质少。

23. E【解析】囊肿性肾发育不良多见于新生儿和儿童，病理检查应有原始的小管和化生软骨。髓质海绵肾十分罕见，外观像海绵，大部分为双侧肾发病。成人型多囊肾一般呈现多个囊肿，各囊肿间有少量相对正常肾组织。婴儿型多囊肾幼儿发病。因此，本题患者为单纯性肾囊肿。

24. D【解析】原发性颗粒性固缩肾为良性高血压病晚期的肾表现。即病变累及双肾，呈弥漫分布。肾体积缩小，重量减轻，质地变硬，表面呈细颗粒状。

25. A【解析】血尿、腰痛和肿块三联征为肾癌的主要临床表现，无痛性、间歇性、肉眼全程血尿常为首发症状。肾透明细胞癌是最常见的肾细胞癌，占肾脏恶性肿瘤的 65%～70%。癌细胞呈圆形或多边形，胞质丰富，透明，核居中，排列成条索状，间质血管丰富。

26. B【解析】肾病综合征是临床常见的一种肾脏内科疾病，主要表现为大量蛋白尿、水肿、低蛋白血症及高脂血症。

27. B【解析】膜性肾小球肾炎是导致成人肾病综合征的一个常见病因，其特征性的病理学改变是肾小球毛细血管袢上皮侧可见大量免疫复合物沉积。临床表现为肾病综合征，如大量蛋白尿、低蛋白血症、高度水肿、高脂血症等，或者无症状、非肾病范围的蛋白尿。

28. E【解析】尿路上皮癌最常见的临床表现为无痛性血尿。肉眼观，肿瘤可单发或多发，体积大小不等，外观多呈乳头状、息肉状或菜花状，有蒂与黏膜相连。

29. B【解析】该患者镜检结果显示为右肾透明细胞癌Ⅱ级。肾透明细胞癌分级Ⅰ级，核均匀一致，圆形，直径<10μm，染色质增多，无核仁；Ⅱ级，核增大，核略不规则，直径>15μm，染色质细颗粒状，核仁不明显；Ⅲ级，核不规则，直径>20μm，大核仁，核仁易见；Ⅳ级，核多形性，染色质增多，怪异核，直径>20μm，1个或多个大核仁。

30. B【解析】参见A2型题第22题解析。

**三、A3/A4型题**

1. E【解析】急性肾盂肾炎是肾盂、肾间质和肾小管的化脓性炎症。起病急，患者常出现发热、寒战、白细胞增多等症状，常有腰部酸痛和肾区叩痛，并有尿频、尿急、尿痛等膀胱和尿道的刺激症状。尿液检查显示脓尿、蛋白尿、管型尿和菌尿，也可出现血尿。白细胞管型在病变累及肾时在肾小管内形成，对肾盂肾炎的临床诊断有意义。慢性肾盂肾炎常缓慢起病，也可表现为急性肾盂肾炎的反复发作，晚期肾组织破坏严重，出现氮质血症和尿毒症。

2. D【解析】慢性肾盂肾炎大体改变为双肾不对称性缩小，伴不规则瘢痕。

**四、B型题**

1. C【解析】膜性肾小球肾炎电镜下，上皮细胞肿胀，足突消失，上皮细胞下有大量细小的小丘状沉积物。基底膜表面形成许多钉状突起插入小丘状沉积物。基底膜钉状突起与基底膜垂直相连，形如梳齿。

2. A【解析】毛细血管内增生性肾小球肾炎电镜下病变特点是毛细血管基底膜上皮细胞下见驼峰状致密沉积物。

3. D【解析】微小病变性肾小球病光镜下，肾小球无明显病变，但肾小管上皮细胞内有大量脂质沉积。

4. A【解析】大红肾是毛细血管内增生性肾小球肾炎的肉眼改变，表现为肾轻到中度肿大、充血、包膜紧张、表面光滑、颜色较红。

5. C【解析】慢性硬化性肾小球肾炎肉眼观察：双肾体积缩小，质硬，被膜粘连，表面呈细小颗粒状（突起区为代偿变化，凹陷区为硬化萎缩病变），弥漫分布，故称颗粒性固缩肾；切面肾皮质变薄，皮髓分界不清，可见小囊腔；肾盂周围和肾窦内的脂肪组织增多。

6. B【解析】膜性肾小球肾炎肉眼观双肾肿大，色苍白，故称大白肾。

7. C【解析】毛细血管内增生性肾小球肾炎常表现为急性肾炎综合征，如蛋白尿、血尿、管型尿、水肿和高血压，可出现少尿，严重者可出现氮质血症。

8. A【解析】膜性肾小球肾炎是成人肾病综合征最常见的病理类型。

9. B【解析】Goodpasture 综合征的肾典型病变：弥漫性肾小球受损，肾常增大并有大量新月体形成，新月体呈周围型（毛细血管外增生性肾炎），可伴毛细血管坏死，GBM 有 IgG 呈线样沉积，严重的肾小球萎缩出现弥漫性肾小球纤维化及间质纤维化，电镜检查可见肾小球基底膜变性断裂，皱缩或弥漫性增厚。

10. D【解析】慢性硬化性肾小球肾炎临床上主要表现为进行性慢性肾炎综合征。

11. D【解析】膜性肾小球肾炎的主要特征性改变是肾小球毛细血管壁弥漫性增厚不伴有细胞增生，病变逐渐发展会导致肾小球基底膜的弥漫性增厚伴钉突形成。

12. A【解析】微小病变性肾小球病和局灶性节段性肾小球硬化症患者足细胞足突广泛融合或消失是其超微结构的主要特点。

13. B【解析】新月体性肾小球肾炎的病理学特征是大量肾小球内新月体形成。因其主要病变位于肾小球毛细血管丛之外，故又被称为毛细血管外增生性肾小球肾炎。

14. C【解析】六胺银或 PAS 染色基底膜呈双轨状或分层状是膜增生性肾小球肾炎的典型病理特点。

15. D【解析】肾母细胞瘤又称肾胚胎瘤或 Wilms 瘤，是小儿最常见的原发肾恶性肿瘤。

16. B【解析】肾细胞癌可产生多种激素和激素样物质，引起各种不同的症状。患者可出现多种副肿瘤综合征，如红细胞增多症、高钙血症、Cushing 综合征、高血压。

17. A【解析】慢性肾盂肾炎镜下，肾间质内可见淋巴细胞、浆细胞及少许中性粒细胞浸润，纤维组织增生；部分肾小管萎缩和消失，部分肾小管扩张，腔内可见均质红染的胶样管型，形似甲状腺滤泡。肾小球周围纤维组织增生，形成特征性的球囊周围纤维化；晚期病变肾小球可发生纤维化及玻璃样变。肾盂、肾盏黏膜及黏膜下间质可见纤维组织增生，慢性炎症细胞浸润。

**五、X 型题**

1. ABCDE【解析】肾小球疾病的主要检查方法有常规 HE 染色、PAS 染色、Masson 三色染色、免疫荧光（IgG、IgM、IgA、C3、C1q、C4）、透射电镜。

2. AD【解析】毛细血管内增生性肾小球肾炎增生的细胞以毛细血管丛的系膜细胞和内皮细胞为主。

3. AB【解析】毛细血管内增生性肾小球肾炎时，部分肾小球体积增大，肾小球囊壁层上皮细胞高度增生，有的形成典型的新月体或环形体，有的新月体有不同程度的纤维化，形成纤维性新月体。毛细血管外增生性肾小球肾炎比较少见，大多见于青年人和中年人，儿童与老年人也可发生。病变特点为肾小球内有大量新月体形成。

4. AD【解析】在新月体性肾小球肾炎病变中，新月体是肾小球囊壁层上皮细胞显著增生，堆积成层，在毛细血管丛周围形成的新月形小体。新月体主要由增生的壁层上皮细胞和渗出的单核细胞构成，还可有嗜中性粒细胞和淋巴细胞浸润，在毛细血管球外侧呈新月状或环状结构分布。

5. ABCDE【解析】肾病综合征的临床表现包括消化道症状、高血压、蛋白尿、低蛋白血症、高脂血症、全身水肿等。

6. ABCD【解析】颗粒性固缩肾指肾体积减小、皮质尤其是髓质萎缩、肾小球数目减少或完全消失。肾小球毛细血管壁发生广泛破坏和新月体形成，严重影响肾的滤过功能，但不一定会导致颗粒性固缩肾，故选项 E 错误，其余选项均正确。

7. ABDE【解析】慢性肾盂肾炎常缓慢起病，也可表现为急性肾盂肾炎的反复发作，伴有腰背部疼痛、发热，频发的脓尿和菌尿。肾小管尿浓缩功能的下降和丧失可导致多尿和夜尿。钠、钾和重碳酸盐丢失可引起低钠、低钾及代谢性酸中毒。肾组织纤维化和小血管硬化导致局部缺血，肾素分泌增加，引起高血压。晚期肾组织破坏严重，出现氮质血症和尿毒症。

8. ABCE【解析】肾血管平滑肌脂肪瘤又称肾错构瘤，是肾良性肿瘤中最常见者，约占肾肿瘤的 3%。约 50%肾血管平滑肌脂肪瘤患者伴有结节性硬化症的某些或全部特征。本病要注意和肾细胞癌、脂肪肉瘤、平滑肌瘤和血管畸形鉴别，免疫组织化学染色常为 HMB45 阳性。

9. ABDE【解析】慢性肾小球肾炎患者常伴有高血压，具体原因如下：①水、钠潴留并使血容量增加。②由于肾小球硬化和严重缺血，肾素分泌增多。③高血压导致细、小动脉硬化，肾缺血加重，使血压持续增高。

10. ABDE【解析】黄色肉芽肿性肾盂肾炎是细菌性肾盂肾炎的一种特殊类型，临床较少见，其病因不明，大多数患者只累及一侧肾脏，选项 A、选项 E 正确，选项 C 错误。病理表现有两种类型，具体如下。①局灶型：较少见，主要表现为肾内黄色瘤样肿物。②弥漫型：患肾明显增大，多数为脓肾，肾实质严重破坏，肾盂肾盏表面或肾实质内可见大小不等的黄色瘤样肿物，选项 D 正确。病灶区可见大量的泡沫样巨噬细胞、组织细胞和多核巨细胞形成的肉芽肿样结构，选项 B 正确。

11. ABCE【解析】局灶性节段性肾小球肾炎病变特点为局灶性和节段性，仅累及部分肾小球，而受累肾小球的病变仅限于肾小球毛细血管丛的一部分。病变主要为毛细血管丛呈节段性增生，病变轻者可自行消退，有些病变严重毛细血管袢可发生节段性坏死、破裂、出血，有纤维蛋白沉积，并可引起血栓形成。肾球囊内的红细胞和纤维蛋白可引起新月体形成。病变部分修复愈合，纤维化后形成节段性瘢痕。

12. ABCE【解析】毛细血管内增生性肾小球肾炎又称为毛细血管内增生性肾小球肾炎。病变累及双肾的绝大多数肾小球。肾小球体积增大，内皮细胞和系膜细胞增生，内皮细胞肿胀，可见中性粒细胞和单核细胞浸润。毛细血管腔狭窄或闭塞，肾小球血量减少。病变严重处血管壁发生纤维素样坏死，局部出血，可伴血栓形成。部分病例伴有壁层上皮细胞增生。

近曲小管上皮细胞变性。肾小管管腔内出现蛋白管型、红细胞或白细胞管型及颗粒管型。肾间质充血、水肿并有炎症细胞浸润。免疫荧光检查显示肾小球内有颗粒状 IgG、IgM 和 C3 沉积。电镜检查显示电子密度较高的沉积物，通常呈驼峰状，多位于脏层上皮细胞和肾小球基底膜之间，也可位于内皮细胞下、基底膜内或系膜区。

13. BCDE【解析】膜性肾小球肾炎电镜下，上皮细胞肿胀、足突消失，上皮细胞下有大量细小的小丘状沉积物。基底膜表面形成许多钉状突起插入小丘状沉积物。银染色基底膜及钉状突起呈黑色。钉状突起与基底膜垂直相连形如梳齿。钉突向沉积物表面延伸并将其覆盖，使基底膜明显增厚。其中的沉积物逐渐被溶解吸收，形成虫蚀状空隙。

14. ABDE【解析】急性肾小球肾炎绝大多数的病例属 A 族乙型溶血性链球菌感染后引起的免疫复合物性肾小球肾炎，选项 A 正确。在细胞介导的免疫反应中所形成的致敏 T 细胞可以引起肾小球损伤，选项 B 正确。肾小球肾炎累及部位很广泛，首先累及双侧的肾小球，然后影响肾小管，选项 C 错误。肾小球肾炎有尿量和尿成分的改变及肾功能损伤的临床表现，如尿量减少、血尿、蛋白尿和肌酐、尿素氮升高，也可出现水肿、高血压和贫血等全身症状，选项 D 正确。致肾炎抗原包括外源性和内源性抗原两大类，非肾小球性抗原属于内源性抗原，包括核抗原、免疫球蛋白、肿瘤抗原、甲状腺球蛋白、DNA 等，选项 E 正确。

15. AE【解析】新月体性肾小球肾炎的病理学特征是大量肾小球内新月体形成，病变肾小球毛细血管袢严重损伤，毛细血管壁断裂，而血液流入肾小体并凝固，导致肾小球囊壁层上皮细胞增生，形成新月体。新月体由大的多形性细胞构成，最可能来源于壁层上皮细胞、巨噬细胞及其他炎症细胞。

16. BE【解析】管型尿的出现提示存在肾实质的损害，代表肾小球或肾小管的损伤。肾盂肾炎（尤其是急性肾盂肾炎）导致大量的肾小管上皮细胞坏死、脱落且浓缩，在远端水分重吸收、尿液酸化的作用下形成管型。

17. ABCE【解析】肾细胞癌最常转移到肺，其次为骨、局部淋巴结、肝、肾上腺和脑。有些肾细胞癌可转移至对侧肾。有些可转移到一些不寻常的部位，如口腔、喉、眼、阴道。左肾静脉内的癌细胞栓可沿精索静脉或卵巢静脉逆行转移到生殖器官。淋巴道转移常首先累及肾门及主动脉旁淋巴结。

18. ABCE【解析】引起肾病综合征的 5 种常见病因：微小病变性肾小球病、系膜增生性肾小球肾炎、膜增生性肾小球肾炎、膜性肾小球肾炎、局灶性节段性肾小球硬化。新月体性肾小球肾炎表现为急进性肾炎综合征。IgA 肾病极少引起肾病综合征，但也可引起。

19. CE【解析】急进性肾炎综合征起病急，发展快，出现水肿、血尿和蛋白尿，迅速发生少尿、无尿，伴氮质血症，快速进展为肾功能衰竭。

20. ABCE【解析】泌尿系统结石、前列腺增生、妊娠子宫和肿瘤的压迫，尿道炎症和损伤后的瘢痕狭窄，以及肾盂输尿管畸形或发育不全等引起尿路阻塞时，容易发生肾盂肾炎。

21. ABDE【解析】慢性肾盂肾炎肉眼观察，病变肾体积缩小、变形，与肾周脂肪囊粘连，表面有不规则的粗大凹陷性瘢痕灶。若双肾受累，则双肾病变程度和分布不对称。切面见肾盂扩张或收缩变形，黏膜增厚、变硬，肾乳头萎缩。病灶部位肾皮质变薄，皮髓分界不清，可见慢性脓肿及机化的瘢痕。肾表面散在脓肿是急性肾盂肾炎的表现。

22. ABCDE【解析】参见 A2 型题第 22 题解析。

23. ABCD【解析】急性肾盂肾炎主要病变为肾间质的化脓性炎和肾小管坏死。病变分布不规则，可累及单侧或双侧肾。肉眼观，肾肿大，充血，表面散在大小不等的脓肿。切面上肾盂黏膜充血，可见脓性物，出血点积脓，髓质可见黄色条纹伸向皮质。镜下，肾盂黏膜充血、水肿，多量中性粒细胞浸润，坏死，出血。肾间质充血、水肿，大量中性粒细胞浸润，伴脓肿形成。肾小管、集合管积脓，肾小球病变轻。

24. ABCE【解析】肾盂肾炎的并发症：①肾盂积脓或肾盂积水。②肾乳头坏死。③肾周围脓肿。④肾功能衰竭。⑤败血症。

25. ACD【解析】急性肾盂肾炎是一种累及肾实质和肾盂的感染性疾病，上行性感染引起的急性肾盂肾炎首先累及肾盂，主要引起肾盂炎症。大体病变是肾表面充血，可见黄白脓肿。病变为急性化脓性炎症，血源性感染主要在皮质内形成小脓肿。

26. ACDE【解析】毛细血管内增生性肾小球肾炎少数严重的病例肾小球的壁层和脏层上皮细胞可增生，形成新月体。这种病变容易引起肾小球纤维化。若病变广泛，可发展为新月体性肾小球肾炎，选项 A 正确。儿童所患链球菌感染后肾小球肾炎的预后较好，成人预后较差，选项 B 错误，选项 C 正确。毛细血管内增生性肾小球肾炎晚期可以发展为慢性硬化性肾小球肾炎和慢性肾功能不全，选项 E 正确。该病绝大多数患者预后良好，但目前，非链球菌感染，包括葡萄球菌和革兰阴性菌感染，是成人感染后肾小球肾炎的常见原因，可导致重症感染后肾小球肾炎的发生而影响预后，选项 D 正确。

27. ABD【解析】微小病变性肾小球病一般不出现血尿及高血压，选项 E 错误。膜性肾小球肾炎患者血尿的发生率不高，通常单纯表现为镜下血尿，选项 C 错误。其余选项临床均可出现明显的血尿症状。

28. ADE【解析】膜性肾小球肾炎病理变化如下。Ⅰ期：基底膜表面小丘状沉积物。Ⅱ期：基底膜表面形成钉状突起插入沉积物之间，银染色形似梳齿。Ⅲ期：沉积物被增生的基底膜包围，埋藏于基底膜内。Ⅳ期：基底膜增厚，其中部分沉积物消散，呈虫蚀状，肾小球毛细血管损伤，通透性显著增加，大量蛋白由肾小球滤过进入肾小管，部分被肾小管重吸收。

29. ABCDE【解析】肾盂积水是由尿路阻塞引起的肾盂、肾盏扩大伴有肾组织萎缩。尿路阻塞可发生于泌尿道的任何部位，可为单侧或双侧，阻塞的程度可为完全性或不完全性，持续一定时间后都可引起肾盂积水。早期主要累及肾小管，表现为肾浓缩功能降低；以后逐渐影响肾小球，使肾小球滤过减少。

30. AC【解析】急性肾小球肾炎时，肾小球的毛细血管为弥漫性炎症所累及，从而导致肾小球滤过率降低，肾小球滤过的液体不能被及时排出体外，从而引起水肿，选项 A 正确。在急性肾小球肾炎时，由于免疫反应和炎症介质的作用，全身毛细血管通透性增加，液体、电解质等物质从血管内渗出到组织间隙中，形成水肿，选项 C 正确。激素灭活障碍会导致糖皮质激素代谢异常，但不会直接引起水肿，选项 B 错误。低蛋白血症和高脂血症也会伴随着肾小球疾病出现，但并不是导致急性肾小球肾炎水肿的主要原因，选项 D、选项 E 错误。

31. AB【解析】急性肾小球肾炎双侧肾轻到中度肿大，被膜紧张。肾表面充血，有的肾表面有散在粟粒大小的出血点，故有大红肾或蚤咬肾之称。

32. ABC【解析】Goodpasture 综合征光镜检查：肾小球出现局灶节段性纤维素样坏死，并发展为Ⅰ型新月体性肾小球肾炎；肺部表现为出血性肺炎。电镜检查：肺泡壁毛细血管基底膜变性，断裂和灶性增生，可见电子致密物沉积。免疫荧光检查：IgG 和 C3 沿肾小球毛细血管壁和肺泡壁呈线状沉积。

33. ACDE【解析】肾细胞癌多见于肾上、下两极，以上极最多。常表现单个圆形肿物，直径为 3~15cm。肿瘤分界清，有假包膜；内有出血、坏死、钙化、纤维化、囊性变，呈多彩性。透明细胞癌是最常见的肾细胞癌，占肾脏恶性肿瘤的 65%~70%。肾细胞癌除直接蔓延向邻近组织扩散外，可发生血行转移和淋巴道转移。癌组织血管丰富，早期即可发生血行转移。乳头状细胞癌是肾恶性肿瘤的一种类别，癌细胞排列成乳头状结构。

34. BDE【解析】毛细血管内增生性肾小球肾炎光镜观察：肾小球弥漫性受累，体积增大，系膜细胞和内皮细胞增生、肿胀，毛细血管腔受压或闭塞，血管球呈缺血状，其内可见中性粒细胞、单核细胞浸润。病变严重区域可见毛细血管壁纤维素样坏死及微血栓形成。肾小管上皮细胞有不同程度水变性，管腔内可见蛋白管型、红细胞及白细胞管型。肾间质充血、水肿，少量炎症细胞浸润。电镜观察：系膜细胞和内皮细胞增生，肾小球基底膜和足细胞之间可见驼峰状电子致密物沉积。免疫荧光检查：肾小球毛细血管壁有高强度颗粒状 IgG 和 C3 沉积、复发病例在系膜区也可见不规则团块状 IgG 和 C3 沉积。

35. CDE【解析】弥漫性硬化性肾小球肾炎晚期，患者往往会有贫血，持续性高血压，肾功能不全，少尿、无尿或多尿，而尿常规检查往往变化不明显，由于大量的肾单位被破坏，功能丧失，存留的肾单位相对比较正常，血浆蛋白渗出不多，因而，蛋白尿、血尿、管型尿都不如早期那样明显，水肿也比较轻微。

36. BDE【解析】膜性肾小球肾炎的特征性病理变化是肾小球基底膜弥漫性增厚，而肾小球内渗出性和增生性病变不明显。膜增生性肾小球肾炎的特点是肾小球基底膜增厚，肾小球细胞增生和系膜间质增多。

37. ABCD【解析】毛细血管内增生性肾小球肾炎病原体：①A 族乙型溶血性链球菌

(12型、4型、1型)。②其他病原体，如肺炎链球菌、葡萄球菌、腮腺炎病毒、麻疹病毒、水痘病毒、乙型肝炎病毒。

**六、案例分析题**

1. B【解析】膜性肾小球肾炎临床上主要表现为肾病综合征。早期光镜下肾小球炎性改变不明显，病变特征是肾小球毛细血管壁弥漫性增厚，肾小球基底膜上皮细胞侧出现含免疫球蛋白的电子致密沉积物。

2. A【解析】膜性肾小球肾炎的特征性病理变化是肾小球基底膜弥漫性增厚。

3. E【解析】在所有肾病的病理类型中，只有微小病变对激素治疗敏感，其余病理类型对激素是否敏感取决于病理类型的轻重程度。

子宫其他间叶性肿瘤、子宫混合性上皮和间叶性肿瘤

子宫内膜间质肿瘤

# 第十六章　生殖系统和乳腺疾病

子宫平滑肌肿瘤

## 一、A1 型题

1. 为了判断月经周期中的排卵情况，最适宜的取材时间是
   A. 月经前 1~2 天
   B. 月经第 15~18 天
   C. 月经第 15~20 天
   D. 月经第 20~25 天
   E. 如果月经不规则，则可以在月经结束时刮宫
2. 子宫颈早期浸润癌指的是
   A. 癌细胞未突破基底膜，但已累及腺体
   B. 癌细胞突破基底膜，但浸润深度不超过基底膜下 5mm、浸润宽度不超过 7mm
   C. 癌细胞突破基底膜，浸润深度不超过基底膜下 7mm
   D. 癌细胞未突破基底膜
   E. 以上都不是
3. 分泌期子宫内膜的厚度约为
   A. 5mm
   B. 8mm
   C. 10mm
   D. 15mm
   E. 20mm
4. 子宫颈癌最常发生于
   A. 子宫颈外口
   B. 子宫颈前唇
   C. 子宫颈内口
   D. 子宫颈后唇
   E. 子宫颈管
5. 下列关于乳腺平坦型上皮非典型性的叙述，错误的是
   A. 上皮常可见有胞质分泌突起
   B. 属于良性上皮内增生
   C. 末梢导管被覆单层或 3~5 层柱状或立方上皮
   D. 免疫组织化学染色 CK5/6 阴性、34βE12 阴性
   E. 可能进展为导管内原位癌
6. 原发性输卵管癌常见的病理类型是
   A. 浆液性癌
   B. 透明细胞癌

C. 子宫内膜样癌
D. 移行细胞癌
E. 黏液腺癌

7. 胎盘部位滋养细胞肿瘤与绒毛膜上皮癌的区别是
A. 呈结节状
B. 无绒毛
C. 无坏死
D. 浸润程度
E. 单一细胞构成

8. 在冷冻切片中，最易与乳腺浸润性癌混淆的是
A. 腺病瘤
B. 单纯性腺病
C. 盲管性腺病
D. 纤维性腺病
E. 硬化性腺病

9. 乳腺癌的起源部位主要是
A. 乳腺终末导管小叶单元
B. 乳头
C. 乳腺导管
D. 皮肤汗腺
E. 小叶腺泡

10. 尖锐湿疣最具特征性的病变为
A. 棘层细胞明显增生、钉突增厚延长
B. 镜下见上皮角化不全及轻度角化过度
C. 肉眼见多个尖而小的乳头
D. 棘层细胞中上部有挖空细胞
E. 细胞核大、深染、核周有空晕

11. 下列关于子宫颈鳞癌发生发展过程的叙述，正确的是
A. 上皮增生→原位癌→浸润癌
B. 早期浸润癌→原位癌→浸润癌
C. 原位癌→早期浸润癌→浸润癌
D. 上皮不典型增生→早期浸润癌→浸润癌
E. 上皮不典型增生→原位癌→早期浸润癌→浸润癌

12. 在绝经后，子宫内膜生理状态下通常不会出现的表现有
A. 内膜菲薄，厚0.1cm
B. 间质致密，细胞呈梭形
C. 腺体稀少、小而直
D. 腺腔大小不等，不规则囊性扩张
E. 再现分泌期形态

13. 尖锐湿疣的病因是
A. 毛霉菌
B. Ⅱ型单纯疱疹病毒
C. 人乳头状瘤病毒（HPV）
D. EB 病毒
E. 阴道毛滴虫

14. 预后最差的乳腺癌的局部表现是
A. 乳头湿疹样表现
B. 乳房皮肤急性炎症表现
C. 乳房皮肤局限凹陷
D. 乳房皮肤橘皮样表现
E. 乳头牵缩

15. 子宫内膜异位症最常见于

A. 子宫肌壁
B. 子宫直肠窝
C. 卵巢
D. 子宫韧带
E. 外阴

16. 下列选项中，符合高级别导管原位癌的叙述的是

A. 导管内细胞增生，细胞形态多样，增生的梭形细胞常呈流水样排列
B. 细胞大小一致，体积较小
C. 可见间质内浸润性生长的细胞巢
D. 很少伴有坏死及钙化
E. 导管内细胞高度异型，极性紊乱，可见粉刺样坏死

17. 子宫颈早期浸润癌指的是

A. 癌浸润深度不超过基底膜下 5mm
B. 癌浸润深度超过基底膜 1mm
C. 癌浸润深度不超过基底膜下 3cm
D. 癌浸润深度超过基底膜 5mm
E. 癌浸润深度在基底膜下 0.5~1.0cm

18. 下列选项中，不是绝经后子宫内膜病理状态时的表现的是

A. 子宫内膜仅有表面上皮，几乎不见腺体和间质
B. 退行性增生
C. 再现分泌期形态
D. 单纯性增生
E. 复杂性增生

19. 输卵管妊娠最常见的部位是

A. 间质部
B. 壶腹部
C. 峡部
D. 伞端
E. 漏斗部

20. 下列关于曲细精管内生殖细胞瘤变的叙述，错误的是

A. 一般可自然消退，无须治疗
B. 最常见于有浸润性生殖细胞恶性肿瘤的残留睾丸组织中
C. 异型性生殖细胞常胎盘碱性磷酸酶（PLAP）、CD117 阳性
D. 含异型性生殖细胞的曲细精管内一般无生精现象
E. 异型性生殖细胞沿支持细胞之间的基底分布

21. 卵巢生殖细胞瘤中最常见的是

A. 未成熟畸胎瘤
B. 无性细胞瘤
C. 卵巢胚胎性癌
D. 成熟畸胎瘤
E. 卵黄囊瘤

22. 下列关于子宫内膜的叙述，错误的是

A. 主要分为基底层与功能层
B. 基底层能够保证月经后子宫内膜的再生
C. 表面上皮对激素不如腺上皮敏感
D. 功能层分为表面的致密层和基底的海绵层
E. 子宫内膜的基底层易受孕酮的影响

23. 子宫颈鳞状上皮高级别上皮内病变属于

A. 癌前病变
B. 良性增生
C. 原位癌
D. 浸润性癌
E. 炎症

24. 最需要与妊娠期子宫内膜相鉴别的子宫内膜癌的类型为

A. 子宫内膜样癌
B. 浆液性腺癌
C. 黏液腺癌
D. 透明细胞腺癌
E. 嗜酸细胞癌

25. 乳腺橘皮样外观最常见于

A. 典型髓样癌
B. 小叶原位癌
C. 导管内原位癌
D. 浸润性导管癌
E. 浸润性小叶癌

26. 下列选项中，引起睾丸不育症的原因中最常见的是

A. 隐睾症
B. 腮腺炎后遗症
C. 支原体感染
D. 沙眼衣原体感染
E. 精索静脉曲张

27. 下列选项中，诊断早期子宫颈癌最可靠的依据是

A. 白带多，有接触性出血
B. 盆腔检查
C. 阴道镜检查
D. 子宫颈刮片细胞学检查
E. 子宫颈活体组织检查（活检）

28. 下列关于蜕膜管型的叙述，错误的是

A. 从子宫体腔内完整排出的具有子宫形状的蜕膜组织
B. 中为空腔
C. 可见于卵巢妊娠
D. 可见于宫内妊娠
E. 可见于输卵管妊娠

29. 女性生殖系统结核最常见于

A. 子宫内膜
B. 子宫颈
C. 输卵管
D. 卵巢
E. 外阴

30. 下列选项中，属于睾丸性索间质性肿瘤的是
A. 间质细胞瘤
B. 卵黄囊瘤
C. 精原细胞瘤
D. 绒毛膜癌
E. 畸胎瘤

31. 子宫颈息肉属于
A. 癌前病变
B. 良性增生
C. 原位癌
D. 浸润性癌
E. 炎症

32. 下列选项中，叙述错误的是
A. 刮宫标本可见典型的蜕膜组织和呈现阿-斯（A-S）反应的晚期分泌期腺体时，可诊断为宫内妊娠
B. 刮宫标本可见胎盘绒毛及滋养层细胞可确诊宫内妊娠
C. 刮宫标本蜕膜组织中可见纤维素样物质、多核巨细胞，提示宫内妊娠的可能
D. 刮宫标本蜕膜组织可见肯定的滋养层细胞，结合临床有关资料可诊断为宫内妊娠
E. 刮宫标本可见胎盘绒毛，而未见滋养层细胞，可确诊宫内妊娠

33. 乳腺最常见的良性肿瘤是
A. 腺瘤
B. 脂肪瘤
C. 导管内乳头状瘤
D. 纤维瘤
E. 纤维腺瘤

34. 下列关于蜕膜组织与子宫内膜间质蜕膜样变的鉴别诊断的叙述，错误的是
A. 诊断间质细胞蜕膜样反应需要结合临床情况，如应用孕激素类药物等
B. 蜕膜组织中，常见高度分泌的弯曲腺体
C. 蜕膜组织中的腺体直管状，腔小，有的呈裂隙状
D. 蜕膜组织的蜕膜细胞较大，胞质空淡，富含糖原
E. 蜕膜组织中腺体常可见 A-S 反应

35. 绒毛膜癌最常转移到
A. 肝
B. 阴道
C. 肾
D. 肺
E. 脑

36. 下列关于分娩后子宫内膜的叙述，错误的是
A. 分娩后 1 周内，子宫内膜腺体的分泌形态仍明显
B. 授乳产妇，排卵发生于分娩后数月至 1 年
C. 不授乳产妇，于分娩后 7~8 周时可开始排卵
D. 分娩 5~6 周内，子宫腔创面由再生内膜基底层近于全层修复

E. 授乳产妇，排卵前的子宫内膜呈分泌期形态

37. 下列关于子宫腺肌病的叙述，错误的是

A. 子宫腺肌病是子宫的一种良性肿瘤
B. 与雌激素水平增高有关
C. 子宫深肌层可见宫内膜腺体和间质
D. 子宫可以均匀或不规则增大
E. 子宫壁中可有大小不等含血性浆液的囊腔

38. 在睾丸肿瘤中，对于放射治疗最敏感的是

A. 绒毛膜癌
B. 恶性畸胎瘤
C. 精原细胞瘤
D. 卵黄囊瘤
E. 胚胎性癌

39. 下列关于子宫颈癌的叙述，错误的是

A. 子宫颈癌是女性生殖系统中最常见的恶性肿瘤
B. 一般好发于子宫颈管外口
C. 早期浸润癌一般肉眼不能判断，常误诊为子宫颈糜烂
D. 子宫颈原位癌通常可累及腺体属早期浸润癌
E. 部分子宫颈原位癌可长期不发生浸润，个别病例甚至可以自行消退

40. 下列选项中，不孕症时月经前 1~2 天子宫内膜的组织学形态不包括

A. 子宫内膜息肉
B. 间质不发育
C. 腺体分泌不佳
D. 分泌早期形态
E. 结核性子宫内膜炎

41. 下列关于子宫颈癌的叙述，错误的是

A. 在组织学上，大多数为鳞状细胞癌
B. 一般来源于移行带鳞状上皮
C. 其发病与 HPV 感染有关
D. 几乎所有的子宫颈鳞状细胞癌均来源于子宫颈上皮内瘤变
E. 早期即可发生血行转移

42. 下列关于睾丸腺瘤样瘤的叙述，正确的是

A. 来源于外胚层
B. 来源于胚胎生殖嵴
C. 是炎症后改变
D. 来源于卵黄囊的生殖细胞
E. 来源于间皮组织

43. 诊断侵袭性葡萄胎最可靠的依据是

A. 可见绒毛，其上皮细胞异型性大
B. 浸润子宫肌层
C. 常伴有出血、坏死，形成暗红色结节
D. 常形成广泛转移
E. 实质由异型增生的细胞滋养层细胞及合体细胞构成

44. 子宫内膜鳞状上皮化生不见于

A. 子宫内膜炎　　B. 子宫内膜样癌
C. 子宫内膜增生的腺体　　D. 长期接受雌激素治疗的子宫内膜腺体
E. 正常子宫内膜

45. 下列选项中，不是绒毛膜癌特征的是
A. 子宫肌层可见侵蚀的绒毛　　B. 呈暗红色、出血、坏死的肿块
C. 主要为血行转移　　D. 可伴有阴道结节出现
E. 可浸润至浆膜层

46. 下列关于睾丸性索间质肿瘤的叙述，错误的是
A. 睾丸性索间质肿瘤由胚胎时的原始生殖嵴发育而来
B. 通常可出现男性女性化体征
C. 睾丸可发生卵泡膜细胞瘤
D. 如果间质细胞瘤细胞异型性大、核分裂象多见，则可以诊断为恶性间质细胞瘤
E. 睾丸支持细胞瘤波形蛋白（vimentin）和细胞角蛋白（CK）常阳性

47. 下列关于葡萄胎的叙述，错误的是
A. 肉眼呈葡萄状物　　B. 绒毛间质血管丰富，且明显扩张
C. 主要分为部分及完全性葡萄胎　　D. 不易转移
E. 滋养层细胞不同程度增生

48. 下列关于子宫内膜增生的叙述，错误的是
A. 主要分为不伴非典型增生的增生与非典型增生
B. 复杂性增生可见鳞状上皮桑葚状化生
C. 单纯性增生伴非典型增生比较少见
D. 非典型增生几乎都表现为灶状
E. 复杂性增生腺体拥挤，间质减少或消失

49. 下列选项中，不是葡萄胎的特征的是
A. 绒毛间质血管扩张充血　　B. 绒毛间质血管消失
C. 不侵犯子宫深肌层　　D. 绒毛间质高度水肿
E. 滋养层细胞增生

50. 下列选项中，与医源性子宫内膜病变无关的是
A. 口服避孕药　　B. 外源性激素治疗
C. 自然分娩后胎盘残留继发感染　　D. 宫腔内放置节育器
E. 刮宫等所致子宫内膜变化

51. 下列选项中，与雌激素水平增高无关的子宫疾病是
A. 子宫体腺癌　　B. 子宫颈腺囊肿
C. 子宫平滑肌瘤　　D. 子宫内膜增生症

E. 子宫腺肌病

52. 下列关于精母细胞性精原细胞瘤的叙述，错误的是

A. 通常好发于老年人

B. 免疫组织化学染色 PLAP 通常阴性

C. 与隐睾、曲细精管内生殖细胞瘤无关

D. 只发生于睾丸，预后很好

E. 间质丰富有淋巴细胞浸润

53. 下列关于卵巢黏液性囊腺瘤的叙述，错误的是

A. 来源于卵巢的体腔上皮

B. 可见良性畸胎瘤结构

C. 囊壁上很少见乳头形成

D. 可以形成腹膜假黏液瘤

E. 呈多房性，囊内含黏稠液体，内壁光滑

54. 诊断慢性子宫内膜炎的重要指标是

A. 淋巴细胞浸润

B. 浆细胞浸润

C. 嗜酸性粒细胞浸润

D. 内膜表面鳞状上皮化生

E. 中性粒细胞浸润

55. 乳腺癌最常发生的部位是

A. 外上象限

B. 乳头部

C. 外下象限

D. 内下象限

E. 内上象限

56. 下列关于子宫内膜结核病的叙述，错误的是

A. 子宫内膜结核病是妇女不孕的主要原因之一

B. 较小或轻微的结核性病变易漏诊

C. 大多为血行播散所致

D. 腺腔内较多中性粒细胞渗出对结核病的诊断有提示意义

E. 患者大多有输卵管结核

57. 下列关于绒毛膜癌的叙述，错误的是

A. 50%继发于葡萄胎

B. 侵袭血管是其生物学特性

C. 常常浸润子宫肌层

D. 可见绒毛

E. 常常可引起组织出血、坏死

58. 下列关于前列腺癌的叙述，错误的是

A. 前列腺癌几乎都发生在外周区

B. 格利森（Gleason）评分 4+4 是低分化腺癌

C. 易浸润周围组织内且发生骨转移

D. 大多数为腺癌

E. 癌细胞 P504s 阳性，基底细胞 P63 阴性

59. 下列关于良性畸胎瘤的叙述，错误的是

A. 肉眼可见毛发、牙齿等
B. 囊壁上可见头节
C. 镜下可见有三个胚层的成分
D. 肿瘤易发生恶性变
E. 不成熟神经管成分常见于囊内头节附近

60. 当子宫内膜息肉中含有子宫内膜的腺体和间质，以及平滑肌纤维时，应当称为
A. 腺肌瘤性息肉
B. 萎缩性息肉
C. 增生性息肉
D. 功能性息肉
E. 子宫内膜增生

61. 乳腺导管内癌属于
A. 良性增生
B. 原位癌
C. 癌前病变
D. 浸润性癌
E. 炎症

62. 子宫内膜息肉间质的重要特点是
A. 间质细胞增生活跃
B. 炎症细胞浸润
C. 短梭形细胞
D. 含有丰富纤维化间质，而且含有大的厚壁血管
E. 间质丰富

63. 下列关于纤维囊性乳腺病的叙述，错误的是
A. 有腺泡及导管增生
B. 与雌激素过多有关
C. 乳腺小叶常被破坏
D. 纤维间质增生
E. 导管囊性扩张，可伴有大汗腺化生

64. 与典型睾丸精原细胞瘤相对应的卵巢肿瘤是
A. 卵巢颗粒细胞瘤
B. 畸胎瘤
C. 卵巢无性细胞瘤
D. 卵泡膜细胞瘤
E. 卵巢卵黄囊瘤

65. 下列关于前列腺良性增生的叙述，错误的是
A. 与前列腺癌无直接关系
B. 与雄激素和雌激素平衡失调有关
C. 5α-还原酶受体减少
D. 主要症状是进行性排尿困难
E. 增大的前列腺呈结节状，切面筛孔状

66. 下列肿瘤易发生腹腔和盆腔种植的是
A. 子宫颈癌
B. 子宫绒毛膜癌
C. 子宫内膜癌
D. 卵巢胚胎性癌
E. 卵巢浆液性囊腺癌

67. 诊断低级别子宫内膜间质肉瘤最具诊断价值的免疫标志物是

A. 雌激素受体（ER） B. CK
C. 孕激素受体（PR） D. 肌动蛋白（actin）
E. CD10

68. 侵袭性葡萄胎与绒毛膜癌的主要区别是
A. 上皮高度增生有异型性 B. 有出血坏死
C. 有绒毛 D. 侵犯肌层和血管
E. 有阴道转移结节

69. 子宫内膜间质肿瘤分为子宫内膜间质结节与子宫内膜间质肉瘤的分类依据是
A. 肿瘤体积 B. 核分裂象计数
C. 子宫外扩散情况 D. 边缘的类型
E. 是否侵犯淋巴管

70. 睾丸最常见的肿瘤是
A. 精原细胞瘤 B. 畸胎瘤
C. 胚胎性癌 D. 绒毛膜癌
E. 卵黄囊瘤

71. 慢性前列腺炎的主要病理变化是
A. 充血水肿 B. 嗜酸性粒细胞浸润
C. 脓肿形成 D. 淋巴细胞浸润，纤维组织增生
E. 大量中性粒细胞浸润

72. 下列关于精原细胞瘤的叙述，正确的是
A. 通常多发生于中青年，常累及双侧睾丸
B. 发生于隐睾的概率明显高于正常位睾丸
C. 一般为良性瘤，细胞无异型性
D. 肿瘤易突破睾丸白膜向周围浸润
E. 对放射治疗不敏感

73. 子宫癌肉瘤（子宫恶性米勒混合瘤）几乎总是发生于
A. 幼女 B. 育龄期女性
C. 青春期女性 D. 绝经后女性
E. 更年期女性

74. 前列腺增生症常发生在
A. 前叶 B. 后叶
C. 内区 D. 侧叶
E. 整个前列腺

75. 下列选项中，不是同源性子宫米勒管混合瘤成分的是

A. 横纹肌肉瘤　　B. 纤维肉瘤
C. 子宫内膜间质肉瘤　　D. 恶性纤维组织细胞瘤
E. 平滑肌肉瘤

76. 下列关于睾丸胚胎性癌的叙述，正确的是
A. 起源于原始生殖细胞的低度恶性肿瘤　　B. 发病年龄多在 50 岁以上
C. 以癌细胞形态结构的单一性为特征　　D. 睾丸肿大，肿瘤常局限于睾丸白膜内
E. 常可与其他生殖细胞肿瘤合并存在

77. 下列关于精囊腺癌的叙述，错误的是
A. 肿物位于前列腺后上方、膀胱底部
B. 可见于年轻人，也可见于老年人
C. 大多数患者由于不能彻底外科切除而预后不良
D. 所有的精囊腺癌与前列腺癌的组织学形态容易区分
E. 肿物可阻塞输尿管下段和尿道

78. 前列腺增生症的主要危害在于
A. 容易引起癌变　　B. 常常引起性功能障碍
C. 常常引起排尿障碍　　D. 常常引起内分泌紊乱
E. 以上都不是

79. 肉芽肿性前列腺炎不包括
A. 过敏性肉芽肿性前列腺炎　　B. 软斑
C. 真菌性前列腺炎　　D. 经尿道手术后的肉芽肿性前列腺炎
E. 慢性前列腺炎

80. 前列腺癌中最常见的是
A. 腺癌　　B. 鳞状细胞癌
C. 神经内分泌癌　　D. 小细胞癌
E. 移行细胞癌（尿路上皮癌）

81. 下列选项中，镜下形态有时非常类似乳腺叶状肿瘤的是
A. 子宫内膜间质肉瘤　　B. 米勒管腺肉瘤
C. 腺鳞癌　　D. 子宫内膜间质结节
E. 恶性米勒管混合瘤

82. 乳腺癌的起源部位主要是
A. 导管上皮　　B. 纤维腺瘤
C. 真皮汗腺上皮　　D. 纤维囊性乳腺病
E. 腺泡上皮

83. 下列选项中，不被认为是米勒管腺肉瘤对应的良性肿瘤的是

A. 乳头状腺纤维瘤
B. 子宫腺纤维瘤
C. 乳头状囊腺纤维瘤
D. 腺肌瘤
E. 平滑肌瘤

84. 前列腺癌的早期病灶多见于前列腺的
A. 前叶
B. 侧叶
C. 外周带
D. 中叶
E. 无确定部位

85. 下列选项中，是前列腺腺癌 Gleason 4 级的镜下表现的是
A. 较不规则大腺体背靠背密集
B. 实性癌细胞巢
C. 乳头状或疏松筛状，边缘清楚光滑
D. 浸润性生长的腺体或腺泡
E. 浸润性生长融合腺体，大型筛状腺体

86. 下列选项中，符合前列腺癌的特点的是
A. 早期前列腺体积均匀增大
B. 早期病灶大多位于前列腺中央带
C. 均有前列腺特异性抗原（PSA）增高
D. 分化好的腺癌镜下可见清楚的腺腔结构
E. 癌组织通常直接侵入直肠

87. 最有助于前列腺癌诊断的指标是
A. 酸性磷酸酶
B. 甲胎蛋白
C. 前列腺特异性抗原
D. 碱性磷酸酶
E. 癌胚抗原

88. 下列肿瘤中，预后最差的是
A. 前列腺癌
B. 精母细胞性精原细胞瘤
C. 胚胎性癌
D. 典型的精原细胞瘤
E. 畸胎瘤

89. 下列关于前列腺上皮内瘤变（PIN）的叙述，正确的是
A. 大多发生在移行区
B. 一般可以分为低级别、中级别和高级别 PIN
C. 低级别 PIN 属于癌前病变
D. 高级别 PIN 基底细胞缺失
E. 高级别 PIN 属于癌前病变，常伴发癌

90. 下列肿瘤中，不来自睾丸生殖细胞的是
A. 畸胎瘤
B. 卵黄囊瘤
C. 精原细胞瘤
D. 支持细胞瘤
E. 绒毛膜癌

91. 下列关于阴茎癌的叙述，错误的是
A. 常常发生在阴茎头部、包皮、冠状沟
B. 可以侵犯阴茎海绵体
C. 大多经过淋巴道转移
D. 与 HPV 感染有关

E. 大多为低分化鳞状细胞癌

92. 下列关于精原细胞瘤的叙述，错误的是

A. 一般为低度恶性肿瘤
B. 精母细胞性精原细胞瘤者预后较好
C. 肿瘤对放射治疗高度敏感
D. 睾丸通常能保持原来轮廓
E. 肿瘤间质常伴有中性粒细胞浸润

93. 下列选项中，属于癌前病变的是

A. 阴茎尖锐湿疣
B. 阴茎鲍恩（Bowen）病
C. 阴道腺病
D. 阴茎梭形细胞癌
E. 阴道葡萄状肉瘤

94. 阴茎癌的特点不包括

A. 一般发生于40岁以上的男性
B. 患者大多有包皮过长
C. 肉眼常呈菜花状或溃疡状
D. 在组织学上，以低分化鳞状细胞癌最多见
E. 转移发生较早，远处转移较少见

95. 诊断子宫腺肌病时，肌层内出现子宫内膜腺体及间质要超出基底层下至少

A. 2mm
B. 2.5mm
C. 3.5mm
D. 5mm
E. 6mm

96. 下列关于浆液性癌的说法，不正确的是

A. 核分裂象多
B. 恶性程度高
C. 预后差
D. 无浸润
E. 多为双侧

97. 下列选项中，不符合子宫平滑肌瘤的病理学特征的是

A. 可发生在子宫肌壁内、黏膜下或浆膜下
B. 肿物切面灰白色，编织状
C. 包膜完整
D. 可以单发或多发
E. 瘤细胞与正常的平滑肌细胞相似

98. 下列关于胚胎性癌的叙述，正确的是

A. 肿瘤起源于原始生殖细胞
B. 对放射治疗敏感
C. 组织结构均一
D. 恶性程度低，分化高
E. 以上均不是

99. 下列关于阴茎癌的叙述，错误的是

A. 大多数为角化型鳞状细胞癌
B. 原位癌可呈Bowen病或佩吉特（Paget）病形态

C. 阴茎癌最早转移的解剖学部位是腹股沟淋巴结
D. 浅表浸润性癌很少发生转移
E. 包皮切除可能促进癌症的发生

100. 下列关于精原细胞瘤的叙述，正确的是
A. 肿瘤起源于原始生殖细胞
B. 对放射治疗不敏感
C. 恶性程度很高，预后非常差
D. 组织结构多样
E. 以上均不是

101. 阴茎癌的发病因素不包括
A. 雄激素过高
B. 包皮垢
C. 不良个人卫生习惯
D. 包茎和包皮过长
E. HPV 感染

102. 最常引起卵巢克鲁肯贝格（Krukenberg）瘤的是
A. 肺癌
B. 乳腺癌
C. 胃癌
D. 结肠癌
E. 肝癌

103. 下列关于输卵管结核病理特点的叙述，正确的是
A. 女性生殖器结核中以输卵管结核占多数，大多为双侧性
B. 输卵管结核一般由子宫内膜结核蔓延而来
C. 均通过血行播散而来
D. 大部分都是由急性输卵管炎迁延而来
E. 为纤维素性坏死性肉芽肿性炎

104. 下列关于粉刺癌的说法，正确的是
A. 是分化好的乳腺浸润性导管癌
B. 是预后好的乳腺浸润性导管癌
C. 是一种早期浸润性乳腺癌
D. 坏死较多，不是真正的癌
E. 是一种乳腺导管原位癌

105. 下列选项中，不孕症最常见的原因的是
A. 较大的子宫肌壁间平滑肌瘤
B. 输卵管炎症
C. 卵巢囊肿
D. 子宫内膜异位症
E. 子宫颈原位癌

106. 在原发癌手术切除后，转移癌可以发生自发性消退的癌为
A. 卵巢囊腺癌
B. 子宫内膜癌
C. 绒毛膜癌
D. 阴茎癌
E. 胚胎性癌

107. 阴茎尖锐湿疣是感染哪型 HPV 所致

A. 6型、11型
B. 16型
C. 18型
D. 31型
E. 32型

108. 绒毛膜癌最常转移到
A. 阴道
B. 肺
C. 脑
D. 肠
E. 肝

109. 下列关于阴茎尖锐湿疣的叙述，错误的是
A. 大体上可见灰白色菜花状外生性细小乳头
B. 上皮可见角化不全
C. 较少数呈扁平斑块状
D. 真皮内一般可见慢性炎症细胞浸润
E. 上皮内散在皰温细胞

110. 下列选项中，属于癌前病变的乳腺疾病的是
A. 纤维腺瘤
B. 增生性纤维囊性变伴异型增生
C. 乳腺组织增生
D. 乳腺导管上皮大汗腺化生
E. 乳头的乳头状腺瘤

111. 下列选项中，阴茎鳞状细胞癌通过什么途径累及海绵体，侵犯淋巴管静脉
A. 血管间隙播散
B. 水平播散
C. 垂直生长播散
D. 沿阴茎筋膜播散
E. 沿尿路上皮播散

112. 女性生殖器官最常见的良性肿瘤是
A. 子宫平滑肌瘤
B. 葡萄胎
C. 卵巢浆液性囊腺瘤
D. 卵巢畸胎瘤
E. 卵巢黏液性囊腺瘤

113. 尖锐湿疣的镜下特点，不包括
A. 浅、中棘层呈现挖空细胞
B. 表皮突增宽延长，呈假上皮瘤样或乳头状瘤样增生
C. 真皮乳头层均质变
D. 真皮见中等量慢性炎症细胞浸润
E. 鳞状上皮呈乳头状增生，弥漫性角化不全

114. 慢性子宫颈炎的肉眼形态可呈红色糜烂状，其病变本质是
A. 黏膜缺损
B. 柱状上皮替代鳞状上皮
C. 腺上皮鳞状化生
D. 表面出血

E. 鳞状上皮层脱落消失

115. 女性外阴尖锐湿疣与 HPV 的哪型明显相关

A. 6 型、11 型
B. 16 型、18 型、33 型
C. 6 型、18 型
D. 11 型、16 型
E. 6 型、16 型

116. 良恶性葡萄胎的不同点在于

A. 滋养层细胞增生
B. 出血坏死
C. 侵犯子宫肌层
D. 可见胎盘绒毛组织
E. 绒毛间质血管消失

117. 输卵管黏膜出现蜕膜样变，最可能是

A. 输卵管炎
B. 输卵管妊娠
C. 上皮性肿瘤
D. 间质肿瘤
E. 生殖细胞肿瘤

118. 子宫颈癌好发部位及组织起源是

A. 子宫颈阴道部鳞状上皮
B. 子宫颈外口柱状上皮
C. 子宫颈管腺体
D. 子宫颈内口柱状上皮
E. 子宫颈上皮移行带

119. 下列选项中，不符合外阴鳞状上皮增生症（增生性营养不良）特点的是

A. 外阴瘙痒，见界限清楚的白色、散在性斑片
B. 鳞状上皮假上皮瘤样增生，无异型
C. 鳞状上皮增生、变厚
D. 真皮浅层有少量淋巴细胞浸润
E. 真皮乳头层均质透明变性带

120. 下列选项中，不是子宫颈癌病理形态学特征的是

A. 碘溶液染料显红棕色
B. 触之易出血
C. 外观呈乳头状或形成溃疡
D. 鳞癌多见
E. 黄色恶臭液

121. 前庭大腺囊肿多位于

A. 前庭部或小阴唇内侧
B. 大阴唇后半部
C. 小阴唇外侧或阴蒂两旁
D. 大阴唇前半部
E. 阴道前庭间、尿道口周围

122. 与葡萄胎相比，侵袭性葡萄胎的特征主要是

A. 出血坏死明显
B. 水泡状绒毛常侵入子宫肌层
C. 可见水疱状绒毛
D. 绒毛间质血管消失

E. 滋养细胞增生

123. 下列关于阴道腺病的叙述，错误的是

A. 大体上表现为红色颗粒状斑块

B. 其常见症状为黏液性分泌物过多

C. 一般伴有慢性炎症和鳞状上皮化生

D. 阴道侧壁深层出现小的单一导管，内衬单层立方上皮，腺腔内可见嗜酸性分泌物

E. 阴道黏膜由鳞状上皮部分或全部变为子宫颈内膜型腺上皮

124. 绒毛膜癌与葡萄胎和侵袭性葡萄胎的最大区别在于

A. 滋养细胞增生

B. 浸润性

C. 血、尿人绒毛膜促性腺激素（hCG）阳性

D. 远处转移灶

E. 发生于妊娠妇女

125. 外阴囊肿的常见类型不包括

A. 尿道旁腺囊肿　　B. 黏液囊肿

C. 前庭大腺囊肿　　D. 皮脂腺囊肿

E. 表皮包涵囊肿

126. 最常见的原始生殖细胞肿瘤是

A. 卵巢无性细胞瘤　　B. 成熟畸胎瘤

C. 卵黄囊瘤　　D. 未成熟畸胎瘤

E. 胚胎性癌

127. 下列选项中，不是感染性阴道炎的是

A. 非特异性阴道炎　　B. 萎缩性阴道炎

C. 脱屑性阴道炎　　D. 滴虫阴道炎

E. 真菌性阴道炎

128. 下列关于乳腺粉刺癌的叙述，错误的是

A. 好发于乳腺中央部位

B. 属于导管内原位癌

C. 镜下，癌细胞呈实性排列，中央有坏死是其特征性改变

D. 乳腺粉刺癌也叫粉刺性管内癌，是乳腺癌病例中细胞异型性现象

E. 易发生腋窝淋巴结转移

129. 兼性厌氧菌过度生长引起细菌性阴道炎时，涂片中具有重要诊断价值的细胞是

A. 线索细胞　　B. Paget 细胞

C. 鲍温细胞　　D. 挖空细胞

E. 鬼影细胞

130. 乳腺癌最常见的病理组织学类型是

A. 浸润性导管癌
B. 胶样癌
C. 浸润性小叶癌
D. 髓样癌
E. 鳞状细胞癌

131. 阴道癌中最常见的组织学类型为

A. 非角化型鳞状细胞癌
B. 透明细胞癌
C. 腺鳞癌
D. 角化鳞状细胞癌
E. 腺癌

132. 乳腺癌的分期标准主要根据肿块大小及转移范围，Ⅱ期乳腺癌的肿块直径一般为

A. 2cm
B. >10cm
C. 2~5cm
D. <3cm
E. >4cm

133. 阴道鳞状细胞癌一般发生于

A. 阴道前壁上 1/3 段
B. 阴道前壁下 1/3 段
C. 阴道后壁下 1/3 段
D. 阴道后壁上 1/3 段
E. 阴道后壁中段

134. 卵巢肿瘤最常起源于

A. 间叶组织
B. 性索
C. 生殖细胞
D. 被膜组织
E. 上皮组织

135. 阴道腺癌的可能来源不包括

A. 残留中肾管
B. 残留副中肾管
C. 异位子宫内膜
D. 腺病
E. 阴道鳞状上皮

136. 未成熟畸胎瘤与成熟畸胎瘤的主要区别是

A. 肿瘤为实体性
B. 常伴有出血坏死
C. 发生在卵巢
D. 出现不成熟的神经管成分
E. 三个胚层组织都存在

137. 阴道上皮内瘤变是

A. 炎症性病变
B. 恶性上皮性肿瘤
C. 癌前病变
D. 良性上皮性肿瘤
E. 间叶肿瘤

138. 葡萄胎超声检查的特征表现是

A. 可见多发性小肿块影
B. 密集不均匀的光点如落雪状
C. 子宫壁有侵袭胎块
D. 子宫壁多发性囊性肿块
E. 可见边界不规则的肿块阴影

139. 阴道鳞状细胞癌最常见的症状为
A. 盆腔疼痛
B. 瘙痒
C. 阴道出血
D. 阴道排液
E. 异物感

140. 早期子宫颈癌较典型的临床表现
A. 接触性出血
B. 子宫功能性出血
C. 白带增多
D. 白带过多，有腥臭
E. 下腹部、腰肌部疼痛

141. 子宫颈癌的癌前病变是
A. 子宫颈上皮鳞状化生
B. 腺体潴留性囊肿
C. 子宫颈息肉
D. 子宫颈上皮异型增生
E. 子宫颈肥厚

142. 葡萄胎的诊断依据是
A. 阴道无痛性流
B. 宫腔内充满大小不一的水泡
C. 子宫体积增大
D. 血和尿中 hCG 含量升高
E. 胎心音消失

143. 阴道葡萄状肉瘤是
A. 胚胎性癌
B. 平滑肌肉瘤
C. 血管肉瘤
D. 横纹肌肉瘤
E. 无性细胞瘤

144. 下列关于部分性葡萄胎特点的叙述，错误的是
A. 细胞核型为双倍体
B. 可含胎儿成分
C. 具有正常绒毛
D. 无不典型增生
E. 不易发展为绒癌

145. 对诊断阴道葡萄状肉瘤最具有诊断意义的是
A. 病变发生于幼女
B. 紧邻上皮表面的线形排列的“环形层”
C. 肿瘤组织呈葡萄样外观充满阴道
D. 镜检可见未分化的圆形或梭形细胞
E. 黏液样、水肿状疏松的结缔组织

146. 完全性葡萄胎的特点不包括
A. 细胞核型为双倍体
B. 可含胎儿成分
C. 有不典型增生
D. 滋养层细胞增生

E. 部分可发展为绒癌

147. 下列选项中，不属于慢性子宫颈炎常见的继发病变的是

A. 子宫颈息肉
B. 子宫颈糜烂
C. 子宫颈癌
D. 子宫颈腺囊肿
E. 子宫颈肥大

148. 下列选项中，不能引起血和尿中 hCG 含量升高的情况是

A. 妊娠妇女
B. 葡萄胎
C. 子宫颈癌
D. 绒毛膜癌
E. 侵袭性葡萄胎

149. 真菌性子宫颈炎的病原体常是

A. 新型隐球菌
B. 白念珠菌
C. 黄曲霉菌
D. 荚膜组织胞浆菌
E. 毛霉菌

150. 下列组合中，错误的是

A. 乳腺癌——橘皮样外观
B. 畸胎瘤——畸形胎
C. 卵巢囊腺癌——血性腹水
D. 子宫颈鳞状细胞癌——脱落细胞学检查阳性
E. 绒癌——经血行转移至肺部

151. 临床上常见的子宫颈糜烂是

A. 子宫颈鳞状上皮因炎症或损伤而坏死、脱落，形成表浅的缺损
B. 子宫颈黏膜的腺腔被黏液或化生的鳞状上皮堵塞使黏液潴留，腺体扩大
C. 子宫颈黏膜腺体和间质纤维结缔组织呈局限性增生
D. 子宫颈鳞状上皮假上皮瘤样增生
E. 子宫颈管内柱状上皮外移取代受损伤的子宫颈阴道部的鳞状上皮

152. 绒毛膜癌的病理特点不包括

A. 滋养层上皮细胞增生
B. 肿块中大量出血
C. 易发生血行播散
D. 有绒毛结构
E. 肿块有坏死

153. 子宫颈上皮内瘤变做醋酸白试验时，病变处接触醋酸后变为

A. 白色
B. 黄色
C. 红色
D. 蓝色
E. 黑色

154. 下列关于卵巢囊腺癌的病理特点，错误的是

A. 肿瘤实体区内可见出血、坏死　　B. 囊腔内乳头较多
C. 肿瘤为腺癌结构　　D. 常伴有癌性腹水
E. 超声表现为边缘清楚光滑的肿块

155. 下列关于子宫颈上皮内病变的叙述，错误的是
A. 发生子宫颈上皮内病变的风险与性伙伴的数目及 HPV 感染情况密切相关
B. 子宫颈液基细胞检查可发现其早期病变
C. 子宫颈上皮内病变属于癌前病变
D. 高级别子宫颈上皮内病变不包括原位癌
E. 低级别子宫颈上皮内病变可自然消退

156. 乳腺癌的发病因素不包括
A. 外伤　　B. 不育
C. 雌激素水平高　　D. 吸烟
E. 家族史

157. 绝经后老年女性子宫颈发生的下列哪种病变最易误诊为高级别子宫颈上皮内病变
A. 输卵管上皮化生　　B. 鳞状上皮化生
C. 移行上皮化生　　D. 柱状上皮乳头状增生
E. 鳞状上皮假上皮瘤样增生

158. 因雌激素水平较高而引起的疾病不包括
A. 绒毛膜癌　　B. 子宫平滑肌瘤
C. 子宫体腺癌　　D. 乳腺纤维腺瘤
E. 乳腺癌

159. 子宫颈上皮内病变的标志物是
A. P16　　B. Ki-67
C. P53　　D. 增殖细胞核抗原（PCNA）
E. CK

160. 下列选项中，提示乳腺癌预后不良的因素不包括
A. 原发灶>5cm　　B. 肿瘤侵及皮肤
C. 雌、孕激素受体表达阳性　　D. 淋巴结转移
E. *HER*2 基因扩增

161. 子宫颈癌 TNM 分期中 $T_{3a}$指的是
A. 肿瘤浸润至骨盆壁，或者导致肾积水或肾无功能
B. 局限子宫颈的临床可见病变
C. 肿瘤浸润至膀胱黏膜或直肠黏膜，或者浸润超出真骨盆以外
D. 肿瘤浸润至阴道下 1/3，未浸润至骨盆壁

E. 肿瘤浸润至子宫外，但未达骨盆壁或阴道下1/3

162. 前列腺癌患者实验室检查通常可发现下列哪一项指标增高
A. 癌胚抗原（CEA）
B. PSA
C. 甲胎蛋白（AFP）
D. 糖类抗原125（CA125）
E. hCG

163. CIN合并哪型HPV感染时，恶变倾向较高
A. 6型、18型
B. 16型、18型、33型
C. 6型、16型
D. 11型、16型
E. 6型、11型

164. 乳腺癌患者有*HER*2基因扩增时，可接受
A. 化学治疗
B. 放射治疗
C. 内分泌治疗
D. 靶向治疗
E. 生物治疗

165. 下列选项中，不包含在子宫颈非特异鳞状细胞癌的组织分型中的是
A. 角化型鳞状细胞癌
B. 基底细胞样鳞状细胞癌
C. 非角化型鳞状细胞癌
D. 疣状及湿疣状鳞状细胞癌
E. 腺样型鳞状细胞癌

166. 子宫腺肌病主要的病理学特征是
A. 子宫体积增大
B. 子宫内膜增生
C. 子宫肌壁内形成平滑肌增生的结节
D. 子宫内膜腺体出现于其他器官的肌层内
E. 子宫肌壁内出现子宫内膜及腺体

167. 下列关于子宫颈微偏型腺癌的叙述，错误的是
A. 组织学形态比较温和，易漏诊
B. 呈内生性侵袭性生长，可早期转移
C. 增生腺体位于子宫颈较深处
D. 子宫颈常超常肥大或结节状，质硬
E. 患者常有阴道不规则出血、阴道血性排泄物、接触性出血症状

168. 子宫内膜腺上皮的核下空泡出现在月经周期的
A. 第11~14天
B. 第20~23天
C. 第24~28天
D. 第15~19天
E. 第20~25天

169. 目前发病率居于女性恶性肿瘤第一位的是
A. 绒毛膜癌
B. 乳腺癌
C. 卵巢未成熟畸胎瘤
D. 子宫颈癌

E. 子宫内膜癌

170. 下列关于原发性输卵管癌的叙述，错误的是
   A. 卵巢与输卵管发生同类型癌，多原发于卵巢
   B. 通常始发于输卵管黏膜层
   C. 早期由浆膜层侵入管壁
   D. 诊断时需要除外转移性癌
   E. 一般多发生在壶腹部，常为单侧

171. 更年期妇女的卵巢功能衰退，主要是由下列哪种激素减少引起的
   A. 黄体生成素　　B. 卵泡刺激素
   C. 孕激素　　D. 雌激素
   E. 促性腺激素释放激素

172. 卵巢浆液性癌的病理特点不包括
   A. 间质浸润灶直径不超过 5mm　　B. 多见核分裂象
   C. 细胞异型性明显　　D. 乳头分支多而复杂
   E. 常可见砂粒体

173. 更年期常起始于
   A. 35 岁后　　B. 40 岁后
   C. 45 岁后　　D. 50 岁后
   E. 55 岁后

174. 下列关于更年期的叙述，错误的是
   A. 子宫内膜可呈增殖形态
   B. 更年期妇女的卵巢功能已经减退
   C. 由于孕激素生成减少，对月经周期的调节失常，从而出现月经周期频繁或不规则
   D. 更年期指的是妇女绝经前的月经紊乱时期
   E. 病理状态时可出现子宫内膜增生和非典型增生

175. 卵巢肿瘤 TNM 分期中的 $T_{1a}$期主要指的是
   A. 肿瘤仅限于一侧卵巢，被膜完整，卵巢表面无肿瘤，腹水或腹腔冲洗液中未见恶性细胞
   B. 肿瘤蔓延、子宫种植和/或输卵管种植；腹水和腹腔冲洗液中无恶性细胞
   C. 肿瘤仅限于一侧或双侧卵巢，伴有下列任何一种情况：被膜破裂，卵巢表面有肿瘤，腹水或腹腔冲洗液中有恶性细胞
   D. 肿瘤仅限于双侧卵巢，被膜完整，卵巢表面无肿瘤，腹水或腹腔冲洗液中未见恶性细胞
   E. 肿瘤蔓延至其他盆腔组织，腹水和腹腔冲洗液中无恶性细胞

176. 下列选项中，不是急性生殖器炎症后病变的是
A. 慢性输卵管卵巢炎
B. 输卵管卵巢积脓
C. 慢性盆腔结缔组织炎
D. 卵巢子宫内膜异位症
E. 输卵管积水

177. 内胚窦小体常见于
A. 胚胎性癌
B. 支持-间质细胞瘤
C. 颗粒细胞瘤
D. 无性细胞瘤
E. 卵黄囊瘤

178. 下列关于两性母细胞瘤的叙述，错误的是
A. 兼有颗粒细胞瘤和支持-间质细胞瘤两种成分
B. 必须有间质细胞成分
C. 颗粒细胞瘤可为成人型
D. 这种肿瘤十分罕见
E. 颗粒细胞瘤可为幼年型

179. 卵巢生殖细胞肿瘤中最常见的是
A. 胚胎性癌
B. 成熟囊性畸胎瘤
C. 未成熟畸胎瘤
D. 无性细胞瘤
E. 卵黄囊瘤

180. Krukenberg 瘤指的是
A. 卵巢黏液性囊腺瘤恶变
B. 卵巢转移性子宫内膜癌
C. 卵巢腺癌广泛转移
D. 卵巢转移性黏液癌
E. 卵巢乳头状腺癌

181. 子宫颈癌多开始发生于
A. 子宫颈前唇近阴道部
B. 子宫颈外口上皮移行区
C. 子宫颈管
D. 子宫颈内口
E. 子宫颈后唇分泌物浸渍处

182. 下列选项中，哪种胎盘肿瘤细胞常浸润血管壁，致局灶出血坏死，管壁可消失，纤维蛋白样物在血管壁和肌层内沉积
A. 完全性葡萄胎
B. 侵袭性葡萄胎
C. 绒毛膜癌
D. 胎盘部位滋养细胞肿瘤
E. 部分性葡萄胎

183. Reinke 类晶体见于
A. 支持细胞瘤
B. 硬化性间质瘤
C. 卵泡膜细胞瘤
D. 颗粒细胞瘤

E. 间质细胞瘤

184. 子宫内膜异位症最常见的部位是

A. 阴道
B. 卵巢
C. 输卵管
D. 子宫肌壁
E. 子宫韧带

185. 在子宫颈癌中，下列哪种类型对放射线最敏感

A. 高分化鳞癌
B. 中分化鳞癌
C. 低分化鳞癌
D. 腺鳞癌
E. 腺癌

186. 子宫内膜癌的镜下表现为

A. 子宫深肌层内见异型细胞
B. 子宫深肌层内见退行性绒毛
C. 子宫深肌层内见子宫内膜腺体及间质
D. 肿瘤均侵犯子宫肌层
E. 子宫深肌层内见异型性滋养层细胞

187. 若子宫颈糜烂伴有单层扁平上皮组织转化，则提示

A. 癌变
B. 癌前病变
C. 重度不典型增生
D. 糜烂愈合过程
E. 轻度不典型增生

188. 由上皮和间质共同增生形成的有包膜的乳腺良性肿瘤是

A. 导管内乳头状瘤
B. 纤维囊性改变
C. 导管扩张症
D. 腺病
E. 纤维腺瘤

189. 乳腺肿瘤中一般不形成明显包块的是

A. 纤维腺瘤
B. 浸润性导管癌
C. 髓样癌
D. 小叶原位癌
E. 叶状肿瘤

190. 乳腺纤维腺瘤的特点主要是

A. 容易发生恶变
B. 由腺上皮与纤维组织共同构成肿瘤实质
C. 分叶状外观
D. 肿瘤实质无腺腔形成
E. 包膜不完整，切除后易复发

191. 乳腺纤维囊性病引起的改变不包括

A. 乳腺肿块
B. 导管乳头状瘤形成
C. 乳房周期性疼痛
D. 乳腺间质纤维化

E. 导管上皮的大汗腺化生

192. 若青春期男性双侧乳腺均增大，则首先应考虑

A. 乳腺结核病
B. 乳腺浸润性癌
C. 乳腺肉芽肿性小叶性乳腺炎
D. 乳腺结节病
E. 男性乳腺发育

193. 哺乳期乳腺内发现包膜完整的结节，镜检可见密集排列的小腺管，小管间有少量间质成分分隔，腺上皮有广泛分泌改变，其病理诊断应为

A. 管状腺瘤
B. 导管腺瘤
C. 多形性腺瘤
D. 大汗腺腺瘤
E. 泌乳腺瘤

194. 乳腺巨大纤维腺瘤通常应当与下列哪种疾病鉴别

A. 单纯性腺病
B. 泌乳腺瘤
C. 盲管性腺病
D. 叶状肿瘤
E. 管状腺瘤

195. 乳头鲜红色血性溢液大多见于

A. 导管内癌
B. 乳腺积乳囊肿
C. 乳腺纤维囊性病
D. 急性乳腺炎
E. 导管内乳头状瘤

196. 临床常见的子宫颈糜烂主要是指

A. 子宫颈表面出血
B. 子宫颈损伤的鳞状上皮被子宫颈管柱状上皮外移取代
C. 子宫颈表面的浅溃疡
D. 腺上皮发生鳞状化生
E. 子宫颈柱状上皮被鳞状上皮所取代

197. 最常见的前列腺癌是

A. 黏液腺癌
B. 移行细胞癌
C. 透明细胞癌
D. 鳞状细胞癌
E. 腺癌

198. 下列关于乳腺导管扩张症的叙述，错误的是

A. 大多见于绝经期妇女
B. 乳头溢液或者乳晕下肿物，局部皮肤通常可呈橘皮样外观
C. 肉眼可见大导管扩张，可挤出奶黄色牙膏状物
D. 大多合并 Paget 病
E. 晚期病变纤维化，导管狭窄或闭塞

199. 卵巢类癌时有些病例表现为严重的便秘，可能是分泌哪种激素所致
A. 酪酪肽
B. 降钙素
C. 高糖素
D. 5-羟色胺
E. 胃泌素

200. 下列关于卵巢高血钙型小细胞癌的叙述，错误的是
A. 卵巢高血钙型小细胞癌是一种高度恶性肿瘤，几乎总是双侧性
B. 一般发生于老年女性，几乎总是双侧性
C. 2/3 的肿瘤伴高钙血症，后者在摘除肿瘤后可自行消退
D. 这种肿瘤的 DNA 为二倍体
E. 在镜下为小而紧密排列的癌细胞弥漫性增生，胞质少，核小，可存在滤泡样结构

201. 乳腺导管内癌的主要特点是
A. 癌细胞位于导管基底膜内
B. 大多发生坏死
C. 易发生淋巴道转移
D. 不发生转移
E. 以上都不是

202. 下列关于乳腺粉刺癌的叙述，正确的是
A. 乳腺粉刺癌是乳头皮肤发生的癌
B. 乳腺粉刺癌是导管原位癌
C. 乳腺粉刺癌是小叶原位癌
D. 乳腺粉刺癌是早期浸润癌
E. 乳腺粉刺癌是小叶浸润癌

203. 下列选项中，不属于卵巢畸胎瘤的是
A. 卵巢甲状腺肿
B. 未成熟畸胎瘤
C. 卵巢甲状腺肿类癌
D. 胚胎性癌
E. 卵巢类癌

204. 下列关于子宫颈上皮非典型增生的叙述，错误的是
A. 重度非典型增生和原位癌没有明显界限
B. 非典型增生如合并感染 HPV-16、HPV-18、HPV-33，易发生恶变
C. 其好发部位是鳞、柱状细胞交界带
D. 细胞来源为移行带柱状上皮、腺上皮鳞状化生
E. 子宫颈浸润癌的形成并非均通过上皮非典型增生、原位癌、浸润癌发展的过程

205. 子宫内膜异位症最多见的部位是
A. 子宫腺肌病
B. 卵巢
C. 阴道
D. 直肠子宫陷凹
E. 盆腔淋巴结

206. 子宫内膜混合性腺癌 I 型主要是指
A. 腺癌伴鳞状分化
B. 子宫内膜样癌与黏液腺癌

C. 黏液腺癌与透明细胞癌
D. 内膜样癌与浆液性癌
E. 浆液性癌与透明细胞癌

207. 乳腺癌多发生于哪个时期
A. 青春期
B. 生育期
C. 哺乳期
D. 绝经期
E. 老年期

208. 子宫颈原位癌与不典型增生的鉴别主要在于原位癌
A. 细胞具有异型性
B. 增生细胞表层为不全角化层
C. 累及上皮全层
D. 细胞增生活跃、层数增多
E. 细胞排列极向消失

209. 侵蚀性葡萄胎与良性葡萄胎的主要不同点是
A. 可见胎盘绒毛间质水肿、增大
B. 间质血管消失
C. 滋养层细胞增生，具有异型性
D. 绒毛侵犯子宫壁深肌层
E. 绒毛结构消失

210. 子宫颈微小浸润性鳞状细胞癌是指
A. 癌细胞局限于上皮内，未突破基底膜
B. 癌细胞突破基底膜，向固有层间质浸润，浸润深度不超过基底膜下 4mm
C. 癌细胞突破基底膜，向固有层间质浸润，浸润深度不超过基底膜下 5mm
D. 癌细胞突破基底膜，向固有层间质浸润，浸润深度不超过基底膜下 9mm
E. 癌细胞局限于下皮内，突破基底膜

211. 下列关于卵巢黏液性囊腺癌的叙述，正确的是
A. 卵巢黏液性囊腺癌是卵巢最常见的肿瘤
B. 上皮细胞可以形成复杂的腺体和乳头结构
C. 没有间质破坏，可见砂粒体
D. 预后比浆液性囊腺癌差
E. 癌细胞胞质内黏液通常不明显

212. 下列选项中，哪种肿瘤的瘤细胞核中可见核沟，呈咖啡豆样外观
A. 卵巢无性细胞瘤
B. 卵巢颗粒细胞瘤
C. 卵巢支持间质细胞瘤
D. 卵泡膜细胞瘤
E. 卵黄囊瘤

213. 小叶原位癌通常免疫组织化学染色显示为
A. 34βE12 阳性、上皮钙黏素（E-cadherin）阴性、CK5/6 阴性、p120 细胞质阳性
B. 34βE12 阳性、E-cadherin 阴性、CK5/6 阴性、p120 细胞膜阳性
C. 34βE12 阴性、E-cadherin 阴性、CK5/6 阳性、p120 细胞质阳性

D. 34βE12 阴性、E-cadherin 阳性、CK5/6 阳性、p120 细胞膜阳性

E. 34βE12 阳性、E-cadherin 阳性、CK5/6 阴性、p120 细胞质阳性

## 二、A2 型题

1. 患者，女性，44 岁。阴道不规则出血 3 个多月。阴道镜检查可见子宫颈糜烂，表面出血坏死。最可能的诊断是

A. 子宫颈糜烂　　B. 子宫颈息肉

C. 子宫颈癌　　D. 子宫颈肥大

E. 子宫颈囊肿

2. 患者，女性，31 岁。婚后 4 年不孕。近 2 年月经量少，近 3 个月闭经，经常低热。妇科检查见子宫小，双侧宫旁组织增厚，左侧有 2.5cm×2.0cm×3.0cm 肿物，轻压痛（+），红细胞沉降率 28mm/h，取子宫内膜时感宫腔不规则，刮出组织较少，子宫输卵管碘油造影示输卵管不通，可见串珠样改变。则该患者最可能诊断为

A. 化脓性输卵管炎　　B. 慢性盆腔炎

C. 生殖器结核　　D. 子宫内膜异位症

E. 宫腔粘连

3. 患者，女性，50 岁。白带量多、有异味。检查示子宫颈粗糙，取子宫颈组织活检，显微镜下所见如右图所示，则该患者最可能诊断为

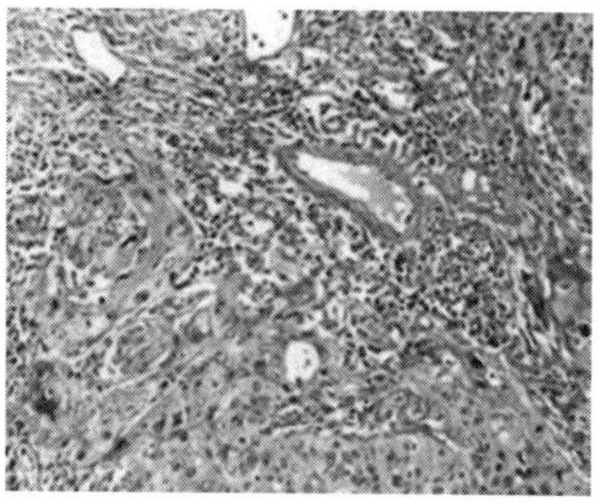

A. CINⅡ级

B. CINⅢ级

C. 子宫颈腺癌

D. 原位癌

E. 子宫颈浸润性鳞状细胞癌

4. 患者，女性，39 岁。左下腹发现包块 3 个月，手术中见左侧卵巢区有一囊性肿物，囊内充满毛发、油脂。则该肿物最可能的诊断为

A. 无性细胞瘤　　B. 囊腺癌

C. 成熟囊性畸胎瘤　　D. 囊腺瘤

E. 未成熟畸胎瘤

5. 患者，女性，44 岁。主诉有阴道不规则流血及分泌物带血等症状，妇科检查可见子宫颈稍肥厚，病理学检查为鳞状细胞癌。子宫颈癌根治术。光镜检查见部分癌细胞已突破基底膜向下浸润达 2cm。分析其属于哪一型

A. 外生菜花型癌　　B. 早期浸润癌

C. 内生浸润型癌　　D. 原位癌

E. 溃疡型癌

6. 患者，女性，52 岁。左卵巢表面充满水螅样的赘生物，镜检可见这种赘生物由浆液性交界性肿瘤纤细的乳头构成，未见浸润，该患者最合适的诊断是
   A. 表面原位浆液性乳头状腺癌
   B. 浆液性交界性腺纤维瘤
   C. 浆液性交界性囊腺瘤
   D. 交界性乳头状囊性瘤
   E. 表面浆液性交界性乳头状瘤
7. 患者，女性，64 岁。腹痛，腹部包块；左卵巢见直径 18cm 实性肿物。镜检可见浸润性鳞状细胞癌样成分，有少许交界性布伦纳（Brenner）瘤成分，该患者最可能诊断为
   A. 移行细胞癌
   B. 恶性 Brenner 瘤
   C. 米勒管混合瘤
   D. 交界性 Brenner 瘤
   E. 鳞状细胞癌
8. 患者，女性，27 岁。停经 3 个月，阴道排出子宫腔形状、中空的蜕膜组织，该患者最可能诊断为
   A. 宫内妊娠
   B. 子宫内膜癌
   C. 子宫内膜炎
   D. 宫外妊娠
   E. 子宫内膜息肉
9. 患儿，男性，3 岁。1 个月前发现阴囊有肿块，血 AFP 阳性、hCG 阴性。切除右侧睾丸，可见睾丸内有一大小约 3cm×2cm×2cm 的肿块，实性，质地软，切面灰红。镜检可见肿瘤由疏松网状结构伴有蜂窝样微囊组成，囊壁内衬扁平、多形的间皮样细胞，核染色质较多，核分裂易见，并可见内胚窦小体，如右图所示。该患儿最可能诊断为

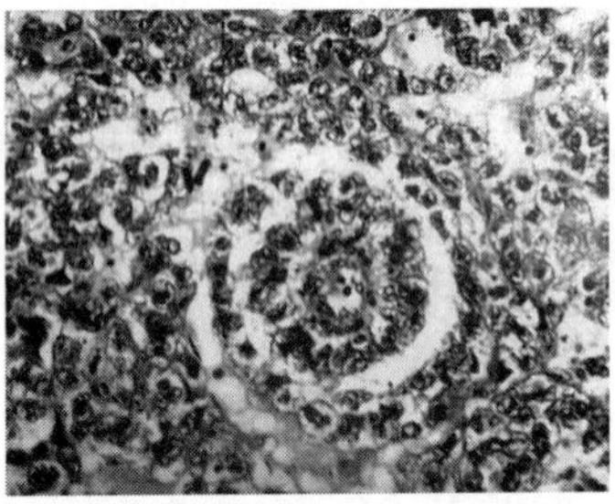

   A. 睾丸卵黄囊瘤
   B. 睾丸胚胎性癌
   C. 绒毛膜上皮癌
   D. 睾丸精原细胞瘤
   E. 睾丸结核
10. 患者，男，63 岁，阴茎头部可见一有光泽红色斑块，指甲大小，略隆起于皮肤。在显微镜下，可见鳞状上皮增生，细胞极向消失，全层细胞有异型性，局部见单个细胞角化不良和病理性核分裂象，该患者最可能的诊断为
   A. 红斑增生病
   B. 疣状癌
   C. 脂溢性角化症
   D. 阴茎癌
   E. 尖锐湿疣
11. 患者，女性，54 岁。阴道不规则流血，超声显像见子宫浆膜下、肌壁和黏膜有多个大小

不等结节，则该患者最可能诊断为

A. 子宫内膜癌　　B. 绒毛膜癌

C. 侵蚀性葡萄胎　　D. 子宫内膜异位症

E. 子宫平滑肌瘤

12. 患者，男性，71 岁。龟头处见一菜花样肿物，表面破溃。在显微镜下，可见鳞状上皮增生，结构破坏极向消失，真皮层内有多处癌细胞巢，可见细胞间桥和角化珠，该患者最可能的诊断为

A. 基底细胞癌　　B. Bowen 病

C. 角化型鳞状细胞癌　　D. 尖锐湿疣

E. 汗腺腺瘤

13. 患者，男性，52 岁。前列腺穿刺活检标本中可见导管上皮筛状增生，细胞明显异型，浓染，核大，可见核仁，基底细胞不同程度缺失，但基底膜完整。该患者最可能的诊断为

A. 低级别 PIN　　B. 前列腺癌

C. 高级别 PIN　　D. 前列腺良性增生

E. 前列腺炎

14. 患者，女性，30 岁。左乳腺肿块，钼靶射线检查未见异常，镜检可见导管上皮增生，形成大小不等、形状不规则的网孔状或者裂隙状次级管腔，腔面不整齐，于导管周围呈边窗样分布，上皮细胞呈流水样排列，免疫组织化学 CK5/6、CK34、Be12 阳性。该患者最可能的诊断为

A. 乳腺普通型增生（UDH）　　B. 导管内癌（DCIS）

C. 乳腺不典型增生（ADH）　　D. 小叶原位癌（LCIS）

E. 浸润性导管癌（IDC）

15. 患儿，男，10 岁。右阴囊肿大 2 年，晨起变小，活动后增大。查体：右阴囊肿大，可触及囊性感，挤压时缩小，缩小时可触到睾丸。该患儿应当诊断为

A. 右斜疝　　B. 右精索鞘膜积液

C. 右睾丸鞘膜积液　　D. 右睾丸交通性鞘膜积液

E. 右精索静脉曲张

16. 患者，男性，32 岁。睾丸旁触及一肿物，直径 1cm，缓慢生长，界限清楚，并无包膜。镜检可见肿瘤由上皮细胞和间质成分组成，间质以纤维成分为主，上皮细胞呈立方或扁平，排列成脉管样。该患者应当诊断为

A. 睾丸结核　　B. 腺瘤样瘤

C. 附睾腺癌　　D. 精原细胞瘤

E. 间质细胞瘤

17. 患者，女性，26 岁。左腋窝处发现一结节状肿物 2 年，质地较软，核桃大小，经期有胀

痛。下列选项中，符合该患者疾病的诊断是

A. 乳腺癌淋巴结转移 B. 淋巴结结核

C. 副乳腺 D. 副乳腺癌

E. 乳腺纤维囊性病

18. 患者，女性，60 岁。乳腺发现一肿块，病理检查可见肿瘤界限清楚，切面鱼肉样。肿瘤细胞分化差，核明显多形性，瘤细胞呈合体样；间质较少，见大量淋巴细胞浸润，则此患者的肿瘤最可能的诊断是

A. 浸润性导管癌 B. 导管内原位癌

C. 浸润性小叶癌 D. 黏液样癌

E. 伴髓样癌特征的乳腺癌

19. 患者，女，37 岁，左乳头红肿触痛半个月有余，溢乳 6 天。乳晕下触及边界不清硬结，切除左乳送检，大体可见乳头乳晕下区数条输乳管扩张扭曲，管腔扩张，直径 1~2cm，管腔内充满棕黄色糊状物，管周有灰白色纤维性厚壁；镜检可见乳腺小叶间质内出现扩张的导管，管腔内见脱落上皮细胞及脂质分泌物，导管周围纤维组织增生并伴有淋巴细胞浸润，镜检如右图所示，则该患者最可能诊断为

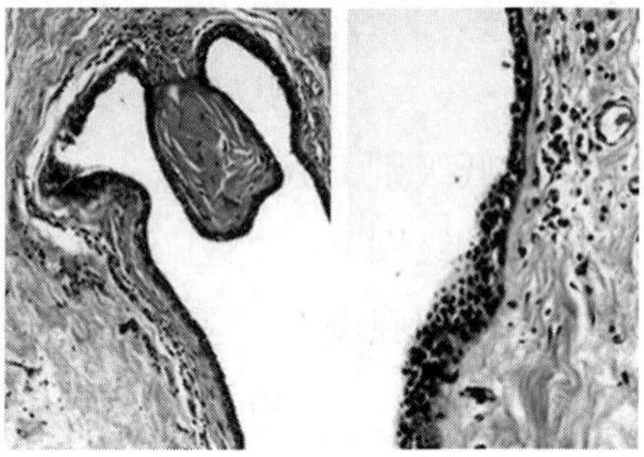

A. 乳腺导管扩张症 B. 乳腺导管增生

C. 乳腺小叶增生 D. 乳腺导管原位癌

E. 以上都不是

20. 患者，女性，49 岁。右乳腺发现一无痛性肿块 2 月余。肉眼观察肿物结节状，边界清楚，无包膜，切面为实性分叶状，可见弯曲的裂隙；镜检可见腺上皮细胞和肌上皮细胞呈裂隙状排列，裂隙周围间质富于细胞，并呈叶状突入腺腔；间质细胞异型性小，分裂象罕见。则该患者最可能的诊断是

A. 乳腺良性叶状肿瘤 B. 乳腺纤维腺瘤

C. 乳腺纤维囊性乳腺病 D. 乳腺盲管性腺病

E. 乳腺积乳囊肿

21. 患者，女性，29 岁。临床触诊，乳腺肿物圆形、可移动、界清。取活体组织检查，切面灰白，可见裂隙，镜检可见乳腺小导管增生，管腔有的变细长，管腔周围有多量纤维组织增生，并且疏松染成淡蓝色。该患者此瘤可能诊断为

A. 乳腺良性叶状肿瘤 B. 乳腺纤维瘤

C. 乳腺纤维腺瘤 D. 乳腺腺病

E. 乳腺盲管性腺病

22. 患者，女性，51 岁。阴道不规则流血 6 月余，伴有下腹部疼痛半月余，行子宫切除术，显微镜下可见腺体较规则，出现背靠背及共壁现象，间质消失，细胞轻度异型，核分裂象少见，可见细胞成片的实性区，占肿瘤部分的 2%左右，镜检如下图所示，则该患者应诊断为

A. 子宫内膜腺癌Ⅰ级　　B. 子宫内膜腺癌Ⅱ级

C. 子宫内膜腺癌Ⅲ级　　D. 子宫内膜腺肌瘤

E. 子宫内膜间质癌肉瘤

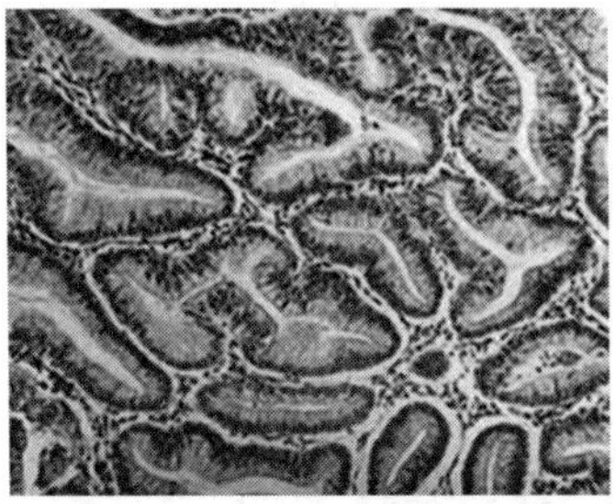
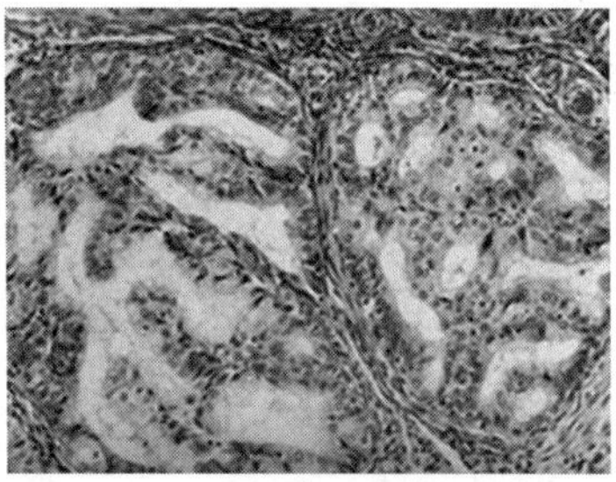

23. 患者，女性，41 岁。乳腺内触及一边界不清、较硬的肿块，大小约 3.5cm。镜检可见显著增生的纤维性间质内散在密集增生的腺泡，腺泡由腺上皮和肌上皮及基底膜围成，低倍镜仍可辨认出大致的小叶轮廓。其病理诊断最可能为

A. 微小腺体腺病　　B. 硬化性腺病

C. 单纯性腺病　　D. 盲管性腺病

E. 腺病瘤

24. 患者，女性，51 岁。乳腺脂肪组织内切除一边界清楚、有薄层包膜的圆形肿块，直径约 3cm，镜下可见脂肪组织内有少量乳腺组织。该患者病变应诊断为

A. 脂肪瘤　　B. 单纯性腺病

C. 副乳腺　　D. 腺脂肪瘤

E. 腺病瘤

25. 患者，女性，46 岁。乳晕下发现一小硬结，乳头偶尔有少量溢液，超声提示囊性管腔内见一突出新生物。该病最可能的诊断为

A. 导管内原位癌　　B. 纤维囊性病

C. 积乳囊肿　　D. 外周型导管内乳头状瘤

E. 中央型导管内乳头状瘤

26. 患者，男性，46 岁。双侧乳腺增大，镜下见乳腺导管增生，导管周围为黏液性间质，小叶结构很少，该患者应当诊断为

A. 管状腺瘤　　B. 男性乳腺发育

C. 单纯性腺病　　D. 纤维腺瘤

E. 普通导管上皮增生

27. 患者，女性，26 岁。曾患葡萄胎。因阴道不规则流血行妇检，妇检见阴道前后壁数个紫红色结节，尿 hCG（+）。手术切除子宫，见表面数个蚕豆大小结节，有溃烂，切面呈紫红色，边界不清，已侵及肌层和浆膜。镜检可见明显出血、坏死的病灶中有明显异型的肿瘤细胞，呈条索状或片状排列，未见间质、血管及绒毛结构，免疫组织化学示 hCG 阳性，镜检如下图所示。该患者应诊断为

A. 子宫绒毛膜上皮癌
B. 子宫内膜间质结节
C. 子宫平滑肌瘤
D. 子宫平滑肌肉瘤
E. 子宫内膜腺癌

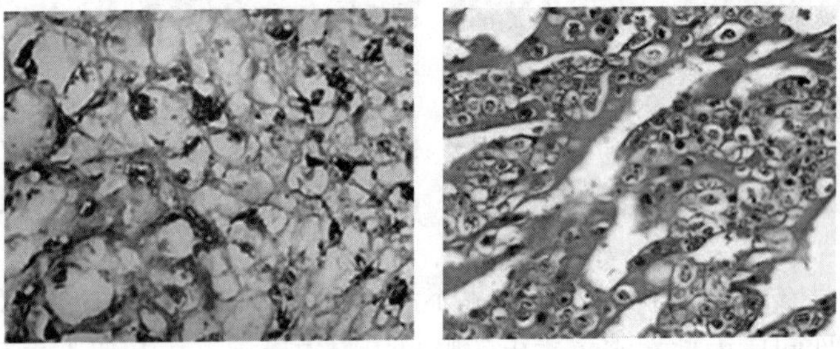

28. 患者，女性，23 岁。闭经 2 个月，阴道不规律出血，血块中夹有水泡。检查可见子宫体积大，阴道壁有暗紫色结节、出血、坏死。则该患者最可能的诊断是

A. 葡萄胎
B. 异位妊娠
C. 葡萄状肉瘤
D. 侵袭性葡萄胎
E. 绒毛膜癌

29. 患者，女性，29 岁。外阴可见多处粉红、灰白色丘疹及乳头状赘生物，有瘙痒感。病理检查可见鳞状上皮呈乳头状增生，棘细胞层增多，浅中棘层见挖空细胞。该患者最可能的诊断为

A. 尖锐湿疣
B. 增生性营养不良
C. 外阴上皮内瘤变Ⅱ级
D. 鳞状细胞癌
E. 疣状癌

## 三 A3/A4 型题

（1~4 题共用题干）

患者，女性，41 岁。阴道不规则流血 2 月余。超声检查示子宫黏膜下肌壁间多个大小不等的结节。

1. 该患者最可能的诊断是

A. 绒毛膜癌
B. 子宫内膜异位症
C. 侵袭性葡萄胎
D. 子宫平滑肌瘤
E. 子宫内膜间质肉瘤

2. 肿瘤切除后大体形态常为
A. 完整包膜，切面灰白，囊性变，出血
B. 完整包膜，切面粉色
C. 完整包膜，切面黄色，囊实性
D. 表面光滑，无包膜，切面灰白，编织状
E. 表面光滑，无包膜，切面黄色

3. 如果该患者为妊娠期，肌壁间肿物呈暗红色，边界清楚，此时应当考虑为
A. 绒毛膜癌
B. 富于细胞性平滑肌瘤
C. 平滑肌瘤伴红色变性
D. 平滑肌瘤伴透明变性
E. 平滑肌肉瘤

4. 如果其中一个肿物切面灰黄，湿润，质软，局部可见出血坏死边界不清。镜检可见瘤细胞排列密集紊乱，胞核异型性明显，核分裂 10/HP。此时该患者应当诊断为
A. 绒毛膜癌
B. 富于细胞性平滑肌瘤
C. 平滑肌瘤伴红色变性
D. 平滑肌肉瘤
E. 恶性潜能未定的平滑肌肿瘤

（5~7 题共用题干）

患者，男性，37 岁。左侧睾丸发现无痛性肿物，直径约 4cm，切面淡黄色，实性，较细腻，镜检可见均匀一致的胞质透明的多边形肿瘤细胞排列成巢状，纤维组织间质内有炎症细胞浸润。

5. 该患者病理诊断为
A. 睾丸支持-间质细胞瘤
B. 肉瘤
C. 胚胎性癌
D. 卵黄囊瘤
E. 精原细胞瘤

6. 该肿瘤免疫组织化学染色通常阳性的是
A. hCG
B. CD117
C. CD38
D. AFP
E. 抑制素（inhibin）

7. 同样形态的肿瘤还可能发生于
A. 纵隔
B. 卵巢
C. 松果体
D. 腹膜后
E. 以上均可

（8~10题共用题干）

患者，男性，71岁。排尿困难，检查发现前列腺增大，呈大小不等的结节，血PSA水平为2.0μg/L。

8. 该患者最可能的诊断是

A. 前列腺上皮内瘤变
B. 非特异性肉芽肿性前列腺炎
C. 前列腺良性增生
D. 慢性前列腺炎
E. 前列腺癌

9. 下列选项中，不是该病变显微镜下表现的是

A. 前列腺腺体，纤维组织，平滑肌均增生
B. 有贫血性梗死
C. 增生腺腔内含有淀粉样小体
D. 以纤维、平滑肌增生为主
E. 单层上皮的腺体增生弥漫浸润

10. 该患者应采取的最佳治疗方法是

A. 无须治疗
B. 经尿道前列腺切除术
C. 去势手术
D. 定期随访观察
E. 抗感染治疗

（11、12题共用题干）

患者，男性，26岁。冠状沟处见两个菜花状赘生物，其直径分别为0.5cm和0.6cm。显微镜下可表现为鳞状上皮乳头状增生，上皮内可见胞质空亮，核皱缩或呈蜘蛛样细胞。

11. 该患者应诊断为

A. Bowen病
B. Bowen样丘疹病
C. 尖锐湿疣
D. 鳞状上皮乳头状瘤
E. 高分化鳞状细胞癌

12. 引起本病的原因是

A. 幽门螺杆菌（Hp）感染
B. 自身免疫
C. 链球菌感染
D. HPV感染
E. 传染性软疣病毒感染

（13、14题共用题干）

患者，女性，31岁。外阴多处白色斑片状病变，略增厚，界限清楚，取活检后镜检可见上皮显著增厚，过度角化，未见异型，真皮浅层见少量慢性炎症细胞浸润。

13. 该患者应诊断为

A. 外阴增生性营养不良
B. 脂溢性角化病
C. 外阴上皮内瘤变
D. 尖锐湿疣
E. 外阴萎缩性营养不良

14. 若鳞状上皮内见异型细胞，限于上皮层的下 1/3 区，基底膜完整，则应诊断为
A. 低级别鳞状上皮内病变（LSIL）/外阴上皮内瘤变（VIN）Ⅰ级
B. 高级别鳞状上皮内病变（HSIL）/VINⅢ级
C. 尖锐湿疣
D. 浸润性鳞状细胞癌
E. 鲍恩病

（15~17 题共用题干）

患者，女性，39 岁。不孕 6 年，停经 30 余天，阴道淋漓出血 1 天，下腹痛。心率 102 次/分，血压 98/70mmHg，移动性浊音（-）。妇科检查：子宫略大，子宫颈摇摆痛（+），右侧附件触及痛性包块，边界不清。

15. 该患者最可能的诊断是
A. 卵巢浆液性囊腺瘤蒂扭转
B. 子宫腔内妊娠
C. 慢性盆腔炎
D. 输卵管妊娠
E. 子宫颈癌转移至附件区

16. 下列辅助检查中，对于诊断没有帮助的是
A. 诊断性刮宫
B. 后穹隆穿刺
C. X 线检查
D. B 超检查
E. 血 hCG 测定

17. 下列选项中，最能确定诊断的依据是
A. 输卵管黏膜出现蜕膜样变
B. 子宫内膜内未见绒毛和滋养层细胞
C. 子宫内膜腺体有 A-S 反应
D. 输卵管水肿、充血
E. 输卵管腔血块内有绒毛

（18~20 题共用题干）

患者，女性，44 岁。诊断颈部淋巴结非霍奇金淋巴瘤 9 个月，类型不详。现发现双侧卵巢肿物，包膜完整，切面白色。镜检可见卵巢结构未完全破坏，肿瘤细胞排列成条索状、梁状、岛状，细胞中等大，一致，核居中，核仁明显。

18. 此时该患者最先应考虑的诊断是
A. 卵巢淋巴瘤
B. 生殖细胞肿瘤
C. Krukenberg 瘤
D. 白血病

E. 性索间质肿瘤

19. 卵巢淋巴瘤最常见的类型是

A. 弥漫性大 B 细胞淋巴瘤
B. 滤泡性淋巴瘤
C. 伯基特（Burkitt）淋巴瘤
D. 套细胞淋巴瘤
E. 边缘区淋巴瘤

20. 最难与卵巢弥漫性大 B 细胞淋巴瘤鉴别的是

A. 白血病
B. 颗粒细胞瘤
C. Krukenberg 瘤
D. 无性细胞瘤
E. 胚胎性癌

（21、22 题共用题干）

患者，女性，29 岁。双侧卵巢均增大。

21. 如果该患者月经不调，不孕，多毛，大体见双侧卵巢对称性增大，卵巢白膜增厚，表面下见大量囊泡，内为清亮液体。此患者最可能的诊断为

A. 黄体囊肿
B. 多发性黄素化滤泡囊肿
C. 单纯性囊肿
D. 妊娠黄体瘤
E. 多发性滤泡囊肿

22. 如果此患者在妊娠体检时发现双卵巢增大，表面见大小不等囊性结节，壁薄，黄色，则最可能的诊断是

A. 多发性滤泡囊肿
B. 黄体囊肿
C. 单纯性囊肿
D. 妊娠黄体瘤
E. 多发性黄素化滤泡囊肿

（23~26 题共用题干）

患儿，女，12 岁。腹痛半年，发现盆腔包块 15 天左右。超声检查示右卵巢区见直径 15cm 实性肿物。

23. 此时该患儿最应考虑的病变为

A. 性索间质肿瘤
B. 生殖细胞肿瘤
C. 白血病
D. 表面上皮间质肿瘤
E. 转移性肿瘤

24. 镜下见形态单一、多角形、胞质淡染、核一致的肿瘤细胞排列成条索状、块状，瘤细胞巢间为薄的、含血管的纤维间隔，其内有淋巴细胞浸润，则此肿瘤应诊断为

A. 未成熟畸胎瘤
B. 卵黄囊瘤
C. 类癌
D. 胚胎性癌

E. 无性细胞瘤

25. 此肿瘤免疫组织化学 vimentin、CD117、PLAP 阳性，PLAP 定位于

A. 细胞膜　　B. 细胞核及胞质

C. 细胞质　　D. 细胞核

E. 细胞核及胞膜

26. 此肿瘤对下列选项中治疗敏感

A. 中药　　B. 免疫治疗

C. 放疗　　D. 化疗

E. 生物治疗

（27~32 题共用题干）

患者，女性，44 岁。胃癌术后 3 年，现发现双侧卵巢对称性增大，直径约 10cm，卵巢保持固有外形，表面光滑，切面实性，质硬，灰白色。

27. 此患者首先应考虑的是

A. 转移性肿瘤　　B. 浆液性腺癌

C. 黏液性腺癌　　D. 性索间质肿瘤

E. 淋巴瘤

28. 镜检可见肿瘤细胞核居一侧，呈印戒样，胞质丰富、淡染，单个或成群分布，间质纤维增生，此时患者应诊断为

A. 性索间质肿瘤　　B. Krukenberg 瘤

C. 白血病　　D. 黏液性腺癌

E. 淋巴瘤

29. 此肿瘤内的印戒样细胞胞质内富含

A. 水肿液　　B. 脂质

C. 黏液　　D. 糖原

E. 脂肪

30. 此肿瘤内的印戒样细胞，下列哪种染色阳性

A. 甲紫染色　　B. 锇酸染色

C. 刚果红染色　　D. 油红染色

E. 过碘酸希夫（PAS）染色

31. 如果此肿瘤的形态表现为管状 Krukenberg 瘤亚型，即肿瘤细胞呈明显的管状排列，间质黄素化。需要与下列哪一肿瘤进行鉴别

A. 卵巢支持-间质细胞瘤　　B. 卵泡膜细胞瘤

C. 卵黄囊瘤　　D. 颗粒细胞瘤

E. 胚胎性癌

32. Krukenberg 瘤最常见的原发灶是

A. 阑尾　　B. 胃

C. 乳腺　　D. 小肠

E. 大肠

（33、34 题共用题干）

患者，女性，66 岁。发现右乳腺无痛性肿物 2 月余，逐渐长大，边界不清，不易活动。大体切面鱼肉状，镜检可见梭形细胞排列成束状或旋涡状，胞质较丰富，细胞异型性明显，核分裂象多见，局灶有坏死，未见上皮成分。

33. 该患者最可能的诊断是

A. 癌肉瘤　　B. 浸润性导管癌

C. 恶性间叶性肿瘤　　D. 恶性叶状肿瘤

E. 纤维腺瘤癌变

34. 如果肿瘤细胞免疫组织化学显示 CK 阴性，vimentin 阳性，SMA 阳性，结蛋白（desmin）阳性，S-100 阴性，CD34 阴性，CD68 阴性，该患者应诊断为

A. 恶性纤维组织细胞瘤　　B. 恶性血管外皮瘤

C. 孤立性纤维性肿瘤　　D. 软骨肉瘤

E. 平滑肌肉瘤

（35~37 题共用题干）

患者，女性，33 岁。左乳房外上象限内触及 3cm 圆形光滑肿块 8 个月，质韧，活动佳。

35. 该患者最可能的诊断是

A. 单纯性腺病　　B. 纤维腺瘤

C. 早期乳腺癌　　D. 乳房囊性增生病

E. 结核

36. 如果部分区域导管上皮增生，导管内形成大小不等、形状不规则的管腔，细胞形态多样，杂乱排列，该患者应诊断为

A. 浸润性导管癌　　B. 腺病伴普通型导管增生

C. 不典型导管增生　　D. 纤维腺瘤伴普通型导管增生

E. 纤维腺瘤伴导管内原位癌

37. 如果病变中一个导管内部分细胞呈单形性，细胞排列成筛状，并可见核分裂象，则该患者应诊断为

A. 导管内原位癌　　B. 腺病伴有普通型导管增生

C. 纤维腺瘤伴有普通型导管增生
D. 纤维腺瘤伴有导管内原位癌
E. 纤维腺瘤伴有不典型导管增生

（38~41 题共用题干）

患者，女性，59 岁。发现右乳腺包块 4 个月，无其他症状。检查发现右乳腺外上象限有大小 3.0cm×2.5cm×2.0cm 肿物，质硬，边界不清，不易推动；右腋下未触及肿大淋巴结。

38. 为了确诊肿块的性质，最好采用的检查方法是
A. 乳腺 X 线摄影（钼靶摄影）
B. 溢液涂片
C. 红外线摄影
D. 活检组织切片检查
E. 超声断层显像

39. 如果在显微镜下表现为肿瘤细胞单个散在或单行排列于纤维组织中，瘤细胞较小或中等大，则该患者最可能的诊断是
A. 髓样癌
B. 浸润性导管癌
C. 浸润性小叶癌
D. 导管内原位癌
E. 黏液性癌

40. 最支持上述诊断的免疫组织化学结果是
A. E-cadherin 阳性，p120 细胞膜阳性，P63 阴性
B. E-cadherin 阴性，p120 细胞膜阳性，P63 阳性
C. E-cadherin 阳性，p120 细胞膜阴性，P63 阳性
D. E-cadherin 阴性，p120 细胞质阳性，P63 阴性
E. E-cadherin 阳性，p120 细胞膜阳性，P63 阳性

41. 与该病预后关系最密切的因素是
A. 肿瘤发生的象限
B. 雌激素、孕激素受体状况
C. 肿瘤大小和淋巴结的转移状况
D. 患者年龄
E. 是否伴有原位癌

## 四 B 型题

（1、2 题共用备选答案）
A. 滋养细胞增生
B. 可见水肿绒毛
C. 绒毛间质血管消失
D. 绒毛侵犯子宫壁深部肌层
E. 绒毛间质血管消失，实质由异型增生的细胞滋养层细胞及合体滋养细胞构成

1. 诊断侵袭性葡萄胎的标准是
2. 绒毛膜癌的诊断标准是

（3~5题共用备选答案）

A. 鲍温细胞
B. Paget细胞
C. 挖空细胞
D. 线索细胞
E. 梅克尔（Merkel）细胞

3. 尖锐湿疣时可见到
4. 外阴Paget病时可见到
5. 鲍恩病时可见到

（6~10题共用备选答案）

A. 中肾管囊肿
B. 表皮包涵囊肿
C. 副中肾管囊肿
D. 前庭大腺囊肿
E. 尿道上皮囊肿

6. 阴道囊壁内衬单层立方上皮，无纤毛，无黏液，囊壁含有薄层平滑肌见于
7. 阴道囊壁内衬鳞状上皮见于
8. 阴道囊壁内衬移行上皮见于
9. 阴道囊壁内衬移行上皮或无角化多层扁平上皮，囊壁见黏液性腺泡见于
10. 阴道囊壁内衬柱状细胞，有纤毛，胞质含黏液见于

（11~15题共用备选答案）

A. 非粉刺型导管内癌
B. 粉刺癌
C. 小叶原位癌
D. 浸润性导管癌
E. 浸润性小叶癌

11. 癌细胞局限于扩张导管内，呈实性排列，常可见坏死和钙化的乳腺癌组织学类型是
12. 癌细胞未突破基底膜，充满扩张的乳腺小叶末梢导管与腺泡内的乳腺癌组织学类型是
13. 癌细胞突破导管基底膜，向间质内浸润生长，是最常见的乳腺癌组织学类型的是
14. 癌细胞局限于扩张导管内，呈实性、乳头状等多种形式排列，通常无坏死或轻微坏死的乳腺癌组织学类型是
15. 癌细胞呈列兵样排列，浸润于纤维间质中的乳腺癌组织学类型是

（16~19题共用备选答案）

A. 浸润性生长的间叶源性肿瘤，内见挤压的良性腺体
B. 浸润性生长的间叶源性肿瘤，未见乳腺腺体
C. 浸润性生长的上皮源性和间叶源性肿瘤
D. 癌细胞在末梢导管或腺泡内，基底膜完整

E. 癌细胞在导管内生长，基底膜完整
16. 乳腺恶性叶状肿瘤的病变特点是
17. 乳腺化生性癌的病变特点是
18. 乳腺导管原位癌的病变特点是
19. 乳腺小叶原位癌的病变特点是

（20~24 题共用备选答案）
A. 绒毛膜癌
B. 部分性葡萄胎
C. 侵袭性葡萄胎
D. 完全性葡萄胎
E. 胎盘部位滋养细胞肿瘤
20. 源自胎盘绒毛外中间滋养叶细胞的肿瘤是
21. 水泡状的绒毛侵入子宫肌层，能引起子宫肌层出血坏死的是
22. 胎盘绒毛肿大显著，所有绒毛均呈葡萄状的是
23. 肿瘤自身无间质和血管，依靠侵袭宿主血管获取营养，出血、坏死明显的是
24. 部分为正常绒毛，部分绒毛呈葡萄状，可伴有胎儿或其附属器官的是

（25~28 题共用备选答案）
A. 雄激素减少，雌激素相对增多
B. 雌激素水平过高
C. 尿中 hCG 明显增高
D. 雄激素水平过高
E. 血清 CEA 水平增高
25. 葡萄胎的特点是
26. 乳腺癌的特点是
27. 前列腺增生症的特点是
28. 前列腺癌的特点是

## 五 X 型题

1. 下列选项中，乳腺癌的特征不包括
A. 好发于乳腺内上象限
B. 其发生可能与雌激素有关
C. 发病率居女性恶性肿瘤第二位
D. 浸润性导管癌最常见
E. 乳房外上象限发生率最高
2. 绒毛膜上皮癌的特点有
A. 易引起出血、坏死
B. 常发生血行转移
C. 阴道结节为含有异型增生的细胞
D. 子宫肌层可见完整的绒毛结构
E. 未见绒毛结构

3. 下列选项中，与雌激素水平增高有关的肿瘤有
   A. 子宫体腺癌
   B. 卵巢腺癌
   C. 乳腺癌
   D. 绒毛膜癌
   E. 胃癌
4. 乳腺导管内乳头状瘤和乳腺导管内乳头状癌的鉴别依据包括
   A. 有无肌上皮
   B. 核分裂象的多少
   C. 腺上皮有无异型
   D. 有无病理性核分裂象
   E. 肿瘤的大小
5. 下列关于乳腺微腺腺病的叙述，正确的是
   A. 腺体衬覆小的一致的单层立方或扁平上皮细胞，无肌上皮
   B. 腔内常含PAS阳性嗜酸性分泌物
   C. 腺体腔圆，不成角
   D. 上皮细胞表达CK，也表达S-100
   E. 增生腺体规则分布于纤维脂肪组织中，低倍镜观察可见小叶轮廓
6. 肿瘤的发生与激素有关的有
   A. 前列腺癌
   B. 卵巢癌
   C. 阴茎癌
   D. 乳腺癌
   E. 子宫体癌
7. 下列关于子宫颈重度上皮不典型增生的异型细胞的叙述，正确的是
   A. 通常可见于上皮全层内
   B. 局限于上皮层下2/3的部位
   C. 不能沿基底膜伸入腺体内
   D. 通常可见于超过上皮层2/3的区域
   E. 比原位癌的异型细胞的异型性明显
8. 下列关于睾丸支持细胞瘤的叙述，正确的是
   A. 真性支持细胞瘤罕见
   B. 典型患者的平均年龄为45岁
   C. 常常伴有乳腺发育等女性化表现
   D. 绝大多数为恶性
   E. 免疫组织化学指标α-inhibin、CD99呈阳性
9. 下列关于更年期子宫内膜的叙述，正确的是
   A. 增殖期形态
   B. 不充分的分泌期形态
   C. 兼呈增殖期形态和分泌期形态
   D. 子宫内膜可呈现普通型增生及非典型增生
   E. 内膜菲薄，腺腔大小不等，不规则腺腔扩张，间质致密
10. 下列关于精子肉芽肿镜下检查的叙述，正确的是
   A. 其早期以中性粒细胞渗出为主
   B. 精子肉芽肿是精子溢出后引起的化脓性炎
   C. 组织细胞和上皮样细胞围绕精子形成肉芽肿性炎

D. 晚期发生纤维化
E. 巨噬细胞胞质内可见金黄色色素

11. 下列关于绝经后子宫内膜的组织学形态的叙述，正确的是
A. 末次月经为排卵性月经时呈单纯性萎缩
B. 末次月经周期未排卵时出现囊性萎缩
C. 囊性萎缩最常见
D. 单纯性萎缩时腺体稀少，小且直，腺体长径与表面平行
E. 极度萎缩的子宫内膜仅有表面上皮，几乎不见腺体和间质

12. 下列关于乳腺管状腺瘤的叙述，错误的是
A. 通常发生于月经初潮前或绝经后
B. 肿物通常呈结节状，分界清楚，直径多大于 4cm
C. 肿瘤由大小较一致的圆形腺管组成
D. 腺管间有大量间质，可有少量淋巴细胞
E. 腺体广泛分泌改变

13. 下列关于导管内乳头状瘤的叙述，正确的是
A. 临床上多见于老年女性
B. 主要分为中央型和外周型乳头状瘤
C. 乳头结构被覆两层上皮，乳头可以融合或硬化
D. 一般可以出现鳞状上皮和皮脂腺上皮化生
E. 在乳头基底部可见少量浸润腺体

14. 下列关于肉芽肿性小叶性乳腺炎的叙述，正确的是
A. 可能是自身免疫病
B. 其病变以小叶为中心，呈多灶性分布
C. 其病变呈现以干酪样坏死为中心的上皮样细胞肉芽肿
D. 其病变中部常见中性粒细胞灶——微脓肿
E. 其病变小叶的末梢导管或腺泡大部分消失

15. 下列关于乳腺癌的叙述，错误的是
A. 导管内原位癌常发生于大、中导管
B. 浸润性小叶癌预后较好
C. 粉刺癌术后不易复发
D. 并非所有的导管内原位癌都会发展为浸润癌
E. 乳腺不会发生黏液癌

16. 乳腺恶性叶状肿瘤内可能见到的成分有
A. 纤维肉瘤样成分　　B. 良性腺上皮

C. 脂肪肉瘤样成分
D. 平滑肌肉瘤
E. 癌

17. 确定乳腺叶状肿瘤的良恶性指标包括
A. 肿瘤大小
B. 间质细胞的密度
C. 肿瘤边界
D. 间质细胞核分裂象
E. 间质细胞的多形性

18. 下列关于副乳腺的叙述，错误的是
A. 仅发生于女性
B. 局部多隆起，均带有乳头
C. 肉眼观察大多带有完整包膜
D. 副乳腺可发生良性和恶性肿瘤
E. 最常发生在前腹壁

19. 在卵巢肿瘤中，来源于上皮的有
A. 颗粒细胞瘤
B. 卵黄囊瘤
C. 绒毛膜癌
D. 子宫内膜样肿瘤
E. 透明细胞肿瘤

20. 下列关于男性生殖系统疾病的叙述，正确的是
A. 精原细胞瘤主要起源于睾丸原始生殖细胞，是低度恶性肿瘤
B. 阴茎癌患者常有包皮过长，仅有部分为基底细胞癌
C. 绒毛膜癌的发生与妊娠有关，所以不见于男性
D. 胚胎性癌主要起源于睾丸原始生殖细胞，是高度恶性肿瘤
E. 前列腺癌患者主要由前列腺增生发展而来，以高分化腺癌最多见

21. 下列关于判断月经周期中的排卵情况的叙述，正确的是
A. 子宫内膜呈现分泌早期形态时，则提示卵巢有排卵功能
B. 子宫内膜呈现分泌中期形态时，则提示卵巢黄体功能良好
C. 若子宫内膜呈现增殖形态而无分泌期变化，则提示未排卵
D. 内膜间质细胞呈现蜕膜样变时，提示卵巢黄体功能良好
E. 若月经周期不规则，则在月经开始的当天行刮宫检查

22. 葡萄胎的病理变化主要有
A. 仅少部分绒毛发生病变，大部分绒毛可保持完好
B. 胎儿常早期死亡
C. 滋养层细胞增生是最重要的病变
D. 病变常侵入子宫肌层
E. 病变绒毛间质显著肿胀，形成薄壁透明的水泡状物

23. 前列腺高分化腺癌的特点主要是
A. 前列腺高分化腺癌是前列腺中最常见的组织学类型

B. 腺体结构与前列腺增生症腺体相似
C. 可以长期局限于前列腺内，预后较好
D. 通常有间质浸润
E. 常有碱性磷酸酶的分泌，可作为临床的检测指标

24. 下列关于慢性子宫颈炎的叙述，正确的是
A. 可发生于育龄期女性
B. 子宫黏膜腺体可以增生
C. 可以继发引起上生殖道感染
D. 间质可见慢性炎症细胞浸润
E. 子宫颈脱落细胞学检查无意义

25. 子宫颈癌的发生与下列哪些因素有关
A. 早婚、多产
B. 局部卫生不良
C. HPV 感染
D. 雌激素长期作用
E. 子宫颈撕裂伤

26. 下列关于子宫颈原位癌的叙述，正确的是
A. 异型细胞未突破上皮基底膜
B. 异型细胞局限于上皮层内
C. 脱落细胞学可以提示有病变
D. 累及腺体时便成为子宫颈浸润癌
E. 癌细胞可以累及腺体

27. 下列关于 CINⅡ的说法，错误的是
A. 异型细胞局限于子宫颈上皮下 1/3
B. 异型细胞累及子宫颈上皮下 1/3～2/3
C. 异型细胞累及子宫颈上皮全层，但基底膜完整
D. 异型细胞超过子宫颈上皮全层的 2/3，但并未累及上皮全层
E. 异型细胞已经突破基底膜

28. 下列关于子宫颈腺癌的叙述，错误的是
A. 肉眼观察和鳞状细胞癌有明显区别
B. 可见角化珠形成
C. 对放疗和化疗均不敏感
D. 高分化腺癌最常见
E. 比子宫颈鳞状细胞癌更常见

29. 下列关于子宫颈癌直接蔓延的叙述，正确的是
A. 常常向上侵犯子宫体
B. 向前可以累及膀胱
C. 向两侧可以累及子宫旁组织
D. 向下可以累及阴道壁
E. 向后可以累及直肠

30. 下列关于子宫内膜异位症的说法，正确的是
A. 子宫内膜异位症是子宫的一种良性肿瘤
B. 卵巢体积增大，可形成巧克力囊肿
C. 80%发生于卵巢

D. 子宫肌层中出现子宫内膜腺体和间质
E. 镜下可见含铁血黄素

31. 下列关于子宫腺肌病的叙述，正确的是
A. 子宫内膜腺体和间质异位于子宫肌层中
B. 异位的子宫内膜腺体和间质距子宫内膜基底层 2mm 内
C. 镜下可以见到含铁血黄素
D. 异位的子宫内膜腺体和间质距子宫内膜基底层 2mm 以上
E. 镜下可以见到增生的纤维组织和巨噬细胞

32. 下列哪些情况会引起患者血或尿中 hCG 含量升高
A. 妊娠
B. 子宫颈癌
C. 绒毛膜癌
D. 侵袭性葡萄胎
E. 葡萄胎

33. 下列关于卵巢浆液性囊腺瘤的叙述，正确的是
A. 囊内壁由单层立方或矮柱状上皮衬覆
B. 可有单个或多个囊腔组成
C. 囊腔内含有清亮液体
D. 大多数有乳头形成，细胞可有异型性
E. 卵巢浆液性囊腺瘤是卵巢最常见的肿瘤

34. 下列关于前列腺增生症的特点，正确的是
A. 增生多发生在前列腺的中央区和移行区
B. 增生成分主要为纤维、平滑肌、腺体
C. 易发生癌变
D. 腔内常含有淀粉小体
E. 腺体的上皮由两层细胞构成

35. 下列关于前列腺癌的镜下的特点，正确的是
A. 大多数为分化好的腺癌
B. 癌细胞核仁可以增大
C. 腺体外层基底细胞完整
D. 可见肿瘤腺泡出现背靠背现象
E. 癌细胞可以排列成条索状、巢状、片状

36. 下列关于乳腺纤维腺瘤的特点，正确的是
A. 老年女性多见
B. 常单个发生
C. 有完整包膜
D. 与周围组织分界清楚
E. 切除后一般不复发

37. 下列关于乳腺小叶原位癌的叙述，正确的是
A. 可以累及双侧乳腺
B. 可发展为浸润性小叶癌
C. 癌细胞较小、大小形状较一致
D. 癌细胞可以突破基底膜
E. 一般无明显肿块

38. 下列关于乳腺导管原位癌的叙述，正确的有

A. 导管基底膜完整

B. 癌细胞局限于扩张的导管内

C. 按照组织学改变分为粉刺癌和非粉刺型导管癌

D. 可以发展为浸润癌

E. 非粉刺癌发展为浸润癌的概率高

39. 下列关于乳腺浸润性导管癌的叙述，错误的是

A. 多由导管内癌发展而来　　B. 癌细胞未突破导管基底膜

C. 癌细胞呈单行列兵样排列　　D. 癌细胞较小，大小、形态较一致

E. 瘤细胞核分裂象少

40. 下列关于乳腺癌的扩散的说法，下列正确的是

A. 癌细胞可以沿导管周围组织间隙扩散到脂肪组织

B. 血行转移是乳腺癌最常见的转移途径

C. 晚期可转移至肺、骨、脑等部位

D. 发生淋巴道转移时先转移至同侧腋窝淋巴结

E. 癌细胞可沿乳腺导管直接蔓延

41. 慢性子宫颈炎是女性常见的妇科疾病，显微镜下主要的病理学改变是

A. 腺上皮可增生及发生鳞状上皮化生　　B. 间质有慢性炎症细胞浸润

C. 子宫颈黏膜充血水肿　　D. 可形成子宫颈腺囊肿

E. 可形成肉瘤样变

42. HPV 感染可能是子宫颈癌致病的主要原因，其最主要的高风险性亚型有

A. HPV-16　　B. HPV-18

C. HPV-31　　D. HPV-32

E. HPV-33

43. 目前，乳腺癌常见的可以知道临床治疗与预后的分子标志有

A. PR　　B. ER

C. HER2　　D. 间变性淋巴瘤激酶（ALK）

E. KIT

44. 子宫平滑肌瘤的继发改变包括

A. 透明变性　　B. 黏液变性

C. 红色变性　　D. 钙化

E. 肉瘤样变

45. 下列关于侵袭性葡萄胎的叙述，正确的是

A. 属于交界性肿瘤　　B. 水泡状绒毛侵入子宫肌层

C. 常见出血、坏死，不形成绒毛状结构　D. 滋养层细胞增生明显

E. 可经过血管栓塞至阴道和肺

46. 绒毛膜癌常常继发于

A. 葡萄胎　B. 自然流产

C. 异位妊娠　D. 正常妊娠

E. 早产

47. 卵巢浆液性交界性囊腺瘤的特点是

A. 肿瘤细胞增加至2~3层　B. 出现细胞核分裂象

C. 有明显的癌细胞破坏性间质浸润　D. 出现细胞异型

E. 出现乳头状增生

48. 前列腺高分化腺癌的特点是

A. 前列腺高分化腺癌是前列腺癌中最常见的组织学类型

B. 癌细胞核增大，核仁明显

C. 由单层细胞构成，外层无基底细胞

D. 肿瘤腺泡排列拥挤

E. 核分裂象多见

49. 乳腺癌的发病机制尚不清楚，可能与下列哪些因素有关

A. 家族遗传　B. 雌激素长期作用

C. *BRCA*1 基因的突变　D. *BRCA*1 基因的缺失

E. 长期大量射线接触史

50. 临床上，乳腺癌和乳腺纤维腺瘤的鉴别要点包括

A. 发病年龄较大　B. 与周围组织分界清楚

C. 质地一般较硬　D. 乳头乳晕可出现湿疹样改变

E. 皮肤可出现橘皮样外观

51. 子宫颈癌的特点有

A. 其病因一般与早婚、多产、子宫颈撕裂及感染有关

B. 其发病年龄较早，以40岁以前最多

C. 组织发生来源有子宫颈阴道部的鳞状上皮和子宫颈管黏膜的柱状上皮

D. 不常经淋巴道转移，但血行转移多见

E. 子宫颈腺癌比子宫颈鳞癌常见

52. 子宫颈癌最常用的病理学检查方法是

A. 脱落细胞学检查　B. CT检查

C. 活体组织检查　D. 超声检查

E. 内镜检查

53. 在子宫腔内可见水泡状物的是
   A. 胎盘部位滋养细胞肿瘤
   B. 部分性葡萄胎
   C. 完全性葡萄胎
   D. 侵蚀性葡萄胎
   E. 绒毛膜癌
54. 下列关于卵巢上皮性肿瘤的叙述，正确的是
   A. 卵巢上皮性肿瘤是卵巢最常见的肿瘤
   B. 常常形成囊腺瘤，主要包括浆液性和黏液性两类
   C. 可以表现为良性肿瘤，也可以是恶性肿瘤
   D. 是高度恶性的肿瘤，常发生血行转移
   E. 黏液性囊腺瘤的上皮为高柱状
55. 下列关于葡萄胎、侵袭性葡萄胎、绒毛膜癌的叙述，正确的是
   A. 在三者的子宫腔内均可发现水泡状物
   B. 三者的 hCG 水平均增高
   C. 三者的滋养层细胞均有增生
   D. 绒毛膜癌无间质
   E. 绒毛膜癌的主要治疗方法为化疗
56. 下列关于生殖系统结核的叙述，正确的是
   A. 男性生殖系统结核一般由泌尿系统感染而来
   B. 女性生殖系统结核一般由泌尿系统感染而来
   C. 女性生殖系统结核多发生于输卵管壶腹部
   D. 女性输卵管结核最多见，可导致不孕
   E. 附睾结核是男性不育的重要原因

## 六 案例分析题

（1~4 题共用题干）

患者，女性，44 岁。外阴可见一体积为 2.5cm×2.0cm×1.5cm 疣状肿物。切面肿物基部与间质分界清楚，镜检可见鳞状上皮呈乳头状生长，有角化不全，乳头无纤维血管束，底部钉突整齐向间质呈推移式浸润。

1. 该患者最可能诊断为
   A. 尖锐湿疣
   B. 鳞状细胞癌
   C. 疣状癌
   D. 基底细胞癌
   E. CINⅢ级累及腺体
2. 鳞状细胞癌与疣状癌的鉴别要点为
   A. 细胞的非典型性
   B. 乳头无纤维血管轴心

C. 鳞状上皮呈乳头状生长
D. 明显的浸润性生长方式
E. 含有挖空细胞
F. 生长方式为局部推进
G. 有完整的包膜
H. 细胞轻度异形

3. 尖锐湿疣与疣状癌的鉴别要点为
A. 鳞状上皮呈乳头状生长
B. 含有挖空细胞
C. 乳头有纤维血管轴心
D. 无间质浸润
E. 真皮内有炎症细胞浸润
F. 转移发生在后期
G. 部分肿瘤可不发生转移

4. 下列关于疣状癌的叙述，正确的是
A. 可以局部浸润
B. 从不发生淋巴道转移
C. 一般不转移
D. 局部扩散范围可以非常广泛
E. 手术时要进行腹股沟淋巴结切除
F. 生长缓慢、无局部侵袭性

（5~7题共用题干）

患者，女性，58岁。阴道流血半年，发现腹部包块1个月，血中雌激素水平显著升高。超声检查可见子宫内膜增厚，左侧卵巢见一直径约10cm实性肿物。手术切除肿物，见肿物直径10.8cm，表面光滑，切面黄色伴有出血。

5. 此肿瘤可能为
A. 性索间质肿瘤
B. 生殖细胞肿瘤
C. 表面上皮间质肿瘤
D. 转移性肿瘤
E. 白血病
F. 淋巴瘤

6. 镜下可见肿瘤细胞排列成滤泡、岛状，细胞胞质稀少，核呈圆形、卵圆形，并可见纵行核沟，石榴籽样，核分裂象少见，见卡-埃小体（Call-Exner body），则此肿瘤诊断为
A. 卵泡膜细胞瘤
B. 成年型颗粒细胞瘤
C. 支持细胞瘤
D. 幼年型颗粒细胞瘤
E. 间质细胞瘤
F. 卵黄囊瘤
G. 转移性肿瘤

7. 颗粒细胞瘤免疫组织化学可以表达
A. α-inhibin
B. CD99
C. vimentin
D. 上皮膜抗原（EMA）
E. 平滑肌肌动蛋白（SMA）
F. CK7

（8~10题共用题干）

患者，男性，58岁。半年前发现睾丸肿大。行睾丸切除，大体见肿瘤几乎占整个睾丸，

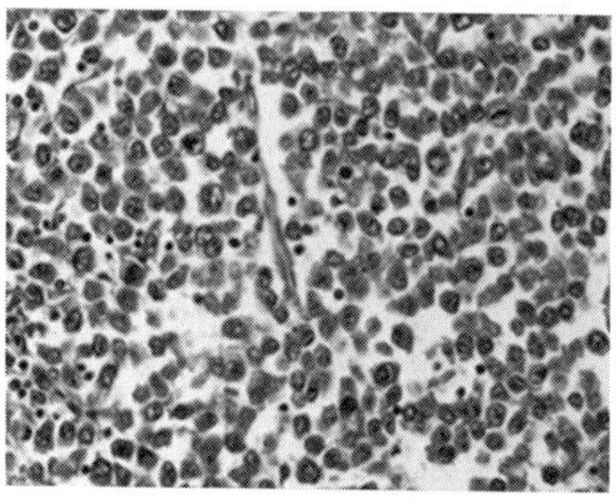

鱼肉状，切面灰黄。

8. 镜检如右图所示，综合考虑，该患者最可能诊断为
   A. 睾丸畸胎瘤
   B. 睾丸胚胎性癌
   C. 睾丸结核
   D. 睾丸性索间质肿瘤
   E. 睾丸精原细胞瘤

9. 下列关于该病的说法，错误的是
   A. 一般可有淋巴滤泡形成
   B. 睾丸肿大，可达正常睾丸体积的几倍，肿瘤大小不一
   C. 镜检可见瘤细胞形态多样，间质内可有淋巴细胞浸润
   D. 镜检瘤细胞单一，间质有淋巴细胞浸润
   E. 为低度恶性肿瘤，且对放射治疗高度敏感

10. 下列选项中，与该病无关的因素是
    A. 隐睾　　B. 新生儿黄疸
    C. 出生体重　　D. 母亲孕龄过低
    E. 家族遗传

## 参考答案与解析

### 一、A1 型题

1. A【解析】判断月经周期中的排卵情况时，宜在月经前 1～2 天取材，月经不规则时，可在月经开始当天取材。

2. B【解析】镜下早期浸润癌：镜下早期浸润癌在原位癌基础上，偶然可发现有癌细胞小团已穿破基底膜，似泪滴状侵入基底膜附近的间质中，浸润的深度不超过 5mm，宽不超过 7mm，也无癌灶互相融合现象，也无侵犯间质内脉管迹象时，临床上无特征。

3. A【解析】一般正常子宫内膜厚度在 5～10mm 不等，子宫内膜在不同时期，厚度也有所不同，具体如下。①增生期：子宫内膜为 4～5mm。②分泌期：子宫内膜的厚度为 7～8mm。③月经期：子宫内膜厚度可以达到 8～10mm。

4. A【解析】子宫颈癌的好发部位是在宫颈鳞状上皮和柱状上皮的交界，而这个解剖位置就是在宫颈的外口。

5. B【解析】乳腺平坦型上皮异非典型性相当于导管上皮内瘤变 1A（DIN 1A）级，属于肿瘤性增生，可能是低级别导管内癌或是浸润性癌的前期病变。

6. A【解析】原发性输卵管癌以高级别浆液性腺癌为代表，子宫内膜样癌很少见，其他类型罕见。

7. C【解析】胎盘部位滋养细胞肿瘤与绒毛膜上皮癌不同的是，胎盘部位滋养细胞肿瘤由单一增生的胎盘中间滋养叶细胞组成，而绒毛膜上皮癌由两种细胞构成。

8. E【解析】乳腺硬化性腺病是一种较为常见的乳腺增生性病变，中年女性好发，主要表现为质地较硬的乳房肿块，临床上容易和乳腺癌混淆，尤其是冷冻切片中。

9. A【解析】乳腺癌是来自乳腺终末导管小叶单元上皮的恶性肿瘤，癌肿半数以上发生于乳腺外上象限，其次为乳腺中央区和其他象限，是女性最常见的恶性肿瘤之一。

10. D【解析】病理检查是诊断尖锐湿疣的重要手段之一，主要病理特征为表皮角化过度，棘细胞层增生，多集中在棘层中、上部，呈灶性出现诊断性挖空细胞。

11. E【解析】子宫颈癌中子宫颈鳞癌最常见，发生率占子宫颈恶性肿瘤的90%以上。根据癌发展过程，分为以下类型。①上皮不典型增生：高、低级别鳞状上皮内病变，异型细胞局限于黏膜上皮内。②原位癌：是指癌细胞局限上皮全层内，尚未穿破上皮基底膜侵入下方固有膜。③早期浸润癌或微浸润癌：上皮内癌突破基底膜向间质浸润，浸润深度不超过基底膜下3~5mm，在间质内形成一些不规则的癌细胞条索或小团块。可来源于原位癌的进展，或者由其他上皮异常或正常鳞状上皮增生直接发展而来。④浸润癌：癌组织浸润间质深度超过基底膜下5mm，并伴有临床症状，肉眼观主要为内生浸润型、溃疡状、外生乳头状、菜花状。

12. E【解析】选项A、选项B、选项C为单纯性萎缩，选项D为囊性萎缩，选项E为病理状态时的改变。

13. C【解析】尖锐湿疣又称生殖器疣或性病疣，是由人类乳头状瘤感染引起的性传播疾病，是最常见的性传播疾病之一。

14. B【解析】预后最差的乳腺癌是炎症性癌，癌侵犯脉管所致淋巴回流受阻，局部表现为急性炎症表现。

15. C【解析】子宫内膜异位症是指子宫内膜组织出现在子宫内膜以外的部位，以卵巢多见，约占80%，其次见于子宫阔韧带、子宫下段后壁浆膜层、直肠阴道陷窝、盆腔腹膜、腹部手术瘢痕，外阴、阴道、脐等部位少见。

16. E【解析】高级别导管原位癌是一种较为恶性的乳腺导管原位癌。其特点是肿瘤形态呈良恶性混杂的表现，细胞形态多样性大，有明显的异型性和极性紊乱。常可见到细胞核增大、核分裂象增多等恶性肿瘤特征。此外，在镜下还可见到粉刺样坏死灶。

17. A【解析】本题考查子宫颈早期浸润癌的浸润深度。子宫颈早期浸润癌指癌细胞突破基底膜但浸润深度不超过基底膜下5mm。

18. A【解析】选项A为生理状态时的单纯性萎缩，其余各项为病理状态的表现。

19. B【解析】输卵管妊娠以壶腹部妊娠为最多，占50%~70%；其次为峡部，占30%~

40%；伞部、间质部最少见，占 1%~2%。

20. A【解析】曲细精管内生殖细胞瘤变约半数病例于病理诊断后 5 年内发展为浸润性生殖细胞肿瘤，一般须行睾丸切除治疗。

21. D【解析】卵巢成熟畸胎瘤约占所有卵巢肿瘤的 11%，是最常见的一种卵巢生殖细胞肿瘤。

22. E【解析】基底层类似于其他上皮的储备细胞层，不易受孕酮的影响。

23. A【解析】子宫颈上皮内病变属于癌前病变，是一组疾病的名称，包括高级别上皮内病变、低级别上皮内病变，子宫颈原位癌。

24. D【解析】透明细胞腺癌的腺腔细胞呈鞋钉样，与 A-S 反应相似，成片区域细胞胞质透明似蜕膜，须与妊娠期子宫内膜相鉴别。

25. D【解析】浸润性导管癌肉眼观察：肿瘤大小不等，一般直径为 2~3cm，灰白色，质硬，与周围组织界限不清，呈星芒状侵入邻近组织。如果肿瘤侵犯皮肤，阻塞真皮淋巴管导致皮肤水肿，使皮肤出现不规则浅表微小凹陷，表现为橘皮样外观；如侵及乳头，出现乳头回缩、下陷；晚期癌组织侵入周围组织，形成卫星结节。

26. A【解析】隐睾症是最常见的睾丸因素引起的男性不育症。

27. E【解析】子宫颈活检是确诊子宫颈癌最可靠的依据。无论是早期或晚期子宫颈癌，都必须通过活检来确定肿瘤的病理类型和细胞分化程度。

28. D【解析】蜕膜管型是子宫腔内的蜕膜组织完整地剥离后排出体外的囊状管型，仅见于异位妊娠。

29. C【解析】输卵管结核占女性生殖器结核的 85%~95%，多为双侧性，严重时输卵管内膜可发生溃疡、坏死及干酪样变化，病灶经钙化后更显坚实，输卵管常与邻近器官（如卵巢、子宫、肠管）相粘连。

30. A【解析】男性睾丸间质细胞瘤少见，间质细胞瘤占男性睾丸肿瘤的 1%~3%，是最普遍的性索间质肿瘤。

31. E【解析】子宫颈息肉是由于慢性炎症长期刺激，使子宫颈管局部黏膜增生并向子宫颈外口突出形成息肉。

32. A【解析】刮宫标本示子宫内膜有 A-S 现象和间质细胞蜕膜反应，但又无绒毛、滋养叶细胞、胚胎和纤维素样坏死等宫内妊娠证据时，应高度怀疑异位妊娠可能。

33. E【解析】乳腺纤维腺瘤是由乳腺腺上皮和纤维组织构成的最常见的一种良性肿瘤，多发生在生育年龄妇女，以 18~25 岁多见。

34. C【解析】子宫内膜间质蜕膜样变的特点：蜕膜组织中的腺体直管状，腔小，有的呈裂隙状。

35. D【解析】绒毛膜癌最常见的转移部位是肺部，因为绒毛膜癌最常见的转移途径是血行转移，所以最早会通过血液循环而转移到肺部，其次会转移到阴道和盆腔内的其他器官，晚期有时也可以转移到脑部而出现头痛、呕吐、视力模糊等表现。

36. E【解析】授乳产妇排卵前的子宫内膜形态呈增生改变，选项 E 错误，其余选项均正确。

37. D【解析】子宫腺肌病肉眼观，分弥漫型及局灶型两种。弥漫型表现为子宫均匀增大；局灶型者表现为子宫不规则增大，多见于子宫后壁，呈球形增大，切面可见在增厚的子宫壁中散在大小不等的小腔，有些小腔含血性浆液或巧克力样液，有时可见棕色含铁血黄素沉着，偶尔有较大的囊腔形成，小腔隙周围可见平滑肌纤维呈旋涡状排列，与平滑肌瘤相似，故有腺肌瘤之称，但与周围肌层的分界不如平滑肌瘤明显。

38. C【解析】精原细胞瘤是睾丸肿瘤中最常见的一种，发展较慢，转移较晚，对放射治疗极为敏感。

39. D【解析】子宫颈原位癌累及腺体是子宫颈原位癌的一种特殊病理学形态改变，其实质是原位癌，而不是浸润癌。

40. D【解析】月经前 1~2 天，如果子宫内膜出现分泌早期形态，说明卵巢有排卵，所以不是不孕症的表现。

41. E【解析】淋巴道转移是子宫颈癌最重要和最常见的转移途径，并且发生较早。子宫颈癌较少发生血行转移，晚期可经血行转移至肺、骨、肝、脑、皮肤等处。

42. E【解析】腺瘤样瘤是最常见的附睾肿瘤，被认为是来源于间皮组织的良性肿瘤，临床表现为附睾肿物。

43. B【解析】在侵入子宫肌层或子宫外转移的切片中，见到绒毛结构或绒毛退变痕迹，即可诊断为侵蚀性葡萄胎。

44. E【解析】正常的子宫内膜是不会有鳞状上皮的，少数情况下可能会有子宫内膜柱状上皮的鳞状上皮化生，但仍然是极少数。

45. A【解析】绒毛膜癌原发灶位于子宫，侵入肌壁绒毛膜癌呈暗红色结节状，切面大量坏死出血，癌组织软脆，与周围组织分界清，镜检示滋养细胞恶性增生破坏周围组织引起坏死出血，无绒毛结构。

46. D【解析】除选项 D 外，其余选项描述均正确，睾丸间质细胞瘤细胞异型和核分裂象增多并不足以诊断为恶性，瘤细胞侵犯血管、淋巴管或出现转移是诊断恶性间质细胞瘤的可靠依据。

47. B【解析】葡萄胎镜下病变特点：①绒毛因间质高度疏松水肿黏液变性而增大。②绒毛间质内血管消失，或见少量无功能的毛细血管，内无红细胞。③滋养层细胞有不同程度增生。

48. E【解析】子宫内膜增生时，复杂性增生腺体拥挤，间质减少但仍然存在，不会消失。内膜间质消失是子宫内膜癌的特点。

49. A【解析】参见 A1 型题第 47 题解析。

50. C【解析】医源性子宫内膜病变是指由医疗操作或药物治疗等引起的子宫内膜异常增生、异位、萎缩或损伤等。各选项中，口服避孕药、外源性激素治疗和官腔内放置节育器均与医源性子宫内膜病变有关。刮宫也被认为是一种医源性子宫内膜病变的原因。自然分娩后胎盘残留继发感染与医源性子宫内膜病变无关，是由胎盘未完全排出导致的并发症。

51. B【解析】子宫颈腺囊肿是慢性子宫颈炎的一种，同子宫颈糜烂、子宫颈息肉一样，是慢性子宫颈炎的一种表现，与雌激素无关，主要是子宫颈炎症腺管阻塞，致使腺体分泌物潴留，在子宫颈表面形成囊肿。

52. E【解析】精母细胞性精原细胞瘤间质较少，无淋巴细胞浸润和肉芽肿形成，而精原细胞瘤常有纤维间质，炎症细胞浸润，可出现肉芽肿反应。

53. D【解析】黏液性囊腺瘤是由黏液性胃肠型上皮构成的良性囊性肿瘤，是黏液性肿瘤中最常见的类型，但比良性浆液性肿瘤少见，多发生于20~40岁妇女，单侧多见。肉眼观察：肿瘤表面光滑，圆形或卵圆形，体积较大，直径可达15~30cm，常为多房性，内含浓稠黏液，囊内壁光滑，很少有乳头。镜下：囊腔内衬黏液性柱状上皮，类似于胃小凹或肠型上皮，多呈单层排列，间质为纤维结缔组织，较大肿瘤伴良性畸胎瘤成分，一般不形成腹膜假黏液瘤。

54. B【解析】浆细胞浸润是诊断慢性子宫内膜炎的重要指标，单纯的淋巴细胞浸润不足以诊断慢性子宫内膜炎。

55. A【解析】乳腺癌早期表现为患侧乳房出现无痛、单发的小肿块，多位于乳房的外上象限，肿块质硬，表面不光滑，边缘不整齐，与周围组织分界不清，乳房内不易被推动。

56. C【解析】子宫内膜结核常为继发性，多为输卵管结核波及所致，偶为血行播散所致。

57. D【解析】绒毛膜癌简称绒癌，约50%继发于葡萄胎。癌细胞不形成绒毛和水泡状结构，这一点和侵袭性葡萄胎明显不同。

58. B【解析】前列腺癌多发生在前列腺外周区，选项A正确。Gleason评分系统是评估前列腺癌组织学分级的重要方法。Gleason评分范围为1~5级，其中5级最高。而Gleason评分中的3+4表示肿瘤在活检标本中占据了70%左右的比例，因此属于中等分化水平的前列腺腺癌，而并不是低分化腺癌，选项B错误。前列腺癌容易浸润周围组织，且可以发生骨转移的情况。常见的骨转移部位包括骨盆、脊柱、肋骨、颅骨等，选项C正确。多数前列腺癌是腺癌类型，少数为其他类型如鳞癌等，选项D正确。前列腺癌细胞P504s为阳性表达，而基底细胞P63为阴性表达，选项E正确。

59. D【解析】畸胎瘤中良性者多见，约占畸胎瘤总数的99%，而恶性者仅占1%左右。相比成熟畸胎瘤来说，未成熟畸胎瘤的复发恶变率更高，恶性程度也更高。

60. A【解析】子宫内膜腺肌瘤性息肉是一种特殊类型的子宫内膜息肉，由内膜腺体及平滑肌、纤维组织间质组成，组织学上分为典型性及非典型性腺肌瘤性息肉。

61. B【解析】乳腺导管内癌是一种早期的、非浸润性的乳腺癌，是指肿瘤细胞位于乳腺导管内，没有向周围组织和淋巴结扩散的一类乳腺癌，因此被归类为原位癌。与其他类型的乳腺癌相比，乳腺导管内癌的预后较好，治愈率也较高。但如果不及时处理，仍有可能发展成为浸润性癌，从而威胁患者的生命健康。

62. D【解析】子宫内膜息肉间质由梭形成纤维细胞和大的厚壁血管组成，是局部子宫内膜腺体和间质过度增生形成的赘生物。

63. C【解析】纤维囊性乳腺病又称乳腺纤维囊性改变，病变位于乳腺终末导管-小叶单位，部分病例可有大导管受累。主要改变：①大小不一的囊肿形成。②囊肿或扩张的导管上皮细胞大汗腺化生，细胞呈柱状，胞质丰富，含多量嗜酸性颗粒，腔面可见顶浆分泌现象。③广泛的乳腺间质纤维化。④导管内上皮轻度普通型增生。⑤腺病背景，多为单纯性腺病。

64. C【解析】卵巢无性细胞瘤是原始生殖细胞的恶性肿瘤，病理形态及组织来源与睾丸精原细胞瘤很相似，故这两种肿瘤有同一名称，即生殖细胞瘤。二者被称为同系物。

65. C【解析】前列腺增生的发病是多种因素造成的，年龄老化与体内性激素平衡失调是重要的诱发因素。睾酮是男性主要雄激素，在5α-还原酶的作用下，变为双氢睾酮，5α-双氢睾酮是雄激素刺激前列腺增生的活性激素。

66. E【解析】卵巢浆液性囊腺癌是一种恶性的肿瘤，具有恶性行为，一般易出现乳头状结构，低级别者易引起盆腹腔种植转移。

67. E【解析】子宫内膜间质肿瘤 CD10 阳性，钙调蛋白结合蛋白（caldesmon）阴性，有助于诊断。

68. C【解析】绒毛膜癌与侵蚀性葡萄胎的主要区别在于绒毛膜癌没有绒毛结构，侵蚀性葡萄胎一般都有绒毛结构。

69. D【解析】子宫内膜间质肿瘤依据边缘的类型分类，子宫内膜间质结节为推挤性边缘，子宫内膜间质肉瘤为浸润性边缘。

70. A【解析】睾丸精原细胞瘤起源于睾丸原始生殖细胞，为睾丸最常见的肿瘤，多发生于中年以后，常为单侧性，右侧略多于左侧。

71. D【解析】慢性前列腺炎大体检查：前列腺轻度肿大、变硬，切面见灰白色条索或结节状病灶。镜下观察见淋巴细胞、单核细胞、浆细胞灶性或弥漫浸润，伴纤维组织增生、平滑肌萎缩，导管和腺泡有萎缩或增生。

72. B【解析】精原细胞瘤是起源于睾丸生殖细胞的低度恶性肿瘤，多发生于35~45岁患者，常为单侧性，右侧略多于左侧，选项A、选项C错误。发生于隐睾的概率较正常位睾丸高几十倍，选项B正确。睾丸白膜比较韧厚，不易被肿瘤破坏，故通常睾丸的原来轮廓尚保存，选项D错误。精原细胞瘤是一种对放射治疗高度敏感的恶性肿瘤，选项E错误。

73. D【解析】子宫癌肉瘤又称子宫恶性米勒混合瘤多发生于绝经后妇女，常与肥胖、糖尿病、不育等伴发；最常见的症状为异常阴道出血，其中以绝经后出血最多。

74. C【解析】前列腺增生症多发生于前列腺内区（包括中叶及部分侧叶），很少发生于前叶，从不发生于后叶。

75. A【解析】肉瘤中含有横纹肌肉瘤、软骨肉瘤、骨肉瘤、脂肪肉瘤等成分时为异源性子宫米勒管混合瘤，其余 4 项为同源性子宫米勒管混合瘤。

76. E【解析】胚胎性癌起源于具有多分化潜能的原始生殖细胞，为高度恶性肿瘤，发病高峰在 30~40 岁，婴儿及儿童也可发生，选项 A、选项 B 错误。睾丸肿大，肿瘤常侵犯睾丸被膜及附睾，选项 D 错误。镜下，以癌组织结构的多样性为特征，选项 C 错误。胚胎性癌常可与精原细胞瘤混合存在，或合并其他生殖细胞瘤，选项 E 正确。

77. D【解析】精囊腺癌是来源于精囊被覆上皮的恶性肿瘤，有的被覆高柱状上皮伴微乳头，形态似前列腺导管腺癌。

78. C【解析】前列腺增生症本身对身体影响不大，其主要的危害就是对排尿造成的影响，包括引起下尿路的刺激症状，如尿频、夜尿次数增多，还有引起下尿路梗阻的症状等。

79. E【解析】肉芽肿性前列腺炎和慢性前列腺炎的病因不同。肉芽肿性前列腺炎是一种前列腺导管的堵塞，前列腺局部的炎症及外伤的刺激导致局部炎症细胞浸润。慢性前列腺炎是各种原因引起的、前列腺组织的慢性炎症，病原体感染以逆行感染为主。

80. A【解析】大多数前列腺癌都是腺癌，肿瘤细胞来源于前列腺的某些腺体结构。根据统计数据，约 95%的前列腺癌患者为腺癌。鳞状细胞癌、神经内分泌癌、小细胞癌及移行细胞癌在前列腺癌中相对较少见，其中以鳞状细胞癌和神经内分泌癌次之。

81. B【解析】米勒管腺肉瘤与乳腺叶状肿瘤的镜下形态非常相似，低倍镜下呈分叶状结构，单个腺体经常呈扩张状，也可被压成薄的裂隙。

82. A【解析】乳腺癌起源于各级导管和腺泡上皮，由腺上皮增生-不典型增生，而逐步发展为原位癌、早期浸润癌甚至浸润癌。

83. E【解析】平滑肌瘤内无腺体成分，故不是米勒管腺肉瘤对应的良性肿瘤。

84. C【解析】前列腺癌的早期病灶多发生于前列腺腺体的外周带，早期症状不明显，发生比较隐蔽。

85. E【解析】WHO 分类的前列腺癌 Gleason 分级系统分为以下 5 级。①Gleason 1 级：由紧密排列、单一圆形腺体形成境界清楚的结节，结节内的腺体不融合。②Gleason 2 级：单一圆形腺体松散排列，腺体轻度不规则，边缘浸润不明显。③Gleason 3 级：肿瘤性腺体大小形状不规则，呈乳头状或筛孔状，无坏死，浸润性边界。④Gleason 4 级：肿瘤性腺体融合，筛状或肾小球状，多形性明显，边缘浸润明显。⑤Gleason 5 级：肿瘤组织失去腺体分化，呈实性团块或单个细胞浸润，癌巢中央坏死。

86. D【解析】前列腺癌镜下多数为分化较好的腺癌，腺泡较规则，排列拥挤，可见背靠背现象。

87. C【解析】前列腺特异性抗原检测已被广泛应用于临床，成为早期诊断和筛查前列腺癌的重要手段之一，是前列腺癌最具有特异性的指标。

88. C【解析】胚胎性癌是一种恶性的原始生殖细胞肿瘤，具有全能分化的干细胞特性，呈现不分化或仅有部分分化，恶性程度高，侵袭性强，易于早期通过血行播散发生远处转移，预后差。

89. E【解析】PIN 多发生在外周区，分为低级别和高级别 PIN，低级别 PIN 可见于炎症和反应性增生，无明确的癌前意义；高级别 PIN 是癌前病变，86%的病例伴发癌，镜下显示基底细胞不同程度的不连续性缺失。

90. D【解析】来自睾丸生殖细胞的肿瘤包括精原细胞瘤、胚胎性癌、畸胎瘤、绒毛膜癌及卵黄囊瘤等。支持细胞瘤是来自睾丸性索间质的肿瘤。

91. E【解析】阴茎癌是阴茎最常见的恶性肿瘤，好发于阴茎头部，其次为包皮和冠状沟，也可以侵犯阴茎海绵体，多经淋巴道转移，血行转移少见；病变多数为高分化角化型鳞状细胞癌；发病 HPV 感染有相关性。

92. E【解析】典型的精原细胞瘤有瘤细胞形态结构单一和间质内有淋巴细胞浸润两个特征。

93. B【解析】Bowen 样丘疹病为阴茎头部硬性红色肿块或阴茎包皮等处皮肤色素性丘疹，中央可形成溃疡，病灶常为多发，病灶可以融合成片，显微镜下见鳞状上皮增生，上皮细胞不典型增生，细胞分裂活跃，WHO 将其归为阴茎上皮内瘤变，显示上皮内瘤变（IN）3 级的组织学特征，被认为是外阴癌的癌前病变。

94. D【解析】阴茎癌多见于 50～70 岁男性，绝大多数发生于有包茎或包皮过长的患者，病变逐渐增大可呈菜花状。阴茎癌最常见的是分化好的高分化角化型鳞状细胞癌和中分化鳞状细胞癌，可见角化珠及细胞间桥。阴茎癌转移发生较早，且大多沿淋巴道转移到腹股沟淋巴结，远处转移很少见。

95. A【解析】当于一个低倍（100 倍）视野或更深处的子宫肌层中出现子宫内膜的腺体和间质（距子宫内膜基底层 2mm 以上），方可诊断子宫腺肌病。

96. D【解析】浆液性癌为卵巢浸润性上皮性肿瘤，是卵巢恶性肿瘤中最常见的类型；大多数患者为双侧性；恶性程度较高，多数病例就诊时已有转移，预后较差。

97. C【解析】子宫平滑肌瘤是由具有明确平滑肌分化的细胞组成的良性肿瘤，无真性包膜。

98. A【解析】胚胎性癌起源于具有多分化潜能的原始生殖细胞，为高度恶性肿瘤。镜下以癌组织结构的多样性为特征。瘤细胞为未分化的大小不一、形态不规则的细胞，细胞核大、染色深、染色质粗、核分裂象较多。细胞排列成各种不规则的条索状、网状、腺体状、圆柱状、乳头状，偶有囊腔形成。间质的形态很不一致，有的为胶原纤维，有的为肿瘤性原始间叶组织，有的为肉瘤样间质。胚胎性癌生长迅速，对放射线不敏感，预后较差，转移较早，多经淋巴道转移到髂内、髂总淋巴结。

99. E【解析】阴茎癌通常发生于包茎或包皮过长者。

100. A【解析】精原细胞瘤是起源于睾丸原始生殖细胞的低度恶性肿瘤，为睾丸最常见的肿瘤，选项 A 正确，选项 C、选项 E 错误。精原细胞瘤对放射治疗高度敏感，选项 B 错误。镜下可见精原细胞瘤组织结构单一，选项 D 错误。

101. A【解析】阴茎癌的发病因素包括不良卫生习惯、包皮垢、包茎和包皮过长，以及 HPV 感染。

102. C【解析】卵巢转移性腺癌呈大肿块，类似原发瘤，即卵巢 Krukenberg 瘤。卵巢 Krukenberg 瘤组织学上其实是印戒细胞癌，多由胃黏液癌转移而来。

103. A【解析】输卵管结核多由肺、肾等结核病经血行播散而来，也可继发于盆腔、腹腔器官结核病的直接蔓延，因此选项 B、选项 C、选项 D 都不正确。输卵管结核是干酪样坏死性肉芽肿性炎，选项 E 也不正确。

104. E【解析】粉刺癌是一种乳腺导管原位癌，属于非浸润性导管癌。

105. B【解析】输卵管炎症可以导致输卵管堵塞、粘连、壁层增厚等情况，这些变化会影响卵巢与子宫之间卵子的正常运输和着床，从而引起不孕症。据统计，约 40% 的女性不孕症病例与输卵管有关。其他选项中，较大的子宫肌壁间平滑肌瘤可能会导致流产、早产等妊娠并发症，但其对不孕症的影响相对较小；卵巢囊肿也可能会干扰排卵和受孕过程，但其发生率较输卵管炎症低；子宫内膜异位症和子宫颈原位癌虽然也与不孕症有关，但在所有不孕症病例中的比例远低于输卵管炎症。

106. C【解析】绒毛膜癌侵袭破坏血管能力很强，除在局部破坏蔓延外，极易经血行转移，以肺最常见，其次为脑、胃肠道、肝、阴道壁等。少数病例在原发灶切除后，转移灶可自行消退。

107. A【解析】尖锐湿疣和扁平湿疣最常由 HPV-6 和 HPV-11 感染引起，合并不典型增生和鲍温样丘疹病的扁平湿疣，最常见的是高度危险的 HPV-16 和 HPV-18。

108. B【解析】绒毛膜癌最常见的转移部位是肺部。因为绒毛膜癌最常见的转移途径是血行转移，所以较早会通过血液循环转移到肺部，其次是转移到阴道和盆腔内的其他器官。

109. E【解析】阴茎尖锐湿疣大体上常呈外生性细小乳头，少数可呈扁平斑块状，镜下特征是棘层增生，表面上皮过度角化或角化不全，表皮上层可见挖空细胞，真皮内可见慢性炎症细胞浸润。上皮内出现鲍恩细胞是鲍恩样丘疹病或鲍恩病的特征，表皮全层可见显著非典型增生，属于癌前病变。

110. B【解析】增生性纤维囊性变，除囊肿形成和间质增生外，伴末梢导管和腺泡上皮增生，上皮增生为异型增生时，属癌前病变，易发展为乳腺癌。

111. C【解析】阴茎鳞状细胞癌起源于阴茎表皮的某个部位，随着病变的发展，癌细胞可以垂直向下侵犯阴茎软骨的内侧面，最后到达阴茎海绵体，侵犯淋巴管静脉。

112. A【解析】子宫平滑肌瘤简称子宫肌瘤，是女性生殖器最常见的良性肿瘤，由平滑肌及结缔组织组成，多见于30~50岁女性，20岁以下女性少见。

113. C【解析】尖锐湿疣的镜下特点如下。①表皮：a. 疣状、乳头状增生（疣状为主），或者扁平状增生、增厚。b. 弥漫性角化不全，一定程度核异型。c. 皮突增宽、延长，呈假上皮瘤样或乳头状瘤样增生。d. 棘层细胞较多核分裂象，无异型，可现上皮内瘤变。e. 浅、中棘层呈现挖空细胞（散在或聚集，细胞大，核大、可2个或多个、深染、边缘不齐呈毛毛虫样，核周空晕，空晕内显丝、带状胞质，胞核呈HPV-6和HPV-11原位杂交阳性；具病理诊断意义的特征性改变）。f. 基底层细胞增生。②真皮：a. 小血管增生。b. 中等慢性炎症细胞浸润。

114. B【解析】临床上常见的子宫颈糜烂是指宫颈损伤的鳞状上皮被子宫颈管黏膜的柱状上皮增生下移所取代。

115. A【解析】尖锐湿疣是由HPV感染引起的外阴常见性传播性疾病，多与HPV-6和HPV-11有关。

116. C【解析】良性葡萄胎的病变只局限于子宫腔内，而恶性葡萄胎的病变侵入子宫肌层或转移至近处或远处器官。

117. B【解析】输卵管黏膜出现片状蜕膜样变，在胎盘面或腔内血块中可检出绒毛或滋养细胞，是诊断输卵管妊娠最直接的证据。

118. E【解析】子宫颈癌好发于子宫颈上皮移行带，即原始鳞柱上皮交界和新的鳞柱上皮交界之间的区域。此区的鳞状上皮是由柱状上皮转化（化生）而来，在化生过程中受到致癌因素影响时可发生癌变。

119. E【解析】真皮乳头层均质透明变性带为外阴萎缩性营养不良的特征。

120. A【解析】子宫颈癌有多种组织学类型，以鳞状细胞癌为主，占80%以上，其次为腺癌。子宫颈癌患者阴道会分泌很多白色或淡黄色积液，随着时间的延长转变为大量的脓性、血性带有恶臭的液体。糜烂型子宫颈癌为较早期表现，病变处黏膜潮红，呈颗粒状，质脆，触之易出血。外观呈乳头状或形成溃疡为外生型子宫颈癌病理变化。碘着色试验是子宫颈癌筛查的手段之一，子宫颈癌通常表现为碘不着色，应在碘不着色的部位或染色不佳的部位取子宫颈涂片或进行活检，从而提高阳性率，使诊断更准确。

121. B【解析】前庭大腺囊肿位于阴唇后部的前庭大腺所在处，多为单侧性；大小不定，一般不超过鸡蛋大；在大阴唇外侧明显隆起。

122. B【解析】侵蚀性葡萄胎显微镜下可见侵入子宫肌层的水泡状组织，绒毛结构、滋养细胞增生和分化不良。

123. D【解析】阴道腺病的最初定义为阴道黏膜由鳞状上皮部分或全部转变为子宫颈内膜腺上皮，后来扩大到阴道出现任何类型的米勒（Müller）腺上皮，此病须与子宫内膜异位症和中肾管残件鉴别。阴道子宫内膜异位症时可见子宫内膜间质，而选项D为中肾管残件的表现。

124. D【解析】侵蚀性葡萄胎及绒毛膜癌均属妊娠滋养细胞恶性肿瘤。侵蚀性葡萄胎多继发于葡萄胎后半年，其恶性程度较低，呈现局部侵犯的特点，较少出现远处转移，预后较好。绒毛膜癌多继发于妊娠后，如流产、异位妊娠及正常生产，继发时间常大于1年，其恶性程度较高，早期即易发生转移。

125. E【解析】外阴囊肿包括前庭大腺囊肿、表皮囊肿、黏液囊肿、尿道旁囊肿、皮脂腺囊肿、中肾管囊肿、子宫内膜异位囊肿、汗管囊肿等8种类型。

126. A【解析】卵巢无性细胞瘤是由单一增生的原始生殖细胞构成的肿瘤，是最常见的原始生殖细胞肿瘤。

127. C【解析】非特异性阴道炎多由感染大肠埃希菌引起；萎缩性阴道炎多为老年人雌激素水平低下，致阴道上皮萎缩，继发非致病菌感染；选项D、选项E亦为感染性阴道炎。

128. E【解析】乳腺粉刺癌属于乳腺导管内原位癌，不属于浸润性癌，不发生腋窝淋巴结转移。

129. A【解析】选项B见于Paget病，选项C见于鲍恩病，选项D见于尖锐湿疣，选项E见于鳞状细胞癌。

130. A【解析】浸润性导管癌即非特殊型浸润性乳腺癌，由导管内癌发展而来，癌细胞突破导管基底膜向间质浸润，是最常见的乳腺癌类型，约占乳腺癌70%。

131. A【解析】阴道癌中以鳞状细胞癌为主，占80%以上。根据癌组织发展的过程，可分为早期浸润癌和浸润癌。浸润癌也可分为角化型和非角化型，其中，非角化型较多见，分化差。

132. C【解析】乳腺癌Ⅰ期肿瘤病灶直径小于2cm，并且无淋巴结转移及远处转移，可以采用乳腺癌改良根治术。Ⅱ期肿瘤病灶直径为2~5cm，可有淋巴结转移，但无远处器官转移。Ⅲ期肿瘤直径大于5cm，除同侧腋窝淋巴结转移外，还容易与周围组织发生粘连。Ⅳ期肿瘤病灶已发生远处器官转移。

133. D【解析】阴道鳞癌多发生于绝经后妇女，以阴道不规则出血、白带增多为主要症状，大多发生于阴道上1/3及阴道后壁。

134. E【解析】表面上皮-间质肿瘤是最常见的卵巢肿瘤，通常由来源于上皮（或其衍生物、上皮包涵囊肿）的上皮成分及来源于卵巢间质的间质成分组成。

135. E【解析】阴道腺癌可以来源于残留中肾管、未转化为阴道黏膜的副中肾管、尿道周的腺体和子宫内膜异位病灶。有宫内己烯雌酚接触史的阴道腺癌可以由阴道腺病发展而来。无宫内己烯雌酚接触史的阴道腺癌在显微镜下与其他部位的腺癌相似。

136. D【解析】畸胎瘤是一种由三个胚层组织分化而来的恶性生殖细胞瘤，包括成熟畸胎瘤和未成熟畸胎瘤两种。未成熟畸胎瘤相对于成熟畸胎瘤具有更高的恶性度，且预后不良。未成熟畸胎瘤与成熟畸胎瘤的主要区别是，未成熟畸胎瘤肿瘤内部含有不成熟的神经管成分，而成熟畸胎瘤不含有这种成分。

137. C【解析】阴道上皮内瘤变是指局限于阴道上皮层的病灶，这种病灶往往呈不同程度的不典型增生，是阴道浸润性癌的癌前病变，需要引起注意。

138. B【解析】葡萄胎 B 超检查时，可见明显增大的子宫腔内充满弥漫分布的光点和小囊样无回声区，仪器分辨率低时呈粗点状或落雪状图像，但无妊娠囊可见，也无胎儿结构及胎心搏动征。

139. C【解析】阴道鳞状细胞癌是原发性阴道癌的一种类型，相对常见，典型症状为阴道出血及疼痛。

140. A【解析】早期的子宫颈癌可以没有症状，但多数患者会表现为接触性阴道出血，多发生在性生活后或妇科检查后。

141. D【解析】子宫颈上皮非典型增生是发生于子宫颈上皮的癌前病变。病理变化：子宫颈上皮细胞呈现程度不等的异型性，表现为细胞大小形态不一，核增大、深染，核质比例增大，核分裂象增多，细胞极性紊乱。

142. B【解析】葡萄胎：妊娠后胎盘滋养细胞增生、间质水肿而形成大小不一的水泡，水泡间借蒂相连成串，因形如葡萄而得名，亦称水泡样胎块。

143. D【解析】阴道葡萄状肉瘤为胚胎性横纹肌肉瘤，此瘤常发生于头颈部及泌尿生殖系统。

144. A【解析】葡萄胎的发生与卵子有关，完全性葡萄胎核型为二倍体，均来自父系，部分性葡萄胎核型多为三倍体，葡萄胎子宫可增大变软，也可与停经月份相符或小于停经月份。

145. B【解析】葡萄状胚胎性横纹肌肉瘤含有紧邻上皮表面的线形排列的肿瘤细胞，这一结构称为“环形层”，是这种肿瘤的典型结构。

146. B【解析】完全性葡萄胎：胎盘绒毛全部受累，无胎儿及其附属物，宫腔内充满水泡。部分性葡萄胎：仅部分胎盘绒毛发生水泡状变性，宫腔内尚有存活或已死的胚胎。

147. C【解析】慢性子宫颈炎在临床上是比较常见的妇科炎症之一，主要表现为子宫颈糜烂、子宫颈腺囊肿、子宫颈肥大、子宫颈息肉。

148. C【解析】hCG 是女性怀孕后，由胎盘的滋养层细胞分泌的一种糖蛋白，由 α 和 β 二聚体的糖蛋白组成，故只有妊娠后才能够产生 hCG。子宫颈癌与妊娠无关，和 hCG 没有关系，其特异性肿瘤标志物是癌胚抗原。

149. B【解析】真菌性子宫颈炎多由白念珠菌感染引起，念珠菌是真菌中最常见的条件致病菌，又称假丝酵母菌。

150. B【解析】畸胎瘤并不是畸形的胎儿，而是一种肿瘤，畸形是胎儿在母体发育过程中与一些致畸因素接触引起的，两者是完全不同的疾病。

151. E【解析】临床上常见的子宫颈糜烂为子宫颈阴道部的鳞状上皮受损后由子宫颈管的柱状上皮外移替代鳞状上皮，使子宫颈表面呈红色似糜烂，实为假性糜烂。

152. D【解析】绒毛膜癌是比较常见的妊娠滋养细胞肿瘤，恶性程度比较高，继发于葡萄胎妊娠或非葡萄胎妊娠，镜下特点主要表现为滋养细胞，而没有绒毛及水泡状结构。

153. A【解析】子宫颈上皮内瘤变醋酸白试验时，病变处变为白色，正常处不变色。

154. E【解析】卵巢囊腺癌主要来自卵巢上皮成分，多由卵巢囊腺瘤恶变而来。卵巢囊腺癌常可分为浆液性囊腺癌和黏液性囊腺癌，以浆液性囊腺癌为最常见。卵巢浆液性囊腺癌超声检查表现以囊实性的包块为主，卵巢癌早期的形态比较规则，同时边界一般比较清晰，晚期会发现肿瘤边界不清，形态不规则，囊壁的厚薄也完全不均匀。此外，还会发现实质性部位的回声，不均匀，内部还可能会出现缺血性坏死，因此会导致不规则的囊腔的改变，卵巢癌发展到晚期还会出现腹水。

155. D【解析】子宫颈高级别上皮内病变为明显异型的鳞状上皮细胞超过上皮层的下 2/3，鳞状上皮细胞层次消失。表层尚可见一些成熟的扁平细胞相当于重度非典型增生。异型细胞占据上皮全层相当于原位癌。

156. A【解析】乳腺癌的发病与雌激素水平高、遗传因素、不育、吸烟等有关，与外伤无关。

157. C【解析】移行上皮化生常见于老年女性的外子宫颈部，常常伴有萎缩，形态上类似于移行上皮。细胞核为卵圆形无非典型性，常有纵行的核沟，易误诊为高级别子宫颈上皮内病变的良性病变。

158. A【解析】绒毛膜癌绝大多数与妊娠有关，分别继发于葡萄胎、流产或正常分娩之后。雌激素水平增高不会引起绒毛膜癌。

159. A【解析】P16 是一种周期蛋白（cyclin）依赖性激酶抑制药，是子宫颈上皮内病变的标志物。

160. C【解析】ER、PR 均阳性的乳腺癌，一般肿瘤分化较好，病情发展较慢，恶性程度低，治疗的有效率高，复发少；而 ER、PR 均阴性的乳腺癌，一般肿瘤分化较差，侵袭性强，病情发展较快，恶性程度高，通常易伴有淋巴结转移。

161. D【解析】选项 A 为 $T_{3b}$，选项 B 为 $T_{1b}$，选项 C 为 $T_4$，选项 E 为 $T_2$。子宫颈癌 TNM 分期 $T_{3a}$ 是指肿瘤浸润至阴道下 1/3，未浸润至骨盆壁。

162. B【解析】PSA 在大多数有临床意义的前列腺癌中都会升高，也是其最重要的早期检测指标。

163. B【解析】CIN 合并高危型 HPV（HPV-16、HPV-18 或 HPV-33）感染时，恶变倾向较高。

164. D【解析】乳腺癌是目前女性最常见的恶性肿瘤，HER2 阳性的乳腺癌占全部乳腺癌的 25%左右，此种类型的肿瘤进展快、易复发转移且预后不良，在晚期乳腺癌中最易转移的部位是骨组织。而 *HER2* 基因的靶向治疗可以明显改善患者的预后，延长患者生命并提高患者生活质量。

165. E【解析】子宫颈鳞状细胞癌的常见组织学类型包括角化型和非角化型，少见的组织学类型有基底细胞样鳞状细胞癌、疣状鳞状细胞癌、湿疣状鳞状细胞癌、乳头状鳞状细胞癌、淋巴上皮瘤样癌。

166. E【解析】子宫腺肌病是指子宫内膜腺体和间质存在于子宫肌层中，伴随周围肌层细胞的代偿性肥大和增生。

167. E【解析】子宫颈微偏型腺癌患者常有大量黏液性白带或阴道排液症状。选项 E 为子宫颈鳞癌的常见症状。

168. D【解析】子宫内膜腺上皮的核下空泡为分泌早期的特征，月经周期第 15～19 天为分泌早期。

169. B【解析】乳腺癌发病率居全部女性恶性肿瘤之首，占所有女性癌症的 15%，近年发病率明显上升，且有年轻化趋势，已成为威胁女性健康的头号杀手。

170. C【解析】输卵管癌原发于输卵管的黏膜层，由管壁中央向管壁浆膜面浸润，而转移性输卵管癌由输卵管浆膜层侵入管壁，多位于输卵管间质内。

171. D【解析】女性在进入更年期以后，身体内的激素水平会出现很大的波动，由于卵巢功能的下降，很多女性身体会出现雌激素分泌不足的情况。

172. A【解析】浆液性癌最主要的特征是有明显的癌细胞破坏性间质浸润；其乳头分支多而复杂，呈树枝状分布，常可见砂粒体。对于低级别浆液性癌，其瘤细胞大小相对一致，异型性小，核分裂象少，缺少病理性核分裂象；常见良性与交界性浆液性肿瘤的区域。而高级别浆液性癌，其瘤细胞显著异型性，大小、形状不一，常见奇异的瘤巨细胞，核分裂象活跃，伴病理性核分裂象。

173. B【解析】女性出现更年期的时间是不一样的存在个体差异，但多数在 40～50 岁，因此只要超过 40 岁出现更年期症状，就属于正常生理现象。

174. C【解析】更年期是由于雌激素生成减少，对月经的调节失常，从而出现月经不规则。

175. A【解析】选项 B 为 $T_{2a}$期，选项 C 为 $T_{1c}$期，选项 D 为 $T_{1b}$期，选项 E 为 $T_{2b}$期。$T_{1a}$肿瘤限于一侧卵巢，被膜完整，卵巢表面无肿瘤，腹水或腹腔冲洗液中无癌细胞。

176. D【解析】选项 A、选项 B、选项 C、选项 E 均由急性炎症慢性迁延而来，卵巢子宫内膜异位症，不是炎症性病变。

177. E【解析】卵黄囊瘤可见内胚窦小体，中心为小血管，外有疏松纤维组织环绕，再外围以扁平至柱状瘤细胞。

178. B【解析】间质细胞和卵泡膜细胞不是诊断两性母细胞瘤的必要成分，其余各项均正确。

179. B【解析】畸胎瘤是卵巢生殖细胞肿瘤中常见的一种，来源于生殖细胞，分为成熟畸胎瘤（即良性畸胎瘤）和未成熟畸胎瘤（即恶性畸胎瘤）。

180. D【解析】krukenberg 瘤是卵巢转移性黏液癌，恶性程度高，是由胃黏膜上皮和腺上皮的恶性肿瘤，经过转移扩散的方式种植到卵巢形成的转移性癌。

181. B【解析】子宫颈癌的病变多发生在子宫颈外口的原始鳞-柱交接部与生理性鳞-柱交接部间所形成的移行带区。

182. D【解析】胎盘部位滋养细胞肿瘤病理特点：①瘤组织中有广泛纤维素样物质沉积。②瘤细胞可从周边向血管腔方向浸润血管壁，最终取代血管壁。

183. E【解析】间质细胞瘤镜下可见肿瘤主要由间质细胞构成，细胞呈多角形，胞质嗜伊红，内含脂性空泡，棕色颗粒沉聚，并称为 Reinke 结晶，核大而圆。

184. B【解析】子宫内膜异位于子宫以外的部位为子宫内膜异位症，卵巢为最常见的部位，可形成卵巢子宫内膜异位囊肿（即卵巢巧克力囊肿）。

185. C【解析】在子宫颈癌中，低分化鳞癌多为小细胞型，细胞呈小梭形，似基底细胞，异型性及核分裂象都很明显，对放射线最敏感，但预后较差。

186. A【解析】镜下，根据癌组织内子宫内膜腺体所占比例和细胞的分化程度，子宫内膜样癌分为高、中、低分化，以高分化腺癌居多。①高分化腺癌：腺体成分所占比例达 95%，腺体排列拥挤、紊乱，细胞轻至中度异型，形态似增生期的子宫内膜腺体。②中分化腺癌：腺体成分占 50%~94%，腺体不规则，排列紊乱，细胞向腺腔内生长，可形成乳头状或筛状结构，并可见实性癌灶。癌细胞异型性明显，核分裂象易见。③低分化腺癌：腺体成分所占比例<50%，癌细胞分化差，腺样结构明显减少，常呈实体片状排列，核异型性明显，核分裂象多见。大约 1/3 的子宫内膜样腺癌伴有鳞状细胞分化。

187. D【解析】子宫颈糜烂是指正常子宫颈复层扁平上皮被单层柱状上层取代，肉眼观复层扁平上皮呈粉红色，而单层柱状上皮呈鲜红色，类似于糜烂，故称为子宫颈糜烂。若子宫颈糜烂伴有单层扁平上皮组织转化，则提示糜烂愈合过程。

188. E【解析】乳腺纤维腺瘤是由上皮和间叶（间质）组织构成的良性肿瘤，属于常见病、多发病，而且有完整的包膜。

189. D【解析】乳腺小叶原位癌癌细胞局限于导管或腺泡内，未突破基底膜，乳腺内无明显肿物，缺少阳性体征或影像学表现。其他疾病乳腺内一般都可触及肿块，且通过超声或 X 线检查都可发现肿块。

190. B【解析】乳腺纤维腺瘤是由腺上皮和纤维组织两种成分混合组成的良性肿瘤，好发于青年女性，与患者体内性激素水平失衡有关。

191. B【解析】乳腺纤维囊性病患者临床表现主要为乳房周期性疼痛、乳房包块或有不适感。乳腺纤维囊性病的病变位于乳腺终末导管-小叶单位，部分病例可有大导管的受累。乳腺纤维囊性病的主要改变：①大小不一的囊肿形成。②囊肿或扩张的导管上皮细胞大汗腺化生，细胞呈柱状，胞质丰富，含多量嗜酸性颗粒，腔面可见顶浆分泌现象。③广泛的乳腺间质纤维化。④导管内上皮轻度普通型增生。⑤腺病背景，多为单纯性腺病。

192. E【解析】青春期男性乳房发育是指男性在青春期发育时，乳腺组织良性增生所致单侧或双侧乳腺增大。

193. E【解析】泌乳腺瘤见于妊娠期或哺乳期妇女，表现为逐渐增大的乳腺肿块，伴疼痛及脓肿形成。泌乳腺瘤由密集增生的腺泡组成，呈分叶状；腺泡上皮呈不同程度的分泌反应，可有不典型性，无导管，间质不明显，可伴梗死或坏死。

194. D【解析】乳腺的纤维腺瘤和叶状肿瘤，同属于一类纤维上皮性的肿瘤，这两者在临床表现、影像学表现上有很多相似之处，应当予以鉴别。

195. E【解析】乳头鲜红色血性溢液多见于导管内乳头状瘤，少见于乳腺导管内癌。乳头棕褐色溢液提示血液曾经被阻于乳腺导管内未及时排出，多见于有乳腺导管阻塞的导管内乳头状瘤或因上皮增生而有乳头状体形成的乳房囊性增生病。乳头黄色或草绿色溢液常是乳腺纤维囊性病的表现，偶见于乳腺癌。乳头乳白色溢液可见于正常月经期、早期妊娠或乳腺纤维囊性病。

196. B【解析】临床上常见的子宫颈糜烂是指子宫颈损伤的鳞状上皮被子宫颈管黏膜的柱状上皮增生外移所取代。

197. E【解析】前列腺癌是男性最常见的恶性肿瘤之一，其中以腺癌最为常见。腺癌起源于前列腺内的某些腺体细胞恶性转化而来，具有明显的组织学特征，如小管结构、分泌功能。其他类型的前列腺癌包括移行细胞癌、透明细胞癌、黏液腺癌、鳞状细胞癌等，但其发生率较腺癌低很多。

198. D【解析】以上选项大部分为乳腺导管扩张症的特点，但不与 Paget 病合并发生。绝大部分 Paget 病伴发乳腺癌（乳腺导管内原位癌或浸润性癌）。

199. A【解析】卵巢类癌患者常伴有便秘，有研究表明，其原因是类癌细胞过多的分泌了酪酪肽，从而抑制了胃肠道蠕动。

200. B【解析】卵巢高血钙型小细胞癌常见于年轻女性，几乎均为双侧卵巢。

201. A【解析】乳腺导管内癌的特点是癌细胞位于导管基底膜内，属于原位癌。

202. B【解析】导管内原位癌是非浸润性乳腺癌，包括粉刺癌、非粉刺导管内癌、Paget 病伴导管原位癌。

203. D【解析】胚胎性癌是一种恶性的原始生殖细胞肿瘤，但不属于畸胎瘤。

204. D【解析】上皮内病变不发生于子宫颈的任何部位，大多发生于移行带的转化带，该处鳞状上皮由腺上皮化生而来，具有一定的不成熟性。

205. B【解析】卵巢的子宫内膜异位最多见，80%的患者为单侧卵巢受累，50%的患者双侧卵巢出现病变。

206. B【解析】子宫内膜混合性腺癌Ⅰ型为子宫内膜样癌与黏液腺癌组成，Ⅱ型由浆液性癌与透明细胞癌组成。

207. B【解析】炎性乳腺癌是乳腺癌的一种特殊类型，在乳腺恶性肿瘤中不常见。多发生于育龄期女性。

208. C【解析】子宫颈原位癌指的是癌细胞占上皮内全层或接近全层，但尚未穿破上皮基底膜侵入下方固有膜者。

209. D【解析】侵蚀性葡萄胎和良性葡萄胎的主要区别是水泡状绒毛侵入子宫肌层内，形成紫蓝色出血坏死结节。

210. C【解析】早期浸润癌或微小浸润性鳞状细胞癌指癌细胞突破基底膜，向固有层间质内浸润，在固有层内形成一些不规则的癌细胞巢或条索，但浸润深度不超过基底膜下 5mm。

211. B【解析】黏液性囊腺癌占卵巢恶性肿瘤的 3%~4%，好发年龄在 40~60 岁，常单侧发病。肉眼观察：肿瘤体积较大，表面光滑，常与周围器官粘连；切面囊实性，实性区为灰白色或质松脆的乳头状物，常伴出血坏死；囊内含有大量黏液。镜下：腺体密集，形状不规则，可融合呈筛状；黏液性细胞异型性明显，病理性核分裂象易见；间质较少，可见包膜及间质浸润；通常有良性、交界性区域。黏液性囊腺癌预后比浆液性囊腺癌要好，5 年存活率为 46%~70%。

212. B【解析】卵巢颗粒细胞瘤特征：瘤细胞小，呈圆形、卵圆形、梭形、多角形。胞质少嗜淡伊红或中性，胞界不清楚。细胞核呈卵圆形或圆形，染色质呈细网状，核中央有核沟，形成咖啡豆样外观。瘤细胞周围无网织纤维包绕。瘤细胞异型性小，核分裂象少，一般小于 3/10HPF。

213. A【解析】小叶原位癌免疫组织化学染色：E-cadherin 表达缺失和 p120-catenin 胞质阳性常见于所有类型的 LCIS。经典型 LCIS 细胞 ER 常为强阳性表达，Ki-67 增殖指数较低，CK5/6 微弱表达或不表达，罕见 HER2 蛋白过表达或 *HER2* 基因扩增。多形性 LCIS 细胞 ER 阳性，Ki-67 增殖指数较高，可有 HER2 蛋白过表达和 *HER2* 基因扩增。

**二、A2 型题**

1. C【解析】子宫颈癌早期可表现为子宫颈糜烂，癌组织常环绕子宫颈外口，呈糜烂状或颗粒状突起，可有浅表溃疡，质地较硬，触之易出血，与一般子宫颈糜烂外观上不易区别，组织学上多属早期浸润癌。

2. C【解析】子宫输卵管碘油造影示输卵管不通，有串珠改变，是生殖器结核的典型表现。再加上低热、宫腔不规则，刮出组织少，红细胞沉降率快、子宫小，欠活动，双侧宫旁组织增厚等临床表现，都非常符合生殖器结核。

3. E【解析】子宫颈鳞状细胞癌可分为早期浸润癌和浸润癌。浸润癌指癌组织突破基底膜，向内间质内发生明显浸润，浸润深度超过基底膜下 5mm。

4. C【解析】成熟囊性畸胎瘤多为囊性、单房，直径通常为 5~10cm，表面光滑，囊内含脂质和毛发。

5. C【解析】根据生长方式和外观形态，子宫颈癌可分为 4 种类型。内生浸润型是指癌组织向子宫颈深部组织浸润生长，使子宫颈肥大、变硬，子宫颈外口和子宫颈前后唇表面常光滑或仅有浅表溃疡。

6. E【解析】表面浆液性交界性肿瘤以卵巢表面充满水螅样赘生物为特点，这种赘生物由浆液性交界性肿瘤纤细的乳头构成。

7. B【解析】卵巢移行细胞癌或鳞状细胞癌样成分伴有良性或交界性 Brenner 瘤成分时，应诊断为恶性 Brenner 瘤；不伴有良性或交界性 Brenner 瘤成分时，诊断为移行细胞癌。

8. D【解析】患者 27 岁，停经 3 个月，提示可能妊娠，阴道排出子宫腔形状、中空内的蜕膜组织为蜕膜管型，未见胚胎及绒毛则提示宫外妊娠。

9. A【解析】睾丸卵黄囊瘤是最常见的儿童睾丸肿瘤，常表现为睾丸增大和血清 AFP 升高。卵黄囊瘤的组织形态学多样，镜下见卵黄囊瘤呈网状、微囊状，囊腔内衬细胞胞质透明、核质比较高的异型细胞；常见核分裂象，间质为疏松的结缔组织；常见特征性内胚窦小体和胞质内的透明小体。

10. A【解析】阴茎头部出现单个或数个红斑，可为圆形、环形或不规则形，边界清晰，略高而硬，表面光亮，有时可有糜烂、结痂或乳头样增生斑，这是增殖性红斑阴茎皮损的典型表现。

11. E【解析】根据该患者的临床症状和超声检查，最有可能诊断为子宫平滑肌瘤。子宫平滑肌瘤是女性生殖系统最常见的肿瘤，多数肿瘤发生于子宫肌层，也可位于黏膜下或浆膜下。最主要的症状是由黏膜下平滑肌瘤引起的出血，或者压迫膀胱引起的尿频。

12. C【解析】阴茎鳞状细胞癌通常发生在阴茎龟头或包皮内接近冠状沟的区域。肉眼观呈乳头型或扁平型，乳头型似尖锐湿疣，或呈菜花样外观；扁平型局部黏膜表面灰白，增厚，表面可见裂隙，逐渐形成溃疡。该患者镜下可见角化珠及细胞间桥，为角化型鳞状细胞癌。

13. C【解析】本题考查对 PIN 定义的理解。前列腺上皮增生，细胞形态和组织结构均有改变，说明是肿瘤性增生，选项 D、选项 E 均不正确。基底细胞不同程度缺失，而基底膜完整，说明没有浸润性生长，排除了前列腺癌，选项 B 不正确。此肿瘤是导管内病变，细胞异型性大，可见核仁，这是高级别 PIN 的特征，选项 A 不正确，选项 C 正确。

14. A【解析】UDH：导管内上皮细胞增生，属良性导管内增生性病变，以二级导管和中央增生细胞呈流水样分布为特征。结构特点：①不规则开窗。②周边开窗。③流水样排列。④伸展或弯曲的上皮样。⑤细胞核重叠，分布不均匀，形状不规则。⑥细胞核形态不一。⑦存在成熟现象。

15. D【解析】交通性鞘膜积液因与腹腔相通，故仰卧时可自行消失，挤压时缩小，并可触及睾丸。斜疝也可随体位缩小，但内容物一般为肠管。

16. B【解析】腺瘤样瘤是最常见的附睾肿瘤，被认为是来源于间皮的良性瘤。临床表现为附睾肿物。肿物体积小，大小约 2cm，结节状，实性、灰白、质硬，镜下肿瘤无包膜，罕见情况下，肿瘤可累及睾丸。呈小管状或大小不一裂隙状，内衬分化良好的、从立方到扁平的上皮，或形成上皮性实性条索。间质可见平滑肌和生的纤维组织。免疫组织化学 CK、EMA 强阳性。

17. C【解析】年轻女性，腋窝发现肿物，质地软，并随月经周期的改变有症状，说明该肿物受激素的影响，因此副乳腺的有关部位、临床表现均符合上述特点。

18. E【解析】本题考查各型乳腺癌的镜下特点。导管内原位癌的镜下特点是肿瘤细胞位于扩张的导管内，基底膜完好，瘤细胞单型性，有不同程度的核异型。浸润性导管癌的镜下特点是肿瘤细胞呈巢状、片状或条索状排列，在多少不等的间质内浸润性生长，并常伴有导管内原位癌。浸润性小叶癌的镜下特点是肿瘤细胞单个散在、单行排列于纤维组织中或围绕导管形成靶环样结构。黏液癌的镜下特点是大量黏液湖内见有漂浮的肿瘤细胞。选项中只有伴髓样癌特征的乳腺癌符合题干的描述。

19. A【解析】乳腺导管扩张症肉眼观察：病变区皮肤粗糙、乳头内陷，皮下可触及条状硬块，切面黄白色相间，质地较硬，与周围组织界限不清。可见导管扩张呈囊状，挤压有粉刺样分泌物溢出，与粉刺型导管内癌相似。镜下：①乳腺导管不同程度扩张，腔内有富含脂质的分泌物。②导管腔内泡沫细胞聚集，上皮增生、变性、脱落。③导管周围炎症，常有明显的淋巴细胞、浆细胞浸润，可有淋巴滤泡形成。④导管周围纤维化，管腔闭塞。

20. A【解析】绝经期女性，肿块切面见有裂隙的分叶状肿块，镜下可见两层上皮细胞围成裂隙，裂隙周围是间质细胞的增生，并呈叶状突向腺腔，形成分叶状结构，同时间质细胞温和，符合良性叶状肿瘤的特点。乳腺纤维腺瘤多发生于年轻女性，切面一般无裂隙，腺体和间质一起增生，形成包膜完整的肿块。乳腺纤维囊性乳腺病和乳腺积乳囊肿可见扩张的导管或导管呈囊性，间质细胞无明显增生。乳腺盲管性腺病大体检查示病变边界不清，同时镜下以小叶扩大、腺泡囊性扩张为特点。

21. C【解析】纤维腺瘤是乳腺最常见的良性肿瘤，可发生于青春期后的任何年龄，多在 20~35 岁。通常为单个，也可为多个。肉眼观，呈圆形或卵圆形结节状，与周围组织界限清楚，切面灰白色、质韧、略呈分叶状，可见裂隙状区域，常有黏液样外观。镜下，肿瘤主要由增生的纤维间质和腺体组成：腺体呈圆形或卵圆形，或被周围的纤维结缔组织挤压呈裂隙状。

22. A【解析】子宫内膜癌根据结构分为三级：①Ⅰ级，高分化，腺样结构明显，似增生的内膜腺体，但拥挤紊乱，与子宫内膜增生不同的是间质浸润，表现为腺体融合和筛状结构或乳头状结构，子内膜间质消失或促结缔组织间质反应，癌细胞异型程度轻，核分裂象少见。②Ⅱ级，中分化，实性区域 6%~50%。③Ⅲ级，低分化，大部分区域呈实性团块(>50%)，部分区域可见形态怪异的腺状结构，细胞异型大，核分裂象多见。

23. B【解析】硬化性腺病是增生性纤维囊性乳腺病的少见类型，主要特征为小叶中央或小叶间纤维组织增生使小腺泡受压而扭曲变形，一般无囊肿形成。影像学检查易和癌混淆。肉眼观，灰白、质硬，与周围乳腺界限不清。镜下，每一终末导管的腺泡数目增加，小叶轮廓尚存。病灶部位纤维组织呈不同程度的增生，腺泡受压而扭曲。在偶然情况下，腺泡明显受挤压，管腔消失，成为细胞条索，组织图像和浸润性癌相似。腺泡外层的肌上皮细胞明显可见，这是区别于浸润性癌的主要特征。

24. D【解析】该患者切除一边界清楚、有包膜的肿物，说明是一种肿瘤性病变；镜下可见多量脂肪内有少量乳腺组织，说明是一种乳腺错构瘤，即腺脂肪瘤，正确答案为 D。

25. E【解析】该病例最可能诊断为导管内乳头状瘤。导管内乳头状瘤可分为位于乳晕区大导管的中央型乳头状瘤及起源于末梢导管小叶单位的外周型乳头状瘤。中央型乳头状瘤最常见的临床症状是单侧乳头血性或浆液性溢液，少数病例可触及肿块。外周型乳头状瘤常无明显的临床症状，肿块和乳头溢液很少见。因此，选项 E 正确。

26. B【解析】男性乳腺发育可单侧或双侧发生。在乳晕下可见纽扣样结节性增大，大者像女性青春期乳腺。镜下，导管上皮呈乳头状增生，细胞形态规则，呈柱状或立方状，很少有小叶形成。

27. A【解析】根据该病例临床及镜检，应诊断为子宫绒毛膜上皮癌。子宫绒毛膜上皮癌是源自妊娠绒毛滋养层上皮的高度侵袭性恶性肿瘤，约 50% 继发于葡萄胎；临床主要表现为阴道出现持续不规则流血，子宫增大，血或尿中 hCG 显著升高；癌细胞不形成绒毛和水泡状结构，这一点和侵蚀性葡萄胎明显不同。

28. D【解析】本题考查对妊娠滋养层细胞异常增生性疾病的认识。该患者为青年女性，闭经 3 个月，提示妊娠的可能；血块内见有水泡，提示有水肿的绒毛；而子宫体积增大，阴道壁有出血、坏死，提示阴道壁有浸润。因此，本题应选择 D。

29. A【解析】外阴见多处粉红、灰白色丘疹及乳头状赘生物，符合尖锐湿疣临床特点。尖锐湿疣镜下主要表现为鳞状上皮呈乳头状增生，棘层增厚，表层角化不全，角化过度和角化不良，中表层见有灶状分布的挖空细胞，真皮乳头纤细，间质有较多炎症细胞浸润，毛细血管扩张，扁平丘疹型则更多表现为散在棘层增生和伴有轻度核的非典型性。

**三、A3/A4 型题**

1. D【解析】该患者出现阴道持续不规则流血，且超声检查示子宫黏膜下肌壁间多个大小不等的结节，提示子宫平滑肌瘤。

2. D【解析】平滑肌瘤表面光滑，边界清楚，一般无真性包膜，切面灰白，质韧，编织状或旋涡状。

3. C【解析】子宫肌瘤可出现多种变性，而红色变性属于良性变性，多由子宫肌瘤缺血性坏死，导致子宫组织发生红色充血样改变。红色变性多发生于妊娠期，患者可以表现为发热、腹痛、瘤体迅速增大等。

4. D【解析】平滑肌肉瘤较少见，在多发性平滑肌瘤中，可有个别为平滑肌肉瘤。肉眼观，肿瘤切面呈鱼肉样；镜下，细胞异型性大，核分裂象多见，可见肿瘤性坏死。

5. E【解析】睾丸精原细胞瘤镜下表现为单一的大圆形或多边形细胞，胞质界限清楚，胞质淡染，胞核大而圆，有核仁，瘤细胞间有纤维性分隔，内有数量不等的淋巴细胞浸润。

6. B【解析】精原细胞瘤的免疫组织化学是 PLAP 阳性，CD117 阳性，而 CD30、AFP、inhibin 阴性。

7. E【解析】与睾丸精原细胞瘤同样形态的肿瘤还可发生于卵巢、纵隔、松果体、腹膜后和隐睾。

8. C【解析】老年男性发生排尿困难，体检前列腺增大，而血 PSA 正常，最常见的疾病是前列腺良性增生，多发生在前列腺的尿道周围及移行区，呈现大小不等的结节，堵塞尿道，引起排尿困难。

9. E【解析】前列腺良性增生的镜下表现是前列腺的腺体、平滑肌和纤维组织不同程度的增生，可有贫血性梗死。增生的腺体由双层细胞（分泌上皮及基底细胞）构成。

10. B【解析】该患者的最佳治疗方法是经尿道前列腺切除，可以缓解排尿困难的症状。

11. C【解析】青年男性，外生殖器部位多发菜花状肿物，镜下见乳头状鳞状上皮明显增厚，内见有挖空细胞，可诊断为尖锐湿疣。

12. D【解析】本病是由 HPV 感染引起的鳞状上皮炎症性增生。

13. A【解析】外阴营养不良的临床特点主要是外阴明显瘙痒和伴有界限清楚的白色或暗红色散在性斑片状病损。外阴增生性营养不良主要表现为角化过度、棘层细胞增生、上皮脚延伸并增粗，真皮乳头小血管扩张和炎症细胞浸润。外阴萎缩性营养不良主要表现为表皮角化、棘层变薄，上皮脚消失，真皮浅层均质化，真皮深层炎症细胞浸润。

14. A【解析】外阴鳞状上皮增生症和萎缩性病变伴有非典型增生时，属于癌前病变，列入外阴上皮内瘤变范畴。当异型细胞限于上皮层的下 1/3 区，基底膜完整，属于 VIN Ⅰ级。

15. D【解析】本题考查输卵管妊娠的临床特点。该患者为育龄期女性，有短期闭经史，不规则阴道流血，下腹痛，妇科检查子宫颈举痛，附件区触及包块，符合输卵管妊娠的临床表现。其他疾病的临床表现不能与题干信息中的特点完全吻合。

16. C【解析】B 超检查可以显示宫内无妊娠囊及宫外包块，后穹隆穿刺抽出不凝血对诊断有帮助。诊断性刮宫仅见蜕膜，不见绒毛，有助于诊断。由于输卵管黏膜、肌层极薄，不能供给绒毛细胞所需营养，异位妊娠在血浆中的 β-hCG 浓度较低，也支持诊断。只有 X 线检查对病变帮助不大。

17. E【解析】确定输卵管妊娠的诊断是输卵管内找到绒毛，选项 E 正确。其余选项均支持诊断，但都不能确定诊断。

18. A【解析】双侧卵巢同时出现肿物，且卵巢结构未完全破坏，首先考虑转移，结合肿瘤细胞分布状况及病史，该患者首先考虑的诊断应为淋巴瘤。

19. A【解析】弥漫性大 B 细胞淋巴瘤是非霍奇金淋巴瘤在临床上最常见的病理学类型、

最具代表性的侵袭性淋巴瘤。

20. D【解析】无性细胞瘤与弥漫性大 B 细胞淋巴瘤的大体形态和组织结构都很难鉴别，结合患者淋巴瘤的病史仔细观察形态学特征和免疫组织化学淋巴瘤的标志及 PLAP 染色是正确诊断的关键。

21. E【解析】多发性滤泡囊肿或称多囊卵巢病、硬化性囊性卵巢，好发于 20~30 岁，患者月经不调、不育、多毛、轻度男性化等。

22. E【解析】多发性黄素化滤泡囊肿（过度反应性黄体）发生于单胎妊娠、多胎妊娠、葡萄胎、绒毛膜癌等，囊壁薄、黄色为其特点。

23. B【解析】恶性生殖细胞肿瘤是儿童和青春期女性最常见的卵巢肿瘤。

24. E【解析】卵巢无性细胞瘤是由未分化、多潜能原始生殖细胞组成的恶性肿瘤，同一肿瘤发生在睾丸则称为精原细胞瘤。大多数患者的年龄在 10~30 岁。肉眼观，肿瘤一般体积较大，质实，表面结节状，切面质软，呈鱼肉样。镜下，细胞体积大且一致，细胞膜清晰，胞质空亮，充满糖原，细胞核居中，有 1~2 个明显的核仁，核分裂象多见。瘤细胞排列成巢状或条索状。瘤细胞巢周围的纤维间隔中常有淋巴细胞浸润。约 15%的无性细胞瘤含有和胎盘合体细胞相似的合体细胞滋养层成分。肿瘤细胞胎盘碱性磷酸酶阳性有助于诊断的确立。

25. A【解析】PLAP 为胎盘碱性磷酸酶，在胎盘组织中存在，主要在卵巢、睾丸、性腺外生殖细胞瘤中表达，表达部位在细胞膜。

26. C【解析】治疗上以手术治疗、放疗、化疗为主，而无性细胞瘤对放疗特别敏感，故放疗效果较好，5 年生存率可达 90%。

27. A【解析】卵巢转移性肿瘤最常见的原发部位是女性生殖道、大肠、胃和乳腺癌。多数为双侧性，一般以实性为主，表面光滑。切面显示单个或融合性，质硬，黄色或白色实性结节。

28. B【解析】原发性黏液性腺癌一般为单侧性，间质中可见少数印戒细胞，而 70%以上的 Krukenberg 瘤病例为双侧性，而且主要由印戒细胞组成。

29. C【解析】Krukenberg 瘤以富含黏液的印戒细胞样肿瘤细胞浸润、间质肉瘤样增生为特点。

30. E【解析】Krukenberg 瘤组织病理学主要为多形性印戒细胞和呈肉瘤样外观的梭形间质细胞密切混合。腺癌细胞多为单个或簇集的印戒细胞，也可排列成小梁、小管、腺泡或小囊状。印戒细胞胞质黏液卡红染色和 PAS 染色阳性，CK、EMA 等免疫组织化学染色阳性。间质由大小不一的束状排列的梭形细胞组成，细胞异型性不大，核分裂象少。

31. D【解析】颗粒细胞瘤细胞形态较一致，温和，呈现器官样排列，且胞质丰富似黄素化的间质细胞。选项 A、选项 C、选项 E 细胞结构复杂且异型明显。选项 B 以老年人常见，不呈现排列特点。

32. B【解析】Krukenberg 瘤是一种胃肠道癌转移到卵巢的肿瘤，90%患者的原发灶在胃，少数在肠道，偶见于胆囊，也有找不到原发灶者。

33. C【解析】根据题干描述，切面呈鱼肉样，镜下细胞形态为恶性，肉瘤样改变，未见上皮成分，更支持可能为罕见的乳腺恶性间叶性肿瘤的诊断。

34. E【解析】免疫组织化学 CK 阴性，vimentin 阳性支持不是癌，而是肉瘤，SMA 阳性，desmin 阳性，说明此肿瘤具有平滑肌分化，组织学形态也符合，因此，正确答案为 E。CD34 阴性不支持选项 B 和选项 C，CD68 阴性不支持选项 A。

35. B【解析】年轻女性发现的圆形活动性好的肿块最可能是纤维腺瘤，纤维腺瘤内可见上皮增生或化生，偶尔纤维腺瘤内发生恶变（多为原位癌）。

36. D【解析】当纤维腺瘤内局部导管上皮增生，但尚可见两种细胞形态，即可见到腺上皮和肌上皮细胞，此时应是纤维腺瘤伴普通型导管增生

37. E【解析】如果普通型导管增生出现了导管内原位癌的特征性细胞及结构，但病变仅限于一个导管的部分细胞，则应诊断为不典型增生。

38. D【解析】此题考查乳腺癌的确诊方式、镜下特点与免疫组织化学。乳腺癌的确诊必须依靠活检组织切片检查才能明确性质，故选 D。

39. C【解析】显微镜下显示，异型细胞单个散在或成排排列，在纤维性间质内浸润性生长，符合浸润性小叶癌的形态特点。

40. D【解析】E-cadherin 与 p120 联合用于乳腺导管癌与小叶癌的鉴别诊断，浸润性小叶癌时 E-cadherin 表达阴性，p120 细胞质阳性，而导管癌时 E-cadherin 表达阴性，p120 细胞膜阳性；P63 是乳腺的肌上皮细胞的标志物，乳腺癌时肌上皮细胞消失，因此 P63 应为阴性，正确答案为 D。

41. C【解析】与肿瘤的预后关系最密切的是肿瘤的大小和淋巴结的转移状况，直接决定肿瘤的分期，故应选 C。

**四、B 型题**

1. D【解析】在侵入子宫肌层或子宫外转移的切片中，见到绒毛结构或绒毛退变痕迹，即可诊断为侵袭性葡萄胎。

2. E【解析】绒毛膜癌镜下异型性明显，由细胞滋养层细胞和合体滋养层细胞组成。出血、坏死非常明显。瘤组织中无血管和其他间质，也无绒毛形成，是与恶性葡萄胎主要的鉴别点。

3. C【解析】尖锐湿疣呈椭圆形或不规则形，染色深，可见双核或多核，表皮浅层挖空细胞的出现对于尖锐湿疣的诊断有帮助。

4. B【解析】外阴 paget 病是一种缓慢逐渐发展的癌，含典型的有空泡形成的 Paget 细胞，约半数患者有汗腺的累及。

5. A【解析】鲍恩病是非日光照射部位的一种特殊类型的鳞状上皮原位癌，肿瘤细胞少

数非典型性增生鳞状上皮细胞胞质宽、浅染或空泡状，也可呈红染。个别细胞胞质明显红染、角化，核大、染色深、有异型性，称为恶性角化不良细胞或鲍温细胞。

6. A【解析】中肾管囊肿内壁衬为无纤毛的立方形或低柱状上皮，有一层清楚的基底膜，偶然可见到腔内为鳞状上皮。

7. B【解析】表皮包涵囊肿是由于分娩时阴道裂伤，或阴道缝合手术时阴道黏膜卷入伤口深层，继续增生、脱屑和液化而形成囊肿，囊内容物多为皮脂样物，囊壁覆以鳞状上皮。

8. E【解析】由于阴道部分是由泌尿生殖窦演变而来，在胚胎发育过程中，可能有向尿道上皮分化的泌尿生殖窦上皮残留，继续增长可形成囊肿，囊壁为移行上皮。

9. D【解析】前庭大腺囊肿的囊壁内可见前庭大腺的黏液性腺泡。

10. C【解析】副中肾管囊肿囊壁衬覆的上皮似子宫颈、子宫内膜或输卵管的上皮细胞。

11. B【解析】乳腺粉刺癌的癌细胞在导管内生长，呈实性排列，胞质丰富、嗜酸，中央有大片坏死并见钙化。

12. C【解析】小叶原位癌的特点：癌组织局限于基底膜内，未向间质或淋巴管、血管浸润，癌细胞充满轻度扩张的小叶腺泡。

13. D【解析】浸润性导管癌由导管内癌发展而来，癌细胞突破导管基底膜向间质浸润，是最常见的乳腺癌类型。

14. A【解析】非粉刺型导管内癌细胞呈不同程度异型，但不如粉刺癌明显，细胞体积较小，形态比较规则，一般无坏死或仅有轻微坏死。癌细胞在导管内排列成实性、乳头状或筛状等多种形式。

15. E【解析】乳腺浸润性小叶癌癌细胞呈列兵样排列，浸润于纤维间质中，部分围绕乳腺小导管环行排列。

16. A【解析】乳腺恶性叶状肿瘤间质细胞增生明显，异型性大，挤压周围良性腺体呈裂隙状。

17. C【解析】乳腺化生性癌又称癌肉瘤，可以见到上皮和间叶成分。

18. E【解析】乳腺原位癌是非浸润性癌，基底膜完整，导管原位癌局限在导管内，细胞有异型性。

19. D【解析】乳腺原位癌是非浸润性癌，基底膜完整，小叶原位癌局限在末梢导管或腺泡内，由黏附性差的单一性小细胞组成。

20. E【解析】胎盘部位滋养细胞肿瘤一般无坏死和绒毛，由单一增生的胎盘中间滋养叶细胞组成。

21. C【解析】侵袭性葡萄胎又称恶性葡萄胎，和葡萄胎的主要区别是水泡状绒毛侵入子宫肌层，引起子宫肌层出血坏死，甚至向子宫外侵犯，累及子宫阔韧带或阴道。

22. D【解析】典型的葡萄胎由于胎盘绒毛高度水肿而形成薄壁透明囊性葡萄样物，内含清液，所有绒毛都形成葡萄状，没有胎儿或其附属物，称完全性葡萄胎。

23. A【解析】绒毛膜癌自身无间质血管，依靠侵袭宿主血管获取营养，故癌组织和周围正常组织有明显出血坏死，有时癌细胞大多坏死，仅在边缘部查见少数残存的癌细胞。

24. B【解析】不完全性或部分性葡萄胎：部分绒毛呈葡萄状，部分正常绒毛，伴或不伴有胎儿或其附属器官者。

25. C【解析】葡萄胎患者，由于滋养层细胞增生，患者血和尿 hCG 明显增高，是协助诊断的重要指标。

26. B【解析】激素失衡在乳腺癌的发病中具有重要意义，雌激素水平增高可促进乳腺上皮增生，甚至发生癌变。

27. A【解析】在男性身体中，前列腺细胞对雄激素非常敏感，而过高或过低的雄激素水平都会导致前列腺疾病的发生。有研究表明，前列腺组织中存在着一种名为“雌激素受体 β”的蛋白质，这种蛋白质可以被雌激素所结合，从而抑制前列腺细胞的生长和分化。当男性体内雄激素水平下降时，雌激素对前列腺组织的抑制作用就会相对增加，从而导致前列腺增生症的发生。

28. D【解析】雄激素在前列腺的发育和前列腺癌的进展过程中起关键作用。在动物实验中，雄激素和双氢睾酮能够诱发前列腺癌。

**五、X 型题**

1. AC【解析】在常见肿瘤中，乳腺癌发病率居女性恶性肿瘤之首。女性乳腺从乳头的水平和垂直方向，分为四个象限，即内上象限、内下象限、外下象限和外上象限。根据解剖学特点，乳腺癌最常发生于乳腺的外上象限。

2. ABCE【解析】绒毛膜上皮癌是一种高度恶性肿瘤；早期就可血行转移至全身，破坏组织及器官，引起出血、坏死；高度异型性的细胞滋养叶细胞与合体滋养叶细胞异常增生，浸润周围组织；无绒毛结构。

3. AC【解析】雌激素水平增高可诱发乳腺癌，人体内雌激素水平增高会刺激女性乳腺组织，引起女性乳房病变，有可能会诱发乳腺癌。子宫体腺癌是子宫内膜上皮发生的恶性肿瘤，又称子宫内膜腺癌。在子宫体腺癌发病因素中，雌激素水平增高占 80%~85%。

4. ABCD【解析】乳腺导管内乳头状癌肿块多位于乳房中央或乳晕深处，或者位于乳晕区以外的乳腺组织中，往往伴有乳头血性溢液，临床上易与乳腺导管内乳头状瘤相混淆。鉴别二者必须行病理学检查。镜下，乳头状瘤可见腺上皮、肌上皮两层细胞形成的乳头和排列规则的腺管细胞，无异型性，核分裂象少见或缺如，往往伴有大汗腺样化生；乳头分支少，间质多且乳头较粗大，可融合成复杂的腺样结构。而乳头状癌则相反，镜下细胞异型明显，可见病理性核分裂象，邻近乳腺组织内一般无硬化性腺病，癌细胞内可见筛状结构。

5. ABCD【解析】选项 A、选项 B、选项 C、选项 D 描述正确，其中选项 C 是与小管癌的鉴别要点，小管癌也由单层上皮构成，但腺体成角，细胞有轻度异型，并有间质反应。选项 E 描述错误，微腺腺病时表现为小的一致的腺管，不规则分布于间质中，不形成小叶轮廓；而硬化性腺病时，低倍镜观察可见小叶轮廓。

6. ADE【解析】卵巢癌和阴茎癌的发生与激素关联不大。卵巢癌的发病与饮食、遗传或者是环境等方面有比较密切的联系。阴茎癌主要由阴茎炎长期久治不愈引起，长期发炎会导致细菌滋生，不洁性生活也易引发阴茎癌。

7. CD【解析】子宫颈上皮不典型增生属癌前病变可分为三级：①Ⅰ级（轻度），移行细胞局限于上皮层的 1/3 区。②Ⅱ级（中度），增生的异型细胞占上皮层下部的 1/3 ~ 2/3。③Ⅲ级（重度），增生的异型细胞超过全层的 2/3，但细胞不能沿基底膜伸入腺体内。

8. ABCE【解析】睾丸支持细胞瘤绝大多数为良性，约 1% 为恶性，选项 D 错误，其余选项均正确。

9. ABCD【解析】内膜菲薄，腺腔大小不等，不规则腺腔扩张，间质致密为绝经后子宫内膜的组织学形态，选项 E 错误，其余选项均正确。

10. ACDE【解析】精子肉芽肿是异物肉芽肿性炎，不是化脓性炎。肉眼观，常在附睾的上极见一灰白色或灰黄色结节，直径一般在 0.5 ~ 3.0cm。镜下：早期以中性粒细胞渗出为主，而后组织细胞和上皮样细胞围绕外溢精子和细胞碎屑，形成结核样肉芽肿，肉芽肿中央可见精子；巨噬细胞的胞质内有时可见金黄色色素（精子被巨噬细胞吞噬、消化后的降解物）。晚期可发生纤维化。

11. ABDE【解析】绝经前的末次月经如有排卵，绝经后内膜往往呈单纯萎缩；如末次月经系无排卵月经，内膜多为不规则增生或简单型增生过长，则绝经后腺体大小不一的形态可被保留，而形成囊性萎缩，选项 A、选项 B 正确。绝经后子宫内膜单纯性萎缩最常见，选项 C 错误。单纯性萎缩内膜菲薄，腺体稀少分散，腺腔小，直而狭窄，腺体的长径与表面平行，选项 D 正确。当子宫内膜极度萎缩时，腺体和间质几乎完全消失，仅有表面的黏膜上皮，选项 E 正确。

12. ABDE【解析】管状腺瘤主要发生在年轻女性，月经初潮前或绝经后极少发生，直径多小于 4cm，镜下肿瘤由大小较一致的圆形或椭圆形腺管构成，腺体含两层上皮细胞，间质成分少，可含有少量淋巴细胞；妊娠或哺乳期间，管状腺瘤的腺上皮呈广泛分泌改变即可诊断泌乳腺瘤。

13. ABCD【解析】导管内乳头状瘤多见于老年女性，常表现为乳头溢液或溢血，根据发生部位的不同可以分为中央型和外周型，镜下导管腔内见乳头状新生物，乳头被覆双层上皮（腺上皮和肌上皮），乳头可以融合或硬化。可伴有大汗腺化生、鳞状上皮化生、黏液性上皮化生、透明细胞化生等，偶尔伴皮脂腺化生。乳头结构的基底部常呈“假浸润现象”，如果有真性浸润的腺体，则应诊断为浸润性乳头状癌。

14. ABDE【解析】肉芽肿性小叶性乳腺炎是以小叶为单位的无干酪样坏死的上皮样细胞肉芽肿，抗酸染色不见结核分枝杆菌，因此选项 C 不正确，其余选项均正确。

15. ABCE【解析】乳腺导管原位癌病变大多数发生于终末导管-小叶单位内，选项 A 错误。浸润性乳腺癌是指癌细胞已穿破乳腺导管或小叶腺泡的基底膜并侵入间质的一种恶性肿瘤，预后差，选项 B 错误。乳腺粉刺癌术后易复发，选项 C 错误。原位癌可进一步发展为早期浸润癌，但并不是所有的导管内原位癌都能转变为浸润癌，选项 D 正确。乳腺黏液癌是原发于乳腺的、一种很少见的、特殊类型的乳腺癌，选项 E 错误。

16. ABCD【解析】恶性叶状肿瘤内可见肉瘤样成分，也可见脂肪肉瘤、软骨肉瘤、骨肉瘤、平滑肌肉瘤、横纹肌肉瘤等异源性成分，其内的上皮成分都是良性的，不能有癌成分，如果同时有癌成分，则应诊断癌肉瘤（化生性癌）。

17. BCDE【解析】间质细胞的密度大、多形性显著、核分裂象多见、边界呈浸润性生长，均提示恶性叶状肿瘤。肿瘤大小与良恶性无关。

18. ABCE【解析】副乳腺男女均可发病，以女性居多，一般没有乳头，但少数也可带有乳头；大体检查时一般在脂肪组织内可见灰白色乳腺组织，没有包膜。副乳腺最常见的发病部位是腋窝，也可见于前腹壁和腹股沟处。副乳腺和正常乳腺一样，正常乳腺发生的肿瘤在副乳腺均可发生。

19. DE【解析】卵巢肿瘤种类繁多，结构复杂，依照其组织发生主要分为以下三大类。①上皮性肿瘤：浆液性肿瘤、黏液性肿瘤、子宫内膜样肿瘤、透明细胞肿瘤、移行细胞肿瘤、浆黏液性肿瘤和未分化癌。②生殖细胞肿瘤：畸胎瘤、无性细胞瘤、卵黄囊瘤及绒毛膜癌。③性索间质肿瘤：颗粒细胞-卵泡膜细胞瘤、支持-间质细胞瘤。

20. ABD【解析】精原细胞瘤起源于睾丸原始生殖细胞，为睾丸最常见的肿瘤，选项 A 正确。阴茎癌绝大多数好发于有包茎或者包皮过长患者，主要是鳞状上皮癌，极个别为基底细胞癌，选项 B 正确。原发性绒毛膜癌也可见于男女非生殖器组织或男性睾丸内，选项 C 错误。胚胎性癌起源于具有多分化潜能的原始生殖细胞，为高度恶性肿瘤，选项 D 正确。前列腺癌绝大部分都伴有一定的良性前列腺增生症，但是癌症并非由前列腺增生恶化而来，选项 E 错误。

21. ACDE【解析】子宫内膜分泌早期的主要形态特征是出现腺体上皮内的核下空泡，散在的核下空泡不足以判断排卵，核下空泡的腺体数量应在 50%以上才能确定排卵，选项 A 正确。子宫内膜呈分泌中期形态，说明子宫内膜正处于增生阶段，选项 B 错误。若子宫内膜呈现增殖形态而无分泌期变化说明未排卵，而有分泌反应为有排卵，选项 C 正确。内膜间质细胞呈蜕膜样变时，提示卵巢黄体的功能良好，选项 D 正确。对于不规则出血或绝经后出血，最好立即刮宫，选项 E 正确。

22. BCE【解析】肉眼观，典型的葡萄胎形状极似葡萄。由于大部分或全部胎盘绒毛间质水肿而显著肿胀，形成薄壁透明囊性葡萄样物，内含清液。滋养层细胞增生为葡萄胎最重要的病变特征。由于胎盘绒毛肿胀，子宫明显增大，致超出正常妊娠月的子宫大小。胚胎常早期死亡，故子宫虽可大如 5 个月妊娠，但听不到胎心音。

23. ABCD【解析】前列腺高分化腺癌是前列腺癌中比较常见的癌症类型，此类癌症的癌细胞分化程度比较高，恶性程度也相对比较低，选项A正确。前列腺高分化腺癌腺体结构与前列腺增生症腺体相似，应当注意鉴别，选项B正确。高分化腺癌蔓延和转移较晚，可长期局限于前列腺内，预后良好，选项C正确。前列腺高分化腺癌腺体密集，癌细胞体积较小，核深染，上皮细胞呈多层排列并较不规则，可见间质浸润，选项D正确。前列腺癌可分泌酸性磷酸酶，临床上常以此作为前列腺癌的一个检测指标，选项E错误。

24. ABCD【解析】慢性子宫颈炎是育龄期女性最常见的妇科疾病，选项A正确。子宫颈腺上皮可伴有增生及鳞状上皮化生，选项B正确。子宫颈炎属于生殖道感染的常见疾病，多见到的是慢性子宫颈炎，选项C正确。慢性子宫颈炎镜下可见间质内有淋巴细胞、浆细胞、单核细胞等慢性炎症细胞浸润，选项D正确。慢性子宫颈炎首先要做脱落细胞学检查，排除恶变倾向，选项E错误。

25. ABCE【解析】一般认为，子宫颈癌发生与HPV感染、早婚、多产、子宫颈撕裂伤、局部卫生不良、包皮垢刺激等多种因素有关。

26. ABCE【解析】子宫颈原位癌癌细胞局限于上皮全层内、尚未穿破上皮基底膜侵入下方固有膜，选项A、选项B正确。子宫颈脱落细胞学可以检查子宫颈上皮细胞有无炎症增生病变，是否有核异质或是恶变的可能，是诊断子宫颈炎症或癌变的依据，选项C正确。原位癌的细胞可由表面沿基底膜通过宫颈腺口蔓延至子宫颈腺体内，取代部分或全部腺上皮，但仍未突破腺体的基底膜，称为原位癌累及腺体，仍属于原位癌的范畴，选项D错误，选项E正确。

27. ACDE【解析】CIN是指子宫颈上皮被不同程度异型性的细胞所取代。表现为细胞大小形态不一，核增大深染，核质比例增大，核分裂象增多，细胞极性紊乱。病变由基底层逐渐向表层发展。依据其病变程度不同分为三级：①Ⅰ级，异型细胞局限于上皮的下1/3。②Ⅱ级，异型细胞累及上皮层的下1/3至2/3。③Ⅲ级，增生的异型细胞超过全层的2/3，包含原位癌。子宫颈原位癌是指异型增生的细胞累及子颈黏膜上皮全层，但病变局限于上皮层内，未突破基底膜。

28. ABDE【解析】肉眼观，子宫颈腺癌和鳞癌无明显区别，选项A错误。子宫颈癌角化型多为分化程度比较好的子宫颈鳞癌，选项B错误。子宫颈腺癌对放疗和化疗均不敏感，预后较差，选项C正确。子宫颈腺癌较鳞癌少见，最常见的为颈管内膜型，选项D、选项E错误。

29. BCDE【解析】子宫颈癌直接蔓延：癌组织向上浸润破坏整段子宫颈，但很少侵犯子宫体；向下可累及阴道穹隆及阴道壁；向两侧可侵及宫旁及盆壁组织。若肿瘤侵犯或压迫输尿管，可引起肾盂积水和肾衰竭。子宫颈癌晚期向前可侵及膀胱，向后可累及直肠。

30. BCDE【解析】子宫内膜异位症是指发生于子宫体以外部位的病变，而非子宫的肿瘤，以卵巢多见，约占80%，选项A不正确，选项C正确。如发生在卵巢，反复周期性出血致使卵巢体积增大，形成囊腔，内含黏稠的咖啡色液体，称巧克力囊肿，选项B正确。

镜下，可见正常的子宫内膜腺体、子宫内膜间质及含铁血黄素，选项 D、选项 E 正确。

31. ACDE【解析】子宫内膜异位症是指子宫内膜腺体和间质出现于子宫内膜以外的部位。如子宫内膜腺体及间质异位于子宫肌层中（距子宫内膜基底层 2mm 以上），称为子宫腺肌病，选项 A、选项 D 正确，选项 B 错误。镜下，可见正常的子宫内膜腺体、子宫内膜间质及含铁血黄素；病程较长时，可仅见增生的纤维组织和吞噬含铁血黄素的巨噬细胞，选项 C、选项 E 正确。

32. ACDE【解析】hCG 是女性怀孕后时胎盘的滋养层细胞分泌的一种糖蛋白，是由 α 和 β 二聚体的糖蛋白组成的。故只有妊娠后才能够产生 hCG。

33. ABCE【解析】浆液性囊腺瘤是卵巢最常见的肿瘤，选项 E 正确。肉眼观，典型的浆液性囊腺瘤由单个或多个纤维分隔的囊腔组成，囊腔内含有清亮液体，偶混有黏液，选项 B、选项 C 正确。镜下，良性瘤囊腔由单层立方或矮柱状上皮衬覆，具有纤毛，与输卵管上皮相似，虽有乳头状结构形成，但一般乳头较宽，细胞形态较一致，无异型性，选项 A 正确，选项 D 错误。

34. ABDE【解析】前列腺增生多发生在前列腺的中央区和移行区。镜下，前列腺增生的成分主要由纤维、平滑肌和腺体组成，三种成分所占比例因人而异。增生的腺体和腺泡相互聚集或在增生的间质中散在随机排列，腺体的上皮由两层细胞构成，内层细胞呈柱状，外层细胞呈立方或扁平形，周围有完整的基底膜包绕。腔内常含有淀粉小体。一般认为，前列腺增生极少发生恶变。

35. ABDE【解析】前列腺癌镜下特点：多数为分化较好的腺癌，肿瘤腺泡较规则，排列拥挤，可见背靠背现象，腺体由单层细胞构成，外层的基底细胞缺如及核仁增大是高分化腺癌的主要诊断依据。前列腺癌并不全是高分化癌，在低分化癌中，癌细胞排列成条索、巢状或片状。

36. BCDE【解析】乳腺纤维腺瘤可发生于青春期后的任何年龄，多在 20~35 岁，选项 A 错误。通常单个发生，也可为多个，选项 B 正确。肉眼观，圆形或卵圆形结节状，与周围组织界限清楚，其表面常有完整包膜，选项 C、选项 D 正确。手术容易摘除，摘除后不易复发，选项 E 正确。

37. ABCE【解析】乳腺小叶原位癌具有多中心性和双侧性特点，通常没有乳腺肿块、疼痛、乳头溢液等症状。镜检，癌变小叶体积增大，但小叶轮廓尚保存，小管高度扩张，其中充满单一松散排列的癌细胞。癌细胞呈圆形，大小形状较为一致，核圆形及卵圆形，核分裂象很少。基底膜完整。小叶原位癌经过一定时间可发展为浸润性小叶癌。

38. ABCD【解析】乳腺导管内原位癌是发生于乳腺小叶的终末导管的肿瘤，导管明显扩张，癌细胞局限于扩张的导管内，导管基底膜完整，选项 A、选项 B 正确。有发展为浸润性导管癌的倾向，选项 D 正确。根据组织学改变，可将导管内原位癌分为粉刺癌和非粉刺型导管内癌，选项 C 正确。粉刺癌发展为浸润癌的概率高于非粉刺型导管内癌，选项 E

错误。

39. BCDE【解析】乳腺浸润性导管癌即非特殊型浸润性癌，由导管内癌发展而来，癌细胞突破导管基底膜向间质浸润，是最常见的乳腺癌类型，选项A正确，选项B错误。镜下，癌细胞排列成巢状、团索状，或伴有少量腺样结构，选项C错误。癌细胞大小、形态各异，多形性常较明显，核分裂象多见，常见局部肿瘤细胞坏死，选项D、选项E错误。

40. ACDE【解析】癌细胞沿乳腺导管直接蔓延，可累及相应的乳腺腺泡，或沿导管周围组织间隙向周围扩散到脂肪组织。随着癌组织不断扩大，甚至可侵及胸大肌和胸壁。淋巴道转移是乳腺癌最常见的转移途径，首先转移至同侧腋窝淋巴结，晚期可相继转移至锁骨下淋巴结、逆行转移至锁骨上淋巴结。选项B错误，其余选项均正确。

41. ABCD【解析】慢性子宫颈炎镜下病变：子宫颈黏膜充血、水肿，间质内有淋巴细胞、浆细胞和单核细胞等慢性炎症细胞浸润。子宫颈腺上皮可伴有增生及鳞状上皮化生，如果增生的鳞状上皮覆盖和阻塞子宫颈管腺体的开口，使黏液潴留，腺体逐渐扩大呈囊，形成子宫颈腺囊肿。如果子宫颈黏膜上皮、腺体和间质结缔组织局限性增生，可形成子宫颈息肉。

42. ABCE【解析】近年研究发现，人类乳头状瘤病毒感染是子宫颈癌的重要病因，尤其是HPV-16、HPV-18、HPV-31和HPV-33与子宫颈癌的发生关系密切。

43. ABC【解析】在乳腺癌的病理检查中，ER、PR及HER2是非常重要的三个指标，临床上有助于了解肿瘤的恶性程度及制定治疗方案。

44. ABCD【解析】子宫平滑肌瘤变性分为透明变性、黏液变性及囊性变、红色变性、脂肪变性、钙化及坏死，均分别具有特殊组织形态特征，临床表现为良性。

45. ABDE【解析】侵袭性葡萄胎为介于葡萄胎和绒毛膜上皮癌之间的交界性肿瘤。侵袭性葡萄胎和葡萄胎的主要区别是水泡状绒毛侵入子宫肌层，引起子宫肌层出血、坏死，甚至向子宫外侵袭累及子宫阔韧带，或经血管栓塞至阴道、肺、脑等远隔器官。绒毛不会在栓塞部位继续生长并可自然消退和转移有明显区别。镜下，滋养层细胞增生程度和异型性比葡萄胎显著，常见出血、坏死，其中可查见水泡状绒毛或坏死的绒毛。有无线毛结构是本病与绒毛膜上皮癌的主要区别。

46. ABCD【解析】绒毛膜癌是一种高度恶性的肿瘤，继发于葡萄胎、流产或足月分娩以后，少数可发生于异位妊娠后，多见于育龄期女性。

47. ABDE【解析】交界性囊腺瘤上皮细胞增生至2~3层，或出现乳头状增生，可出现基底细胞异型及核分裂象，不出现间质浸润，间质浸润为恶性的诊断，选项C错误。

48. ABCD【解析】前列腺癌组织学表现多为高分化腺癌，以管状腺癌和筛网状腺癌为主，少数为低分化腺癌，通常细胞核增大，核仁明显。在高级别前列腺癌中，核分裂象较常见；在低级别前列腺癌中，核分裂象少见。肿瘤腺泡较规则，排列拥挤，可见背靠背现象。腺体由单层细胞构成，外层的基底细胞缺如及核仁增大是高分化腺癌的主要诊断依据。

49. ABCDE【解析】乳腺癌的发病机制尚未完全阐明，雌激素长期作用、家族遗传倾向、环境因素和长时间大剂量接触放射线与乳腺癌发病有关。研究发现，*BRCA*1 基因点突变成缺失与乳腺癌发病相关。

50. ACDE【解析】乳腺纤维腺瘤与乳腺癌均可见无痛性乳腺肿块，多为单发。乳腺纤维腺瘤的肿块呈圆形或卵圆形，质地韧实，表面光滑，边界清楚，活动度大，肿块生长缓慢，通常以直径 1~3cm 者较常见、直径>5cm 者少见，同侧腋窝淋巴结无肿大，发病年龄多为 30 岁以下。乳腺癌发病年龄多为 35 岁以上，尤以中老年妇女多见。早期乳腺癌表现为乳腺外形改变，这主要是由于乳房内肿块处皮肤隆起，有的局部皮肤呈橘皮状，甚至出现水肿、变色、湿疹样改变等。乳腺肿块可呈圆形或卵圆形，也可呈不规则形，质地较硬，肿块表面欠光滑，活动度差，易与皮肤及周围组织发生粘连，肿块可迅速生长，同侧腋窝淋巴结常有肿大。

51. AC【解析】子宫颈癌的发病原因目前尚不清楚，一般认为与早婚、子宫颈裂伤、局部卫生不良、包皮垢刺、感染等多种因素有关。子宫颈癌的组织发生来源有子宫颈阴道部或移行带的鳞状上皮或子宫颈管黏膜的柱状上皮。

52. AC【解析】子宫颈癌最常用的病理学检查方法是脱落细胞学检查和活体组织检查。其中，活体组织病理学检查是子宫颈癌的确诊方法。

53. BCD【解析】完全性葡萄胎胎盘绒毛全部受累，无胎儿及其附属物，宫腔内充满水泡。部分性葡萄胎仅部分胎盘绒毛发生水泡状变性，宫腔内尚有存活或已死亡的胚胎。在自然流产的组织中发现，40%患者有一定的水泡样变性，但不诊断为葡萄胎。侵袭性葡萄胎是指水泡样组织侵入子宫肌层或转移到邻近及远处器官者。

54. ABCE【解析】卵巢上皮性肿瘤是最常见的卵巢肿瘤，来源于卵巢表面的上皮（体腔上皮），最常见的是囊腺瘤，主要包括浆液性和黏液性两种，选项 A、选项 B 正确。各种上皮性肿瘤根据良恶性的不同又分为良性、恶性和交界性肿瘤，血行转移少见，选项 C 正确，选项 D 错误。良性黏液性囊腺瘤的囊腔被覆单层高柱状上皮，选项 E 正确。

55. BCDE【解析】绒毛膜癌的癌细胞不形成绒毛和水泡状结构，这一点和侵袭性葡萄胎明显不同，选项 A 错误，其余选项均正确。

56. ABCDE【解析】男性生殖系统结核大多数继发于肾结核，来自后尿道感染，选项 A 正确。附睾结核属于男性生殖系统疾病，也是导致男性不育的原因之一，选项 E 正确。女性生殖系统结核也常由泌尿系统感染而来，选项 B 正确。输卵管结核是女性生殖器结核中最多见的一种，易导致不孕，选项 D 正确。女性输卵管结核多发生于峡部和壶腹部，多为血行或淋巴播散所致，也可由邻近器官的结核病灶直接蔓延而来，选项 C 正确。

**六、案例分析题**

1. C【解析】外阴疣状癌瘤体较大，肿块基底部与其下方间质分界清楚而整齐为特征之一。镜下为分化良好的鳞状上皮，呈乳头状生长，乳头中心缺少结缔组织，核分裂象罕见，乳头表面为角化过度和角化不全，细胞大，呈多边形，钉脚钝圆或弧形，有融合，伸入间质和压迫间质，是推挤性浸润，因此肿瘤的底部与间质分界清楚而平整，无明显破坏性浸润，角化珠多在肿瘤深部，核分裂象罕见，间质内有重度慢性炎症，有无数淋巴细胞和浆细胞浸润，这是一种特征性伴随病变。

2. AD【解析】疣状癌与鳞癌的鉴别主要依靠 2 个标准：即细胞的非典型性与明显的浸润性生长方式，两个标准只须满足一个即可排除疣状癌而诊断为鳞癌。

3. BCD【解析】疣状癌与尖锐湿疣的鉴别要点为尖锐湿疣的乳头有纤维血管轴心、挖空细胞，以及无推移式浸润间质。

4. ACD【解析】外阴疣状癌与较常见于上呼吸道、消化道的疣状癌相似，一般不发生转移，因此不必进行腹股沟淋巴结切除，但局部可广泛扩散，可以侵及直肠和尾骨。

5. A【解析】卵巢性索间质肿瘤常有雌激素水平增高，青春期患者可表现为女性假性性早熟，育龄期女性出现内分泌紊乱的症状，绝经后女性多表现为子宫内膜增生。大体切面为黄色，伴出血。

6. B【解析】成年型颗粒细胞瘤镜下颗粒细胞的含量不等，与间质卵泡膜细胞和成纤维细胞混合存在，由细胞条索组成的小梁状结构和岛屿状结构组成。微滤泡型颗粒细胞团中散在有 Call-Exner 小体（小圆形的囊性间隙含有嗜酸性物质或固缩的细胞核），细胞圆形到卵圆形，含有少量胞质细胞核淡染，成角到圆形，常常可见核沟，伴有不同程度的核分裂活性，成年型颗粒细胞瘤偶尔出现伴有丰富嗜酸性胞质的黄素化颗粒细胞成分，或出现具有大而深染细胞核的细胞，包括多核细胞。

7. ABCE【解析】颗粒细胞瘤免疫组织化学呈 CD99、α-inhibin、vimentin、钙网蛋白、S-100 及 SMA 阳性，CK 灶状阳性，CK7 和 EMA 阴性。

8. E【解析】精原细胞瘤为局限性包块，或呈弥漫性浸润生长，肿瘤可有明显边界但无包膜。切面实性，灰白色或黄白色，分叶状，均匀一致呈鱼肉状，伴有坏死及出血性病灶。临床表现为睾丸肿大，伴或不伴有睾丸疼痛。

9. C【解析】镜下，典型的精原细胞瘤有瘤细胞形态结构单一和间质内有淋巴细胞浸润两个特征。

10. D【解析】睾丸生殖细胞肿瘤与胎儿期的异常情况有关，如隐睾、家族遗传、出生前的危险因素（母亲孕龄过高、新生儿黄疸、胎盘滞留）、体力活动少等相关。

# 第十七章　内分泌系统疾病

## 一 A1 型题

1. 在垂体腺瘤的功能分类中，最多见的类型是
   A. 促性腺激素细胞腺瘤
   B. 催乳素细胞腺瘤
   C. 生长激素细胞腺瘤
   D. 促肾上腺皮质激素细胞腺瘤
   E. 无功能性细胞腺瘤
2. 亚急性甲状腺炎较特征性的病理学改变是甲状腺
   A. 滤泡被破坏
   B. 切面见斑片状坏死
   C. 体积增大、不对称
   D. 形成肉芽肿性炎
   E. 纤维化
3. 下列关于髓样癌的叙述，正确的是
   A. 恶性程度低
   B. 是一种高分化腺癌
   C. 癌巢小而少
   D. 是起源于骨髓的癌
   E. 癌巢大而多
4. 垂体腺癌和垂体腺瘤鉴别诊断的主要依据是
   A. 瘤细胞形态
   B. 是否侵犯周围组织和发生转移
   C. 肿瘤细胞的染色特性
   D. 肿瘤大小
   E. 肿瘤有否分泌激素功能
5. 希恩综合征最常见的原因是
   A. 垂体肿瘤
   B. 脑外伤
   C. 脑肿瘤
   D. 分娩时大出血
   E. 长期接受类固醇激素的治疗
6. 亚急性甲状腺炎与甲状腺结核病的区别主要是
   A. 甲状腺肿大明显、有触痛
   B. 肉芽肿内无明显的上皮样细胞
   C. 甲状腺滤泡的破坏程度不同
   D. 肉芽肿内无干酪样坏死
   E. 滤泡间多灶性淋巴细胞浸润
7. 与肾上腺皮质腺瘤无关的是
   A. 高血压
   B. 隐匿多年无症状

C. 血中促肾上腺皮质激素（ACTH）正常　D. 向心性肥胖
E. 血中肾上腺素增高

8. 青春期后骨骺已闭合，生长激素分泌过多可能引起
A. 肢端肥大症　B. 巨人症
C. 多毛症　D. 西蒙（Simmond）综合征
E. 希恩综合征

9. 桥本甲状腺炎最特征性的病理学改变是
A. 甲状腺中等度对称性弥漫性肿大
B. 甲状腺切面似肉样
C. 光镜下可见大量淋巴细胞浸润伴淋巴滤泡形成
D. 甲状腺滤泡被扭曲、变形
E. 甲状腺伴有滤泡上皮嗜酸性变

10. 易早期发生血行转移的甲状腺癌是
A. 髓样癌　B. 滤泡癌
C. 乳头状癌　D. 巨细胞型未分化癌
E. 小细胞型未分化癌

11. 糖尿病的临床表现是
A. 满月脸　B. 多饮、多尿、体重增加
C. 多食、多汗、心率加快　D. 多饮、多尿、血糖升高
E. 皮肤、黏膜黑色素沉着

12. 生长激素缺乏性侏儒症（垂体性侏儒症）的特征是
A. 常常伴有促性腺激素、促甲状腺素等其他激素水平的异常
B. 性器官发育正常
C. 腺垂体分泌生长激素（GH）正常
D. 患者智力正常
E. 常见病因是垂体无功能性肿瘤

13. 下列有关肾上腺髓质的叙述，正确的是
A. 位于肾上腺中央　B. 分泌肾上腺素和去甲肾上腺素
C. 电镜显示髓质细胞胞质含分泌颗粒　D. 髓质细胞又称嗜铬细胞
E. 以上均是

14. 垂体催乳素细胞腺瘤引起
A. 库欣综合征　B. 溢乳-闭经综合征
C. 肢端肥大症　D. 西蒙综合征
E. 费勒赫利希综合征（肥胖生殖无能综合征）

15. 糖尿病时胰岛中常有
A. 脂肪变性
B. 颗粒变性
C. 淀粉样变性
D. 纤维素样变性
E. 黏液样变性

16. 垂体生长激素细胞腺瘤引起
A. 溢乳-闭经综合征
B. 库欣综合征
C. 西蒙综合征
D. 肢端肥大症
E. 费勒赫利希综合征

17. 糖尿病最常出现的检验指标异常是
A. 血糖正常，尿糖增高
B. 血糖升高，尿糖增高
C. 血糖降低，尿糖增高
D. 血糖降低，尿糖正常
E. 血糖正常，尿糖降低

18. 甲状腺癌最常见的类型是
A. 滤泡癌
B. 乳头状癌
C. 髓样癌
D. 未分化癌
E. 嗜酸性腺癌

19. 地方性甲状腺肿的主要病因是
A. 缺碘
B. 机体对碘或甲状腺素需求量增加
C. 遗传因素
D. 吃海产品过多
E. 饮用水中碘过高

20. 引起库欣综合征的原因不包括
A. 肾上腺皮质肿瘤
B. 垂体肿瘤
C. 肾上腺髓质肿瘤
D. 长期使用糖皮质激素
E. 肺小细胞癌

21. 在甲状腺癌中，预后最好的类型是
A. 髓样癌
B. 乳头状癌
C. 未分化癌
D. 滤泡癌
E. 嗜酸性腺癌

22. 引起甲状腺功能亢进症（甲亢）发病的主要因素是
A. 精神因素
B. 物理因素
C. 感染因素
D. 自身免疫
E. 食物缺碘

23. 弥漫性非毒性甲状腺肿的病因不包括
A. 缺碘
B. 机体对碘或甲状腺素需求量增加

C. 遗传因素　　D. 长期摄入大量碘
E. 垂体促甲状腺素腺瘤

24. 下列临床表现中，与弥漫性毒性甲状腺肿有关的是
A. 满月脸容貌　　B. 皮肤黏膜黑色素沉着
C. 多饮、多尿　　D. 多饮、多尿、血糖升高
E. 多食、多汗、心率加快

25. 下列选项中，临床表现为格雷夫斯（Graves）病典型症状的是
A. 骨质疏松，肌肉萎缩　　B. 怕热、多汗、手震颤，消瘦
C. 阳痿、月经量少或闭经　　D. 突眼，胫前黏液水肿
E. 心率快，频繁心律失常

26. 常常出现砂粒体的甲状腺疾病是
A. 甲状腺胎儿型腺瘤　　B. 慢性淋巴细胞性甲状腺炎
C. 甲状腺髓样癌　　D. 弥漫性非毒性甲状腺肿结节期
E. 甲状腺乳头状癌

27. 导致 2 型糖尿病发生的最重要因素是
A. 肥胖　　B. 肝脂肪变性
C. 肾功能不全　　D. 垂体疾病
E. 胰腺炎

28. 能引起甲状腺素过多，出现甲状腺功能亢进症的最常见的疾病为
A. 垂体促甲状腺素细胞腺瘤　　B. 结节性甲状腺肿
C. 甲状腺腺瘤　　D. 弥漫性毒性甲状腺肿
E. 甲状腺髓样癌

29. 下列关于弥漫性毒性甲状腺肿发病机制的说法，正确的是
A. 细菌引起的化脓性炎　　B. 食物中含有致甲状腺肿的物质
C. 与自身免疫反应有关　　D. 与病毒感染有关
E. 食物中缺碘

30. 弥漫性非毒性甲状腺肿与弥漫性毒性甲状腺肿中均可出现的病理改变不包括
A. 滤泡上皮肥大　　B. 滤泡上皮细胞增生
C. 小滤泡形成　　D. 乳头形成
E. 淋巴组织弥漫增生

31. 毒性甲状腺肿的症状和病变不包括
A. 甲状腺肿大　　B. 畏寒，思维、动作缓慢
C. 多食，消瘦　　D. 心脏肥大
E. 眼球外突

32. 与慢性淋巴细胞性甲状腺炎的发病机制有关的是
A. 细菌感染
B. 病毒感染
C. 自身免疫病
D. 衣原体感染
E. 以上都不是
33. 下列关于甲状腺腺瘤的叙述，错误的是
A. 甲状腺滤泡上皮发生的良性肿瘤
B. 中青年女性多见
C. 极少并发出血、坏死、囊性变、钙化和纤维化
D. 表现为实性结节样肿块
E. 嗜酸性腺瘤又称许特莱（Hürthle）细胞腺瘤
34. 弥漫性毒性甲状腺肿常常伴有
A. 黏液水肿
B. 自身抗体形成
C. 促甲状腺素过多
D. 甲状腺腺瘤
E. 淋巴细胞性甲状腺炎
35. 胺前体摄取和脱羧（APUD）细胞不包括
A. 胰岛细胞
B. 甲状腺滤泡旁细胞
C. 消化管的亲银细胞
D. 肾上腺皮质细胞
E. 以上全部
36. 下列关于结节性甲状腺肿的叙述，错误的是
A. 结节常常为多个，大小不等
B. 结节边界清楚，有完整包膜
C. 甲状腺滤泡过度扩大，大小差别比较显著
D. 病变后期滤泡上皮增生与复旧不一致，分布不均
E. 结节内常常伴有出血、坏死、纤维增生等改变
37. 由滤泡旁细胞发生的甲状腺肿瘤是
A. 乳头状癌
B. 髓样癌
C. 未分化癌
D. 滤泡癌
E. 胚胎型腺瘤
38. 甲状腺腺瘤与结节性甲状腺肿的鉴别要点不包括
A. 有完整的包膜
B. 肿瘤常挤压周围甲状腺组织
C. 肿瘤内组织形态与周围甲状腺组织不同
D. 肿瘤内组织结构比较一致
E. 结节一般为单个，直径不超过 3cm

39. 下列选项中，不是未经治疗的弥漫性毒性甲状腺肿的形态学特征的是

A. 滤泡上皮细胞呈立方形或高柱状
B. 滤泡增生，大小不等
C. 间质血管少
D. 多量淋巴细胞浸润并有滤泡形成
E. 滤泡内胶质少而稀薄

40. 下列选项中，属于弥散神经内分泌细胞源性的甲状腺癌是

A. 滤泡性癌
B. 髓样癌
C. 未分化癌
D. 乳头状癌
E. 间变性癌

41. 1 型糖尿病的主要病变在

A. 骨骼肌细胞
B. 胰岛素敏感细胞
C. 胰岛 G 细胞
D. 胰岛 B 细胞
E. 血管内皮细胞

42. 克汀病的主要表现为

A. 大脑发育不全、智力低下，四肢短小，形成侏儒
B. 大脑发育不全、身材异常高大
C. 大脑发育不全、智力低下，身高正常
D. 大脑、智力发育正常，身材异常高大
E. 大脑、智力发育正常，四肢短小，形成侏儒

43. 下列关于甲状腺乳头状癌的叙述，错误的是

A. 甲状腺乳头状癌为甲状腺癌最常见的类型
B. 以青少年女性多见
C. 发现时约 50%已有颈淋巴结转移，因此预后很差
D. 有时原发灶很小，临床上首先发现转移病灶
E. 生长较慢，恶性程度较低

44. 新生儿或幼儿时期甲状腺功能减退表现为

A. 黏液水肿
B. 弥漫性增生性甲状腺肿
C. 佝偻病
D. 克汀病
E. 弥漫性胶样甲状腺肿

45. 引起克汀病的原因主要是

A. 缺乏矿物质锌
B. 缺乏矿物质铁
C. 缺乏维生素 A
D. 缺乏矿物质碘
E. 缺乏维生素 C

46. 成人甲状腺功能减退表现为

A. 弥漫性毒性甲状腺肿
B. 黏液水肿

C. 克汀病　　D. 软骨病

E. 克山病

47. 下列选项中，常可见到肉芽肿的甲状腺炎是

A. 急性甲状腺炎　　B. 亚急性甲状腺炎

C. 桥本甲状腺炎　　D. 慢性淋巴细胞性甲状腺炎

E. 纤维性甲状腺炎

48. 胰岛细胞瘤可以分泌的内分泌活性物不包括

A. 胃泌素　　B. 血管活性肠肽

C. 高血糖素　　D. 抗利尿激素

E. 生长抑素

49. 有结核样肉芽肿的甲状腺疾病是

A. 慢性木样甲状腺炎　　B. 慢性淋巴细胞性甲状腺炎

C. 亚急性甲状腺炎　　D. 结节性甲状腺肿

E. 弥漫性毒性甲状腺肿

50. 能引起血中甲状腺素过多，导致甲状腺功能亢进的疾病不包括

A. 甲状腺毒性腺瘤　　B. 医源性甲亢

C. 弥漫性毒性甲状腺肿　　D. 髓样癌

E. 垂体促甲状腺素细胞腺瘤

51. 下列选项中，不是亚急性甲状腺炎的病变特点的是

A. 甲状腺轻度不均匀肿大，质硬，疼痛

B. 类似结核结节的肉芽肿形成

C. 大量淋巴组织增生及淋巴滤泡形成

D. 不规则分布的滤泡破坏，胶质溢出

E. 质地韧实如橡皮

52. 分泌降钙素的细胞是

A. 甲状旁腺主细胞　　B. 甲状腺滤泡旁细胞

C. 甲状腺滤泡上皮细胞　　D. 甲状旁腺嗜酸性细胞

E. 胰岛 B 细胞

53. 非毒性甲状腺肿患者血液中哪种激素水平升高

A. ACTH　　B. 促甲状腺素（TSH）

C. 甲状腺素（$T_4$）　　D. 三碘甲腺原氨酸（$T_3$）

E. GH

54. 与慢性淋巴细胞性甲状腺炎发病有关的是

A. 缺碘　　B. 自身免疫

C. 细菌感染　　D. 病毒感染
E. 精神刺激

55. 在致甲亢的各种病因中，最多见的是
A. 甲状腺癌　　B. Graves 病
C. 自主性高功能甲状腺结节　　D. 亚急性甲状腺炎伴甲亢
E. 多结节性甲状腺肿伴甲亢

56. 下列选项中，对于甲状腺滤泡性腺瘤和滤泡癌的鉴别诊断无关的是
A. 滤泡大小　　B. 血管是否受侵犯
C. 包膜是否受侵犯　　D. 淋巴结转移
E. 细胞分化程度

57. 与胰岛 B 细胞瘤有关的是
A. 阵发性高血压　　B. 希恩综合征
C. 胃、十二指肠多发性溃疡　　D. 库欣综合征
E. 低血糖症

58. 嗜铬细胞瘤发生于
A. 肾上腺髓质　　B. 神经垂体
C. 主动脉旁副神经节细胞　　D. 腺垂体
E. 甲状腺滤泡旁细胞

59. 甲状腺腺瘤与结节性甲状腺肿的大体检查最主要的区别在于
A. 切面是否有出血、坏死、囊性变　　B. 前者为孤立结节，后者有多个结节
C. 包膜的有无　　D. 患者甲状腺增大的程度不一样
E. 质地和颜色不一样

60. 从滤泡旁细胞发生的甲状腺癌是
A. 乳头状癌　　B. 髓样癌
C. 巨细胞型未分化癌　　D. 小细胞型未分化癌
E. 滤泡癌

61. 下列关于垂体腺瘤的叙述，错误的是
A. 通常可引起巨人症　　B. 来自腺垂体上皮细胞的良性肿瘤
C. 绝大多数为无功能性腺瘤　　D. 局部症状中可见视神经压迫症状
E. 鞍区最常见的肿瘤

62. 下列疾病中，发病率最高、青年多见、预后最好的甲状腺癌是
A. 巨细胞型未分化癌　　B. 滤泡癌
C. 髓样癌　　D. 乳头状癌
E. 小细胞型未分化癌

63. 下列关于弥漫性非毒性甲状腺肿的叙述，错误的是
A. 均由地方性水、土、食物中缺碘引起
B. 少数患者可伴有甲状腺功减退
C. 可引起压迫、窒息、吞咽和呼吸困难等症状
D. 血中促甲状腺素水平增高
E. 并不伴有突眼症状

64. 免疫组织化学染色，呈降钙素（CT）阳性、甲状腺球蛋白（TG）阴性表达的甲状腺癌是
A. 乳头状癌　　B. 嗜酸细胞癌
C. 滤泡癌　　D. 髓样癌
E. 梭形细胞型未分化癌

65. 下列选项中，可见于弥漫性毒性甲状腺肿的是
A. 淋巴滤泡形成　　B. 甲状腺滤泡破坏
C. 少有甲状腺功能亢进　　D. 甲状腺呈不对称结节状增大
E. TSH 增加

66. 1 型糖尿病的特点不包括
A. 青少年发病　　B. 血中胰岛素开始不下降，甚至升高
C. 早期血中胰岛素水平明显降低　　D. 胰岛 B 细胞明显减少
E. 早期可见非特异性胰岛炎

67. 下列甲状腺癌中，预后最差的是
A. 滤泡癌　　B. 乳头状癌
C. 未分化癌　　D. 髓样癌
E. 滤泡腺瘤

68. 颈淋巴结转移性肿瘤灶中可见淀粉样物质，首先考虑的原发灶是
A. 鼻咽癌　　B. 甲状腺髓样癌
C. 甲状腺乳头状癌　　D. 甲状腺未分化癌
E. 甲状腺滤泡癌

69. 下列选项中，不是未经治疗的毒性甲状腺肿的形态学特征的是
A. 滤泡上皮细胞呈高柱状
B. 滤泡上皮细胞增生形成乳头状结构和小滤泡
C. 间质淋巴滤泡组织增生
D. 间质内纤维组织增生明显、包绕多少不等的滤泡形成结节状病灶
E. 滤泡内胶质稀薄，可见吸收空泡

70. 下列组合中，错误的是

A. 毒性甲状腺肿——抗甲状腺抗体
B. 地方性甲状腺肿——缺碘
C. 亚急性甲状腺炎——细菌感染
D. 慢性淋巴细胞性甲状腺炎——自身免疫
E. 克汀病——缺碘

71. 下列选项中，不是甲状腺功能减退病因的是
A. 慢性淋巴细胞性甲状腺炎
B. 甲状腺滤泡性腺瘤
C. 下丘脑病变
D. 垂体病变
E. 外科手术或放射治疗致甲状腺组织破坏过多

72. 甲状舌管囊肿的病变特点不包括
A. 临床表现为颈前无痛性肿块
B. 可以形成甲状舌管瘘
C. 囊壁内衬假复层纤毛柱状上皮或复层扁平上皮
D. 囊壁内常常可见甲状腺滤泡
E. 囊壁内淋巴组织较丰富

73. 易出血和囊性变的甲状腺腺瘤类型是
A. 胚胎型腺瘤
B. 胎儿型腺瘤
C. 单纯型腺瘤
D. 胶样型腺瘤
E. 嗜酸细胞型腺瘤

74. 下列选项中，不属于甲状腺腺瘤的是
A. 乳头性腺瘤
B. 胚胎型腺瘤
C. 胎儿型腺瘤
D. 胶样型腺瘤
E. 单纯型腺瘤

75. 下列关于异位甲状腺的叙述，错误的是
A. 临床表现以舌底部最常见
B. 临床表现为颈中部肿块
C. 患者常常伴有甲状腺功能亢进
D. 与正常甲状腺组织相同，免疫组织化学染色 TG 阳性
E. 甲状腺的任何疾病均可以发生

76. 1 型糖尿病的主要特点是
A. 多见于 40 岁以上的成人
B. 易发生糖尿病酮症酸中毒
C. 易发生高血压
D. 早期常不需要胰岛素治疗
E. 与免疫介导的胰岛 B 细胞增生有关

77. 下列疾病中，与病毒感染有关的是
A. 急性甲状腺炎
B. 亚急性甲状腺炎
C. 木样甲状腺炎
D. 弥漫性非毒性甲状腺肿

E. 慢性淋巴细胞性甲状腺炎

78. 下列选项中，与木样甲状腺炎有关的是

A. 病变仅仅限于甲状腺内，不向周围组织蔓延

B. 结核样肉芽肿形成

C. 与外伤有关

D. 显著的纤维化及玻璃样变性

E. 形成淋巴滤泡

79. 甲状旁腺增生的特点不包括

A. 血钙增高，血磷降低

B. 骨纤维囊性骨炎

C. 血清碱性磷酸酶水平升高

D. 继发性甲状旁腺增生为持续血钙降低所致

E. 家族性者以透亮细胞增生为主

80. 间质常有淀粉样物质沉着的甲状腺肿瘤是

A. 滤泡癌

B. 乳头状癌

C. 髓样癌

D. 未分化癌

E. 甲状腺腺瘤

81. 弥漫性毒性甲状腺肿患者一般不会出现下列哪项症状

A. 全身淋巴组织增生、胸腺增大和脾大

B. 眼球突出

C. 甲状腺肿大

D. 甲状腺内淋巴组织增生

E. 间质内常有淀粉样物质沉积

82. 癌细胞核呈毛玻璃样的甲状腺癌是

A. 乳头状癌

B. 髓样癌

C. 滤泡癌

D. 混合细胞癌

E. 梭形细胞癌

83. 下列关于原发性甲状旁腺增生病变的叙述，错误的是

A. 有 4 个甲状旁腺均肿大

B. 增大的腺体大小一般一致

C. 间质脂肪组织减少

D. 大多以主细胞增生为主

E. 增生细胞 PTH 免疫组织化学染色阳性

84. 下列关于垂体性库欣（Cushing）综合征的叙述，错误的是

A. 可以由下丘脑功能紊乱引起

B. 可以由垂体腺瘤引起

C. 血清中 ACTH 减少

D. 糖皮质激素分泌增多

E. 双侧肾上腺皮质增生

85. 释放大量儿茶酚胺的是

A. 嗜酸性腺瘤

B. 甲状腺腺瘤

C. 嗜铬细胞瘤

D. 皮脂腺瘤

E. 库欣病

86. 下列关于肾上腺皮质腺瘤的叙述，错误的是

A. 肿瘤常常为单侧、单发

B. 腺瘤通常有包膜，对周围组织有压迫

C. 血中 ACTH 均降低

D. 腺瘤一般较小

E. 非功能性腺瘤与功能性腺瘤形态上无区别

87. 下列关于甲状旁腺腺瘤的叙述，错误的是

A. 有多个甲状旁腺增大

B. 瘤细胞与主细胞相似

C. 包膜完整

D. 瘤细胞呈弥漫或条索、巢状及腺泡状排列

E. 间质内脂肪组织极为少见

88. 库欣病指的是下列哪种病因引起的皮质醇增多症

A. 垂体外癌瘤产生 ACTH

B. 垂体分泌 ACTH 过多

C. 原发性肾上腺本身的肿瘤

D. 不依赖 ACTH 的双侧肾上腺结节性增生

E. 长期服用糖皮质激素

89. 垂体 ACTH 细胞腺瘤可能引起

A. 库欣综合征

B. Simmond 综合征

C. 垂体性侏儒症

D. 溢乳-闭经综合征

E. Sheehan 综合征

90. 早期库欣综合征患者主要的临床表现是

A. 高血压

B. 满月脸

C. 向心性肥胖

D. 心脏病

E. 动脉粥样硬化

91. 甲状旁腺癌诊断的确切指标是

A. 肿瘤体积较大

B. 肿瘤质地较硬

C. 肿瘤组织间有宽大胶原纤维束

D. 肿瘤细胞异型性较明显

E. 肿瘤有浸润和转移

92. 垂体催乳素细胞腺瘤可以引起

A. 库欣综合征

B. Sheehan 综合征

C. 肢端肥大症

D. Simmond 综合征

E. 溢乳-闭经综合征

93. 下列关于肾上腺皮质结节状增生的叙述，正确的是

A. 增生的细胞有明显异型性

B. 其病变常常为单侧

C. 弥漫性增生的基础上，有许多增生的结节

D. 弥漫增生者主要为球状带细胞而增生结节内多为网状带及球状带细胞

E. ACTH 水平升高

94. 垂体生长素细胞腺瘤可以引起

A. Sheehan 综合征 B. 库欣综合征

C. 肢端肥大症 D. Simmond 综合征

E. 肥胖生殖无能综合征

95. 下列关于肾上腺皮质增生的叙述，错误的是

A. 表现为弥漫性或结节样增生

B. 临床表现为肾上腺皮质功能亢进症

C. 单侧肾上腺重量>5.5g，皮质厚度>2mm

D. 一般为皮质三个区带同时增生

E. 网状带增生大多发生于儿童

96. 与肾上腺皮质腺瘤有关的是

A. 肢端肥大症 B. 希恩综合征

C. 低血糖症 D. 库欣综合征

E. 高血糖症

97. 垂体无功能性细胞腺瘤可引起

A. 库欣综合征 B. 溢乳-闭经综合征

C. Sheehan 综合征 D. Simmond 综合征

E. 肢端肥大症

98. 垂体腺癌最重要的诊断依据是

A. 瘤细胞异型性明显 B. 肿瘤较大

C. 无包膜 D. 无分泌激素功能

E. 明显侵犯周围脑组织并发生转移者

99. 肾上腺皮质增生结节的特点不包括

A. 双侧多发 B. 细胞有异型性

C. 无包膜，不压迫周围组织 D. 结节直径多<1.0cm

E. 常伴发肾上腺皮质功能亢进症

100. 下列选项中，与慢性淋巴细胞性甲状腺炎无关的是

A. 甲状腺滤泡破坏、萎缩，淋巴滤泡形成

B. 滤泡上皮细胞嗜酸性变性

C. 晚期可出现 TSH 增高

D. 血中存在具有类似 TSH 作用的自身抗体

E. 患者多见于女性

101. 下列选项中，不符合库欣综合征临床表现的是

A. 肥胖　　B. 高血压、高血糖
C. 骨质疏松、肌肉乏力、性欲减退　　D. 满月脸
E. 智力低下

102. 下列选项中，不是肾上腺皮质腺癌的特点的是
A. 肿瘤体积一般较大，呈浸润性生长　　B. 出血坏死及囊性变均常见
C. 组织学上有时与腺瘤鉴别相当困难　　D. 一般为非功能性肿瘤
E. 常转移至腹主动脉淋巴结、肝、肺

103. 下列选项中，与自身免疫反应无关的是
A. 1 型糖尿病　　B. 2 型糖尿病
C. 慢性淋巴细胞性甲状腺炎　　D. 特发性肾上腺萎缩
E. 弥漫性毒性甲状腺肿

104. 下列选项中，不属于原发性醛固酮增多症临床表现的是
A. 高钠血症　　B. 低钾血症
C. 肌无力　　D. 高血压
E. 高钙血症

105. 可以通过食用碘盐而达到预防目的的甲状腺疾病是
A. 甲状腺乳头状癌　　B. 甲状腺功能减退症
C. 地方性甲状腺肿　　D. 甲状腺腺瘤
E. 弥漫性毒性甲状腺肿

106. 下列选项中，不符合肾上腺皮质腺瘤的特点是
A. 主要表现为醛固酮增多症及库欣综合征
B. 一般为双侧、多发
C. 体积较小
D. 由体积较大的透明细胞及暗细胞等混合组成
E. 有包膜，压迫周围组织

107. 下列与非毒性甲状腺肿无关的是
A. 缺碘　　B. 高碘
C. 碘的有机化过程受阻　　D. 碘酪氨酸偶联缺陷
E. 病毒感染

108. 下列选项中，不符合肾上腺皮质腺癌病变特点的是
A. 瘤体较大　　B. 肿瘤无包膜
C. 侵犯血管　　D. 细胞异型性明显
E. 广泛出血和坏死

109. 下列与嗜铬细胞瘤有关的有

A. 阵发性高血压　　B. 希恩综合征
C. 胃、十二指肠多发性溃疡　　D. 库欣综合征
E. 低血糖症

110. 下列关于肾上腺髓质增生的叙述，错误的是
A. 肾上腺髓质总体积>肾上腺总体积的10%
B. 嗜铬细胞肥大、密集，核轻度异型性
C. 表现为弥漫性或结节性增生
D. 肾上腺尾部髓质厚度>4mm
E. 香草扁桃酸（VMA）水平升高

111. 下列关于非嗜铬性副神经节瘤的叙述，错误的是
A. 累及主动脉体等
B. 肿瘤生长较快
C. 肉眼呈灰白色或灰红色实性小肿物
D. 免疫组织化学染色神经元特异性烯醇化酶（NSE）、嗜铬粒蛋白A（CgA）阳性
E. 瘤细胞上皮样，排列成巢状、索状，巢、索周边有支持细胞

112. 下列选项中，不是嗜铬细胞瘤的特点的是
A. 瘤细胞可以分泌去甲肾上腺素和肾上腺素
B. 可有包膜，可见出血、坏死及囊性变
C. 瘤细胞可有不同程度的多形性
D. 侵犯包膜和周围组织及转移，不能作为恶性的肯定证据
E. 电镜下胞质内有神经内分泌颗粒

113. 下列选项中，不是垂体腺瘤表现的是
A. 甲状腺功能减退　　B. 库欣综合征
C. 性功能亢进　　D. 肢端肥大症
E. 头痛、视力下降

114. 在腺垂体发生的肿瘤中，最常见的是
A. 嫌色性腺瘤　　B. 嗜碱性腺瘤
C. 嗜酸性腺瘤　　D. 混合性腺瘤
E. 垂体腺癌

115. 下列关于糖尿病的叙述，错误的是
A. 患者食欲增加，不能控制饮食而更加肥胖
B. 青年人发病通常有糖尿病家族史
C. 糖尿病是胰岛素相对不足或绝对缺乏所致
D. 患者较早出现动脉粥样硬化，而且较重

E. 糖、脂肪和蛋白质代谢紊乱

116. 按照瘤细胞所含激素种类进行功能-形态分类，垂体腺瘤中最常见的是
A. GH 细胞腺瘤
B. 催乳素（PRL）细胞腺瘤
C. 促性腺激素（GTH）细胞腺瘤
D. TSH 细胞腺瘤
E. ACTH 细胞腺瘤

117. 下列选项中，分泌降钙素的甲状腺肿瘤是
A. 乳头状癌
B. 滤泡癌
C. 髓样癌
D. 未分化癌
E. 滤泡性腺瘤

118. 垂体腺瘤可根据合成分泌的激素进行分类，最常见的为腺瘤分泌
A. 催乳素
B. 生长激素
C. 卵泡刺激素
D. 黄体生成素
E. 促肾上腺皮质激素

119. 下列选项中，不是甲状腺髓样癌特点的是
A. 一般起源于 C 细胞
B. 分泌大量降钙素
C. 电镜下可见胞质内有神经内分泌颗粒
D. 免疫组织化学检查常显示甲状腺球蛋白阳性
E. 间质内有淀粉样物质沉积

120. 下列各类肿瘤中，不属于甲状腺腺瘤的类型的是
A. 单纯型腺瘤
B. 嗜酸细胞型腺瘤
C. 胚胎型腺瘤
D. 乳头状腺瘤
E. 胶样型腺瘤

121. 在下列恶性甲状腺肿瘤中，发病数量多、恶性程度最低、10 年生存率最高的是
A. 滤泡癌
B. 乳头状癌
C. 未分化癌
D. 髓样癌
E. 癌肉瘤

122. 下列关于肾上腺皮质腺瘤的叙述，错误的是
A. 在形态上，功能性腺瘤与非功能性腺瘤无区别
B. 腺瘤通常有薄层包膜
C. 腺瘤一般皆较小
D. 对周围组织可有压迫现象
E. 其病变常为双侧，多发

123. 下列关于慢性淋巴细胞性甲状腺炎，错误的是

A. 女性多发
B. 甲状腺弥漫性肿大
C. 与自身免疫有关
D. 又称桥本甲状腺炎
E. 甲状腺功能亢进的主要原因

124. 弥漫性毒性甲状腺肿患者出现突眼，与其有关的发病因素可能是
A. 眼球后脂肪组织增多
B. 眼球充血水肿
C. 眼球体积变大
D. 代谢产物堆积
E. 眼球后组织肿胀伴淋巴细胞浸润

125. 黏液水肿多发生于
A. 甲状腺功能亢进症
B. 慢性甲状腺炎
C. 单纯性甲状腺肿
D. 甲状腺腺瘤
E. 甲状腺功能减退症

126. 下列关于克汀病的叙述，错误的是
A. 由地方性缺碘引起
B. 甲状腺激素合成不足
C. 患儿表现为生长发育障碍
D. 患儿母亲的甲状腺激素水平低下
E. 脑发育基本正常

127. 慢性淋巴细胞性甲状腺炎最特征性的病理改变是甲状腺
A. 肿大
B. 滤泡被破坏、变形
C. 伴有嗜酸细胞形成
D. 切面呈分叶状
E. 镜下见大量淋巴样细胞浸润伴淋巴滤泡形成

## 二 A2 型题

1. 患者，男性，45 岁。体检时发现甲状腺轻度肿大，有可疑结节。甲状腺大体检查提示结节可能为恶性的表现是
A. 有多个大小不等的结节
B. 单个大结节
C. 单个结节可有出血和囊性变
D. 结节内微小钙化点，可见出血
E. 单个结节内可见坏死和乳头状物

2. 患儿，男，7 岁。发现颈部前正中肿物 1 周，肿物随着吞咽运动而活动。超声检查显示囊性肿物，手术切除后做病理学检查。囊肿内充满黏液样液体。镜检可见囊壁内衬假复层纤毛柱状上皮及黏液上皮，囊壁间质内可见甲状腺滤泡。则该患儿最可能诊断为
A. 甲状腺异位
B. 腺瘤性甲状腺肿
C. 结节性甲状腺肿囊性变
D. 甲状舌管囊肿
E. 鳃裂囊肿

3. 患者，女性，35 岁。2 周前出现咽部疼痛，未予重视，症状逐渐加重前来就诊。查体发现甲状腺不对称肿大，有结节感，触痛明显。该患者首先考虑

A. 甲状腺癌　　B. Graves 病
C. 慢性淋巴细胞性甲状腺炎　　D. 亚急性甲状腺炎
E. 结节性甲状腺肿

4. 患者，女性，37 岁。右颈部淋巴结肿大 1 月余。病理特点符合甲状腺癌淋巴结转移。镜检可见淋巴结转移癌灶中淀粉样物质沉积，瘤细胞为大小、形态较一致的梭形细胞、上皮样细胞，呈片状或束状排列。该患者首先考虑的原发癌灶是
A. 甲状腺乳头状癌　　B. 甲状腺滤泡癌
C. 甲状腺鳞状细胞癌　　D. 甲状腺未分化癌
E. 甲状腺髓样癌

5. 患者，女性，18 岁。双侧甲状腺弥漫肿大 2 年，外表平滑无结节，脉搏 84 次/分，血压 112/75mmHg，血 $T_3$、$T_4$水平正常。该患者最可能诊断为
A. 弥漫性非毒性甲状腺肿　　B. 甲状腺乳头状癌
C. 亚急性甲状腺炎　　D. Graves 病
E. 结节性甲状腺肿

6. 患者，女性，19 岁。烦热，易激惹，多汗，体重减轻 3 个月。查体：体瘦，皮肤潮湿，眼微突，手震颤，甲状腺轻度弥漫性肿大，质地软，无触痛，心率 108 次/分。该患者最可能的诊断是
A. 弥漫性非毒性甲状腺肿　　B. 甲状腺乳头状癌
C. 慢性淋巴细胞性甲状腺炎　　D. Graves 病
E. 亚急性甲状腺炎

## 三 A3/A4 型题

（1、2 题共用题干）

患者，女性，49 岁。发现颈部肿物 2 个月。颈部超声检查：甲状腺右叶见一 4cm×3cm 的孤立性结节，放射性核素扫描为冷结节，$T_3$、$T_4$水平正常。病理学检查：肿瘤类圆形，边界清，有包膜，包膜上可见扩张血管。镜检可见瘤组织由大小较一致的小型滤泡组成，细胞无明显异型性，包膜血管内可见部分滤泡样组织，其表面有纤维素覆盖。

1. 该患者最可能的病理诊断是
A. 甲状腺转移癌　　B. 甲状腺腺瘤
C. 甲状腺滤泡癌　　D. 腺瘤性甲状腺肿
E. 甲状腺乳头状癌滤泡型

2. 对于该患者免疫组织化学染色结果，不应出现的是
A. F-Ⅷ阳性　　B. TG 强阳性
C. 上皮膜抗原（EMA）阳性　　D. CT 阳性

E. 细胞角蛋白（CK）阳性

（3、4 题共用题干）

患者，女性，40 岁。双侧颈部肿块 2 个月。近 1 周感觉吞咽困难。检查可见 $T_3$、$T_4$略低于正常值，甲状腺扫描表现为冷结节样，血清抗 TG 及抗微粒体抗体（ATMA）阳性；双侧甲状腺结节样肿大，且质硬韧，与周围组织无明显粘连。手术切除部分组织做病理学检查，镜检可见组织内有大量淋巴细胞浸润，形成明显的淋巴滤泡，并可见少量的浆细胞、免疫母细胞、组织细胞及多核巨细胞，可见有部分不规则小滤泡，滤泡上皮细胞增大，胞质丰富，显嗜酸性颗粒状，间质纤维组织增生。

3. 该患者最可能诊断为
   A. 甲状腺滤泡癌
   B. 桥本甲状腺炎
   C. 亚急性甲状腺炎
   D. 淋巴瘤
   E. 木样甲状腺炎
4. 该患者应当采取的治疗措施是
   A. 扩大切除后化疗
   B. 术后给予小剂量抗甲状腺药物
   C. 术后补充甲状腺素制剂
   D. 术后进行化疗
   E. 术后给予大量糖皮质激素

## 四 B 型题

（1、2 题共用备选答案）
   A. 嗜铬细胞瘤
   B. 嗜酸性腺瘤
   C. 肾上腺皮质腺癌
   D. 胰岛细胞瘤
   E. 肾上腺皮质腺瘤
1. 瘤组织中出现异型细胞和瘤巨细胞不能作为诊断恶性依据的肿瘤是
2. 免疫组织化学染色 CgA 强阳性的肿瘤是

（3~6 题共用备选答案）
   A. 有间质淀粉样物质沉着
   B. 有砂粒体
   C. 有皮肤黏膜黑色素沉着
   D. 属于自身免疫病
   E. 质硬如石
3. 甲状腺髓样癌的特点是
4. 甲状腺乳头状癌的特点是
5. 桥本甲状腺炎的特点是
6. 木样甲状腺炎的特点是

（7~11 题共用备选答案）

A. 单纯性甲状腺肿
B. 弥漫性毒性甲状腺肿
C. 桥本甲状腺炎
D. 克汀病
E. 亚急性甲状腺炎

7. 又称地方性甲状腺肿的是
8. 胎儿或婴儿期合成甲状腺激素不足可以引起
9. 病变特点为大量肉芽肿形成的是
10. 表现为甲状腺功能亢进的是
11. 病变特点为甲状腺滤泡的大量破坏及淋巴滤泡形成的是

（12~16 题共用备选答案）

A. 甲状腺乳头状癌，滤泡亚型
B. 甲状腺髓样癌
C. 甲状腺恶性淋巴瘤
D. 甲状腺未分化癌
E. 甲状腺嗜酸细胞癌

12. 甲状腺右叶结节性肿物，无明显包膜，与周围组织粘连，大小 5cm×4cm。镜检可见瘤细胞多排列成大小不一的滤泡结构，毛玻璃状，细胞核重叠，核内有嗜酸性包涵体；免疫组织化学 TG 弱阳性，CK 阳性。该病例可诊断为
13. 右甲状腺结节样肿物，包膜不完整、固定，大小 8cm×6cm，切面鱼肉状，可见坏死、出血。镜检可见瘤细胞呈梭形或类圆形，见多核巨细胞，病理性核分裂象多见，间质明显炎症细胞浸润，免疫组织化学 CK 阳性，波形蛋白（vimentin）阳性。该病例可诊断为
14. 甲状腺左叶结节样肿物，有包膜，切面呈棕色，有坏死、出血。镜检可见瘤细胞较大、多边形，可见胞质含大量嗜酸性颗粒，瘤细胞异型性明显，瘤组织部分排列成滤泡状，间质较少；免疫组织化学 TG 弱阳性，癌胚抗原（CEA）阳性。该病例可诊断为
15. 甲状腺巨大肿块，大小 12cm×8cm，切面灰红、均质、鱼肉样。镜检可见浆细胞样瘤细胞弥漫成片分布，可见淋巴上皮病变，伴有桥本甲状腺炎区域。该病例可诊断为
16. 双侧甲状腺肿物，结节状，边界清楚，大小分别为 4cm×4cm 及 3cm×2cm，切面灰白，质实。镜检可见大小、形态较一致的上皮样细胞及梭形细胞，核分裂象少见，可见多核巨细胞，细胞呈片状或束状排列，可见间质出现片块状刚果红染色阳性物质。免疫组织化学染色 TG 阴性，CT 阳性。该病例可诊断为

（17~21 题共用备选答案）

A. 肾上腺皮质腺瘤
B. 肾上腺嗜铬细胞瘤
C. 甲状腺髓样癌
D. 甲状腺乳头状癌
E. 胰岛细胞瘤

17. 肿瘤细胞可呈毛玻璃样特点的是
18. 可以产生大量降钙素的是
19. 可以引起患者出现持续性高血压的是
20. 可以引起患者出现低血糖的是
21. 可以引起库欣综合征的是

## 五 X 型题

1. 腺垂体功能亢进可能引起的疾病或综合征包括
   A. 肢端肥大症　B. 垂体性巨人症
   C. 溢乳-闭经综合征　D. 生长激素缺乏性侏儒症
   E. 尿崩症
2. 下列选项中，不是垂体腺瘤发展为垂体腺癌的证据是
   A. 组织学上发现侵袭性生长证据　B. 肿瘤细胞异型性明显
   C. 脊髓或远处转移为其恶性证据　D. 垂体腺瘤出现出血、变性、坏死
   E. 病理性核分裂象显著增多
3. 下列选项中，属于内分泌性肥大的是
   A. 肢端肥大症　B. 单纯性甲状腺肿
   C. 毒性甲状腺肿　D. 运动员骨骼肌肥大
   E. 右肾摘除后左肾增大
4. 下列疾病或病变中，与甲状腺功能减退有关的有
   A. 克汀病　B. 黏液水肿
   C. 慢性淋巴细胞性甲状腺炎　D. 木样甲状腺炎
   E. 毒性甲状腺肿
5. 下列选项中，属于甲状腺乳头状癌的病理组织学表现的有
   A. 具有血管轴心的分支状乳头结构　B. 毛玻璃状细胞核
   C. 砂粒体　D. 癌细胞核具有核沟
   E. 癌细胞核重叠
6. 下列选项中，属于库欣综合征的病因有
   A. 垂体 ACTH 细胞腺瘤　B. 肾上腺皮质结节性增生
   C. 功能性肾上腺皮质肿瘤　D. 长期使用糖皮质激素
   E. 肾上腺皮质腺癌
7. 肾上腺髓质可发生
   A. 神经节细胞瘤　B. 神经母细胞瘤
   C. 胶质瘤　D. 嗜铬细胞瘤

E. 神经鞘瘤

8. 糖尿病时胰岛可以出现的病变有

A. 淀粉样变性
B. 淋巴细胞浸润
C. 胰岛细胞破坏、消失
D. 纤维化
E. 纤维蛋白样坏死

9. 甲状腺滤泡特点有

A. 滤泡上皮通常为单层立方状
B. 由滤泡上皮组成的滤泡状结构
C. 滤泡腔内充满胶质
D. 胶质为碘化的甲状腺球蛋白
E. 淋巴细胞浸润

10. 下列关于胰岛细胞瘤的叙述，正确的是

A. 瘤细胞可呈菊形团排列
B. 部分肿瘤可分泌胰岛素
C. 间质常出现淀粉样物质或钙盐沉积
D. 大多数为恶性肿瘤
E. 瘤细胞与正常胰岛细胞相似

11. 糖尿病的病理变化中，肾病变包括

A. 肾体积缩小
B. 肾小球硬化
C. 肾小管-间质损害
D. 血管损害
E. 肾乳头坏死

12. 下列选项中，属于2型糖尿病特点的是

A. 发病年龄大多在40岁以上
B. 早期即血中胰岛素明显降低
C. 胰岛数目正常或有轻度减少
D. 无抗胰岛抗体及其他自身免疫反应的表现
E. 发病是胰岛素相对不足和组织对胰岛素不敏感所致

13. 下列关于APUD细胞的叙述，正确的是

A. APUD细胞来源于神经嵴细胞
B. APUD细胞具有摄取胺前体脱羧的功能
C. 胞质内有神经内分泌颗粒
D. APUD细胞存在于内分泌腺体内
E. APUD细胞不存在于皮肤黏膜

14. 下列关于巨人症的叙述，错误的是

A. 绝大多数巨人症是下丘脑发生肿瘤、对垂体功能的抑制作用减少所致
B. 血清中生长激素增多
C. X线检查可见蝶鞍无特殊变化
D. 患者发病年龄多在青春期之后
E. 骨骼、肌肉、结缔组织过度生长，且比例失调

15. 下列关于垂体腺瘤的叙述，正确的是

A. 垂体腺瘤来自腺垂体上皮细胞的良性肿瘤
B. 垂体腺瘤多数有包膜

C. 绝大多数为无功能性腺瘤
D. 局部症状中最常见的是视神经压迫症状
E. 临床有头痛症状

16. 下列关于木样甲状腺炎的叙述，正确的是
A. 晚期患者出现呼吸困难和吞咽困难　B. 甲状腺肿大、质硬如石
C. 可能不累及全部甲状腺组织　D. 甲状腺内纤维组织增生明显
E. 不侵犯甲状腺周围组织

17. 下列关于单纯性甲状腺肿的叙述，正确的是
A. 其发病与机体碘缺乏有关　B. 一般呈一定的地区性分布
C. 甲状腺晚期呈结节状肿大　D. 其病变性质属良性肿瘤
E. 一般不伴有功能亢进或功能减退

18. 下列关于结节性甲状腺肿叙述，正确的是
A. 结节具有完整的包膜　B. 结节对周围甲状腺组织无明显压迫现象
C. 可以形成嗜酸性结节　D. 滤泡上皮有乳头状增生者可发生癌变
E. 结节内常常有出血、坏死和囊性变

19. 未经治疗的弥漫性毒性甲状腺肿的镜下形态学特征包括
A. 滤泡增生，滤泡大小不等　B. 滤泡上皮细胞呈立方形或高柱状
C. 滤泡内胶质少而稀薄　D. 间质血管减少
E. 多量淋巴细胞浸润，有滤泡形成

20. 下列关于弥漫性毒性甲状腺肿病变的叙述，正确的是
A. 间质血管丰富、充血　B. 滤泡增大，腔内胶质浓厚
C. 甲状腺滤泡增生呈乳头状　D. 淋巴细胞浸润，有滤泡形成
E. 可有胸腺增大、脾大，心脏肥大

21. 下列选项中，属于弥漫性非毒性甲状腺肿的临床表现的是
A. 甲状腺肿大　B. 颈部压迫感、吞咽困难
C. 常有甲状腺功能减退　D. 声音嘶哑
E. 少数可有甲状腺功能亢进的症状

22. 甲状腺乳头状癌与乳头状结节性增生的鉴别包括
A. 乳头状癌的乳头纤细、分支复杂
B. 乳头状癌的乳头具有纤维血管轴心
C. 乳头状癌上皮细胞排列紊乱，且核较大
D. 乳头状癌间质淀粉样物质沉着
E. 乳头状癌瘤细胞核呈毛玻璃状

23. 下列选项中，甲状腺滤泡癌的特点有

A. 部分肿瘤呈结节状，具有不完整包膜，貌似腺瘤
B. 分化良好者，组织形态有时不易与腺瘤区别
C. 分化差者，滤泡少或者呈实体细胞巢
D. 包膜或者血管的侵犯不是主要鉴别点
E. 早期即可出现血行转移

24. 下列关于木样甲状腺炎的叙述，正确的是
A. 又称慢性淋巴细胞性甲状腺炎
B. 甲状腺滤泡明显萎缩
C. 甲状腺质地甚硬，如木样
D. 甲状腺内纤维组织增生及玻璃样变性明显
E. 临床上有甲状腺功能减退

25. 下列关于弥漫性非毒性甲状腺肿结节期的叙述，正确的是
A. 结节常常为多个，大小不等
B. 结节边界清楚，多有完整包膜
C. 结节内常伴有出血、坏死、囊性变等改变
D. 病变后期滤泡上皮增生与复旧不一致，分布不均
E. 甲状腺可显著增大，引起窒息

26. 下列选项中，属于 APUD 系统肿瘤的是
A. 肾上腺嗜铬细胞瘤
B. 肺燕麦细胞癌
C. 类癌
D. 甲状腺滤泡癌
E. 胰岛细胞瘤

27. 下列关于鞍内颅咽管瘤的叙述中，正确的是
A. 可呈囊性或实性
B. 由胚胎颅咽囊残留上皮发生
C. 实性区形似造釉细胞瘤
D. 不会出现鳞状上皮团
E. 可以破坏垂体及下丘脑引起侏儒症

28. 下列关于甲状腺乳头状癌的叙述，错误的是
A. 甲状腺乳头状癌是最常见的甲状腺癌
B. 一般以青少年女性多见
C. 生存率与肿瘤大小无关，与是否有远处转移相关
D. 发现时约 50%已有颈淋巴结转移，因此预后很差
E. 有时原发灶很小，在临床上首先发现转移病灶

29. 下列关于弥漫性毒性甲状腺肿病理变化的叙述，正确的是
A. 甲状腺对称性弥漫性肿大
B. 滤泡细胞增生呈高柱状
C. 滤泡周边胶质可出现吸收空泡
D. 心脏出现黏液性水肿
E. 甲状腺间质血管丰富，淋巴组织增生

30. 下列关于单纯性甲状腺肿的叙述，错误的是

A. 男性多于女性
B. 多数病例伴有甲状腺功能改变
C. 多由缺碘引起
D. 属于良性肿瘤
E. 滤泡上皮增生，浸润包膜

31. 下列关于结节性甲状腺肿的叙述，正确的有
A. 结节具有完整包膜
B. 结节大小，数目不等
C. 发病与缺碘有关
D. 结节内常有出血、坏死、纤维化
E. 大多数由弥漫性甲状腺肿发展而来

32. 下列关于甲状腺乳头状腺癌特点中，正确的是
A. 癌细胞排列成不规则的乳头
B. 癌细胞核呈透明或毛玻璃状
C. 恶性程度低，预后好
D. 间质中有砂粒体
E. 远处转移发生早

33. 关于 2 型糖尿病的叙述，正确的有
A. 主要是青少年时期发病
B. 胰岛细胞数目正常或轻度减少
C. 肥胖者发病多见
D. 胰岛素相对不足及组织对胰岛素抵抗
E. 胰岛 B 细胞分泌缺陷

34. 下列关于亚急性甲状腺炎的叙述，正确的有
A. 多见于女性，与病毒感染相关
B. 其病变处可见甲状腺滤泡的灶性坏死
C. 愈复期滤泡上皮再生、间质纤维化及瘢痕形成
D. 甲状腺体积明显缩小，质地变硬
E. 坏死滤泡的胶质溢出，形成类似结核结节的肉芽肿

35. 下列关于木样甲状腺炎病变的叙述，正确的是
A. 甲状腺不对称性肿大
B. 甲状腺质硬如木样
C. 甲状腺滤泡出现明显萎缩
D. 甲状腺内大量淋巴滤泡形成
E. 甲状腺内大量纤维组织增生

36. 下列选项中，属于糖尿病肾病变的是
A. 肾体积增大
B. 结节性肾小球硬化
C. 肾盂肾炎伴乳头坏死
D. 肾细动脉硬化
E. 肾小管上皮细胞脂质沉积

37. 下列关于胰岛素瘤的叙述，正确的有
A. 部分肿瘤可分泌胰岛素
B. 间质常出现淀粉样物质或钙盐沉积
C. 瘤细胞可呈菊形团排列
D. 肿瘤细胞多形性
E. 为交界性肿瘤

38. 与甲状腺功能减退发生有关的因素是

A. 手术切除或放射线治疗损伤过多正常甲状腺组织
B. 自身免疫性损伤
C. 慢性淋巴细胞性甲状腺肿
D. 弥漫性毒性甲状腺肿
E. 胎儿期缺碘伴甲状腺发育不全

39. 甲状腺功能亢进症的组织学特征是
A. 滤泡上皮不典型增生　　B. 淋巴细胞浸润
C. 间质血管丰富、充血　　D. 滤泡上皮增生呈高柱状
E. 胶质稀薄，可见吸收空泡

40. 下列关于克汀病的叙述，正确的有
A. 由缺碘引起　　B. 体格发育障碍
C. 大脑发育不全，智力低下　　D. 甲状腺功能亢进
E. 甲状腺激素合成不足

41. 垂体良性肿瘤常可致垂体功能亢进，其表现多样，包括
A. Simmond 综合征　　B. 肢端肥大症
C. 溢乳、闭经　　D. 巨人症
E. 库欣综合征

42. 下列关于肾上腺髓质嗜铬细胞瘤的叙述，正确的是
A. 属于 APUD 瘤　　B. 表现为持续性高血压
C. 肿瘤常有完整包膜　　D. 瘤细胞为嗜铬细胞
E. 瘤细胞分泌过量儿茶酚胺

43. 下列关于亚急性甲状腺炎的叙述，正确的有
A. 发病与自身免疫有关　　B. 大多数可以自愈
C. 甲状腺肿痛　　D. 甲状腺切面有结节形成
E. 病理以肉芽肿性炎为特征

44. 下列关于甲状腺癌的叙述，正确的是
A. 乳头状癌的间质常有砂粒体出现
B. 髓样癌的瘤细胞可分泌降钙素、CEA 等多种激素和物质
C. 未分化癌一般可以分为小细胞型、巨细胞型和梭形细胞型
D. 滤泡癌少数情况下主要由嗜酸性细胞组成
E. 甲状腺癌中乳头状癌的发病率最高，恶性程度最低

45. 甲状腺髓样癌的特征主要有
A. 可有家族史　　B. 癌细胞多形性明显
C. 分泌降钙素　　D. 间质黏液变性

E. 电镜下瘤细胞内有神经内分泌颗粒

## 六 案例分析题

（1~3 题共用题干）

患者，女性，48 岁。烦躁不安、畏热、消瘦 3 个月余。患者于 4 个月前因工作紧张、烦躁性急，经常因小事与他人争吵，且难以自控。患者着衣不多，但感燥热多汗，在外就诊服用“安神”药物效果不明显。患者发病以来饭量有所增加，体重却较前下降。睡眠差，经常服用催眠药。查体：T 37.3℃，P 99 次/分，BP 130/70mmHg，神情激动，眼球稍突出，眼裂增宽，瞬目减少，两叶甲状腺可触及，为轻度弥漫性、对称性肿大，无结节。

1. 对于该患者，最可能的诊断是

A. 垂体促甲状腺素细胞腺瘤　　B. 甲状腺腺瘤

C. 结节性甲状腺肿　　D. 弥漫性毒性甲状腺肿

E. 甲状腺髓样癌

2. 其鉴别诊断为

A. 甲状腺毒性腺瘤　　B. 结节性甲状腺肿伴甲状腺功能亢进

C. 亚急性甲状腺炎　　D. 甲状腺髓样癌

E. 垂体促甲状腺素细胞腺瘤　　F. 弥漫性非毒性甲状腺肿

3. 为确诊，还可以进一步做的检查有

A. ACTH 测定　　B. TSH 测定

C. $T_3$测定　　D. $T_4$测定

E. GH 测定

# 参考答案与解析

**一、A1 型题**

1. B【解析】垂体腺瘤将形态和功能特点结合分类如下。①催乳素细胞腺瘤：为垂体腺瘤中最多的一种，约占 30%。瘤细胞多由嫌色性或弱嗜酸性细胞构成，胞质中可见稀疏的小分泌颗粒，血 PRL 水平增高，可出现溢乳-闭经综合征。②生长激素细胞腺瘤：约占垂体腺瘤的 25%，主要由嗜酸性瘤细胞构成，偶尔由嫌色细胞构成，胞质内可见分泌颗粒，血 GH 水平增高，可出现巨人症或肢端肥大症，亦可出现垂体前叶功能低下。③促肾上腺皮质激素细胞腺瘤：约占垂体腺瘤的 15%，瘤细胞嗜碱性，部分患者出现库欣综合征。④促性腺激素细胞腺瘤：由嗜碱性嫌色瘤细胞构成。⑤促甲状细胞腺瘤：由嗜碱性瘤细胞构成。

⑥多种激素细胞腺瘤：多数为 GH 细胞及 PRL 细胞混合腺瘤，瘤细胞染色呈多样性。⑦无功能性细胞腺瘤：由嫌色瘤细胞构成，约占 25%。

2. D【解析】亚急性甲状腺炎又称肉芽肿性甲状腺炎、巨细胞性甲状腺炎等，是一种与病毒感染有关的巨细胞性或肉芽肿性炎症。

3. E【解析】髓样癌为低分化的腺癌，癌巢较大而多，间质结缔组织相对较少，并可伴有较丰富的淋巴细胞浸润，因质软如脑髓，故称为髓样癌。

4. B【解析】本题考查垂体腺瘤和垂体腺癌的鉴别依据。一般单纯从瘤细胞形态很难区别腺瘤和腺癌。有人认为，明显侵犯脑组织或通过脑脊液脑内播散转移，或通过血道颅外转移者，无论其形态如何都是恶性表现；如果核异型性明显，核分裂象显著增多，且向周围组织侵犯，甚至骨质缺损，可考虑诊断为恶性。故本题答案为 B。

5. D【解析】希恩综合征是由于产后出血和休克导致腺垂体急性梗死和坏死，使腺垂体丧失正常功能引起一系列腺垂体功能低下的症状。

6. D【解析】亚急甲状腺炎的肉芽肿内不发生干酪样坏死，也无抗酸杆菌，可与结核性甲状腺炎区别。

7. E【解析】肾上腺皮质肿瘤中产生皮质醇的腺瘤可引起 ACTH 依赖性 Cushing 综合征，典型的症状和体征包括体重增加伴向心性肥胖、满月脸和多血质、高血压、骨质疏松症等，血中 ACTH 正常。

8. A【解析】如果是在青春期以前生长激素分泌过多，有可能导致巨人症，如果在青春期后骨骺已融合时起病，则表现为肢端肥大症。

9. C【解析】桥本甲状腺炎病理学改变：镜下见甲状腺实质广泛破坏、萎缩，大量淋巴细胞浸润、淋巴滤泡形成、纤维组织增生，有时可出现多核巨细胞。

10. B【解析】甲状腺滤泡癌较常见，多发于 40 岁以上女性，早期易血行转移，癌组织侵犯周围组织或器官时可引起相应的症状。

11. D【解析】糖尿病主要特点是高血糖、糖尿，表现为多饮、多食、多尿和体重减轻（即“三多一少”）。

12. D【解析】垂体性侏儒症是指垂体前叶分泌 GH 部分或完全缺乏所致儿童期生长发育障碍性疾病，表现为骨骼、躯体生长发育迟缓，体型停滞于儿童期，身材矮小，皮肤和颜面可有皱纹，常伴性器官发育障碍，但智力发育正常。

13. E【解析】肾上腺髓质主要由髓质细胞构成，髓质细胞又称嗜铬细胞。肾上腺髓质位于肾上腺中央的内分泌腺，与皮质网状带的分界参差不齐。血液中的肾上腺素和去甲肾上腺素主要由肾上腺髓质分泌。电镜下，髓质细胞最显著的特征是胞质内含有许多电子密度高的分泌颗粒。

14. B【解析】垂体 PRL 腺瘤是垂体腺瘤分泌过量催乳素引起的内分泌疾病，临床以高催乳素血症、溢乳症或溢乳-闭经综合征为主要表现。

15. C【解析】2 型糖尿病胰岛病理改变特征为淀粉样变性，90%患者的胰岛在光镜下可见淀粉样物质沉积于毛细血管和内分泌细胞间，其程度与代谢紊乱程度相关。

16. D【解析】肢端肥大症是由垂体生长激素腺瘤分泌过多生长激素引起的、以肢端肥大为主要表现的临床综合征。

17. B【解析】当前，针对糖尿病最常用的检验指标为血糖和尿糖，最常出现的检验指标异常是血糖升高，尿糖增高。

18. B【解析】在甲状腺癌中，乳头状癌最常见，恶性程度也最低，约占甲状腺癌的85%，任何年龄均可发病，多见于儿童或年轻（40 岁前）女性。

19. A【解析】世界公认，地方性甲状腺肿的主要病因是缺碘，该病多见于远离沿海及海拔高的山区，流行地区的土壤、水和食物中含碘量极少。

20. C【解析】肾上腺髓质肿瘤包括神经母细胞瘤、神经节细胞瘤和嗜铬细胞瘤，不会引起 Cushing 综合征。

21. B【解析】甲状腺癌中预后最好的是乳头状癌，10 年生存率超过 90%（年轻患者 10 年生存率超过 98%）。预后最差的是未分化癌。

22. D【解析】甲状腺功能亢进症与遗传及自身免疫有关，当感染、创伤、精神刺激等因素破坏机体免疫稳定性时，有遗传性免疫监护和调节功能缺陷者可发病。

23. E【解析】缺碘是弥漫性非毒性甲状腺肿最主要的致病因素，地方性水、土、食物中缺碘及青春期、妊娠期和哺乳期机体对碘生理需求量增加，致使机体甲状腺素合成减少。碘的长期大量摄入也可影响甲状腺增生。家族性甲状腺肿的原因是甲状腺素合成中有关酶的遗传性缺乏。垂体促甲状腺激素腺瘤是功能性垂体腺瘤的一种，是导致中枢性甲状腺功能亢进症的主要原因。

24、25 E、B【解析】弥漫性毒性甲状腺肿又称 Graves 病，临床上主要表现为甲状腺肿大，基础代谢率和神经兴奋性升高，$T_3$、$T_4$高，吸碘率高，可出现心率加快、多汗、烦热、脉搏快、手震颤、多食、消瘦、乏力、突眼等症状。

26. E【解析】砂粒体存在于 50%的甲状腺乳头状癌中。甲状腺乳头状癌光镜下，乳头分支多，乳头中心有纤维血管间质，间质内常见呈同心圆状的钙化小体，即砂粒体。

27. A【解析】2 型糖尿病病因、发病机制不清楚，目前多被认为是与肥胖有关的胰岛素相对不足及组织对胰岛素不敏感所致。

28. D【解析】弥漫性毒性甲状腺肿是指血中甲状腺素过多，作用于全身各组织所引起的临床综合征，临床上统称为甲状腺功能亢进症。

29. C【解析】目前一般认为弥漫性毒性甲状腺肿病因及发病机制与下列因素有关。①自身免疫病：a. 血中球蛋白增高，并有多种抗甲状腺的自身抗体，且常与一些自身免疫病并存。b. 血中存在与 TSH 受体结合的抗体，具有类似 TSH 的作用，刺激滤泡上皮细胞增生，分泌甲状腺激素。②遗传因素，某些患者亲属中也患有此病或其他自身免疫病。③部分患者中，精神创伤可能干扰其免疫系统而促进自身免疫病的发生。

30. E【解析】弥漫性非毒性甲状腺肿与弥漫性毒性甲状腺肿均可出现滤泡上皮增生、肥大，小滤泡形成及乳头形成，一般不会出现淋巴组织弥漫增生。

31. B【解析】弥漫性毒性甲状腺肿临床主要表现为甲状腺肿大，甲状腺功能亢进引起的代谢增高、心悸、多汗、多食、消瘦等症状；除甲状腺病变外，全身可有淋巴组织增生、胸腺增大和脾大，心脏肥大，心肌和肝细胞可有变性、坏死及纤维化；还可有眼球外突。

32. C【解析】慢性淋巴细胞性甲状腺炎的发病机制与自身免疫病有关，可能在遗传易感性基础上出现免疫监视缺陷，造成免疫功能紊乱。

33. C【解析】甲状腺腺瘤是甲状腺滤泡上皮发生的一种常见的良性肿瘤，中青年女性多见。肉眼观：多为单发的实性结节，圆或类圆形，直径一般为 3～5cm，切面色暗红或棕黄，可并发出血、囊性变、钙化和纤维化。有完整的包膜，常压迫周围组织。组织学可分为单纯型腺瘤、胶样型腺瘤、胎儿型腺瘤、胚胎型腺瘤、嗜酸细胞型腺瘤（又称 Hürthle 细胞腺瘤）等。

34. B【解析】弥漫性毒性甲状腺肿血中有多种抗甲状腺的自身抗体，且常与一些自身免疫病并存。

35. D【解析】APUD 细胞含有不同大小和形态的膜包裹的神经分泌颗粒。APUD 细胞在银染色时显示嗜银性或亲银性。APUD 细胞可存在于内分泌器官如肾上腺髓质、甲状旁腺内，不包括肾上腺皮质细胞。

36. B【解析】结节性甲状腺肿肉眼观察：表面凹凸不平，形成多个大小不等结节，每个结节境界清楚，无完整包膜，伴有出血、坏死、囊性变、纤维化及钙化。

37. B【解析】甲状腺髓样癌是来源于甲状腺滤泡旁细胞（或 C 细胞）的恶性肿瘤，常在 50 岁以上患者中发病，女性略多。

38. E【解析】甲状腺腺瘤和结节性甲状腺肿的鉴别诊断要点：①前者一般单发，有完整包膜；后者常为多发结节，无完整包膜。②前者组织结构比较一致，即滤泡结构单一；后者滤泡大小不一致，一般比正常的大。③前者周围甲状腺有压迫现象，周围和邻近的甲状腺组织均正常，故肿瘤内组织形态与周围甲状腺组织不同。后者周围甲状腺组织无压迫现象，邻近的甲状腺内与结节内有相似的形态学改变。甲状腺腺瘤结节一般为单个，直径多为 3～5cm；而结节性甲状腺肿也可为单发结节，直径也可小于 3cm。故选项 E，不是两者的鉴别点。

39. C【解析】未经治疗的弥漫性毒性甲状腺肿的镜下形态学特点：滤泡上皮增生呈高柱状，有的呈乳头样增生，并有小滤泡形成；滤泡腔内胶质稀薄，滤泡周边胶质出现许多大小不一的上皮细胞的吸收空泡；间质血管丰富、充血，淋巴组织增生。但经碘治疗后，甲状腺上皮细胞变矮、增生减轻，胶质增多变浓，吸收空泡减少，间质血管减少、充血减轻，淋巴细胞也减少。

40. B【解析】甲状腺髓样癌实际上并非甲状腺癌，其来源于分泌降钙素的甲状腺滤泡旁细胞。甲状腺滤泡旁细胞是神经内分泌细胞，和甲状腺滤泡细胞无关。

41. D【解析】1 型糖尿病的主要特点是青少年发病，起病急，病情重，发展快，胰岛 B 细胞严重受损，细胞数目明显减少，胰岛素分泌绝对不足，血中胰岛素降低，引起糖尿病，易出现酮症，治疗依赖胰岛素。

42. A【解析】克汀病又称呆小症，是在胚胎期和婴儿期甲状腺激素缺乏或不足引起的生长发育障碍，主要表现为大脑发育不全，智力低下，表情呆滞，骨形成和成熟障碍，四肢短小，形如侏儒。

43. C【解析】乳头状癌是甲状腺癌中最常见的类型，以青少年女性多见，肿瘤生长慢，恶性程度较低，预后较好。肿瘤大小及是否有远处转移与患者生存率有关，而是否有局部淋巴结转移与患者生存率无关。但局部淋巴结转移较早，有时原发灶很小，临床上首先发现转移病灶。

44. D【解析】新生儿甲状腺功能减退症的临床表现界于克汀病和成人甲状腺功能减退症之间，发病越早越像克汀病，发病越晚越像成人甲状腺功能减退症。

45. D【解析】如果因为水土缺碘，造成孕妇妊娠期摄取碘不足，胎儿会患上严重的碘缺乏症，称为克汀病或呆小症。

46. B【解析】成人甲状腺功能减退症时，组织间的黏蛋白增多，可结合大量正离子和水分子，引起黏液水肿。

47. B【解析】亚急性甲状腺炎又称肉芽肿性甲状腺炎或巨细胞性甲状腺炎，镜下可见明显的炎症和含有异物巨细胞的肉芽肿。

48. D【解析】胰岛细胞瘤根据是否分泌内分泌激素，可以分为分泌激素的功能性胰岛细胞瘤和不分泌激素的无功能性胰岛细胞瘤；而根据分泌的激素不同，又可以分为胰岛素瘤、胃泌素瘤、高血糖素瘤、生长抑素瘤、血管活性肠肽瘤和胰多肽瘤。

49. C【解析】亚急性甲状腺炎是一种与病毒感染有关的甲状腺巨细胞性或肉芽肿性炎症。镜下：部分甲状腺滤泡被破坏、胶质外溢，引起吞噬细胞性肉芽肿形成，类似结核，但无干酪样坏死。

50. D【解析】90%的髓样癌分泌降钙素，有的还同时分泌 CEA、生长抑素、前列腺素及其他多种激素和物质，故血中该激素水平增高，表现为典型的多发性内分泌腺瘤。

51. C【解析】亚急性甲状腺炎病理变化：肉眼观，甲状腺呈不均匀结节状，轻至中度增大，质实，橡皮样。切面病变呈灰白或淡黄色，可见坏死或瘢痕，常与周围组织有粘连。光镜下，病变呈灶性分布，部分滤泡被破坏，胶质外溢，引起类似结核结节的肉芽肿形成，并有多量的中性粒细胞及不等量的嗜酸性粒细胞、淋巴细胞和浆细胞浸润，可形成微小脓肿，伴异物巨细胞反应，但无干酪样坏死。愈复期巨噬细胞消失，滤泡上皮细胞再生、间质纤维化、瘢痕形成。

52. B【解析】降钙素由甲状腺滤泡旁细胞产生和分泌，其生物学作用是降低血钙和血磷。

53. B【解析】非毒性甲状腺肿又称单纯性甲状腺肿，是由甲状腺素分泌不足，促使TSH分泌增多引起的甲状腺肿大。

54. B【解析】慢性淋巴细胞性甲状腺炎又称桥本甲状腺炎、自身免疫性甲状腺炎，是一种自身免疫病。

55. B【解析】Graves病是一种伴甲状腺激素分泌增多的器官特异性自身免疫病，是甲状腺功能亢进症的最常见病因，占全部甲亢的80%~85%。

56. A【解析】大体上，甲状腺滤泡癌与滤泡性腺瘤相似，有一完整的、明显增厚的包膜。滤泡癌血行转移较多，淋巴结转移较少。分化好的滤泡癌有时很难与滤泡性腺瘤区别，须多处取材、切片，根据是否有包膜和血管侵犯加以鉴别；分化差的滤泡癌呈实性巢片状，瘤细胞异型性明显，滤泡少而不完整。

57. E【解析】胰岛B细胞瘤是一种具有分泌功能的腺瘤或癌症，这种病情常常带在腺体尾部发生。在发病时，患者常常有低血糖症、血清胰岛素升高症状。

58. A【解析】嗜铬细胞瘤起源于肾上腺髓质、交感神经节或其他部位的嗜铬组织，这种瘤持续或间断地释放大量儿茶酚胺，引起持续性或阵发性高血压和多个器官功能及代谢紊乱。

59. B【解析】甲状腺腺瘤肉眼观，多为单发，呈圆形或类圆形。而结节性甲状腺肿切面呈多结节状，有些结节具有部分或完整的包膜。

60. B【解析】髓样癌又称C细胞癌，是由滤泡旁细胞（即C细胞）发生的恶性肿瘤，属于APUD瘤，40~60岁为高发年龄，90%的肿瘤分泌降钙素，产生严重腹泻和低钙血症。肉眼观：单发或多发，可有假包膜，切面灰白或黄褐色，质实而软。光镜下：瘤细胞圆形、多角形成梭形，核圆或卵圆，核仁不明显。瘤细胞呈实体片巢状或乳头状、滤泡状排列，间质内常有淀粉样物质沉着。电镜下：胞质内有大小较一致的神经分泌颗粒。免疫组织化学染色：髓样癌降钙素（CT）阳性，甲状腺球蛋白（TG）阴性；而滤泡癌、乳头状癌和未分化癌均为TG阳性，CT阴性。

61. C【解析】根据瘤细胞是否具有分泌激素的能力，垂体瘤分为功能性腺瘤和无功能性腺瘤，垂体腺瘤中功能性腺瘤约占65%。

62. D【解析】甲状腺乳头状癌是青年女性甲状腺癌中发病率较高的病理类型，虽然淋巴结转移率较高，但恶性程度低、瘤细胞异型性低、预后好。

63. A【解析】弥漫性非毒性甲状腺肿可由地方性水、土、食物中缺碘引起，也可由长期摄入高碘或遗传因素等引起。

64. D【解析】参见A1型题第60题解析。

65. A【解析】弥漫性毒性甲状腺肿间质可见丰富的毛细血管网分布，血管腔充血，间质中还有淋巴细胞浸润，也可有淋巴滤泡形成，并可见生发中心结构。

66. B【解析】1 型糖尿病主要特点是青少年发病，起病急，病情重，发展快，胰岛 B 细胞严重受损，胰岛 B 细胞数目明显减少，胰岛素分泌绝对不足，血中胰岛素降低，引起糖尿病。1 型糖尿病早期为非特异性胰岛炎。

67. C【解析】甲状腺未分化癌恶性程度高，生长迅速，常常早期就侵犯邻近组织，病情发展快，局部侵袭性强，远处转移率高，预后最差。

68. B【解析】甲状腺髓样癌间质中含有数量不等的淀粉样物质，癌细胞多时淀粉样物质较少，反之淀粉样物质就多，转移灶中也如此。

69. D【解析】未经治疗的毒性甲状腺肿的病理变化如下。①肉眼观：病变甲状腺弥漫性对称性增大，为正常的 2~4 倍，表面光滑，血管充血，质较软，切面灰红呈分叶状，胶质少，无结节，质实如肌肉样。②光镜下：a. 滤泡上皮增生呈高柱状，有的呈乳头样增生，并有小滤泡形成。b. 滤泡腔内胶质稀薄，滤泡周边胶质出现许多大小不一的上皮细胞的吸收空泡；间质血管丰富、充血，淋巴组织增生。

70. C【解析】亚急性甲状腺炎又称肉芽肿性甲状腺炎，是一种与病毒感染有关的肉芽肿性炎症。

71. B【解析】甲状腺功能减退的主要原因：①各种甲状腺肿瘤、炎症、外伤、放射性损伤等实质性损伤。②甲状腺先天发育异常。③缺碘、药物及先天或后天性甲状腺素合成障碍。④自身免疫病。⑤垂体或下丘脑病变。

72. E【解析】甲状舌管是甲状腺胚基下行时形成的柄，胚胎发育过程中未退化完全，便可膨大形成甲状舌管囊肿。表现为颈前无痛性肿块，与舌骨相连，若囊肿破溃可形成甲状舌管瘘。囊肿内衬假复层纤毛柱状上皮、复层鳞状上皮和/或柱状上皮，囊壁常可见甲状腺滤泡，上皮下可有淋巴组织，但一般较少，此点可与鳃裂囊肿相鉴别。

73. B【解析】胎儿型腺瘤由含有少量胶质或没有胶质的小滤泡组成，上皮细胞呈小立方形，大小较一致，类似胎儿甲状腺组织，间质疏松、水肿或黏液变性，此型易出血和囊性变。

74. A【解析】甲状腺腺瘤是来自于甲状腺滤泡上皮的良性肿瘤，根据瘤组织形态学特点可分为单纯型腺瘤、胶样型腺瘤、胎儿型腺瘤、胚胎型腺瘤、嗜酸细胞型腺瘤及非典型腺瘤。

75. C【解析】在甲状腺早期发育过程中，如果在下降过程中滞留，则形成异位甲状腺。多由舌根至甲状腺沿中线分布，可位于舌下、喉室前、颈动脉鞘和管壁，也可发生于胸骨后、前纵隔、心包等处，以舌底最为常见。患者一般无症状，仅表现为颈中部位的肿块。因异位甲状腺功能达不到人体生理需要，患者常表现为甲状腺功能减退。异位甲状腺形态与正常甲状腺组织相同，免疫组织化学染色 TG 阳性。异位甲状腺可发生甲状腺的任何疾病，如炎症、增生和肿瘤。

76. B【解析】1型糖尿病患者胰岛素分泌绝对不足，有时应用胰岛素不足会导致血糖异常升高，发生酮症酸中毒。

77. B【解析】参见A1型题第70题解析。

78. D【解析】木样甲状腺炎病理变化：肉眼观，甲状腺中度肿大，病变范围和程度不一，病变呈结节状，质硬似木样，与周围组织明显粘连，切面灰白。光镜下，滤泡萎缩，大量纤维组织增生、玻璃样变性，有淋巴细胞浸润。

79. E【解析】原发性甲状旁腺增生的临床特点：甲状旁腺功能亢进，表现为血钙增高、血磷降低、血清碱性磷酸酶和甲状旁腺素升高、骨纤维囊性骨炎、肾结石等。家族性甲状旁腺增生以主细胞增生为主。继发性甲状旁腺增生继发于慢性肾衰竭、佝偻病、骨软化症等，为持续性血钙降低所致。

80、81. C、E【解析】甲状腺髓样癌是由滤泡旁细胞发生的恶性肿瘤，属于APUD瘤，90%的肿瘤分泌降钙素，产生严重腹泻和低钙血症。肿瘤细胞呈实体片巢状或乳头状、滤泡状排列，间质内常有淀粉样物质沉着。

82. A【解析】甲状腺乳头状癌癌细胞核毛玻璃样改变，是区别甲状腺乳头状癌与滤泡癌，髓样癌，及甲状腺腺瘤的重要依据。

83. B【解析】原发性甲状旁腺增生的病变特点：甲状旁腺4个腺体均增大，增大的腺体大小可不一致；镜下表现为甲状旁腺的细胞数目增多、密集，主细胞和透亮细胞增生，以主细胞增生明显；间质脂肪组织减少。

84. C【解析】垂体性库欣综合征时，因垂体腺瘤直接分泌ACTH或下丘脑分泌皮质激素释放因子过多，间接使血清中ACTH增高。

85. C【解析】嗜铬细胞瘤起源于肾上腺髓质、交感神经节或其他部位的嗜铬组织，这种瘤持续或间断地释放大量儿茶酚胺，引起持续性或阵发性高血压和多个器官功能及代谢紊乱。

86. E【解析】肾上腺腺瘤可为功能性或非功能性，前者包括库欣腺瘤、醛固酮腺瘤，偶为分泌性激素的腺瘤。其中，库欣腺瘤在库欣综合征中占15%~30%，醛固酮腺瘤在原发性醛固酮增多症中占65%~95%，临床上分别具有相应的症状和体征；非功能性腺瘤发生率较高，无症状，多于影像学检查时意外发现。各种类型的腺瘤均有完整包膜，并含有丰富的脂质，其中功能性腺瘤直径多在3cm以下，而非功能性腺瘤体积通常较大。

87. A【解析】甲状旁腺腺瘤多为单个甲状旁腺的增大，有完整包膜；瘤细胞密集排列，呈弥漫性或条索状、团块、腺泡状排列，常为主细胞腺瘤和嗜酸细胞腺瘤，间质内不见或很少见脂肪组织。

88. B【解析】库欣综合征的病因中，由垂体分泌ACTH过多引起的库欣综合征，一般称为库欣病，这种疾病在库欣综合征的病因里面也是最多的，可以占到70%~80%。

89. A【解析】Cushing综合征主要由垂体ACTH细胞腺瘤引起，少数为下丘脑异常分泌过多的促肾上腺皮质激素释放因子（CRF）所致。

90. A【解析】库欣综合征早期就可能出现高血压，随着病情进展，可能会出现向心性肥胖、满月脸、水牛背、皮肤紫纹等典型表现。

91. E【解析】甲状旁腺癌的明确诊断必须看到血管浸润、神经周围间隙浸润、肿瘤穿透被膜进入周围组织和/或发生转移。

92. E【解析】垂体催乳素（PRL）腺瘤是垂体腺瘤分泌过量催乳素引起的内分泌疾病，临床以高催乳素血症、溢乳症或溢乳-闭经综合征为主要表现。

93. C【解析】肾上腺皮质结节状增生时双侧肾上腺增生并显著增大，由于分泌大量皮质醇，血中 ACTH 降低，同时结节状增生多为束状带细胞，且没有明显的细胞异型性。

94. C【解析】肢端肥大症主要是下垂体分泌生长素的细胞出现增生或产生腺瘤所致，因此会分泌过多的 GH。

95. D【解析】肾上腺皮质增生症在临床上以先天性的肾上腺皮质增生症为主，常以皮质某一个区带增生为主。

96. D【解析】肾上腺皮质腺瘤是肾上腺皮质细胞发生的一种良性肿瘤。少数可引起醛固酮增多症或库欣综合征。

97. D【解析】成人腺垂体功能减退症又称 Simmond 综合征。腺垂体功能减退症为垂体无功能性腺瘤的并发症。

98. E【解析】垂体癌组织结构和细胞形态与垂体瘤相同，肿瘤向周围组织侵犯深，破坏脑实质和骨质以及发生转移者，诊断为垂体癌。

99. B【解析】肾上腺结节性增生常双侧、多发，直径一般在 1cm 以下，结节周围肾上腺组织呈增生状态，常伴发肾上腺皮质功能亢进症。

100. D【解析】慢性淋巴细胞性甲状腺炎又称桥本甲状腺炎，是一种自身免疫病，多见于中年女性，临床上甲状腺无痛性弥漫性大，晚期常有甲状腺功能减退的表现，TSH 较高，$T_3$、$T_4$低，患者血内出现多种自身抗体。病理变化：肉眼观，甲状腺弥漫性对称性大，质较韧，重量一般为 60~200g，包膜轻度增厚，但与周围组织无粘连，切面呈分叶状，色灰白或灰黄。光镜下，甲状腺广泛破坏、萎缩，大量淋巴细胞及不等量的嗜酸性粒细胞浸润，淋巴滤泡形成，纤维组织增生。

101. E【解析】库欣综合征临床表现为满月脸、水牛背、悬垂腹、锁骨上窝脂肪垫、高血压、高血糖、肥胖、骨质疏松、肌肉乏力、性欲减退等。

102. D【解析】肾上腺皮质腺癌是发生于肾上腺皮质恶性肿瘤，分为有功能性和无功能性 2 种。肾上腺皮质癌多为功能性。

103. B【解析】2 型糖尿病占糖尿病患者总数的 90%以上，其发病机制主要是胰岛素分泌不足及胰岛素抵抗。

104. E【解析】原发性醛固酮增多症常见表现：高血压、高钠血症、低钾血症、头痛、心肌肥厚、心律失常、糖耐量降低、瘫痪、对称性肌无力、夜尿增多、心力衰竭等。

105. C【解析】碘是合成甲状腺激素的重要物质，体内长期缺碘就会影响甲状腺激素的合成和甲状腺的发育，就会得地方性甲状腺肿。国家在缺碘地区强制推广加碘食盐以预防地方性甲状腺肿。

106. B【解析】肾上腺皮质腺瘤肉眼观，肿瘤直径 1~5cm，重 10~70g。常为单侧、单发，有包膜，切面实性，金黄色或棕黄色，对周围组织有压迫现象。

107. E【解析】非毒性甲状腺肿又称单纯性甲状腺肿，是由于缺碘、碘过量、致甲状腺肿物质、先天性缺陷等因素，导致甲状腺激素生成障碍或需求增加，使甲状腺激素相对不足、垂体分泌 TSH 增多致甲状腺代偿性肿大，不伴有甲状腺功能异常。

108. B【解析】肾上腺皮质腺癌的病变特点包括肿瘤体积较大，重量多大于 200g，一般具有包膜，常有出血、坏死。瘤细胞呈片状或灶状密集，多为暗细胞，核异型性明显，侵犯血管或包膜，有广泛出血、坏死。

109. A【解析】高血压是嗜铬细胞瘤最主要的临床症状，主要是大量的儿茶酚胺入血所致，分为阵发性高血压和持续性高血压两种类型。

110. D【解析】肾上腺髓质体积>肾上腺总体积的 10%时，即属于增生。临床上出现高血压、尿的香草扁桃酸（VMA）水平增高；可表现为弥漫性或结节性增生，弥漫性增生，在肾上腺切面上，肾上腺头部髓质的最大厚度>4mm，尾部和两翼出现髓质成分；镜下嗜铬细胞增多、肥大，核轻度异型性。

111. B【解析】非嗜铬性副神经节瘤多为生长缓慢的灰白色或灰红色实性小肿物。镜下可见，一致性上皮样瘤细胞松散镶嵌样聚集，呈巢状、索状排列，免疫组织化学染色 NSE、CgA 阳性；瘤细胞巢、索边缘有支持细胞（免疫组织化学染色 S-100 阳性）；可为实体型、腺泡型和血管瘤样型。

112. D【解析】当嗜铬细胞瘤发生转移和/或广泛浸润周围器官组织时，可确诊为恶性嗜铬细胞瘤。

113. C【解析】垂体腺瘤的患者早期都有头痛，且肿瘤压迫视神经可引起视力下降和视野缺损；肿瘤可分泌生长激素导致巨人症或肢端肥大症、分泌促肾上腺皮质激素，可使患者出现库欣综合征；垂体瘤对正常垂体组织的压迫及破坏可造成垂体功能低下，影响人体内的下丘脑—垂体—性腺轴，以致促性腺激素分泌不足，进一步导致性腺功能低下，加之垂体腺瘤中可形成促甲状腺素细胞腺瘤，使患者表现为甲状腺功能减退，导致体内雌激素和雄激素的代谢随甲状腺素的缺乏而减少等因素均导致患者性功能低下。

114. A【解析】垂体腺瘤系指三种腺细胞的肿瘤，可分为嗜酸性腺瘤、嗜碱性腺瘤、嫌色性腺瘤及混合性腺瘤，共占颅内肿瘤的 9.4%，其中嫌色性腺瘤为最多见，此瘤属良性、分化较好的肿瘤。

115. A【解析】糖尿病临床上表现为多饮、多食、多尿和体重减轻（即“三多一少”）。

116. B【解析】功能性垂体腺瘤分为以下几类。①PRL 细胞腺瘤：表现为闭经、溢乳、不育。②GH 细胞腺瘤：表现为巨人症、面容改变、肢端肥大症。③ACTH 细胞腺瘤：表现为高血压、向心性肥胖、满月脸。④TSH 细胞腺瘤：表现为饥饿、多食、多汗、畏寒、情绪烦躁等。催乳素细胞腺瘤最常见，占 1/3 以上。

117. C【解析】甲状腺髓样癌来源于甲状腺滤泡旁细胞，其主要特征为分泌降钙素及多种物质包括癌胚抗原，并产生淀粉样物质。

118. A【解析】催乳素（PRL）细胞腺瘤是最常见的功能性垂体腺瘤，占成人垂体功能性腺瘤的 40%~45%，以 20~50 岁的女性患者多见。

119. D【解析】参见 A1 型题第 60 题解析。

120. D【解析】甲状腺腺瘤包括单纯型腺瘤、胶样型腺瘤、胎儿型腺瘤、胚胎型腺瘤、嗜酸细胞型腺瘤、非典型腺瘤。

121. B【解析】甲状腺乳头状癌最常见，恶性程度也最低，约占甲状腺癌的 50%。乳头状癌在甲状腺癌所有类型中生存率最高，术后 10 年生存率可达 90%左右。

122. E【解析】肾上腺皮质腺瘤与局灶性结节性增生的病变相似，两者可以并发。腺瘤通常是单侧、单发，并有薄层包膜，对周围组织有压迫现象，此为鉴别要点。

123. E【解析】慢性淋巴细胞性甲状腺炎是一种自身免疫病，有发展为甲状腺功能减退的趋势。而甲亢的原因多种多样，其中约 80%的甲亢由 Graves 病引起。

124. E【解析】弥漫性毒性甲状腺肿患者眼球外突的原因是眼球外肌水肿，球后纤维脂肪组织增生、淋巴细胞浸润和黏液水肿。

125. E【解析】黏液水肿是各种原因引起的甲状腺功能不全导致甲状腺素缺少或甲状腺激素抵抗，皮下有黏多糖沉积，面部出现蜡样水肿。

126. E【解析】克汀病是一种由外环境较严重缺碘引起的、以脑发育障碍和体格发育落后为主要特征的地方病。

127. E【解析】慢性淋巴细胞性甲状腺炎病理改变：甲状腺广泛破坏、萎缩，大量淋巴细胞及不等量的嗜酸性粒细胞浸润，淋巴滤泡形成，纤维组织增生。

**二、A2 型题**

1. E【解析】甲状腺乳头状癌大多数病变为灰白色，质硬，伴有不规则的边界，许多肿瘤会出现囊性变、坏死及乳头状物。

2. D【解析】甲状舌管囊肿是甲状舌管残留部分的囊状扩张，常表现为位于甲状舌骨膜水平的颈中线肿块，紧邻舌骨。大多数甲状舌管囊肿患者为儿童或青少年。巨检：囊肿内壁光滑，囊内容物很大程度上取决于被覆上皮的类型，多为清亮液体或黏液，也可为胶冻样或黄色浆糊样物，合并感染者囊内含脓性和坏死物质。镜下：囊壁被覆假复层纤毛柱状上皮、鳞状上皮或立方上皮，少数可被覆移行上皮或混合性上皮。甲状舌管囊肿壁内常可找到甲状腺滤泡。

3. D【解析】亚急性甲状腺炎多见于女性，起病急，发热，颈部有压痛，病程短，常在数月内恢复正常。甲状腺可见弥漫或不对称肿大，触诊可有明显疼痛，可触及结节，无震颤及杂音。

4. E【解析】镜检见淋巴结转移癌灶中淀粉样物质沉积，可提示淋巴结转移的原发癌灶为甲状腺髓样癌。

5. A【解析】弥漫性非毒性甲状腺肿主要表现为甲状腺肿大，一般无症状。甲状腺常呈现轻、中度肿大，表面平滑，质地较软。

6. D【解析】Graves 病多见于 20~40 岁女性，临床上主要表现为甲状腺肿大，基础代谢率和神经兴奋性高，如心悸、多汗、烦热、脉搏快、手震颤、多食、消瘦、乏力、突眼。

**三、A3/A4 型题**

1. C【解析】该患者肿瘤病理学检查示瘤组织由大小较一致的小型滤泡组成，包膜血管内见有部分滤泡样组织，说明有血管浸润，其病理诊断应是甲状腺滤泡癌。

2. D【解析】甲状腺滤泡癌免疫组织化学染色结果：TG 强阳性，降钙素（CT）阴性，还可有 CK、EMA、F-Ⅷ阳性。

3. B【解析】该患者甲状腺组织病理学观察的形态特点：组织内有大量淋巴细胞浸润，形成明显的淋巴滤泡，并见有少量的浆细胞、组织细胞、免疫母细胞及多核巨细胞，可见有部分不规则小滤泡等，符合桥本甲状腺炎的诊断。

4. C【解析】该患者符合桥本甲状腺炎的诊断，不是恶性肿瘤，所以无须扩大切除后化疗；因桥本甲状腺炎的患者常伴有甲状腺功能减退，该患者 $T_3$ 及 $T_4$ 值降低，所以术后可给予补充甲状腺素制剂。

**四、B 型题**

1. C【解析】包膜、血管浸润和转移是肾上腺皮质腺癌确定的恶性指标，肿瘤大小、重量、核分裂象是诊断肾上腺皮质癌的辅助指标，免疫组织化学染色检测对肾上腺皮质腺癌的诊断和鉴别有重要参考价值。

2. A【解析】在良恶性髓质肿瘤中，CgA 在恶性嗜铬细胞瘤中呈现更多强阳性表达，提示 CgA 表达强度可用于辅助诊断恶性嗜铬细胞瘤。

3. A【解析】甲状腺髓样癌又称甲状腺实体癌，由于其间质常有淀粉样物质沉着，故又称具有淀粉样间质的髓样癌。

4. B【解析】甲状腺癌乳头状癌光镜下可见乳头分支多，乳头中心有纤维血管间质，间质内常见呈同心圆状的钙化小体，即砂粒体，有助于诊断。

5. D【解析】桥本甲状腺炎是自身免疫性甲状腺炎的一个典型表现，所以属于自身免疫病。它的特点是血清中存在针对甲状腺的自身抗体，甲状腺存在浸润的淋巴细胞。

6. E【解析】木样甲状腺炎是一种病因不明、罕见的甲状腺慢性炎症。诊断要点：①甲状腺迅速增大，伴有气管、食管受压症状。②触诊甲状腺一叶增大，质坚如石，无压痛。③抗甲状腺抗体效价很低或阴性，晚期甲状腺功能降低。

7. A【解析】单纯性甲状腺肿常由于缺碘致甲状腺素分泌不足，TSH 分泌增多，甲状腺滤泡上皮增生，滤泡内胶质堆积而使甲状腺肿大。本病常呈地域性分布，又称地方性甲状腺肿，也可为散发性。

8. D【解析】克汀病是幼年时期甲状腺激素分泌不足导致的，患者身材矮小，智力低下，生殖器官发育不全。

9. E【解析】亚急性甲状腺炎的病变特点是甲状腺部分滤泡破坏，类胶质进入间质，引起异物巨细胞反应和肉芽肿形成。

10. B【解析】甲状腺功能亢进是由各种原因造成的甲状腺合成和分泌大量甲状腺激素，弥漫性毒性甲状腺肿占甲亢病因的 60%。

11. C【解析】桥本甲状腺炎镜下，受累的甲状腺滤泡萎缩、破坏，间质内有大量的淋巴细胞、浆细胞浸润，形成淋巴滤泡。

12. A【解析】滤泡型乳头状癌是甲状腺乳头状癌的一个亚型，主要构成滤泡结构，不见乳头形成。诊断的主要根据是出现乳头状癌典型的细胞核特征。

13. D【解析】甲状腺未分化癌：肉眼观，肿瘤较大，形状不规则，广泛浸润无包膜，切面呈鱼肉样，常有出血、坏死；光镜下，癌细胞大小、形态不一，核分裂象多；组织学上可分为小细胞型、梭形细胞型、巨细胞型和混合细胞型；免疫组织化学染色 CK、EMA、甲状腺球蛋白、CEA、vimentin 等阳性，Ki-67 和 P53 强阳性。

14. E【解析】甲状腺嗜酸细胞癌是甲状腺滤泡癌的特殊类型之一。肿瘤常有完整的包膜。切面可有出血、坏死及纤维性瘢痕灶。镜下：瘤细胞较大，呈多角形或柱状，胞质丰富，含大量嗜酸性颗粒。核大深染，异型性较明显，常见奇异核，核分裂象较多。瘤细胞呈实性索状、梁状、片块、滤泡状结构等多种排列形式，或混合性排列，间质相对较少，少数嗜酸细胞癌完全由乳头构成。

15. C【解析】甲状腺恶性淋巴瘤是指原发于甲状腺的淋巴瘤。肉眼观察：肿瘤切面实性白色，呈鱼肉样外观。镜下，大多数病例为弥漫性大 B 细胞淋巴瘤，可见明显的局灶性硬化；其次是边缘区 B 细胞淋巴瘤，是由小淋巴细胞或中等大小淋巴细胞组成的低度恶性的淋巴瘤，常伴有局灶性浆细胞样分化，具有弥漫性或结节状（滤泡性）生长方式，属于黏膜相关淋巴瘤的范畴。

16. B【解析】典型的甲状腺髓样癌呈实性，质硬、无包膜，但界限相对清楚，切面呈灰白色到黄褐色。镜下，肿瘤细胞为圆形、多角形或梭形的小细胞，呈实性片状、巢状、索状或小滤泡状排列。间质较丰富，常有淀粉样物质和钙盐沉着。免疫组织化学染色 CT 阳性，TG 阴性。

17. D【解析】甲状腺乳头状癌癌细胞核毛玻璃样改变是区别甲状腺乳头状癌与滤泡癌、髓样癌及甲状腺腺瘤的重要依据。

18. C【解析】降钙素是甲状腺髓样癌既敏感又特异的指标，血清降钙素明显高表达提示甲状腺髓样癌的存在。

19. B【解析】肾上腺嗜铬细胞瘤分泌儿茶酚胺，当血儿茶酚胺一过性升高时，患者出现高血压，血压持续增高会发生高血压危象。

20. E【解析】胰岛细胞瘤是一类罕见的肿瘤，包括来源于胰腺的胰岛素瘤、胃泌素瘤、胰高糖素瘤、胰抑生长素瘤等，主要表现为低血糖、高血压、心慌、发抖、苍白、出汗、心动过速等，有时还会出现精神错乱、癫痫、昏迷等精神症状。

21. A【解析】肾上腺皮质腺瘤可以自主分泌皮质醇，少数可引起醛固醇增多症或 Cushing 综合征。

**五、X 型题**

1. ABC【解析】腺垂体功能亢进症群：巨人症、肢端肥大症、溢乳-闭经综合征、垂体性甲亢、全身皮肤色素沉着等。

2. ABDE【解析】垂体腺癌少见，一般单纯从瘤细胞形态很难区别腺瘤和腺癌。有人认为，明显侵犯脑组织或通过脑脊液脑内播散转移，或通过血行颅外转移者，不论其形态如何，都是恶性表现；如果核异型性明显，核分裂象显著增多，且向周围组织侵犯或蝶鞍扩大，甚至骨质缺损，可考虑诊断为恶性。

3. ABC【解析】内分泌系统的组织或细胞发生增生、肿瘤、炎症、血液循环障碍、遗传疾病及其他病变均可引起激素分泌增多或不足，导致功能的亢进或减退，使相应靶组织或器官增生、肥大或萎缩。选项 D、选项 E 不属于内分泌性肥大。

4. ABCD【解析】甲状腺功能减退是甲状腺素合成和释放减少或缺乏而出现的综合征。可表现为克汀病或黏液水肿。慢性淋巴细胞性甲状腺炎和木样甲状腺炎晚期常有甲状腺功能减退的表现。

5. ABCDE【解析】甲状腺乳头状癌光镜下：乳头分支多，乳头中心有纤维血管间质，间质内常见呈同心圆状的钙化小体，即砂粒体，有浸润，有助于诊断。乳头上皮常呈单层，癌细胞核染色质少，常呈透明毛玻璃样，无核仁，有核沟，核内假包体，核相互重叠。

6. ABCDE【解析】库欣综合征的病因及病变如下。①垂体性：由于垂体肿瘤或下丘脑功能紊乱，分泌过多的 ACTH 或下丘脑分泌皮质激素释放因子过多，血中 ACTH 增高。②肾上腺性：由于肾上腺肿瘤或增生，分泌大量皮质醇，致血中 ACTH 降低。双肾上腺显著增生、肥大，可超过 50g。主要为网状带及束状带细胞弥漫增生，而结节状增生者多为束状带细胞。③异位性：为异位分泌的 ACTH 引起。最常见的原因为小细胞肺癌，其他有恶性胸腺瘤、胰岛细胞瘤等。④医源性：长期大量使用糖皮质激素引起，垂体-肾上腺皮质轴受抑制可致肾上腺萎缩。

7. ABD【解析】肾上腺髓质来自神经嵴，可发生神经母细胞瘤、神经节细胞瘤和嗜铬细胞瘤。

8. ABCD【解析】糖尿病胰岛病变：不同类型、不同时期糖尿病的胰岛病变不同。1 型糖尿病早期为非特异性胰岛炎，胰岛内及其周围有大量淋巴细胞浸润，继而胰岛 B 细胞颗粒脱失、空泡变性、坏死、消失，胰岛变小、细胞数目减少；病变进一步发展则胰岛纤维组织增生、玻璃样变性。2 型糖尿病早期病变不明显，后期胰岛 B 细胞减少，胰岛淀粉样变性。

9. ABCD【解析】滤泡是由单层排列的甲状腺滤泡上皮细胞构成，其内充满胶状液体的泡状结构。滤泡直径为 0.02~0.90mm，呈圆形、椭圆形或不规则形。滤泡上皮细胞的形态和滤泡内胶状液体的量与其功能状态密切相关。一般情况下，滤泡上皮细胞呈立方形。当甲状腺功能旺盛时，细胞变高呈柱状，可见细胞分裂象，滤泡内胶状液体变少。当甲状腺功能减退时，滤泡上皮细胞变矮呈扁平状，而胶状液体增加。滤泡内胶状液体是甲状腺球蛋白，呈嗜酸性均质状着色，PAS 反应呈阳性，说明是一种糖蛋白，由滤泡上皮细胞分泌。

10. ABCE【解析】从胰岛 B 细胞发生的肿瘤有腺瘤和腺癌；其中一部分能分泌胰岛素，可称之为胰岛素瘤，临床上可有低血糖症状。组织学上，瘤细胞似胰岛细胞，呈多角形或柱状，胞质颗粒状，细胞排列成条索或巢状，有时可出现菊形团排列。周围绕以血窦。间质中常出现淀粉样物质或钙盐沉积。其恶性者称为胰岛细胞癌。但由于肿瘤细胞常可因变性而出现多形性和奇异形核，因而从镜下区分良恶性有时也颇困难，常须根据其浸润性生长和淋巴结、肝转移等才能作出判断。

11. BCDE【解析】糖尿病的病理变化中，肾病变主要包括肾小球病变、肾血管病变和肾盂肾炎，具体表现如下：①肾体积增大。②肾小球硬化。③肾小管-间质损害。④血管损害。⑤肾盂肾炎和肾乳头坏死。

12. ACDE【解析】2 型糖尿病也叫成年型糖尿病，多在 40 岁之后发病，占糖尿病患者 90%以上，主要特点是起病缓慢，病情较轻，发展较慢，胰岛细胞数目正常或轻度减少，血中胰岛素可正常、增多或降低，无抗胰岛细胞抗体，无其他自身免疫反应的表现。本型病因、发病机制尚不清楚，目前多认为是与肥胖有关的胰岛素相对不足及组织对胰岛素不敏感所致。

13. ABCD【解析】APUD 细胞是来源于神经嵴的一系列内分泌细胞，弥散在许多器官及内分泌腺体内，选项 A、选项 D 正确。根据这些内分泌细胞都能合成和分泌胺，而且细胞是通过摄取胺前体（氨基酸）经脱羧后产生胺的，故将这些细胞统称为摄取胺前体脱羧细胞，选项 B 正确。电镜观察，细胞质内可见超微结构特点和神经内分泌颗粒，选项 C 正确。APUD 细胞遍布全身各部位，以脑和胃肠道最多，肺、胰、胆道、咽喉、鼻、涎腺、泌尿、生殖道、皮肤等部位均有很多的神经内分泌细胞存在，选项 E 错误。

14. ACDE【解析】巨人症是生长激素分泌过多，导致机体代谢紊乱的内分泌疾病，选项 A 错误，选项 B 正确。生长激素分泌过多若发生在青春期前、骨骺未融合的患者，表现为巨人症，较少见；若发生在青春期后、骨骺已融合的患者，则表现为肢端肥大症，其发展较为缓慢，以骨骼软组织及内脏增生肥大为主要特征，较多见，选项 D、选项 E 错误。X 线检查：头颅增大，颅骨板增厚；多数蝶鞍扩大、前后床突破坏；鼻窦增大，枕骨粗隆明显突出；四肢长骨末端骨质增生，指骨顶部呈丛毛状增生，选项 C 错误。

15. ABDE【解析】垂体腺瘤是来源于垂体前叶上皮细胞的良性肿瘤，是鞍内最常见的肿瘤。垂体腺瘤中功能性腺瘤约占 65%。肉眼观，肿瘤大小不一，直径可为 0.1 ~ 10.0cm，肿瘤一般境界清楚，呈膨胀性生长，约 30%的腺瘤无包膜，呈侵袭性生长，肿瘤侵周围脑组织时，称为侵袭性垂体腺瘤。垂体腺瘤的临床表现主要为以下两方面，一方面是由于肿瘤的压迫而出现一些临床症状，比如最常见的头痛；另一方面是肿瘤压迫视神经通路可能会出现视野缺损和视力减退，常见的有双颞侧偏盲、双颞侧中心点及视野暗点和单眼失明。

16. ABCD【解析】木样甲状腺炎易向周围组织蔓延、侵犯和粘连，选项 E 错误，其余选项均正确。

17. ABCE【解析】单纯性甲状腺肿是一种良性增生性病变，而非肿瘤性疾病，选项 D 错误，其余选项均正确。

18. BCDE【解析】结节性甲状腺肿的结节无完整包膜，邻近甲状腺内与结节内有相似病变。

19. ABCE【解析】参见 A1 型题第 39 题解析。

20. ACDE【解析】弥漫性毒性甲状腺肿的病理改变：肉眼观，甲状腺弥漫性对称性增大，表面光滑、血管充血，质地较软，切面灰红呈分叶状，胶质少，棕红色，质如肌肉。镜下：①滤泡上皮细胞增生呈高柱状，有的呈乳头样增生，并有小滤泡生成。②滤泡腔内胶质稀薄，滤泡周边胶质出现许多大小不一的上皮细胞的吸收空泡。③间质血管丰富、充血，淋巴组织增生。除了甲状腺改变以外，全身可有淋巴组织增生、胸腺增大和脾大，心脏肥大，心肌和肝细胞可有变性、坏死及纤维化。眼球外突的原因是眼球外肌水肿、球后纤维脂肪组织增生、淋巴细胞浸润和黏液水肿。

21. ABCDE【解析】弥漫性非毒性甲状腺肿主要表现为甲状腺肿大，临床症状不明显，后期可压迫邻近器官而出现窒息、吞咽和呼吸困难、声音嘶哑，少数患者可伴甲状腺功能亢进或减退的症状，极少数可癌变。

22. ABCE【解析】典型的甲状腺乳头状癌含有许多真正的乳头。乳头通常复杂，具有分支，排列方向无序，具有纤维血管轴心，被覆单层或复层立方细胞。乳头间质可能水肿常呈透明或毛玻璃状，而且可能含有淋巴细胞、泡沫样巨噬细胞、含铁血黄素。间质内有淀粉样物质沉着主要见于甲状腺髓样癌。

23. ABCE【解析】甲状腺滤泡癌镜下可表现为不同分化程度的滤泡结构，有时分化好的滤泡癌很难与腺瘤区别，因此必须多处取材、切片，注意是否有包膜和血管侵犯来加以鉴别，选项 D 错误，其余选项均正确。

24. BCDE【解析】木样甲状腺炎又称慢性纤维性甲状腺炎，原因不明，罕见。早期症状不明显，晚期甲状腺功能减退，增生的纤维瘢痕组织压迫可产生声音嘶哑、呼吸及吞咽困难等。病理变化肉眼观，甲状腺中度肿大，病变范围和程度不一，病变呈结节状，质硬似木样，与周围组织明显粘连，切面灰白。光镜下，滤泡萎缩，大量纤维组织增生、玻璃样变性，有淋巴细胞浸润。

25. ACDE【解析】结节期又称结节性甲状腺肿，本病后期滤泡上皮增生与复旧或萎缩不一致，分布不均。弥漫性非毒性甲状腺肿主要表现为甲状腺肿大，部分患者后期可引起压迫、窒息、吞咽和呼吸困难。肉眼观：甲状腺呈不对称结节状增大，结节大小不一，有的结节境界清楚（但无完整包膜），切面可有出血、坏死、囊性变、钙化和疤痕形成。光镜下：部分滤泡上皮呈柱状或乳头样增生，小滤泡形成；部分上皮复旧或萎缩，胶质贮积；间质纤维组织增生、间隔包绕形成大小不一的结节状病灶。

26. ABCE【解析】APUD 系统是指广泛分布于全身各部位的一些内分泌细胞和细胞群，这些细胞内含有胺或具有摄取胺的前体进行脱羧反应的能力，具有这种特性的所有细胞统称为 APUD 系统。APUD 细胞以脑和胃肠道分布最多，肺、胰、胆道、咽喉、鼻、涎腺、泌尿、生殖道、皮肤等部位均有很多的神经内分泌细胞存在。如胃肠道的亲银细胞、甲状腺滤泡旁细胞、胰岛细胞、垂体的 ACTH 细胞、肾上腺嗜铬细胞、肺的亲银细胞、泌尿生殖道的一些透明细胞等，由此系统细胞发生的肿瘤统称为 APUD 瘤。因此，肾上腺嗜铬细胞瘤、类癌、肺燕麦细胞癌及胰岛细胞瘤均属于 APUD 系统肿瘤，而甲状腺滤泡癌起源于甲状腺滤泡上皮细胞。

27. ABCE【解析】颅咽管瘤占颅内肿瘤的 2%~6%，是胚胎期颅咽囊残留上皮发生的肿瘤，有的位于蝶鞍内，有的位于蝶鞍外沿颅咽管各部位，肿瘤大小不一，呈实性或囊性。光镜下与造釉细胞瘤相似，瘤细胞排列成巢，细胞巢的周边有 1~2 层柱状细胞，稍内为棘细胞。中心部逐渐变成星状细胞。细胞巢中心部常有坏胆固醇结晶及钙盐沉着，或液化成囊腔。囊性肿瘤的囊壁由鳞状上皮构成。肿瘤可压迫垂体或下丘脑，引起侏儒症等。

28. CD【解析】甲状腺乳头状癌预后较好，其生存率与肿瘤大小及是否远处转移有关，而与局部淋巴结是否有转移无关。

29. ABCE【解析】参见 X 型题第 20 题解析。

30. ABDE【解析】单纯性甲状腺肿好发于青年人，女性多于男性。常由缺碘致甲状腺素分泌不足，TSH 分泌增多，甲状腺滤泡上皮增生，滤泡内胶质堆积而使甲状腺肿大。单纯性甲状腺肿是一种良性增生性病变，而非肿瘤性疾病。少数患者可伴甲状腺功能亢进或减退的等症状。

31. BCDE【解析】除一部分散发性结节性甲状腺肿以外，多数结节性甲状腺肿的发病和地方性缺碘有关，多由弥漫性甲状腺肿发展而来。肉眼观，甲状腺增大，外形扭曲，一叶腺体通常大于另一叶。甲状腺被膜紧张，但完整。切面呈多结节状，有些结节具有部分或完整的包膜。镜下病变多种多样，随着病程的延长，部分腺体可发生坏死、出血、囊性变、纤维化或钙化，形成质地不等、大小不一、体积显著增大的结节性甲状腺肿。

32. ABCD【解析】乳头状癌是甲状腺癌中最常见的类型，约占 60%，以青少年、女性多见，肿瘤生长慢，恶性程度较低，预后较好，但局部淋巴结转移较早。肉眼观：肿瘤一般呈圆形，直径 2~3cm，无明显包膜，质较硬，切面灰白，部分病例有囊形成，囊内可见乳头，故称乳头状囊腺癌，肿瘤常伴有出血、坏死、纤维化和钙化。光镜下：乳头分枝多，乳头中心有纤维血管间质，间质内常见呈同心圆状的钙化小体，即砂粒体，有助于诊断。乳头上皮可单层或多层，癌细胞可分化程度不一，核染色质少，常呈现透明或毛玻璃状，有核沟，无核仁。

33. BCDE【解析】2 型糖尿病又称非胰岛素依赖型糖尿病，主要特点是成年发病，起病缓慢，病情较轻，发展较慢，胰岛细胞数目正常或轻度减少，血中胰岛素可正常、增多或降低，肥胖者多见，不易出现酮症酸中毒。2 型糖尿病的发病机制尚未完全阐明，一般认为主要与胰岛素外周靶组织的胰岛素抵抗及胰岛 B 细胞分泌缺陷有关。

34. ABCE【解析】参见 A1 型题第 49 题及第 51 题解析。

35. ABCE【解析】木样甲状腺炎肉眼观，甲状腺呈中度肿大，病变范围和程度不一，病变呈结节状，质硬如木样，与周围组织明显粘连，切面灰白。镜下，滤泡出现明显萎缩，大量纤维组织增生、玻璃样变性，有淋巴细胞浸润。

36. ABCD【解析】糖尿病肾病是糖尿病严重的并发症，其光镜下特点如下。①肾体积增大：早期肾血流量增加，肾小球滤过率增高，导致早期肾体积增大，通过治疗可恢复正常。②结节性肾小球硬化：肾小球系膜内出现圆形或卵圆形均质嗜伊红的玻璃样物质沉积结节，结节增大可使毛细血管腔阻塞，银染色呈同心圆层状结构。毛细血管基底膜增厚。③弥漫性肾小球硬化：系膜基质弥漫性增多，基底膜弥漫性增厚。毛细血管腔变窄或闭塞，肾小球玻璃样变性。④肾小管-间质性损害：肾小管上皮细胞出现颗粒样和空泡样变性及萎缩。肾间质纤维化、水肿和淋巴细胞浸润。⑤血管损害：多引起肾细动脉硬化。⑥肾乳头坏死：常见于患者患急性肾盂肾炎时，肾乳头坏死是缺血合并感染所致。

37. ABCD【解析】胰岛素瘤是最常见的内分泌胰腺功能性肿瘤，通常是良性的，肿瘤细胞常呈良善的细胞形态，罕见大的、多形核细胞，选项 E 错误，其余选项均正确。

38. ABCE【解析】甲状腺功能减退的主要原因：①各种甲状腺肿瘤、炎症、外伤、放射等实质性损伤。②甲状腺先天发育异常。③缺碘、药物及先天或后天性甲状腺素合成障碍。④自身免疫病。⑤垂体或下丘脑病变。

39. BCDE【解析】甲状腺功能亢进症镜下特点：①滤泡上皮细胞增生呈高柱状，有的呈乳头样增生，并有小滤泡生成。②滤泡腔内胶质稀薄，滤泡周边胶质出现许多大小不一的上皮细胞的吸收空泡。③间质血管丰富、充血，淋巴组织增生。

40. ABCE【解析】克汀病是一种由外环境较严重缺碘引起的、脑发育障碍和体格发育落后为主要特征的地方病。克汀病缺乏的主要元素是碘，因为碘是合成甲状腺激素的重要元素。

41. BCDE【解析】垂体功能亢进可表现为性早熟症、垂体性巨人症及垂体性肢端肥大症、高催乳素血症（表现为溢乳-闭经综合征）和垂体性 Cushing 综合征。

42. ABCDE【解析】嗜铬细胞瘤属于 APUD 瘤，临床上均可伴儿茶酚胺的异常分泌，引起间歇性或持续性高血压、头痛、出汗、心动过速、心悸、基础代谢率升高、高血糖等。肉眼观，常为单侧单发，一般大小为 2~6cm，平均重约 100g，可有完整包膜，切面灰白或粉红色，常有出血、坏死、钙化及囊性变；光镜下，瘤细胞为大多角形细胞，少数为梭形或柱状细胞，并有一定程度的多形性，可出现瘤巨细胞，胞质内可见大量嗜铬颗粒，瘤细胞呈索、团状排列，间质为血窦；电镜下，胞质内含有神经内分泌颗粒。

43. BCDE【解析】亚急性甲状腺炎是一种与病毒感染有关的肉芽肿性炎症，与自身免疫无关，选项 A 错误，选项 E 正确。起病急，发热，颈部有压痛，病程短，常在数月内恢复正常，选项 B、选项 C 正确。肉眼观，甲状腺呈不均匀结节状，轻至中度增大，质实，橡皮样，选项 D 正确。

44. ABCDE【解析】甲状腺癌中，乳头状癌的发病率最高，恶性程度最低，光镜下可见乳头分支多，乳头中心有纤维血管间质，间质内常见呈同心圆状的钙化小体，即砂粒体，选项 A、选项 E 正确。髓样癌是从滤泡旁发生的癌，恶性程度不一。90%肿瘤分泌降钙素，有的同时分泌 CEA、生长抑素、前列腺素及其他多种激素和物质，选项 B 正确。未分化癌较少见，生长快，早期浸润和转移，恶性程度高，预后差，组织学上可分为小细胞型、梭形细胞型、巨细胞型和混合型，选项 C 正确。滤泡性腺癌少数情况下主要由嗜酸性细胞构成，故亦称嗜酸性细胞癌，选项 D 正确。

45. ABCDE【解析】髓样癌是甲状腺癌中最少见的一种，常有家族史。肉眼观，散发性肿瘤多为单结节，家族性肿瘤常呈多结节，无包膜或包膜不完整，但边界清楚，质软，黄褐色。镜下，肿瘤细胞为圆形、多角形或梭形的小细胞，呈实性片块、巢状、索状或小滤泡状排列。间质较丰富，在许多病例中可见黏液分布，常有淀粉样物质和钙盐沉着（可能与降钙素的分泌有关）。电镜下，瘤细胞胞质内有神经内分泌颗粒。

**六、案例分析题**

1. D【解析】根据该患者症状与体征，最有可能的诊断为弥漫性毒性甲状腺肿。弥漫性毒性甲状腺肿临床上主要表现为甲状腺肿大，基础代谢率和神经兴奋性升高，如心悸、多汗、烦热、脉搏快、手震颤、多食、消瘦、乏力、突眼。

2. BCF【解析】患者出现甲状腺功能亢进症状，甲状腺呈轻度弥漫性、对称性肿大，无结节，须与结节性甲状腺肿伴甲状腺功能亢进、亚急性甲状腺炎及弥漫性非毒性甲状腺肿鉴别。

3. BCD【解析】可以进一步做甲状腺功能相关检查，如 $T_3$、$T_4$、TSH 测定。

# 第十八章　神经系统疾病

## 一 A1 型题

1. 明显浸润脑组织的肿瘤是
   A. 脑膜瘤　B. 星形细胞瘤
   C. 神经鞘瘤　D. 室管膜瘤
   E. 神经节细胞瘤
2. 恶性蝾螈瘤指的是恶性周围神经鞘膜瘤含有
   A. 骨骼肌　B. 软骨
   C. 骨　D. 脂肪
   E. 横纹肌母细胞
3. 格子细胞是由下列哪种细胞变化而来
   A. 室管膜细胞　B. 巨噬细胞
   C. 星形细胞　D. 神经元
   E. 少突胶质细胞
4. 神经鞘瘤起源于
   A. 原始神经上皮细胞　B. 少突胶质细胞
   C. 神经的髓鞘　D. 施万细胞
   E. 神经节细胞
5. 下列选项中，不支持流行性脑脊髓膜炎（流脑）诊断的脑脊液检查结果是
   A. 含大量嗜酸性粒细胞　B. 糖含量降低
   C. 蛋白增多　D. 涂片找到革兰阴性球菌
   E. 脑脊液混浊，灰黄色或黄白色
6. 恶性周围神经鞘膜瘤的蛋白标志阳性的是
   A. S-100　B. 细胞角蛋白（CK）
   C. 白细胞共同抗原（LCA）　D. 结蛋白（desmin）
   E. CD68
7. 当神经元受损时，首先发生改变的是
   A. 树突　B. 尼氏体

C. 细胞核
D. 轴突
E. 细胞膜

8. 听神经鞘瘤出现的主要表现是
A. 听力减退、耳鸣，以及眩晕等前庭神经损害症状
B. 头晕、头痛
C. 恶心、呕吐
D. 失明、半盲
E. 高颅压

9. 流行性乙型脑炎（乙脑）的最主要的传播途径是
A. 粪-口传播
B. 血源性接触传播
C. 经呼吸道传播
D. 密切接触传播
E. 经蚊虫叮咬传播

10. 罗森塔尔（Rosenthal）纤维见于下列哪个疾病
A. 毛细胞型星形细胞瘤
B. 脑膜瘤
C. 胶质母细胞瘤
D. 神经鞘瘤
E. 神经纤维瘤

11. 神经鞘瘤可发生于
A. 周围神经
B. 椎管内
C. 脊髓实质
D. 颅内
E. 以上均可发生

12. 神经母细胞瘤典型的组织学特点是
A. 肿瘤出血、坏死明显
B. 瘤细胞呈栅栏状排列
C. 瘤细胞形成纤维性菊形团
D. 瘤细胞围绕血管形成菊形团
E. 瘤细胞呈上皮样

13. 下列不是中枢神经系统病毒感染特点的是
A. 可形成小胶质结节
B. 浸润的炎症细胞以淋巴细胞为主
C. 巨细胞病毒感染可出现内氏小体
D. 炎症细胞围绕血管形成袖套现象
E. 细胞内寄生

14. 化脓性脑膜炎的病原体是
A. 真菌
B. 细菌
C. RNA 病毒
D. 支原体
E. DNA 病毒

15. 鬼影细胞是由下列哪种细胞变化而来的
A. 纤维型星形细胞
B. 原浆型星形细胞

C. 神经元　　D. 小胶质细胞
E. 少突胶质细胞

16. 下列关于恶性周围神经鞘膜瘤的叙述，错误的是
A. 浸润性生长　　B. 局部多次复发
C. 早期转移　　D. 多位于躯干
E. 可继发于深在神经纤维瘤恶变

17. 下列关于暴发型流行性脑脊膜炎的叙述，错误的是
A. 一般多见于儿童　　B. 双肾上腺严重出血
C. 蛛网膜下隙大量脓性渗出物　　D. 病情凶险
E. 容易发生脑出血

18. 下列选项中，参与形成卫星现象的细胞是
A. 星形胶质细胞　　B. 少突胶质细胞
C. 小胶质细胞　　D. 巨噬细胞
E. 室管膜细胞

19. 下列选项中，参与形成噬神经细胞现象的细胞是
A. 小胶质细胞　　B. 星形细胞
C. 中性粒细胞　　D. 纤维细胞
E. 少突胶质细胞

20. 下列关于多发性神经纤维瘤病的叙述，错误的是
A. 通常有家族史　　B. 属于错构瘤
C. 多始见于青春期　　D. 镜下多为神经纤维瘤
E. 易恶变

21. 下列选项中，不是流行性乙型脑炎的病变特点的是
A. 神经细胞变性、坏死
B. 小胶质细胞增生
C. 由 DNA 病毒感染引起
D. 炎症细胞主要为淋巴细胞、单核细胞和浆细胞，形成血管套
E. 病变以大脑皮质、基底核及视丘最为严重

22. 多发性神经纤维瘤病 I 型指的是伴有
A. 多发性脑膜瘤　　B. 双侧听神经瘤
C. 脊神经鞘瘤　　D. 皮肤咖啡牛奶斑
E. 皮肤多发性瘀斑

23. 星形细胞的特异性免疫组织化学标志物是
A. 上皮膜抗原（EMA）　　B. S-100

C. 突触素（Syn）
D. 胶质纤维酸性蛋白（GFAP）
E. 神经丝蛋白（NF）

24. 脑内转移癌的特点是
A. 多发性病灶
B. 高颅压
C. 可形成癌性脑膜炎
D. 癌中央常继发坏死
E. 以上全部特点

25. 沃-佛（Waterhouse-Friderichsen）综合征主要见于
A. 流行性乙型脑炎
B. 暴发型流行性脑脊髓膜炎
C. 海绵状脑病
D. 血吸虫病
E. 急性重症肝炎

26. 下列关于胶质瘢痕的叙述，正确的是
A. 由血管、炎症细胞及成纤维细胞构成
B. 常常见于脑脓肿
C. 小胶质细胞增生形成小胶质结节
D. 纤维型星形细胞瘤的胶质纤维聚集
E. 脑组织损伤后星形细胞增生并且形成大量的胶质纤维

27. 脑内转移癌最常来源于
A. 前列腺
B. 肾
C. 肺
D. 乳腺
E. 消化道

28. 特征性病变是“老年斑”的疾病是
A. 海绵状脑病
B. 阿尔茨海默病
C. 帕金森病
D. 缺血性脑病
E. 高血压脑病

29. 下列关于颅内压增高的叙述，正确的是
A. 当侧卧位时，脑脊液压力持续超过 1.8kPa 即可诊断
B. 常由颅内占位性病变和脑脊液循环障引起
C. 一般不引起脑疝
D. 分为代偿期、血管运动麻痹期和恢复期
E. 临床有头痛、发热

30. 下列选项中，不符合血管母细胞瘤的特点是
A. 多发于 35~45 岁的人
B. 好发于小脑
C. 富于毛细血管
D. 肿瘤呈囊实性
E. 免疫组织化学染色 GFAP 总是阳性

31. 脑缺血时，神经元首先发生的变化是
A. 红色神经元形成
B. 神经原纤维缠结
C. 小胶质细胞增生
D. 泡沫细胞形成
E. 胶质瘢痕形成
32. 流行性脑脊髓膜炎的致病菌是
A. 流感嗜血杆菌
B. 大肠埃希菌
C. 脑膜炎球菌
D. 肺炎链球菌
E. 金黄色葡萄球菌
33. 松果体区和鞍区的生殖细胞肿瘤不包括
A. 生殖细胞瘤
B. 绒毛膜癌（绒癌）
C. 胚胎癌
D. 畸胎瘤
E. 脉络丛乳头状瘤
34. 年轻人蛛网膜下腔出血最常见的原因是
A. 特发性血小板减少性紫癜
B. 动静脉畸形血管破裂
C. 先天性动脉瘤破裂
D. 动脉粥样硬化斑块破裂
E. 高血压引起蛛网膜血管破裂
35. 下列关于沃-弗综合征的叙述，错误的是
A. 双肾上腺严重出血
B. 脑膜病变严重
C. 皮肤大片紫癜
D. 周围循环衰竭
E. 可见于暴发型流行性脑脊髓膜炎
36. 大多数脑膜瘤起源于
A. 室管膜上皮细胞
B. 脉络丛上皮细胞
C. 蛛网膜颗粒细胞
D. 血管内皮细胞
E. 脑膜成纤维细胞
37. 下列选项中，对诊断狂犬病最有价值的是
A. 有犬咬伤史
B. 有恐水症
C. 脑脊液中出现较多淋巴细胞
D. 神经细胞胞质中有内氏小体
E. 电镜观察找到病毒颗粒
38. 流行性脑脊髓膜炎病灶渗出的炎症细胞是
A. 淋巴细胞
B. 单核细胞
C. 浆细胞
D. 中性粒细胞
E. 巨噬细胞
39. 对缺血、缺氧最不耐受的细胞是
A. 神经元
B. 室管膜细胞

C. 少突胶质细胞
D. 星形细胞
E. 小胶质细胞

40. 流行性脑脊髓膜炎病变性质是
A. 浆液性炎
B. 肉芽肿性炎
C. 纤维素性炎
D. 化脓性炎
E. 出血性炎

41. 下列关于星形细胞肿瘤的叙述，错误的是
A. 脑内原发肿瘤最常见的类型
B. 胶质母细胞瘤常发生于儿童
C. 胶质母细胞瘤可由低级别星形细胞瘤进展而来
D. 毛细胞型星形细胞瘤生长缓慢
E. 弥漫性星形细胞瘤呈浸润性生长

42. 下列关于暴发型流行性脑脊髓膜炎的叙述，错误的是
A. 多见于儿童
B. 不是以脑膜炎球菌感染为主
C. 脑脊液培养可找到病原体
D. 临床表现为周围循环衰竭、休克和皮肤大片紫癜
E. 双肾上腺广泛性出血

43. 下列选项中，不是海绵状脑病的特点的是
A. 脑萎缩
B. 反应性胶质增生
C. 致病因子为蛋白质
D. 神经元胞质内出现空泡
E. 炎症细胞主要为淋巴细胞、单核细胞和浆细胞

44. 下列关于流行性脑脊髓膜炎脑脊液检查结果，错误的是
A. 蛋白增多
B. 含有大量脓细胞
C. 糖含量增高
D. 涂片找到病原体
E. 脑脊液混浊

45. 参与噬神经现象的细胞主要是
A. 星形细胞
B. 小胶质细胞
C. 巨噬细胞
D. 少突胶质细胞
E. 淋巴细胞

46. 颅内肿瘤的主要转移方式为
A. 血行转移
B. 经脑脊液转移
C. 淋巴道转移
D. 接触性转移
E. 消化道转移

47. 少见于儿童的肿瘤是
A. 髓母细胞瘤
B. 毛细胞型星形细胞瘤
C. 脑膜瘤
D. 室管膜瘤
E. 神经母细胞瘤

48. 流行性脑脊髓膜炎的病理变化是
A. 筛状软化灶
B. 血管周围淋巴细胞套袖状浸润
C. 蛛网膜下隙大量炎症细胞渗出
D. 小胶质细胞结节
E. 脑底部病变最显著

49. 下列关于软化灶的叙述，错误的是
A. 是神经组织坏死液化的结果
B. 常常见于病毒性脑炎
C. 软化灶内常有中性粒细胞浸润
D. 组织切片中，软化灶染色较周围脑组织浅淡
E. 局部血液循环障碍可能是其形成的原因之一

50. 下列选项中，不符合神经母细胞瘤特点的是
A. 发生于婴儿和儿童
B. 出现霍默-赖特（Homer-Wright）菊形团
C. S-100、神经元特异性烯醇化酶（NSE）和 NF 可阳性
D. 浸润性生长，易转移
E. 恶性程度极低

51. 下列关于脑脓肿的叙述，错误的是
A. 急性脓肿发展快，界不清，无包膜形成
B. 常见的感染途径为血源性、外伤性、耳源性和鼻源性
C. 可出现颅内压增高
D. 急性脑脓肿的死因为脓肿破裂入脑室
E. 病原体多为病毒

52. 抗生素的应用对下列哪种感染性疾病治疗效果较好
A. 流行性乙型脑炎
B. 海绵状脑病
C. 狂犬病
D. 流行性脑脊髓膜炎
E. 单纯疱疹性脑炎

53. Homer-Wright 菊形团常见于
A. 软骨母细胞瘤
B. 肌成纤维细胞瘤
C. 脂肪母细胞瘤
D. 髓母细胞瘤
E. 平滑肌母细胞瘤

54. 下列对于流行性乙型脑炎的叙述，正确的是
A. 是病毒引起的、经呼吸道传染的疾病
B. 可以引起脑软化
C. 小胶质结节形成愈多，预后愈好
D. 无脑膜炎症性病变，故无脑膜刺激症状
E. 外周血带有中性粒细胞增多

55. 流行性乙型脑炎对下列哪个部位影响最小
A. 基底核
B. 小脑皮质
C. 大脑皮质深层
D. 脑桥
E. 脊髓

56. Ⅰ级脑膜瘤不包括
A. 乳头型
B. 纤维型
C. 内皮型
D. 砂粒型
E. 微囊型

57. 流行性乙型脑炎的传播途径为
A. 呼吸道
B. 输血
C. 消化道
D. 直接接触
E. 虫媒

58. 下列关于少突胶质瘤的叙述，错误的是
A. 为高度恶性的肿瘤
B. 有染色体 1p 和 19q 缺失的患者预后较好
C. 免疫组织化学染色可有 GFAP 阳性
D. 肿瘤内常有钙化
E. 是一种神经上皮组织肿瘤

59. 下列关于胶质瘤免疫组织化学染色，错误的是
A. GFAP 阳性
B. 波形蛋白（vimentin）阳性
C. NSE 阳性
D. CK 阳性
E. CD56 阳性

60. 流行性乙型脑炎病变最严重的部位是
A. 大脑皮质、基底核和视丘
B. 大脑皮质、小脑和脑桥
C. 脑干、延髓和脑桥
D. 小脑及脊髓
E. 中脑及基底核

61. 胶质瘤的分级不包括
A. 核的异型性
B. 核分裂象
C. 坏死
D. 内皮细胞增生
E. 细胞的密度

62. 流行性乙型脑炎的病变性质是
A. 蜂窝织炎
B. 渗出性炎

C. 变质性炎　D. 纤维素性炎
E. 增生性炎

63. 下列肿瘤中有包膜的是
A. 毛细胞型星形细胞瘤　B. 弥漫性星形细胞瘤
C. 少突胶质瘤　D. 神经鞘瘤
E. 髓母细胞瘤

64. 对流行性乙型脑炎具有诊断意义的病理特点是
A. 软化灶　B. 噬神经细胞现象
C. 血管周围淋巴细胞套　D. 胶质细胞结节
E. 卫星现象

65. 高血压引起的脑出血最常见于
A. 小脑蚓部　B. 大脑浅层
C. 基底核　D. 蛛网膜下隙
E. 脑干

66. 下列选项中，不属于流行性乙型脑炎的病变特点的是
A. 噬神经细胞现象　B. 软化灶形成
C. 卫星现象　D. 大量中性粒细胞浸润，形成血管套
E. 病变以大脑皮质、基底核及视丘最为严重

67. 颅内压增高的后果不包括
A. 小脑扁桃体疝　B. 脑组织灌流减少
C. 可以引起脑组织出血、坏死　D. 引起脑脊液产生增多
E. 加重脑水肿

68. 脑膜瘤的最好发部位是
A. 嗅沟　B. 蝶骨嵴
C. 颅后凹　D. 桥小脑角区
E. 大脑凸面

69. 下列关于脑疝的说法，错误的是
A. 小脑扁桃体疝常使中脑和脑桥受压而导致死亡
B. 常常由颅内压增高引起
C. 海马沟回疝可以引起同侧瞳孔一过性缩小，继之散大固定
D. 海马沟回疝可以引起同侧枕叶脑组织出血性梗死
E. 颅内肿瘤可以引起脑疝

70. 下列关于流行性乙型脑炎的叙述，正确的是
A. 乙型脑炎病毒为 DNA 病毒

B. 大多在冬、春季流行

C. 病变广泛累及整个中枢神经系统灰质

D. 通常多见于成人

E. 病变组织内容易出现包涵体

71. 贝罗凯（Verocay）小体常见于哪种肿瘤

A. 弥漫性星形细胞瘤

B. 毛细胞型星形细胞瘤

C. 少突胶质瘤

D. 神经鞘瘤

E. 髓母细胞瘤

72. 下列关于病毒性脑炎的叙述，错误的是

A. 病变可累及软脑膜、脑、脊髓

B. 常见的病毒有疱疹病毒、肠源性病毒、虫媒病毒、狂犬病毒以及人类免疫缺陷病毒（HIV）

C. 乙型脑炎病毒在自然界的循环规律：动物、蚊、动物

D. 病灶内小胶质细胞及星形细胞增生、多量中性粒细胞和少量淋巴细胞浸润

E. 流行性乙型脑炎可出现轻度脑膜刺激征

73. 脑积水形成的原因不包括

A. 脑膜炎

B. 先天畸形

C. 脉络丛乳头状瘤

D. 头皮血肿

E. 蛛网膜下隙出血机化

74. 流行性脑脊髓膜炎时，病变主要累及

A. 神经元

B. 胶质细胞

C. 硬脑膜

D. 软脑膜

E. 大脑皮质

75. 组织学形态出现假栅栏状坏死、微血管增生、细胞密度高和核不典型性是下列哪种肿瘤的特点

A. 毛细胞型星形细胞瘤

B. 神经鞘瘤

C. 少突胶质瘤

D. 胶质母细胞瘤

E. 室管膜瘤

76. 下列关于海绵状脑病的叙述，错误的是

A. 其典型病变是大脑萎缩

B. 其致病物为朊蛋白

C. 典型的病变为神经元出现海绵状、空泡样改变

D. 神经元进行性、退行性变

E. 多量淋巴细胞浸润

77. 下列关于脑积水的说法，错误的是
A. 婴幼儿脑积水容易早期出现颅内压明显增高
B. 脉络丛乳头状瘤可引起脑积水
C. 脑膜炎若治疗不当可继发脑积水
D. 脑室内通路受阻所引起的脑积水是非交通性脑积水
E. 脑积水可引起脑实质萎缩

78. 中晚期帕金森病的特征性病变是
A. 尾状核、壳核中选择性小神经细胞丢失
B. 肉眼见黑质和蓝斑脱色
C. 颞叶、顶叶显著萎缩
D. 路易小体形成
E. 神经黑色素细胞增多

79. 脑脊液检查对下列哪项疾病最有诊断价值
A. 流行性乙型脑炎　B. 急性化脓性脑膜炎
C. 弥漫性星形细胞瘤　D. 狂犬病
E. 高血压脑出血

80. 下列选项中，不是阿尔茨海默病的组织学病变的是
A. 老年斑　B. 神经原纤维变性
C. 神经细胞胞质颗粒空泡变性　D. 平野（Hirano）小体
E. 路易小体

81. 缺血性脑病最易累及
A. 颞叶　B. 枕叶
C. 大脑凸面矢状缝旁 1.0~1.5cm 区域　D. 大脑底面椎动脉旁 1.0~1.5cm 区域
E. 基底核区

82. 下列关于帕金森病的叙述，错误的是
A. 病变处神经黑色素细胞丧失　B. 纹状体黑质损害为主
C. 抗胆碱能药物治疗没有效果　D. 神经细胞中可有路易小体形成
E. 多发生在 50~80 岁

83. 下列选项中，不是中央性尼氏体溶解的特点的是
A. 神经元胞体变圆　B. 胞质着色浅淡
C. 胞核偏位　D. 细胞质周边区有尼氏体
E. 为不可逆损伤

84. 海绵状脑病的致病因子是
A. 病毒　B. 曲菌

C. 组织胞浆菌　　D. 朊蛋白
E. 寄生虫

85. 最常引起脑梗死的原因是
A. 脑动脉血栓栓塞　　B. 脑动脉粥样硬化伴血栓形成
C. 脑血管炎症　　D. 脑血管畸形
E. 脓毒血症细菌栓子栓塞

86. 下列选项中，不会引起痴呆的疾病是
A. 阿尔茨海默病　　B. 帕金森病
C. 获得性免疫缺陷综合征（AIDS）　　D. 肌萎缩性侧索硬化症
E. 多发性脑梗死

87. 形成菊形团和假菊形团结构是下列哪种肿瘤的特点
A. 弥漫性星形细胞瘤　　B. 胶质母细胞瘤
C. 室管膜瘤　　D. 脑膜瘤
E. 神经鞘瘤

88. 克罗伊茨费尔特-雅各布病（CJD）属于
A. 脱髓鞘疾病　　B. 海绵状脑病
C. 多发性硬化　　D. 变性疾病
E. 肿瘤

89. 免疫组织化学呈 GFAP 阴性一般见于
A. 弥漫性星形细胞瘤　　B. 胶质母细胞瘤
C. 室管膜瘤　　D. 脑膜瘤
E. 毛细胞星形细胞瘤

90. 神经细胞缺血、缺氧多长时间即可死亡
A. 1 分钟　　B. 3 分钟
C. 4 分钟　　D. 10 分钟
E. 15 分钟

91. 老年人蛛网膜下腔出血最常见的原因是
A. 特发性血小板减少性紫癜　　B. 动静脉畸形血管破裂
C. 先天性动脉瘤破裂　　D. 粥样动脉瘤破裂
E. 高血压引起蛛网膜血管破裂

92. 中度缺氧多久后才出现脑缺血的病理组织学改变
A. 12 小时　　B. 10 小时
C. 5 小时　　D. 4 小时
E. 2 小时

93. 桥小脑角区最常发生的肿瘤是
A. 脑膜瘤
B. 毛细胞型星形细胞瘤
C. 髓母细胞瘤
D. 少突胶质瘤
E. 神经鞘瘤

94. 缺血性脑病不会发生的情况是
A. 大脑白质首先受累
B. 急性死亡的重症患者尸检可无典型的神经元急性坏死
C. 边缘带梗死
D. 海马硬化
E. 层状坏死

95. 最能耐受缺氧的细胞是
A. 星形胶质细胞
B. 海马锥体细胞
C. 血管内皮细胞
D. 小脑中的浦肯野细胞
E. 少突胶质细胞

96. 下列关于腔隙状坏死的叙述，正确的是
A. 临床表现较明显
B. 常常为单发
C. 常发生在皮质，不见于白质
D. 最常见的原因是外伤
E. 是直径小于 1.5cm 的囊状病灶

97. 下列关于脑出血的说法，正确的是
A. 先天性球性（囊状）动脉瘤破裂常引起脑室内出血
B. 动脉粥样硬化是基底核区出血的最常见原因
C. 蛛网膜下隙出血机化可引起脑积水
D. 高血压是混合性出血最常见的原因
E. 基底核区出血常引起同侧肢体偏瘫

98. 小脑急性脓肿最常发生的脑疝是
A. 天幕裂孔疝
B. 海马沟回疝
C. 扣带回疝
D. 小脑扁桃体疝
E. 蝶骨嵴疝

99. 神经元周围的卫星胶质细胞是
A. 少突胶质细胞
B. 室管膜细胞
C. 星形细胞
D. 小胶质细胞
E. 淋巴细胞

100. 脑内出血最常见的原因是
A. 血管网状细胞瘤
B. 血管瘤

C. 白血病　　D. 高血压
E. 动静脉畸形

101. 急性感染性多发性神经根炎又称
A. 阿尔茨海默病
B. 脑视网膜血管瘤病
C. 神经纤维瘤病
D. 克罗伊茨费尔特-雅各布（Creutzfeldt-Jakob）病
E. 吉兰-巴雷（Guillain-Barré）综合征

102. 脑出血最常见的部位是
A. 脑桥　　B. 基底核
C. 大脑枕叶　　D. 延髓
E. 小脑

103. 神经元胞质或核内出现包涵体的原因是
A. 螺旋体感染　　B. 细菌感染
C. 真菌感染　　D. 放线菌感染
E. 病毒感染

104. 脑外伤最少见的并发症是
A. 感染和脑积水　　B. 脑疝
C. 脑出血　　D. 脑挫裂
E. 脑水肿

105. 血管源性脑水肿的主要镜下改变是
A. 细胞和血管周间隙增大　　B. 形成胶质瘢痕
C. 细胞体积增大　　D. 形成胶质结节
E. 髓鞘崩解消失

106. 下列选项中，可伴发脑水肿的病变有
A. 缺氧、中毒　　B. 创伤
C. 梗死　　D. 炎症
E. 以上均是

107. 下列关于蛛网膜下腔出血的叙述，错误的是
A. 常见原因为先天性球性动脉瘤破裂　　B. 常为单发性
C. 脑膜刺激征明显　　D. 表现为突发剧烈头痛、呕吐
E. 好发于大脑动脉环的前半部动脉分支处

108. 中枢神经系统病毒感染的病变特点一般不包括
A. 噬神经细胞现象　　B. 核内或胞质内包涵体

C. 小胶质细胞增生
D. 围血管浸润现象
E. 中性粒细胞聚集

109. 颅内压增高不会出现
A. 视觉障碍
B. 恶心
C. 头晕
D. 脑疝
E. 呕吐

110. 下列关于流行性脑脊髓膜炎的叙述，正确的是
A. 急性化脓性炎
B. 常常由病毒引起
C. 脑实质软化明显
D. 一般通过消化道感染
E. 患者多为老年人

111. 下列关于脑膜瘤起源的叙述，正确的是
A. 施万细胞
B. 软脑膜
C. 蛛网膜帽状细胞
D. 硬脑膜
E. 星形胶质细胞

112. 以神经细胞变性为主要改变的疾病不包括
A. 帕金森病
B. 阿尔茨海默病
C. 皮克（Pick）病
D. 亨廷顿（Huntington）舞蹈病
E. 多发性硬化

113. 引起脑梗死最常见的原因是
A. 脑动脉粥样硬化
B. 脑细小动脉硬化
C. 脑动脉栓塞
D. 脑出血
E. 肿瘤

114. 最易引起蛛网膜下腔出血的脑动脉瘤是
A. 毛细血管瘤
B. 假性动脉瘤
C. 梭形动脉瘤
D. 夹层动脉瘤
E. 先天性囊状动脉瘤

115. 引起脑栓塞最常见的原因是
A. 脂肪栓塞
B. 心源性栓子
C. 空气栓塞
D. 癌栓
E. 羊水栓塞

116. 脑动脉粥样硬化可导致
A. 灶性脑软化及腔隙样梗死
B. 脑血栓形成
C. 脑回变窄，脑沟变宽、变深
D. 蛛网膜下腔出血
E. 以上均是

117. 非阻塞性脑积水的病因为

A. 脑脊液产生过多或吸收障碍　　B. 脑囊虫

C. 蛛网膜下腔出血　　D. 外伤

E. 先天畸形

118. 急性感染性多发性神经根炎的主要病理改变是

A. 周围神经广泛、多病灶节段性脱髓鞘

B. 黑质多巴胺脱失

C. 脊髓前角运动神经元减少

D. 血管周围淋巴细胞浸润

E. 神经原纤维缠结

119. 脑梗死常出现的大体病理改变是

A. 脂肪坏死　　B. 出血性梗死

C. 液化坏死　　D. 纤维素样坏死

E. 贫血性梗死

120. 对于少突胶质细胞瘤最具诊断意义的形态特点是

A. 瘤细胞弥漫分布　　B. 核圆形深染，核周有空晕，细胞界限清楚

C. 钙化　　D. 间质血管丰富

E. 砂粒体

121. 脑梗死临床上不出现的症状是

A. 神志不清　　B. 偏瘫

C. 失语　　D. 头痛

E. 痴呆

122. 下列不属于缺血性脑病病变的是

A. 海马硬化　　B. 组织坏死

C. 边缘带梗死　　D. 全脑功能丧失

E. 广泛轴突损伤

123. 高血压脑出血时，最常见的出血部位是

A. 基底节　　B. 脑桥

C. 延髓　　D. 小脑齿状核

E. 小脑皮质

124. 在神经组织中，对缺氧最为敏感的细胞是

A. 少突胶质细胞　　B. 小胶质细胞

C. 星形细胞　　D. 神经元

E. 内皮细胞

125. 下列选项中，属于颅内出血的是

A. 硬膜外出血　B. 硬膜下出血
C. 蛛网膜下腔出血　D. 脑内出血
E. 以上全部属于

126. 硬膜下出血指的是

A. 血肿位于脑表面　B. 血肿位于硬膜与蛛网膜之间
C. 血肿位于软膜与蛛网膜之间　D. 血肿位于脑室内
E. 血肿位于筋膜下

127. 下列关于脑膜瘤的说法，正确的是

A. 恶性的较多　B. 一般好发于儿童
C. 手术后很少复发　D. 常引起广泛转移
E. 肿瘤形态不规则，境界不清

128. 硬膜外出血的常见原因是

A. 动脉瘤　B. 高血压
C. 创伤所致脑膜中动脉撕裂出血　D. 创伤所致桥静脉撕裂出血
E. 胶质瘤

129. 颅内最常见的转移性恶性肿瘤是

A. 肺癌　B. 肾癌
C. 绒毛膜上皮细胞癌　D. 乳腺癌
E. 胃恶性黑色素瘤

130. 多发性硬化的中枢神经系统主要基本病变是

A. 白质脱髓鞘　B. 病变区可见格子细胞
C. 病变淋巴浸润　D. 血管周围淋巴细胞浸润
E. 神经原纤维缠结

131. 下列关于脑转移瘤特征的叙述，错误的是

A. 其形态与原发肿瘤相似　B. 肿瘤周围脑组织水肿
C. 常常伴有出血、坏死　D. 一般可表现为软脑膜癌病
E. 一般无淋巴细胞浸润

132. 急性播散性脑脊髓膜炎的基本病变是

A. 小静脉周围炎和脱髓鞘　B. 脑梗死
C. 大片脑软化　D. 大面积出血
E. 微小脓肿

133. 颅内最常见的肿瘤是

A. 胶质瘤　B. 转移瘤

C. 神经鞘瘤　　D. 室管膜瘤
E. 脑膜瘤

134. 帕金森病的特征性病理改变是
A. 额叶萎缩　　B. 大脑皮质神经元丧失
C. 黑质多巴胺能神经元变性、脱失　　D. 壳核神经元脱失
E. 脊髓前角运动神经元减少

135. 颅内最常见的神经系统肿瘤是
A. 脑膜瘤　　B. 胶质瘤
C. 脉络丛肿瘤　　D. 松果体肿瘤
E. 原始神经外胚叶肿瘤

136. 下列选项中，不是神经纤维瘤恶变的表现的是
A. 瘤细胞密度增加　　B. 出现肿瘤性坏死
C. 核分裂象增多　　D. 肿瘤细胞出现明显异型性
E. 肿瘤复发

137. 根据神经系统WHO分类，恶性程度最高的肿瘤是
A. 间变型星形细胞瘤　　B. 毛细胞型星形细胞瘤
C. 胶质母细胞瘤　　D. 弥漫性星形细胞瘤
E. 室管膜下巨细胞型星形细胞瘤

138. 下列关于星形细胞瘤的叙述，错误的是
A. 以成人多见　　B. 一般好发部位为大脑额叶和颞叶符合
C. 均为恶性　　D. 毛细胞型星形细胞瘤常见于儿童
E. 组织学分级一般与浸润性关系不明显

139. 下列选项中，叙述错误的是
A. 脑膜瘤多位于脑表面　　B. 胶质瘤多位于大脑实质内
C. 室管膜瘤多位于脑室　　D. 髓母细胞瘤几乎位于小脑和第四脑室内
E. 毛细胞型星形细胞瘤多位于大脑半球实质内

## 二　A2 型题

1. 患儿，男，4岁。因发热、呕吐、抽搐1天入院。查体：体温39.6℃，颈项强直，克尼格征（+）。该患儿脑部炎症最严重的区域可能位于
A. 脉络丛　　B. 下丘脑
C. 脑室　　D. 脑膜
E. 大脑皮质

2. 患者，女性，39岁。进行性听力下降伴耳鸣1年余。影像学检查发现听神经前庭处有一

个直径约 1.3cm 的肿块，边界清楚。最可能的病变是

A. 脑脓肿　　B. 脑膜瘤

C. 星形细胞瘤　　D. 听神经瘤

E. 转移癌

3. 患儿，男，5 岁。出现喷射性呕吐和进行性共济失调。MRI 发现小脑占位性病变压迫引起梗阻性脑积水。该患儿诊断首先考虑

A. 胶质母细胞瘤　　B. 室管膜瘤

C. 髓母细胞瘤　　D. 少突胶质瘤

E. 神经鞘瘤

4. 患者，男性，18 岁。发热 4 天，39.1℃，伴有头痛、恶心。嗜睡 1 天，昏迷伴抽搐。查体：体温 40.5℃，昏迷，血压正常，瞳孔等大。皮肤无出血点和瘀斑。颈轻度抵抗，巴宾斯基征（+）。血白细胞计数 $12.5\times10^9$/L，单核细胞占比 0.86。脑脊液检查：清亮，白细胞 $200\times10^6$/L，单核细胞占比 0.65，多形核白细胞占比 0.35；蛋白 1200mg，糖 600mg/L，氯化物 7.2g/L。该患者最可能的诊断是

A. 化脓性脑膜炎　　B. 流行性乙型脑炎

C. 结核性脑膜炎　　D. 中毒性细菌性痢疾

E. 中毒性脑病

5. 患者，男性，62 岁。进行性肌肉僵硬和自主运动障碍。体检发现起步困难、步态不稳、面无表情，静止时手有震颤。该患者大脑最有可能发现的异常是

A. 海马神经原纤维缠结　　B. 血管畸形

C. 基底核出血　　D. 中脑黑质含色素的神经元丢失

E. 神经元内出现 Negri 小体

6. 患者，女性，48 岁。因头痛 3 个月就医，CT 检查显示额叶见一个 3cm×3cm×3cm 占位性病变。手术后活检，镜下可见细胞弥漫性生长，细胞异型性中等，未见坏死，核分裂象易见。该患者应当诊断为

A. 毛细胞型星形细胞瘤　　B. 间变性星形细胞瘤

C. 弥漫性星形细胞瘤　　D. 胶质母细胞瘤

E. 多形性黄色瘤型星形细胞瘤

7. 患者，女性，38 岁。因跌倒头部受伤被送入急诊室。体检无特殊发现。头颅 CT 显示无出血或骨折，但顶叶硬脑膜下可见直径 5cm 占位。行手术切除，肿块包膜完整，镜下可见细长的细胞，偶见砂粒体。该患者最可能的诊断是

A. 脑膜瘤　　B. 神经鞘瘤

C. 髓母细胞瘤　　D. 结节病

E. 室管膜瘤

8. 患者，男性，56岁。前胸壁肿物花生大小3年，未引起重视，近半年发现生长较快，表面破溃。切除后送检组织5cm×4cm×4cm，其内见肿物3cm×2cm×2cm，与周围组织分界不清，切面鱼肉状，镜下可见大部分为波浪状的梭形细胞，伴黏液变性，细胞异型性大，核分裂象易见，还见少量的骨、软骨、横纹肌。该患者应该诊断为

A. 恶性周围神经鞘膜瘤
B. 恶性蝾螈瘤
C. 恶性纤维组织细胞瘤
D. 纤维肉瘤
E. 横纹肌肉瘤

9. 患者，女性，68岁。突然倒地，失去知觉。恢复意识后左侧肢体不能自主运动。查体：体温37.2℃，脉搏81次/分，呼吸18/分钟，血压135/85mmHg，经治疗后左侧肢体恢复不佳。该患者最可能的诊断是

A. 硬膜下出血
B. 动静脉畸形
C. 脑钝挫伤
D. 脑基底核出血
E. 脑液化性坏死

10. 患者，男性，74岁。4年前双手出现轻微静止性震颤，未引起重视也未治疗，目前起步和止步困难，步态失衡，面无表情。该患者最可能患有

A. 阿尔茨海默病
B. 帕金森病
C. Pick病
D. 脑血栓
E. 路易体（Lewy body）病

11. 患儿，男，5岁。突然发生头痛、呕吐和走路不稳，影像学检查发现小脑占位。该患者最可能的诊断是

A. 毛细胞型星形细胞瘤
B. 脑膜瘤
C. 多形性胶质母细胞瘤
D. 脑脓肿
E. 髓母细胞瘤

12. 患儿，男，5岁。耳痛5天，烦躁2天。查体：体温39.2℃。腰椎穿刺脑脊液检查显示大量中性粒细胞，蛋白质含量稍增加，葡萄糖浓度降低。脑脊液显微镜下，最有可能看到的情况是

A. 无可见病原微生物
B. 革兰阴性球菌
C. 抗酸阳性杆菌
D. 革兰阴性杆菌
E. B族链球菌

13. 患儿，男，10岁。近来出现高热、头痛及呕吐，以为是流行性感冒，未引起重视。入院前1天四肢、躯干皮肤出现瘀斑，CT检查可见脑室扩张，脑实质萎缩，视力低下。该患儿的疾病诊断应为

A. 结核性脑膜炎
B. 流行性脑脊髓膜炎
C. 脑膜肿瘤
D. 流行性乙型脑炎

E. 以上都不是

## 三 A3/A4 型题

（1、2 题共用题干）

患者，男性，30 岁。右前臂见一界限清楚的肿物，大小 2.0cm×1.5cm×1.5cm，有轻微的麻木感和放射性痛，镜下可见大部分区域为波浪状纤细的梭形细胞伴有黏液变性。

1. 该患者应诊断为

A. 黏液瘤
B. 脂肪瘤
C. 神经纤维瘤
D. 平滑肌瘤
E. 皮肤纤维瘤

2. 免疫组织化学蛋白标志阳性的是

A. S-100
B. CK
C. LCA
D. desmin
E. CD20

（3、4 题共用题干）

患者，女性，53 岁。听力减退 1 年有余。3 个月前出现耳鸣、步态不稳，CT 检查显示左侧桥小脑角见 2cm×2cm 占位，部分囊性变。

3. 该患者最可能的诊断是

A. 神经鞘瘤
B. 胶质瘤
C. 脑出血
D. 血管畸形
E. 转移癌

4. 该病的典型形态学改变应该是

A. 瘤细胞呈“十字交叉”样排列
B. 瘤细胞围绕血管形成菊形团
C. 瘤细胞呈栅栏状排列
D. 瘤细胞呈“青鱼骨”样排列
E. 瘤细胞呈弥漫性样排列

（5、6 题共用题干）

死者，男性，67 岁。进行性记忆力、智力下降 6 年，意识模糊 6 天。入院后，因治疗无效死于继发感染和全身衰竭。死后进行尸检。

5. 死者脑大体、镜检刚果红染色结果和嗜银染色结果如图 a、b、c 所示，则该死者最可能的诊断为

A. 帕金森病
B. 正常脑组织
C. 胶质瘤
D. 多发性脑脓肿

E. 阿尔茨海默病

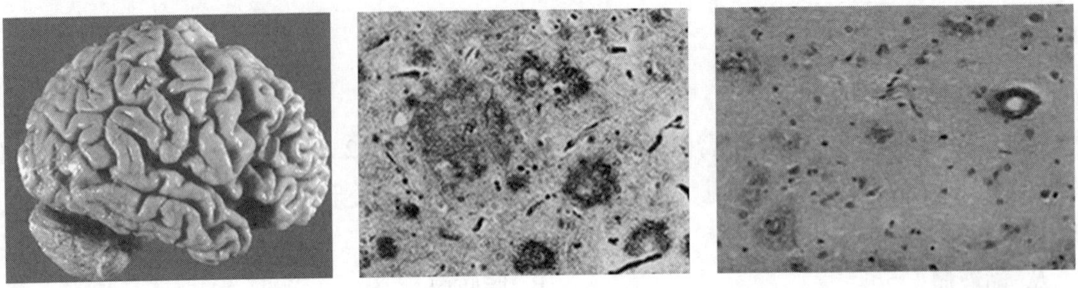

a　　b　　c

6. 该死者所患疾病的镜下主要组织学改变不包括
A. 神经细胞颗粒空泡变性
B. 神经原纤维缠结
C. 老年斑
D. 老年斑内不规则嗜银颗粒沉积
E. 镂空样坏死灶

（7、8题共用题干）

患者，男性，58岁。发现前臂肿物半年余，直径约0.5cm，偶有触痛和麻木感，手术切除。大体检查可见包膜完整，类圆形，直径约0.5cm，切面灰白、微囊性变。镜下可见肿瘤细胞由梭形细胞组成，部分排列成栅栏状，间质水肿黏液变性。

7. 根据上述叙述，该患者最可能的病理诊断是
A. 脂肪瘤
B. 平滑肌瘤
C. 神经鞘瘤
D. 纤维瘤
E. 淋巴瘤

8. 下列免疫组织化学标志物呈阳性反应的是
A. S-100
B. 平滑肌肌动蛋白（SMA）
C. CK
D. HMB45
E. EMA

（9、10题共用题干）

死者，男性，72岁。在家附近散步却迷失方向未归，2日后当地公安部门报告家属，该男性发生交通事故。尸检可见左侧颅骨裂缝骨折，颞叶蛛网膜下隙内约200ml积血，大脑萎缩，脑重量减轻，皮质变薄，脑室扩大；镜下可见神经元减少，神经细胞树突近端棒状嗜酸性包涵体，血管壁淀粉样变性。

9. 该死者的死亡原因是
A. 呼吸衰竭
B. 蛛网膜下腔出血

C. 脑外伤　　D. 心力衰竭

E. 脑萎缩

10. 根据上述病理学检查结果，应当诊断为

A. 帕金森病　　B. 阿尔茨海默病

C. 肌萎缩侧索硬化　　D. 路易体病

E. Pick 病

## 四 B 型题

（1、2 题共用备选答案）

A. 小胶质细胞　　B. 少突胶质细胞

C. 成纤维细胞　　D. 格子细胞

E. 星形细胞

1. 参与胶质瘢痕构成的细胞是
2. 参与卫星现象的细胞是

（3~5 题共用备选答案）

A. 听神经　　B. 皮肤

C. 后腹膜　　D. 胸膜

E. 后纵隔

3. 神经鞘瘤常发生在
4. 节细胞神经瘤常发生在
5. 神经纤维瘤常发生在

（6、7 题共用备选答案）

A. 内氏小体　　B. 淀粉样小体

C. 尼氏体　　D. Hirano 小体

E. 路易体

6. 狂犬病患者神经元胞质内可见
7. 阿尔茨海默病患者神经细胞内可见

（8、9 题共用备选答案）

A. 单纯性萎缩　　B. 胞质中出现包涵体

C. 轴突反应　　D. 神经原纤维变性

E. 老年斑

8. 不属于神经细胞的慢性病变是
9. 常见于慢性代谢障碍或遗传性疾病的是

（10、11 题共用备选答案）
A. 神经原纤维缠结
B. 神经细胞被吞噬现象
C. 沃勒变性
D. 神经元空泡变性
E. 胶质细胞增生
10. 中央性尼氏体溶解在横断神经时发生，并伴有
11. 脑脓肿周围脑组织水肿明显，并伴有

（12、13 题共用备选答案）
A. 基底核
B. 大脑半球外侧
C. 延髓
D. 小脑
E. 脑桥
12. 脑梗死的最好发部位是
13. 耳源性感染引起的脑脓肿的好发部位是

（14、15 题共用备选答案）
A. 大脑白质
B. 海马及小脑
C. 颞叶
D. 脊髓
E. 大脑皮质、基底核及视丘
14. 虫媒病毒性脑炎病变最常见于
15. 狂犬病毒感染最常见于

（16、17 题共用备选答案）
A. 脑膜刺激症状
B. 脑神经麻痹
C. 脑脊髓液细胞数增加
D. 偏瘫
E. 颅内压升高
16. 流行性脑脊髓膜炎不会出现的临床表现是
17. 流行性乙型脑炎通常不易出现的临床表现是

（18、19 题共用备选答案）
A. 硬脑膜中性粒细胞浸润
B. 硬脑膜有大量单核细胞浸润
C. 脑实质内软化灶形成
D. 蛛网膜下隙有大量中性粒细胞渗出

E. 蛛网膜下隙有大量单核细胞

18. 流行性脑脊髓膜炎的特征性病变是
19. 流行性乙型脑炎的特征性病变是

(20~22 题共用备选答案)

A. 以血管为中心的假菊形团
B. Homer-Wright 菊形团
C. 砂粒体
D. 多核瘤巨细胞
E. 瘤细胞排列呈栅栏样

20. 神经鞘瘤可以出现
21. 多形性胶质母细胞瘤可以出现
22. 脑膜瘤可以出现

(23、24 题共用备选答案)

A. 海马、杏仁核、颞叶内侧及额叶皮质锥体细胞
B. 海马锥体细胞
C. 内嗅区皮质、海马 CA-1 区
D. 脑皮质、基底核及视丘灰质
E. 纹状体黑质

23. 老年斑常见的部位是
24. 颗粒空泡变性常见的部位是

(25、26 题共用备选答案)

A. 原发性高血压
B. 动静脉畸形
C. 先天性球性动脉瘤破裂
D. 血液病
E. 假性动脉瘤

25. 脑内出血的最常见原因是
26. 自发性蛛网膜下腔出血最常见的原因是

(27、28 题共用备选答案)

A. 直接蔓延
B. 血行转移
C. 种植性转移
D. 淋巴道转移
E. 脑脊液转移

27. 颅内肿瘤常见的转移方式为
28. 肺癌转移到大脑的转移方式为

（29、30题共用备选答案）

A. 星形细胞瘤
B. 脑膜瘤
C. 髓母细胞瘤
D. 中枢神经细胞瘤
E. 少突胶质细胞瘤

29. 具有典型菊形团的肿瘤是
30. 具有Homer-Wright假菊形团的肿瘤是

（31、32题共用备选答案）

A. 间变性脑膜瘤
B. 胶质母细胞瘤
C. 毛细胞型星形细胞瘤
D. 中枢神经细胞瘤
E. 髓母细胞瘤

31. 儿童最常见的、属于WHO Ⅳ级的肿瘤是
32. 成人最常见的、属于WHO Ⅳ级的肿瘤是

（33、34题共用备选答案）

A. 坏死多见
B. 境界清楚，无包膜
C. 核分裂象常见
D. 有完整包膜，常与发生神经粘连
E. 质地坚硬，常与大、中型神经相连

33. 神经鞘瘤的病变特点是
34. 神经纤维瘤的病变特点是

（35~38题共用备选答案）

A. 乙型脑炎病毒
B. 脑膜炎球菌
C. 葡萄球菌
D. 朊蛋白
E. 溶血性链球菌

35. 海绵状脑病的致病因子是
36. 流行性脑脊髓膜炎的病原体是
37. 脑脓肿的病原体多为
38. 流行性乙型脑炎的病原体是

（39~42题共用备选答案）

A. 砂粒体
B. 菊形团
C. 假栅栏状坏死
D. Rosenthal纤维
E. 软化灶

39. 毛细胞型星形细胞瘤的病变特点是有
40. 胶质母细胞瘤的病变特点是有
41. 脑膜瘤的病变特点是有
42. 髓母细胞瘤的病变特点是有

（43~46 题共用备选答案）

A. 震颤、肌强直、步态不稳　　B. 脑膜刺激症状
C. 进行性痴呆　　D. 对侧肢体瘫痪
E. 小舞蹈症

43. 阿尔茨海默病的临床表现是
44. 流行性脑脊髓膜炎的临床表现是
45. 帕金森病的临床表现是
46. 基底核外侧脑出血的临床表现是

## 五 X 型题

1. 病原体进入中枢神经系统的途径主要有
   A. 血源性感染　　B. 直接感染
   C. 局部扩散　　D. 经神经感染
   E. 呼吸道感染
2. 神经元急性坏死的镜下特点主要包括
   A. 神经细胞核固缩，胞体缩小、变形　　B. 核仁及尼氏体消失
   C. 红色神经元　　D. 鬼影细胞
   E. 泡沫细胞
3. 与小胶质细胞有关的病变有
   A. 卫星现象　　B. 噬神经细胞现象
   C. 胶质结节　　D. 格子细胞
   E. 杆状细胞
4. 引起非阻塞性脑积水的病因主要包括
   A. 慢性蛛网膜炎　　B. 蛛网膜下腔出血
   C. 脑囊虫　　D. 脉络丛乳头状瘤
   E. 脑脊液吸收障碍
5. 下列关于脑内出血的叙述，正确的是
   A. 高血压是最常见的原因　　B. 多见于男性青壮年
   C. 好发于大脑基底核　　D. 脑脊液常为血性

E. 好发于大脑内囊

6. 下列关于多发性硬化症的叙述，正确的是

A. 常多见于中年女性
B. 以反复发作与缓解交替为特点
C. 镜下主要变化是脱髓鞘
D. 病变主要累及灰质
E. 多见于中年男性

7. 脑水肿常常伴发于下列哪些病理过程

A. 创伤
B. 缺氧
C. 梗死
D. 炎症、肿瘤
E. 中毒

8. 缺血性脑病的常见类型有

A. 边缘带梗死
B. 点状坏死
C. 层状坏死
D. 海马硬化
E. 神经细胞坏死

9. 神经组织软化灶、小胶质细胞增生、淋巴细胞血管套见于

A. 脑脓肿
B. 脊髓灰质炎
C. 暴发型流行性脑脊髓膜炎
D. 流行性乙型脑炎
E. 流行性脑脊髓膜炎

10. 下列选项中，以神经细胞变性为主要改变的疾病有

A. 阿尔茨海默病
B. 皮克病
C. 帕金森病
D. 肌萎缩侧索硬化
E. 神经细胞凋亡

11. 脑梗死常见于下列哪些疾病

A. 缺血性脑病
B. 脑血管血栓形成
C. 脑动脉粥样硬化
D. 帕金森病
E. 老年性痴呆

12. 小脑与大脑颞叶脓肿的病原体来源可能是

A. 颅骨骨折伤口
B. 化脓性扁桃体炎
C. 乳突炎
D. 口腔溃疡
E. 化脓性中耳炎

13. 下列选项中，属于海绵状脑病的有

A. CJD
B. 库鲁病
C. 老年性痴呆
D. 牛海绵状脑病
E. 羊瘙痒病

14. 下列关于流行性脑脊髓膜炎的叙述，正确的是

A. 此病是借飞沫经呼吸道传播的
B. 病变主要位于蛛网膜下隙
C. 病变性质属化脓性炎
D. 病变以淋巴细胞渗出为主
E. 主要渗出细胞是单核细胞

15. 下列关于流行性乙型脑炎病理特点的叙述，错误的是
A. 大脑实质内可有软化灶形成
B. 以中性粒细胞渗出为主
C. 神经细胞有变性坏死
D. 少突胶质细胞增生
E. 形成淋巴细胞套

16. 与病毒感染有关的神经组织病变可有
A. 神经组织的变性、坏死
B. 噬神经细胞现象
C. 胶质瘢痕形成
D. 小胶质细胞增生
E. 围管状浸润

17. 下列关于流行性脑脊髓膜炎的叙述，正确的是
A. 急性化脓性炎
B. 革兰阳性菌所致
C. 冬、春两季多见
D. 通过粪-口途径感染
E. 秋季多见

18. 流行性脑脊髓膜炎的表现可有
A. 颅内压升高
B. 脑膜刺激症状
C. 脑脊液混浊
D. 脑脊液涂片可找到病原体
E. 有大量脓细胞

19. 颅内压增高三联征包括
A. 视神经乳头（视盘）水肿
B. 脑疝
C. 头痛
D. 呕吐
E. 眩晕

20. 下列关于周围神经肿瘤的叙述，正确的是
A. 神经纤维瘤多发生在皮肤和皮下组织
B. 神经鞘瘤手术后复发肿瘤属恶性
C. 神经纤维瘤包膜完整
D. 神经纤维瘤病有较高的恶变倾向
E. 神经鞘瘤无包膜

21. 胶质母细胞瘤与间变性星形细胞瘤的主要区别在于
A. 瘤细胞呈多形性
B. 瘤细胞呈假栅栏状排列
C. 瘤组织坏死
D. 核分裂象多少
E. 出血明显

22. 少突胶质细胞瘤的大体特点主要包括

A. 出血、钙化和囊性变
B. 灰白灰红色
C. 质软
D. 坏死明显
E. 球形

23. 下列关于室管膜瘤的叙述，正确的是
A. 通常多见于儿童和青少年
B. 第四脑室最常见
C. 瘤细胞形成菊形团结构
D. 肿瘤生长缓慢
E. 多见于老年人

24. 髓母细胞瘤的病理组织学特点主要包括
A. 瘤细胞圆形、深染，胞质极少，胞界清楚，排列成菊形团样
B. 免疫组织化学瘤细胞 GFAP、Syn 可阳性
C. 核分裂象少见
D. 血管丰富
E. 内皮细胞肿胀

25. 脑膜瘤的大体观察特点是
A. 质地较软
B. 有砂粒感
C. 边界清楚
D. 呈膨胀性生长
E. 常有出血、坏死

26. 下列关于颅内转移性肿瘤的叙述，正确的是
A. 一般以肺癌最常见
B. 转移性肿瘤呈单发或多发结节状
C. 转移瘤周围脑水肿明显
D. 多经淋巴道转移至颅内
E. 边界清楚

27. 下列关于中央性尼氏体溶解的叙述，正确的有
A. 常常由病毒感染、维生素 B 缺乏、缺氧、轴突损伤等原因引起
B. 神经细胞肿胀、变圆
C. 通常是不可逆的病变
D. 胞质苍白均质状
E. 胞核偏位

28. 下列选项中，属于节细胞神经瘤的细胞组成的有
A. 有成熟的神经节细胞
B. 纤维组织
C. 有神经纤维
D. 节细胞
E. 多核巨细胞

29. 下列选项中，属于髓母细胞瘤特点的是
A. 好发于大脑
B. 由小圆形、椭圆形细胞构成，核深染，胞质少

C. 多见于儿童
D. 高度恶性
E. 菊形团结构

30. 神经元变性的基本病变包括
A. 尼氏体溶解
B. 噬神经细胞现象
C. 神经元内出现脂滴
D. 神经元坏死
E. 神经元嗜酸性变

31. 下列关于节细胞神经瘤的叙述，正确的是
A. 发病年龄高于神经母细胞瘤
B. 肿瘤不规则，无包膜
C. 临床症状不明显
D. 可见成熟神经节细胞、神经纤维和纤维组织
E. 切面灰白或灰黄，常见钙化点

32. 神经母细胞瘤形态学上与其极其相似，且需要免疫组织化学染色鉴别的是
A. 恶性淋巴瘤
B. 尤因肉瘤
C. 外阴尤因肉瘤（PNET）
D. 转移性小细胞癌
E. 脑水肿

33. 下列关于神经鞘瘤的叙述，正确的是
A. 是良性肿瘤
B. 生长缓慢
C. 包膜完整
D. 易坏死、囊性变
E. 肿瘤细胞呈梭形

34. 脑疝形成的原因包括
A. 脑出血
B. 脑积水
C. 脑梗死
D. 脑萎缩
E. 脑膜炎

35. 神经胶质细胞包括
A. 星形细胞
B. 少突胶质细胞
C. 室管膜细胞
D. 小胶质细胞
E. 树突状细胞

36. 髓母细胞瘤的临床特点包括
A. 多数患者年龄小于 15 岁
B. 男性较多
C. 属胚胎性肿瘤
D. 多见于小脑半球
E. 可突入第四脑室

37. 下列关于脑梗死的叙述，错误的是
A. 一般为出血性梗死
B. 最常见的原因是脑动脉粥样硬化伴血栓形成

C. 脑血管畸形伴血栓形成是最常见的原因

D. 不易发生缺血再灌注损伤

E. 一般界线清楚

38. 神经元的基本病变有

A. 红色神经元

B. 包涵体形成

C. 中央性尼氏体溶解

D. 单纯性神经元萎缩

E. 神经原纤维变性

39. 中枢神经系统疾病的常见并发症有

A. 脑积水

B. 颅内压增高

C. 偏瘫

D. 昏迷

E. 脑水肿

40. 脑水肿的病理改变有

A. 脑组织疏松

B. 细胞和血管周围间隙变大

C. 脑沟浅而窄

D. 脑回宽而扁平

E. 脑室增大

41. 流行性脑脊髓膜炎的临床表现有

A. 痴呆症状

B. 头痛

C. 中毒性休克

D. 皮肤瘀点

E. 脑膜刺激症状

42. 流行性乙型脑炎的病理改变主要有

A. 淋巴细胞套

B. 卫星现象

C. 噬神经细胞现象

D. 软化灶形成

E. 小胶质细胞结节

43. 下列选项中，属于帕金森病的病变特点有

A. 特征性肉眼改变为黑质和蓝斑脱色

B. 临床表现为震颤、肌强直、运动减少

C. 皮质神经元中有路易体

D. 病变累及大脑感觉和运动神经元

E. 晚期可出现痴呆症状

# 参考答案与解析

## 一、A1 型题

1. B【解析】星形细胞瘤主要位于白质内，呈浸润性生长，实性者无明显边界，多数不限于一个脑叶，向外生长可侵及皮质，向内可破坏深部结构，亦可经过胼胝体，越过中线，

侵犯对侧大脑半球。

2. E【解析】恶性周围神经鞘膜瘤可伴有骨、软骨、脂肪和横纹肌化生，当其含有横纹肌母细胞时，称恶性蝾螈瘤。

3. B【解析】小胶质细胞或巨噬细胞吞噬神经组织崩解产物后，胞体增大，胞质中出现大量小脂滴，苏木精-伊红（HE）染色呈空泡状，称为格子细胞或泡沫细胞。

4. D【解析】一般认为神经鞘瘤起源于施万细胞，也可能起源于神经鞘的成纤维细胞，可能与外伤或神经受到刺激有关。

5. A【解析】脑脊液检查为诊断流脑的重要依据，早期压力增高而外观正常，稍后外观混浊或脓性；细胞数在 $1\times10^9/L$ 以上，以中性为主；蛋白明显增加，糖明显减少，氯化物降低；沉淀涂片可见革兰阴性球菌。

6. A【解析】多数恶性周围神经鞘膜瘤可见散在瘤细胞表达 S-100 蛋白。

7. B【解析】当一个运动神经元的轴索受损伤时，神经细胞核周的尼氏体最早溶解。

8. A【解析】听神经鞘瘤早期症状多由听神经的前庭神经及耳蜗神经损害开始，表现为眩晕、进行性单侧听力减退伴耳鸣。

9. E【解析】流行性乙型脑炎主要通过蚊虫叮咬传播。

10. A【解析】毛细胞型星形细胞瘤毛样组织中可见 Rosenthal 纤维，海绵状组织中可见嗜酸性颗粒小体，少数可见钙化，亦见非肿瘤性巨囊性改变。

11. E【解析】神经鞘瘤可发生于身体任何部位的神经干或神经根。脑神经鞘瘤主要发生在听神经的前庭（又称听神经瘤）、小脑脑桥角、三叉神经等。发生于周围神经的神经鞘瘤多见于四肢屈侧大神经干。

12. C【解析】神经母细胞瘤在局灶区域或明显可见神经纤维网和/或 Homer-Wright 菊形团。

13. C【解析】内氏小体是神经细胞质内的包涵体，包涵体呈圆形或椭圆形，边界清楚，体积较大，呈嗜酸性着色，多位于海马锥体细胞、小脑浦肯野细胞和大脑锥体细胞。狂犬病毒感染可出现内氏小体。

14. B【解析】化脓性脑膜炎属于中枢神经系统感染性疾病，是一种常见病、多发病，也是一种比较凶险的疾病，主要由细菌感染引起。

15. C【解析】鬼影细胞是指隐约可见轮廓的死亡细胞，由中央尼氏体溶解，核浓缩，溶解、核消失的神经元形成。

16. C【解析】恶性周围神经鞘膜瘤是一种少见的具有侵袭性生物学行为的软组织肉瘤，通常晚期转移。

17. E【解析】暴发型流行性脑脊膜炎是一种由脑膜炎球菌引起的严重传染病，常见于儿童和青少年。该疾病的特点是发病迅速，病情凶险，临床表现主要是高热、头痛、呕吐、意识障碍等。在病变晚期，可发生脑肿胀、颅内压增高、双侧肾上腺出血和大量脓性渗出物积聚于脑脊液中。暴发型流行性脑脊膜炎不易发生脑出血，选项 E 错误。

18. B【解析】神经系统疾病中的卫星现象是指流行性乙型脑炎病变严重者神经细胞可发生核固缩、核碎裂、核溶解，为少突胶质细胞所环绕，如 5 个或 5 个以上少突胶质细胞环绕一神经元。

19. A【解析】乙脑时，增生的小胶质细胞包围、吞噬神经元，这种现象称为噬神经细胞现象。

20. C【解析】多发性神经纤维瘤为常染色体显性遗传疾病，常出现于儿童期。

21. C【解析】流行性乙型脑炎是一种由乙型脑炎病毒感染引起的急性传染病，病毒核酸为单链 RNA。本病的病变广泛累及脑脊髓实质，引起神经细胞变性、坏死，胶质细胞增生和血管周围炎症细胞浸润，属变质性炎。病变以大脑皮质、基底核和视丘最为严重；小脑皮质、丘脑和脑桥次之；脊髓病变最轻，常仅限于颈段脊髓。

22. D【解析】多发性神经纤维瘤病 I 型的突出特征为皮肤咖啡牛奶斑和神经纤维瘤样肿瘤，多伴有骨骼畸形、智力障碍、虹膜结节等。

23. D【解析】GFAP 是胶质纤维酸性蛋白的英文简称，是星形细胞活化的标志物。

24. E【解析】脑内转移癌通常为多发性病灶，癌中央常继发坏死，可继发高颅压，可形成癌性脑膜炎等。

25. B【解析】参见 A1 型题第 17 题解析。

26. E【解析】胶质瘢痕通常指脑组织损伤后星形细胞增生并且形成大量的胶质纤维。

27. C【解析】肺癌可有 26%~46%转移到脑，乳腺癌可有 15%~20%转移到脑，肾癌可有 10%~25%转移到脑。

28. B【解析】阿尔茨海默首先发现了老年痴呆与一些大脑异常现象之间的联系，这些异常现象中排行首位的就是老年斑。

29. B【解析】侧卧位时脑脊液压力持续超过 2kPa 时，即为颅内压增高，选项 A 错误。颅内压增高的主要原因在于颅内占位性病变和脑脊液循环障碍所致脑积水，选项 B 正确。颅内任何部位占位性病变发展到严重程度时，均可引起脑疝，选项 C 错误。颅内压增高临床过程分为代偿期、早期、高峰期、晚期，选项 D 错误。颅内压增高临床表现为三主征，即头痛、呕吐和视神经乳头水肿，选项 E 错误。

30. E【解析】免疫组织化学染色：血管母细胞瘤通常 GFAP 阴性，胶质瘤通常 GFAP 阳性。

31. A【解析】脑缺血的组织学变化在缺血 12 小时以后才较明显，神经元出现中央性尼氏体溶解和坏死（红色神经元）。

32. C【解析】脑膜炎球菌是流行性脑脊髓膜炎的病原菌。

33. E【解析】松果体区和鞍区位于颅底，常见的肿瘤包括生殖细胞瘤、绒毛膜癌、胚胎癌、畸胎瘤等，不包括脉络丛乳头状瘤。脉络丛乳头状瘤在形态学上属于神经源性肿瘤。

34. C【解析】自发性蛛网膜下腔出血临床表现为突发性剧烈头痛、脑膜刺激症状和血性脑脊液，常见原因为先天性球性动脉瘤破裂，好发于基底动脉环的前半部，常呈多发性，因此部分患者可多次出现蛛网膜下腔出血。

35. B【解析】参见 A1 型题第 17 题解析。

36. C【解析】脑膜瘤是起源于脑膜和脑膜间隙的蛛网膜细胞，可以发生在任何含有蛛网膜成分的地方。

37. E【解析】狂犬病毒在电镜下为子弹状颗粒，宽 75～80nm，长约 180nm，表面有脂蛋白膜包绕，膜上有棘突，膜内为条纹状螺旋对称的核衣壳。

38. D【解析】流行性脑脊髓膜炎的特征性病变是蛛网膜下腔有大量中性粒细胞渗出。

39. A【解析】不同部位的脑组织对缺血、缺氧性损害的敏感性不相同，大脑皮质层(第三层、第四层)、海马神经元最敏感。

40. D【解析】流行性脑脊髓膜炎是由脑膜炎球菌引起的急性化脓性炎症；病变性质是化脓性炎症，主要累及大脑顶叶、大脑额叶及脑底的脑脊髓膜。

41. B【解析】星形细胞瘤占脑肿瘤的 60%，多见于成人，发病无明显性别差异。

42. B【解析】流行性脑脊髓膜炎是由脑膜炎球菌感染人体后引起的急性化脓性病，暴发型流行性脑脊髓膜炎是流行性脑脊髓膜炎的临床类型之一。

43. E【解析】海绵状脑病的致病因子是一种糖脂蛋白，称朊蛋白，因此该病又称朊蛋白病；主要累及大脑皮质和深部灰质（尾状核和壳核），病变呈灶性分布；肉眼观为大脑萎缩；光镜下，神经元胞质内及神经毡（由神经元和胶质细胞的突起构成的网状结构）出现大量的空泡，呈海绵状外观，伴有不同程度的神经元缺失和反应性胶质化，但无炎症反应。

44. C【解析】脑脊液检查是流行性脑脊髓膜炎明确诊断的重要依据。发病过程中，脑脊液压力升高，外观混浊呈脓性；蛋白质含量增高，糖及氯化物含量均减少。

45. B【解析】噬神经细胞现象是指坏死的神经元被增生的小胶质细胞或血源性巨噬细胞吞噬，是小胶质细胞对坏死的神经元的一种反应。

46. B【解析】颅内肿瘤的颅内转移又称种植性转移，产生这种转移的条件是肿瘤富于瘤细胞而较少间质，因而瘤细胞容易脱落；或因瘤组织暴露于脑脊液的通路内，脱落的细胞要被带至远处或沉积于脑室外壁或脑池内，以后发展为转移灶。

47. C【解析】脑膜瘤是最常见的原发性中枢神经系统肿瘤。同成年期脑膜瘤相比，散发性儿童和青少年期脑膜瘤发病率很低。

48. C【解析】流行性脑脊髓膜炎肉眼观，脑脊髓膜高度充血，蛛网膜下隙有大量灰白色或灰黄色脓性渗出物，尤以大脑额叶、顶叶和脑底明显。镜下，蛛网膜下隙充满大量中性粒细胞、少量单核细胞及纤维素性渗出物，血管扩张充血。

49. C【解析】软化灶是神经组织坏死、液化的结果，常见于病毒性脑炎。组织切片中，软化灶染色较周围脑组织浅淡。局部血液循环障碍可能是其形成的原因之一。

50. E【解析】神经母细胞瘤是儿童最常见的颅外肿瘤，属于神经内分泌肿瘤，肿瘤的恶性程度相对较高。

51. E【解析】脑脓肿是指由细菌、真菌、寄生虫等病原体侵入脑实质引起化脓性炎症，继而形成脓肿。

52. D【解析】流行性脑脊髓膜炎的病原体是脑膜炎球菌，所以治疗时选择对脑膜炎球菌敏感的抗生素效果较好。

53. D【解析】Homer-Wright 菊形团常见于神经母细胞瘤、髓母细胞瘤，也可见于尤因肉瘤、室管膜瘤、肾母细胞瘤、胸腺瘤。

54. B【解析】流行性乙型脑炎是由嗜神经性乙型脑炎病毒感染引起的损伤脑实质的急性传染病，主要通过蚊虫叮咬传播，选项 A 错误。病变严重时，可引起脑软化，选项 B 正确。小胶质结节形成越少，预后越好，选项 C 错误。由于脑膜有轻度的炎症反应，临床上也有脑膜刺激症状，选项 D 错误。浸润的炎症细胞以淋巴细胞、单核细胞和浆细胞为主，仅在早期有为数不多的中性粒细胞，选项 E 错误。

55. E【解析】参见 A1 型题第 21 题解析。

56. A【解析】Ⅰ级脑膜瘤包括内皮细胞型、纤维型、过渡型（混合型）、砂粒型、血管瘤型、分泌型、微囊型、化生型、淋巴浆细胞丰富型。乳头型脑膜瘤为Ⅲ级脑膜瘤。

57. E【解析】流行性乙型脑炎传染源为流行性乙型脑炎患者和中间宿主家畜、家禽。其传播媒介为库蚊、伊蚊和按蚊，在我国主要为三节吻库蚊。

58. A【解析】根据世界卫生组织的分级，少突胶质瘤可分为四级，其中一级胶质瘤为良性肿瘤；二级胶质瘤是低级别的浸润性胶质瘤，介于良性和恶性之间；三级和四级胶质瘤为恶性肿瘤。

59. D【解析】CK 是一种常用的肿瘤免疫组织化学标志物，阳性表达见于上皮性肿瘤。

60. A【解析】参见 A1 型题第 21 题解析。

61. E【解析】胶质瘤分级是根据星形细胞瘤按其恶性程度进一步分级，通用 WHO 分级根据非典型性、核分裂象、内皮细胞增殖和坏死程度将其分为四级。

62. C【解析】流行性乙型脑炎镜下主要表现为变质性炎。

63. D【解析】神经鞘瘤是一种孤立性、有包膜、生长缓慢的，由施万细胞组成的良性肿瘤。

64. A【解析】流行性乙型脑炎病变严重时，可发生灶性神经组织的液化性坏死，形成质地疏松、染色较淡的镂空筛网状病灶，称为筛状软化灶，对本病的诊断具有一定的特征性意义。

65. C【解析】高血压脑出血最常见的部位是基底节，以基底节的壳核最多见。主要是因为供应此处的豆纹动脉从大脑中动脉呈直角发出。

66. D【解析】流行性乙型脑炎的炎症细胞浸润多以变性坏死的神经元为中心，或围绕血管周围间隙形成淋巴细胞套。

67. D【解析】颅内压增高可引起脑组织灌流减少及脑组织出血、坏死，加重脑水肿，出现小脑扁桃体疝。

68. E【解析】脑膜瘤起源于蛛网膜帽状细胞（脑膜皮细胞），其好发部位与蛛网膜颗粒在脑膜上的分布情况相平行。颅内脑膜瘤大部分发生于大脑凸面，常与大脑镰相关。

69. A【解析】小脑扁桃体疝是颅内压增高或后颅窝占位性病变将小脑和延髓推向枕骨大孔并向下位移所致。疝入枕骨大孔的小脑扁桃体和延髓呈圆锥形，其腹侧出现枕骨大孔压迹。由于延髓受压，生命中枢受损，严重时可致呼吸衰竭而猝死。在颅内压增高的情况下，若腰椎穿刺释放出的脑脊液过多、过快，减压过快、过强，可诱发或加重小脑扁桃体疝的形成，临床上应特别注意。

70. C【解析】流行性乙型脑炎的病原体是嗜神经性乙型脑炎病毒，为有膜 RNA 病毒，选项 A 错误。本病多在夏、秋之交流行，选项 B 错误。本病儿童发病率明显高于成人，选项 D 错误。流行性乙型脑炎病变范围广泛，累及整个中枢神经系统灰质，选项 C 正确。流行性乙型脑炎病变组织内通常不会出现包涵体，选项 E 错误。

71. D【解析】神经鞘瘤束状型，细胞细长，梭形，境界不清，核长圆形，互相紧密平行排列呈栅栏状或不完全的旋涡状，称 Verocay 小体。

72. D【解析】病毒性脑炎镜下可见神经细胞肿胀，尼氏体溶解、消失，核偏位及固缩，染色质甚至整个细胞溶解。脑实质内血管周围有以淋巴细胞、单核细胞为主的围管性浸润（血管袖套），散在性胶质增生。

73. D【解析】脑积水发生的主要原因如下。①脑脊液循环通路阻塞：如脑囊虫、肿瘤、先天性畸形、炎症、外伤、蛛网膜下腔出血。②脑脊液产生过多或吸收障碍：常见于脉络丛乳头状瘤（分泌过多脑脊液）、慢性蛛网膜炎（蛛网膜颗粒或绒毛吸收脑脊液障碍）等。

74. D【解析】流行性脑脊髓膜炎是一种细菌感染的化脓性炎，病变主要累及脑脊髓膜（即软脑膜和蛛网膜），脑实质一般不受累。

75. D【解析】间变性星形细胞瘤细胞密度明显增加，核多形性更加明显，可见核分裂象。胶质母细胞瘤组织学改变类似间变性星形细胞瘤，出血、坏死明显，肿瘤细胞可围绕坏死灶周围呈假栅栏状排列，是其区别于间变性星形细胞瘤的主要特征。

76. E【解析】海绵状脑病病理特点：①脑萎缩。②神经元及神经毡出现大量空泡，呈海绵状。③不同程度神经元死亡、缺失，反应性胶质化，无炎症反应。④$PrP^{sc}$沉积于神经突触，在细胞间质大量沉积形成库鲁（kuru）斑。⑤病变主要累及大脑皮质、深部灰质，呈灶状分布。

77. A【解析】胎儿先天性脑积水多致死胎，出生以后脑积水可能在任何年龄出现，多数于生后 6 个月出现。年龄小的患者颅缝未接合，头颅容易扩大，故颅内压增高的症状较少。

78. B【解析】帕金森病是神经系统一种变性病，其主要的病理改变是中脑黑质脑桥的蓝斑及迷走神经背核处脱色。

79. B【解析】化脓性脑膜炎是细菌侵袭脑膜引起的一种中枢神经系统感染，确诊化脓性脑膜炎所需要做的最重要检查就是腰椎穿刺脑脊液检查。

80. E【解析】光镜下，阿尔茨海默病的主要病理学改变为老年斑、神经原纤维变性，颗粒空泡变性和 Hirano 小体形成等。

81. C【解析】缺血性脑病在发生缺血、缺氧时，动脉血管的远心端供血区域最易发生灌流不足。大脑分别由来自颈内动脉的大脑前动脉、大脑中动脉和来自椎动脉的大脑后动脉供血。其中，大脑前动脉供应大脑半球的内侧面和大脑凸面的额叶、顶叶近矢状缝宽 1.0~1.5cm 的区域。

82. C【解析】帕金森病的药物治疗主要分为两大类：抗胆碱药物和影响多巴胺能的药物。抗胆碱能药物可以调节纹状体的多巴胺的释放，激发多巴胺的活性，平衡和提高多巴胺的数量。

83. E【解析】中央性尼氏体溶解常由病毒感染、缺氧、维生素 B 缺乏、轴突损伤等引起；表现为神经元肿胀变圆，核偏位，核仁增大，胞质中央尼氏体崩解，进而溶解消失，或仅在细胞周边区有少量残留，胞质呈苍白均质状；早期病变可逆，但若病因长期存在，可致神经元死亡。

84. D【解析】朊蛋白是可传播性海绵状脑病病原体，是既有传染性，又缺乏核酸的非病毒致病因子。

85. B【解析】脑梗死最常见的病因是动脉粥样硬化。动脉粥样硬化可以促进血管内血小板的黏附、聚集，进而引起血栓形成，病变血管内形成的栓子脱落后可以堵塞远端脑血管，导致局部脑动脉供血不足，从而引起脑组织缺血、缺氧性坏死，进而产生脑梗死的表现。

86. D【解析】肌萎缩性侧索硬化症是一种罕见病，会导致脑和脊髓中某些神经细胞逐渐死亡；主要累及大脑皮质、脑干和脊髓运动神经元，随病情进展，最终会波及身体其他体区，累及全身肌肉；临床主要表现为肌无力、肌萎缩、肌束颤动等，不会引起痴呆。

87. C【解析】室管膜瘤镜下可见瘤细胞大小形态一致，呈梭形或胡萝卜形，胞质丰富，核圆形或椭圆形，有菊形团或假菊形团形成。

88. B【解析】克罗伊茨费尔特-雅各布病为可传递性中枢神经系统变性疾病的常见类型，属于海绵状脑病。

89. D【解析】弥漫性星形细胞瘤、胶质母细胞瘤、毛细胞型星形细胞瘤及室管膜瘤免疫组织化学染色呈 GFAP 阳性，脑膜瘤免疫组织化学染色呈 GFAP 阴性。

90. C【解析】如果脑的供血、供氧完全中断，在 60 秒内，脑细胞就开始停止工作，4~5 分钟脑细胞就开始死亡，6~10 分钟就会造成不可逆转的大脑损伤，即大量脑细胞死亡。

91. C【解析】老年人蛛网膜下腔出血常见原因为先天性球性动脉瘤破裂。先天性球性动脉瘤好发于基底动脉环的前半部，常呈多发性，因此部分患者可多次出现蛛网膜下腔出血。

92. A【解析】轻度缺氧脑组织往往无明显病变；重度缺氧且仅存活数小时者，尸检也可无明显病变；中度缺氧且存活时间在 12 小时以上，才出现典型病变。常见的缺血性脑病有层状坏死、海马硬化和边缘带梗死三种类型。海马锥体细胞和小脑浦肯野细胞最为敏感，在缺血、缺氧时首先受累。

93. E【解析】神经鞘瘤是一种起源于神经鞘细胞的良性肿瘤，多发生在颅内后颅窝的桥小脑角区，或者是脊髓的神经鞘、神经根的起源部位。

94. A【解析】参见 A1 型题第 92 题解析。

95. C【解析】各类细胞对缺氧敏感性由高至低依次为神经元、星形细胞、少突胶质细胞、血管内皮细胞。

96. E【解析】腔隙状脑坏死为直径小于 1.5cm 的囊状脑坏死病灶，常呈多发性，可见于基底核、内囊、丘脑、脑桥基底部、大脑白质等处；其原因可以是在高血压基础上引起的小出血，也可以是深部细动脉阻塞引起的梗死；除非发生在特殊的功能区，否则可无临床表现。

97. C【解析】先天性球性动脉瘤破裂可引起蛛网膜下腔出血。高血压是基底核区出血的最常见原因。混合性出血常由动静脉畸形引起。基底核区出血常引起对侧肢体偏瘫。

98. D【解析】小脑扁桃体疝是脑干轴向下移位，小脑扁桃体突入枕大孔内，可由小脑急性脓肿引起。

99. A【解析】少突胶质细胞分布于神经元胞体附近及轴突周围，胞体较星形胶质细胞小，核卵圆形，染色质致密。

100. D【解析】脑出血最常见的病因是高血压和脑动脉硬化，其他少见的病因包括先天性血管畸形、动脉瘤、血液病、抗凝或溶栓治疗、脑淀粉样血管病、脑肿瘤等。

101. E【解析】急性感染性多发性神经根炎又称吉兰-巴雷综合征，与病毒感染或自身免疫反应有关系。

102. B【解析】脑出血经常发生在内囊和基底节，这个区域的出血是因为豆纹动脉直接垂直从大脑中动脉发出产生太大的剪切力导致。

103. E【解析】神经元胞质或胞核内包涵体可见于某些病毒感染和变性疾病，其形态、大小和着色不同，分布部位也有一定规律，如帕金森病患者黑质神经元胞质中的 Lewy 小体，狂犬病患者海马和脑皮质锥体细胞胞质中的内氏小体。

104. A【解析】脑外伤的并发症包括脑损伤性出血、颅内血肿、脑水肿、缺血性脑损伤、继发性脑干损伤等。

105. A【解析】血管源性脑水肿见于脑外伤、肿瘤、出血、梗死等，主要发病机制为毛细血管通透性增高；特点是白质的细胞间隙有大量液体积聚（细胞外间隙扩大）且富含蛋白质。

106. E【解析】脑组织中由于液体过多贮积而形成脑水肿，这是颅内压增高的一个重要原因。缺氧、创伤、梗死、炎症、肿瘤、中毒等许多病理过程均可伴发脑水肿。

107. B【解析】蛛网膜下腔出血常见原因为先天性球性动脉瘤破裂，好发于基底动脉环的前半部，常呈多发性。

108. E【解析】中枢神经系统病毒感染局部组织充血、水肿、血管周围淋巴细胞浸润和出血，神经细胞变性、坏死，出现嗜神经细胞现象、小胶质细胞增生、胶质结节形成和继发脱髓鞘改变，特异性改变是细胞核内或胞质内见包涵体。一般不出现中性粒细胞聚集。

109. B【解析】颅内压增高主要表现为头痛、呕吐和视觉障碍三联征，可引起脑组织移位和脑疝。

110. A【解析】流行性脑脊髓膜炎是由脑膜炎球菌感染引起的脑脊髓膜的急性化脓性炎症，多为散发性，在冬、春季可引起流行；患者多为儿童和青少年；临床上可出现发热、头痛、呕吐、皮肤瘀点（斑）和脑膜刺激症状，严重者可出现中毒性休克。

111. C【解析】脑膜瘤是一种起源于蛛网膜帽状细胞的、生长缓慢的良性肿瘤，是最常见的颅内脑外肿瘤。

112. E【解析】临床常见的神经变性疾病有帕金森病、肌萎缩侧索硬化、亨廷顿舞蹈病、阿尔茨海默病等，这些疾病虽病因各异，但在病理上均有中枢神经不同部位及不同程度的神经元脱失和功能异常。

113. A【解析】引起脑梗死的原因有很多，最常见的是动脉粥样硬化，就是患者可能存在高脂血症、高血压、糖尿病等，使大血管出现动脉硬化、堵塞造成的梗死。

114. E【解析】蛛网膜下腔出血的病因中，先天性囊状动脉瘤占 50%以上；动静脉畸形占 15%；脑底异常血管网病占 10%；其他原因占 15%，如高血压梭形动脉瘤、血液病、肿瘤、炎性血管病、感染性疾病、抗凝治疗后并发症、颅内静脉系统血栓、脑梗死；原因不明者占 10%。

115. B【解析】脑栓塞根据栓子来源不同，一般可以分为心源性和非心源性，心源性最为常见，占脑栓塞的 60%~75%。

116. E【解析】脑动脉粥样硬化可导致脑血栓形成、灶性脑软化及腔隙样梗死，脑回变窄，脑沟变宽、变深，蛛网膜下腔出血等。

117. A【解析】脑脊液产生过多或吸收障碍常见于脉络丛乳头状瘤（分泌过多脑脊液）、慢性蛛网膜炎（蛛网膜颗粒或绒毛吸收脑脊液障碍）等，此类脑积水称为非阻塞性脑积水或交通性脑积水。

118. A【解析】选项 B 是帕金森病的病理改变，选项 C 是脊髓灰质炎的病理改变，选项 D 是流行性乙型脑炎的病理改变，选项 E 是阿尔茨海默病的病理改变。

119. E【解析】脑梗死一般为贫血性梗死，坏死组织常变软液化，无结构。

120. B【解析】少突胶质细胞瘤显微镜下，瘤组织表现为肿瘤细胞大小一致，中等密度，分布均匀，胞质肿胀，间质较少，细胞核呈圆形深染，核周有空晕。

121. D【解析】一般来说，脑梗死患者不会引起头痛，但是如果患者出现了大面积脑梗死，出现脑水肿、脑疝形成。颅内压增高患者有可能出现头痛、恶心、呕吐等症状。

122. E【解析】参见 A1 型题第 92 题解析。

123. A【解析】高血压脑出血的常见部位有大脑基底节出血、桥脑出血、小脑出血、脑室出血等。

124. D【解析】不同部位脑组织对缺血、缺氧性损害的敏感性不相同，神经元细胞对缺氧最敏感、耐受性最差。

125. E【解析】外伤性颅内出血分为四种：硬膜外出血、硬膜下出血、蛛网膜下腔出血及脑实质内出血。

126. B【解析】硬膜下出血指硬脑膜与蛛网膜之间的出血。

127. C【解析】脑膜瘤大部分属于良性，好发于中老年人，一般不会发生转移。肉眼观，肿瘤常与硬膜广泛附着，呈膨胀性生长，球形或分叶状，压迫脑组织，界限清楚，包膜完整。大多数脑膜瘤易于切除，预后良好。20%良性脑膜瘤肉眼全切术后，20 年内仍可复发。

128. C【解析】硬膜外出血的常见原因是创伤所致脑膜中动脉撕裂出血。选项 D 是引起硬膜下出血的原因，选项 A 和选项 B 是引起脑出血的原因。

129. A【解析】肺癌是最常见的颅内转移性肿瘤，其次为黑色素瘤、泌尿生殖系统肿瘤、消化道肿瘤等。

130. A【解析】选项 C 和选项 D 见于流行性乙型脑炎；选项 B 见于脑梗死和多发性硬化，但不是基本病变；选项 E 见于帕金森病。

131. E【解析】脑转移瘤组织学与其原发瘤十分相似，常见有肿瘤性坏死，瘤组织和脑组织边界清楚，常伴有淋巴细胞和单核细胞浸润。

132. A【解析】急性播散性脑脊髓膜炎系病毒感染后中枢神经系统脱髓鞘疾病；以侵犯白质为主，伴有小静脉周围炎和脱髓鞘病变；常发生于病毒感染出现全身症状后数日或数周。

133. A【解析】胶质瘤占颅内肿瘤的45%，脑垂体腺瘤占15%，脑膜瘤占15%，神经鞘瘤占7%，先天性肿瘤占3%，其余为转移性肿瘤及其他类型肿瘤。

134. C【解析】帕金森病的主要病理变化为黑质多巴胺能神经元变性、脱失，初期黑质致密部多巴胺神经元缺失约 50%，症状明显时神经元缺失更严重，多巴胺递质减少的程度与患者症状的严重程度一致。

135. B【解析】胶质瘤占颅内肿瘤的40%~60%，选项 A 占颅内肿瘤的16%~20%。

136. E【解析】肿瘤细胞密度增加，细胞出现明显异型性，可见核分裂象增多，并出现肿瘤性坏死，提示神经纤维瘤恶变。良性神经纤维瘤也可以复发，不作为恶变的表现。

137. C【解析】在 WHO 分类中，选项 B 为Ⅰ级，选项 A 为Ⅲ级，选项 D 为Ⅱ级，选项 E 为Ⅰ级，选项 C 为Ⅳ级，Ⅳ级恶性程度最高。

138. C【解析】星形细胞瘤属于低级别胶质瘤，在病理上近于良性，侵袭性较小。

139. E【解析】毛细胞型星形细胞瘤可发生于所有神经轴，多位于丘脑下部、视神经和小脑内。

**二、A2 型题**

1. D【解析】脑膜刺激征是脑膜受刺激所引起的体征，表现为颈项强直、克尼格征和巴宾斯基征阳性。

2. D【解析】该患者有听觉障碍、耳鸣、听神经前庭肿块，最可能的病变为听神经瘤。

3. C【解析】该患者为儿童，临床表现为呕吐和共济失调，有小脑占位性病变及脑积水，考虑髓母细胞瘤。

4. C【解析】该患者有发热、头痛、恶心、嗜睡，昏迷伴抽搐，这些表现见于各种脑炎。皮肤无出血点和瘀斑可以除外化脓性脑膜炎，血液检查及脑脊液检查结果符合结核性脑膜炎。流行性乙型脑炎和中毒性脑病的脑脊液检查无较高的蛋白、糖和氯化物。

5. D【解析】震颤、肌强直、姿势及步态不稳为帕金森病的典型临床表现。黑质含色素神经元的丢失即黑质神经元丢失，是帕金森病的主要病理特征之一。

6. B【解析】WHO 分类中选项 A 为Ⅰ级，细胞呈发丝状，无核分裂象。选项 C 为Ⅳ级，除核分裂象易见外，还可见坏死或内皮细胞增生。选项 D 为Ⅱ级，核分裂象偶见。故正确答案为选项 B。

7. A【解析】脑膜瘤肉眼观，肿瘤与硬膜广泛附着，呈膨胀性生长，球形或分叶状，压迫脑组织，界限清楚，包膜完整。切面多为灰白色，质韧，很少见坏死，有时切面有砂粒感。

8. A【解析】恶性周围神经鞘膜瘤多发生于躯干，肿瘤界限不清，镜下大部分为波浪状的梭形细胞，伴黏液变性，细胞异型性大，核分裂象易见，可伴有骨、软骨、横纹肌。恶性蝾螈瘤是指恶性周围神经鞘膜瘤含横纹肌母细胞分化。恶性纤维组织细胞瘤含有组织细胞、成纤维细胞、纤维细胞及未分化间叶细胞。纤维肉瘤可以有黏液变性，但细胞排列成青鱼骨样。横纹肌肉瘤有黏液间质，但是可见宽胞质的、红染的细胞。

9. E【解析】患者无外伤史，血压正常，经治疗后左侧肢体恢复不佳，推测患者发生脑液化性坏死。

10. B【解析】帕金森病多发生于 50~80 岁，病程缓慢，早期出现静止性震颤、强直和少动，尔后面无表情、步态失衡、起步和止步困难，晚期出现痴呆。该患者的症状符合帕金森病。

11. E【解析】髓母细胞瘤好发于儿童，临床常见表现为共济失调、步态紊乱。患者由于脑脊液循环受阻，颅内压增高，常出现嗜睡、头痛、晨起呕吐。诊断一般通过头颅 CT、磁共振成像等影像学检查可以发现颅内的异常占位，但明确诊断需要依靠病理学检查。

12. B【解析】70%的化脓性脑膜炎发生于儿童，比较常见的致病菌是脑膜炎球菌，其为革兰阴性球菌。

13. B【解析】流行性脑脊髓膜炎好发于儿童和青少年，高热、头痛、呕吐、皮肤瘀斑为本病的特点。

**三、A3/A4 型题**

1. C【解析】神经纤维瘤肉眼观，皮肤或皮下单发性神经纤维瘤呈结节状或息肉状，境界清楚，但无包膜，常不能找到其发源的神经，也可弥漫侵及皮肤和皮下。切面灰白，质实，可见旋涡状纤维，也可呈胶冻状，很少发生出血、囊性变。光镜下，肿瘤组织由增生的施万细胞、神经束膜样细胞和成纤维细胞构成，交织排列，成小束并分散在神经纤维之间，伴大量网状纤维和胶原纤维及疏松的黏液样基质。

2. A【解析】多数神经纤维瘤病例可见散在瘤细胞表达 S-100 蛋白。

3. A【解析】本题选项所述疾病均可发生在小脑，以神经鞘瘤多见，“听力减退近 1 年，2 个月前出现耳鸣、步态不稳”，说明病史较长，出现神经累及症状，因此应该考虑神经鞘瘤。

4. C【解析】瘤细胞呈“十字交叉”样排列是平滑肌瘤的特征性改变，瘤细胞呈“青鱼骨”样排列是纤维肉瘤的特征性改变，瘤细胞围绕血管形成菊形团是室管膜瘤的特征性改变，瘤细胞呈弥漫性排列无特异性。

5. E【解析】在阿尔茨海默病中，可见大脑皮质萎缩，脑回变窄，脑沟增宽，以颞顶、前额叶最明显。嗜银染色显示神经原纤维缠结；刚果红染色示淀粉样变性，常见于基底神经节、丘脑、大脑皮层、海马、杏仁核等部位，由 β 淀粉样蛋白沉积造成。

6. E【解析】阿尔茨海默病主要病理改变为老年斑、神经原纤维缠结、神经细胞颗粒空泡变性和 Hirano 小体形成等。老年斑本质为退变的神经突起围绕中心淀粉样物质，HE 染色呈嗜伊红染色的团块状，中心周围有空晕环绕，外围有不规则嗜银颗粒或丝状物质。

7. C【解析】前臂触痛和麻木感说明肿物与神经有关，肿瘤由梭形细胞组成，部分呈栅栏状排列为神经鞘瘤的特征。

8. A【解析】神经鞘瘤免疫组织化学标志物呈阳性的是 S-100 及 NSE。

9. B【解析】尸检时发现颞叶蛛网膜下腔内约 200ml 积血是导致患者死亡的原因。

10. B【解析】“男性，72 岁，在家附近散步迷失方向未归”说明是老年患者，有认知功能障碍、记忆力减退，这些为阿尔茨海默病的表现。尸检见大脑萎缩，脑重量减轻，皮质变薄，脑室扩大；镜下见神经元减少，神经细胞树突近端棒状嗜酸性包涵体，血管壁淀粉样变性，进一步证实为阿尔茨海默病。

**四、B 型题**

1. E【解析】胶质瘢痕是神经系统损伤后由反应性星形细胞、小胶质细胞及其分泌的细胞外基质组成的。

2. B【解析】乙脑病变严重者，神经细胞可发生核浓缩、溶解、消失，为增生的少突胶质细胞所环绕，如 5 个以上少突胶质细胞环绕一神经元，则称为卫星现象。

3. A【解析】听神经鞘瘤起源于听神经鞘，是典型的神经鞘瘤，为常见的颅内肿瘤之一。

4. E【解析】节细胞神经瘤是一种由相对成熟的节细胞和神经纤维组成的良性肿瘤；好发于后纵隔，也可发生于腹膜后、骶前区，少数病例可发生于颈部、皮肤、膀胱、前列腺、睾丸旁、卵巢、胃肠道等处。

5. B【解析】神经纤维瘤多发生在皮肤或皮下，可单发或多发。

6. A【解析】在 80%狂犬病患者的神经细胞胞质中，可发现一种特异且具诊断价值的嗜酸性包涵体，称为内氏小体。

7. D【解析】阿尔茨海默病光镜下，在海马部位常可见颗粒样空泡变性及大量 Hirano 小体。

8. C【解析】轴突反应又称沃勒（Waller）变性，是中枢或周围神经轴索被离断后，轴突出现的一系列变化。

9. A【解析】神经元由于慢性代谢障碍导致神经元的渐进性变性以至死亡的过程称神经元单纯性萎缩，常见于慢性代谢障碍或遗传性疾病。

10. C【解析】神经元的轴突与胞体发生断裂后，其远端和近端一部分轴突和所属髓鞘逐渐发生断裂、崩解和被吞噬的过程称之为 Waller 变性。这一变化与胞体部分同时发生的中央性尼氏体溶解（逆行性变性）遥相呼应。

11. E【解析】脓肿的病理变化与颅外器官的脓肿相似。急性脓肿发展快，境界不清，可向周围扩展，甚至破入蛛网膜下腔或脑室，引起脑室积脓，可迅速致死。慢性脓肿边缘可形成炎性肉芽肿组织和纤维包膜，境界清楚。脑脓肿周围组织水肿明显，伴有星形细胞增生。

12. A【解析】基底节区是脑梗死的好发部位。脑梗死的常见病因是脑动脉硬化、高血压、高脂血症等因素。

13. D【解析】脑脓肿分为耳源性和非耳源性，绝大多数大脑脓肿都是耳源性的。耳源性脑脓肿多发生于大脑的颞叶，其次是小脑，还有大脑其他的诸叶。

14. E【解析】虫媒病毒性脑炎病变以大脑皮质、基底核和视丘最为严重；小脑皮质、丘脑和脑桥次之；脊髓病变最轻，常仅限于颈段脊髓。

15. B【解析】狂犬病毒感染最常见于海马及小脑浦肯野组织的神经细胞中；亦可见于大脑皮层的锥细胞层、脊髓神经细胞、后角神经节、视网膜神经细胞层、交感神经节等处。

16. D【解析】流行性脑脊髓膜炎是一种细菌感染引起的化脓性炎，病变主要累及脑脊髓膜，脑实质一般不受累，通常不会出现偏瘫。特征性病变为蛛网膜下腔有大量脓性渗出，炎症细胞浸润，脑脊液检查示脓细胞阳性。

17. A【解析】流行性乙型脑炎通常形成神经组织的筛状软化灶，不易出现脑膜刺激症状。

18. D【解析】参见 B 型题第 16 题解析。

19. C【解析】流行性乙型脑炎病变严重时，可发生灶性神经组织的液化性坏死，形成质地疏松、染色较淡的镂空筛网状病灶，称为筛状软化灶，对本病的诊断具有一定的特征性意义。

20. E【解析】神经鞘瘤由恶性神经鞘细胞和神经膜细胞组成，包膜常不完整，大都有瘤细胞浸润。瘤细胞呈梭形，浸润性生长，排列成交织条索状，有时呈羽毛状，偶呈栅栏状或网状结构，伴有出血和坏死灶。瘤细胞核呈卵圆形或梭形，有些为多边形，大小不一，有明显异型，有时见巨核或多核，核分裂象多见。

21. D【解析】多形性胶质母细胞瘤镜下细胞密集，异型性明显，可见怪异的单核或多核瘤巨细胞。

22. C【解析】脑膜瘤呈球形生长，与脑组织边界清楚。瘤体剖面呈致密的灰色或暗红色的组织，有时瘤内含砂粒体。

23. C【解析】老年斑为细胞外结构，直径为 20～150μm，最多见于内嗅区皮质、海马 CA-1 区，其次为额叶和顶叶皮质。

24. B【解析】颗粒空泡变性表现为神经细胞胞质中出现小空泡，内含嗜银颗粒，多见于海马锥体细胞。

25. A【解析】脑内出血最常见的原因为高血压病，也可见于血液病、血管瘤破裂等。

26. C【解析】自发性蛛网膜下腔出血常见原因为先天性球性动脉瘤破裂，好发于基底动脉环的前半部，常呈多发性。

27. E【解析】脑脊液转移是颅内肿瘤常见的转移方式，特别是位于脑室旁、脑池旁的肿瘤发生这种转移的机会更多；颅外转移极少见。

28. B【解析】肺癌脑转移是肿瘤细胞血行转移至脑部并沉淀，在适当的环境下形成的脑转移瘤。

29. C【解析】瘤细胞环绕一个嗜银性纤细的神经纤维中心呈放射状排列，形成典型的菊形团，这对髓母细胞瘤的诊断有一定的意义。

30. D【解析】中枢神经细胞瘤构象较复杂，可有类似少突的蜂窝状结构，可有围血管的假菊形团结构，或流水状结构、Homer-Wright 假菊形团结构。

31. E【解析】髓母细胞瘤（WHO Ⅳ级）发生于小脑，是儿童常见的恶性脑瘤。

32. B【解析】胶质母细胞瘤是星形细胞肿瘤中恶性程度最高的胶质瘤，属于 WHO Ⅳ级。主要累及成人，好发于大脑半球。

33. D【解析】神经鞘瘤在临床上可发生于椎管的各个节段，以颈、胸段略多，多为单发，有完整包膜，常与其所发生的神经根粘连在一起。

34. B【解析】神经纤维瘤无包膜，但界限较清楚，位于真皮和皮下组织内，瘤体主要由神经膜细胞和神经鞘细胞组成，并可见很多增生的神经轴索和丰富的小血管。

35. D【解析】参见 A1 型题第 43 题解析。

36. B【解析】流行性脑脊髓膜炎是由脑膜炎球菌引起的化脓性脑膜炎。

37. C【解析】脑脓肿的致病菌多为葡萄球菌、链球菌等需氧菌。近来，厌氧菌属无芽孢革兰阴性菌、类杆菌等致病菌引起的脑脓肿也常见。

38. A【解析】流行性乙型脑炎是由乙型脑炎病毒感染引起的急性传染病，主要表现为中枢神经系统病变。

39. D【解析】毛细胞型星形细胞瘤的组织学特征是双相型，含有 Rosenthal 纤维和嗜酸性小体成分。

40. C【解析】胶质母细胞瘤是恶性程度最高的星形细胞肿瘤，由分化差的肿瘤性星形细胞构成。镜下胶质母细胞瘤的坏死区有特征性，表现为“假栅栏样”。

41. A【解析】脑膜瘤的病理组织学特征是出现砂粒体。

42. B【解析】髓母细胞瘤镜下特点为细胞排列紧密，体积较小，大小较一致，核大，胞质少，经典型可见菊形团样细胞排列结构。

43. C【解析】阿尔茨海默病是以进行性痴呆为主要临床表现的大脑变性疾病，是老年人群痴呆的主要原因。

44. B【解析】流行性脑脊髓膜炎临床上可表现为发热、头痛、呕吐、皮肤瘀点、脑膜刺激症状等。

45. A【解析】帕金森病患者主要表现为锥体外系症状，如静止性震颤、肌强直、运动迟缓、姿势步态异常。

46. D【解析】脑出血的典型表现就是对侧肢体瘫痪，位于基底的脑出血尤其容易出现对侧肢体偏瘫。

**五、X 型题**

1. ABCD【解析】病原体可通过下列途径入侵中枢神经系统。①血源性感染：脓毒血症，感染性栓子等。②局部扩散：颅骨开放性骨折、乳突炎、中耳炎、鼻窦炎等。③直接感染、创伤或医源性（腰椎穿刺等）感染。④经神经感染，如狂犬病毒可沿周围神经入侵中枢神经，单纯疱疹病毒可沿嗅神经、三叉神经入侵中枢神经而引起感染。

2. ABCD【解析】神经元急性坏死又称红色神经元，为急性缺血、缺氧，感染和中毒等引起的神经元凝固性坏死。形态学表现为神经元核固缩，胞体缩小、变形，胞质尼氏体消失，因其 HE 染色胞质呈深红染，因此称红色神经元，继而出现细胞核溶解消失，残留细胞的轮廓或痕迹称为鬼影细胞。

3. BCDE【解析】小胶质细胞实属单核巨噬细胞系统，并不是真正的胶质细胞，各种损伤均可导致其快速活化。常见的病变有噬神经细胞现象、小胶质细胞结节（有杆状细胞形成）、格子细胞。

4. AD【解析】脑脊液产生过多或吸收障碍常见于脉络丛乳头状瘤、慢性蛛网膜炎等，此类脑积水称为非阻塞性脑积水。

5. ACDE【解析】脑内出血最常见的原因为高血压病，多见于中老年人，选项 A 正确，选项 B 错误。脑出血可以发生在脑实质任何部位，可以单发或多发，但好发于内囊-基底节区，选项 C、选项 E 正确。基底核外侧型出血常引起对侧肢体偏瘫；基底核内侧型出血易破入侧脑室和丘脑，脑脊液常为血性，预后极差，选项 D 正确。

6. ABC【解析】多发性硬化症是最常见的脱髓鞘疾病，多见于中年女性，选项 A 正确，选项 E 错误。临床上病情常发作和缓解交替进行多年，选项 B 正确。病变主要累及白质，形成多灶性斑块，选项 D 错误。镜下，脱髓鞘是本病的主要变化，选项 C 正确。

7. ABCDE【解析】缺氧、创伤、梗死、炎症、肿瘤、中毒等病理过程均可伴发脑水肿。

8. ACD【解析】缺血性脑病是指由于低血压、心搏骤停、失血、低血糖及窒息等原因引起的全脑损伤。常见的缺血性脑病包括层状坏死、海马硬化和边缘带梗死三种类型。

9. BD【解析】脊髓灰质炎和病毒性脑炎会引起血管周围淋巴细胞套袖、神经组织软化灶、小胶质细胞增生及嗜神经现象。

10. ABCD【解析】临床常见的神经变性疾病有帕金森病、肌萎缩侧索硬化、皮克病、阿尔茨海默病等。

11. ABC【解析】脑梗死又称缺血性脑血管病，是一种由于脑血管内发生血栓、栓塞或其他原因导致脑供血不足而引起的疾病。脑梗死包括常见的脑动脉硬化血栓形成性脑梗死和脑栓塞。

12. ACE【解析】病原体可通过颅骨骨折伤口或局部感染灶直接蔓延至脑引起脑脓肿，其中常见的局部感染灶为中耳炎、乳突炎和鼻窦炎。脑脓肿的部位与数目因感染途径不同而异。局部炎症灶直接蔓延所致脑脓肿常为单个，其中耳源性（中耳炎、乳突炎）脑脓肿多见于颞叶或小脑，鼻窦（额窦）炎引起的脑脓肿多见于额叶。血源性感染所致脑脓肿常为多发性，可分布于大脑各部。

13. ABDE【解析】朊蛋白可引起人和动物海绵状脑病，如动物的羊瘙痒病、疯牛病，人的克罗伊茨费尔特-雅各布病、库鲁病等。

14. ABC【解析】流行性脑脊髓膜炎是由脑膜炎球菌引起的急性化脓性脑脊髓膜炎，借飞沫经呼吸道传播，病变主要位于蛛网膜下隙，病变以中性粒细胞渗出为主，属化脓性炎。

15. BD【解析】流行性乙型脑炎可出现神经细胞变性坏死，大脑实质内可有软化灶形成。浸润的炎症细胞以淋巴细胞、单核细胞和浆细胞为主，仅在早期有为数不多的中性粒细胞。炎症细胞浸润多以变性坏死的神经元为中心，或围绕血管周围间隙形成淋巴细胞套。小胶质细胞呈弥漫性或局灶性增生，后者多位于坏死的神经细胞附近或小血管旁，形成小胶质细胞结节。

16. ABDE【解析】病毒感染引起的神经组织病变：①噬神经细胞现象。②围管状浸润。③小胶质细胞增生。④核内或胞质内有包涵体。由于病毒感染会导致神经细胞内部出现许多病理变化，如蛋白质聚集、线粒体异常、溶酶体扩散，因此神经细胞易受到病毒侵害而发生变性、坏死等病变。

17. AC【解析】流行性脑脊髓膜炎是由脑膜炎球菌（革兰阴性菌）感染引起的脑脊髓膜的急性化脓性炎症，选项 A 正确，选项 B 错误。在冬、春季最多见，选项 C 正确，选项 E 错误。患者或带菌者分泌物中的病原菌通过咳嗽、喷嚏，由飞沫经呼吸道传播，选项 D 错误。

18. ABCDE【解析】急性化脓性脑膜炎常有下列神经系统表现：颅内压增高症状、脑膜刺激症状、颅神经麻痹。脑脊液的变化为压力升高，混浊不清，含大量脓细胞，蛋白增多，糖减少，经涂片和培养检查可找到病原体。

19. ACD【解析】颅内压增高的典型表现为头痛、呕吐、视神经乳头水肿，即颅内压增高三联征。

20. AD【解析】神经纤维瘤多发生在皮肤和皮下组织，选项 A 正确。皮肤或皮下单发性神经纤维瘤呈结节状或息肉状，境界清楚，但无包膜，选项 C 错误。神经纤维瘤和神经鞘瘤均可发生恶变，但较多见于神经纤维瘤，神经纤维瘤病有较高的恶变倾向，选项 D 正确。神经鞘瘤多呈圆形或分叶状，界限清楚，包膜完整，选项 E 错误。神经鞘瘤大多数能手术根治，极少数与脑干或脊髓等紧密粘连未能完全切除者可复发，复发肿瘤仍属良性，选项 B 错误。

21. BCE【解析】胶质母细胞瘤组织学改变类似间变性星形细胞瘤，出血、坏死明显，肿瘤细胞可围绕坏死灶周围呈栅栏状排列，是区别于间变性星形细胞瘤的主要特征。

22. ABCE【解析】少突胶质细胞瘤肉眼观，肿瘤呈浸润性生长，多呈球形，灰红色，质软，凝胶状，出血、囊性变和钙化较为常见。

23. ABCD【解析】室管膜瘤患者以儿童和青少年居多，选项 A 正确，选项 E 错误。室管膜瘤可发生于脑室系统任何部位，尤以第四脑室最为常见，选项 B 正确。室管膜瘤生长缓慢，可存活 8~10 年，选项 D 正确。最具特征的组织学变化为瘤细胞围绕空腔呈腺管状排列形成室管膜菊形团，或围绕血管排列形成假菊形团，选项 C 正确。

24. AB【解析】髓母细胞瘤肉眼观察：瘤组织呈鱼肉状，灰红色。光镜下：瘤组织弥漫分布，瘤细胞小，呈圆形、卵圆形，细胞质少，细胞核深染，可见数量不等的病理性核分裂象。部分瘤细胞排列成菊形团结构，具有一定的诊断意义。间质中可见少量增生的纤细纤维及血管。免疫组织化学 Syn、CgA 阳性，CFAP 可阳性。

25. BCD【解析】脑膜瘤肉眼观察：肿瘤大小差异很大，与肿瘤发生部位有一定关系。肿瘤常与硬膜广泛附着，但呈膨胀性生长，球形或分叶状，压迫脑组织，界限清楚，易与脑组织分离。切面多为灰白色，质韧，很少坏死；有时切面有砂粒感，是砂粒体型脑膜瘤的特点。

26. ABCE【解析】颅内转移瘤的原发病以肺癌为最常见，可为单发或多发性，呈结节状或弥散型，选项 A、选项 B 正确。颅内肿瘤大部分是外周肿瘤经血行转移的结果，少数邻近部位的肿瘤可直接蔓延至颅内，选项 D 错误。多数转移瘤结节边界清楚，呈现“推进”的边缘，其周围脑组织可有水肿，伴淋巴细胞及巨噬细胞浸润，选项 C、选项 E 正确。

27. ABDE【解析】中央性尼氏体溶解常由病毒感染、缺氧、维生素 B 缺乏、轴突损伤等引起；表现为神经元肿胀变圆，核偏位，核仁增大，胞质中央尼氏体崩解，进而溶解消失，或仅在细胞周边区有少量残留，胞质呈苍白均质状。早期病变可逆，但若病因长期存在，可致神经元死亡。

28. ABCD【解析】节细胞神经瘤又称神经节细胞瘤，是起源于交感神经节细胞的较少见良性肿瘤，由分化成熟神经节细胞和神经纤维构成，选项 A、选项 C 正确。选项 B 中的"纤维组织" 通常是指神经纤维、胶质细胞和纤维细胞等组成的间质，选项 D 中的" 节细胞"指神经元细胞体周围的特殊结构，该结构也是节细胞神经瘤的重要组成部分。

29. BCDE【解析】髓母细胞瘤是发生于小脑的恶性侵袭性胚胎性肿瘤，常见于儿童，选项 A 错误，选项 C 正确。光镜下，瘤组织弥漫分布，瘤细胞小，呈圆形、卵圆形，细胞质少，细胞核深染，可见数量不等的病理性核分裂象，选项 B 正确。部分瘤细胞排列成菊形团结构，选项 E 正确。本瘤易通过脑脊液播散，恶性程度高，预后差，选项 D 正确。

30. ABE【解析】神经元变性的基本病变包括尼氏体溶解、噬神经细胞现象、神经元嗜酸性变。

31. ACDE【解析】节细胞神经瘤是一种良性肿瘤，一般临床症状不明显，选项 C 正确。节细胞神经瘤可发生于任何年龄，以成人为多，神经母细胞瘤通常多见于儿童，选项 A 正确。大体呈质软肿块，包膜完整，切面灰白色，部分有黏液样变或有囊性变，选项 B 错误，选项 E 正确。镜下，由成熟的瘤性神经节细胞和神经纤维组成，纤维组织也参与其内，选项 D 正确。

32. ABCD【解析】除选项 E 外，其余选项均为肿瘤且都属于小圆细胞恶性肿瘤，在临床上需要用免疫组织化学染色进行诊断和鉴别诊断。

33. ABCE【解析】神经鞘瘤易出现水肿、出血及囊性变，但无坏死，一般来讲坏死是恶性的特征。

34. ABCE【解析】引起脑疝的原因可以是脑梗死，脑出血、脑肿瘤、脑膜炎及脑积水，这些疾病均可能严重占用颅腔的空间，挤压脑组织形成脑疝。

35. ABCD【解析】神经胶质细胞主要分为星形细胞、少突胶质细胞、小胶质细胞、室管膜细胞、脉络丛上皮细胞等。

36. ABCE【解析】髓母细胞瘤是发生于小脑的恶性侵袭性胚胎性肿瘤，多数患者年龄小于 15 岁，男性较多。肿瘤的发生是小脑外颗粒层的原始细胞残留或异位所致，因此肿瘤常位于小脑蚓部，并突入第四脑室。

37. ACDE【解析】脑梗死一般为缺血性梗死，最常见的原因是脑动脉粥样硬化伴血栓形成，较易发生缺血再灌注损伤。肉眼观，梗死区灰质暗淡，灰质、白质界限不清。

38. ABCDE【解析】神经元的基本病变包括神经元急性坏死（红色神经元）、单纯性神经元萎缩、中央性尼氏体溶解、包涵体形成、神经原纤维变性。

39. ABE【解析】中枢神经系统疾病最常见且重要的并发症为颅内压增高、脑水肿和脑积水。三者常合并发生，互为因果，后果严重，可导致死亡。

40. ABCD【解析】脑水肿肉眼观，脑体积和重量增加，脑回宽而扁平，脑沟浅而窄，白质水肿明显，脑室缩小，严重的脑水肿伴常有脑疝形成。光镜下，血管源性脑水肿时，脑组织疏松，细胞和血管周围间隙变大，有大量液体积聚。细胞毒性脑水肿时，神经元、神经胶质细胞及血管内皮细胞的体积增大，胞质淡染，而细胞外和血管周间隙扩大不明显。

41. BCDE【解析】流行性脑脊髓膜炎临床上主要表现为发热、头痛、呕吐、皮肤瘀点和瘀斑、脑膜刺激症状等，严重者可发生中毒性休克。

42. ABCDE【解析】流行性乙型脑炎的主要病理改变如下。①神经细胞变性、坏死：轻者出现核偏位，尼氏体消失，重者发生坏死。在变性、坏死的神经细胞周围，常有增生的少突胶质细胞围绕，称为神经细胞卫星现象；小胶质细胞及中性粒细胞侵入变性、坏死的神经细胞内，称为噬神经细胞现象。②软化灶形成：神经组织发生局灶性坏死液化，形成质地疏松、染色较浅的筛网状病灶，称为软化灶。③脑血管改变：脑实质血管充血，血管周围间隙增宽，以淋巴细胞为主的炎症细胞常围绕血管呈袖套状浸润，称为淋巴细胞套。④胶质细胞增生：呈弥漫性或灶性分布，如增生的小胶质细胞聚积成群则形成小胶质细胞结节。

43. ABCE【解析】帕金森病临床主要表现为震颤、肌强直、运动减少和姿势步态异常等，晚期可以出现痴呆的表现。特征性的肉眼改变是黑质和蓝斑脱色。光镜下，该出的神经黑色素细胞丧失，残留的神经细胞中有特征性的路易体形成。

# 第十九章　眼耳鼻咽喉疾病

## 一　A1 型题

1. 睑板腺囊肿属于
   A. 慢性肉芽肿性炎症
   B. 肿瘤
   C. 寄生虫病
   D. 急性化脓性炎症
   E. 慢性化脓性炎症
2. 交感性眼炎指的是人眼发生穿通伤后，双眼相继出现的
   A. 非坏死性肉芽肿性葡萄膜炎
   B. 急性前房积脓性葡萄膜炎
   C. 急性渗出性葡萄膜炎
   D. 慢性非肉芽肿性炎
   E. 急性虹膜睫状体炎
3. 下列关于慢性扁桃体炎的叙述，正确的是
   A. 属于慢性肉芽肿性炎症
   B. 是反复发作的急性扁桃体炎的慢性炎症状态
   C. 病毒引起多见
   D. 常常累及中老年人
   E. 男性患者明显多于女性患者
4. 慢性扁桃体炎时，固有膜可见到的病变是
   A. 血管未见变化
   B. 滤泡间淋巴细胞明显增生且异型性明显
   C. 间质缺少纤维组织
   D. 淋巴滤泡生发中心消失
   E. 少数病例有软骨化生和骨化生
5. 下列眼眶肿瘤中，在儿童期可出现早期视神经萎缩的是
   A. 皮样囊肿
   B. 海绵状血管瘤
   C. 视神经胶质瘤
   D. 眼眶炎性假瘤
   E. 海绵状淋巴管瘤
6. 下列关于眼眶炎性假瘤的说法，错误的是
   A. 炎性假瘤为一种特异性肉芽肿性炎
   B. 大多认为是一种免疫反应性疾病
   C. 结缔组织可发生玻璃样变性
   D. 浸润的炎症细胞多为淋巴细胞、浆细胞和单核细胞
   E. 肌组织可有变性、坏死和断裂

7. 下列关于耵聍腺瘤的叙述，错误的是
A. 瘤细胞无异型性，呈腺管状及腺泡状结构
B. 腺样结构由双层上皮组成
C. 间质少量纤维组织
D. 实体和腺样结构的细胞角蛋白（CK）、S-100 和肌动蛋白（actin）染色阴性，波形蛋白（vimentin）染色阳性
E. 实体结构的细胞立方状，核小而圆，胞质丰富，染色质致密
8. 下列关于中耳胆脂瘤的叙述，正确的是
A. 来源于皮肤变异的汗腺
B. 腺样结构被覆双层上皮
C. 组织呈腺囊状或腺泡状
D. 胆脂瘤内上皮具有进行性生长和侵袭、破坏局部骨组织的能力
E. 一般不见炎症、异物巨细胞和异物肉芽肿
9. 睑板腺囊肿（霰粒肿）属于
A. 慢性肉芽肿性炎症
B. 肿瘤
C. 寄生虫病
D. 急性化脓性炎症
E. 慢性化脓性炎症
10. 下列关于米库利奇病的说法，错误的是
A. 非独立的疾病，而是多种疾病的共同表现
B. 其病变可能与机体免疫缺陷有关
C. 组织改变有淋巴细胞浸润、导管上皮和肌上皮增生
D. 单侧无痛性泪腺肿大
E. 涎腺和腮腺肿大，通常伴有淋巴结及肝、脾大
11. 下列选项中，不属于鼻息肉类型的是
A. 肉芽肿型
B. 腺体型
C. 水肿型
D. 血管型
E. 纤维型
12. 下列关于鼻息肉的叙述，正确的是
A. 鼻息肉是由鼻黏膜形成的良性肿瘤
B. 在临床上常常出现鼻塞、鼻涕带血
C. 肿物表面被覆复层增生鳞状上皮，有时鳞状上皮明显角化
D. 肿物呈息肉或海蜇头样分叶状，切面可见迂回曲折的白色条纹
E. 间质水肿，有不同程度慢性炎症细胞浸润，有时嗜酸性粒细胞较多
13. 鼻咽部上皮性恶性肿瘤中最多见的组织学类型是

A. 未分化型非角化型癌
B. 鼻咽涎腺型腺癌
C. 鼻咽普通型腺癌
D. 角化型鳞状细胞癌
E. 腺鳞癌

14. 声带息肉分型不包括
A. 水肿型
B. 血管型
C. 炎症型
D. 纤维型
E. 囊肿型

15. 鼻腔最常见的恶性肿瘤是
A. 鳞状细胞癌
B. 腺癌
C. 腺样囊性癌
D. 黏液表皮样癌
E. 神经内分泌癌

16. 下列病变中，不会由血栓形成引起的是
A. 脑梗死
B. 肠坏疽
C. 下肢水肿
D. 慢性扁桃体炎
E. 槟榔肝

17. 鼻咽癌一般不侵犯的部位是
A. 眼眶
B. 鼻腔
C. 颅内
D. 中耳
E. 口腔

## 二、A2 型题

1. 患儿，男，2 岁。家长发现患儿瞳孔区呈现“猫眼样反光”，视网膜检查见圆形或椭圆形边界不清的黄白色隆起的肿块，肿块摘除术后活检。瘤细胞小圆形，裸核，深染，圆形，核分裂象多见。部分区可见菊形团结构。其最正确的诊断是
A. 视网膜母细胞瘤
B. 视网膜胶质瘤
C. 外层渗出性视网膜病变
D. 转移性眼内炎
E. 先天性视网膜发育不全

2. 患者，男性，19 岁。鼻塞、鼻出血，鼻腔镜检查可见一鲜红圆形肿物凸向鼻腔，大小约 2.0cm×1.0cm×0.5cm，表面光滑，活检结果如下图所示。则该患者最可能诊断为
A. 鼻息肉
B. 鼻腔纤维肉瘤
C. 鼻腔内翻性乳头状瘤
D. 鼻腔淋巴瘤
E. 鼻腔血管纤维瘤

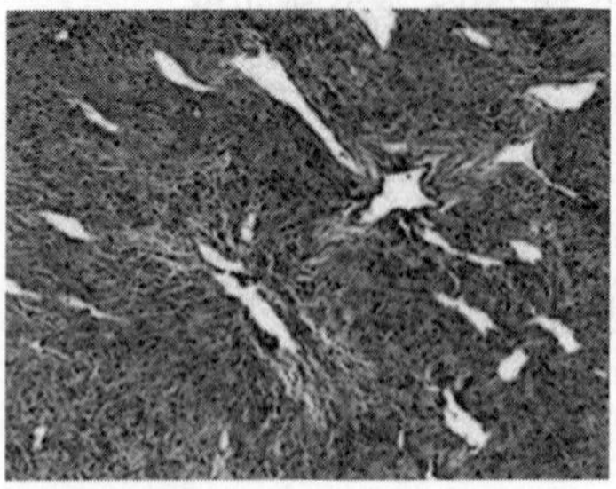
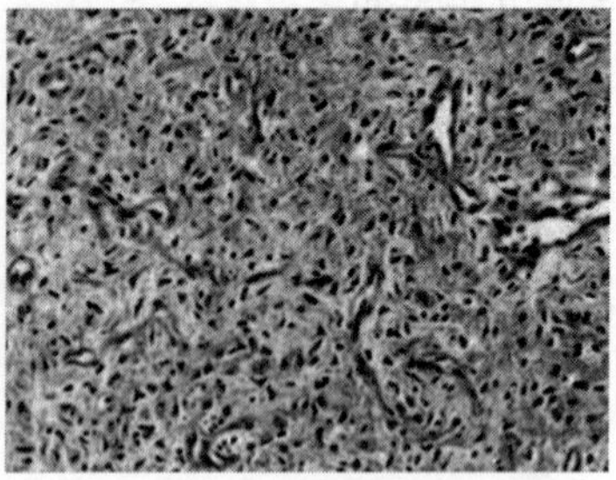

## 三 A3/A4 型题

（1、2题共用题干）

患者，男性，60岁。患者自述发病前2个月起觉左眼颞上方有黑影遮挡，近几天患者因左眼骤发性疼痛伴不能视物入院就诊。行左眼B超检查，可见左眼球内占位性病变，肿物头部有一细颈与附于眼壁的瘤体相连。术后病理学检查：肿瘤由梭形细胞组成，血管丰富，含黑色素不一，可见出血及坏死。

1. 该患者最可能的病理诊断是

A. 脉络膜血管瘤　　B. 脉络膜骨瘤

C. 脉络膜转移瘤　　D. 脉络膜恶性黑色素瘤

E. 以上均不是

2. 成人最常见的眼内恶性肿瘤是

A. 海绵状血管瘤　　B. 视网膜母细胞瘤

C. 脉络膜恶性黑色素瘤　　D. 横纹肌肉瘤

E. 视盘血管瘤

（3、4题共用题干）

患者，女性，27岁。持续性鼻塞、闭塞性鼻音、睡眠时打鼾，鼻腔镜检查见多个表面光滑、淡红色的半透明肿物堵塞鼻腔。

3. 手术摘除肿物后镜检，结果如下图所示，则该患者最可能的诊断为

A. 鼻腔恶性肿瘤　　B. 鼻咽血管纤维瘤

C. 鼻息肉　　D. 鼻腔内翻性乳头状瘤

E. 脑膜脑膨出

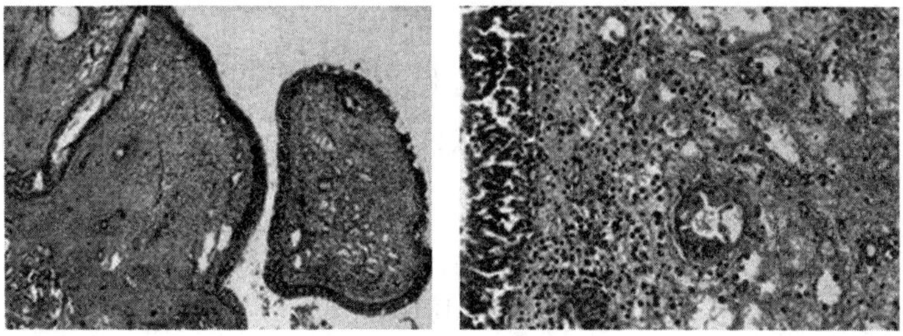

4. 下列关于该病的叙述，错误的是
   A. 增生的组织表面被覆假复层纤毛柱状上皮，可鳞状化生
   B. 部分上皮可出现重度异型
   C. 有时可见多量嗜酸性粒细胞浸润
   D. 间质中数量不等的慢性炎症细胞浸润
   E. 间质中肉芽组织增生、淤血、水肿

（5~7 题共用题干）

患者，男性，63 岁。吸烟史 30 年，6 年前因声音嘶哑就诊，经医院检查发现喉部一分支的乳头状肿物，手术取出。病理学检查可见乳头基底膜完整，局部鳞状上皮细胞呈乳头状增生，细胞层次多，无异型性，乳头中心为含血管的纤维结缔组织，乳头基底膜完整。近 2 个月，患者再次出现声音嘶哑并且伴有疼痛，喉镜检查发现假声带以上有一隆起肿物，表面糜烂，呈乳头状分支。肿物切除后行病理学检查：局部上皮细胞异型增生，并突破基底膜，在间质内有数个鳞状细胞巢团，细胞有异型性，巢团内多有角化物，可见病理性核分裂象。

5. 该患者 6 年前喉部肿物是
   A. 原位癌　　B. 乳头状瘤
   C. 声带息肉　　D. 疣状癌
   E. 高分化鳞状细胞癌
6. 该患者目前的病理诊断应是
   A. 原位癌　　B. 疣状癌
   C. 乳头状瘤复发　　D. 高分化鳞状细胞癌
   E. 低分化鳞状细胞癌
7. 上述肿瘤分型应是
   A. 声门上型　　B. 声门型
   C. 糜烂型　　D. 声门下型
   E. 跨声门型

（8~10 题共用题干）

患者，男性，68 岁。5 个月前左颈部淋巴结肿大，经过抗感染治疗未见好转。近 20 天鼻涕带血、鼻塞、耳鸣、耳聋。鼻镜检查见左侧鼻咽顶部糜烂，取材后活检，镜下见瘤细胞界限不清，细胞核大、圆或卵圆形呈空泡状，且核仁明显；癌细胞间和间质见淋巴细胞浸润。

8. 肿瘤大体分型应为
   A. 溃疡型
   B. 菜花型
   C. 结节型
   D. 黏膜隆起型
   E. 糜烂型
9. 镜下组织学应当诊断为
   A. 未分化型非角化型癌
   B. 混合型非角化型癌
   C. 分化型非角化型癌
   D. 普通型角化型鳞状细胞癌
   E. 变异性角化型鳞状细胞癌
10. 肿瘤最先扩散部位是
    A. 经咽鼓管口侵犯中耳
    B. 向上经破裂孔或破坏颅底骨组织侵犯颅内
    C. 向前经后鼻孔侵犯鼻腔、鼻窦
    D. 经眶下裂侵犯眼眶
    E. 颈淋巴结转移

## 四 B 型题

（1~3 题共用备选答案）

A. 鼻息肉
B. 鼻内翻性乳头状瘤
C. 鼻硬结病
D. 韦格纳（Wegener）肉芽肿
E. 鼻腔鳞状细胞癌

1. 镜下见黏膜被覆上皮增生，呈实心团或窦道样长入黏膜间质内，细胞分化好，基底膜完整，应当考虑为
2. 呼吸道黏膜间质内坏死性血管炎，较多炎症细胞浸润，散在多核巨细胞，应当考虑为
3. 慢性肉芽肿性炎症，典型病变有大量泡沫细胞，拉塞尔小体和慢性炎症细胞浸润，应当考虑为

## 五 X 型题

1. 下列关于 Coats 病的说法，正确的是
   A. 又称外层渗出性视网膜病变
   B. 尽管成人可受累，但本病是一种多见于儿童的疾病

C. 属于常染色体显性遗传

D. 男女比例约 7：1

E. 4 岁以前发病者，常表现为急性病程

2. 视网膜母细胞瘤的镜下改变，包括

A. 类似光感受器的结构

B. 肿瘤细胞呈菊花团排列

C. 肿瘤细胞呈假菊花团排列

D. 钙化和坏死

E. 肿瘤细胞呈筛样结构排列

3. 下列关于鼻腔内翻性乳头状瘤病变的叙述，正确的是

A. 肿瘤呈息肉样，白色或淡红色

B. 切面可见迂回曲折的白色条纹

C. 鼻腔黏膜被覆上皮增生，呈实心团块或窦道样长入黏膜间质内

D. 瘤细胞分化较差，核分裂象常见

E. 瘤巢基底膜完整

4. 下列关于鼻硬结病的叙述，错误的是

A. 鼻组织的病变是全身胶原病的局部表现

B. 病变的特征为胶原纤维的黏液变性和纤维素样坏死

C. 黏膜表面上皮坏死或柱状上皮增生

D. 进展期可有大量泡沫细胞、拉塞尔小体和慢性炎症细胞浸润

E. 早期间质血管扩张、淤血，多量中性粒细胞浸润

5. 下列关于儿童咽部乳头状瘤的叙述，错误的是

A. 常为单发

B. 基底窄，不影响喉腔

C. 常常发生于声带，声带活动不受限

D. 手术切除后易复发

E. 容易恶变

6. 下列关于成人型咽部乳头状瘤的叙述，错误的是

A. 常常为多发

B. 其表面呈乳头状肿物，基底部浸润性生长

C. 常常发生于声带

D. 瘤组织侵入组织内，声带活动受限

E. 核分裂象多见

7. 下列关于嗅母细胞瘤的叙述，错误的是

A. 主要来源于鼻腔、鼻窦嗅上皮的恶性神经外胚层肿瘤

B. 其发病部位最常见的是下鼻甲和下鼻道

C. 间质有多量大小不一血管，大血管壁缺乏平滑肌

D. 瘤细胞呈胶质细胞原纤维酸性蛋白（GFAP）阳性，神经纤维蛋白（NF）和突触素（Syn）阴性

E. 大圆形细胞散在分布，肉瘤样结构

8. 下列关于喉的淀粉样变性的叙述，正确的是
   A. 通常好发于声带和室带
   B. 肉眼表现为瘤样结节型、弥漫浸润型
   C. 刚果红或甲紫染色呈红色
   D. 在小血管、黏膜腺体基底膜和纤维组织处，有形状不规则、淡红色、毛玻璃样无结构物质沉积
   E. 黏膜上皮多呈乳头状瘤样增生
9. 下列关于鼻息肉的叙述，正确的是
   A. 鼻息肉是由黏膜慢性炎症和变态反应引起
   B. 肉眼观苍白，半透明，常有蒂
   C. 巨大鼻息肉称“蛙形鼻”
   D. 不形成潴留囊肿
   E. 间质水肿
10. 下列关于 Wegener 肉芽肿的叙述，错误的是
   A. Wegener 肉芽肿好发部位是喉和气管
   B. 特征性病变是坏死性肉芽肿和小血管炎
   C. 由坏死组织、上皮样细胞及多核巨细胞形成肉芽肿
   D. 黏膜表面由完整的假复层柱状上皮覆盖，间质疏松水肿
   E. 肺和肾等脏器不受累
11. 下列关于鼻咽纤维血管瘤病变的叙述，正确的是
   A. 主要由纤维组织与血管构成
   B. 血管大小不一，大的静脉血管缺乏弹力纤维
   C. 纤维组织成分是成纤维细胞、纤维细胞和胶原纤维
   D. 免疫组织化学染色示雄激素受体阴性
   E. 纤维组织常不成束，纵横交错排列
12. 下列关于慢性扁桃体炎病变的叙述，错误的是
   A. 表面被覆假复层柱状上皮增生
   B. 隐窝内一般未受炎症累及
   C. 固有膜组织内无纤维组织增生与软骨化生
   D. 黏膜上皮层无中性粒细胞、淋巴细胞和浆细胞浸润
   E. 固有膜淋巴滤泡增生，生发中心明显

# 参考答案与解析

## 一、A1 型题

1. A【解析】睑板腺囊肿是一种睑板腺的慢性肉芽肿性炎症，是在睑板腺排出管的管道上阻塞和脂性分泌物潴留的基础上形成的。病灶中央为脂质空泡，围以上皮样细胞团、异物巨细胞、淋巴细胞和浆细胞。

2. A【解析】交感性眼炎通常被认为是眼发生穿通伤或眼内手术后引起的双眼非坏死性肉芽性葡萄膜炎。

3. B【解析】慢性扁桃体炎非常容易复发，机体抵抗力下降时就会表现为急性发作状态，出现高热、剧烈咽痛、吞咽困难、全身乏力等症状。

4. E【解析】慢性扁桃体炎时，淋巴组织往往萎缩甚至消失，隐窝常因出口阻塞而呈囊状扩张，囊内也可见炎性渗出物，在增生的结缔组织中有时可见软骨或骨化生。

5. C【解析】视神经胶质瘤是儿童期最重要的眼眶肿瘤。该瘤虽属良性到低度恶性肿瘤，并且发展缓慢，但可因肿瘤部位出现原发性视神经萎缩、视神经乳头水肿，伴有明显渗出、出血、静脉怒张改变。

6. A【解析】眼眶炎性假瘤为一种眶内非特异肉芽肿性慢性炎症，选项 A 错误，其余选项均正确。

7. D【解析】耵聍腺瘤腺样结构由双层上皮构成，腺上皮为柱状（CK7 阳性），有明显肌上皮（P63 及 CK5/6 阳性）。

8. D【解析】中耳胆脂瘤是指中耳或乳突内聚集的脱落角化上皮，是一种囊性结构，并非真正的肿瘤，也不含胆固醇物质。中耳胆脂瘤通常为单侧，分为先天性和获得性两类。先天性胆脂瘤源于胚胎发育过程中迷离的上皮原基；好发于颅底颞骨和颅内。获得性胆脂瘤可能的来源如下。①鳞状上皮的移入：鼓膜穿孔时，穿孔边缘的鳞状上皮或外耳道皮肤的鳞状上皮经穿孔处移入中耳后形成。②鳞状上皮的种植：颞骨手术或骨折时，鳞状上皮植入后形成。因此，选项 A 错误。胆脂瘤内鳞状上皮具有进行性生长和侵袭、破坏局部骨组织的能力，可能与某种免疫机制有关，选项 D 正确。胆脂瘤的囊壁内被覆有上皮组织，但并不包含腺样结构，选项 B 错误。胆脂瘤组织主要由覆盖上皮和充满胆固醇晶体的结构组成，可以呈囊袋状或散在分布的形态，也可能出现腺囊状结构，选项 C 错误。与其他类型的中耳肿瘤相比，中耳胆脂瘤较少伴有炎症、异物巨细胞、异物肉芽肿等病理改变，但并非从不伴随这些病理改变，选项 E 错误。

9. A【解析】参见 A1 型题第 1 题解析。

10. D【解析】米库利奇病是涎腺、泪腺受累的自身免疫病，以淋巴细胞浸润并取代腺泡为特征，临床表现为双侧无痛性泪腺肿大。

11. A【解析】息肉是在致炎因子的长期刺激下，局部黏膜上皮、腺体和肉芽组织增生形成突起于黏膜表面的肿块。鼻息肉属于一般的慢性炎症，其病因为慢性炎症和/或变态反应。鼻息肉的类型有水肿型、腺体型、血管型、纤维型、无肉芽肿型。巨大的鼻息肉可致鼻隆起，称为“蛙形鼻”。

12. E【解析】鼻息肉由高度水肿的鼻黏膜构成，本质上来说是一种黏膜炎症，是炎性病变，并不是真正肿瘤。临床表现为鼻塞、大量脓涕或黏液涕。肉眼观察：鼻息肉呈粉红色，表面光滑湿润，触之相当柔软，颇似剥皮葡萄状或鲜荔枝肉状，其切面可见扩张的囊腔，腔内积有粉冻状或灰白色的黏液性分泌物。组织病理学观察结果：HE 染色时可见鼻息肉组织被覆含杯状细胞的假复层柱状纤毛上皮，部分鳞状上皮化生，腺体增生、间质明显水肿，并有不同程度的炎症细胞浸润。其中，鼻息肉病和鼻息肉组织中存在着多量的嗜酸性粒细胞的浸润，明显高于下鼻甲组织。

13. A【解析】WHO 关于鼻咽癌定义：发生在鼻咽部，在光镜和超微结构中被证实具有鳞状上皮分化。鼻咽癌包括鳞状细胞癌、非角化性癌（分化型或未分化型）和基底样鳞状细胞癌。鼻咽癌占鼻咽肿瘤的绝大多数（可达 92%），在高发区 90%左右鼻咽癌是鼻咽型未分化癌（未分化型非角化性癌）。

14. C【解析】声带息肉与喉慢性炎症、发音不当、吸入刺激性物质等有关，好发于声带前、中 1/3 交界处边缘，常有带或基部较宽。声带息肉可分为四种类型，即血管型、水肿型、纤维型和囊肿型。

15. A【解析】鼻腔和鼻窦的恶性肿瘤中，癌多于肉瘤。癌以鳞状细胞癌最多见，其次为淋巴上皮癌、移行上皮癌、腺癌、基底细胞癌、乳头状癌、腺样囊性癌等。肉瘤中以淋巴瘤最常见。

16. D【解析】慢性扁桃体炎多由急性扁桃体炎反复发作，使扁桃体隐窝（扁桃体本身是淋巴器官，其表面凸凹不平，其凹陷的地方称为隐窝）内炎性渗出物聚集，引流不畅导致。

17. E【解析】鼻咽癌是咽部最常见的恶性肿瘤，占其总数的 90%左右，为耳鼻咽喉恶性肿瘤之冠。肿瘤可直接蔓延至颅内、中耳、鼻腔、眼眶等处。

**二、A2 型题**

1. A【解析】视网膜母细胞瘤是婴幼儿期限内最常见的恶性肿瘤。镜下肿瘤由小圆形细胞组成，可见 F-W 菊形团，由核位于周边细胞质向腔内伸出的数个及十数个肿瘤细胞围成，中心有空腔，呈整齐的花环状，为视网膜母细胞特征性的形态结构，电镜下菊形团的中心腔内可见刷状突起，酷似视细胞花状饰的扇状突出的超微结构，提示视网膜母细胞瘤与视细胞同源。此外还可见 H-W 菊形团。

2. E【解析】鼻咽血管纤维瘤常发生于 16~25 岁男性青年，主要症状为鼻塞、反复出血。鼻咽镜检查可见鼻咽部圆形或分叶状红色肿瘤，表面光滑而富有血管，瘤体侵入后鼻孔-鼻腔可引起外鼻畸形或软腭下塌。

**三、A3/A4 型题**

1. D【解析】脉络膜恶性黑色素瘤典型临床表现为眼前出现黑影、视力减退、视野缺损、视物变形、视觉改变等。根据临床症状和超声检查结果，该患者最有可能诊断为脉络膜恶性黑色素瘤。

2. C【解析】脉络膜恶性黑色素瘤是成人最多见的眼内恶性肿瘤，常侵犯单眼，早期可出现视力改变和视网膜脱离。

3. C【解析】鼻息肉是常见的非肿瘤性病变，表面被覆呼吸道纤毛上皮，间质水肿，其中可见数量不等的炎症细胞浸润。

4. B【解析】鼻息肉不会发生癌变。鼻息肉的生长时间过长可能会导致上皮的改变，比如可出现乳突样改变、乳突状上皮增生。

5. B【解析】喉乳头状瘤又称喉鳞状细胞乳头状瘤。喉乳头状瘤传统上分幼年型和成人型。基本病变为增生的鳞状上皮形成单个或分支状乳头，呈外生性生长；上皮层次分明，表层过度角化和角化不全，基底膜完整；乳头中心为纤维结缔组织。

6. D【解析】成人型喉乳头状瘤常发生于声带，因病变表浅，声带活动不受限，可恶变（癌变率一般为 3%，可高达 30%）。此次检查见乳头上皮基底膜消失，间质有数个鳞状细胞巢团，巢团内多有角化物，表明是高分化的鳞状细胞浸润性癌。

7. A【解析】喉癌临床分四型，即声门型（肿瘤起源于真声带，占全部喉癌的 60%~65%）、声门上型（包括发生于假声带、喉室及在喉气囊肿基础上发生的癌，还包括会厌的喉面和舌面，占全部喉癌的 30%~35%）、声门下型（不足全部喉癌的 5%，包括真声带肿瘤向下蔓延超过 1cm 和完全局限于声门下区的肿瘤）和跨声门型（肿瘤跨越喉室，不足全部喉癌的 5%）。

8. E【解析】鼻咽癌肉眼观察将其病变分为结节型、菜花型、糜烂型、黏膜隆起型、溃疡型、浸润型（以内生浸润为主，外观无明显变化）。本例鼻咽癌主要表现为糜烂，因此属糜烂型。

9. A【解析】非角化性癌对放射治疗敏感，曾用名为淋巴上皮癌、大圆形细胞癌、泡状核细胞癌。镜下见瘤细胞界限不清楚；核大，圆或卵圆形，呈空泡状；核仁明显。癌细胞间和间质见淋巴细胞浸润，间质也可见淀粉样物质。

10. E【解析】鼻咽癌扩展途径：①直接蔓延，向前、向上、经耳咽管、经眶下裂侵犯周围组织。②淋巴道转移，最主要和最常见的是颈部淋巴结转移。鼻咽腔淋巴管丰富，鼻咽癌常于早期发生颈淋巴结转移。50%以上的鼻咽癌患者因颈部淋巴结转移癌所致肿物就诊。淋巴结转移癌常为首发病症，鼻咽癌处于亚临床状态（原发灶很小或仅为黏膜下浸润而无相应临床症状）时便可发生颈部淋巴结转移。③晚期可发生血行转移。

## 四、B 型题

1. B【解析】鼻内翻性乳头状瘤的镜下特点为黏膜被覆上皮增生，并呈实心团或窦道样长入黏膜间质内，细胞分化好，基底膜完整。

2. D【解析】Wegener 肉芽肿为呼吸道黏膜间质内坏死性血管炎，较多炎症细胞浸润，散在多核巨细胞。

3. C【解析】硬结病的特点为慢性肉芽肿性炎症，典型病变有大量泡沫细胞、拉塞尔小体和慢性炎症细胞浸润。

## 五、X 型题

1. ABDE【解析】Coats 病病因不明，可能与炎症或先天性小血管畸形有关，选项 C 错误。

2. ABCD【解析】视网膜母细胞瘤光镜检查：较多见肿瘤坏死，坏死区内常可见到钙化灶。血管壁上常可见到嗜碱物质沉着，一般认为是死亡的肿瘤细胞释放出来的 DNA。视网膜母细胞瘤可分为以下类型。①未分化型：瘤细胞排列不规则；细胞形态差异很大，可为圆形、椭圆形、多角形或不规则形；胞质少，核大而深染，核分裂象多见，恶性程度较高。由于肿瘤生长迅速，血液供应不足，远离血管处的瘤组织可大片坏死，而围绕血管外围的存活瘤细胞可呈珊瑚样或指套样排列，称为假菊花团排列。②分化型：又称神经上皮型，由方形或低柱状瘤细胞构成，细胞围绕中央腔呈环形排列，称菊花团排列。其中央腔内的“膜”为酸性黏多糖物质。胞核较小，位于远离中央腔一端，有一个核仁。胞质较多，主要细胞器为线粒体、微管、粗面内质网、高尔基器等。此型分化程度较高，恶性程度较低，但对放射线不敏感。其他还有一些病例瘤细胞分化程度更高，已有类似光感受器的结构，恶性程度最低。瘤细胞簇集似莲花型，又称感光器分化型，最近称此型为视网膜细胞瘤，以别于一般的视网膜母细胞。

3. ABCE【解析】鼻腔内翻性乳头状瘤是鼻腔常见的良性肿瘤之一，为良性上皮源性肿瘤，被覆分化良好的柱状或纤毛呼吸上皮，伴有不同程度的鳞状上皮化生，核分裂象不常见。肉眼观，肿瘤灰白色或淡红色，无包膜，表面粗糙不平，呈息肉状、海蜇头样分叶状，水肿，切面组织水肿，可见迂回曲折的白色条纹，质中等硬。光镜下的特点是尽管基底膜完好，但乳头状增生的肿瘤上皮向肿瘤的基质内呈现内翻性生长。显微镜下，鼻黏膜上皮增生，增生的上皮有假复层纤毛柱状上皮、移行上皮和鳞状上皮，增生的上皮呈窦道样或实心团块向间质内增生，形成大小不等的隐窝及细胞巢，细胞巢呈内翻性生长，所以称为内翻性乳头状瘤，这也是本病的病理组织学特征。

4. ABCE【解析】鼻硬结病的特点为慢性肉芽肿性炎症，典型组织学病变有大量泡沫细胞、拉塞尔小体和慢性炎症细胞浸润。

5. ABCE【解析】幼年型乳头状瘤：常多发，基底宽，可充满喉腔，致呼吸困难。术后易复发，一般不恶变。

6. ABDE【解析】乳头状瘤是喉部最常见的良性肿瘤，临床分型为成人型及幼年型。成人型乳头状瘤常单发，灰白或淡红色乳头状肿物，常发生于声带，病变浅表，声带活动不受限，可恶变。

7. BCDE【解析】嗅母细胞瘤好发于鼻顶部，典型者为大小一致的小细胞，核圆，胞质少，核膜不清楚，可见 Homer-Wright 型菊形团，可见丰富的纤维血管基质分隔瘤细胞呈簇状。免疫组织化学神经元特异性烯醇化酶（NSE）、嗜铬粒蛋白（chromogranin）、NF 及 CK 阳性。

8. ABCD【解析】喉淀粉样变性通常好发于声带和室带，肉眼表现为瘤样结节型、弥漫浸润型；HE 染色表现为在小血管黏膜腺体基底膜和纤维组织处，有形状不规则、淡红色无结构物质沉积；刚果红或甲紫染色呈红色。

9. ABCE【解析】鼻息肉多见于成年人，是由鼻部黏膜长期水肿所致，以变态反应和慢性炎症为主要原因，肉眼观呈苍白、半透明，常常有蒂，间质水肿可形成潴留囊肿，巨大鼻息肉称“蛙形鼻”。

10. ACDE【解析】Wegener 肉芽肿是一种病因不明的血管性、系统性、炎症性疾病，临床表现为呼吸道坏死性肉芽肿性炎症，继之出现局灶性坏死性肾小球肾炎；组织学特征性改变为坏死性肉芽肿和小血管炎。血管炎是造成本病多系统损害的基础。

11. ABCE【解析】鼻咽血管纤维瘤主要由纤维组织与血管构成；纤维组织成分是成纤维细胞、纤维细胞和胶质纤维；血管大小不一，大的静脉血管缺乏弹力纤维；免疫组织化学染色雄激素受体阳性。

12. ABCD【解析】扁桃体是邻近外界的周围淋巴器官，是免疫器官，对各种病原体易呈不同的反应性增生。真正的慢性扁桃体炎是反复发作的急性扁桃体炎的慢性炎症状态。病变累及隐窝和固有层，表现出炎症的变质、渗出和增生病变共存；表现为淋巴组织反应性增生，生发中心活跃，黏膜上皮增生，纤维组织增生和少数患者软骨化生及骨化生。渗出指黏膜和组织内急性与慢性炎症细胞浸润，隐窝内炎性渗出物。变质为表皮坏死脱落，溃疡形成。

# 第二十章　骨和关节疾病

## 一　A1 型题

1. 常有手镯征出现的疾病是
   A. 成骨不全　　B. 佝偻病
   C. 骨质疏松症　　D. 骨折
   E. 骨软骨瘤
2. 下列选项中，常发生于青少年的骨肿瘤是
   A. 平滑肌肉瘤　　B. 恶性神经鞘膜瘤
   C. 尤因肉瘤　　D. 骨巨细胞瘤
   E. 软骨肉瘤
3. 骨瘤的病理特征是
   A. 通常好发于颅面骨
   B. 多发并伴其他部位肿瘤者称加德纳（Gardner）综合征
   C. 为无痛性缓慢膨胀性生长的肿块
   D. 由大量成熟板层骨或编织骨构成
   E. 术后极少复发，几乎不恶变
4. 诊断骨肉瘤最可靠的病理指征是
   A. 可见异常的肿瘤性软骨成分　　B. 可见异型性明显的瘤细胞
   C. 可见异型瘤细胞直接成骨　　D. 可见多核瘤巨细胞
   E. 可见病理性核分裂象和坏死
5. 下列关于血管扩张型骨肉瘤的叙述，正确的是
   A. 似血管瘤样的病变　　B. 恶性程度低
   C. 易发生转移　　D. 好发部位为四肢长骨的骨表面
   E. 可见成软骨
6. 诊断骨肉瘤最重要的组织学依据是
   A. 出现纤维肉瘤图像　　B. 出现软骨肉瘤图像
   C. 肉瘤细胞的异型性　　D. 出现肿瘤性骨样组织或骨组织的图像
   E. 出现破骨细胞型多核巨细胞的图像

7. 好发于骨端的骨肿瘤是
   A. 平滑肌肉瘤　　B. 骨巨细胞瘤
   C. 骨化性肌炎　　D. 软骨瘤
   E. 骨软骨瘤
8. 下列关于小细胞骨肉瘤的叙述，正确的是
   A. 好发部位为四肢长骨的骨表面　　B. 由小圆形细胞构成
   C. 有轻度异型　　D. 预后好
   E. 无须化疗
9. 下列关于骨软骨瘤病变特点的叙述，错误的是
   A. 最常见的骨肿瘤
   B. 多发于 30 岁以后
   C. 常常发生于股骨、胫骨的干骺端
   D. 镜下由纤维层、软骨帽及骨小梁三层结构组成
   E. 须与骨蒂骨肉瘤鉴别
10. 血清碱性磷酸酶升高常见于
   A. 纤维肉瘤　　B. 骨肉瘤
   C. 骨巨细胞瘤　　D. 软骨瘤
   E. 软骨肉瘤
11. 下列选项中，多发生于手、足部位的骨肿瘤有
   A. 骨巨细胞瘤　　B. 纤维肉瘤
   C. 骨肉瘤　　D. 软骨瘤
   E. 软骨肉瘤
12. 下列选项中，属于血管扩张型骨肉瘤的病理结构的是
   A. 血腔　　B. 软骨膜
   C. 软骨帽　　D. 海绵状松质骨
   E. 软骨壳
13. 下列选项中，不符合软骨瘤病变特点的是
   A. 多发生于长管状骨和扁骨
   B. 以内生软骨瘤为常见
   C. 奥利尔（Ollier）病及马富奇（Maffucci）综合征表现为多发性软骨瘤
   D. 由软骨细胞及软骨基质组成
   E. 基质可发生黏液变
14. 局限性骨脓肿［布罗迪（Brodie）脓肿］常见于
   A. 骨质疏松症　　B. 骨折

C. 化脓性骨髓炎　　D. 佝偻病
E. 骨肉瘤

15. 骨肉瘤是指
A. 骨原发性的恶性肿瘤，有反应性骨质增生
B. 肉瘤细胞直接形成肿瘤性骨样组织或骨组织的肿瘤
C. 骨组织中肉瘤的总称
D. 骨组织起源的肉瘤
E. 骨组织来源的未分化肿瘤

16. 下列疾病中，常由细菌引起的是
A. 骨性关节炎　　B. 化脓性骨髓炎
C. 退行性关节炎　　D. 骨嗜酸性肉芽肿
E. 纤维结构不良

17. 软骨肉瘤的特殊类型不包括
A. 黏液样软骨肉瘤　　B. 纤维性软骨肉瘤
C. 皮质旁软骨肉瘤　　D. 去分化软骨肉瘤
E. 透明细胞软骨肉瘤

18. 下列关于骨巨细胞瘤的叙述，正确的是
A. 是良性骨肿瘤　　B. 具有局部侵袭性和复发倾向的骨肿瘤
C. 是低度恶性的软骨肿瘤　　D. 是高度恶性的成骨性肿瘤
E. 是瘤样病变

19. 下列关于血管扩张型骨肉瘤的叙述，错误的是
A. 预后较差　　B. 核分裂象很多
C. 常发生于骨干中心　　D. 内有多量大小不等的血腔
E. 主要由小圆形细胞构成

20. 骨软骨瘤多见于
A. 0~10岁　　B. 10~20岁
C. 20~40岁　　D. 40~50岁
E. 50~70岁

21. 骨恶性纤维组织细胞瘤的镜下特点不包括
A. 由多种细胞成分混杂
B. 细胞具有异型性，核分裂象多见
C. 通常可见破骨细胞样多核巨细胞及间变性瘤巨细胞
D. 成纤维细胞排列成特征性的旋涡或车辐状
E. 形成肿瘤性骨样组织

22. 痛风性关节炎是
    A. 特征是关节软骨的变性，导致软骨下骨质发生结构改变
    B. 由大量嘌呤代谢的终产物尿酸在局部组织积累而引起
    C. 关节不发生融合
    D. 脱落的软骨和骨碎片在关节腔内形成游离小体（关节鼠）
    E. 最常见为髋、膝
23. 佝偻病患者体内缺乏
    A. 硫
    B. 钙
    C. 铁
    D. 葡萄糖-6-磷酸脱氢酶
    E. 叶酸
24. 软骨肉瘤多见于
    A. 0~10 岁
    B. 10~20 岁
    C. 20~40 岁
    D. 40~60 岁
    E. 50~70 岁
25. 纤维组织细胞瘤的主要病变特点是
    A. 病灶可沿骨干纵向生长
    B. 一般好发于膝关节周围
    C. 成纤维细胞和胶原纤维呈旋涡状或车辐状排列
    D. 肿瘤中见多核巨细胞及泡沫细胞
    E. 肿瘤中无新生骨形成
26. Codman 三角是下列哪种骨肿瘤特征
    A. 软骨瘤
    B. 软骨肉瘤
    C. 骨软骨瘤
    D. 骨巨细胞瘤
    E. 骨肉瘤
27. 骨关节炎病理改变是
    A. 炎性肉芽组织
    B. 干酪样坏死
    C. 较多中性粒细胞浸润
    D. 肉芽肿性炎
    E. 关节软骨的变性，导致软骨下骨质发生结构改变
28. 骨肉瘤通常多见于
    A. 长骨干骺端
    B. 骨盆、肋骨、肩胛骨等
    C. 手、足部的小管状骨
    D. 头面骨、颅骨
    E. 身体中轴骨骼
29. 下列选项中，不符合尤因肉瘤特点的是
    A. 可形成 Codman 三角

B. 肿瘤坏死液化呈化脓样

C. 瘤细胞神经元特异性烯醇化酶（NSE）、波形蛋白（vimentin）阳性

D. 瘤细胞间有花边状肿瘤性骨组织

E. 肿瘤细胞为弥漫分布的小圆细胞

30. 下列关于退行性关节炎的叙述，正确的是

A. 退行性关节炎是一种炎症性关节病

B. 越年轻，发生率越高

C. 与骨密度增加和高水平雌激素呈正相关

D. 基本特征是骨小梁变性

E. 通常仅会累及 1 个关节

31. 骨软骨瘤多见于

A. 长骨干骺端

B. 头面骨、颅骨

C. 骨盆、肋骨、肩胛骨等

D. 手、足部的小管状骨

E. 身体中轴骨骼

32. 下列哪种类型骨肉瘤的预后相对较好

A. 普通型中心性骨肉瘤

B. 圆形细胞型骨肉瘤

C. 皮质旁骨肉瘤

D. 血管扩张型骨肉瘤

E. 高度恶性骨旁骨肉瘤

33. 软骨瘤多见于

A. 头面骨、颅骨

B. 手、足部的小管状骨

C. 骨盆、肋骨、肩胛骨等

D. 长骨干骺端

E. 身体中轴骨骼

34. 长骨造釉细胞瘤的特点不包括

A. 以胫骨多见

B. 低度恶性

C. 镜下组织形态以基底细胞型为多见

D. 肿瘤组织内可见骨纤维结构不良样改变

E. 瘤细胞角蛋白（keratin）阳性

35. 下列选项中，属于从成骨细胞发生的恶性骨肿瘤的是

A. 软骨母细胞瘤

B. 骨巨细胞瘤

C. 骨肉瘤

D. 动脉瘤样骨囊肿

E. 纤维结构不良

36. 软骨肉瘤通常多见于

A. 长骨干骺端

B. 头面骨、颅骨

C. 骨盆、肋骨、肩胛骨等

D. 手、足部的小管状骨

E. 身体中轴骨骼

37. 下列选项中，属于从软骨细胞发生的良性骨肿瘤的是
A. 骨巨细胞瘤
B. 骨肉瘤
C. 骨母细胞瘤
D. 软骨肉瘤
E. 软骨瘤
38. 骨巨细胞瘤多见于
A. 长骨骨端
B. 身体中轴骨骼
C. 骨盆、肋骨、肩胛骨等
D. 头面骨、颅骨
E. 手足部的小管状骨
39. 类风湿关节炎的关节内病变不包括
A. 滑膜表面大量纤维素性渗出物
B. 滑膜中淋巴细胞和浆细胞浸润
C. 滑膜绒毛状增生及血管翳形成
D. 可以形成大量类风湿结节
E. 晚期形成骨性关节强直
40. 下列选项中，属于瘤样病变的是
A. 骨软骨瘤
B. 血管肉瘤
C. 骨巨细胞瘤
D. 骨纤维结构不良
E. 骨关节炎
41. 尤因肉瘤多见于
A. 骨盆、肋骨、肩胛骨等
B. 长骨骨干或近干骺端骨干
C. 手、足部的小管状骨
D. 头面骨、颅骨
E. 身体中轴骨骼
42. 骨肉瘤的好发部位是
A. 头面骨
B. 扁骨
C. 椎骨
D. 长骨
E. 指（趾）骨
43. 骨肉瘤的主要血清学变化是
A. 碱性磷酸酶活性增高
B. 酸性磷酸酶活性降低
C. 碱性磷酸酶活性降低
D. 酸性磷酸酶活性增高
E. 以上都不是
44. 骨肉瘤的主要诊断依据是
A. 发生于长骨骨干
B. 出现血行转移
C. 好发于青少年
D. 出现肿瘤性骨质
E. 可发生病理性骨折

## 二 A3/A4型题

（1、2题共用题干）

患者，男性，23岁。膝关节肿痛1月余，近几日疼痛加剧，夜间为甚。膝关节局部有些发红、皮温高。X线检查可见股骨下端呈小斑片状溶骨性破坏、钙化及新骨形成，周围软组织肿胀；血清碱性磷酸酶明显升高。病理学检查可见，肿瘤位于股骨干骺端，累及周围肌组织，切面呈多彩样外观，可见灰红、黄白及灰白半透明区域，并见出血、囊性变。镜下可见大量的肿瘤性软骨细胞及软骨基质区，见梭形肉瘤细胞成分及花边状肿瘤性骨样组织和不规则的编织骨。

1. 该患者的病理诊断最可能为
   A. 骨肉瘤
   B. 去分化软骨肉瘤
   C. 软骨肉瘤
   D. 成骨细胞型骨肉瘤
   E. 成软骨细胞型骨肉瘤
2. 该患者免疫组织化学染色结果不应出现的是
   A. 骨钙蛋白（osteocalcin）阳性
   B. S-100阳性
   C. vimentin阳性
   D. 骨形成蛋白（BMP）阳性
   E. NSE阳性

## 三 B型题

（1~5题共用备选答案）

A. 病变常呈特征性带状分布，有增生活跃的纤维组织、骨样组织、成熟骨组织
B. 由软骨膜、软骨帽和骨性基底构成
C. 由纤维组织及周边成排成骨细胞围绕的骨小梁构成
D. 由软骨样组织、黏液样组织与纤维组织构成
E. 呈分叶状，由胞质红染、含空泡的软骨细胞与透明软骨基质构成

1. 骨化性纤维瘤
2. 骨软骨瘤
3. 骨化性肌炎
4. 软骨瘤
5. 软骨黏液样纤维瘤

（6~10题共用备选答案）

A. 现多个形态不一的血腔，周边较多破骨细胞型巨细胞，血腔间隔内有异型细胞，可

见少量肿瘤性骨样组织及骨质

B. 由单核基质细胞和散在其间的多核巨细胞组成，可见纤维组织、新生骨组织、泡沫细胞，以及出血、空腔形成

C. 可见大小不等的血腔，内囊面不完整地衬覆内皮细胞囊腔间隔内可见出血及多少不等的多核巨细胞、组织细胞、富有含铁血黄素的吞噬细胞及炎症细胞，并可见新生骨小梁

D. 可见单房性空腔，囊壁内层由疏松结缔组织构成，富含血管，可见出血、胆固醇裂隙、黄色瘤细胞及多核巨细胞，囊壁深层可见骨样组织和不成熟的骨小梁

E. 可见肿瘤由具有一定异型性的成纤维细胞、组织细胞、良性或恶性多核瘤巨细胞及炎症细胞组成，成纤维细胞排列成车辐状

6. 孤立性骨囊肿
7. 动脉瘤性骨囊肿
8. 骨巨细胞瘤
9. 血管扩张型骨肉瘤
10. 恶性纤维组织细胞瘤

（11~15 题共用备选答案）

A. 最常见于腘窝

B. 为关节囊或腱鞘结缔组织发生黏液变性和液化所致

C. 有关节滑膜细胞瘤样反应性增生，与局部损伤性出血有关

D. 一般起源于腱鞘滑膜组织，主要由组织细胞样滑膜细胞及由此融合的多核巨细胞组成

E. 成于成骨性肉芽组织

11. 骨痂
12. 腱鞘巨细胞瘤
13. 滑膜囊肿
14. 腱鞘囊肿
15. 色素性绒毛结节性滑膜炎

## 四 X 型题

1. 下列关于动脉瘤性骨囊肿的叙述，错误的是

A. 是一种囊肿样病变　　B. 多发生于老年人

C. 好发于手骨　　D. 不与其他骨肿瘤伴发

E. 是一种血管瘤

2. 下列关于纤维囊性骨炎的叙述，正确的是

A. 为甲状旁腺功能减退所致

B. 纤维囊性骨炎可发生病理性骨折

C. 骨组织破坏、减少，纤维结缔组织增生

D. 纤维结缔组织中常见含液的囊腔

E. 纤维囊性骨炎是一种瘤样病变

3. 下列关于骨巨细胞瘤的叙述，正确的是

A. 骨巨细胞瘤是一种恶性性质未明的骨肿瘤

B. 骨巨细胞瘤可见多核破骨巨细胞

C. 主要发生于长骨骺端

D. 通常可发生恶变

E. 一般不发生转移

4. 骨样骨瘤的病变特点主要包括

A. 患骨疼痛明显

B. 好发于下肢骨、椎骨

C. 肿瘤多位于骨皮质，直径常>2cm

D. X 线检查可见放射状透光性瘤巢

E. 瘤巢由纤细的致密骨样组织小梁构成

5. 下列关于间叶性软骨肉瘤的叙述，正确的是

A. 比较罕见的软骨肉瘤亚型

B. 复发率较高

C. 常常可转移

D. 免疫组织化学 S-100 阳性（软骨成分）

E. 间叶性软骨肉瘤是在分化好的软骨肉瘤组织内发生去分化

6. 纤维结构不良的特点包括

A. 纤维结构不良是一种骨发育异常

B. 病变始发于骨髓腔

C. 其形态可与骨化性纤维瘤相类似

D. 骨小梁周围有成排的成骨细胞

E. 由纤维组织及其化生的编织骨构成

7. 下列选项中，符合骨母细胞瘤特点的是

A. 多见于中青年男性

B. 好发于下肢骨、椎骨及颌骨

C. 伴发骨痛

D. 肿瘤大小多为 2～10cm

E. 瘤组织富含成骨细胞，细胞异型性明显，核分裂象多见

8. 下列关于去分化性软骨肉瘤的叙述，正确的是

A. 是软骨肉瘤的一种亚型

B. 常见于软骨肉瘤病程较长时或手术后复发

C. 恶性肿瘤变成良性

D. 既有分化好的软骨肉瘤组织，又伴有其他低分化肉瘤

E. 病程较长

9. 软骨母细胞瘤的组织成分包括

A. 成软骨细胞　　B. 基质细胞

C. 少量软骨　　D. 多核巨细胞

E. 软骨基质呈窗格状或花边状钙化

10. 骨转移瘤的特点主要有

A. 几乎所有恶性肿瘤均可转移至骨　　B. X 线表现大多为溶骨型

C. 以骨盆、股骨、椎骨最多见　　D. 免疫组织化学染色可帮助寻找原发灶

E. 转移瘤中不出现反应性骨质增生

11. 脊索瘤病变特点主要有

A. 病变处呈溶骨性破坏

B. 好发于颅底与骶椎

C. 由残存胚胎脊索发生的恶性肿瘤

D. 肿瘤在骨内呈膨胀性生长，极少侵及骨外组织

E. 瘤细胞含有星形细胞及液滴状细胞

# 参考答案与解析

## 一、A1 型题

1. B【解析】佝偻病严重时，四肢骨骼钙盐不足，导致手腕、足踝处形成一圈钝圆形环状隆起，称为手、足镯征。

2. C【解析】尤因肉瘤是一种比较少见的小圆形细胞恶性肿瘤，好发于青少年及儿童，恶性程度非常高，容易出现复发、转移，预后较差。

3. D【解析】骨瘤起源于膜化骨的骨性骨疣，由成熟的板层骨或编织骨组成，含有分化良好的成熟骨组织。

4. C【解析】骨肉瘤是以肿瘤细胞直接形成骨或骨样组织为特点的恶性骨肿瘤，发病率居恶性骨肿瘤之首。

5. C【解析】血管扩张型骨肉瘤是一种恶性成骨性肿瘤，特点是有充满血液的大腔隙。好发于长骨干骺部。临床表现与普通骨肉瘤相似，血清碱性磷酸酶升高仅见于 1/3 的患者。肿瘤呈髓腔内充满血液的多囊腔状结构，没有明确肉质成分和瘤骨形成，可见骨皮质破坏伴软组织肿块。血管扩张型骨肉瘤恶性程度很高，易发生骨转移。

6. D【解析】肿瘤性骨样组织和骨组织的形成是诊断骨肉瘤最重要的组织学依据，其形状极不规则，周边可见肿瘤性成骨细胞。

7. B【解析】骨巨细胞瘤好发于骨骺成熟后的骨端，如股骨远端、胫骨近端、肱骨近

端、桡骨远端。

8. B【解析】小细胞骨肉瘤是一类比较少见的高度恶性骨肉瘤。肿瘤由片状小圆细胞组成，类似尤因肉瘤或淋巴瘤。本病好发于长骨干骺端或骨干，偶见于手、足骨。小细胞骨肉瘤治疗以手术和化疗为主，预后比普通骨肉瘤略差。

9. B【解析】骨软骨瘤是最常见的良性骨肿瘤，好发于10~30岁，无明显性别差异。

10. B【解析】骨肉瘤临床上常有血清碱性磷酸酶升高，可用于疾病的监控指标。

11. D【解析】软骨瘤是以透明软骨为主要病变的良性骨肿瘤，好发于手和足的管状骨。

12. A【解析】血管扩张型骨肉瘤是指骨肉瘤组织内有多量相互连接的血腔或扩张的血管，血腔间为异型性骨肉瘤细胞分隔，血腔大小不等。

13. A【解析】软骨瘤病变可发生在骨骼的骨髓腔内，称为内生软骨瘤，该类型临床较多见；也可形成在骨表面，称为骨膜软骨瘤，该类型较少见。

14. C【解析】Brodie脓肿是一种局限性的慢性化脓性骨髓炎，较常见于儿童及青年。

15. B【解析】肿瘤性骨样组织和骨组织的形成是诊断骨肉瘤最重要的组织学依据，其形状极不规则，周边可见肿瘤性成骨细胞。

16. B【解析】化脓性骨髓炎指化脓性细菌引起的骨组织炎症。病原菌主要为金黄色葡萄球菌，其次为乙型溶血性链球菌、白色葡萄球菌，偶尔为大肠埃希菌、肺炎链球菌、铜绿假单胞菌、流感嗜血杆菌等。

17. B【解析】从部位上，软骨肉瘤分为中央型和外周型；还有皮质旁或骨膜软骨肉瘤，以及骨外黏液样软骨肉瘤等。此外，还有去分化软骨肉瘤、间充质软骨肉瘤和透明细胞软骨肉瘤。

18. B【解析】骨巨细胞瘤是一种由增殖性单核细胞和破骨细胞样多核巨细胞构成的，具有局部复发倾向的侵袭性原发良性骨肿瘤。

19. C【解析】血管扩张型骨肉瘤好发长骨干骺部，最好发于股骨远端，胫骨、肱骨近端。

20. B【解析】骨软骨瘤多见于儿童和青少年，70%~80%发生于20岁以下，发病年龄为5~20岁，男性多于女性。

21. E【解析】骨恶性纤维组织细胞瘤中见不到肿瘤性骨样组织，有时可在瘤体周边部出现反应性骨样组织。

22. B【解析】痛风性关节炎是一种特殊的关节炎，由大量嘌呤代谢的终产物尿酸在局部组织积累而引起。

23. B【解析】钙是构成骨骼和牙齿的主要成分，可使骨骼和牙齿有坚硬的结构支架。钙缺乏时，幼儿和青少年患佝偻病，老年人患骨质疏松。

24. D【解析】软骨肉瘤是一种以软骨形成为主的原发性恶性骨肿瘤；患者年龄多为40~60岁，16岁以下发病者少见；男女均可发生。

25. C【解析】纤维组织细胞瘤组织形态主要由纤维结缔组织构成，排列成旋涡状或轮辐状，细胞之间为胶原纤维。

26. E【解析】Codman 三角是恶性骨肿瘤在 X 线片上的一种骨膜反应，骨肉瘤多见。

27. E【解析】骨关节炎的主要病理改变为软骨退行性变性和消失，以及关节边缘韧带附着处和软骨下骨质反应性增生形成骨赘。

28. A【解析】骨肉瘤发生于长骨干骺端，可以延伸到骨骺，尤其在骨骺闭合后，但原发于骨骺者少见。

29. D【解析】尤因肉瘤来自神经外胚叶，为高度恶性肿瘤，好发于儿童和青少年，多累及长骨干骺端和骨干部；X 线检查显示骨皮质虫蚀状缺损，葱皮状骨膜增生，还可见针状骨形成和 Codman 三角。肉眼见肿瘤位于骨髓腔，灰白色、质软，常有出血及坏死，肿瘤液化时即呈化脓样。镜下，瘤细胞为小圆细胞，弥漫分布，或者排列成索状或团块状，其间由胶原纤维分隔；瘤细胞可形成菊形团状或腺腔状结构。免疫组织化学染色，瘤细胞 vimentin、NSE、Leu-7 等阳性。花边状肿瘤性骨组织见于小细胞骨肉瘤的病变中。而尤因肉瘤虽然可出现骨质化生，但不出现肿瘤性骨组织。

30. C【解析】退行性关节炎是一种慢性关节软骨的退变，继发骨质增生，进而引起的关节慢性炎症，多见于老年人。退行性关节炎与骨密度增加和高水平雌激素呈正相关。退行性关节炎主要表现为关节软骨的破坏，关节骨质增生，关节面毛糙，关节间隙变窄。骨关节炎可以累及全身各个关节，常累及负重较大的髋关节、膝关节、脊柱、远侧指间关节等部位。

31. A【解析】骨软骨瘤是常见良性肿瘤，好发于长管状骨干骺端，多见于青壮年，恶变率为 1%。

32. C【解析】皮质旁骨肉瘤是一种特殊类型的骨肉瘤，起自骨膜或骨皮质附近的成骨性结缔组织，是一种低度恶性的肿瘤，一般预后较佳。

33. B【解析】软骨瘤是一种来源于软骨内化骨的良性骨肿瘤，发生于髓腔时称为内生软骨瘤。内生软骨瘤是软骨瘤中最常见的类型，好发于手、足部短管状骨。

34. C【解析】长骨造釉细胞形似颌骨造釉细胞瘤，组织学上分为鳞状上皮型、基底细胞型、血管细胞型及肉瘤型，以鳞状上皮型较多见。

35. C【解析】骨肉瘤是指瘤细胞能直接产生肿瘤骨及骨样组织的一组恶性结缔组织肿瘤，来源于有成骨潜能的间叶细胞。

36. C【解析】软骨肉瘤多见于骨盆、肩胛骨、肋骨等。少数软骨肉瘤为软骨瘤和骨软骨瘤恶变而来。

37. E【解析】软骨瘤在良性骨肿瘤中较为常见瘤组织主要由灰白色质脆成熟透明软骨细胞组成，细胞间有淡蓝色玻璃样软骨基质，基质常发生钙化、骨化。

38. A【解析】骨巨细胞瘤多为单发病变，常见部位是长骨的骨端，最常见的部位是股骨远端、胫骨近端、桡骨远端，也可见于骶骨、胫骨远端、肱骨近端、股骨近端和腓骨近端。

39. D【解析】类风湿结节是类风湿关节炎最常见的关节外体征，最常发生于肌腱、腱鞘和关节周围的皮下组织，一般不发生在关节内。

40. D【解析】骨纤维异样增殖症又称骨纤维结构不良，是指骨的纤维组织的增生、变性，通过化生而形成的骨为幼稚的交织骨。本病在瘤样病变中占首位。

41. B【解析】尤因肉瘤的好发部位是长骨的骨干和干骺端，如股骨的近端、膝关节周围和肩关节周围，骨盆和肋骨也是常见的受累部位，很少侵及颅骨、脊柱、肩胛骨和手、足骨。

42. D【解析】骨肉瘤好发于的部位在长骨的末端，一般多见于股骨远端和胫骨的近端，也有少部分发生在肱骨近端，最多见于膝关节周围。

43. A【解析】血清碱性磷酸酶活性增高是骨肉瘤的唯一重要化验室检查表现，这和骨肉瘤组织内碱性磷酸酶的活性增高相一致，且血清碱性磷酸酶活性的增高对骨肉瘤诊断和预后判断有一定的参考价值。

44. D【解析】骨肉瘤的诊断主要依据影像学表现，主要是骨质破坏。骨质破坏常见溶骨性的破坏，在破坏区能够看见肿瘤性骨质，而且肿瘤性骨质就是骨肉瘤的特征。

**二、A3/A4 型题**

1. E【解析】骨肉瘤是骨最常见的原发性恶性肿瘤，好发于 10~25 岁的青少年，以股骨下端及胫骨上端多见。临床表现为进行性加重的局部疼痛、肿胀形成肿块、局部发红、发热、关节功能障碍。患者血清碱性磷酸酶升高，X 线检查显示溶骨性破坏灶，并见钙化与新生骨形成，呈现日光放射状骨膜反应及 Codman 三角，软组织肿块影。病理诊断的重要依据是异型性明显的肿瘤细胞直接形成肿瘤性骨组织、骨样组织。骨肉瘤依据组织形态特点分为一般型（包括成骨细胞型、成软骨细胞型、成纤维细胞型）和特殊型骨肉瘤（包括血管扩张型、小细胞型、髓内高分化型）；当肿瘤组织中除见到肿瘤性骨样组织和骨组织外，并出现 1/2 以上的肿瘤性软骨细胞和软骨基质（软骨肉瘤样结构）成分时，即为成软骨细胞型骨肉瘤。该患者为年轻男性，膝关节处肿物形成。临床症状、实验室检查及病理学检查所见符合成软骨细胞型骨肉瘤的病理诊断。

2. E【解析】骨肉瘤时免疫组织化学染色：vimentin、osteocalcin、osteonectin 及骨形成蛋白（BMP）均可出现阳性表达，而成软骨细胞型骨肉瘤 S-100 阳性，但 NSE 不出现阳性表达。

**三、B 型题**

1. C【解析】骨化性纤维瘤主要由成纤维细胞组成，骨样组织和骨小梁仅占肿瘤小部分。

2. B【解析】骨软骨瘤为一骨皮质向外突出的肿块，由纤维性的软骨膜、软骨帽和骨性基底构成。

3. A【解析】骨化性肌炎呈特征性带状分布，中央为活跃增生的成纤维细胞，中间为增生的纤维、骨样和软骨样组织，外周为排列整齐的成熟骨小梁，其边缘有成骨细胞。

4. E【解析】软骨瘤肿瘤组织呈分叶状，主要由稀疏的软骨细胞与丰富的透明的软骨基质构成。

5. D【解析】软骨黏液样纤维瘤显微镜下：肿瘤成分有纤维组织、黏液组织和软骨组织，多少不一。

6. D【解析】孤立性骨囊肿好发于长骨，尤其是肱骨和股骨上段，囊肿内容清亮或黄色液体，内衬层光滑的纤维膜可呈棕色，若曾有骨折发生，则内容液均为血性。镜下，囊壁由疏松结缔组织构成，富含血管，可见出血、胆固醇裂隙，囊肿壁的骨质致密，黏合线不规则。

7. C【解析】动脉瘤性骨囊肿（ABC）是骨的良性囊性病变，分成原发性 ABC 和继发性 ABC，原发性 ABC 境界清楚，由充盈血液的囊腔构成，有纤维性间隔，间隔由中等细胞密度成分构成，包括温和的成纤维细胞，散在的破骨细胞样多核巨细胞及围绕成骨细胞的编织骨等成分，编织骨往往沿纤维间隔分布。

8. B【解析】骨巨细胞瘤发病年龄大都在 20 岁以上，女性多见，发病部位是长骨的骺部，向干骺区扩展，可穿透骨皮质，浸润肌间软组织，甚至穿越关节腔；好发部位是股骨下端、胫骨上端、桡骨下端；X 线表现为骺部偏心性膨胀性骨质破坏，通常不伴有周围骨硬化或骨膜反应；镜下由间质细胞及多核巨细胞组成，可见纤维组织，新生骨组织、泡沫细胞及出血、空腔形成。

9. A【解析】血管扩张型骨肉瘤是一种恶性成骨性肿瘤，特点是有充满血液的大腔隙，有时有间隔，间隔内有异型细胞，可见少量肿瘤性骨样组织及骨质。

10. E【解析】肿瘤主要由梭形的成纤维细胞、圆形或多形性的组织细胞构成，伴多少不等的破骨样多核巨细胞、泡沫细胞和慢性炎症细胞浸润。瘤细胞异型性明显，可见巨核或多核瘤巨细胞。病理性核分裂象、出血、坏死易见。梭形瘤细胞区可见特征性车辐状或编织状排列。

11. E【解析】纤维性骨痂形成：血肿形成后的 2~3 天，由骨外膜和骨内膜增生的成骨性肉芽组织（成骨细胞和新生的毛细血管）逐渐清除并取代血肿，将骨折断端连接起来，局部形成梭形肿大的纤维性骨痂（须 2~3 周）。

12. D【解析】腱鞘巨细胞瘤是一种起源于滑膜细胞或趋向滑膜细胞分化的间叶细胞，发生在小关节及腱鞘的滑膜层和滑囊内或沿腱鞘生长，为慢性长大的软结节，无压痛的良性肿瘤。

13. A【解析】滑膜囊肿最常见于腘窝，又称腘窝囊肿。腘窝囊肿或膝关节后病变多与慢性损伤有关，囊壁成于纤维组织，可见黏液样变性，炎症细胞较少，囊壁内衬覆细胞不易辨认。

14. B【解析】腱鞘囊肿是结缔组织内局部变性等因素所致。目前多数人认为，腱鞘囊肿是关节囊、韧带、腱鞘上的结缔组织因局部营养不良发生退行性变形成的。

15. C【解析】色素性绒毛结节性滑膜炎是罕见的滑膜瘤样增生性病变，其特点是滑膜弥漫增生，大体上形成大量绒毛，镜下有大量含铁血黄素沉着。

**四、X 型题**

1. BCDE【解析】动脉瘤性骨囊肿是一种常见的骨的良性囊状病变，可在不同时间发生在不同部位；多发于 20 岁以下的青少年；好发于长骨干骺端，特别是股骨、胫骨、肱骨，也常累及椎骨、骶骨和髂骨。

2. BCDE【解析】纤维囊性骨炎又称棕色瘤，与甲状腺功能亢进有关。X 线表现为全身性骨密度减低，可发生病理性骨折。病理学改变是骨质破坏吸收增强，纤维结缔组织增生，且在纤维结缔组织内可见含液的囊腔；因本病可在局部骨骼形成肿块，其中常伴有出血及富含含铁血黄素，呈棕红色，故又名棕色瘤，但实际上是一种瘤样病变，并非真性肿瘤。

3. ABCD【解析】2%的骨巨细胞瘤可出现肺转移，部分转移瘤生长缓慢且可自然消退，但少数呈侵袭性而导致患者死亡，选项 E 错误，其余选项均正确。

4. ABDE【解析】骨样骨瘤好发于儿童和青少年，男性多见。好发部位以下肢长骨为主，80%的患者会出现患骨疼痛。X 线和 CT 检查中，骨样骨瘤表现为边界清楚的透亮影/低密度影（瘤巢），骨样骨瘤的巢灶灰红色，常呈椭圆形或圆形，直径常在 1cm 以下，边界清楚，多位于骨皮质内，容易与周围硬化骨分离。巢灶主要由类骨组织或网状编织骨组成，骨和骨样组织周边为活跃增生、分化成熟的成骨细胞及散在的破骨细胞样多核巨细胞，细胞均无异型性，间质内有丰富的血管。巢灶周围则由致密增生的骨质包围，为成熟的骨质。

5. ABCD【解析】间叶性软骨肉瘤较为罕见，比普通型软骨肉瘤预后差，易复发和转移。免疫组织化学：小圆形瘤细胞呈 vimentin、Leu-7 和 CD99 阳性，而软骨细胞岛呈 S-100 阳性。间叶性软骨肉瘤是以双向分化为特征的罕见恶性肿瘤，主要由高度未分化的小圆细胞和分化良好的透明软骨构成。

6. ABCE【解析】纤维结构不良是一种骨骼发育障碍，可发生于长管状骨及扁平骨，病变多开始于骨干或干骺端髓腔内，镜下基本病变是正常骨结构消失，主要由增生的纤维组织及编织状骨小梁构成，骨小梁纤细、弯曲、形状怪异，周围无或仅有少许成骨细胞围绕。骨化性纤维瘤则好发于颌骨，肿瘤位于皮质内，主要由纵横交错的纤维组织与成熟骨小梁构成，骨小梁周边可见成排的成骨细胞。

7. ABCD【解析】骨母细胞瘤瘤组织围绕骨小梁排列，在横切面上呈菊花样，瘤细胞无明显异型性，核分裂象少见，选项 E 错误，其余选项均正确。

8. ABDE【解析】去分化软骨肉瘤又称未分化软骨肉瘤，恶性程度很高，是软骨肉瘤的一种亚型，病程较长。去分化软骨肉瘤是指既有分化好的软骨肉瘤组织，又伴发其他低分化肉瘤组织者（如纤维肉瘤、恶性纤维组织细胞瘤、平滑肌肉瘤、骨肉瘤），是由软骨肉瘤术后多次复发演变而成的。

9. ACDE【解析】软骨母细胞瘤是一种由成软骨细胞样细胞、少量软骨样基质及散在多核巨细胞共同组成的良性肿瘤，瘤组织常发生带有特征性的“格子样”钙化，具有诊断意义。

10. ABCD【解析】骨转移瘤好发于老年人，常发生于中轴骨（椎骨骨盆、肋骨和颅骨），常多发，几乎所有癌肿均可转移至骨，可为溶骨性、成骨性或溶骨与成骨的混合型，结合免疫组织化学结果，临床表现和影像学检查等资料，有助于判断原发瘤部位。

11. ABCE【解析】脊索瘤由胚胎残留的脊索组织发展而成，是一种先天性肿瘤，选项 C 正确。本瘤好发于脊柱两端，即颅底与骶椎，选项 B 正确。肉眼观察：肿瘤在骨内呈膨胀性生长，体积大，常侵犯软组织，选项 D 错误。骶椎以上脊柱的脊索瘤，累及单个或 2~3 个邻近的椎体时，骨质呈溶骨性破坏，有时可见散在钙化点，选项 A 正确。光镜可见肿瘤组织是分叶状，由星形细胞、液滴状细胞组成，选项 E 正确。

# 第三篇

# 诊断病理学的相关技术

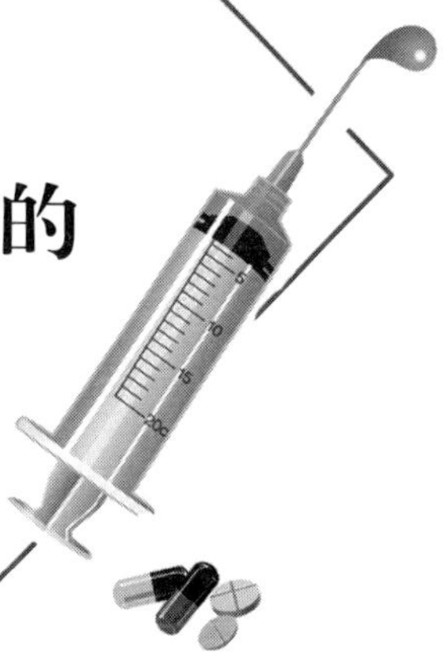

# 第二十一章　常用特殊染色技术

## 一 A1 型题

1. 巴氏染色法结果为细胞核呈深蓝色，表层不全角化细胞质呈

A. 橘红色　　B. 橘黄色

C. 蓝色　　D. 绿色

E. 粉红色

2. 苏木精-伊红（HE）染色法将细胞核染成蓝色的原因是

A. 细胞核内的 DNA 两条链的磷酸基向外，带正电荷，并且呈碱性，与带负电荷的苏木精酸性染料结合而被染色

B. 细胞核内的 DNA 两条链的磷酸基向外，带负电荷，并且呈碱性，与带正电荷的苏木精酸性染料结合而被染色

C. 细胞核内的 DNA 两条链的磷酸基向内，带负电荷，并且呈酸性，与带正电荷的苏木精碱性染料结合而被染色

D. 细胞核内的 DNA 两条链的磷酸基向外，带正电荷，并且呈酸性，与带负电荷的苏木精碱性染料结合而被染色

E. 细胞核内的 DNA 两条链的磷酸基向外，带负电荷，并且呈酸性，与带正电荷的苏木精碱性染料结合而被染色

3. 下列各项物质中，无法在蓝化作用中使用的是

A. 自来水　　B. 弱酸性水

C. 弱碱性水　　D. 稀氨水

E. 温水

4. 甲苯胺蓝染色呈异染性的细胞是

A. 巨噬细胞　　B. 垂体嗜碱细胞

C. 类癌细胞　　D. 肥大细胞

E. 嗜铬细胞

5. 下列染色法中，能够同时显示中性黏液与酸性黏液物质的染色法是

A. 高碘酸无色品红法-橙黄 G 染色法　　B. 高铁二胺-阿尔辛蓝染色法

C. 阿尔辛蓝-阿尔辛黄法　　D. 醛品红-阿尔辛蓝法

E. 阿尔辛蓝-高碘酸无色品红法

6. 马洛里（Mallory）三色染色法着红色的物质是

A. 胶原和网状纤维
B. 髓鞘和红细胞
C. 黏液和淀粉样物质
D. 软骨组织
E. 神经胶质纤维和肌纤维

7. 下列关于显示胶原、网状和弹性纤维的三联染色法的叙述，正确的是

A. 胶原纤维呈红色，网状纤维呈黑色，弹性纤维呈绿色，肌肉和红细胞呈淡黄色
B. 胶原纤维呈白色，网状纤维呈红色，弹性纤维呈绿色，肌肉和红细胞呈淡黄色
C. 胶原纤维呈红色，网状纤维呈黑色，弹性纤维呈黄色，肌肉和红细胞呈淡绿色
D. 胶原纤维呈黑色，网状纤维呈绿色，弹性纤维呈黄色，肌肉和红细胞呈淡红色
E. 胶原纤维呈白色，网状纤维呈绿色，弹性纤维呈黑色，肌肉和红细胞呈淡黄色

8. 在嗜银染色（Gomori staining）法中，网状纤维呈

A. 红色
B. 黄色
C. 黑色
D. 绿色
E. 蓝色

9. 碱性重氮反应法嗜银颗粒的颜色是

A. 黄色
B. 橘黄色至黄色
C. 蓝黑色至蓝色
D. 黑色
E. 橘红色至红色

10. 维多利亚蓝染色时，弹力纤维呈

A. 红色
B. 蓝色
C. 绿色
D. 黄色
E. 黑色

11. 使用Gomori醛复红染色法进行弹力纤维染色时，下列效果最好的固定液是

A. 甲醛生理盐水
B. 中性甲醛
C. 乙醇
D. 丙酮
E. 多聚甲醛

12. 下列关于Gomori醛复红染色法的叙述，错误的是

A. 可以采用Gomori醛复红染色使胃主细胞着色
B. 醛复红是由碱性品红加入三聚乙醛和盐酸配制而成
C. 醛复红的成熟是颜色为深紫色
D. 醛复红染液配制后须在室温下静置1~2天
E. 醛复红染液在室温下保存

13. 在弹性、胶原纤维的双重染色法中，弹力纤维和胶原各呈现的颜色有

A. 弹性纤维呈蓝黑色，胶原纤维呈黄色
B. 弹性纤维呈蓝绿色，胶原纤维呈红色
C. 弹性纤维呈红色，胶原纤维呈绿色
D. 弹性纤维呈黑色，胶原纤维呈绿色
E. 弹性纤维呈黄色，胶原纤维呈红色

14. 下列关于 De Grandi 改良反应法的结果，正确的是
A. 嗜银颗粒呈黑色，胞核呈橘黄色
B. 嗜银颗粒呈蓝色，胞核呈黄色
C. 嗜银颗粒呈棕黑色，胞核呈红色
D. 嗜银颗粒呈蓝紫色，胞核呈淡黄色
E. 嗜银颗粒呈黄色，胞核呈红色

15. 关于细胞质的染色与 pH 的关系的叙述，下列错误的是
A. pH 调到蛋白质等电点 4.7~5.0 时，碱性染料不易染色
B. pH 调到蛋白质等电点 4.7~5.0 时，酸性染料不易染色
C. pH 调到蛋白质等电点 6.7~6.8 时，胞核易染色
D. pH 调到蛋白质等电点 6.7~6.8 时，胞质易染色
E. pH 调到蛋白质等电点 6.7~6.8 时，胞核不易染色

16. 过碘酸希夫染色（PAS）法中，过碘酸的作用主要是
A. 还原　　B. 漂白
C. 氧化　　D. 水解
E. 过滤

17. Mowry 阿尔辛蓝-过碘酸希夫染色（AB-PAS）法常常用于显示
A. 纤维素　　B. 糖原
C. 黏多糖　　D. 结缔组织
E. 软骨肌肉

18. 下列关于 Schiff 阿尔辛蓝-地衣红染色法的叙述，错误的是
A. 高锰酸钾氧化液需要新配制　　B. 地衣红染色液可以反复使用
C. 酸性黏多糖呈蓝色　　D. 中性黏多糖呈黄色
E. 阿尔辛蓝染色时间越长效果越好

19. PAS 法中的注意事项不包括
A. 必须及时进行糖原固定
B. 组织要取小块固定，Schiff 液配制好后，需要放在棕色瓶内，冰箱保存
D. 使用 Schiff 液时，由冰箱取出，需要适应室温再进行染色
E. 高碘酸氧化液需要现用现配

20. 中性黏多糖染色阳性的细胞是

A. 甲状腺滤泡上皮细胞、胃黏膜表面上皮细胞和结肠黏膜上皮细胞

B. 皮肤和软骨细胞

C. 涎腺黏液细胞和颌下腺的杯状细胞

D. 动脉和肺的细胞

E. 支气管上皮杯状细胞、角膜和肥大细胞

21. 使用 Mowry AB-PAS 法进行黏多糖染色时，中性和酸性混合物质呈现

A. 黑色　　B. 蓝色

C. 紫红色　　D. 黄色

E. 绿色

22. 胃肠道上皮内镜活检组织使用 Schiff 阿尔辛蓝-地衣红染色法观察酸性黏多糖呈

A. 蓝色　　B. 棕色

C. 黑色　　D. 蓝色

E. 黄色

23. Lillie 硫酸亚铁染色法一般用于

A. 观察胆色素　　B. 观察黏多糖

C. 观察黑色素　　D. 观察肌肉

E. 观察纤维

24. 下列关于使用普鲁士蓝染色法观察含铁血黄素的叙述，错误的是

A. 器皿应洁净，操作中避免与铁接触

B. 组织固定不能使用酸性固定液

C. 普鲁士蓝反应显示二价铁

D. 此染色法中，含铁血黄素呈蓝色

E. 陈旧标本染色效果不好，必要时可用 0.25%高锰酸钾处理切片 20～60 分钟，再用草酸漂白

25. 下列关于使用马休黄猩红蓝（MSB）染色法进行纤维蛋白染色的叙述，错误的是

A. 纤维蛋白呈现红色

B. 陈旧纤维蛋白呈现黄色

C. 无水乙醇快速脱水后，稍干燥，再透明和封固

D. 可以使用 Masson 三色染色法进行对照染色

E. 亮结晶猩红 6R 染料可以用酸性复红代替

26. 显示淀粉样蛋白最常用的方法是

A. 氧化苏木红染色法　　B. 硫酸钠阿尔辛蓝染色法

C. 刚果红染色法　　D. 甲紫染色法

E. 诱导荧光染色法

27. Jurgens 甲紫染色法结果示淀粉样物质呈

A. 蓝色
B. 白色
C. 黄色
D. 黑色
E. 红色

28. 下列关于革兰（Gram）碱性复红结晶紫染色法的叙述，错误的是

A. 苯胺油石碳酸复红液为不稳定混合液，也产生结晶
B. 应当适当加热防止氧化物质污染切片
C. 二甲苯苯胺油分化后，应该使用二甲苯洗除
D. 结晶紫和草酸胺均溶于乙醇
E. 结晶紫液可以在冰箱中保存较长时间

29. 齐-内（Ziehl-Neelsen）抗酸杆菌染色法将抗酸杆菌染为

A. 红色
B. 灰蓝色
C. 蓝绿色
D. 黄色
E. 黑色

30. 采用沃森-斯塔里（Warthin-Starry）银染色法进行胃幽门螺杆菌染色时，胃幽门螺杆菌呈

A. 黄色
B. 黑色
C. 绿色
D. 紫色
E. 蓝色

31. 吉姆萨（Giemsa）染色法进行螺旋体染色时，放入 Giemsa 染色工作液中的时间是

A. 0.5 小时
B. 2 小时
C. 5 小时
D. 6 小时
E. 8~18 小时或更长

32. 下列病毒包涵体中，必须通过麦氏染色（Macchiavello staining）法才能看到的是

A. 流感病毒
B. 麻疹病毒
C. 巨细胞病毒
D. 腺病毒
E. 呼吸道合胞病毒

33. 关于使用 Shikata 地衣红染色法进行乙型肝炎表面抗原（HBsAg）染色时，地衣红染色液 pH 应当为

A. 1.2~1.6
B. 1.5~4.2
C. 3~6
D. 5.0~7.2
E. 7.0~9.2

34. 使用醛复红改良染色法使乙型肝炎表面抗原呈

A. 棕色
B. 黄色
C. 紫色
D. 黄色
E. 蓝绿色

35. 下列选项中，通常采用焦油紫染色法观察的是
A. 神经元细胞
B. 神经纤维
C. 髓鞘
D. 尼氏体
E. 胶质细胞

36. 下列选项中，不是神经纤维的染色方法的是
A. Eager 染色法
B. Bielsehowsky 染色法
C. Von Braunmubl 染色法
D. Kultschitzky 染色法
E. Holmes 染色法

37. 下列选项中，染色方法为在石蜡切片髓鞘染色中最理想的方法是
A. Weiger-Pal 髓鞘染色法
B. 锇酸-α 萘胺染色法
C. Luxolfastblue 髓鞘染色法
D. 变色酸 2R-亮绿髓鞘染色法
E. Weil 髓鞘染色法

38. 下列选项中，适用于石蜡切片星形细胞染色的方法是
A. Cajal 染色法
B. Weil 及 Davenport 染色法
C. Nao menke 和 Feigin 改良的 Cajal 染色法
D. Nao menke 及 Feigin 染色法
E. Kultschitzky 染色法

39. 碱性重氮反应法是显示哪个部位嗜银颗粒的比较好方法
A. 小肠和类癌
B. 直肠和类癌
C. 结肠和类癌
D. 大肠和类癌
E. 胃和类癌

40. Wiesel 染色法染嗜铬细胞的结果是
A. 嗜铬细胞质黄绿色，细胞核红色，其他蓝色
B. 嗜铬细胞质蓝色，细胞核红色，其他黄绿色
C. 嗜铬细胞质红色，细胞核黄绿色，其他蓝色
D. 嗜铬细胞质黄绿色，细胞核蓝色，其他无色
E. 嗜铬细胞质红色，细胞核蓝色，其他无色

41. 甲苯胺蓝染色法显示肥大细胞颗粒呈现
A. 蓝色
B. 白色
C. 黄色
D. 绿色

E. 紫色

42. 下列选项中，使用醛复红染色法进行肥大细胞染色时，固定通常使用

A. 甲醛生理盐水溶液
B. Helly 固定液
C. 中性甲醛
D. Carnoy 液
E. Bouin 液

43. 用 Ryu 碳酸钠碱性复红染色法染螺旋体，染色结果为

A. 红色
B. 黑色
C. 灰色
D. 黄色
E. 蓝色

44. Mallory 三色染色法分别将胶原纤维和网状纤维染成的颜色是

A. 胶原纤维呈绿色，网状纤维呈黄色
B. 胶原纤维呈蓝色，网状纤维呈红色
C. 胶原纤维和网状纤维均呈橘红色
D. 胶原纤维和网状纤维均呈紫色
E. 胶原纤维和网状纤维均呈蓝色

45. 关于 Masson 三色染色法的结果，下列叙述正确的是

A. 胶原纤维呈红色，肌纤维呈紫色，红细胞呈橘红色
B. 胶原纤维呈绿色，肌纤维呈红色，红细胞呈橘红色
C. 胶原纤维呈蓝色，肌纤维呈黄色，红细胞呈橘红色
D. 胶原纤维呈黑色，肌纤维呈紫色，红细胞呈红色
E. 胶原纤维呈紫色，肌纤维呈黄色，红细胞呈红色

46. 下列选项中，鉴别胶原纤维和肌纤维，最宜采用的染色方法是

A. Masson 三色染色法
B. 醛复红染色法
C. 维多利亚蓝染色法
D. James 染色法
E. 磷钨酸-苏木精（PTAH）染色法

47. 下列关于胶原纤维染色法的应用的叙述，错误的是

A. 心肌瘢痕灶的形成
B. 区别上皮性还是非上皮性来源的肿瘤
C. 早期肝硬化的诊断
D. 鉴定肿瘤的组织是否来源于纤维细胞
E. 组织中纤维的增加或减少

48. 与胶原纤维染色法比较，Van Gieson 染色法的缺点是

A. 染色后要经过水洗
B. 受固定液限制
C. 着色慢，染色时间长
D. 染料造价高
E. 易褪色和对比度差

49. 应用丽春红 S（Ponceau 染色液）染色法时，胶原纤维显示

A. 紫色　　B. 红色
C. 黄色　　D. 蓝色
E. 黑色

50. 天狼星红苦味酸染色法的结果是
A. 胶原纤维呈黑色，细胞核呈蓝色，其他呈黄色
B. 胶原纤维呈紫色，细胞核呈红色，其他呈黄色
C. 胶原纤维呈红色，细胞核呈蓝色，其他呈绿色
D. 胶原纤维呈黄色，细胞核呈紫色，其他呈绿色
E. 胶原纤维呈红色，细胞核呈绿色，其他呈黄色

51. 下列关于天狼星红苦味酸染色法在偏光显微镜下的观察结果的叙述，错误的是
A. Ⅰ型胶原纤维：排列紧密，显示强的双折光性，呈黄色或红色
B. Ⅱ型胶原纤维：显示弱的双折光，呈多种色彩的疏松网状分布
C. Ⅲ型胶原纤维：显示弱的双折光，呈绿色的细纤维
D. Ⅳ型胶原纤维：显示弱的双折光的基底膜呈淡黄色
E. Ⅴ型胶原纤维：排列疏松，显示强的双折光性，呈绿色

52. 天狼星红苦味酸染色法在偏光显微镜下能观察到的胶原纤维种类为
A. 1种　　B. 2种
C. 3种　　D. 4种
E. 6种

53. 下列关于网状纤维染色在肿瘤鉴别诊断中的应用的叙述，错误的是
A. 鉴别癌和肉瘤　　B. 鉴别恶性淋巴瘤和组织细胞肉瘤
C. 鉴别血管内皮细胞瘤和外皮细胞瘤　　D. 鉴别纤维肉瘤和横纹肌肉瘤
E. 鉴别黏液纤维瘤和黏液肉瘤

54. 低分化恶性肿瘤难以判定其组织来源，首选下列哪种特殊染色方法对其进行鉴别
A. 天狼星红苦味酸染色　　B. 维多利亚蓝染色法
C. Gomori 银染色法　　D. PAS 法
E. Mallory 磷钨酸-苏木精染色

55. 下列组织中，呈现嗜银性的是
A. 弹力纤维　　B. 胶原纤维
C. 网状纤维　　D. 骨纤维
E. 神经胶质纤维

56. 下列关于 Gomori 银染色法的结果，正确的是
A. 网状纤维呈紫色，胶原纤维呈红色，背景呈黄色
B. 网状纤维呈紫色，胶原纤维呈黄色，背景呈红色

C. 网状纤维呈绿色，胶原纤维呈红色，背景呈黄色
D. 网状纤维呈黑色，胶原纤维呈红色，背景呈黄色
E. 网状纤维呈紫色，胶原纤维呈绿色，背景呈红色

57. 下列选项中，同时显示网状纤维和胶原纤维须进行的染色法是
A. 丽春红 S 染色法和维多利亚蓝染色法
B. PAS 法和 Gomori 醛复红染色法
C. James 染色法和 PAS 法
D. Gomori 银染色法和丽春红 S 染色法
E. Gomori 银染色法和 PAS 法

58. James 染色法网状纤维呈
A. 紫色
B. 蓝色
C. 黄色
D. 红色
E. 黑色

59. 在 James 染色法中，5%甲醛液的作用主要是
A. 媒染
B. 还原
C. 漂白
D. 氧化
E. 镀银

60. 下列关于弹性纤维染色的应用的叙述，错误的是
A. 皮肤组织的增生与变化
B. 老年性肺气肿的纤维断裂、变性或萎缩
C. 肾组织的纤维病变
D. 高血压小动脉的异常增生
E. 肝组织的网状支架塌陷

61. 下列关于维多利亚蓝染色法结果的叙述，正确的是
A. 细胞核呈紫色，弹力纤维呈蓝色
B. 细胞核呈红色，网状纤维呈蓝色
C. 细胞核呈红色，弹力纤维呈蓝色
D. 细胞核呈紫色，弹力纤维呈黑色
E. 细胞核呈黄色，胶原纤维呈紫色

62. 维多利亚蓝和丽春红 S 双重组合染色法一般用于显示
A. 网状纤维和胶原纤维
B. 胶原纤维和横纹肌纤维
C. 弹性纤维和胶原纤维
D. 网状纤维和弹性纤维
E. 弹性纤维和横纹肌纤维

63. Mallory PTAH 染色法通常用于显示
A. 横纹肌纤维
B. 平滑肌纤维
C. 网状纤维
D. 弹性纤维
E. 神经纤维

64. 下列选项中，诊断横纹肌肉瘤首选的特殊染色方法是
A. Poley 染色法
B. 马休黄猩红蓝染色法
C. 天狼星红苦味酸染色法
D. Gomori 银染色法

E. PTAH 染色法

65. 下列选项中，可以用于染肌肉横纹的苏木精液是

A. Harris 苏木精液
B. Verhoeff 铁碘苏木精液
C. Weigert 铁苏木精液
D. Mallory 磷钨酸-苏木精液
E. Mayer 苏木精液

66. PTAH 染色法中横纹肌呈

A. 紫色
B. 紫蓝色
C. 绿色
D. 黄棕色
E. 淡紫色

67. 下列关于 PTAH 染色法结果的叙述，错误的是

A. 横纹肌等呈绿色
B. 胶原纤维呈黄色
C. 网状纤维呈黄色或玫瑰红色
D. 早期病变心肌呈紫蓝色或紫色
E. 粗弹性纤维有时染成紫色

68. 早期心肌梗死组织 Nagar-Olsen 染色法显示缺氧心肌呈

A. 红色
B. 紫色
C. 绿色
D. 黄棕色
E. 淡紫色

69. 下列选项中，用于显示心肌缺氧改变的染色方法是

A. Gomori 醛复红染色法
B. 苏木精碱性复红苦味酸染色法
C. Masson 三色染色法
D. Mowry 阿尔辛蓝-过碘酸希夫染色法
E. Mallory 磷钨酸-苏木精染色法

70. Poley 染色法的结果是

A. 缺氧心肌呈紫色，胞核呈蓝色，其他组织呈棕黄色
B. 缺氧心肌呈黄色，胞核呈蓝色，其他组织呈绿色
C. 缺氧心肌呈红色，胞核呈紫色，其他组织呈绿色
D. 缺氧心肌呈红色，胞核呈蓝色，其他组织呈紫色
E. 缺氧心肌呈黄色，胞核呈紫色，其他组织呈红色

71. 下列关于糖原染色法的应用的叙述，错误的是

A. 糖尿病器官组织细胞内的糖原颗粒沉着
B. 早期心肌梗死区糖原的减少
C. 鉴别细胞内的空泡变性
D. 肝细胞癌组织中糖原的沉积
E. 动脉粥样硬化粥样斑块内糖原的沉积

72. 下列选项中，显示切片内糖原常用的染色法是

A. 阿尔辛蓝（AB）染色法
B. 醛复红染色法
C. 地衣红染色法
D. 刚果红染色法
E. PAS 法

73. 鉴别骨尤因肉瘤和恶性淋巴瘤，通常可以选用
A. AB 法
B. PAS 法
C. 醛复红染色法
D. 刚果红染色法
E. 地衣红染色法

74. PAS 法的结果是
A. 糖原呈紫色，细胞核呈蓝色
B. 糖原呈黄色，细胞核呈蓝色
C. 糖原呈紫红色，细胞核呈黑色
D. 糖原呈红色，细胞核呈蓝色
E. 糖原呈棕黄色，细胞核呈紫色

75. 中性黏多糖染色阳性的细胞通常不包括
A. 胃黏膜表面上皮细胞
B. 甲状腺滤泡上皮细胞
C. 支气管上皮杯状细胞
D. 前列腺上皮细胞
E. 结肠的杯状细胞

76. 下列关于黏液物质染色法的应用的叙述，错误的是
A. 黏液瘤和黏液肉瘤
B. 食管癌
C. 软骨黏液样纤维瘤
D. 横纹肌肉瘤
E. 甲状腺腺瘤

77. 鉴别慢性胃炎肠上皮化生的类型首选的染色方法是
A. 过碘酸希夫染色法
B. 醛复红染色法
C. 高铁二胺-阿尔辛蓝染色法
D. Schiff 阿尔辛蓝地衣红染色法
E. 丽春红阿尔辛黄染色法

78. 疑似印戒细胞癌组织可以选用下列哪种染色方法明确其黏液性质
A. 马休黄猩红蓝染色法
B. Schiff 阿尔辛蓝地衣红染色法
C. 过碘酸希夫染色法
D. Jurgens 甲紫染色法
E. 醛复红染色法

79. 下列选项中，能够同时显示中性黏液和酸性黏液物质的染色法是
A. 高铁二胺-阿尔辛蓝染色法
B. 阿尔辛蓝-过碘酸希夫染色法
C. 醛复红染色法
D. 醛品红染色法、阿尔辛蓝染色法
E. 阿尔辛蓝、阿尔辛黄法

80. 阿尔辛蓝用于显示
A. 中性黏多糖
B. 糖原
C. 酸性黏多糖
D. 混合性黏多糖

E. 淀粉样物质

81. PAS 法除了可以用于显示糖原外，还可以用于显示

A. 中性黏多糖　　B. 纤维素
C. 混合性黏多糖　　D. 淀粉样物质
E. 酸性黏多糖

82. Mowry AB-PAS 法显色结果是

A. 中性黏液物质呈红色，酸性黏液物质呈蓝色，混合性物质呈紫红色
B. 酸性黏液物质呈红色，中性黏液物质呈蓝色，混合性物质呈紫红色
C. 酸性黏液物质呈黄色，中性黏液物质呈蓝色，混合性物质呈粉色
D. 中性黏液物质呈黄色，酸性黏液物质呈蓝色，混合性物质呈绿色
E. 中性黏液物质呈黑色，酸性黏液物质呈绿色，混合性物质呈紫色

83. 下列选项中，不属于体内产生的色素是

A. 黑色素　　B. 甲醛色素
C. 胆色素　　D. 脂褐素
E. 含铁血黄素

84. 黑色素染色不能用于下列哪种疾病的辅助诊断

A. 皮肤性淋巴结炎　　B. 皮肤鳞状细胞癌
C. 皮肤异色病　　D. 恶性黑色素瘤
E. 色素性神经瘤

85. 下列选项中，显示黑色素常用的方法是

A. 醛品红染色法　　B. 甲紫染色法
C. Masson-Fontana 银浸染色法　　D. 刚果红染色法
E. 普鲁士蓝染色法

86. 下列关于 Masson-Fontana 黑色素银浸染色法结果的叙述，正确的是

A. 黑色素呈黑色　　B. 细胞核呈蓝色
C. 嗜银颗粒呈棕色　　D. 黑色素呈暗绿色
E. 胶原纤维呈紫色

87. 下列关于 Lillie 黑色素染色法结果的叙述，正确的是

A. 黑色素呈紫色，背景不着色，肌纤维绿色
B. 黑色素呈黑色，背景浅黄色，肌纤维不着色
C. 黑色素呈黄色，背景浅棕色，肌纤维紫色
D. 黑色素呈暗绿色，背景浅绿或不着色，肌纤维黄色
E. 黑色素呈暗绿色，背景浅黄色，肌纤维紫色

88. 下列方法中，可以用于显示含铁血黄素的是

A. 过碘酸希夫染色法
B. Perls blue 亚铁氰化钾染色法
C. Masson Fontana 银染法
D. Lillie 硫酸亚铁染色法
E. 六胺银染色法

89. 下列方法中，可以用于显示脂褐素的是
A. 多巴氧化酶染色法
B. Lillie 硫酸亚铁染色法
C. Schmorl 三氯化铁氰化钾染色法
D. Perls blue 亚铁氰化钾染色法
E. 高碘酸无色复红染色法

90. 纤维蛋白指的是
A. 血液中纤维蛋白原分子聚合而成的特殊的蛋白质
B. 疏松结缔组织中的基质蛋白
C. 组成网状纤维的纤细的纤维丝
D. 弹力纤维丝
E. 组成胶原纤维的胶原蛋白单体

91. 病理状态下的纤维蛋白沉积通常不包括
A. 弥散性血管内凝血
B. 炎症渗出性改变
C. 高血压的小血管壁
D. 肾小球的毛细血管腔内和基底膜
E. 早期肝硬化组织内

92. 下列关于 Lendrum 等 MSB 染色法显示纤维蛋白结果的叙述，正确的是
A. 纤维蛋白呈红色，陈旧性纤维蛋白呈黄色，细胞核呈蓝色，红细胞呈红色
B. 纤维蛋白呈蓝紫色，陈旧性纤维蛋白呈紫色，细胞核呈绿色，红细胞呈红色
C. 纤维蛋白呈红色，陈旧性纤维蛋白呈黄色，细胞核呈紫色，红细胞呈黄色
D. 纤维蛋白呈红色，陈旧性纤维蛋白呈紫色，细胞核呈蓝色，红细胞呈黄色
E. 纤维蛋白呈紫色，陈旧性纤维蛋白呈黄色，细胞核呈蓝色，红细胞呈红色

93. 革兰（Gram）甲紫染色法纤维蛋白的颜色是
A. 紫色
B. 橙黄色
C. 蓝黑色
D. 红色
E. 绿色

94. 下列染色法中，不能用于显示纤维蛋白的是
A. PAS 法
B. MSB 染色法
C. 甲紫染色法
D. HE 染色法
E. Masson 三色染色法

95. 下列关于淀粉样物质的叙述，错误的是
A. 淀粉样物质是一种糖蛋白
B. 淀粉样物质呈嗜伊红性

C. 淀粉样物质组织中出现淀粉样物质称为淀粉样变性
D. 淀粉样变性均为原发性
E. 淀粉样变性可见于肿瘤的间质

96. 下列选项中，可用于显示淀粉样物质的方法是
A. 硫酸钠阿尔辛蓝染色法
B. 过碘酸希夫染色法
C. Jurgens 甲紫染色法
D. Gram 甲紫染色法
E. Mallory 苏木精染色法

97. 刚果红染色法淀粉样物质在偏光显微镜下呈现
A. 苹果绿色，双折光性
B. 橙黄色，单折光性
C. 蓝色，单折光性
D. 红色，双折光性
E. 紫色，双折光性

98. 下列关于 Jurgens 甲紫染色法结果的叙述，正确的是
A. 淀粉样物质呈红色或紫红色，细胞核呈蓝色
B. 淀粉样物质呈红色或橙黄色，细胞核呈绿色
C. 淀粉样物质呈紫色，细胞核呈红色
D. 淀粉样物质呈紫色，细胞核呈蓝色
E. 淀粉样物质呈黄色，细胞核呈紫色

99. 下列关于真菌的叙述，错误的是
A. 真菌又称霉菌
B. 真菌的基本结构成分是黏多糖和蛋白质
C. 放线菌和白念珠菌不是真菌
D. 免疫缺陷患者真菌感染的概率增加
E. 由于抗生素的广泛应用导致几年来真菌感染的发病率增高

100. Grocott 六胺银染色法真菌显示的颜色是
A. 黑色
B. 绿色
C. 紫蓝色
D. 黑褐色
E. 橘黄色

101. 真菌用高碘酸复红染色法显示为
A. 紫色
B. 红色
C. 蓝色
D. 黑色
E. 紫红色

102. 下列关于高碘酸复红染色法结果的叙述，正确的是
A. 真菌呈浅黑色，红细胞呈紫红色
B. 真菌呈紫红色，红细胞呈浅黄色
C. 真菌呈紫红色，红细胞呈橘黄色
D. 真菌呈黑色，红细胞呈紫红色
E. 真菌呈浅黄色，红细胞呈橘黄色

103. 革兰阳性菌染色最基本的染料是

A. 亚甲蓝　　B. 酸性品红
C. 结晶紫　　D. 中性红
E. 碱性品红

104. 下列关于 Gram 碱性复红结晶紫染色法染细菌的结果，正确的是
A. 革兰阳性细菌呈蓝色，阴性细菌呈红色，细胞核呈红色
B. 革兰阳性细菌呈蓝色，阴性细菌呈紫色，细胞核呈红色
C. 革兰阳性细菌呈黑色，阴性细菌呈蓝色，细胞核呈红色
D. 革兰阳性细菌呈紫色，阴性细菌呈黑色，细胞核呈蓝色
E. 革兰阳性细菌呈黑色，阴性细菌呈红色，细胞核呈绿色

105. 下列关于胃幽门螺杆菌的叙述，错误的是
A. 短杆状，两端微弯的革兰阴性杆菌
B. 含有蛋白和多糖等物质
C. 具有嗜银性，经硝酸银染色呈棕黑色
D. 与慢性胃炎和消化性溃疡的发生有关
E. 是胃幽门部所独有的致病菌

106. 下列选项中，常用的抗酸杆菌染色方法是
A. Gram 染色法　　B. Ziehl-Neelsen 染色法
C. Giemsa 染色法　　D. Grocott 六胺银染色法
E. Warthin-Starry 染色法

107. 抗酸杆菌染色法最基本的染料是
A. 酸性复红　　B. 亚甲蓝
C. 中性红　　D. 结晶紫
E. 碱性复红

108. Giemsa 改良染色法的结果是
A. 嗜铬细胞呈黑色，皮质细胞呈黄色，红细胞呈红色
B. 嗜铬细胞呈黑色，皮质细胞呈蓝色，红细胞呈红色
C. 嗜铬细胞呈蓝紫色，皮质细胞呈黑色，红细胞呈粉红色
D. 嗜铬细胞呈红色至紫红色，皮质细胞呈蓝色，红细胞呈粉红色'
E. 嗜铬细胞呈棕色，皮质细胞呈黑色，红细胞呈粉红色

109. 下列 Ziehl-Neelsen 染色法区分结核分枝杆菌和麻风杆菌叙述，错误的是
A. 两者均显示抗酸杆菌阳性反应
B. 结核分枝杆菌呈细长和带弯曲的杆状菌，长短粗细不一
C. 结核性干酪样坏死灶内显示抗酸杆菌阳性反应可明确诊断
D. 结核分枝杆菌呈红色，麻风杆菌呈黄色

E. 麻风杆菌较短、粗，聚集成堆

110. 下列关于螺旋体的叙述，错误的是

A. 螺旋体病是一种传染病

B. 螺旋体是一种能自由运动的原核细胞微生物

C. 螺旋体的形状为细长、柔韧弯曲螺旋状

D. 螺旋体的大小介于细菌和原虫之间

E. HE 染色高倍显微镜下可见

111. 下列关于 Giemsa 螺旋体染色法的结果的叙述，正确的是

A. 螺旋体及细菌呈蓝到淡紫色，细胞质呈蓝色，红细胞呈橘黄色

B. 螺旋体及细菌呈蓝色，细胞质呈紫色，红细胞呈红色

C. 螺旋体及细菌呈蓝到淡紫色，细胞质呈橘黄色，红细胞无色

D. 螺旋体及细菌呈蓝到淡紫色，细胞质呈黑色，红细胞无色

E. 螺旋体及细菌呈蓝色，细胞质呈黑色，红细胞呈红色

112. 下列关于病毒包涵体的叙述，错误的是

A. 病毒致病时，其感染的细胞内常形成包涵体

B. DNA 病毒一般形成核内包涵体

C. 胞质和胞核内可同时见到包涵体

D. RNA 病毒一般形成胞质内包涵体

E. 病毒包涵体需要经特殊染色方可见到

113. 鉴别疱疹病毒感染时的核内包涵体需要用的染色方法是

A. Giemsa 染色法　　B. Macchiavello 包涵体染色法

C. HE 染色法　　D. Gram 染色法

E. Ziehl-Neelsen 染色法

114. 下列选项中，可以用于显示乙型肝炎表面抗原的染色方法是

A. 地衣红染色法　　B. 甲苯胺蓝染色法

C. 普鲁士蓝染色法　　D. 甲紫染色法

E. 高碘酸复红染色法

115. HBsAg 醛复红改良染色法的结果是

A. HBsAg 阳性物质呈紫色，结缔组织呈红色，红细胞和基质呈黄色

B. HBsAg 阳性物质呈黑色，结缔组织呈绿色，红细胞和基质呈黄色

C. HBsAg 阳性物质呈红色，结缔组织呈黑色，红细胞和基质呈黄色

D. HBsAg 阳性物质呈紫色，结缔组织呈黄色，红细胞和基质呈黑色

E. HBsAg 阳性物质呈黑色，结缔组织呈绿色，红细胞和基质呈红色

116. 维多利亚蓝染色法 HBsAg 阳性物质的结果是

A. HBsAg 阳性物质呈黑色，细胞核呈红色
B. HBsAg 阳性物质呈蓝紫色，细胞核呈红色
C. HBsAg 阳性物质呈黑色，细胞核呈蓝色
D. HBsAg 阳性物质呈蓝绿色，细胞核呈红色
E. HBsAg 阳性物质呈黑色，细胞核呈黄色

117. 用焦油紫染色法时，显示尼氏体的颜色是
A. 紫色　B. 棕色
C. 红色　D. 黑色
E. 绿色

118. 甲苯胺蓝染色法显示神经细胞尼氏体的结果是
A. 尼氏体呈黑色，细胞核深蓝色，背景无色
B. 尼氏体呈深蓝色，细胞核淡蓝色，背景无色
C. 尼氏体呈深蓝色，细胞核绿色，背景无色
D. 尼氏体呈黑色，细胞核绿色，背景黄色
E. 尼氏体呈蓝绿色，细胞核红色，背景无色

119. Holmes 神经纤维染色法时，神经纤维呈
A. 黄色　B. 红色
C. 淡棕色　D. 紫色
E. 黑色

120. 下列关于 Bidschowsky 神经纤维染色法的结果的叙述，正确的是
A. 神经纤维呈蓝色，背景呈黑色　B. 神经纤维呈绿色，背景呈黄色
C. 神经纤维呈黑色，背景呈紫色　D. 神经纤维呈蓝绿色，背景不着色
E. 神经纤维呈黑色，背景呈黄色

121. 下列选项中，可以用于显示退变神经纤维的染色方法是
A. Bielschowsky 染色法　B. Holmes 染色法
C. Von Braunmubl 染色法　D. Eager 染色法
E. Weil 染色法

122. 下列关于 Kullshitsky 髓鞘染色法的结果的叙述，正确的是
A. 髓鞘呈蓝黑色，背景呈红色　B. 髓鞘呈黑色，背景呈淡红色
C. 髓鞘呈蓝黑色，背景呈淡黄色　D. 髓鞘呈蓝黑色，背景呈淡灰色
E. 髓鞘呈蓝绿色，背景呈黑色

123. 下列关于 Weil 髓鞘染色法的结果的叙述，正确的是
A. 髓鞘呈蓝黑色，背景呈淡灰色　B. 髓鞘呈蓝黑色，背景呈红色
C. 髓鞘呈蓝色，背景呈淡黄色　D. 髓鞘呈黑色，背景呈淡黄色

E. 髓鞘呈蓝绿色，背景呈黄色

124. 变色酸 2R（Chromotrope 2R）-亮绿髓鞘染色法可以

A. 将髓鞘染成红色
B. 将髓鞘染成黄色
C. 将星形细胞染成蓝色
D. 将髓鞘染成绿色
E. 将星形细胞染成黑色

125. 下列选项中，用于显示退变髓鞘的染色方法是

A. Weigert-Pal 染色法
B. Marchi 染色法
C. Well 染色法
D. Luxol Fast Blue 染色法
E. Kullshitsky 染色法

126. Cajal 星形细胞染色法的结果是

A. 原浆性及纤维性星形细胞呈黄色
B. 原浆性及纤维性星形细胞呈紫黑色
C. 原浆性及纤维性星形细胞呈蓝绿色
D. 原浆性星形细胞呈黑色，纤维性星形细胞呈黄色
E. 原浆性星形细胞呈黄色，纤维性星形细胞呈紫色

127. Naomenke 和 Feigin 改良的 Cajal 染色法的结果是

A. 星形细胞呈黄色，背景呈粉红色
B. 星形细胞呈紫色，背景呈黄色
C. 星形细胞呈黄色，背景呈粉红色
D. 星形细胞呈黑紫色，背景呈粉红色
E. 星形细胞呈黄色，背景呈黄色

128. Weil 及 Davenport 小胶质细胞和少突胶质细胞染色法的结果是

A. 神经胶质细胞和少突胶质细胞呈黄色，背景黄棕色
B. 神经胶质细胞和少突胶质细胞呈紫色，背景淡黄色
C. 神经胶质细胞和少突胶质细胞呈绿色，背景黄色
D. 神经胶质细胞和少突胶质细胞呈白色，背景黄色
E. 神经胶质细胞和少突胶质细胞呈黑色，背景黄棕色

129. Holmes 染色法是显示神经组织的

A. 神经髓鞘
B. 神经轴突
C. 星形细胞
D. 尼氏体
E. 神经纤维

130. Lillie-Masson 二胺银反应法显示神经内分泌细胞嗜银颗粒呈

A. 黄色
B. 黑色
C. 蓝色
D. 紫色
E. 绿色

131. Gomori-Burtner 六胺银反应法显示神经内分泌细胞的结果是

A. 亲银细胞呈黑色，背景呈淡黄色
B. 亲银细胞呈黄色，背景呈浅红色
C. 亲银细胞呈紫蓝色，背景呈浅红色
D. 亲银细胞呈黑色，背景呈浅红色
E. 亲银细胞呈黄色，背景不着色

132. 显示产肽激素细胞的亲银反应在浸银后不用
A. 还原剂　　B. 漂白剂
C. 氧化剂　　D. 媒染剂
E. 促染剂

133. 酸水解-无色品红染色法染色 DNA 的结果为
A. 粉红色　　B. 紫红色
C. 蓝色　　D. 绿色
E. 黑色

134. Shikata 地衣红染色法乙型肝炎表面抗原阳性物质的颜色是
A. 紫色　　B. 黑色
C. 蓝色　　D. 棕色
E. 绿色

## 二、A3/A4 型题

（1、2 题共用题干）

患者，男性，68 岁。便血、大便变细 1 年左右。结肠镜检查可见：齿状线以上 5cm 处黏膜面一巨大肿物，环绕肠管，手术切除病变肠管送检。

1. 肿块镜下观如右图所示，则该患者最可能的病理诊断是

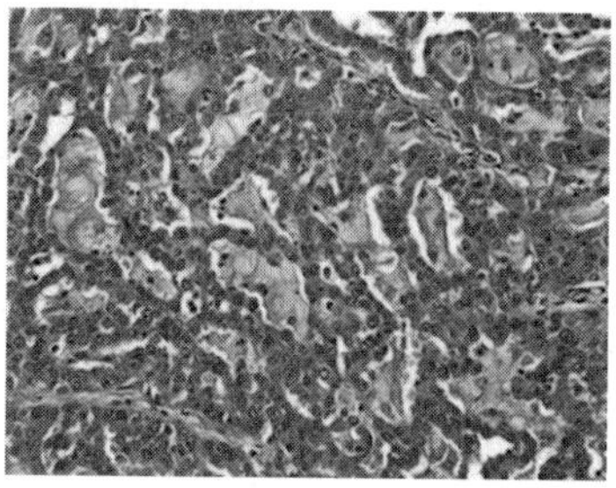

A. 克罗恩（Crohn）病
B. 低分化腺癌
C. 中分化腺癌
D. 高分化腺癌
E. 黏液腺癌

2. 该病好发的部位是
A. 直肠和乙状结肠　　B. 横结肠
C. 升结肠　　D. 降结肠
E. 盲肠

（3~5题共用题干）

糖尿病患者，女性，50岁。胰岛间质中大量淡红色均质性物质沉积。

3. HE染色镜下检查如右图所示，则该患者最有可能诊断为

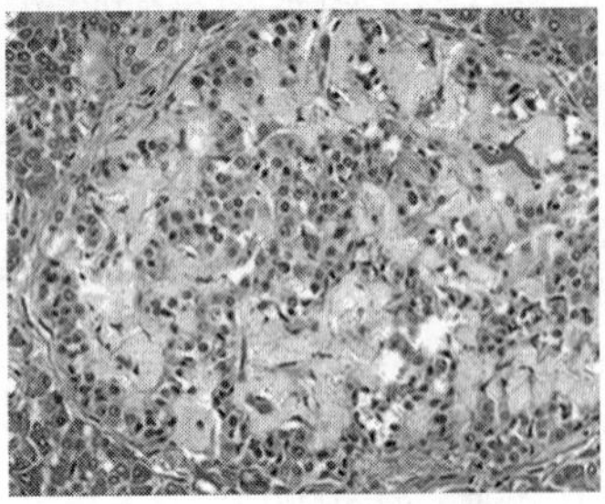

A. 玻璃样变性
B. 淀粉样变性
C. 黏液样变性
D. 凝固性坏死
E. 纤维素样坏死

4. 进一步确诊应进行的检查是

A. 苏丹Ⅲ染色
B. PAS染色
C. 免疫组织化学检查
D. 刚果红染色
E. 黏液组化检查

5. 均质粉色物质是什么物质沉积而成

A. 脂肪
B. 异常蛋白质
C. 色素
D. 钙盐
E. 蛋白-黏多糖

## 三 B型题

（1~5题共用备选答案）

A. Harris苏木精（退行性染色）
B. Mayer苏木精
C. Gill改良苏木精
D. 水溶性伊红
E. 乙醇伊红液

1. 苏木精1g、钾明矾20g、无水乙醇10ml、蒸馏水200ml，HgO 0.5g，此配方是
2. 苏木精2g、无水乙醇40ml、硫酸铝钾100g、蒸馏水600ml，此配方是
3. 苏木精2g、无水乙醇250ml、硫酸铝钾17.6g、蒸馏水750ml、碘酸钠0.2g、冰醋酸20ml，此配方是
4. 伊红（水溶性）2.5~5.0g、蒸馏水500ml，此配方是
5. 伊红（醇溶性）2.5~5.0g、75%乙醇1000ml，此配方是

（6~9题共用备选答案）

A. James染色法
B. 维多利亚蓝染色法
C. 丽春红S染色法
D. PTAH染色法
E. MSB染色法

6. 显示胶原纤维的染色方法是

7. 显示网状纤维的染色方法是
8. 显示弹性纤维的染色方法是
9. 显示纤维蛋白的染色方法是

（10～14 题共用备选答案）

A. Lillie 亚铁染色法
B. Schiff 阿尔辛蓝地衣红染色法
C. PTAH 染色法
D. PAS 法
E. Gomori 银染色法

10. 癌和肉瘤的鉴别选用
11. 横纹肌肉瘤的诊断选用
12. 恶性黑色素瘤的诊断选用
13. 胃黏液癌的诊断选用
14. 尤因肉瘤和恶性淋巴瘤的鉴别选用

（15～18 题共用备选答案）

A. Cajal 染色法
B. Weigert-Pal 染色法
C. Gomori 醛复红染色
D. Von Braunmuld 染色法
E. 焦油紫染色法

15. 显示尼氏体的染色方法是
16. 显示神经纤维的染色方法是
17. 显示神经髓鞘的染色方法是
18. 显示神经胶质细胞的染色方法是

## 四 X 型题

1. 下列关于亲银反应和嗜银反应的叙述，正确的是
   A. 亲银反应和嗜银反应均可用于显示神经内分泌细胞染色
   B. 亲银反应指胞质中的颗粒能直接使银离子还原
   C. 嗜银反应须加入外源性还原剂后才具有银还原性
   D. 无论是亲银反应还是嗜银反应，均必须加入外源性还原剂才具有银还原性
   E. 在整个产肽细胞系中，亲银反应和嗜银反应的银染色反应性不一样
2. 在染色过程中，下列关于脱蜡的叙述，正确的是
   A. 石蜡切片必须经过脱蜡后才能染色
   B. 脱蜡前切片必须经过烘烤
   C. 二甲苯的新鲜与否不影响脱蜡的效果

D. 组织切片脱蜡要彻底

E. 脱蜡取决于二甲苯的温度和时间

3. 下列关于水洗作用的叙述，正确的是

A. 脱蜡经过乙醇处理后，水洗切片能使苏木精进入胞核内

B. 脱蜡经过乙醇处理后，水洗切片能使伊红进入胞质内

C. 染色之后水洗作用主要是去除未结合的染液

D. 分化以后水洗主要是为了除去分化液和脱下的染料

E. 伊红染色后水洗主要是防止未结合染液进入脱水的乙醇中

4. 使用刚果红进行淀粉样物质染色时，需要注意的问题有

A. 苏木精染色的细胞核不能深

B. 淀粉样物质可以结合偏光的方法得到良好的效果

C. 由于无水乙醇有脱色作用，脱水后即用冷风干燥，再透明封固

D. 在偏光显微镜下呈特征性的红色双折光性

E. 观察时应当结合 HE 切片

5. 下列关于染色过程中透明与封片的叙述，正确的是

A. 石蜡组织切片染色经过脱水后即可用树胶封片

B. 常用切片封片胶有国产的中性树胶、光学树胶、加拿大树胶和合成树脂

C. 封片时，树胶不能太稀或太稠

D. 封片时，不要使树胶溢出玻片四周太多

E. 封片过程中不能对着切片呼气

6. 下列选项中，常见的肾穿刺活检标本切片的染色方法是

A. VG 染色法

B. HE 染色法

C. 过碘酸六胺银染色法

D. 脂肪染色法

E. PAS 法

7. 下列关于 HE 染色法中二甲苯和乙醇的作用的叙述，正确的是

A. 二甲苯溶解切片中的石蜡，使染料易于进入细胞和组织

B. 伊红染色后乙醇是为了脱去组织中的水

C. 乙醇用于苏木精染色前是为了洗脱用于脱蜡的二甲苯

D. 染色后二甲苯起透明切片的作用，利于光线的透过

E. 组织切片透明度与脱水是否彻底无关系

8. 下列关于染色过程的叙述，正确的是

A. 一般情况下，在新配的苏木精液中只需染 1 分钟左右

B. 根据染片的多少，逐步将时间缩短

C. 苏木精染色后，不宜在水中和盐酸乙醇停留过长

D. 切片分化程度应当在镜下观察

E. 分化过度，应水洗后重新染色，再水洗分化

9. 下列关于 Ponceau 染色法显示胶原、细胞和肌肉着色的叙述，正确的是

A. 胶原纤维呈红色

B. 肌肉呈黄色

C. 细胞核血细胞呈绿色

D. 胶原纤维切片厚度 6μm，维多利亚蓝染色液盛在染色缸内

E. Ponceau 染色后，直接放在水中

10. 在进行胆色素染色的组织，适用的固定剂是

A. Helly 固定液　　B. 多聚甲醛

C. Bouin 液　　D. Carnoy 液

E. 中性甲醛

11. 维多利亚蓝染色法的注意事项主要包括

A. 维多利亚蓝染色液需要放置 3 周后使用

B. 维多利亚蓝染色液一般储存于暗处可反复使用

C. 初次染色时，最好使用 HBsAg 阳性组织切片做对照

D. 核固红染色液使用时不能摇动，用饱和上清液

E. 在维多利亚蓝染液中须放置 1~2 小时

12. 显示网状纤维的染色方法不包括

A. Siriusred 染色法　　B. Ponceau 染色法

C. Poley 染色法　　D. Gomori 醛复红染色法

E. James 染色法

13. 下列选项中，可以用于显示神经内分泌细胞的染色方法是

A. 碱性重氮反应法　　B. DeGrandi 改良硝酸银法

C. Lillie-Masson 二胺银反应法　　D. Gomori-Burtner 六胺银反应法

E. Gomori 银染色法

14. 关于锇酸-α 萘胺染色法的结果，下列叙述正确的是

A. 红细胞呈淡红色　　B. 正常髓鞘呈红色

C. 变性髓鞘呈黑色　　D. 结缔组织呈蓝色

E. 尼氏体呈紫色

15. 下列选项中，属于常规石蜡切片和 HE 染色的质量标准规定的是

A. 透明洁净，封裱美观　　B. 薄厚均匀，厚度一般为 4~6μm

C. 无褶无刀痕　　D. 染色核质分明，红蓝适度

E. 形状规则，切片完整

16. 下列关于网状纤维 James 染色法的叙述，错误的是
A. 网状纤维呈黑色，胶原纤维呈绿色，背景呈黄色
B. 配制二氨银时，需要加入充分氨水，使沉淀物完全溶解
C. 甲醛配好后，要放在冰箱内储存
D. 配制二氨银时，氨水应当一滴一滴加
E. 5%硝酸银使用时要滴染

17. 下列关于 PTAH 染色法的叙述，正确的是
A. PATH 溶液一般现用现配
B. PATH 需要在室温下成熟
C. 可使用高锰酸钾促使 PATH 成熟
D. 乙醇分化时，应当保留一定红色
E. 染色后用无水乙醇快速脱水，冷风稍干燥后封固

18. HE 染色中呈红色的成分有
A. 肌肉
B. 细胞质
C. 结缔组织
D. 嗜伊红颗粒
E. 红细胞

19. Jurgens 甲紫染色时，应当注意的事项有
A. 封片及时
B. 醋酸分化可以过分化
C. 组织的染色易褪色
D. 醋酸分化时应当在镜下控制
E. 组织不会褪色，可以不及时照相

20. HE 染色切片中，细胞质嗜碱性强的可能原因是有丰富的
A. 游离核糖体
B. 高尔基复合体
C. 滑面内质网
D. 线粒体
E. 粗面内质网

21. 神经细胞尼氏体染色的染料可以选用
A. 亚甲蓝
B. 酸性品红
C. 甲苯胺蓝
D. 硫堇
E. 焦油紫

22. HE 染色的切片中核染色不良的原因主要有
A. 脱蜡不干净
B. 组织不新鲜
C. 固定不充分
D. 苏木精染液配制不当或失效
E. 分化或蓝化不当

23. 石蜡切片在染色中造成脱片的主要原因有
A. 组织固定不佳
B. 脱水，透明及浸蜡不当
C. 烤片温度或时间不足
D. 展片用水或载片不洁
E. 切片刀不锋利，切片太厚

24. 显示纤维素的染色法主要有
A. Lendrum MSB 染色法
B. 刚果红染色法
C. 醛品红染色法
D. Mallory 磷钨酸-苏木精染色法
E. Gram 甲紫染色法
25. 用甲苯胺蓝染肥大细胞的正确结果是
A. 细胞核呈蓝色
B. 肥大细胞颗粒呈蓝色
C. 肥大细胞颗粒成紫红色
D. 细胞核红色
E. 细胞核呈紫红色
26. 下列选项中，不属于病理组织学染色技术中常见助色团的是
A. 偶氮基
B. 羟基
C. 二甲氨基
D. 硝基
E. 卤素
27. 可证实淀粉样变性的染色方法是
A. 甲紫染色法
B. HE 染色法
C. 刚果红染色法
D. PAS 染色法
E. 苏丹Ⅲ染色法
28. 下列选项中，减少或消除非特异性背景染色最有效的方法有
A. 用高盐溶液洗涤
B. 延长洗涤时间
C. 适当增加蛋白酶消化时间
D. 用高稀释度的抗体
E. 在用第一抗体前加与制备第一抗体相同动物的非免疫血清

## 参考答案与解析

### 一、A1 型题

1. E【解析】巴氏染色法将胞核呈深蓝色；鳞状上皮底层、中层及表层角化前细胞胞质呈绿色，表层不全角化细胞胞质呈粉红色，完全角化细胞胞质呈橘黄色；细菌呈灰色；滴虫呈淡蓝灰色；黏液呈淡蓝色或粉红色；中性粒细胞、淋巴细胞、吞噬细胞胞质均呈蓝色；红细胞呈粉红色；高分化鳞癌细胞可呈粉红色或橘黄色；腺癌胞质呈灰蓝色。

2. E【解析】苏木精为碱性天然染料，可使细胞核着色。细胞核内染色质的成分主要是 DNA，在 DNA 的双螺旋结构中，两条核苷酸链上的磷酸基向外，使 DNA 双螺旋的外侧带负电荷，呈酸性，很容易与带正电荷的苏木精碱性燃料以离子键或氢键结合而被染色。苏木精在碱性溶液中呈蓝色，所以细胞核被染成蓝色。

3. B【解析】组织切片经酸性乙醇分化后呈红色或粉红色，立即用水除去组织切片上的

酸而中止分化，再用弱碱性水使苏木精染上的细胞核呈现蓝色，这个过程称为返蓝作用或蓝化作用。弱酸性水是无法在蓝化作用中使用的。

4. D【解析】甲苯胺蓝含有两个助色团，能促使染料产生电离成盐类，帮助发色团对组织产生染色力，使切片上的组织细胞着色，可染细胞核使之呈蓝色。肥大细胞颗粒呈紫红色，其他呈蓝色。

5. E【解析】阿尔辛蓝-过碘酸希夫染色法（AB-PAS 法）中性黏液物质呈红紫色，酸性黏液物质呈蓝色，混合黏液呈紫色。因此能够区分中性黏液与酸性黏液物质。

6. E【解析】Mallory 三色染色法使胶原和网状纤维呈蓝色，软骨、黏液、淀粉样物质呈淡蓝色，神经胶质纤维、肌纤维和酸性颗粒呈红色，髓鞘和红细胞呈橘红色。

7、8. A、C【解析】维多利亚蓝将弹性纤维染成绿色，胶原纤维被丽春红 S 染成红色，Gomori 氨性银改良染色液将网状纤维着染成黑色，并称三联染色法。

9. E【解析】De Grandi 改良硝酸盐反应法使嗜银颗粒呈棕黑色，细胞核呈红色；碱性重氮反应法使嗜银颗粒呈橘红色至红色，细胞核呈蓝色，胞质呈黄色。

10. B【解析】维多利亚蓝弹力纤维染色是根据 Tanake 维多利亚蓝法改良而来，适用于显示弹力纤维和乙型肝炎表面抗原。染色结果：弹力纤维呈蓝色，细胞核呈红色。

11. A【解析】用 Gomori 醛复红染色法对弹性纤维染色，甲醛生理盐水液固定的染色效果最佳，是显示弹性、胶原纤维的双重组合染色法。

12. E【解析】醛复红染液应放置在冰箱内保存，因此选项 E 错误。

13. B【解析】在显示弹性、胶原纤维的双重组合染色法中，弹性纤维呈蓝绿色，胶原纤维呈红色，背景呈黄色。

14. C【解析】De Grandi 改良反应法，即 De Grandi 改良硝酸银反应法，其染色结果为嗜银颗粒呈棕黑色，胞核呈红色。

15. E【解析】pH 调到蛋白质等电点 6.7~6.8 时，胞核、胞质均易染色。

16. C【解析】过碘酸是氧化剂，使含乙二醇的多糖类物质氧化，形成双醛基。醛基与 Schiff 试剂中的无色品红结合，形成紫红色化合物，附着在含有多糖类的胞质中。红色的深浅与细胞内能放应的乙二醇基的量成正比。

17. C【解析】黏液物质（黏多糖）染色常用 Mowry 阿尔辛蓝-过碘酸希夫（AB-PAS）染色法。

18. E【解析】阿尔辛蓝染色时间为 5 分钟，水洗，因此选项 E 错误。

19. E【解析】糖原固定必须及时取小块组织进行固定，固定不好可出现糖原颗粒趋于细胞一端的情况。染色前将 Schiff 试剂由冰箱内取出，适应室温后再进行染色，Schiff 液须盛在棕色瓶内，封口，放入冰箱中保存待用。高碘酸氧化液须保存于冰箱中待用，无须现用现配。

20. A【解析】中性黏多糖染色阳性的细胞有甲状腺滤泡上皮细胞、胃黏膜表面上皮细胞、结肠黏膜上皮细胞。

21. C【解析】Mowry AB-PAS 法：中性黏液物质呈红色，酸性黏液物质呈蓝色，混合性黏液物质呈紫红色。

22. B【解析】Schiff 阿尔辛蓝地衣红染色法用于手术标本及胃肠道上皮黏液内镜活检组织染色，胃黏膜肠化生上皮和胃肠肿瘤的酸性黏多糖呈蓝色，中性黏多糖呈棕色。

23. C【解析】显示黑色素的染色方法是 Lillie 硫酸亚铁染色法。

24. C【解析】普鲁士蓝反应又称含铁血黄素染色，即经过亚铁氰化钾和稀酸处理后可以产生蓝色，常见于吞噬细胞内或间质内，主要显示三价铁盐。

25. B【解析】MSB 染色时，陈旧纤维蛋白呈紫色。

26. C【解析】显示淀粉样蛋白最常用的方法是刚果红染色法。刚果红是一种碱性染料，具有高度亲和力，可以与淀粉样蛋白结合形成一个特殊的复合物，从而表现出强烈的红色荧光。氧化苏木红法、硫酸钠爱尔森蓝法和甲紫法虽然也是常用的染色方法，但并不适用于显示淀粉样蛋白。诱导荧光法可以用于检测淀粉样蛋白，但不是最常用的方法。

27. E【解析】Jurgens 甲紫染色法淀粉样物质呈红色或紫红色，细胞核呈蓝色。

28. D【解析】结晶紫溶于乙醇，草酸胺溶于蒸馏水。

29. A【解析】Ziehl-Neelsen 抗酸杆菌染色：抗酸杆菌呈红色，背景呈灰蓝色。

30. B【解析】Warthin-starry 染色法是一种经典的染色方法，近年被广泛应用于幽门螺杆菌的检测，其原理是根据幽门螺杆菌具有嗜银性，在一定条件下，幽门螺杆菌能够吸附硝酸银溶液中的银离子，经显色剂孵育处理后，被幽门螺杆菌吸附的银离子还原为金属银而显黑色。

31. E【解析】Giemsa 染色法可用于检测螺旋体等微生物。在制备 Giemsa 染色工作液后，通常将待染制片置于染色液中静置 8 小时以上，以确保染色充分。根据不同的实验目的和样本类型，染色时间也可能有所调整。因此，选项 E 正确。

32. B【解析】疱疹病毒核内包涵体和麻疹病毒包涵体，必须通过特殊染色方法才能得到证明。

33. A【解析】Shikata 地衣红染色法是一种常用的 HBsAg 染色方法，其原理是利用 HBsAg与地衣酸染料地衣红之间的亲和力，通过地衣红染色来观察 HBsAg 的存在情况。在Shikata 地衣红染色法中，地衣红染色液的 pH 会影响到 HBsAg 的染色效果。通常情况下，地衣红染色液的 pH 应控制在 1.2~1.6。这是因为当 pH 为 1.2~1.6 时，地衣酸分子呈阳离子状态，能更好地与阴离子的 HBsAg 结合形成复合物，使得 HBsAg 染色效果更加明显。

34. C【解析】醛复红改良染色法，乙型肝炎表面抗原阳性物质呈紫色，结缔组织呈红色，红细胞及基质呈黄色。

35. D【解析】焦油紫染色法选用优质焦油紫作为原料，既可以染尼氏体，又可以染细胞核，染色后呈蓝紫色，可清晰显示脑或脊髓等的基本神经结构。

36. D【解析】Kultschitzky 染色法为髓鞘染色的方法。

37. E【解析】HE 染色时，因髓鞘中的类脂质被溶解，而影响显示形态特点及成分，故普通染色法中髓鞘不易着色，在正常或病理情况下，须采用特殊染色法显示髓鞘。Weil 髓鞘染色可以显示病理情况下髓鞘是否完整、变性、坏死程度及修复情况，对神经组织的病理诊断和研究均有意义。

38. C【解析】Nao menke 和 Feigin 改良的 Cajal 染色法适用于石蜡切片法，星形细胞呈黑紫色，背景呈粉红色。

39. A【解析】显示产肽激素细胞类癌的方法有硝酸银法、碱性重氮盐法等，后者可使嗜银颗粒呈橘红色至红色，细胞核呈蓝色，胞质呈黄色，该方法的色彩较好，须及时显微镜照相，防止存放褪色。本法是显示小肠和类癌的嗜银颗粒的较好方法。

40. A【解析】Wiesel 染色法的染色结果：嗜铬细胞质呈黄绿色，细胞核呈红色，其他呈蓝色。

41. E【解析】在染色过程中，甲苯胺蓝会与肥大细胞颗粒中的磷酸酯键结合，使得肥大细胞颗粒呈现出紫色。

42. A【解析】使用醛复红法进行肥大细胞染色时，甲醛生理盐水液固定的染色效果最佳。

43. A【解析】Ryu 碳酸钠碱性复红法的染色结果：螺旋体呈红色。

44. E【解析】Mallory 三色染色法的染色结果：胶原纤维和网状纤维呈蓝色，软骨、黏液、淀粉样变物质呈淡蓝色。

45. B【解析】Masson 三色染色法的染色结果：胶原纤维呈绿色，肌纤维呈红色，红细胞呈橘红色。

46. A【解析】Masson 三色染色法主要用于区分胶原纤维和肌纤维，胶原纤维呈绿色（亮绿复染），肌纤维、纤维素呈红色。

47. B【解析】胶原纤维染色常用于鉴定肿瘤的组织是否来源于纤维细胞、心肌瘢痕灶、早期肝硬化，以及其他组织纤维增加或减少等。区分上皮性或间叶组织来源的恶性肿瘤应用网状纤维染色。

48. E【解析】Van Gieson 染色法的结果：胶原纤维呈鲜红色，肌纤维、细胞质和红细胞呈黄色，胞核呈蓝褐色。本法与胶原纤维染色相比的缺点是易褪色和对比度差。

49. B【解析】丽春红 S 染色法时，胶原纤维呈红色。

50. E【解析】天狼星红苦味酸染色法的染色结果：胶原纤维呈红色，细胞核呈绿色，其他呈黄色。

51、52 E、D【解析】天狼星红苦味酸染色法（偏光显微镜）的结果如下。①Ⅰ型：强双折光性，呈黄色或红色纤维。②Ⅱ型：弱双折光，呈多种色彩疏网状分布。③Ⅲ型：弱双折光，呈绿色的细纤维。④Ⅳ型：弱双折光的基底膜，呈淡黄色。

53. D【解析】网状纤维染色常用于区别上皮和非上皮性来源的恶性肿瘤、血管内皮细胞瘤和外皮细胞瘤、恶性淋巴瘤和组织细胞肉瘤、骨异质增生和骨化性纤维瘤、黏液纤维瘤和黏液肉瘤、脑膜瘤和星形细胞瘤等，还可用于判断肝组织的网状支架塌陷破坏或增生情况。纤维肉瘤和横纹肌肉瘤都属于间叶组织来源的恶性肿瘤，不能用网状纤维染色鉴别。

54. C【解析】低分化恶性肿瘤指的是组织学类型难以确定的恶性肿瘤，通常需要借助特殊染色方法进行鉴别。Gomori 银染色法可以作为首选的特殊染色方法，用于检测一些低分化恶性肿瘤的神经内分泌细胞、轮廓不清的腺体和上皮细胞等。该方法通过染色试剂与组织中的颗粒物质发生反应，形成黑色或棕色沉淀，使得组织结构和细胞形态更加清晰可见，从而有助于鉴别诊断。

55. C【解析】网状纤维用银氨溶液浸染能使纤维变成黑色，故又称浸银纤维。其染色的基本原理是组织蛋白质与银化合物结合，再经过甲醛还原成为金属银而沉淀于组织内及表面。

56. D【解析】Gomori 银染色法的结果：网状纤维呈黑色，胶原纤维呈红色，背景呈黄色。

57. D【解析】Gomori 银染色和丽春红 S 染色能够同时显示网状纤维和胶原纤维的染色。Gomori 银染色法的结果：网状纤维呈黑色，胶原纤维呈红色。丽春红 S 染色法的结果：网状纤维呈黑色，胶原纤维呈红色。

58. E【解析】James 染色切片，镜下网状纤维显黑色，胶原纤维显黄褐色，细胞核显红色。

59. B【解析】二氨银呈带正电荷的离子状态，能够被具有嗜银性质的网状纤维所吸收，经甲醛还原成金属银，因此甲醛液要新鲜配制，不能用陈旧性溶液，以防止银化合物不能还原成金属银。

60. E【解析】弹性纤维染色常用于皮肤组织的增生和变化；呼吸道的支气管扩张，老年性肺气肿的纤维断裂、变性或萎缩；心血管内膜弹性纤维异常增生症和高血压小动脉的异常增生，动脉粥样硬化弹性纤维的崩解、断裂和消失；肾组织和肿瘤组织的纤维病变等。肝组织的网状支架塌陷破坏或增生需用网状纤维染色进行甄别。

61. C【解析】维多利亚蓝染色结果：弹力纤维呈蓝色，细胞核呈红色。

62. C【解析】维多利亚蓝和丽春红 S 双重组合染色法用于显示弹性纤维和胶原纤维，弹性纤维呈蓝绿色，胶原纤维呈红色，背景呈淡黄色。

63. A【解析】肌组织根据结构和功能可分为骨骼肌、心肌和平滑肌，前两者的肌纤维含有横纹，所以又称横纹肌，横纹肌纤维可用 Mallory 磷钨酸-苏木精（PTAH）来显示。

64. E【解析】横纹肌肉瘤可用磷钨酸-苏木精（PTAH）染色法明确诊断。

65. D【解析】Mallory 磷钨酸-苏木精液既可染肌肉横纹，又可染纤维素。

66. B【解析】横纹肌通常选用 Mallory 磷钨酸-苏木精染色法（PTAH）显示横纹肌的变化情况。PTAH 染色法横纹肌纤维呈紫蓝色，具有明显横纹，细胞核呈清晰的紫蓝色。

67. A【解析】Mallory PTAH 染色的结果：胞核、纤维、肌肉、神经胶质纤维、纤维蛋白、横纹肌等呈蓝色；胶原纤维、网状纤维、软骨基质及骨呈黄色或玫瑰红色；粗弹性纤维可被染成微紫色；有缺血缺氧早期病变的心肌呈紫蓝色或棕黄色。

68. A【解析】早期心肌病变组织染色，Nagar-Olsen 染色法结果：缺氧心肌、红细胞呈红色，正常心肌呈黄色或黄棕色，细胞核呈蓝色。

69. B【解析】Nagar-Olsen 染色法是用于显示缺氧心肌的苏木精碱性复红苦味酸染色法，其染色结果为缺氧心肌、红细胞呈红色，正常心肌呈黄色或黄棕色，细胞核呈蓝色。

70. C【解析】Poley 染色法结果：缺氧心肌呈红色，胞核呈紫色，其他组织呈绿色。

71. E【解析】糖原染色应用于鉴别细胞内的空泡状变性，证明石蜡切片 HE 中所出现的细胞质内空泡是糖原（水溶性），还是脂肪（脂溶性）；用于观察缺血缺氧早期心肌坏死或梗死的糖原减少；糖尿病器官组织细胞内的糖原颗粒沉着；肿瘤组织中的肝细胞癌，横纹肌、平滑肌和软骨肉瘤；汗腺瘤、化学感受器瘤等。动脉粥样硬化粥肿内主要是脂质的沉积。

72. E【解析】PAS 法作为一种特殊染色技术最早发现于 1946 年，该技术最早仅用于生物化学，后经不断改进，广泛应用于临床生化、组织化学及病理诊断中。PAS 法不仅能显示糖原，而且能显示中性黏液性物质、软骨、脑垂体、霉菌、脂质、色素、淀粉样物质、基底膜等。

73. B【解析】尤因肉瘤含有糖原，PAS 染色呈阳性；恶性淋巴瘤不含糖原，PAS 染色呈阴性。

74. D【解析】PAS 染色法的结果：糖原及其他 PAS 反应阳性物质呈红色，细胞核呈蓝色。

75. C【解析】中性黏多糖染色阳性的细胞有甲状腺滤泡上皮细胞、胃黏膜表面上皮细胞、结肠黏膜上皮细胞、十二指肠腺、颌下腺、前列腺上皮等。支气管上皮杯状细胞含有酸性黏多糖。

76. E【解析】黏液物质染色用于一般黏液性疾病；也可用于肿瘤，如胃癌、气管癌黏液瘤和黏液肉瘤、软骨黏液样纤维瘤、横纹肌肉瘤；亦可用于动脉粥样硬化、胶原病、慢性胃炎的肠上皮化生等。

77. D【解析】Schiff 阿尔辛蓝地衣红染色法用于手术标本及胃肠道上皮黏液内镜活检组织染色，因此可以鉴别慢性胃炎肠上皮化生的类型。

78. B【解析】Schiff 阿尔辛蓝地衣红染色法用于手术标本及胃肠道上皮黏液内镜活检组织染色。胃黏膜肠化生上皮和胃肠肿瘤的酸性黏多糖呈蓝色，中性黏多糖呈棕色。

79. B【解析】AB-PAS 法可以同时显示中性黏液和酸性黏液物质的染色，中性黏液物质呈红色，酸性黏液物质呈蓝色。

80. C【解析】阿尔辛蓝用于组织内酸性黏多糖染色。

81. A【解析】PAS 法可以显示糖原，还可以显示中性黏多糖。

82. A【解析】Mowry AB-PAS 染色法用于鉴别组织细胞中的黏液物质，阿尔辛蓝分子中带正电荷的盐键能够与酸性黏液物质中带负电荷的酸性基团结合，再与 PAS 进行复合染色，即能够显示三种不同的黏液物质成分。其染色结果是中性黏液物质呈红色，酸性黏液物质呈蓝色，混合性物质呈紫红色。

83. B【解析】用甲醛长时间固定的标本，甲醛氧化产生的蚁酸在组织中与血红蛋白结合形成棕色的甲醛色素。甲醛色素不属于体内产生的色素。黑色素、胆色素、脂褐素、含铁血黄色均在体内产生。

84. B【解析】黑色素常见于恶性黑色素瘤、淋巴结肿瘤、色素性神经瘤、皮肤性淋巴结炎、皮肤异色病、红斑狼疮、扁平苔藓、神经性黑色素病变。

85. C【解析】Masson Fontana 银染色方法能够显示黑色素的改变。

86. A【解析】Masson Fontana 黑色素银浸染色法的结果：黑色素和嗜银颗粒呈黑色；胶原纤维呈红色，背景呈浅黄色。

87. D【解析】Lillie 亚铁染色结果：黑色素呈暗绿色，背景呈浅绿或不着色，肌纤维和背景呈黄色。

88. B【解析】Perls blue 亚铁氰化钾法用于显示含铁血黄素中的三价铁。其结果为含铁血黄素呈蓝色，其他组织呈浅红色或其他对比颜色。

89. E【解析】高碘酸无色复红法用于显示脂褐素。

90. A【解析】纤维蛋白是血液中纤维蛋白原分子聚合而成的特殊蛋白质。

91. E【解析】在病理状态下，血管内和血管外以及其他组织中，均可见到纤维蛋白的沉着物，常见于炎症渗出性改变、弥漫性血管内凝血（DIC）、高血压的小血管壁和一些结缔组织病的疏松纤维。肾小球的毛细血管腔内、基底膜等均有纤维蛋白的存在。

92. D【解析】Lendrum MSB 染色结果：纤维蛋白红色，陈旧纤维蛋白紫色，细胞核蓝色，红细胞黄色。

93. C【解析】Gram 甲紫染色法结果：纤维蛋白呈蓝黑色，背景呈红色。

94. E【解析】HE 染色纤维蛋白呈红色，但结果较差；MSB 染色法纤维蛋白呈红色，甲紫染色法纤维蛋白呈蓝黑色，PAS 除用于显示糖原外，纤维蛋白液呈阳性；Masson 三色染色法用于显示胶原纤维、网状纤维和弹力纤维。

95. D【解析】淀粉样物质是一种嗜伊红性物质，其性质一般属于糖蛋白成分。组织中出现此类物质称为淀粉样变性，可分为原发性和继发性病变，原发性来源于免疫球蛋白轻链，继发性来源不明。霍奇金病、多发性骨髓瘤、甲状腺髓样癌等肿瘤的间质中可见淀粉样变性。

96. C【解析】淀粉样物质染色主要有刚果红染色法、Jurgens 甲紫染色法。

97. A【解析】刚果红是一种偶氮染料，以氨基和淀粉样物质结合，平行附着于淀粉样物质的纤维上，在偏光纤维镜下呈特征性的苹果绿色双折光性。普通显微镜观察淀粉样物质呈红色，细胞核呈蓝色。

98. A【解析】Jurgens 甲紫染色结果：淀粉样物质呈红色或紫红色，细胞核呈蓝色。

99. C【解析】真菌又称霉菌，其种类较多，常见的有毛霉菌、曲霉菌、新型隐球菌，还有放线菌和白念珠菌。近年来，由于抗生素、激素、化疗和免疫抑制药的广泛应用，人体抵抗力下降，导致发病率增高。真菌的基本结构成分是黏多糖和蛋白质。

100. D【解析】Grocott 六胺银染色法真菌均被着色，菌丝和孢子呈黑褐色，细胞核呈红色，背景呈淡绿色。

101. E【解析】真菌染色采用高碘酸复红染色法，染色结果呈紫红色。

102. B【解析】高碘酸复红染真菌的染色结果：真菌呈紫红色，红细胞呈浅黄色。

103. C【解析】一般细菌常用的染色法是革兰染色法，所用的碱性染料（结晶紫等）与细菌的核糖核酸镁盐—蛋白质复合物结合，革兰阳性菌摄取结晶紫多且较牢固，其结果呈蓝色或紫色，而革兰阴性菌缺乏或含核糖核酸镁盐较少，即易被酸性复红、中性红等染成红色。

104. A【解析】Gram 碱性复红结晶紫染色法染细菌的染色结果：革兰阳性菌呈蓝色，革兰阴性菌、细胞核呈红色。

105. E【解析】胃幽门螺杆菌是存在于胃幽门等部位的一种细菌，在慢性胃炎、胃溃疡、十二指肠溃疡内镜活检标本中均可检到，因此不是胃幽门部所独有的。

106. B【解析】Ziehl-Neelsen 抗酸杆菌染色法的染色结果：抗酸杆菌呈红色，背景呈灰蓝色。

107. E【解析】抗酸杆菌体内含有脂质、蛋白质和多糖类，并由糖脂形成一个蜡质的外壳，能与苯酚碱性复红结合形成复合物，这种复合物能抵抗酸的脱色，因此称为抗酸杆菌。常用的方法是 Ziehl-Neelsen 抗酸杆菌染色法。

108. D【解析】Giemsa 改良染色法的染色结果：嗜铬细胞呈红色至紫红色，皮质细胞呈蓝色，红细胞呈粉红色。

109. D【解析】两者均为抗酸杆菌，均被染成红色。

110. E【解析】螺旋体须经特殊染色在高倍显微镜下才能见到，常用的染色法是 Giemsa 染色。

111. A【解析】Giemsa 染色法的染色结果：螺旋体、细菌呈蓝色至淡紫色，细胞质呈蓝色，红细胞呈橘黄色。

112. E【解析】在常规的 HE 染色中，可以见到比较典型的病毒包涵体，形态大小与红细胞相似，胞核一般嗜酸性，周围有透明晕。但是，疱疹病毒感染时的核内包涵体和麻疹病毒包涵体必须通过特殊染色方法才能得到证明。

113. B【解析】病毒包涵体染色可以采用 Macchiavello 包涵体染色法。

114. A【解析】用于显示乙型肝炎表面抗原（HB-sAg）的染色方法有地衣红染色法、醛复红染色法和维多利亚蓝染色法。

115. A【解析】醛复红改良染色法的染色结果：乙型肝炎表面抗原阳性物质呈紫色，结缔组织呈红色，红细胞及基质呈黄色。

116. D【解析】维多利亚蓝染色法的染色结果：乙型肝炎表面抗原物质呈蓝绿色，细胞核呈红色。

117. A【解析】焦油紫染色法的染色结果：尼氏体呈紫色，胶质细胞呈淡紫色，背景无色。

118. B【解析】甲苯胺蓝染色方法的染色结果：尼氏体呈深蓝色，细胞核呈淡蓝色，背景无色。

119. E【解析】Holmes 神经纤维染色方法的染色结果：神经纤维呈黑色，背景呈灰紫色。

120. C【解析】Bielschowsky 神经纤维染色方法的染色结果：神经纤维呈黑色，背景呈紫色。

121. D【解析】Eager 退变神经纤维的染色方法的染色结果：退变神经纤维呈黑色，背景呈浅棕色。

122. C【解析】Kultshitzky 髓鞘染色方法（Heidenhains 改良法）的染色结果：髓鞘呈蓝黑色，背景呈淡黄色。

123. A【解析】Weil 髓鞘染色方法的染色结果：髓鞘呈蓝黑色，背景呈淡灰色。

124. A【解析】变色酸 2R—亮绿髓鞘染色方法的染色结果：神经髓鞘呈红色，轴索、间质呈绿色，脱髓鞘纤维不着色。

125. B【解析】Marchi 退变髓鞘染色方法的染色结果：退变髓鞘呈黑色，背景呈浅棕色。

126. B【解析】Cajal 星形细胞染色方法（冷冻切片法）的染色结果：原浆性及纤维性星形细胞呈紫黑色。

127. D【解析】Nao menke 和 Feigin 改良的 Cajal 染色法（石蜡切片法）的染色结果：星形细胞呈黑紫色，背景呈粉红色。

128. E【解析】Weil 及 Davenport 小胶质细胞及少突胶质细胞染色方法的染色结果：神经胶质细胞、少突胶质细胞呈黑色，背景呈黄棕色。

129. E【解析】Holmes 染色法是神经纤维的染色方法的染色结果：神经纤维呈黑色，背景呈灰紫色。

130. B【解析】Lillie-Masson 二胺银反应法的染色结果：嗜银颗粒细胞呈黑色，细胞核呈红色，背景呈灰黄色。

131. D【解析】Comori-Burtner 六胺银反应法的染色结果：亲银细胞呈黑色，背景呈浅红色。

132. A【解析】产肽激素细胞含有5-羟色胺类和肽类激素，由于其含量不同，对银的反应就有需要还原剂处理的嗜银反应和不需要还原剂处理的亲银反应。

133. B【解析】酸水解-无色品红染色法的染色结果：DNA 呈紫红色，细胞质及其他成分呈绿色。

134. D【解析】Shikata 地衣红染色法的染色结果：HBsAg 阳性物质呈棕色。

**二、A3/A4 型题**

1. C【解析】镜下可见肿瘤细胞呈腺管状排列，腺体形成比例为50%~95%，符合中分化腺癌。

2. A【解析】腺癌是常见的发生于结肠部位的消化道恶性肿瘤，好发于直肠与乙状结肠交界处。

3. B【解析】淀粉样变性时，淀粉样物质常分布于细胞间或沉积在小血管的基底膜下，或者沿组织的网状纤维支架分布。光镜下 HE 切片中，淀粉样物质呈淡伊红染色、均匀一致、云雾状、无结构的物质。

4. D【解析】刚果红染色法的染色结果：淀粉样物质呈红色，细胞核呈蓝色。

5. E【解析】淀粉样物质是蛋白样物质，糖尿病患者的胰岛中，淀粉样物质内含有多肽激素或其他蛋白质及黏多糖。

**三、B 型题**

1. A【解析】Harris 苏木精（退行性染色）的配方：苏木精1g、无水乙醇10ml、蒸馏水200ml、钾明矾20g、HgO 0.5g。先将苏木精溶于无水乙醇中，备用。把明矾放入蒸馏水，加热溶解，再加入备用的苏木精，煮沸2分钟，加入少量的氧化汞，防止氧化过程中苏木精外溢，玻棒搅拌，然后边搅拌边加入氧化汞。加完后，立即移至冰水中，加速其冷却，静置一夜后，过滤。

2. B【解析】苏木精2g、无水乙醇40ml、硫酸铝钾100g、蒸馏水600ml，此配方是 Mayer 苏木精。

3. C【解析】Gill 改良苏木精试剂配置：苏木精2g、无水乙醇250ml、硫酸铝17.6g、蒸馏水750ml、碘酸钠0.2g、冰醋酸20ml。先将苏木精溶于无水乙醇，硫酸铝溶于蒸馏水，然后两液混合后加入碘酸钠，最后加入冰醋酸。此液为半氧化苏木精液，不会产生沉淀，氧化膜少，是进行性染色的配方，不用分化，染色时间为4~10分钟，效果很好。此试剂特别适用于染色机染色。

4. D【解析】伊红（水溶性）配方：伊红（水溶性）2.5~5.0g，蒸馏水500ml。将水溶性伊红溶于蒸馏水中，然后加浓盐酸 10ml，充分搅拌，静置过夜后过滤。过滤后的沉淀用蒸馏水冲洗二次，再过滤；将沉淀物连同滤纸一起放入温箱内干燥，加入 95% 乙醇 1000ml，配成饱和液。使用前再用 95% 的乙醇 1：(1~2) 倍稀释，加入 1%~2% 冰醋酸。

5. E【解析】伊红（醇溶性）配方：伊红（醇溶性）2.5~5.0g，75% 乙醇 1000ml。

6. C【解析】胶原纤维被丽春红 S 染成红色。

7. A【解析】网状纤维被 James 染色染成黑色。

8. B【解析】弹性纤维被维多利亚蓝染成绿色。

9. D【解析】纤维蛋白被 Mallory PTAH 染色染成蓝色

10. E【解析】癌和肉瘤的鉴别应用网状纤维染色，因此应选择答案 E。

11. C【解析】横纹肌肉瘤可用 PTAH 染色法明确诊断。

12. A【解析】恶性黑色素瘤的辅助诊断可选用 Lillie 亚铁染色法，着染黑色素颗粒。

13. B【解析】Schiff 阿尔辛蓝地衣红染色法用于手术标本及胃肠道上皮黏液内镜活检组织染色，因此胃黏液癌可用此法辅助诊断。

14. D【解析】尤因肉瘤和恶性淋巴瘤的鉴别选择 PAS 染色。尤因肉瘤含有糖原，PAS 染色呈阳性；恶性淋巴瘤不含糖原，PAS 染色呈阴性。

15. E【解析】焦油紫染色法可以将染尼氏体染成蓝紫色。

16. D【解析】Von Braunmubl 染色法可以将神经纤维染成黑色。

17. B【解析】Weigert-Pal 髓鞘染色方法可以将髓鞘染成黑蓝色。

18. A【解析】神经胶质细胞染色方法有 Cajal 星形细胞染色法（冷冻切片法）、Nao menke 和 Feigin 改良的 Cajal 染色法（石蜡切片法）、Weil 及 Davenport 小胶质细胞及少突胶质细胞染色法、Nao menke 及 Feigin 小胶质细胞石蜡切片染色法。

**四、X 型题**

1. ABCE【解析】亲银反应和嗜银反应都用于显示神经内分泌细胞。神经内分泌细胞中含 5-羟色胺和多肽激素，嗜银反应的原理是胞质中的 5-羟色胺和甲醛形成还原性复合物，这种物质在碱性条件下与银氨液作用后还原为金属银。亲银反应的原理是组织细胞中 5-羟色胺和多肽激素含量多，无须与甲醛结合也能形成还原性复合物。在整个产肽细胞系中，各个成分银染色反应性不一样，即使产肽细胞系发生的肿瘤，其银染色反应也不一样。

2. ABDE【解析】石蜡切片必须经过脱蜡后才能染色，脱蜡前切片要经烘烤，这样使组织与玻璃片粘贴牢固。组织切片脱蜡应彻底，脱蜡好坏主要取决于二甲苯的温度和时间，所有的时间都是指新的二甲苯在室温 25℃ 以下时，如果二甲苯是用过一段时间，切片又比较厚，室温低，应增加脱蜡时间，脱蜡不净是影响染色不良的重要原因之一。

3. ACDE【解析】HE 染色时，切片经苏木精染色细胞核以后，采用盐酸乙醇分化（也可采用盐酸水溶液），伊红染色后经过适当地水洗，须用 70% 乙醇分化。在脱蜡经乙醇处理之后，水洗切片，是为了苏木精染液能更好地进入细胞核中，使细胞核染色均匀。染色之后的水洗作用是为了洗去未与切片结合的染液。分化以后的水洗则是为了除去分化液和脱下的染料，中止分化作用。伊红染色之后也可以水洗，是为了减少伊红染液进入脱水的乙醇中。

4. ABCE【解析】使用刚果红进行淀粉样物质染色在偏光显微镜下呈特征性的绿色双折光性。

5. BCDE【解析】石蜡组织切片染色经过脱水后必须经二甲苯处理，使切片透明，才能用树胶封片。常用切片封片胶有国产的中性树胶、光学树胶、加拿大树胶和合成树脂。在封片时，树胶不能太稀或太稠，不能滴加得太多或太少，太稀或太少切片容易出现空泡，树胶也不可太多，不要使树胶溢出玻片四周太多。标签要附贴牢固。封片过程中不能对着切片呼气。

6. BCE【解析】肾穿刺活检标本切片的染色目的是便于在光学显微镜下观察标本的组织结构的变化、固有细胞的多少和分布、炎症细胞浸润、细胞外基质的多寡、基底膜的变化等。为此，肾穿刺活检病理切片要求多种必需的染色，如 HE、PAS、六胺银染色（PASM）。HE 染色可观察肾穿刺活检组织形态学变化；PAS 染色主要观察肾小球中透明样物质沉积、血管硬化、肾小球系膜基质及基底膜等结构；PASM 主要观察肾小球基底膜、系膜、免疫复合物等结构。

7. ABCD【解析】烤片后切片进入二甲苯是脱蜡的作用。组织处理和染色后进入二甲苯是透明作用。组织处理的透明是为了石蜡能进入细胞中去，染色后透明是为了使细胞的折光率与玻璃相同，以便显微镜观察。乙醇用于苏木精染色前由高浓度至低浓度是为了洗脱用于脱蜡的二甲苯。伊红染色以后的乙醇由低浓度至高浓度乙醇逐渐过渡是为了彻底脱去组织中的水分。

8. ACDE【解析】石蜡切片经水洗后放入 Harris 苏木精染色，一般情况下在新配的苏木精溶液中只需要染 1 分钟左右，应根据染片的多少，逐步把染色时间延长。苏木精染色后，不宜在水中和盐酸乙醇停留过长，切片分化程度应在镜下观察，分化过度，应水洗后重新在苏木精中染色，再水洗分化和使切片在自来水或稀氨水中充分变蓝。新配的伊红染色快，切片染色时间不宜过长，应根据染切片的多少逐步延长染色时间，切片经伊红染色后，水洗时间要短。

9. ABCD【解析】Ponceau 染色后，不能与水接触，直接用无水乙醇冲洗脱水。

10. BCDE【解析】胆色素染色时用三氯醋酸染色法，固定组织时，可使用中性甲醛、Bouin 液、Carnoy 液等，但应避免使用 Helly、Zenker 等含铬固定液。

11. ABCD【解析】维多利亚蓝染液中须放置 12～24 小时，选项 E 错误，其余各项均正确。

12. ABCD【解析】显示网状纤维的染色方法包括 Gomori 染色和 James 染色。

13. ABCD【解析】亲银反应一般用 Lillie-Masson 二胺银反应法和 Gomori-Burtner 六胺银反应法；嗜银反应用碱性重氮反应法和 De Grandi 改良硝酸银法。Gomori 银染色法用于显示网状纤维。

14. ABCD【解析】锇酸-α 萘胺染色法为神经髓鞘的染色方法之一，其结果为变性髓鞘及脂肪呈黑色，正常髓鞘呈红色，红细胞呈淡红色，结缔组织呈蓝色。

15. ABCD【解析】常规石蜡切片和 HE 染色的质量标准规定（全国统一评定标准）包括切片完整，厚度 4~6μm，薄厚均匀，无褶无刀痕；包括染色核质分明，红蓝适度，透明洁净，封裱美观；不包括形状的要求。

16. ABCE【解析】James 染色法使网状纤维呈黑色，胶原纤维呈红色，背景呈淡黄色。55%硝酸银使用时不能滴染，应放在立式 5 片染色缸内进行。甲醛要新配制。配制二氨银液时，氨水一滴一滴加，边加边摇动容器，直至滴加到最初形成的沉淀恰好溶解，要避免氨水加得太多，最好使沉淀物不要全部溶解。

17. BCDE【解析】PTAH 染色法的注意事项：①要在室温下成熟。②可使用高锰酸钾促使 PATH 成熟。③乙醇分化时要保存一定的红色。④染色后用无水乙醇快速脱水，冷风稍干燥后封固。

18. ABCDE【解析】HE 染色法是石蜡切片技术里常用的染色法之一。苏木精染液为碱性，主要使细胞核内的染色质与胞质内的核酸着紫蓝色；伊红为酸性染料，与蛋白质的氨基正电荷的阳离子结合使胞质染色，细胞质、红细胞、肌肉、结缔组织、嗜伊红颗粒等被染成不同程度的红色或粉红色，与蓝色的细胞核形成鲜明对比。

19. ACD【解析】Jurgens 甲紫染色用于显示切片中的淀粉样蛋白，该方法用醋酸分化时须镜下控制，避免分化过度；同时组织染色易褪色，染色完成后及时封片，染色过程中易不能经乙醇脱水。

20. AE【解析】HE 切片中细胞质嗜碱性强的原因：有大量粗面内质网，游离的核糖体。

21. ACDE【解析】尼氏体是分布于神经细胞胞质内的三角形或椭圆形小块状物质，能被碱性染料如硫堇、亚甲蓝、甲苯胺蓝、焦油紫等染料染成紫蓝色。

22. ABCDE【解析】脱蜡必须干净，脱蜡不净，会导致切片着色不均，点状或片状不着色，核质对比不清。苏木精溶液过老化、分化和蓝化作用不当、苏木精溶液染色时间短及固定处理不良、组织不易染色等，也会造成核染色不良。组织采集和处理不当，也容易造成核染色不良的现象。

23. ABCDE【解析】石蜡切片在染色中造成脱片的主要原因：①血栓坏死或硬度较大的组织本身在染色时就极易脱落，应小心操作。②组织脱水、透明不佳，石蜡未完全渗入，脱蜡时组织收缩，复水时组织又吸水膨胀，造成脱片：还可能是组织脱水、透明过度，且浸蜡温度过高，导致组织变硬变脆，既不容易切片又极易在染色过程中脱片。③切片太厚；切片破碎，不整齐；展片时水温过低，展片不充分导致组织与玻片贴合不紧密；烤片时间和温度过短过低，或过久过高，也会造成脱片。④染色前入水步骤不够，组织吸水后快速膨胀，导致脱片。⑤1%盐酸乙醇分化时脱片。

24. ADE【解析】马休黄猩红蓝法的染色结果：纤维蛋白呈红色，陈旧性纤维蛋白呈紫色，细胞核呈蓝色，红细胞呈黄色。Gram 甲紫染色法的染色结果：纤维蛋白呈蓝黑色，背景呈红色。Mallory 磷钨酸-苏木精染色法可以同时染色肝纤维和细胞核，还可以染出纤维素、肌动蛋白等物质。纤维素显色结果呈深蓝色至黑色，常与胶原纤维（淡粉红色至橙黄色）和肌动蛋白（红色）形成明显对比。

25. AC【解析】甲苯胺蓝染色法显示肥大细胞颗粒呈紫红色，其他呈蓝色。

26. AD【解析】病理组织学染色技术中常见的助色团包括氨基、二甲氨基、羟基、磺酸基、卤素等。这些助色团能够加强染料的显色效果，使得被染物质更加清晰明显。

27. AC【解析】淀粉样物质染色可采用刚果红染色法和 Jurgens 甲紫染色法，因此选项 A、选项 C 正确。

28. ABCDE【解析】非特异性背景染色主要由抗体和试样之外的组织结构或蛋白质表达引起。选项 A，高盐溶液可以使抗体与非特异性结合物质分离。选项 B，增加洗涤时间可以洗掉大部分非特异性结合物质。选项 C，蛋白酶消化可以降低非特异性结合物质的含量，但需要注意蛋白酶的浓度和持续时间，以避免破坏抗原表位。选项 D，使用高稀释度的抗体可以降低抗体与非特异性物质结合的可能性。选项 E，非免疫血清可以竞争性地结合非特异性物质，降低其对抗体的影响。因此，所有选项都是减少或消除非特异性背景染色最有效的方法。

# 第二十二章　常用免疫组织化学技术

## 一　A1 型题

1. 荧光抗体直接法的最大特点是
   A. 特异性差，敏感性高
   B. 特异性高，敏感性高
   C. 不够敏感，不常用
   D. 特异性高，方法简便快捷，敏感性较差
   E. 以上说法均正确
2. AFP 为下列哪种肿瘤的标志物
   A. 子宫内膜癌
   B. 乳腺癌
   C. 肝细胞癌
   D. 黑色素细胞瘤
   E. 鼻咽癌
3. 诊断恶性纤维组织细胞瘤应首选的标志物是
   A. CgA
   B. vimentin
   C. LCA
   D. CK
   E. CD68
4. 在石蜡切片中，以标记血管内皮的标志物应选
   A. CD20
   B. CD31
   C. CD56
   D. CD68
   E. CD30
5. 嗜铬细胞瘤首选的免疫组织化学标志物是
   A. calretinin
   B. HMB45
   C. CD20
   D. CgA
   E. NBA
6. 下列选项中，可标记自然杀伤细胞的是
   A. CD68
   B. CD56
   C. CD30
   D. CD20
   E. CD31
7. 联合检测 S-100 和 CD57 有助于诊断
   A. 纤维肉瘤
   B. 平滑肌肉瘤

C. 横纹肌肉瘤
D. 神经纤维瘤
E. 黑色素瘤

8. 间变性大淋巴细胞瘤的特异性标志为
A. LCA
B. CD20
C. GAA
D. BLA
E. ALK

9. 下列选项中，可以区别癌和肉瘤的是
A. CK 和 EMA
B. CK 和 vimentin
C. LCA 和 CFAP
D. EMA 和 CgA
E. CD68 和 vimentin

10. 下列关于免疫组织化学的叙述，正确的是
A. 利用酶与底物间化学反应原理检测组织或细胞内物质变化的技术
B. 利用抗原与抗体间特异性结合的原理，通过特定的标记技术，对组织和细胞内相应抗原或抗体进行研究的技术
C. 利用放射性核素显影原理示踪组织或细胞内物质变化的技术
D. 将传统组织学与化学有机结合，用于检测组织或细胞内结构和物质变化的技术
E. 将传统的组织学和免疫学相结合，用于检测组织和细胞结构变化的技术

11. 免疫细胞化学技术的特点是
A. 只能定性，不能定量
B. 特异性强，但灵敏度低
C. 能将形态学改变与功能和代谢相结合
D. 灵敏度高，但特异性差
E. 只能定性，不能定位

12. 荧光效率的决定因素是
A. 荧光素本身特性
B. 激发光强度
C. 温度
D. 环境因素
E. 激发光波长

13. 免疫细胞化学技术中，利用纯化荧光素标记抗体时，去除游离荧光素可采用的方法是
A. 离子交换层析
B. 活性炭吸附
C. 盐析法
D. 透析法
E. 亲和层析

14. 免疫细胞化学技术中，下列关于抗体标记的叙述，正确的是
A. 异硫氰酸荧光素是橙红色荧光
B. 四甲基异硫氰酸罗丹明是黄绿色荧光
C. 碱性磷酸酶标记的抗体不适合用于骨髓涂片的免疫组织化学染色
D. 在用辣根过氧化物酶标记的抗体进行染色时，要用过氧化氢阻断内源性过氧化酶，

避免假阳性

E. 免疫电镜中主要用荧光素标记抗体

15. 免疫组织化学染色的基本原理是

A. 抗体与抗体间的反应　　B. 抗原与抗体间的特异性反应

C. 受体与配体间的特异性反应　　D. 抗原与抗原间的反应

E. 补体间的反应

16. 免疫组织化学染色直接法的原理是

A. 用已知的配体与荧光素或酶结合，直接与待测组织中的受体反应

B. 将凝集素与荧光素或酶结合，直接与组织中的抗原反应

C. 用已知的特异性抗体直接与待测组织中的抗原结合

D. 用已知的补体与荧光素或酶结合，直接与待测组织中的抗原反应

E. 用已知的特异性抗体与荧光素或酶结合，直接与待测组织中的抗原反应

17. 免疫组织化学染色直接法的特点是

A. 将荧光素或酶标记在第一抗体上　　B. 无须标记第一抗体和第二抗体

C. 将荧光素或酶标记在第二抗体上　　D. 敏感性高

E. 特异性差、非特异染色强

18. 免疫组织化学染色间接法的特点是

A. 将标记物标记在第一抗体上　　B. 将标记物标记在第二抗体上

C. 同时标记第一抗体和第二抗体　　D. 无须标记第一抗体和第二抗体

E. 需要高浓度的第一抗体

19. 下列关于 ABC 法的叙述，正确的是

A. 在 BRAB 和 PAP 法的基础上改良的

B. 生物素标记的第一抗体

C. 抗生物素标记的第一抗体

D. 生物素标记的第二抗体及亲和素-生物素-酶复合物组成

E. 抗生物素标记的酶

20. 与 ABC 法相比较，SP 法的特点是

A. 特异性提高　　B. 步骤更简便

C. 敏感性下降　　D. 敏感性、特异性均下降，但背景更清晰

E. 敏感性增强，特异性下降

21. 双重免疫组织化学染色的原理是

A. 在两张切片或细胞学涂片上，同时或先后对两种抗原进行染色，标志物不同

B. 在两张切片或细胞学涂片上，先后对两种抗原进行染色，标志物相同

C. 在同一张切片或细胞学涂片上，同时或者先后对两种抗原进行染色，标志物不同

D. 在两张连续切片上同时对两种抗原进行染色，标志物不同

E. 在同一张切片或细胞学涂片上，先后对两种抗原进行染色，标志物相同

22. 选择免疫组织化学染色方法最重要的原则是

A. 敏感性　　B. 简便性

C. 特异性　　D. 安全性

E. 费用低廉

23. 在免疫组织化学染色中，敏感性与特异性的关系是

A. 敏感性高，则特异性下降，假阳性增加

B. 敏感性低，则特异性也低，假阴性增加

C. 敏感性低，则特异性高，假阳性增加

D. 敏感性高，则特异性也高，假阴性增加

E. 敏感性高，则特异性下降，假阴性增加

24. 免疫组织化学染色时，为了排除假阴性，非常重要的对照是

A. 阳性对照　　B. 替代对照

C. 阻断试验对照　　D. 阴性对照

E. 自身对照

25. 生物素-抗生物素蛋白系统（BAS）放大作用的主要机制是

A. 抗生物素蛋白的四个生物素部位可以同时结合多价性的生物素化衍生物

B. 生物素-抗生物素蛋白可分别与酶、放射性核素等结合形成标志物

C. 生物素-抗生物素蛋白系统产物稳定性高

D. 经化学修饰生物素成为活化生物素

E. 生物素的噻吩环和咪唑环可分别结合四个抗生物素蛋白

26. 用已知抗原阳性的切片作对照，与待检标本同时进行免疫细胞化学染色，对照片应呈阳性结果，称为

A. 阳性对照　　B. 阻断试验对照

C. 空白对照　　D. 阴性对照

E. 自身对照

27. 免疫组织化学染色时用蛋白酶消化的目的是

A. 缩短染色时间　　B. 提高敏感度

C. 暴露抗原　　D. 使底物容易显色

E. 增强切片的黏附性

28. 下列关于免疫组织化学染色中蛋白酶消化法的叙述，错误的是

A. 胃蛋白酶是常用酶之一

B. 酶消化的时间和抗原的种类有关

C. 酶消化的时间和组织固定的时间有关
D. 通常来说，消化的时间越长越好
E. 酶消化的温度和抗原的种类有关

29. 在免疫组织化学染色中，抗体的温育时间是
A. 抗体浓度越高，温育时间越长　　B. 抗体效价低，温育时间长
C. 抗体稀释度越高，温育时间越长　　D. 抗体效价高，温育时间短
E. 抗体浓度越低，温育时间越短

30. 下列关于 CSA 方法的叙述，正确的是
A. CSA 方法是在 ABC 法的基础上发展而来的催化放大系统
B. CSA 方法是在 SP 法的基础上发展而来的催化放大系统
C. CSA 方法是在 PAP 法的基础上发展而来的催化放大系统
D. CSA 方法是在 LAB 法的基础上发展而来的催化放大系统
E. CSA 方法是在 BAB 法的基础上发展而来的催化放大系统

31. 下列选项中，不能增加显色强度的是
A. 提高成色质的浓度　　B. 增加 PBS 的浓度
C. 合适的第一抗体浓度　　D. 延长水洗时间
E. 适当的延长显色时间

32. 在免疫组织化学染色中，产生非特异性染色的原因是
A. 组织中抗原抗体反应出现的阳性染色
B. 组织中细胞成分较少
C. 组织中血管丰富
D. 组织中受体配体结合出现的阳性染色
E. 蛋白吸附于高电荷的胶原和结缔组织成分上

33. 下列方法中，不能减少非特异性染色的是
A. 染色过程中避免切片干燥
B. 第一抗体用单克隆抗体
C. 用第一抗体前，加于制备第一抗体不同动物的免疫血清进行封闭
D. 使用牛血清白蛋白进行封闭
E. 消除内源性过氧化物酶和生物素

34. 减少背景非特异性染色最重要的条件是
A. 延长洗涤时间　　B. 使用特异性高、效价高的第一抗体
C. 用高盐溶液做洗液　　D. 缩短抗体作用时间
E. 缩短显色时间

35. 免疫组织化学加第一抗体前用 3%$H_2O_2$处理石蜡切片，这样做主要是为了

A. 提高抗原抗体结合率
B. 暴露抗原
C. 减少内源性过氧化酶的活性
D. 提高敏感性
E. 激活抗原

36. 免疫组织化学染色时包括阳性对照在内的全部切片均为阴性结果，其主要原因是
A. 漏加一种抗体或抗体失效
B. 血清未封闭
C. 洗涤时间过长
D. 底物反应时间太短
E. 防脱片剂太厚

37. 免疫组织化学染色时，所染的所有切片均呈弱阳性反应，其主要原因不包括
A. $H_2O_2$浓度过高，呈色速度过快
B. 缓冲液配制中未加氯化钠和 pH 不准确，洗涤不彻底
C. 使用已变色的呈色底物溶液
D. 抗体温育的时间过长
E. 底物中所加 $H_2O_2$量少或失效

38. 免疫组织化学过程不包括
A. 过氧化氢处理切片
B. 非免疫血清封闭
C. 胰蛋白酶消化
D. 杂交
E. 滴加第一抗体

39. 利用已知的荧光抗原标志物检查相应抗体的方法称为
A. 荧光法
B. 荧光抗体抗原法
C. 荧光抗原法
D. 荧光抗体法
E. 荧光抗原抗体法

40. 利用荧光抗体示踪或检查相应抗原的方法称为
A. 荧光抗体法
B. 荧光抗原抗体法
C. 荧光抗体抗原法
D. 荧光抗原法
E. 荧光法

41. 荧光抗体直接法是指
A. 将荧光素标记的第一抗体直接作用于切片
B. 将荧光素标记的第三抗体直接作用于切片
C. 将碱性磷酸酶标记的抗原直接作用于切片
D. 将碱性磷酸酶标记的特异性抗体直接作用于切片
E. 将荧光素标记的抗原直接作用于切片

42. 荧光抗补体染色法是
A. 将荧光素直接标记在第一抗体上
B. 将辣根过氧化物酶直接标记在第一抗体上

C. 将辣根过氧化物酶直接标记在抗原上
D. 将荧光素标记在第三抗体上
E. 利用补体结合反应的原理，用荧光素标记抗补体抗体，鉴定未知抗原或未知抗体

43. 将荧光抗体和未标记的抗体球蛋白等量混合后，对已知阳性抗原的切片进行处理，结果为阴性，此试验为
A. 类属抗原染色试验　B. 染色抑制试验
C. 凝集试验　D. 自身对照
E. 阳性对照

44. 在间接荧光染色法显示组织切片中的特异性抗原时，荧光素与哪种物质相结合
A. 抗原　B. 待检抗原
C. 第二抗体　D. 针对组织抗原的第一抗体
E. 淋巴细胞

45. 荧光抗体直接法的最大缺点是
A. 特异性差，敏感性强
B. 特异性高，但操作复杂
C. 敏感性差，一种荧光抗体只能检查一种抗原
D. 非特异性染色强
E. 无法定量

46. 免疫荧光间接法与直接法相比较，其最大的优点是
A. 染色标本可以长期保存　B. 敏感性差，每种抗体都需要标记
C. 敏感性高，只需要标记第二抗体　D. 荧光强度更高
E. 非特异性低，第一抗体可以高度稀释

47. 免疫荧光细胞化学的封固剂是
A. 多聚赖氨酸　B. PBS 缓冲液
C. 缓冲甘油　D. 中性树胶
E. 甘油

48. 免疫荧光染色后，应当在哪种显微镜下观察结果
A. 荧光显微镜　B. 体视显微镜
C. 相差显微镜　D. 偏光显微镜
E. 普通光学显微镜

49. 荧光补体法原理是
A. 抗原-抗体复合物无法与补体结合　B. 大多数抗原-抗体复合物都能与补体结合
C. 补体间相互作用　D. 大多数抗体能与补体结合
E. 大多数抗原能与补体结合

50. 下列选项中，荧光补体法的对照实验之一的是

A. 抑制实验
B. 凝集实验
C. 吸收实验
D. 不加第一抗体的阴性对照试验
E. 灭活补体对照

51. 下列关于免疫荧光化学染色注意事项的叙述，正确的是

A. 为了保证荧光充分标记，标本染色后应当放置 3 秒钟后，再进行观察
B. 为了避免荧光减弱，标本染色后应立即观察
C. 如果需要长期保存，染色后标本需要用中性树胶进行封裱
D. 切片不能太薄，以免降低荧光的标记率
E. 为了保护眼睛，应当在正常光线下观察

52. 免疫酶细胞化学技术中，将组织进行固定的最主要目的是

A. 保持组织细胞结构的完整性和所要检测物质的抗原性
B. 防止组织中酶被降解
C. 保持组织的新鲜状态
D. 保持组织细胞功能的完整性
E. 使抗原抗体的亲和力更强

53. 保持组织细胞内抗原物质和免疫活性的最重要步骤是

A. 切片彻底脱蜡
B. 组织及时固定
C. 组织彻底脱水
D. 组织彻底透明
E. 适当的烤片温度

54. 下列选项中，不能用于标记抗体的酶是

A. 酸性磷酸酶
B. 碱性磷酸酶
C. 辣根过氧化物酶
D. 胰蛋白酶
E. 葡萄糖氧化酶

55. 下列关于标记抗体的酶应具备特点的叙述，错误的是

A. 酸性时酶应当稳定，酶标记抗体后活性不变
B. 待检组织中不应存在与标记酶相同的内源性酶
C. 在酶标记过程中，酶与抗体连接，不影响两者活性
D. 酶催化的底物应当是特异的，所形成的产物应易于镜下观察
E. 所形成的终产物必须稳定

56. 酶桥染色法中的桥抗体指的是

A. 显色系统中的抗酶抗体
B. 免疫反应系统中的特异性抗体
C. 第二抗体
D. 第一抗体
E. 以上均不对

57. 免疫组织化学染色时，阳性对照染色良好，检测的阳性标本呈阴性反应，其最常见的原因

A. 固定和处理不当
B. 未用酶消化处理切片
C. 切片过厚
D. 漂洗不够
E. 抗体温育的时间过长

58. 当应用尚无文献报道的抗血清或者自己制备的抗血清进行免疫酶组织细胞化学染色时，必须设置的对照是

A. 交叉实验
B. 置换实验
C. 吸收实验
D. 替代实验
E. 阴性对照

59. 下列选项中，可以引起免疫酶组织化学染色假阳性的是

A. 组织内待检抗原过多
B. 内源性过氧化物酶丰富
C. 抗体特异性高
D. 抗体浓度过低
E. 洗液用 TBS 缓冲液

60. 应用无关的特异性抗体代替第一抗体，孵育切片，结果应阴性。如果同时进行几种特异性抗体的 ICC 染色时，彼此之间即为

A. 交叉实验
B. 置换实验
C. 吸收实验
D. 替代实验
E. 阴性对照

61. SP 免疫组织化学染色的原理主要是

A. 采用卵白素标记的第一抗体与链霉菌抗生物素蛋白连接的碱性磷酸酶及基质素混合液来测定细胞和组织中的抗原
B. 采用生物素标记的第一抗体与链霉菌抗生物素蛋白连接的过氧化物酶及基质素混合液来测定细胞和组织中的抗原
C. 采用地高辛标记的第一抗体与链霉菌抗生物素蛋白连接的碱性磷酸酶及基质素混合液来测定细胞和组织中的抗原
D. 采用地高辛标记的第二抗体与链霉菌抗生物素蛋白连接的碱性磷酸酶及基质素混合液来测定细胞和组织中的抗原
E. 采用生物素标记的第二抗体与链霉菌抗生物素蛋白连接的过氧化物酶及基质素混合液来测定细胞和组织中的抗原

62. SABC 法的基本原理是

A. 链霉亲和素同一定浓度的生物素化酶混合后，形成链霉亲和素-生物素-酶复合物，这种复合物可以和各种生物素标记抗体结合
B. 链霉亲和素同一定浓度的辣根过氧化物酶混合后，形成链霉亲和素-酶复合物，这种

复合物可以和各种生物素标记抗体结合

C. 亲和素同一定浓度的生物素化酶混合后，形成亲和素-生物素-酶复合物，这种复合物可以和各种生物素标记抗体结合

D. 链霉亲和素同一定浓度的卵白素化酶混合后，形成链霉亲和-卵白素-酶复合物，这种复合物可以和各种卵白素标记抗体结合

E. 亲和素同一定浓度的卵白素化酶混合后，形成亲和素-卵白素-酶复合物，这种复合物可以和各种卵白素标记抗体结合

63. ABC 法的基本原理是

A. 利用抗亲和素分别连接卵白素标记的第二抗体和卵白素标记的酶来检测组织和细胞中的抗原

B. 利用抗生物素分别连接生物素标记的第一抗体和生物素标记的酶来检测组织和细胞中的抗原

C. 利用抗生物素分别连接生物素标记的第二抗体和生物素标记的酶来检测组织和细胞中的抗原

D. 利用抗卵白素分别连接卵白素标记的第一抗体和卵白素标记的酶来检测组织和细胞中的抗原

E. 利用抗亲和素分别连接生物素标记的第一抗体和生物素标记的酶来检测组织和细胞中的抗原

64. BRAB 法的基本原理是

A. 用卵白素标记抗体，然后与卵白素和酶形成复合物

B. 用生物素分别标记抗体和酶，然后以抗生物素为桥，把两者连接起来

C. 用生物素标记抗体，然后与生物素和酶形成复合物

D. 用抗生物素分别标记抗体和酶，然后以抗卵白素为桥，把两者连接起来

E. 用亲和素分别标记抗体和酶，然后以抗亲和素为桥，把两者连接起来

65. LAB 法的基本原理是

A. 以酶标记第一抗体，然后与生物素标记的第二抗体形成复合物

B. 以生物素标记的抗体作为第一抗体，酶标记抗生物素作为第二抗体

C. 以地高辛标记的抗体作为第一抗体，酶与抗生物素抗体形成复合物

D. 以生物素标记第二抗体，然后与酶结合形成复合物

E. 以酶标记的抗体作为第一抗体，生物素标记的抗体作为第二抗体

66. 下列关于内源性生物素活性的说法，正确的是

A. 生物素是一种消化酶

B. 预先用生物素作用可增强敏感性

C. 在用 ABC 法染色时可引起非特异性染色

D. 肝、肾等组织内生物素含量最少

E. 内源性生物素丰富的组织不适合进行 PAP 法染色

67. 葡萄球菌 A 蛋白（SPA）具有和人与许多动物等的 IgG 结合的能力，但不包括

A. 豚鼠 IgG　　B. 禽类 IgG

C. 小鼠 IgG　　D. 猴 IgG

E. 牛 IgG

68. SPA 与免疫球蛋白有较强亲和力的部位是

A. 重链　　B. Fc 段

C. F（ab′）2 段　　D. Fab 段

E. 轻链

69. SPA 用于 PAP 法时，不需要的试剂是

A. 第一抗体　　B. 第二抗体

C. DAB　　D. PAP 复合物

E. SPA

70. 凝集素指的是

A. 一种从各种植物、无脊椎动物和高等动物中提纯的糖蛋白或结合糖的蛋白，因能够凝集红细胞而得名

B. 一种从各种植物、无脊椎动物和高等动物中提纯的脂蛋白或能与脂类结合的脂蛋白，因能够凝集红细胞而得名

C. 一种从各种植物、无脊椎动物和高等动物中提纯的黏蛋白，因能够凝集红细胞而得名

D. 一种从各种植物、无脊椎动物和高等动物中提纯的糖蛋白或结合糖的蛋白，因能够凝集血小板而得名

E. 一种从各种植物、无脊椎动物和高等动物中提纯的糖蛋白或结合糖的蛋白，因能够凝集白细胞而得名

71. 凝集素的特性是

A. 具有对某一种特异性糖基专一结合的能力，而且具有二价结合能力

B. 具有对某一种特异性糖基专一结合的能力，而且具有一价结合能力

C. 具有对某一种特异性糖基专一结合的能力，而且具有多价结合能力

D. 具有广泛的结合能力，可与蛋白质结合，但不能与糖结合

E. 具有广泛的结合能力，能与糖、蛋白质、脂肪结合

72. 下列选项中，不属于凝集素的应用范围的是

A. 区分肿瘤的组织类型　　B. 作为细胞分化和成熟的标记

C. 用于判断肿瘤的临床分期　　D. 作为细胞特殊类型的标记

E. 作为肿瘤组织源性的标记

73. 下列关于凝集素在免疫细胞化学中的应用，正确的是

A. 直接法是将凝集素直接与切片反应

B. 间接法是将生物素化的凝集素与切片反应后，再与 ABC 复合物结合

C. 对照试验是将凝集素预先与相应的糖在室温孵育，将此凝集素进行孵育，结果应为阳性

D. 糖-凝集素-糖法是用微量的凝集素与切片进行反应，然后与过氧化物酶标记的特异性糖基结合

E. 凝集素法特异性差，但是灵敏度高

74. 冷丙酮用于免疫荧光细胞化学染色时，选用的切片方法是

A. 树脂包埋切片法

B. 冰冻切片法

C. 石蜡切片法

D. 火棉胶切片法

E. 石蜡包埋半薄切片法

75. 用于标记抗体的荧光素应当符合下列要求，但不包括

A. 与蛋白质分子形成离子键

B. 与蛋白质的结合物稳定，易于保存

C. 荧光色泽与背景组织色泽对比鲜明

D. 与蛋白质结合后不影响蛋白质原有的生物化学和免疫学性质

E. 荧光效率高，与蛋白质结合后仍能保持较高的荧光效率

76. 免疫荧光染色法中制备一种标记抗体可以检出多种抗原的是

A. 双层染色法

B. 直接法

C. 间接法

D. 补体法

E. 再染色法

77. 下列关于异硫氰酸荧光素的叙述，正确的是

A. 最大吸收波长是 420~560nm

B. 最大发射光谱为 450mm

C. 呈现黄绿色荧光

D. 性质不稳定

E. 呈现红色荧光

78. 下列选项中，可以作为荧光显微镜的光源的是

A. 高压汞灯

B. 红外线灯

C. 钠灯

D. 氪灯

E. 氙灯

79. 下列关于荧光显微镜标本制作的叙述，错误的是

A. 载玻片厚度应为 1.5~2.0mm

B. 组织切片不能太厚

C. 盖玻片厚度在 0.17mm 左右

D. 封裱剂一般用甘油

E. 暗视野荧光显微镜观察标本时必须使用镜油

80. 在增加染色强度方法中，切片经单桥 PAP 复合物孵育后，先漂洗，再孵育桥抗体和 PAP 复合物（均可稀释 1 倍），能够增加抗原的显示数量（25%）和反应终产物的大小的方法是

A. 双桥 PAP 法　　B. 重复显色

C. 单桥法　　D. 半抗原夹层法

E. 重复第一抗体

81. 荧光显微镜的使用条件是

A. 灯光　　B. 常见光

C. 日光　　D. 暗室、紫外光

E. 激光

82. 下列关于荧光显微镜图像记录方法的叙述，错误的是

A. 应当结合形态学特征和荧光的颜色和亮度综合判断

B. 应当及时摄影记录结果

C. 曝光速度要慢

D. 荧光显微镜可用 CCD 与计算机连接，可以将图像存在计算机硬盘上

E. 暂时不观察时，应用挡板遮盖激发光

83. 欲显示各种酶的组织切片，应选择的固定液是

A. AF 液　　B. 95%乙醇溶液

C. 丙酮溶液　　D. 10%中性甲醛溶液

E. 75%乙醇溶液

84. 免疫酶化学组织的固定不同于其他组织学技术的是

A. 使构成组织细胞成分的蛋白质等不溶于水和有机溶剂

B. 便于切片

C. 保存组织抗原的免疫活性

D. 保持细胞与生活时的形态相似

E. 便于区分不同的组织成分

## 二 A2 型题

患者，男性，65 岁。因“食欲缺乏、消瘦 4 个月，发热、咳嗽 2 周”入院。胸部 X 线片：左胸壁小结节影、左侧胸膜肥厚、肋膈角消失。患者于 CT 引导下行左胸壁肿物穿刺活检术，病理报告恶性肿瘤、间皮瘤可能性大。免疫组织化学有助于诊断的标志物是

A. S-100　　B. CK

C. laminin　　D. calretinin

E. vimentin

## 三 A3/A4 型题

（1、2 题共用题干）

患者，女性，50 岁。出现刺激性干咳前来就诊。胸部 X 线片及 CT 显示：双肺多发结节，最大直径 15mm，考虑多发转移瘤。行开胸探查，左肺上叶舌段楔形切除术。术后病理报告：梭形细胞瘤。

1. 怀疑此肿瘤为间叶组织来源，下列哪种标志物有助于诊断

   A. laminin
   B. S-100
   C. vimentin
   D. CK
   F. CD68

2. 若进一步考虑为平滑肌肉瘤，还需要检测的标志物是

   A. SMA+desmin
   B. ER+PR
   C. hCG+SP1
   D. HMBE1+calretinin
   E. PSA+PSAP

## 四 B 型题

（1、2 题共用备选答案）

A. calretinin
B. CgA
C. GFAP
D. HMB45
E. NBA

1. 星形胶质细胞瘤的标志物是
2. 神经母细胞瘤标志物是

（3~5 题共用备选答案）

A. 以 DAB 显色时呈棕褐色
B. 以 CN 显色时呈蓝黑色
C. 以 AEC 显色时呈红色
D. 以葡萄糖为底物时显色呈蓝色
E. 以 AS-MX 为底物、FB/FR 为发色剂时呈蓝色/红色

3. 辣根过氧化物酶
4. 碱性磷酸酶
5. 葡萄糖氧化酶

（6、7 题共用备选答案）

A. 抗生物素蛋白-生物素-过氧化物酶复合物

B. 过氧化物酶-抗过氧化物酶
C. 抗体-亲和素-生物素过氧化物酶复合物
D. 链霉菌抗生物素蛋白-过氧化物酶复合物
E. 碱性磷酸酶-抗碱性磷酸酶

6. 与 PAP 法有关的复合物是
7. 与 ABC 法有关的复合物是

## 五 X 型题

1. 在免疫组织化学染色中，关于增强特异性染色方法的叙述，正确的是
   A. 蛋白酶消化
   B. 选择合适的抗体浓度
   C. 多层染色
   D. 在加第一抗体前用免疫血清封闭
   E. 选择最佳温育温度和温育时间
2. 下列选项中，属于免疫组织化学染色阳性细胞的染色特征的是
   A. 阳性表达可分布于细胞质、细胞核和细胞膜
   B. 细胞可以弥漫分布，也可以呈局灶性
   C. 与背景颜色对比分明
   D. 阳性细胞染色不定位于单个细胞，与阴性细胞无明显界限
   E. 细胞的染色强度深浅不一
3. 下列选项中，属于免疫组织化学染色中修复抗原的方法的是
   A. 微波加热
   B. 水浴加热
   C. 高压加热
   D. 冷冻
   E. 蛋白酶消化
4. 下列关于荧光显微镜使用的叙述，正确的是
   A. 调整光源时应戴防护眼镜
   B. 检查时间每次以 2~3 小时为宜
   C. 1 天中应当避免数次点燃光源
   D. 汞灯开启不到 15 分钟的应在 15 分钟后关闭
   E. 应在暗室中进行检查
5. 下列酶中，属于标记使用的是
   A. 碱性磷酸酶
   B. 辣根过氧化物酶
   C. 酸性磷酸酶
   D. 葡萄糖氧化酶
   E. 胃蛋白酶
6. 免疫荧光组织化学技术中非特异性染色的主要原因包括
   A. 未与蛋白质结合的荧光素没有被透析除去

B. 抗体以外的血清蛋白与荧光素结合
C. 抗体分子上标记的荧光素分子太多
D. 荧光素不纯
E. 切片太薄

7. 下列关于免疫酶化学组织切片的叙述，正确的是
A. 冷冻切片为ICC首选
B. 石蜡切片为ICC首选
C. 微波照射的切片可激活部分核内抗原
D. 根据抗原的性质选择切片
E. 对未知抗原显色，冷冻和石蜡切片最好同时应用

8. 下列关于非特异性染色的叙述，正确的是
A. 表现为弥漫均匀的背景染色
B. 出现在组织边缘、胶原纤维及血浆渗出处，坏死组织及固定不良的组织中心处
C. 着色细胞数量极少时，多为非特异性染色
D. 切片中的刀痕及皱褶区域也容易出现非特异性染色
E. 一片细胞内染色强度较一致，无深浅及多少之分

9. 下列关于小圆细胞肿瘤叙述，正确的是
A. 小圆细胞肿是一类细胞形态为小圆形的细胞
B. 常规诊断基本可以明确诊断
C. 免疫组织化学诊断胚胎性横纹肌肉瘤首选 desmin
D. 原始间叶性肿瘤诊断困难，可以采取排除法
E. 免疫组织化学诊断尤因肉瘤首选CD99

10. 在免疫组织化学染色间接法优于直接法的特点中，正确的是
A. 不用标记第一抗体
B. 第一抗体的工作稀释度较高
C. 应用范围更广
D. 特异性提高
E. 敏感性增强

11. 下列关于免疫组织化学染色PAP法的叙述，正确的是
A. 第一抗体是针对待检抗原的特异性抗体
B. 第二抗体是桥抗体，一面联结第一抗体，另一面联结PAP复合物
C. 必须用过量的第二抗体
D. 第三抗体必须与第二抗体为同种动物所产生
E. 第三抗体是以过氧化物酶为抗原产生的抗体

12. 下列关于抗原热修复方法的叙述，正确的是
A. 抗原热修复方法适合所有的抗原检测

B. 修复用缓冲液应保持充足
C. 抗原热修复方法热处理后，需要自然冷却
D. 同一批抗原的检测其抗原修复温度和时间应当保持一致
E. 应当注意修复后细胞形态结构的改变

13. 下列选项中，属于广谱上皮细胞标志物的是
A. 细胞角蛋白　B. 上皮特异抗原
C. 波形蛋白　D. 癌胚抗原
E. 上皮肿瘤相关抗原

14. 用免疫组织化学技术检测一种新抗体时，必须设置的对照是
A. 阳性对照　B. 空白对照
C. 替代对照　D. 阻断试验对照
E. 自身对照

15. 免疫酶组织化学染色的对照实验包括
A. 吸收实验　B. 凝集实验
C. 置换实验　D. 阳性对照
E. 替代实验

16. 下列关于提纯抗原目的的说法，错误的是
A. 降低免疫组织化学染色的非特异性　B. 提高免疫组织化学的特异性染色
C. 提高抗体的稀释度　D. 延长抗体的保存时间
E. 制备理想的抗体

17. 免疫荧光或电镜下所见的沉积物均在基底膜和系膜内的肾小球肾炎有
A. 膜增生性肾小球肾炎Ⅰ型　B. 膜增生性肾小球肾炎Ⅱ型
C. 毛细血管内增生性肾小球肾炎　D. 膜性肾小球肾炎
E. Goodpasture 综合征

## 参考答案与解析

### 一、A1 型题

1. D【解析】荧光抗体染色技术直接法：用将特异荧光抗体直接滴加于标本上，使之与抗原发生特异性结合，本法优点是操作简便，特异性高，非特异性荧光染色因素最少，缺点是敏感度偏低，每检查一种抗原须制备相应的特异荧光抗体。不可对抗原或抗体作检测。

2. C【解析】AFP 为肝细胞癌和卵黄囊瘤的标志物，HMB45 和 S-100 为黑色素细胞的标志物，ER 和 PR 为乳腺癌和子宫内膜癌的分化标志物。

3. E【解析】CK 为上皮性标志物；vimentin 为间叶组织标志物；LCA 为淋巴细胞标志物；CgA 为神经内分泌标志物；CD68 为组织细胞标志物，可用于与组织细胞来源相关的恶性纤维组织肿瘤的辅助诊断。

4. B【解析】CD68 为组织细胞标志物；CD56 为自然杀伤细胞标志物；CD20 为 B 细胞最常用的标志物；CD30 为标记霍奇金淋巴瘤最常用的标志物。

5. D【解析】calretinin 为间皮细胞肿瘤标志物；HMB45 是黑色素瘤标志物；GFAP 是星形胶质细胞瘤的标志物；CgA 是嗜铬细胞瘤特异的标志物；NBA 是神经母细胞瘤标志物。

6. B【解析】CD68 为组织细胞标志物，可用于与组织细胞来源相关的恶性纤维组织肿瘤的辅助诊断；CD3 为 T 淋巴细胞标志物；CD20 为 B 细胞的标志物；CD31 为血管内皮特异性标志物。

7. D【解析】平滑肌肉瘤 SMA 标志阳性，纤维肉瘤 vimentin 标志阳性，横纹肌肉瘤 MyoDl 标志阳性，黑色素瘤对 HMB45 和 S-100 敏感性较强。

8. E【解析】LCA 为白细胞共同抗原；CD20 为 B 细胞的标志物；GAA 为粒细胞相关抗原；BLA 为 B 细胞标志物。

9. B【解析】CD68 为组织细胞标志物；LCA 为淋巴细胞标志物；CgA 为神经内分泌标志物；GFAP 为神经组织标志物。CK、EMA、CEA 为上皮性标志物；vimentin 为间叶组织标志物，因此 CK 和 vimentin 可以区别癌和肉瘤。

10. B【解析】免疫组织化学是利用抗原与抗体特异性结合的原理，通过化学反应使标记抗体的显色剂（荧光素、酶、金属离子、同位素）显色来确定组织细胞内抗原（多肽和蛋白质），对其进行定位、定性及定量的研究。

11. C【解析】免疫组织化学是利用抗原抗体的特异性结合反应来检测和定位组织或细胞中的某种化学物质的一门技术，是免疫学和传统的组织化学相结合而形成的技术，又称免疫细胞化学。其特点是将形态学改变与功能、代谢变化结合起来，直接在组织切片、细胞涂片或培养细胞爬片上定位一些蛋白质或多肽物质的存在，并可精确到亚细胞结构水平，结合电子计算机图像分析系统或激光扫描共聚焦显微术等技术，可对被检物质进行定量分析。

12. A【解析】荧光效率的决定因素是荧光素本身特性。

13. D【解析】抗体标记完成后，还应对标记抗体作进一步纯化，以去除未结合的游离的荧光素，纯化方法可采用透析法或层析分离法。

14. D【解析】异硫氰酸荧光素为黄绿色荧光，四甲基异硫氰酸罗丹明为橙红色荧光；碱性磷酸酶标记抗体适用于血细胞和骨髓涂片的免疫组织化学染色，因此选项 A、选项 B、选项 C 不正确。过氧化物酶标记抗体的染色中，一般用 3%过氧化氢水溶液阻断其内源性过氧化物酶，避免假阳性，选项 D 正确。免疫电镜中主要用胶体金标记抗体，选项 E 错误。

15. B【解析】参见 A1 型题第 10 题解析。

16. E【解析】直接法是用已知特异性病毒抗体与荧光素结合，制成荧光特异性抗体，直接与细胞或组织中相应病毒抗原结合，在荧光显微镜下即可见病毒或病毒抗原存在部位呈现特异性荧光。

17. A【解析】在常用免疫组织化学染色方法中，直接法是将荧光素（免疫荧光法）或酶直接标记在第一抗体上，以检查相应的抗原。

18. B【解析】在常用免疫组织化学染色方法中，间接法是先用荧光素或酶标记第二抗体，第一抗体为特异性抗体，第二抗体仅有种族特异性。

19. D【解析】卵白素-生物素过氧化物酶复合物法（ABC）利用卵白素与生物素特有的高度亲和力，先将生物素与酶结合形成生物素化 HRP，再以生物素化 HRP 与卵白素按一定比例混合，形成一个复合物；同时先将第二抗体生物素化。

20. A【解析】SP 法敏感度高，特异性强。

21. C【解析】双重免疫组织化学指的是在一个组织切片上显示两种以上（包含两周）不同的物质，并且采用两种不同或相同的染色方法。双重免疫组织化学是科研中较好的一种免疫组织化学方法，是根据阳性表达部位和阳性表达区域不同所建立的一种直观的多色定位的染色方法。其标记的对象是两种或两种以上的细胞部位。

22. C【解析】特异性是免疫组织化学染色方法最重要的原则。

23. A【解析】敏感性=所有阳性结果数/所有感染患者数，试验敏感性越高，假阴性结果就越少。特异性=阴性结果总数/未感染患者数，特异性越高，假阳性结果越少。试验的敏感性和特异性是相互联系的，试验的敏感性增加，会使特异性下降，反之亦然。

24. A【解析】对照的方法目的排除假阳性或假阴性，阳性对照的目的是排除假阴性。

25. A【解析】生物素容易与蛋白质和核酸类等生物大分子结合，形成的生物素衍生物，不仅保持了大分子物质的原有生物活性，而且比恬度高，具多价性。此外，每个亲和素分子有四个生物素结合部位，可同时以多价形式结合生物素化的大分子衍生物和标志物。因此，BAS 具有多级放大作用，使其在应用时可极大地提高检测方法的灵敏度。

26. A【解析】阳性对照是用已知抗原阳性的切片与待测标本同时进行免疫细胞化学染色，阳性对照应呈阳性结果才能证明实验过程符合要求。阴性对照是用不含已知抗原的标本作对照，实验结果为阴性。

27. C【解析】采用蛋白酶消化的目的是暴露抗原，增加细胞和组织的通透性，以利于抗体与抗原最大限度的结合。

28. D【解析】胃蛋白酶是一种消化性蛋白酶，由胃部中的胃黏膜主细胞所分泌，功能是将食物中的蛋白质分解为小的肽片段。消化的时间受消化液的种类、配制时间影响，因此应适度消化，并不是消化的时间越长越好。

29. C【解析】抗体稀释度的根据：①抗体效价，溶液中特异性抗体浓度越高，工作稀释度越高。②一般来说，应用的抗体稀释度越大，温育时间越长。③抗体中非特异性蛋白含量，只有在高稀释度时才能防止非特异性背景染色。④稀释用缓冲液的种类、标本的固定、处理过程等也可影响稀释度。

30. B【解析】催化放大系统（CSA）是在链亲和素—生物素法，即 SP 法的基础上发展而来的。

31. D【解析】延长水洗时间与显色的强度无关。免疫酶染色应注意控制以下内容：①呈色质浓度和反应时间。增加成色质的量和/或增加底物反应时间，可增加反应产物强度；着色太深可减少反应时间。②过氧化物酶显色时，$H_2O_2$浓度较大将使显色反应过快而至背景加深；过量$H_2O_2$可能抑制酶的活性。

32. E【解析】非特异性染色的常见原因是蛋白吸附于高电荷的胶原和结缔组织成分，有效的消除方法就是用二抗来源的动物血清封闭，也可用 1% BSA 替代。

33. C【解析】在染色过程中不要让切片干燥，以免切片收缩、变形，影响神经元形态。应用单克隆抗体进行免疫组织化学检测，以达到消除或减少非特异性染色的实验目的。用热灭活的正常血清或牛血清白蛋白（BSA）对组织进行孵育是用于减少非特异性疏水结合的常用方法。为防止与第一抗体或第二抗体之间，或与被染色的组织和细胞之间的相互作用，选择正常血清的种类很重要。避免非特异性染色，可以用第二抗体来源的血清进行封闭，选项 C 错误。

34. B【解析】免疫荧光染色时、可用 0.01%伊文思蓝（PBS 溶液）稀释荧光抗体，对消除背景的非特异性荧光染色有很好的效果。当然使用特异性高、效价高的第一抗体是最重要的条件。

35. C【解析】避免内源性过氧化酶的影响，可以用 3%双氧水处理 15 分钟，（针对用过氧化酶标记的抗体）。

36. A【解析】所染的全部切片均为阴性结果，包括阳性对照在内，全部呈阴性反应，其可能的原因如下：①染色未严格按操作步骤进行。②漏加一种抗体，或抗体失效。③缓冲液内含叠氮化钠，抑制了酶的活性。④底物中所加$H_2O_2$量少或失效。⑤复染或脱水剂使用不当。

37. E【解析】所有切片均呈弱阳性反应的原因：①切片在染色过程中抗体过浓或干燥了。②缓冲液配制中未加氯化钠和 pH 不准确，洗涤不彻底。③使用已变色的呈色底物溶液，或呈色反应时间过长。④抗体温育的时间过长。⑤$H_2O_2$浓度过高，呈色速度过快；⑥黏附剂太厚。

38. D【解析】免疫组织化学过程为固定（浸入式、灌注式）、切片（石蜡切片、冰冻切片）、封固、染色（滴加稀释后的第一抗体、滴加稀释后的第二抗体）和显色，不包括杂交。

39. C【解析】用已知的荧光抗原标志物示踪或检查相应抗体的方法称荧光抗原法。

40. A【解析】用荧光抗体示踪或检查相应抗原的方法称荧光抗体法。

41. A【解析】荧光抗体染色的三大方法为直接染色法、间接染色法和抗补体染色法。

其中，直接染色法是将标记的特异荧光抗体（第一抗体）直接加在抗原标本上，经一定温度和时间的染色，洗去未参加反应的多余荧光抗体，在荧光显微镜下便可见到被检抗原与荧光抗体形成的特异性结合物而发出的荧光。

42. E【解析】抗补体染色法简称补体法，是间接染色法的一种改良法，首先由 Goldwasser 等建立。本法利用补体结合反应的原理，用荧光素标记抗补体抗体，鉴定未知抗原或未知抗体（待检血清）。

43. B【解析】染色抑制试验（一步法）：将荧光抗体和未标记的抗体球蛋白或血清（相同）等量混合，处理切片，结果应为阴性。为证明此种染色抑制不是由于荧光抗体被稀释所致，可用盐水代替未标记抗血清，染色结果应为阳性。

44. C【解析】如果检查未知抗原，先用已知未标记的特异抗体（第一抗体）与抗原标本进行反应，作用一定时间后，洗去未反应的抗体，再用标记的抗抗体即抗球蛋白抗体（第二抗体）与抗原标本反应，如果第一步中的抗原抗体互相发生了反应，则抗体被固定或与荧光素标记的抗抗体结合，形成抗原-抗体-抗抗体复合物，再洗去未反应的标记抗抗体，在荧光显微镜下可见荧光。在间接染色法中，第一步使用的未用荧光素标记的抗体起着双重作用，对抗原来说起抗体的作用，对第二步的抗抗体又起抗原作用。如果检查未知抗体则抗原标本为已知的待检血清为第一抗体，其他步骤和检查抗原相同。

45. C【解析】荧光抗体直接染色法的优点是特异性高，操作简便，比较快速；缺点是一种标记抗体只能检查一种抗原，敏感性较差。直接法应设阴、阳性标本对照，抑制试验对照。

46. C【解析】免疫荧光间接染色法的优点是既能检查未知抗原，又能检查求知抗体；用一种标记的抗球蛋白抗体，能与在种属上相同的所有动物的抗体结合，检查各种未知抗原或抗体，敏感性高。免疫荧光间接染色法的缺点是由于参加反应的因素较多，受干扰的可能性也较大，判定结果有时较难，操作烦琐，对照较多，时间长。

47. C【解析】封固剂常用缓冲甘油，无自发荧光，无色透明，荧光的亮度在 pH 8.5～9.5 时较亮，不易很快褪去。

48. A【解析】免疫荧光补体法实验步骤：标本处理与直接法相同→将适当稀释的抗体及补体等量混合滴于切片上，将标本放入湿盒中 37℃作用 30 分钟→用 PBS 洗 2 次，每次 5 分钟，搅拌或振动，吹干→滴加适当稀释的抗补体荧光抗体，在 37℃中染色 30 分钟→用 PBS 洗 2 次，每次 5 分钟，振动，蒸馏水洗 1 分钟→甘油缓冲液封片，荧光显微镜下检查。

49. B【解析】免疫荧光补体法实验原理：用特异性抗体和补体的混合液与标本上的抗原反应，补体就结合在抗原-抗体复合物上，再用抗补体的荧光抗体与补体结合，从而形成抗原抗体补体复合物-抗补体荧光抗体复合物，在荧光显微镜下呈现阳性荧光的部位就是免疫复合物存在处，此法常用于肾穿刺组织活检诊断等。

50. E【解析】免疫荧光补体法实验中，对照染色可作抗原对照、抗血清对照和灭活补体对照，将补体经 56℃、30 分钟灭活处理后，按补体同样稀释倍数与抗体等量混合，进行补体法染色结果阴性。

51. B【解析】标本染色后立即观察，因时间久了荧光会逐渐减弱。若将标本放在聚乙烯塑料袋中 4℃保存，可延缓荧光减弱时间，防止封裱剂蒸发，选项 A 错误，选项 B 正确。组织切片或其他标本不能太厚，如太厚激发光大部消耗在标本下部，而物镜直接观察到的上部不能充分激发。另外，细胞重叠或杂质掩盖，背景非特异染色引起的荧光影响判断，选项 D 错误。使用荧光显微镜观察时，应在暗室中进行检查。进入暗室后，接上电源，点燃超高压汞灯 5~15 分钟，待光源发出强光稳定后，眼睛完全适应暗室，再开始观察标本；应防止紫外线对眼睛的损害。在调整光源时应戴上防护眼镜，选项 E 错误。封裱剂常用甘油，必须无自发荧光，无色透明，荧光的亮度在 pH 8.5~9.5 时较亮，不易很快褪去。pH 9.0~9.5 的碳酸盐缓冲液的等量混合液作封裱剂。如果用抗褪色剂封裱荧光染色标本更有利于显微摄影。配方是将 P—次苯基二胺二氢氯 100mg 加入 PBS 10m1 中，调 pH 至 9.0~9.5，再加入甘油 90ml，混匀，在室温放置过夜，待其中小气泡完全消失即可使用，选项 C 错误。

52. A【解析】将组织进行固定的最主要目的是保持组织细胞结构的完整性和所要检测物质的抗原性。

53. B【解析】保持组织细胞内抗原物质和免疫活性的主要环节是组织及时固定。

54. D【解析】酶标抗体法中用于标记抗体的酶有辣根过氧化物酶（HRP）、碱性磷酸酶（ALP）、葡萄糖氧化酶（GOD）、酸性磷酸酶（ACP）。

55. A【解析】理想的标记酶应具备的特点：①酶的活性高并且稳定。②终产物稳定，不扩散，有良好的定位。③酶与抗体结合不影响抗原抗体的特异性反应。④在组织与体液中不存在内源性的酶及底物。但在实际上没有酶能满足理想的条件，效果好又应用最多的是辣根过氧化物酶和碱性磷酸酶。

56. C【解析】酶桥法：抗酶抗体作为第三抗体，通过桥抗体（第二抗体），将特异性识别组织抗原的第一抗体与第三抗体连接起来，形成酶联的抗原-抗体复合物，加底物显色。

57. A【解析】阳性对照染色良好，检测的阳性标本呈阴性反应，固定和处理不当是最常见的原因。对于阳性结果的定量判断，常规方法是根据呈色深浅和阳性细胞数量分类计数，以-、+、++、+++等分级和计数统计。

58. C【解析】吸收实验：应用尚无文献报告的抗血清和/或自己制备的抗血清进行 ICC 染色时，须先用相应的抗原吸收抗血清后，再孵育标本，判断结果的可信性（结果应为阴性）。

59. B【解析】在免疫酶组织化学技术中，内源性过氧化物酶的干扰是影响结果判断的一个重要因素。对于内源性过氧化物酶丰富的组织，如中性粒细胞、血管瘤、肝，用 3%$H_2O_2$不能完全阻断内源性过氧化物酶，从而导致假阳性结果。

60. B【解析】置换实验：应用无关的特异性抗体代替第一抗体，孵育切片，结果应阴性。如果同时进行几种特异性抗体的ICC染色时，彼此之间即为此类对照。例如，无关的数种抗体，均在相同部位出现类似阳性结果时，非特异性着色的可能性较大，应慎重判断。

61. E【解析】SP法是采用生物素标记的第二抗体与链霉菌抗生物素蛋白连接的碱性磷酸酶及底物色素混合液来测定细胞或组织中的抗原。PA是一种金黄色葡萄球菌细胞壁分离的蛋白质，能与各种动物的IGG的FC段结合，在免疫组织化学中可作为桥抗体或标记抗体，最大的优点是不受种属的特异性限制。此法还具有染色时间短、灵敏度高、背景染色淡等优点，分子量小，易于穿透组织。

62. A【解析】SABC法是采用生物素标记的第二抗体与结合有HRP或AKP酶的链霉亲和素连接来测定细胞及组织中的抗原。链霉亲和素是一种从链霉菌培养物中提取的蛋白质，相对分子质量60 000，不含糖链，等电点pI为6.0~6.5。链霉亲和素同一定浓度的生物素化酶混合后，就能形成链霉亲和素-酶复合物，这种复合物中至少存在1个尚未被生物素占据的亲和素结合位点，可以和各种生物素标记抗体结合。

63. C【解析】ABC代表的是亲和素-生物素-过氧化物酶复合物。利用抗生物素分别连接生物素标记的第二抗体和生物素标记的酶。但是此法注意内源性生物素活性的消除，以减少非特异性的染色。

64. B【解析】桥抗生物素—生物素技术（简称BRAB技术）是用生物素分别标记抗体和酶，然后以抗生物素为桥，把两者连接起来。

65. B【解析】标记生物素-抗生物素技术（LAB技术）以生物素标记抗体作第一抗体，酶标记抗生物素作为第二抗体。

66. C【解析】ABC法与PAP法相比较的最大优点是敏感性高，其次是背景清晰。生物素在体内是羧化酶的辅酶，在肝、肾、肥大细胞内存在内源性的生物素。

67. B【解析】葡萄球菌细胞壁成分中的A蛋白（SPA）能与人及多种哺乳动物（如猪、兔、豚鼠）血清中的IgG类抗体的Fc段结合，成为致敏的载体颗粒。IgG的Fc段与SPA结合后，两个Fab段暴露在葡萄球菌菌体表面，仍保持其正常的抗体活性和特异性，当与特异性抗原相遇时，出现凝集现象。

68. B【解析】含有对具有免疫球蛋白G（IgG）的Fc部分的蛋白质具有亲和力的结构域的蛋白G及蛋白A那样的野生型蛋白质，以及含有其结构域突变体的突变型蛋白质（改性蛋白质）所具有的免疫球蛋白的Fc区域在中性区域的抗体结合活性提高，具有与这些蛋白质相比在弱酸性区域的与免疫球蛋白的Fc区域的结合性更加降低的优异pH应答性的新型蛋白质等。

69. B【解析】SPA可为多种示踪物（如荧光素、酶、胶体金、铁蛋白）所标记，应用较广泛的为酶标记SPA和金标记SPA技术。标记SPA常用的酶为HRP，可应用于间接法染色，SPA在PAP法中可代替桥抗体。SPA除与标志物结合后用于代替第二抗体外，其本身可作为桥抗体用于PAP染色。与标记SPA相似，SPA可与多种动物的第一抗体反应外，还可与多种PAP复合物反应，而不像PAP法需要与第一抗体相同的动物制备的各种PAP复合物。由于SPA与Fc段和Fab段结合为亲和化学反应，不是抗原-抗体的免疫反应，因而反应极为迅速，能大大减少实验时间。此法的敏感性不如PAP法，但背景染色要低于PAP法，而且较为方便。

70. A【解析】凝集素是指一种从各种植物，无脊椎动物和高等动物中提纯的糖蛋白或结合糖的蛋白，因其能凝集红细胞（含血型物质），故名凝集素。

71. C【解析】凝集素具有对某一种特异性糖基专一结合的能力，而且具有多价结合能力。

72. C【解析】凝集素用于以下几个方面：作为细胞分化和成熟的标记，作为细胞特殊类型的标记，作为肿瘤组织源性的标记，肿瘤特异性诊断的标志，肿瘤恶性的标记和不同肿瘤的分化标记。肿瘤的临床分期是根据肿瘤大小、淋巴结转移及远处转移（TNM）情况而分期，凝集素不是用于肿瘤临床分期的标志物。

73. B【解析】凝集素可为荧光素、酶和生物素等所标记，分别进行下列染色法。①直接法：标志物直接标记在凝集素上，使之直接与切片中的相应糖蛋白或糖脂相结合。a. 切片脱蜡至水。b. 凝集素标志物（100μg/ml），室温，30分钟。c. TBS洗3次，每次2分钟。d. 如为荧光素标志物，封片用荧光显微镜观察。如为酶标志物，则应依次进行呈色、脱水、透明和封固后在光学显微镜下观察。直接法的优点是简便，目前商品用的凝集素药盒已能购得。但灵敏性不够高。②间接法：将凝集素直接与切片中的相应糖基结合，而将标志物结合在抗凝集素抗体上。a. 脱蜡至水。b. 用含3%的$H_2O_2$的甲醇阻断内源性过氧化物酶10分钟。c. 凝集素稀释液（100μg/ml）孵育30分钟。d. TBS洗3次，每次2分钟。e. 用标记了的抗凝集素抗体（1：100）孵育30分钟。f. TBS洗3次，每次2分钟。g. 呈色、脱水、透明、封片。

74. B【解析】冰冻切片法最突出的优点是能够较完好地保存多种抗原的免疫活性，尤其是细胞表面抗原更应采用冰冻切片。

75. A【解析】应能与蛋白质分子形成共价键的化学基团，与蛋白质结合后不易解离，而未结合的色素及其降解产物易于清除。

76. C【解析】间接法只需制备一种荧光抗体可以检出多种抗原，敏感性较高，操作方法较易掌握，而且能解决一些不易制备动物免疫血清的病原体（如麻疹）等的研究和检查，所以已被广泛应用于自身抗体和感染患者血清的试验。

77. C【解析】异硫氰酸荧光素（FITC）的最大吸收波长为490~495nm，最大发射光波长为520~530nm，呈现明亮的黄绿色荧光。

78. A【解析】荧光光源一般采用高压汞灯，可发出各种波长的光，工作时电流通过高压汞蒸气，使之电离激发，形成放电管中电子、原子和离子间的碰撞而发光。

79. A【解析】载玻片厚度应为0.8~1.2mm，太厚的玻片一方面光吸收多，另一方面不能使激发光在标本上聚集。

80. A【解析】双桥 PAP 法基本操作与单桥法相似，所不同的是切片经单桥 PAP 复合物孵育后，漂洗，再孵育桥抗体和 PAP 复合物（均可稀释 1 倍），即切片经两次桥抗体、两次 PAP 孵育—双桥法。双桥法是 ICC 染色中较为敏感的方法，较单桥法灵敏 20~50 倍，能够增加抗原的显示数量（25%）和反应终产物的大小。

81. D【解析】荧光几乎都较弱，应在较暗的室内进行。

82. C【解析】因紫外光对荧光淬灭作用大，因此曝光速度太慢，就不能将荧光图像拍摄下来。

83. C【解析】丙酮的作用是沉淀蛋白质和糖，对组织穿透性很强，保存抗原的免疫活性较好。

84. C【解析】只有保存组织抗原的免疫活性才能正确地判断抗原物质在组织细胞内的位置，才能得到理想的 ICC 染色效果。

**二、A2 型题**

D【解析】S-100 是胶质细胞肿瘤标志物；vimentin 为间叶组织标志物；laminin 为基底膜标志物；CK 为上皮性标志物；calretinin 为间皮细胞肿瘤标志物。

**三、A3/A4 型题**

1. C【解析】laminin 为基底膜标志物，GFAP 为神经组织标志物，CK 为上皮组织标志物，CD68 为组织细胞标志物，vimentin 是最常用的广谱间叶细胞标志。

2. A【解析】乳腺肿瘤检测 ER+PR，间皮肿瘤检测 HMBE1+calretinin，绒毛膜癌检测 hCG+SP1，前列腺癌检测 hCG+SP1，desmin 是肌肉组织广谱标志物，SMA 对平滑肌有较高的特异性。

**四、B 型题**

1. C【解析】calretinin 为间皮细胞肿瘤标志；HMB45 是黑色素瘤标志物；GFAP 是星形胶质细胞瘤的标志物；CgA 是嗜铬细胞瘤特异的标志物。

2. E【解析】NBA 是神经母细胞瘤标志物。

3. A【解析】DAB 辣根过氧化物酶显色试剂盒是一种借助辣根过氧化物酶（HRP），用于免疫组织化学显色、原位杂交显色等膜显色的试剂盒。DAB 是辣根过氧化物酶的常用底物。在辣根过氧化物酶的催化下，DAB 会产生棕色沉淀。该棕色沉淀不溶于水和乙醇。

4. E【解析】碱性磷酸酶（ALP）以 AS-Mx 为底物，以 FB/FR（Fast blue/Fast red）为发色剂，生成蓝色/红色不溶性沉淀物。ALP 标记的抗体主要用于内源性过氧化物酶含量较高的血细胞、淋巴细胞等的 ICC 染色。

5. D【解析】葡萄糖氧化酶（GOD）是以葡萄糖为底物的酶，其显色方法为 β-D-葡萄糖 67mg、NBT 6.7mg、PMS 0.167mg、0.05mol/L PBS（pH 8.2）10ml，37℃孵育 1 小时，

生成蓝色不溶性沉淀物，该终产物不溶于有机溶剂，切片可经脱水、透明后封片，长期保存。

6. B【解析】过氧化物酶-过氧化物酶复合物法（PAP 法）的基本原理与酶桥法相同，只是用酶和抗体制成的免疫复合物（PAP）代替了酶桥法中的抗酶抗体和随后结合的酶。

7. A【解析】ABC 代表的是亲和素-生物素-过氧化物酶复合物。

**五、X 型题**

1. ABCE【解析】增强特异性染色方法：蛋白酶消化法、合适的抗体稀释度、孵育时间、多层染色法、加热法。蛋白酶消化法的作用是暴露抗原，增加细胞和组织的通透性，以便抗体与抗原最大限度的结合，增强特异性染色和避免非特异性染色。通过优化抗体稀释比例来优化染色，通常情况下 1ug/ml 的纯化抗体或者（1∶1000）~（1∶100）的抗血清足够达到特异性染色的结果。

2. ABCE【解析】阳性细胞染色分布有 3 种类型：胞质、胞核、细胞膜。阳性细胞可分为灶性和弥漫性，由于细胞内含抗原量不同，所以染色强度不一，如果细胞之间染色强度相同，常提示其反应为非特异性。阳性细胞染色定位于单个细胞且与阴性细胞相互交杂分布；切片边缘，刀痕或皱褶区域常表现为相同的染色强度，不能用于判断阳性。

3. ABCE【解析】免疫组织化学常见抗原修复方法如下。①热修复法：高压蒸汽法、微波法、蒸煮锅法。②酶解抗原修复法：滴管法（酶解抗原修复溶液如胰蛋白酶、胃蛋白酶、蛋白酶 K 等）、浸泡法。

4. ACDE【解析】检查时间每次以 1~2 小时为宜，超过 90 分钟时，超高压汞灯发光强度逐渐下降，荧光减弱。

5. ABCD【解析】胃蛋白酶是一种消化性蛋白酶，由胃部中的胃黏膜主细胞所分泌，功能是将食物中的蛋白质分解为小的肽片段。

6. ABCD【解析】组织的非特异性染色的机制很复杂，其产生的原因主要可分为以下几点：①一部分荧光素未与蛋白质结合，形成了聚合物和衍化物，而不能被透析除去。②抗体以外的血清蛋白与荧光素结合形成荧光素脲蛋白，可与组织成分结合。③除去检查的抗原以外，组织中还可能存在类属抗原（如 Forssman 氏抗原），可与组织中特异性抗原以外的相应抗体结合。④从组织中难于提纯抗原性物质，所以制备的免疫血清中往往混杂一些抗其他组织成分的抗体，以致容易混淆。⑤抗体分子上标记的荧光素分子太多，这种过量标记的抗体分子带过多的阴离子，可吸附于正常组织上而呈现非特异性染色。⑥荧光素不纯，标本固定不当等。

7. ACDE【解析】因为在石蜡包埋固定过程中，可能使抗原物质发生某些改变，致使其与单克隆抗体反应的抗原决定簇丢失，所以以新鲜组织的冰冻切片为首选。

8. ABDE【解析】非特异性染色的识别常出现在组织边缘、胶原纤维及血浆渗出处，坏死组织及固定不良的组织中心处，表现为弥漫性，均匀性的背景染色。非特异性染色常出现在切片边缘、刀痕或皱褶区域，坏死或挤压的细胞区，表现为无一定的分布规律，常呈现某一部位成片的均匀着色。

9. ACDE【解析】小圆细胞恶性肿瘤是病理学从镜下形态的分类，不能说明肿瘤的组织来源，需要免疫组织化学进一步诊断。

10. ABCE【解析】间接法中，第一抗体相当于原来的酶标抗体，但不用酶分子标记；第二抗体是专门特异性识别结合第一抗体的，又称“抗抗体”，要标记酶分子。间接法只需制备一种荧光抗体可以检出多种抗原，敏感性较高，操作方法较易掌握。

11. ABCE【解析】免疫组织化学染色 PAP 法中，第一抗体为针对待检抗原的特异性抗体，第二抗体即桥抗体，一面联结第一抗体，一面联结 PAP 复合物，同时桥抗体（第二抗体）必须过量，以保证第二抗体分子的两个结合部位分为与第一抗体和抗酶抗体结合，抗体难以与抗原充分结合。

12. ABCE【解析】经甲醛固定，石蜡包埋的组织在固定中，组织中的抗原蛋白与甲醛产生交联，使组织中抗原决定簇被封闭，因此，要进行组织切片的抗原修复。抗原热修复方法适合所有的抗原检测，热修复时所用修复液应充足，停止加热后，需要自然冷却。

13. ABDE【解析】广谱上皮细胞标志：细胞角蛋白（CK）、上皮细胞膜抗原（EMA）、癌胚抗原（CEA）、CA19-9；谷胱甘肽 S 转移酶（GST）。

14. ABCDE【解析】为确定结果的可靠性，在实验中必须设置对照。通常是针对第一抗体设立对照，包括阳性对照、阴性对照、阻断试验、替代对照、空白对照、自身对照、吸收试验等。

15. ACDE【解析】免疫酶组织化学染色的对照实验包括吸收实验、交叉实验、替代实验、置换实验、阳性对照。

16. CD【解析】提纯抗原目的是降低免疫组织化学染色的非特异性，提高免疫组织化学的特异性染色，制备理想抗体。

17. BE【解析】膜增生性肾小球肾炎病变特点是肾小球基底膜增厚，系膜细胞增生和系膜基质增多。膜增生性肾小球肾炎可以是原发性的，也可以是继发性的。原发性膜增生性肾小球肾炎根据超微结构和免疫荧光特点分为Ⅰ型和Ⅱ型。Ⅰ型膜增生性肾小球肾炎电镜下特点是内皮细胞下出现电子致密沉积物。免疫荧光可见 C3 颗粒沉积，并可出现 IgG 和 C1q 和 C4 等早期补体成分。膜增生性肾小球肾炎Ⅱ型又称致密沉积物病。电镜下特点是大量块状电子密度极高的沉积物在基底膜致密层呈带状沉积。免疫荧光检查显示 C3 沉积，通常无 IgG、C1q 和 C4 出现。肺出血-肾炎综合征又称 Goodpasture 综合征，可能是病毒和/或吸入某些化学性物质引起原发性肺损害。由于肺泡壁毛细血管基底膜和肾小球基底膜存在交叉反应抗原，故可以引起继发性肾损伤，免疫荧光检查显示免疫球蛋白沿基底膜线状沉积，电镜下见电子致密的沉积物。

# 第二十三章　超微病理诊断技术

## 一　A1 型题

1. 在校正照片所偏的颜色为红色时，需要加用的彩色补偿滤色镜是
A. 品红
B. 绿
C. 青
D. 蓝
E. 黄

2. 下列关于体视显微镜的叙述，正确的是
A. 物镜、聚光镜及光源颠倒放置
B. 不可以选用复消色差物镜
C. 其光源是红外光
D. 其光源是紫外光
E. 双目镜筒中的左右两光束不平行

3. 下列显微镜的目镜和物镜组合中，成像效果最佳的是
A. 目镜×2，物镜×100
B. 目镜×2，物镜×10
C. 目镜×4，物镜×20
D. 目镜×25，物镜×4
E. 目镜×10，物镜×10

4. 由于电镜电子束穿透能力的限制，其常用的超薄切片厚度是
A. 20nm
B. 50nm
C. 500nm
D. 2μm
E. 5μm

5. 用于电镜检查的标本，应当选用的固定液是
A. 10%甲醛溶液
B. 75%乙醇溶液
C. 90%乙醇溶液
D. 4%戊二醛溶液
E. Carnoy 固定液

6. 电镜样品包埋常用的环氧树脂要求的聚合环境是
A. 20℃，24 小时
B. 30℃，24 小时
C. 60℃，24 小时
D. 60℃，32 小时
E. 室温，32 小时

7. 在电镜下，对神经内分泌癌的识别具有意义的超微结构是
A. 粗面内质网
B. 细胞核

C. 溶酶体　　D. 糖原

E. 神经内分泌颗粒

8. 在黑白显微摄影中，最常用于增加反差的滤色镜为

A. 青色　　B. 黄色

C. 绿色　　D. 蓝色

E. 红色

9. 发黄绿色的荧光素是

A. 藻红素 R　　B. 罗达明

C. 花青　　D. 得克萨斯红

E. 异硫氰酸荧光素

10. 下列选项中，不属于显微镜成像相差的范围的是

A. 畸变　　B. 彗差

C. 像散　　D. 场曲

E. 色斑

11. 显微摄影时彩色画面的背景带有红或蓝的颜色，下列纠正措施中，错误的是

A. 应用色温平衡滤色镜以平衡色温　　B. 换用新灯泡

C. 降低照明灯泡的电压　　D. 提高照明灯泡的电压

E. 灯光型彩色片加用 LBD-2N 色温平衡滤色镜

12. 显微摄影时，为了改进底片平面像的分辨率，可以采用

A. 高倍目镜与高倍物镜组合　　B. 低倍目镜与高倍物镜组合

C. 低倍目镜与低倍物镜组合　　D. 高倍目镜与低倍物镜组合

E. 以上均不是

13. 显微镜镜头的数值孔径标准简写为

A. AN　　B. ND

C. FN　　D. NA

E. NF

14. 暗视野显微镜常采用的照明是

A. 临界照明　　B. 中心照明

C. 柯勒照明　　D. 斜射照明

E. 落射式照明

## 二 B 型题

（1、2 题共用备选答案）

A. 吸热滤色镜　　B. 彩色补偿滤色镜

C. 中灰滤色镜
D. 荧光显微镜
E. 日光型彩色片滤色镜

1. 显微镜滤色镜上标明的 LBD，其含义是
2. 需要观察免疫荧光染色结果时，应当采用的显微镜是

## 三 X 型题

1. 下列关于提高显微镜分辨率措施的叙述，正确的是
   A. 缩小孔径角
   B. 增大孔径角
   C. 使用短波长光源
   D. 提高数值孔径值
   E. 增加明暗反差
2. 下列包埋剂中，不可以用于超薄切片的是
   A. 环氧树脂
   B. 明胶
   C. 火棉胶
   D. 碳蜡
   E. 石蜡
3. 下列关于体视显微镜的叙述，正确的是
   A. 双目镜筒中的左、右两光束平行
   B. 图像是直立的，便于操作、叙述
   C. 放大率不如常规显微镜，但工作距离很长
   D. 焦深大，便于观察被检物体的全层
   E. 视场直径较大
4. 透射电镜取材时，应当注意的事项有
   A. 机械损伤要小
   B. 所取组织一般不应超过 1μm
   C. 动作迅速
   D. 最好在低温（0~4℃）下进行操作
   E. 及时固定

# 参考答案与解析

**一、A1 型题**

1. C【解析】校正照片所偏的颜色为红色时，需要加用的彩色补偿滤色镜为青；校正照片所偏的颜色为蓝色时，需要加用的彩色补偿滤色镜为黄；校正照片所偏的颜色为黄色时，

需要加用的彩色补偿滤色镜为蓝。

2. E【解析】体视显微镜具有以下特色：①应用双通道光路，双目镜筒中的左右两光束不是平行，而是具有必定的夹角-体视角（一般为 12°~15°），为左右两眼供给一个具有立体感的图像。其本质上是两个单镜筒显微镜并列放置，两个镜筒的光轴构成相当于人们用双目察看一个物体时所形成的视角，以此形成三维空间的立体视觉图像。②象是竖立的，便于操作和解剖，这是在目镜下方的棱镜把象倒转过来的缘故。③固然放大率不如惯例显微镜，但其工作间隔很长。④焦深大，便于察看被检物体的全层。⑤视场直径大。

3. E【解析】用显微镜观察物体时，物体被放大的倍数=物镜放大倍数×目镜放大倍数，故选项 E 的成像效果最好。

4. B【解析】透射式电镜主要用于观察细胞内部的细微结构，检查组织要求超薄切片，即切片的厚度应在 50nm 左右。

5. D【解析】10%甲醛用于固定大多数做常规切片的组织；70%乙醇不用于固定标本；95%乙醇用于固定细胞涂片、刷片；Carnoy 固定液是混合固定液，常用于固定要做糖原染色的标本；备选答案中只有 4%戊二醛用于固定做电镜检查的标本。

6. C【解析】电镜样品包埋常用的环氧树脂要求的聚合环境为 60℃，24 小时。

7. E【解析】神经内分泌肿瘤的诊断主要依靠组织病理学。电镜下发现肿瘤细胞胞质中含神经内分泌颗粒对诊断有确切意义。

8. C【解析】反差滤色镜是拍摄黑白照片专用的；是为了使标本的色调与照片上的色调相一致，起着加强反差或减弱反差的作用；通常用绿滤色镜（G530）或橙滤色镜（O560）。

9. E【解析】异硫氰酸荧光素（FITC）最大吸收光波长为 490~495nm，最大发射光波长为 520~530nm，呈现明亮的黄绿色荧光。FITC 在冷暗干燥处可保存多年，是目前应用最广泛的荧光素。其主要优点是人眼对黄绿色较为敏感，通常切片标本中的绿色荧光少于红色。

10. E【解析】由于客观条件，任何光学系统都不能生成理论上理想的像，各种相差的存在影响了成像质量，这些相差包括色差、球差、慧差、像散、场曲、畸变等。

11. E【解析】显微摄影时彩色画面的背景带有红或蓝的颜色，如果是由于显微镜照明光源的色温与所用的彩色片要求的色温不匹配，应加用色温平衡滤色镜，以平衡色温；照明灯泡电压太低则会偏红，电压抬高则偏蓝，此时须提高或降低照明灯泡的电压；灯泡变黑是由于使用时间过久，须换用新灯泡。

12. B【解析】低倍目镜与高倍物镜组合可以改进底片平面像的分辨率。

13. D【解析】数值孔径简写为 NA，NA 是物镜和聚光镜的主要技术参数，是判断两者性能高低的重要标志。

14. D【解析】暗视野显微镜的构造主要是采用一种特殊的聚光器，在聚光器的下方中央为圆形黑盘所遮，光仅由周缘进入，使光会聚于载玻片上，并斜照物体，物体经斜射照明后，发出反射光可进入物镜，这样，造成显微镜视野黑暗，而其中的物体明亮。

二、B 型题

1. E【解析】显微镜滤色镜上标明的 LBD 代表的是日光型彩色片滤色镜。

2. D【解析】免疫荧光染色的主要原理是利用抗原抗体之间的特异性结合来显示目的蛋白，主要包括蛋白和一抗结合，其次是带有荧光基团的二抗识别并结合一抗，荧光显微镜下即可观察到荧光。

三、X 型题

1. BCDE【解析】显微镜增大物镜的孔径角，可以提高物镜的分辨率，故选项 A 错误，其余各项均正确。

2. BCDE【解析】环氧树脂包埋剂聚合前后体积变化小，切片在电子束照射下稳定，能较好地保存细胞的微细结构，因此常用于超薄切片的包埋。其余各项均不能用于超薄切片的包埋。

3. BCDE【解析】体视显微镜双目镜筒中的左右两光束不是平行，而是具有必定的夹角-体视角（一般为 12°~15°）。

4. ABCDE【解析】选项 A、B、C、D、E 都是透射电镜取材时需要注意的事项。选项 A，透射电镜取材时需要避免对样品产生过多的机械破坏和变形，以保证样品的完整性和准确性。选项 B，透射电镜取材时应当控制好切片厚度，一般不宜超过 1μm，以保证观察到的细胞结构清晰可见。选项 C，透射电镜取材时需要快速、准确地操作，以减少取材过程中的离解或其他化学变化。选项 D，透射电镜取材的过程中应该尽可能地降低样品的温度，以避免样品的脱水和氧化，同时也有利于提高薄片的质量。选项 E，取材后应立即进行固定等处理，避免样品的进一步变形和损伤。